E. ...

Glossaire

médical

9500 Mots, Noms ou Expressions

426 Gravures

C. Naud, Éditeur

3, rue Racine

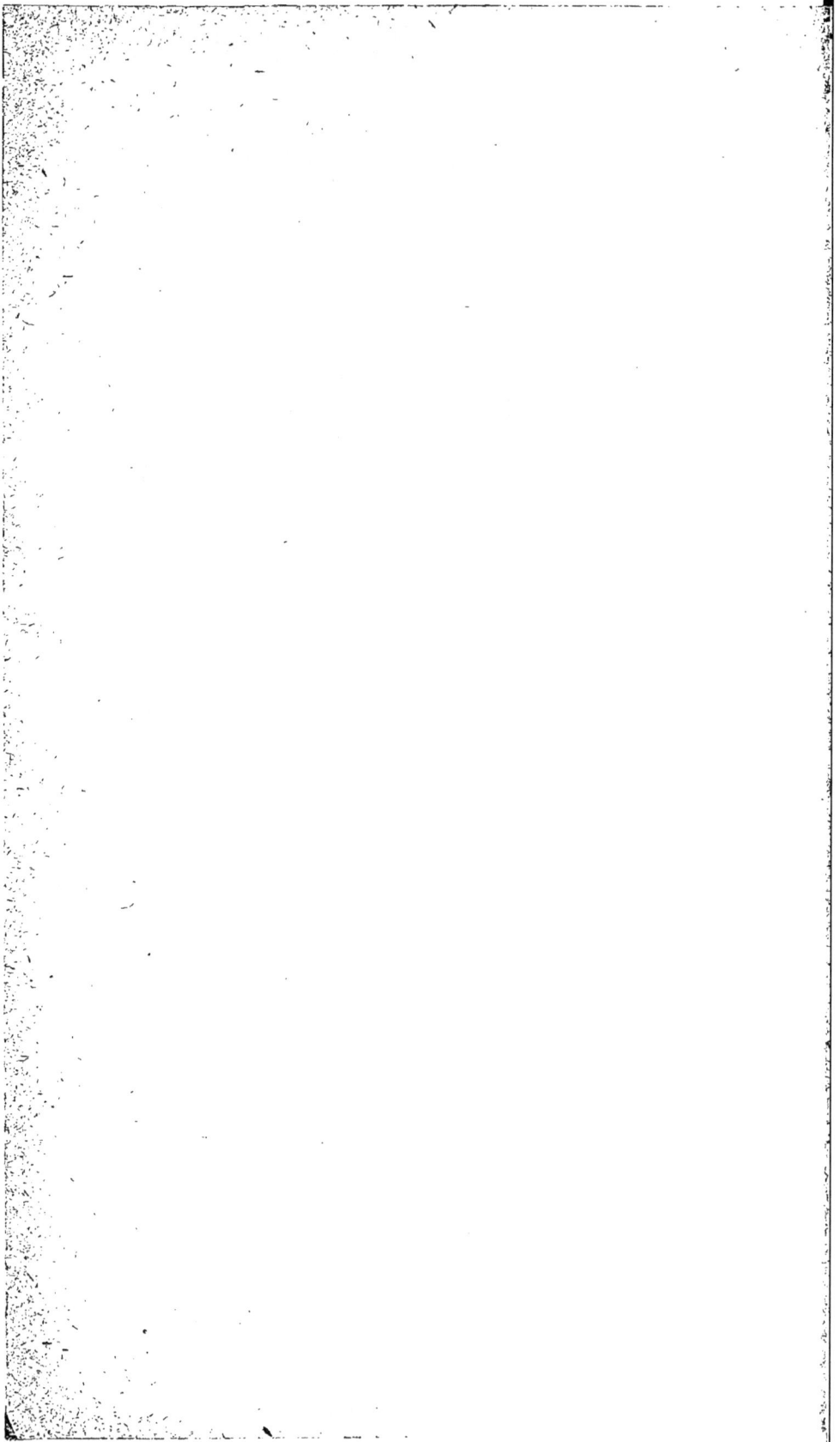

GLOSSAIRE MÉDICAL

8°T 27
9³

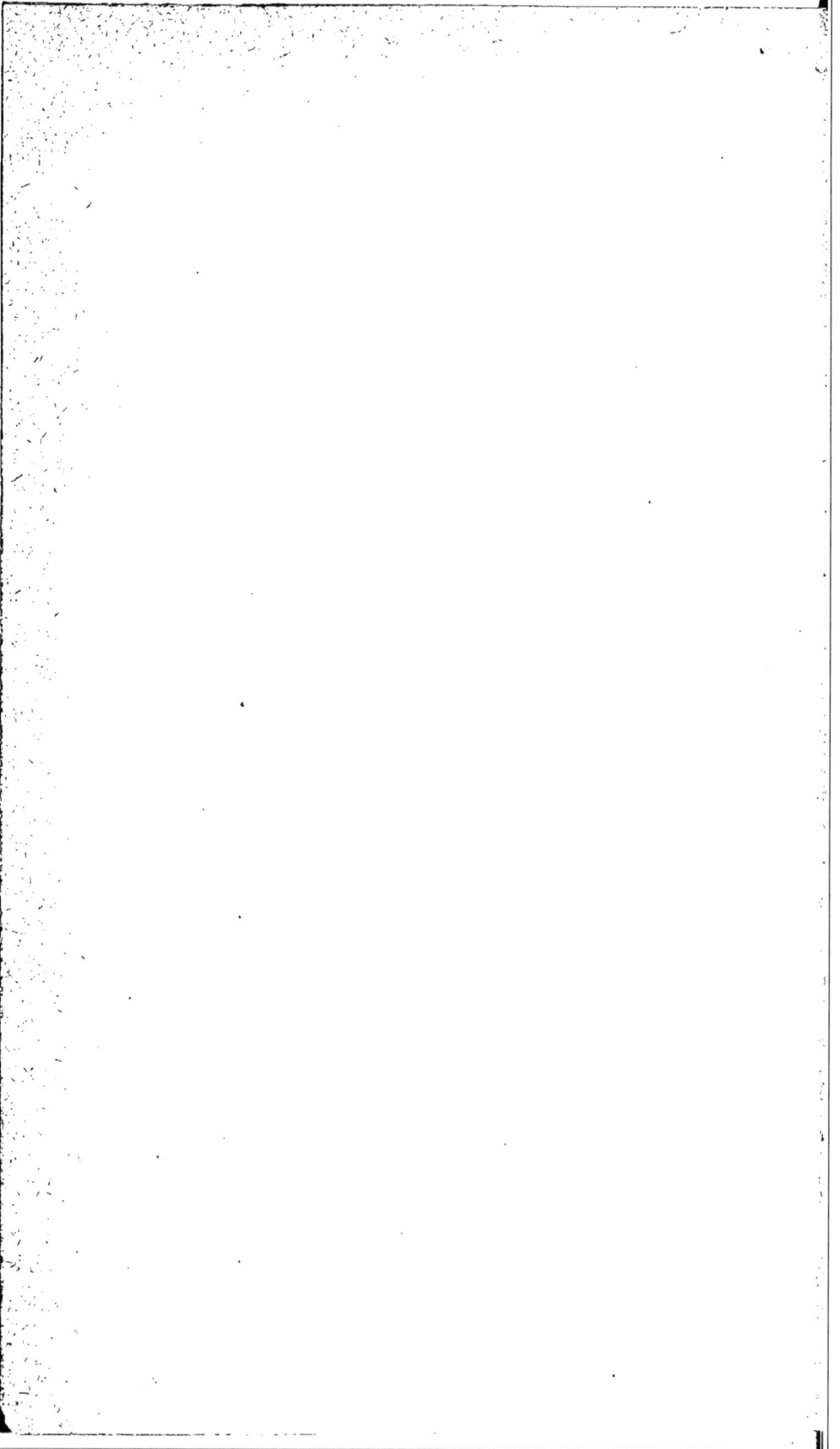

Glossaire
médical

9 500 Mots, Noms ou Expressions
426 Figures et 5 Cartes

PAR

L. LANDOUZY

Professeur de Clinique médicale
de la Faculté de médecine de Paris,
à l'hôpital Laënnec.

F. JAYLE

Chef de Clinique gynécologique
de la Faculté de médecine de Paris,
à l'hôpital Broca.

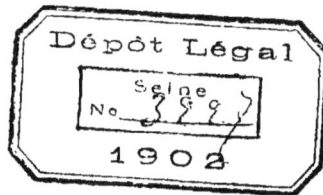

PARIS

C. NAUD, ÉDITEUR

3, RUE RACINE, 3

—

1902

PRÉFACE

Ce livre n'est point un Dictionnaire, c'est-à-dire un recueil donnant, avec leur nomenclature, la définition et la description de *tous* les termes usités en médecine, mais simplement un Glossaire.

Ce Glossaire indique :

1° Les *expressions médicales* courantes ayant trait à l'anatomie, à la physiologie, à la médecine, à la chirurgie, à la physique, à la chimie appliquée, à la Matière médicale, etc.

2° Les *mots nouveaux* dont l'éclosion indispensable devait suivre l'avènement de l'aseptie, de l'antiseptie, de la bactériologie, de la sérothérapie, de l'opothérapie, etc. ;

3° Les *noms d'hommes* que l'usage applique aux maladies, aux méthodes thérapeutiques, aux procédés opératoires, aux techniques de clinique ou de laboratoire, aux instruments et aux appareils usités en médecine clinique ou en médecine expérimentale.

Tout en nous efforçant de faire complète et actuelle la nomenclature des expressions employées en médecine scientifique et pratique, nous avons cherché, pour donner à notre travail plus d'intérêt, à lui imprimer un caractère quelque peu historique, en faisant connaître, à propos de chacun des auteurs cités : sa nationalité, ses lieux d'origine et de résidence, les dates de sa naissance et de sa mort. De même, pour ce qui est des découvertes, des inventions; pour ce qui est des procédés opératoires, des méthodes et des agents thérapeutiques comme des appareils, nous avons cherché à fixer le lecteur sur le lieu et l'époque auxquels s'était marqué le progrès. Notre nomenclature se trouve par ce côté toute vivifiée; elle devient, en raccourci, une sorte de répertoire historique de la science et de l'art de la médecine, répertoire dans lequel le lecteur se prend à mesurer facilement la large place que tient la France dans les progrès de chacune des branches de la médecine.

En ce temps où la thérapeutique par les agents physiques (lumière, air, chaleur, froid, électricité, mouvements, climats, etc.) dispute à la Pharmaceutique une place que celle-ci a seule trop longtemps occupée, nous avons jugé indispensable de mettre rapidement, à la portée de tous, les indications touchant les stations minérales, les stations marines et climatériques dont la France, en particulier, est si richement et si diversement pourvue. Des cartes spéciales ont été dressées dans le but de rendre les indications aussi commodes que précises.

C'est également dans l'intention de donner plus de clarté à certaines descriptions que nous les avons accompagnées de figures; nous efforçant toujours de *montrer*, pensant avec les Encyclopédistes, que partout et toujours il vaut mieux figurer et décrire que définir. Enfin, pour les plus grands noms de la médecine, nous avons publié des portraits, afin de mieux attirer l'attention sur les inventeurs disparus, et d'aider à perpétuer leur souvenir.

La publication de ce glossaire médical répond, croyons-nous, à un besoin général. L'introduction, de plus en plus grande, dans les sciences biologiques et médicales de noms propres et de néologismes prend au dépourvu bien des travailleurs; ce qui fait, parfois, épineuse la lecture d'un Traité de pathologie médicale, chirurgicale ou générale; ce qui rend à chaque instant inintelligibles certaines expressions rencontrées dans maints ouvrages spéciaux, mémoires, thèses, revues ou articles de journaux, traitant soit d'idées et de choses nouvelles, soit de questions sortant des préoccupations les plus habituelles au praticien.

A chaque instant, le sens exact d'une lecture, la parfaite compréhension d'une observation, la pleine connaissance d'une manœuvre opératoire échappe aux médecins comme aux étudiants; ceux-ci, aussi bien que ceux-là, pour avoir entière l'intelligence du texte, en sont réduits à se livrer à des lectures *à côté* qui, n'ayant pas seulement le tort d'interrompre le travail commencé, ont encore le gros inconvénient de demander d'interminables recherches.

Si nous savons pareilles recherches souvent infructueuses pour celui qui travaille chez lui ou à l'hôpital, c'est que la plupart des médecins — *a fortiori* la plupart des étudiants — se demandent où chercher les éclaircissements nécessaires. Pour se renseigner, les médecins devraient avoir chez eux les Mémoires originaux, les Revues spéciales (chaque jour plus nombreuses) ou les comptes-rendus des Sociétés savantes dans lesquels ont été proposées et commentées les locutions nouvelles, dans lesquels a été donnée la première description d'une entité pathologique, dans lesquels ont été publiés les résultats obtenus par l'emploi d'un procédé opératoire inédit, d'un instrument ou d'un médicament nouveau.

C'est ce travail d'éclaircissements journaliers et de recherches sans fin, consigné dans nos notes pour la parfaite intelligence de nos lectures personnelles, que nous avons eu l'idée d'éditer.

Nous avons pensé que loin des bibliothèques et des grandes collections bibliographiques, il serait d'un singulier avantage pour nos confrères d'avoir à portée de la main, en tous temps et en tous lieux, sous une forme aussi peu encombrante que possible, un recueil qui, les tirant d'embarras et d'incertitude, leur éviterait — comme cela nous est arrivé trop souvent — de fouiller une dizaine de livres ou de mémoires avant de trouver la définition d'un mot ou d'une appellation, la description d'une opération, ou la composition d'un nouveau médicament. Nous voudrions, en publiant notre glossaire, que nos confrères fussent à l'aide et point à la peine ; nous voudrions éditer pour eux un travail que nous eussions aimé trouver tout fait pour nous-mêmes.

Pour nous enhardir dans l'idée de publier ce glossaire — destiné dans le principe à nos lectures personnelles et à notre éducation médicale particulière — nous n'avons qu'à nous souvenir de cette phrase de Furetière, cité par Littré : « Il n'y a point de livres qui rendent de plus grands services, ni plus promptement, ni à plus de gens, que les dictionnaires. »

C'est ici, peut-être, le lieu de rappeler — les noms propres tenant une grosse place dans la nomenclature de notre glossaire — que certains bons esprits se sont émus de l'apparition de tant de NOMS PROPRES attachés à la désignation : des doctrines, des organes, des maladies, des méthodes d'examen, des instruments et appareils, des procédés opératoires, des méthodes et des agents thérapeutiques, etc. Il est de fait, qu'en ces derniers temps, le nombre des désignations ou des définitions par noms propres s'est singulièrement accru en médecine, et que ce mouvement ne paraît pas prêt à s'arrêter. La progression est considérable.

Il y a vingt ans, les dictionnaires classiques ne relevaient qu'accidentellement les appellations par noms propres. Les petits lexiques récemment parus ne sont guère plus riches que leurs aînés à ce point de vue. Quelques articles ont donné, çà et là, des nomenclatures partielles : tel, celui du D\u02b3 Catrin « *Les maladies et les signes à noms propres* », qui relève plus de cent appellations, pour la pathologie médicale seulement. Nous nous sommes efforcés d'être plus complets, et, après de longues recherches dans toutes les branches de la médecine, nous avons collationné plus de 2000 appellations ; encore n'avons-nous pas la prétention de les avoir toutes réunies.

Ce n'est point, que de divers côtés, on n'ait réclamé — personne ne l'a fait avec plus d'humour que notre érudit et distingué confrère, le D\u02b3 Guelliot — contre l'introduction, dans la nomenclature médicale, de tant de noms propres et de tant de néologismes, introduction considérée comme « une déviation aux règles de la nomenclature scientifique, embrouillant la nosographie et rendant difficile la langue médicale ».

Nous estimons, pour notre compte, qu'on serait fondé à réclamer contre l'abus, mais non certes contre l'usage, des appellations par *noms d'hommes*, certaines de ces appellations ayant, dans les sciences biologiques, leur raison d'être légitime, et montrant sur toutes autres désignations trop de réels avantages, pour que, par droit d'usage, elles n'aient pas mérité d'entrer d'emblée dans la langue écrite ou parlée.

Nous ne saurions voir une « déviation aux règles de la nomenclature médicale » que là où se seraient trouvées tracées des règles ou des lois. Or jamais ces règles et ces lois n'ont existé ; toute l'histoire de la médecine affirme que nos classifications ont eu, à toutes les époques, la diversité et l'élasticité les plus grandes. Toujours, depuis Hippocrate

jusqu'à la médecine moderne, notre nomenclature s'est assise
sur des bases qui ont varié comme variait l'objet même des
préoccupations des pathologistes.

Le type de la nomenclature a été, si l'on peut ainsi parler,
polymorphe, basée qu'elle était : tantôt sur la symptomatologie
(purpura), tantôt sur l'anatomie pathologique (cirrhose), tantôt
sur l'étiologie vraie (bacillose), ou erronée (hystérie), tantôt sur
la contagiosité des maladies (mal Saint-Main); tantôt encore sur
leur marche (mal perforant plantaire), sur la sévérité (ictère
grave) ou la bénignité de leurs terminaisons (varioloïde); tantôt
encore sur les conditions de temps (mal comitial) et de lieux (mal
américain) où les maladies avaient apparu ; tantôt enfin sur les
hommes dont les travaux avaient fait la lumière sur les points
obscurs de la pathologie ou qui étaient les auteurs de découvertes ou d'inventions. Tout cela, pour bien montrer, que les
nomenclatures actuelles, accusées de faire aux noms d'hommes
ou aux néologismes les trop nombreux emprunts que l'on sait,
marquent l'*évolution* et non la déviation de la langue médicale,
évolution de la langue dont les acquisitions devaient suivre
le progrès qui, à aucune époque de l'histoire de la médecine,
ne fut jamais ni aussi brusque, ni aussi intensif.

Plusieurs raisons du reste favorisaient, comme elles expli-
quaient, cette évolution : les unes, d'ordre général, sont
aussi légitimes qu'excellentes ; les autres seraient mauvaises,
s'il était vrai, comme d'aucuns l'ont écrit, que la seule vanité
médicale eût été pour beaucoup dans l'épanouissement des
nomenclatures médicales nouvelles !

Parmi les raisons d'ordre général que peut invoquer toute
bonne Nosographie pour légitimer l'ordonnance de ses cadres
et le choix de ses désignations, il n'en est pas de meilleure
que celle qui consiste à penser que, la science médicale se
trouvant loin encore d'être faite, il lui est loisible, comme
à toute science en formation, de créer ses appellations, et partant de désigner — en attendant mieux — les espèces morbides par des noms propres. Ainsi procèdent, en Histoire
naturelle, certaines classifications qui, étiquetant les espèces
animales et végétales par le nom des hommes qui les ont
soit décrites, soit importées, ont l'immense avantage de ne
préjuger en rien la nature ou la morphologie insuffisamment
connues des objets dépeints ou classés.

Nous pourrions dire encore que certaines nomenclatures

par noms propres répondent à de justes préoccupations biographiques, bibliographiques et chronologiques qui tendent à introduire dans les sciences biologiques et médicales une précision documentaire servant à fixer du même coup l'historique des questions. Dans ce sens, nous pensons que les noms attachés à la désignation des découvertes médicales — pour peu que les attributions soient toujours équitables — sont une manière de marquer la part prise par les Écoles des divers pays au progrès de la médecine.

Certaines appellations donnent encore au langage une netteté, une commodité et une célérité qui ne sont point à dédaigner. Il est clair que certaines de nos nomenclatures permettent de faire entendre singulièrement de choses en peu de mots, évitant ainsi l'emploi de longues phrases.

Les dénominations : *Maladie de Bright, Cirrhose de Laënnec, Maladie de Dupuytren, Mal de Pott*, par exemple, équivalent à des lignes entières de description : la première appellation condense la triade anatomo-pathologique et clinique lésion chronique des reins avec œdèmes et albuminurie savamment reconnue et décrite en 1827 par le médecin anglais ; la seconde appellation désigne la variété de sclérose progressive atrophiante du foie décrite par l'inventeur de l'auscultation ; la troisième expression vise une variété de rétraction lente de l'aponévrose pulmonaire, plus communément observée chez l'homme que chez la femme ; la quatrième dénomme toute tuberculose vertébrale.

Libeller le titre d'observations de malades atteints de déformation du tronc et des articulations ou de la face et des membres supérieurs: *Ostéo-arthropathie, type Pierre-Marie* dans un cas ; *Myopathie, type Landouzy-Déjerine*, dans un autre cas, évite l'emploi d'une phrase interminable ; en trois mots le lecteur sait ce dont il s'agit, il sait :

que, dans le premier cas, il s'agit d'une variété d'inflammation hypertrophiante progressive des os et des articulations, à marche chronique, ne tendant pas à régression, évoluant chez les adultes (hommes), et conditionnée par des lésions pulmonaires chroniques ; espèce morbide récemment bien différenciée de certaines formes de rhumatisme chronique d'origine infectieuse exogène ;

que, dans le second cas, il s'agit d'une variété d'atrophie musculaire myopathique, très lentement progressive, fami-

liale, débutant, dans l'enfance, par l'orbiculaire des paupières
et des lèvres, pour gagner les muscles de l'épaule et
des bras ; myopathie différenciée des autres si nombreuses
variétés d'atrophies musculaires, celles-ci névritiques et myé-
litiques.

Il serait oiseux de multiplier pareils exemples et de rappeler combien encore, en matière de méthodes thérapeutiques
ou opératoires, les appellations par noms d'hommes donnent
de brièveté au langage. Est-ce que, par exemple, à propos du
traitement opposé, soit aux maladies toxi-infectieuses typhi-
santes, soit à certains empyèmes, on trouverait meilleures et
plus courtes désignations que celles de : *Méthode de Brand;
Opération d'Estlander ?*

Ce sont là toutes raisons qui expliquent et légitiment
l'extension chaque jour plus grande donnée à la nomenclature
par noms propres : ce sont vraiment ces raisons sérieuses qui
créent et entretiennent cette tendance, et non point — comme
l'ont dit certains critiques dont la prévention à l'égard des
seuls auteurs contemporains semble avoir quelque peu adul-
téré la clairvoyance — la vanité des travailleurs en quête de
« mettre en coupe réglée les diverses branches de la médecine, pour, s'y taillant comme autant de fiefs, se distribuer
quelques menues parts de l'immortalité jusqu'à hier réservée
aux créateurs de génie ».

Pour un peu, ces critiques, si sévères aux nomenclatures
modernes, iraient, reprenant l'idée du fabuliste, jusqu'à dire,
qu'en médecine,

> Tout petit prince a des ambassadeurs
> Tout marquis veut avoir des pages,

comme si ce n'étaient pas les nosographes, et nullement les
inventeurs eux-mêmes, qui, pour la commodité de leurs descriptions et par habitudes documentaires, mettaient en circulation les appellations par NOMS PROPRES .

Donc, tout en reconnaissant, qu'ici comme ailleurs, on
aurait tort d'outrepasser la juste mesure, et d'abuser de l'élasticité que donne à nos nomenclatures la période d'enfantement
dans laquelle se trouve encore la Nosographie médicale, il
serait puéril, prétendant remonter le courant, de vouloir aller

aujourd'hui à l'encontre des appellations par noms propres qui *sont passées* et qui *passent* dans la langue courante.

Comme les appellations par noms d'hommes, les néologismes sont rassemblés nombreux dans notre Glossaire. Si l'on a pu réclamer, avec quelque apparence de raison, contre l'abus des nomenclatures par noms propres, on aurait, pour le coup, tout à fait tort de réclamer contre l'introduction chaque jour croissante de néologismes dans les sciences naturelles en général, et dans la médecine en particulier.

Contester aux sciences médicales, en plein développement, le droit de baptiser chacun de leurs nouveau-nés, serait dénier à la médecine ce qu'on n'a jamais refusé à aucune des sciences théoriques ou appliquées. Si, vraiment, on avait à prendre étonnement de quelque chose, ce serait de ce que nos dictionnaires techniques ne se fussent point enrichis de quantités de termes nouveaux répondant aux doctrines nouvelles, aux faits inédits, aux inventions et aux découvertes récentes! Si nous n'avions pas, au jour le jour, forgé des mots nouveaux dont nous avions besoin pour donner un corps à nos idées nouvelles, non seulement notre langue, mais notre science se seraient appauvries, et nous eussions été les seuls travailleurs ne trouvant pas moyen, soit par des expressions neuves, soit par des mots composés — comme font communément les Anglais et surtout les Allemands — d'étiqueter, de compter et d'exploiter nos acquisitions nouvelles.

Si quelqu'un venait à prétendre que nous aurions pu et dû faire moins longue la liste des néologismes, nous répondrions que nous ne nous sommes pas reconnus le droit de faire un choix parmi les termes nouvellement entrés dans la langue écrite ou parlée des biologues et des médecins: nous devions faire plutôt longue que brève notre nomenclature, puisqu'il fallait apprendre à chacun le langage qui permet à tous les médecins de s'entendre.

Ce faisant, nous nous sommes, du reste, inspirés du maître en lexicographie, de Littré, qui a écrit:

« L'usage contemporain est le premier et le principal objet d'un dictionnaire. C'est, en effet, pour apprendre comment aujourd'hui l'on parle et l'on écrit qu'un dictionnaire

est consulté par chacun. Il importe de constater cet usage
aussi complètement qu'il est possible. » Il est vrai que Littré
ajoute : « Cette constatation est œuvre délicate et difficile. »
Si nous n'avons garde d'oublier cette remarque, c'est qu'elle
sera l'excuse des imperfections, et des lacunes de notre
Glossaire.

Peut-être paraîtra-t-il oiseux que nous plaidions les circonstances atténuantes pour l'étendue de la nomenclature des
néologismes, qui, si nombreux et en si peu d'années, ont, de
vive force, pénétré les sciences biologiques et médicales ?
C'est, qu'en tous temps et en tous pays les néologismes ont
effarouché une foule d'honnestes gens qui en sont encore à
comprendre qu'une langue n'est *vivante* qu'à la seule condition
d'avoir, entre autres propriétés caractéristiques de la vie,
la faculté de s'adapter aux milieux, et surtout la propriété
d'accroissement facile.

A ceux qu'effarouchent les néologismes en médecine, nous
demanderons de supprimer, par la pensée, les mots : microbe,
bacille, coque, et leurs dérivés ; les mots : tuberculine, malléine,
toxine, bactérie et ses dérivés ; les mots : phagocyte, sérothérapie, opothérapie, sérodiagnostic, citodiagnostic, etc., etc.,
sans parler de l'infinie variété des mots nouveaux qu'il fallait
bien inventer pour baptiser les produits ou les médicaments
que la chimie découvre et fabrique chaque jour, par voie
d'analyse ou de synthèse.

En dehors de l'indispensabilité de créer les mots *radiographie*, *radioscopie* pour désigner la découverte de Rœntgen
— tout comme l'invention de Laënnec lui faisait créer les
mots stéthoscope et stéthoscopie — le néologisme n'a-t-il pas
l'avantage de donner autant de brièveté que de clarté au langage ? Quelle longue périphrase n'eut-il pas fallu pour faire
comprendre l'application faite en médecine de la découverte
du professeur de Wurtzbourg ? Comment mieux, plus clairement et plus brièvement parler de diagnostics faits à l'aide des
rayons X, que d'ajouter, par exemple, au libellé d'une observation de fracture la rubrique : radioscopie ?

Le néologisme *opothérapie* doit de même sa rapide fortune
à sa précision : il dit ce qu'il veut dire et ne saurait prêter
à confusion — différent en cela des termes organothérapie,
cytothérapie et histothérapie qu'on avait, un moment, songé
pouvoir lui préférer —; surtout, il exprime tout ce qu'il veut

dire en équivalant à une phrase entière. Par l'expression
opothéraphie, s'entend, en effet, la méthode thérapeutique,
basée sur l'emploi des sucs ou extraits des tissus organiques,
qui a pour but de suppléer un organe absent ou en état
d'hypofonction, par l'introduction dans l'organisme d'extraits
du même organe pris sur des animaux. Toute la série possible
des applications de la thérapeutique générale *séquardienne* se
trouve enfermée dans ce mot, et il suffira de l'adjonction d'une
épithète, pour faire comprendre aux lecteurs à quelle variété
d'opothérapie le médecin s'est adressé, dans chaque cas particulier. Opothérapie thyroïdienne, ovarienne, hépatique, cérébrale, pancréatique, surrénale, n'en dit-il pas, dans l'espèce,
plus long qu'une interminable périphrase ?

Au demeurant, pour légitimer en médecine la formation
intensive de mots nouveaux, nous n'aurions encore qu'à nous
appuyer, s'il en était besoin, sur l'autorité de l'homme qui,
plus que quiconque, fut respectueux de la langue française,
sur l'autorité de Littré, qui, il y a plus de vingt ans déjà,
faisait dans son *Supplément* du grand DICTIONNAIRE DE LA
LANGUE FRANÇAISE, une part très large aux néologismes scien-
tifiques.

Littré reconnaissait la nécessité et le droit, pour le lexico-
graphe enregistrant les termes nouveaux employés par les
biologues, d'augmenter le fonds qui était déjà dans le Dictionnaire de l'Académie. « La langue scientifique, écrivait-il, est
dans une rénovation et une extension perpétuelles, car, chaque
jour, les connaissances positives se modifient et s'ampli-
fient ; » il ajoutait, pour donner raison aux travailleurs qui
cherchant des mots nouveaux les forgent le mieux qu'ils peuvent, au plus près de l'idée et du fait de leur découverte : « la
langue scientifique est presque toujours grecque, artificielle et
systématique. »

C'est en ce sens que Littré, toujours dans le Supplément
de son Dictionnaire, ayant à s'expliquer sur les très nombreuses additions faites, en quelques années seulement, aux
quatre gros volumes publiés, dit : « Au premier rang des additions sont les néologismes, ils y occupent une place notable et
c'est leurs droits. A tous les instants de la langue il y a eu
néologie. Le classique XVIIe siècle a obéi, malgré Vaugelas
et Ménage, aux nécessités de pensée et de parole qui appellent
les nouveautés ; le XVIIIe siècle, plein de scrupule à l'égard de

la langue dont il héritait, a eu la main forcée ; et le XIXe siècle pousse jusqu'à la licence le droit que Horace accorde à tout écrivain de mettre dans la circulation un terme nouveau frappé au coin de l'actualité. »

Si, Littré, il y a vingt ans, tenait pareil langage et plaidait déjà, pour la gagner, la cause des néologismes, qu'écrirait-il aujourd'hui, alors que la physique et la chimie, alors que la microbie, alors que la médecine découvrent tout un monde de faits nouveaux ; alors que l'art chirurgical s'attaque avec succès aux entreprises les plus audacieuses et les plus neuves ; alors que notre séméiotique se double de fines réactions et de signes inédits ; alors que la thérapeutique s'enrichit de méthodes nouvelles et d'agents ignorés aussi bien de la pharmacie galénique que de la pharmacie chimique ? Qu'écrirait aujourd'hui Littré, si ce n'est que nos néologismes sont légitimes, puisque, *frappés au coin de l'actualité, ils pourvoient au nécessaire ?*

Le nombre, chaque jour croissant, des appellations par nom propre, l'emploi, devenu courant, de centaines de néologismes, en science biologique et médicale, nous ont engagés à dresser ce recueil comprenant les unes et les autres, afin que biologues, médecins, étudiants, chercheurs, puissent couramment parler la langue médicale *actuelle*.

Nous avons essayé de fournir à tout travailleur un fonds solide de renseignements, une nomenclature à jour des noms propres, des noms de localités, des néologismes (substantifs ou adjectifs), des abréviations, des signes rencontrés dans la langue médicale : notre livre nous a paru d'autant plus utile que, nous le répétons, nombre de mots qu'on trouvera dans ce recueil seraient vainement cherchés dans les plus complets de nos dictionnaires de médecine récemment parus.

Nous ne nous faisons pas d'illusion sur la valeur de premier établissement de notre Glossaire, et le lecteur voudra bien tenir compte avant tout, de la bonne volonté qui a inspiré un long effort.

L'esprit dans lequel nous avons conçu ce travail et le but poursuivi nous seront une excuse pour les imperfections et les lacunes que nous lui connaissons. D'autre part, les actualités médicales vont tellement vite, et partant les mots nouveaux naissent si drus, qu'aucune nomenclature imprimée ne pourra plus jamais prétendre être ni parfaite ni complète. Il nous faudrait d'ores et déjà un *Supplément* pour enregistrer une foule d'expressions qui, ces derniers temps, ont déjà passé dans la langue parlée comme dans la langue écrite de la médecine, telles : *adrénaline, arrhénal, bain de Dowsing, hédonal, hémosialémèse, hermophényl, hypurgie, iboga, leucopénie, méthode de Bottini, orologie, trypanosome,* etc., etc.

Si, tel qu'il est, notre Glossaire médical illustré obtient quelque succès, nous nous estimerons heureux de voir notre labeur de plusieurs années trouver sa récompense dans le crédit, qu'à l'user, lui accorderont les travailleurs.

Paris, Mai 1902.

ERRATUM ET ADDENDA

Page XIII, ligne 21,
> *au lieu de :* citodiagnostic. *lire :* cytodiagnostic.

Page 471, ligne 34, *ajouter :*

Pougues (France, Nièvre). — Eau alcaline, froide, bicarbonatée calcique, ferrugineuse faible. Cure de boisson.

Pougues-Bellevue : cure de terrain, cure d'air, de lumière sur un plateau de 3oo mètres.

Page 636, ligne 42, *ajouter :*

Veyrasse (la) (France, Hérault). — Eau bicarbonatée mixte froide.

Page 637, ligne 37, *ajouter :*

Vic-sur-Cère (France, Cantal). — Eau minérale ferrugineuse bicarbonatée, froide.

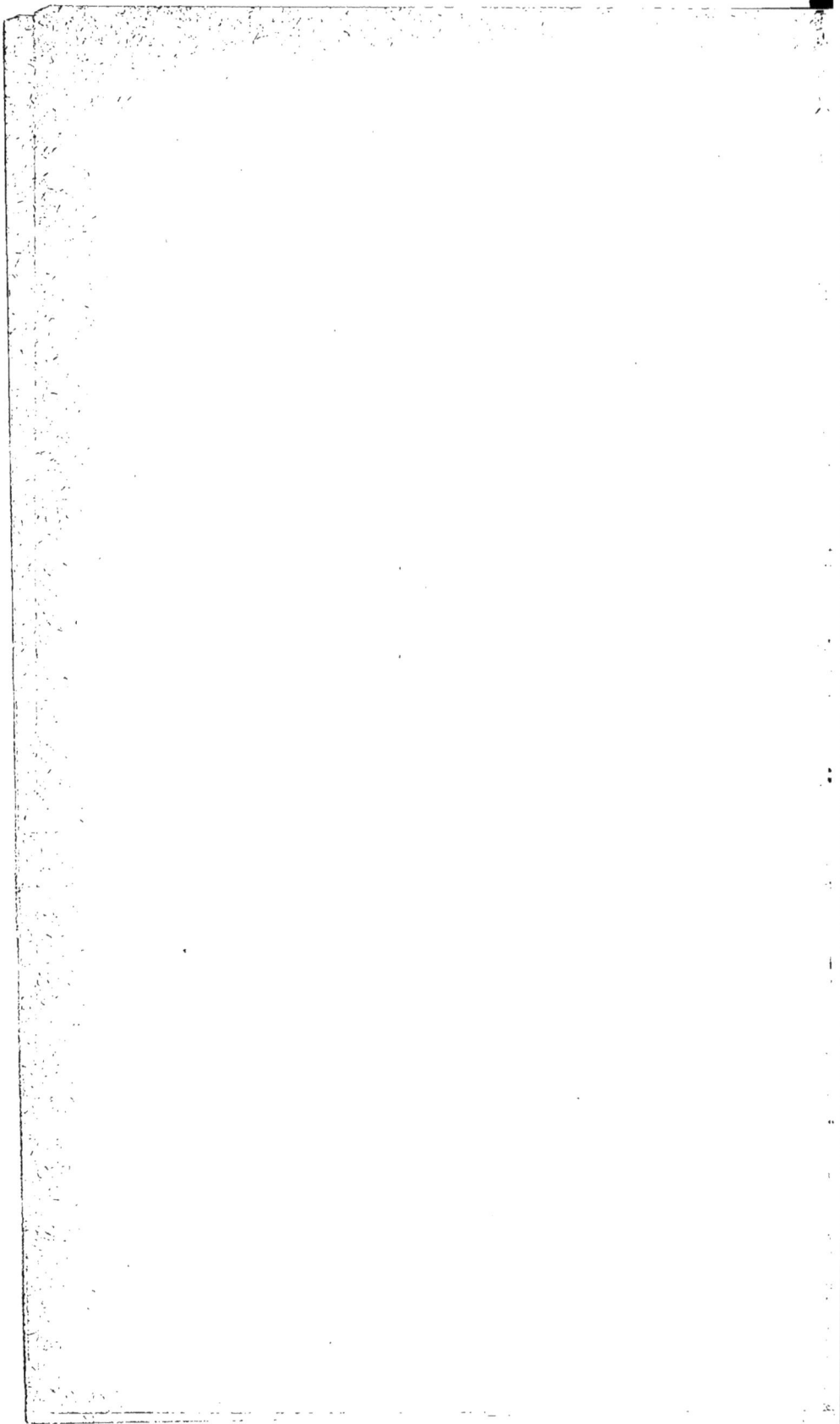

GLOSSAIRE MÉDICAL

A

aa (ἀνά, par) — dans le sens de répartition. —

Bicarbonate de soude......... ⎱
Craie préparée.............. ⎰ aa̅ 15 grammes.

Soit 15 grammes par médicament prescrit, ou 15 grammes de chacun d'eux.

Abano (Italie, province de Venise). Eau chlorurée chaude.

Abasie (α, privatif; βάσις, marche). Désordre des actes associés et coordonnés pour la marche.

Abastumax (Russie d'Asie, gouvernement de Tiflis), à 4 270 pieds au-dessus de la mer. Station climatérique.

Abbach (Bavière). Source alcaline faible.

Abbazia (Autriche, sur l'Adriatique). Station climatérique.

Abbe, physicien de Berlin, contemporain.

ÉCLAIRAGE — : Système de lentilles (en comprenant 2 ou 3) destiné à concentrer, sur la lame qui porte la préparation, la lumière réfléchie par le miroir du microscope. La lentille supérieure vient affleurer la lame qui repose sur la platine. Ce système, très mobile, est supporté par un collier.

Abcès (*abscessus*, abcès).

— CIRCONVOISIN (Gerdy) : Abcès se développant autour d'une articulation ou d'un organe malade, mais ne communiquant pas directement avec cette articulation ou cet organe.

— CRITIQUE : Abcès se produisant à la fin d'une maladie aiguë et qui en indique la phase terminale.

— CHAUD : Abcès dont la formation s'accompagne de rougeur et de chaleur des tissus.

— DE FIXATION (Méthode de Fochier) : Abcès thérapeutiquement provoqué par l'injection hypodermique d'essence de térébenthine, dans certaines infections (fièvre puerpérale, pneumonie, etc.)

— EN BOUTON DE CHEMISE : Variété d'abcès caractérisée par l'existence de deux foyers, communiquant par un orifice ou un canal plus ou moins étroit.

— FROID : Abcès dont la formation ne s'accompagne d'aucune réaction inflammatoire aiguë. Presque toujours symptomatique de tuberculose.

— ILIAQUE SOUS-APONÉVROTIQUE : Psoïte.

— LOINTAIN : Abcès métastatique.

— MÉTASTATIQUE : Abcès survenant au cours d'une infection générale et siégeant à distance du point d'origine de l'infection.

— RÉSIDUAL (Paget) : Collection se développant dans des régions qui ont pu être le siège d'une affection antérieure.

— SOUDAIN (Delpech) : Abcès à brusque apparition, à réaction locale très faible, s'accompagnant de symptômes généraux adynamiques graves.

Abduction du pied : 1° Pour les anatomistes : mouvement de rotation autour d'un axe vertical prolongeant l'axe de la jambe : la pointe du pied se porte de dedans en dehors et le talon subit un mouvement en sens inverse, de dehors en dedans; 2° Pour les chirurgiens : mouvement de rotation autour de l'axe antéro-postérieur du pied : le pied repose sur son bord interne et la face plantaire regarde en dehors (c'est la rotation en dehors des anatomistes).

Ablépharie (α. privatif ; βλέφαρον, paupière). Absence de paupières.

Aboulie (α, privatif ; βουλή, volonté). Suppression ou diminution de la volonté.

Abrachie (α, privatif ; βραχίων, bras). Absence congénitale du bras.

Abrachiocéphalie (α, privatif ; βραχίων, bras ; κεφαλή, tête). Absence congénitale du bras et de la tête.

Abrastol. Nom donné, dans le commerce, à l'asaprol ; employé pour la conservation des denrées alimentaires et du vin.

Acanthobole (ἄκανθα, épine ; βάλλειν, jeter), (Paul d'Égine). Pince pour l'extraction des corps étrangers ; employé primitivement, sans doute, pour extraire des épines ayant pénétré dans les tissus.

Acardie (α. privatif ; καρδία, cœur). Absence du cœur.

Acataphasie (Steinthal, 1871). Impossibilité de placer les mots de la phrase dans leur ordre syntaxique.

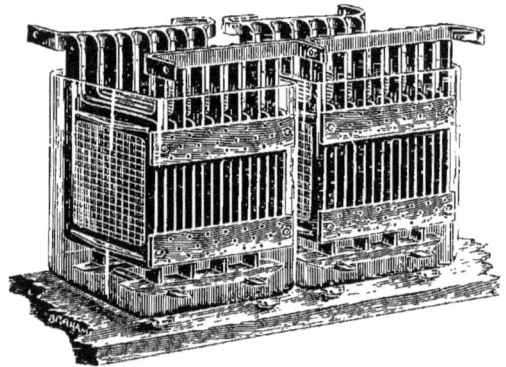

Fig. 1. — Accumulateur.

Accoucher par les reins. Accoucher au milieu de violentes douleurs siégeant dans la région lombaire.

Accumulateur ou pile secondaire. Appareil emmagasinant l'énergie électrique qu'on lui fournit, et la restituant sous la forme de courant continu. C'est un appareil formé de deux lames de plomb ou *électrodes*, qui plongent dans de l'eau acidulée par de l'acide sulfurique (fig. 1). Pour le *former*, c'est-à-dire pour lui donner une assez grande *capacité*, on y fait passer un courant électrique un grand nombre de fois, dans les deux *sens*. Une fois *formé*, on le *charge* en y faisant passer, pendant un certain temps, un courant fourni par des piles ou une station centrale d'électricité. — Quand il est déchargé, on le recharge de la même façon.

Les accumulateurs ont une *résistance* intérieure très faible, et une *force électromotrice* considérable et constante. Ils peuvent donc fournir (voir loi de Ohm) un courant très intense et très constant.

Acéphale. Monstre atteint d'acéphalie (fig. 2).

Acéphalie (α, privatif; κεφαλή, tête). Absence congénitale de la tête.

Acéphalocyste (α, privatif; κεφαλή, tête; κυστίς, vessie) (Laënnec, 1804). Hydatide. Ce terme consacrait une erreur : on croyait que les hydatides de l'homme ne renfermaient jamais d'échinocoque.

Acéphalogastrie (α, privatif; κεφαλή, tête; γαστήρ, ventre). Absence congénitale de la tête et du tronc.

Acéphalopodie (α, privatif; κεφαλή, tête; πούς, pied). Absence congénitale de la tête et des pieds.

Acéphalorachie (α, privatif; κεφαλή, tête; ράχις, rachis). Absence congénitale de la tête et du rachis.

Acéphalothoracie (α, privatif; κεφαλή, tête; θώραξ, poitrine). Absence congénitale de la tête et du thorax.

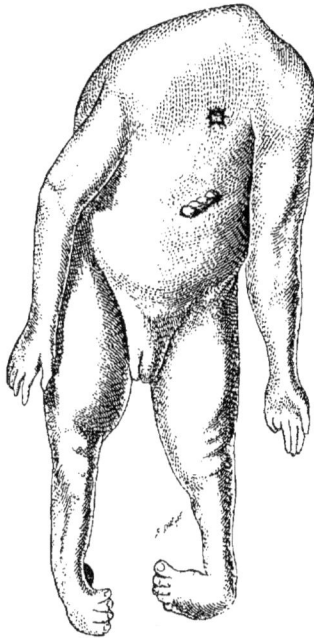

FIG. 2. — Acéphale (Cloquet).

Acervules (*acervus*, amas). Concrétions calcaires (carbonate de chaux et carbonate de magnésie) qu'on trouve dans la glande pinéale et les plexus choroïdes.

Acétanilide ou **antifébrine**. Dérivé de l'aniline : poudre blanche, inodore, de saveur un peu âcre, insoluble dans la glycérine, très peu soluble dans l'eau froide, très soluble dans l'alcool; antithermique. Dose : o gr. 25 à 2 gr.

Acétolat. Vinaigre médicinal préparé par distillation.

Acétone. Aldéhyde d'un alcool secondaire. L'acétone ordinaire provient de l'alcool isopropylique. Médicament anthelmintique ; employé contre la goutte et le rhumatisme.

Acétonémie. État pathologique que caractérise une excitation initiale, avec dépression progressive, attribué à une exagération de la quantité d'acétone de l'organisme ; se voit surtout dans le diabète. V. Diacéturie, p. 148.

Acétonurie. Présence de l'acétone dans l'urine. L'acétone s'y trouve à l'état normal, à la dose de $0^{gr}005$ à $0^{gr}033$, par litre. A l'état pathologique, elle s'y rencontre à la dose de 9 à 10 grammes par 24 heures. On révèle sa présence par la réaction de Lieben. V. page 342.

Achalme, médecin de Paris, contemporain. V. Thiroloix.

Achélie (α, privatif ; χεῖλος, lèvre). Absence des lèvres.

Achille, guerrier grec blessé pendant la guerre de Troie, au niveau du tendon du triceps sural.

> TENDON D' — : Nom donné au tendon d'insertion inférieur du triceps sural.

Achillobursite (Rœssler, 1896). V. Achillodynie.

Achillodynie (Albert de Vienne, 1893). Affection caractérisée par une douleur siégeant à l'extrémité postérieure du calcanéum, au niveau de l'insertion du tendon d'Achille. Est due, sans doute, à l'inflammation de la bourse séreuse rétro-calcanéenne. Syn. : Achillobursite.

Achirie (α, privatif ; χείρ, main). Absence congénitale de la main.

Acholie (α, privatif ; χολή, bile). Arrêt de la sécrétion biliaire.

Acholurie (α, privatif ; χολή, bile ; οὖρον, urine). Ictère biliphéique ou hémaphéique, dans lequel les pigments biliaires contenus dans le sang ne passent pas dans les urines.

Achondroplasie (α, privatif ; χόνδρος, cartilage ; πλάσσω, je façonne), (Parrot, 1878). Maladie spéciale du système osseux, développée pendant la vie intra-utérine, essentiellement caractérisée par des arrêts de développement au niveau des cartilages de conjugaison. V. Fœtus achondroplasique, p. 207.

Achoppement des syllabes. Troubles de la parole caractérisé par l'intercalation ou la permutation de lettres dans un même mot. Ex. : Artrallerie, ratillerie, pour artillerie.

Achromacyte (α, privatif ; χρῶμα, couleur ; κύτος, globule). Hématie décolorée. V. Hayem, p. 265.

Achromasie (α, privatif ; χρῶμα, couleur). Décoloration générale de la peau, due à un état cachectique. Les ἄχροα des Grecs, les décolorés, étaient les cachectiques, les anémiés par intoxication générale.

Achromatine (α, privatif ; χρῶμα, couleur) ou **hyaloplasma**. Nom donné à l'hyaloplasma, à cause de son peu d'affinité pour les matières colorantes.

Achromatopsie (α, privatif; χρῶμα, couleur; ὄψις, vue). État morbide caractérisé par l'impossibilité de distinguer les couleurs.

Achromie (α, privatif; χρῶμα, couleur). Décoloration partielle
congénitale ou pathologique (vitiligo) de la peau.

Achselbogen (*Achsel*, aisselle; *Bogen*, arc) (Langer, 1846). Arc
axillaire : repli falciforme à concavité inférieure, formé par
l'union de l'aponévrose clavi-coraco-axillaire avec l'aponévrose
de la paroi interne du creux de l'aisselle. Réuni à l'armbogen,
il forme la *fosse ovale* de l'aisselle recouverte par un *fascia
cribriformis* (Poirier).

Acide chromo-osmique (Flesch). Préparation chimique utilisée en
histologie.

> Acide osmique à 1 o/o................•.... 10re
> Acide chromique à 1 o/o.................. 25^cc
> Eau distillée........................... 65^cc

Laisser les tissus s'imprégner pendant 24 à 36 heures.
L'avantage de ce mélange est de pouvoir être utilisé pour
toute sorte d'objets.

Acide rosacique. V. Uroérythrine.

Acide roséique. V. Uroérythrine.

Acide rosique. V. Uroérythrine.

Acide uroérythrique. V. Uroérythrine.

Acmé (ἀκμή, le plus haut degré). Période d'intensité maxima d'une
maladie, d'un symptôme.

Acné (ἀκμή, efflorescence). Éruption boutonneuse due à l'accumulation de matière sébacée dans les glandes sébacées ; s'observe
principalement sur la face (on devrait dire acmé ; ἀκνή serait
une faute de copiste dans Actius (?), faute consacrée par le temps).

Acognosie (ἄκος, remède ; γνῶσις, connaissance, doctrine). Étude des
remèdes.

Acologie (ἄκος, remède ; λόγος, étude). Matière médicale.

Acorie (α, privatif ; κόρη, pupille). Absence de la pupille.

Acoumètre (ἀκούειν, entendre ; μέτρον, mesure). Instrument destiné
à mesurer l'acuité auditive.

Acquarossa (Suisse, canton du Tessin). Eaux bicarbonatées.

Acqui (Italie, près d'Alexandrie). Eaux chlorurées sodiques,
chaudes.

Acranie (α, privatif; κρανίον, crâne). Absence congénitale du crâne.

Acrel (Olof), (1717-1807), chirurgien de Stockholm.

> GANGLION CRÉPITANT D' — : Tumeur à grains riziformes du
> poignet.

Acrobysthiolite (ἀκροβυστία, prépuce ; λίθος, pierre). Calcul préputial.

Acrobystite (ἀκροβυστία, prépuce). Inflammation du prépuce.

Acrocéphalie (ἄκρον, bout ; κεφαλή, tête). Malformation congénitale de la tête consistant dans le soulèvement en masse de la voûte cranienne, par suite de l'ossification précoce des sutures sagittale, coronale et lambdoïde.

Acrochordon (ἄκρον, bout ; χορδή, corde). « Acrochordon est une verrue pendante, ayant sa base fort petite estant cailleuse, sans douleur, de figure ronde » (A. Paré. V. 21). Petites productions dures, mobiles, de forme polypeuse, siégeant au niveau des paupières. Elles ressembleraient (?) à des bouts de corde, d'où ce nom d'acrochordon.
Est aujourd'hui synonyme de *molluscum pendulum*.

Acrocyanose (ἄκρον, bout, extrémité ; κυανός, bleu). Asphyxie locale des extrémités.

Acrodynie (ἄκρον, bout, extrémité ; ὀδύνη, douleur). Maladie épidémique, observée pour la première fois en 1828, et caractérisée : par l'existence de douleurs dans les membres, surtout les inférieurs, accompagnées de contractures plus ou moins violentes ; par des taches érythémateuses siégeant surtout aux extrémités ; parfois par des troubles digestifs plus ou moins accentués.

Acromégalie (ἄκρον, extrémité ; μέγας, grand), (Marie. 1885). Maladie caractérisée par des déformations hypertrophiques, portant sur les mains, les pieds, la face, le thorax et la colonne vertébrale.

Acromion (ἄκρον, extrémité ; ὦμος, épaule). Apophyse terminant l'épine de l'omoplate, en haut et en dehors ; forme le sommet de l'épaule.

Acromio-thoracique. Qui appartient à la région de l'acromion et au thorax.
ARTÈRE — : Branche de l'artère axillaire.

Acroneurose (ἄκρον, extrémité ; νεῦρον, nerf). Troubles nerveux des extrémités.

Acroparesthésie (ἄκρον, extrémité ; παραισθάνομαι, avoir une sensation fausse), (Schultze). État morbide caractérisé par une sensation d'engourdissement et de fourmillement dans les extrémités supérieures, accompagnée quelquefois de douleurs très violentes, survenant par crises, surtout la nuit.

Acrophobie (ἄκρον, bout, extrémité ; φόβος, crainte). Crainte irraisonnée et instinctive des lieux élevés.

Acroposthite (ἄκρον, bout, extrémité ; πόσθη, prépuce). Inflammation du prépuce. Synonyme : Acrobystite.

Actinomycose (ἀκτίς, rayon ; μύκης, champignon). Affection développée dans les muqueuses et les os (mâchoire notamment) ; fréquente chez le bœuf, non rare chez l'homme, elle est due à un microphyte du genre streptothrix qui se présente sous forme de grains jaunes, rayonnés, visibles à l'œil nu.

Acupressure (*acus*, aiguille à coudre, *premo* ou *presso*, je presse). Procédé d'hémostase : une aiguille est enfoncée dans les tissus en dedans ou en dehors du vaisseau qui saigne, sa partie restée libre est coudée sur le vaisseau, qu'elle appuie contre les plans profonds, de manière à en obturer le calibre.

Acupuncture (*acus*, aiguille à coudre, *pungo, punctum*, je pique), (Velpeau). Ponction faite avec une aiguille dans les tissus. Dans le traitement des tumeurs vasculaires, l'aiguille est laissée un certain temps, pour provoquer la coagulation sanguine.

Acyanoblepsie (α, privatif ; κυανός, bleu ; βλέψις, vue). Cécité pour la couleur bleue.

Ad lectum ad lethum (Qui se met au lit, meurt). Adage ancien.

Adamantin (ἀδάμας, diamant). Dur comme du diamant. S'applique en particulier à tous les éléments de l'émail de la dent.

Adams (1794-1861), médecin anglais.

Adams, chirurgien anglais, contemporain.

    Opération d' — (Juin 1882) : V. Opération d'Alquié-Alexander-Adams (page 14).

Adams-Stokes. V. Adams, Stokes.

    Maladie d' — : Pouls lent permanent. Décrite en 1827 par Adams, puis en 1846 par Stokes, qui attribua à l'adipose du myocarde la cause du ralentissement du pouls.

Addison (Thomas), (1793-1860), médecin anglais, né à Long-Benton.

    Maladie d' — (1855) : Affection due à une lésion, d'ordinaire tuberculeuse, des capsules surrénales ; décrite par Addison. On l'appelle aussi maladie bronzée.

Adduction du pied. 1° Pour les anatomistes : mouvement de rotation autour d'un axe vertical prolongeant l'axe de la jambe : la pointe du pied se porte de dehors en dedans, le talon subit un mouvement en sens inverse, de dedans en dehors ; 2° Pour les chirurgiens : mouvement de rotation autour de l'axe antéro-postérieur du pied : le pied repose sur son bord externe et la face plantaire regarde en dedans (c'est la rotation en dedans des anatomistes).

Adénalgie (ἀδήν, glande ; ἄλγος, douleur). Douleur au niveau d'une glande.

Adénectomie (ἀδήν, glande ; ἐκτομή, excision). Ablation d'une glande.

Adénectopie (ἀδήν, glande ; ἐκ, hors de ; τόπος, lieu). Ectopie d'une glande.

Adénie (ἀδήν, glande). État pathologique caractérisé par l'augmentation de volume des ganglions lymphatiques, sans augmentation du nombre des globules blancs.

Adénite (ἀδήν, glande). Inflammation d'un ganglion.

Adénoïde (ἀδήν, glande ; εἶδος, forme). Nom donné par His à une variété de tissu conjonctif qu'on rencontre surtout dans les organes dits lymphoïdes. Ce tissu est constitué par un réseau de fibres fines présentant des noyaux aux points d'entrecroisement, et contenant dans ses mailles des cellules lymphatiques. — On appelle *tumeurs adénoïdes* les productions pathologiques dont la structure rappelle celle de ces organes.

Adénolipomatose symétrique à prédominance cervicale (Launois et Bensaude). Affection caractérisée par la présence de tuméfactions lipomateuses diffuses, disséminées symétriquement dans les différents points du corps et en particulier dans la région cervicale, où elles produisent des déformations caractéristiques, toujours semblables à elles-mêmes (Fig. 3). — *Syn.* : gangliite (François Siredey), lipomes multiples, lipomes symétriques d'origine nerveuse, lipomes diffus du cou et de la nuque, névrome plexiforme (Verneuil).

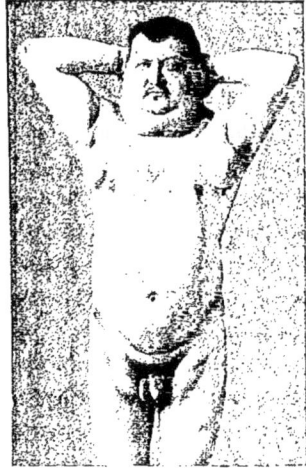

Adénologie (ἀδήν. glande ; λόγος. étude). Étude des glandes.

Adéno-lymphocèle (ἀδήν, glande ; λύμφα, eau, lymphe ; κήλη, tumeur). Tumeur formée par la dilatation variqueuse des ganglions lymphatiques. Siège à l'aine de préférence, surtout à gauche.

Fig. 3. — Adénolipomatose symétrique à prédominance cervicale (Hayem).

Adénome (ἀδήν, glande). Tumeur constituée par l'hypertrophie et la néoformation de culs-de-sac ou d'acini glandulaires (Pierre Delbet).

Adésol. Mixture employée pour le pansement des plaies ; composée de : baume de tolu, benjoin, essence de thym, éther, naphtol α, résine copale.

Adipsie (α. privatif, δίψα, soif). Absence de soif.

Aditus ad antrum ou **canal tympano-mastoïdien**. Large ouverture, située à la partie supérieure de la paroi postérieure de la caisse du tympan, qui conduit dans les cavités mastoïdiennes.

Adynamie (α, privatif; δύναμις, force). Affaiblissement général.

Aeby (Christoph-Theodor), (1835-1885), médecin et anthropologiste de Berne, né à Gutenbrunnen, près de Phalsbourg (Alsace).

ONDES D' — : Sorte de renflements dus à une contraction localisée, qu'on observe au microscope dans la fibre musculaire.

Ædœpsophie (αἰδοῖα, les organes génitaux ; ψόφος. bruit). Émission de gaz par l'urèthre chez l'homme, par le vagin chez la femme.

Aérobie (ἀήρ, air ; βίος, vie). Qui ne peut vivre que dans un milieu oxygéné.

Aérophobie (ἀήρ, air ; φόβος, crainte). Crainte de la moindre agitation de l'air, par suite d'une hyperesthésie cutanée.

Aérothérapie (ἀήρ, air ; θεραπεία, traitement). Traitement par l'air.

Aérothermogène (ἀήρ, air ; θερμός, chaud ; γεννάω, j'engendre), (Jayle). Instrument permettant d'obtenir de l'air chaud.

Aérothermothérapie (ἀήρ, air ; θερμός, chaud ; θεραπεία, traitement), (Jayle). Traitement par l'air chaud.

Æsthésiogène (αἴσθησις, sensibilité ; γεννάω, j'engendre).

    Point — : Point au niveau duquel la sensibilité est exaltée.

    Zone — : Zone au niveau de laquelle la sensibilité est exaltée.

Æsthésiomètre (αἴσθησις, sensibilité ; μέτρον, mesure). Instrument destiné à mesurer l'acuité de la sensibilité.

Afanassief ou *Afanesjew* (Eugen), (....-1897), médecin russe.

    Liqueur d' — : Employée en histologie.

        Peptone desséchée................... 0^{gr} 6
        Solution physiologique de sel (7,5/1000). 100 ^{gr}

Cette solution étant faite, ajouter du violet de méthyle dans la proportion de 1 p. 10 000 ou 2 p. 20 000. Faire bouillir le mélange. (S'altère très facilement.)

After-cure. Cure-d'après. Par l'expression after-cure, les Anglais désignent la cure complémentaire d'une cure thermale.

Agalactie (α, privatif ; γάλα, lait). Absence de sécrétion du lait.

Agar-agar. Algue alimentaire dont on se sert pour les cultures bactériologiques.

Agaric (ἀγαρικόν, champignon blanc). Champignon du mélèze ; antisudorifique.

Agaricine. Acide agaricique impur.

Agaricique.

    Acide — : Acide extrait de l'agaric blanc. Poudre blanche composée de cristaux microscopiques, en prismes, argentins, insipides, solubles dans l'alcool ; antisudorifique.

Agénésie (α, privatif ; γέννησις, génération). Ce terme a deux sens : Stérilité. — Monstruosité par absence de formation d'un organe.

Agénésie cérébrale. Hémiplégie spasmodique infantile, due à l'atrophie d'une partie de l'encéphale ; ainsi dénommée en 1827 par Cazauvielh.

Agénosome (agénésie, de α, privatif; γέννησις; σῶμα, corps). Malformation consistant dans l'éventration médiane ou latérale (fig. 4).

Aglobulie (α, privatif; *globulus*, globule). Diminution notable du nombre des globules rouges du sang. (Incorrect.)

Agnathie (α, privatif; γνάθος, mâchoire). Absence du maxillaire inférieur.

Agrammatisme ou **dysgrammatisme**. Impossibilité ou difficulté de former grammaticalement les mots et de les arranger dans la phrase suivant la syntaxe.

Agraphie (α, privatif; γράφω, j'écris). Abolition du langage écrit. Trouble caractérisé par l'impossibilité d'écrire, malgré l'absence de paralysie de la main.

Agrypnie (ἀγρυπνία, insomnie). Insomnie.

Fig. 4. — Agénosome (Huet).

Aï. « Cri poussé par le malade atteint de synovite tendineuse et chez lequel le chirurgien recherche le signe douloureux de la crépitation. Ce nom était employé depuis longtemps par les paysans de la Gascogne ; c'est Velpeau qui l'a introduit dans la nomenclature technique. » (Brissaud).

Aï crepitans. Synovite crépitante.

Aï douloureux. Synovite crépitante.

Aigremont (France, Seine-et-Oise). Eau froide, phosphatée.

Aigreurs. Renvois acides.

Aine. Région située à la jonction de la face antérieure de la cuisse avec la face antérieure de l'abdomen, limitée en haut par l'arcade de Fallope. V. Scarpa.

Aïn el Hamman (Algérie, Cercle de Djelfa, province d'Alger). Eaux thermales peu minéralisées, recueillies en piscines.

Aïnhum (décrite par Silva Lima, en 1867). Maladie exotique, exclusive à la race noire et propre à l'âge adulte ; elle atteint exclusivement les orteils, affecte la forme d'une sclérodermie annulaire siégeant à la base de l'orteil, l'étranglant et finissant par l'amputer.

Airain.

Bruit d' — : (Trousseau). Se perçoit à l'auscultation du thorax dans le pneumothorax : l'oreille est appliquée à la partie postérieure du thorax ; au point diamétralement opposé de la face antérieure, un aide applique une pièce de monnaie ; pour

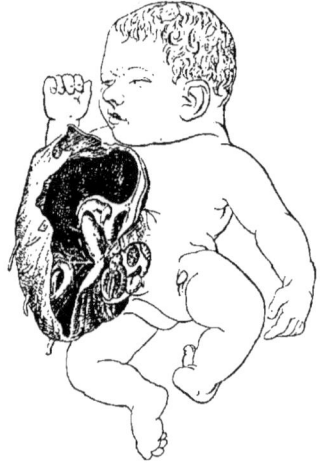

percevoir le bruit d'airain, on choque la pièce appliquée avec une seconde pièce ; l'oreille perçoit alors un bruit d'une résonance métallique, d'ampleur et de hauteur variables, que l'on a comparée à celle que donnerait la percussion d'un vase de bronze.

Aire embryonnaire. Région très limitée de la vésicule blastodermique, destinée à la formation du corps de l'embryon.

Aire extra-embryonnaire. Nom donné à toute la portion de la vésicule blastodermique qui ne constitue pas l'aire embryonnaire ; fournit les annexes de l'embryon.

Aire opaque. Zone périphérique du blastoderme (fig. 5, 3), ainsi dénommée parce qu'elle paraît sombre. Elle entoure l'aire transparente.

Aire transparente. Zone claire occupant tout le centre du blastoderme (fig. 5, 2), au milieu de laquelle est la *ligne primitive*. Elle est entourée par l'aire opaque.

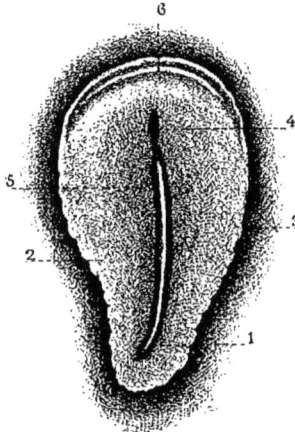

FIG. 5. — Blastoderme de poulet, vu de face (TESTUT).

1. Ligne primitive ; — 2. Aire transparente ; — 3. Aire opaque ; — 4. Prolongement céphalique de la ligne primitive ; — 5. Mésoderme vu par transparence et formant une zone plus foncée autour de la ligne primitive ; — 6. Repli semi-lunaire de l'aire transparente.

Airol. Antiseptique. Poudre vert-grisâtre, très fine, sans odeur ni saveur, insoluble dans les dissolvants ordinaires, soluble dans la lessive de soude et les acides minéraux dilués. Obtenue en 1895 par un chimiste suisse, Ludy, en faisant agir l'iode sur le gallate de bismuth.

Aitken ou *Aitkin* (John), (....-1790), chirurgien écossais d'Édimbourg.

OPÉRATION D' — (1785) : Pelvitomie double dans le cas de bassin rétréci ordinaire, c'est-à-dire symétrique et non ankylosé. Aitken propose quatre incisions : « deux sur les os pubiens, aussi près que possible des vaisseaux cruraux,

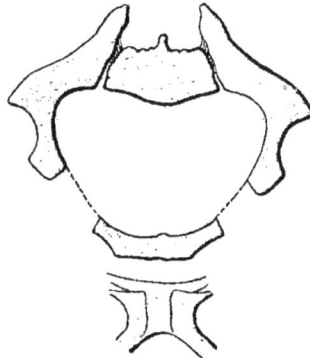

FIG. 6. — Opération d'AITKEN.

sans crainte de les blesser, de telle sorte que l'une puisse être distante de l'autre de quatre pouces, et deux correspondant à la jonction des os pubis et ischion (fig. 6). »

Aix-en-Provence (France, Bouches-du-Rhône). Eaux thermales, 32° C.; indifférentes.

Aix-la-Chapelle (Allemagne, Prusse rhénane). Eaux chaudes, chlorurées sulfureuses.

Aix-les-Bains (France, Savoie). Eaux chaudes (45° et 46°,5) contenant hydrogène sulfuré, glairine et matières organiques. Altitude, 1550 m.

> DOUCHE-MASSAGE D' — : V. Douche-massage (page 157).

Ajaccio (Corse). Station marine hivernale, exposée au sud-ouest, abritée contre les vents froids. A 18 heures de mer de Marseille; reliée aux stations d'altitude, Vizzavona, Bocognano.

Alaise. V. Alèse.

Alalie (α, privatif; λαλεῖν, parler). Impuissance absolue de former des sons articulés.

Alban (Saint-), (France, Loire). Eaux froides, ferrugineuses, bicarbonatées.

Albarran, chirurgien de Paris, contemporain.

> CYSTOSCOPE D' — : Cystoscope construit de manière à être employé comme cystoscope simple, cystoscope irrigateur, cystoscope uretéral. Complètement stérilisable. Permet d'introduire dans l'uretère la sonde n° 8 de la filière Charrière. V. Uretère.

Albinisme (*albus*, blanc). Anomalie pigmentaire congénitale, caractérisée par la diminution ou l'absence de pigment au niveau de l'iris, de la choroïde et de la peau.

Albinos. Homme ou animal atteint d'albinisme.

Albrecht (Heinrich.-Wilhelm-Eduard), (1823-1883), médecin de Berlin, né à Berlin.

> THÉORIE D' — : Dans le bec-de-lièvre, le siège précis de la fissure répond à la suture endo-mésognathique et passe entre l'incisive médiane et l'incisive latérale. Si la fissure est double, le tubercule osseux, isolé, supporte deux incisives.

Albuginée. Membrane fibreuse, d'un blanc bleuâtre, qui entoure complètement le testicule.

Alcarsine. Liqueur fumante de Cadet. V. page 86.

Alcool. Groupe de composés organiques formés de carbone, d'hydrogène et d'oxygène, possédant des propriétés capables de déterminer une fonction chimique de la plus grande importance, comparable à celle que remplissent les bases minérales (Dict. us. des Sc. méd.).

> — AMYLIQUE (ἄμυλον, amidon) : Huile de pomme de terre.
>
> — ÉTHYLIQUE : Alcool de vin.

Alcoolatures. Médicaments qui résultent de l'action dissolvante de l'alcool sur des plantes fraîches, plantes dont les propriétés pourraient se modifier par la dessiccation.

Alcoolisme. Ensemble des troubles organiques et fonctionnels dus
à l'usage des boissons renfermant de l'alcool.

Alése (*aise*, commodité). Petit drap facile à manier, à ajouter à
des draps plus grands.

Alet (France, Aude). Eaux alcalines faibles (10°3 à 31°). Alt. : 200 m.

Alexander (William), chirurgien anglais contemporain, de
Liverpool.

    OPÉRATION D' — (14 déc. 1881) : V. Alquié-Alexander-Adams.

Alexie (α, privatif; λέξις, action de parler). Terme à peu près
inusité seul; synonyme de cécité verbale; manque de précision; il ne spécifie ni la cécité littérale, ni la cécité verbale
proprement dite, ni la cécité psychique des mots. Il est
toujours employé avec un correctif et entre dans la formule
« Alexie sous-corticale ». Cette formule a été créée par
Wernicke et spécifie une variété rare d'aphasie de conductibilité. Une lésion n'intéressant pas l'écorce proprement
dite, mais seulement les fibres sous-jacentes, a interrompu
les connexions préétablies du centre visuel commun et du
centre de la mémoire graphique visuelle; cette lésion ainsi
limitée a pour effet de supprimer le réveil des images
graphiques visuelles, par conséquent la possibilité de lire.
Le malade voit des caractères d'imprimerie ou des lettres
manuscrites, puisque le centre commun de la vision subsiste;
mais la vue de ces caractères en tant que symboles signi-
ficatifs, étant subordonnée à la transmission des vibrations
visuelles depuis le centre commun de la vision jusqu'au
centre de la mémoire graphique visuelle, la lecture des caractères imprimés ou manuscrits n'est pas possible. Si l'on dit
au malade de copier la phrase ou le mot écrit qu'on lui
présente, il les copie : les connexions du centre commun de
la vision et du centre graphique moteur ne sont pas inter-
rompues. La faculté de copier subsiste donc, mais elle devient
identique à tout acte purement mécanique de reproduction
graphique, tel que la reproduction d'une arabesque sans
valeur symbolique connue.

Alexine (ἀλέξειν, repousser) (Buchner). Substance albuminoïde
douée de propriétés bactéricides, non spécifiques, se trouvant dans le sérum normal.

Alexisbad (Allemagne, duché d'Anhalt). Eaux ferrugineuses.

Algalie (mot de provenance arabe, ou dérivé de *argalia*, de
ἐργαλεῖον, instrument). Sonde.

Alibert (Jean-Louis), (1766-1837), médecin de Paris, né à Ville-
franche (Aveyron).

    MALADIE D' — : Mycosis fongoïde.

    MALADIE D' — : Sclérodermie.

Alkarnose. Préparation nutritive formée de maltose et d'albumose.

Allan Burns.

    LIGAMENT D' — : Épaississement falciforme de l'aponévrose
de la cuisse, embrassant dans sa concavité la crosse que

fait la veine saphène interne, en se jetant dans la fémorale.

Allantiasis (ἀλλᾶς, saucisse). V. Botulisme, page 69.

Allevard (France, Isère). Eaux froides (16°9), sulfurés, calciques.

Allitération. Répétition ou opposition plusieurs fois renouvelée de la même lettre dans une phrase. Ex. : Le riz tenta le rat ; le rat tenté tâta le riz.

Allochirie (ἄλλος, autre ; χείρ, main). Dénomination donnée par Obersteiner au trouble suivant de la sensibilité : le sujet rapporte à un endroit symétrique du corps une impression venue du côté opposé.

Allocinésie (ἄλλος, autre ; κίνησις, mouvement). Trouble du mouvement : action de lever le bras gauche, par exemple, quand on commande de lever le bras droit et inversement.

Allopathie (ἄλλος, autre ; πάθος, souffrance). Nom donné par Hahnemann à la thérapeutique ancienne, par opposition à l'homéopathie (*similia similibus curantur*) ; les allopathes (*contraria contrariis curantur*) administrent des médicaments destinés à provoquer des phénomènes opposés à ceux par lesquels se révèle la maladie.

Alloxane. Un des produits de dédoublement de l'acide urique par l'action de l'acide azotique ; l'autre est l'urée.

Aloïne. Corps cristallisé auquel l'aloès des Barbades doit ses propriétés purgatives ; purge à la dose de quelques centigrammes : soluble dans l'éther et le chloroforme.

Alopécie (ἀλωπεκία, alopécie). Chute des cheveux.

Alquié (Alexis-Jacques), (1812-1865), chirurgien de Montpellier, né à Perpignan.

Opération d' — (17 nov. 1840) : V. Opération d'Alquié-Alexander-Adams.

Alquié-Alexander-Adams. V. Alquié, Alexander, Adams.

Opération d' — : Opération qui consiste dans le raccourcissement extra-abdominal des ligaments ronds.

Alternatif (*alternatus*, disposé alternativement).

Courant — : Courant électrique constitué de la façon suivante : l'intensité du courant part de zéro, puis croît jusqu'à un certain maximum, pour décroître ensuite jusqu'à atteindre de nouveau la valeur zéro ; à partir de ce moment, il repasse successivement par les mêmes valeurs que dans la première partie du phénomène, mais en sens contraire, jusqu'à atteindre de nouveau la valeur zéro. Le phénomène se reproduit ensuite identique à lui-même ; c'est-à-dire qu'il est périodique. L'intervalle compris entre deux valeurs égales et de même signe du courant s'appelle une *période*. *La fréquence* d'un courant alternatif est le nombre de *périodes* par seconde. Comme, à chaque période, il passe des quantités d'électricité égales et de signe contraire, il en résulte qu'un courant alternatif ne peut produire d'électrolyse.

Amantini.

REPLI PECTINÉO-FOVÉAL D' — : (articulation coxo-fémorale). Logette constante et assez étendue, ordinairement accompagnée de logettes plus petites, située au point d'insertion de la capsule articulaire, sur le col fémoral ; à ce niveau, la capsule envoie quelques fibres récurrentes dont les intervalles constituent les logettes ; la synoviale, en se réfléchissant, se trouve soulevée par les fibres récurrentes (repli) et tapisse le fond des logettes (fossette).

Amas résidual de la segmentation (Bischoff). Petite masse de cellules granuleuses accolée à un point de la paroi de la grande vésicule close (vésicule blastodermique) que forme l'œuf segmenté des mammifères, vers la 70ᵉ heure, lorsqu'il arrive dans l'utérus. Les cellules de l'amas résidual s'étalent en dedans de la paroi de la vésicule et la doublent, constituant ainsi une couche interne granuleuse, qui représente l'endoderme primitif. L'amas résidual fournira encore l'ectoderme définitif, car l'ectoderme de la vésicule blastodermique n'est qu'un ectoderme provisoire (couche de Rauber) qui tombe et est alors remplacé par un nouvel ectoderme, dérivé de l'amas résidual.

Amaurose (ἀμαυρός, obscur). Cécité sans lésion dans l'œil et sans défaut de fonctionnement de l'appareil dioptrique.

Amazie (α, privatif ; μαζίον, petite mamelle). Absence des deux mamelles.

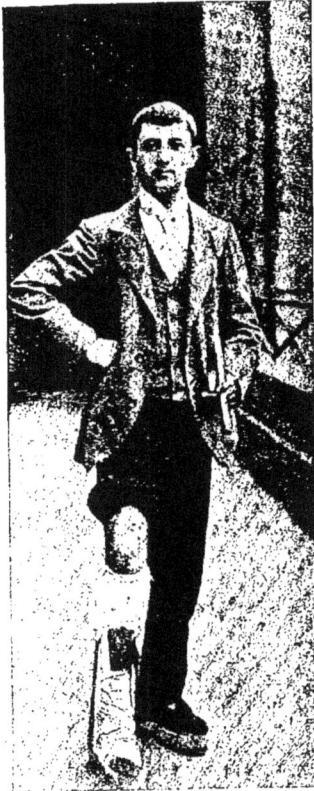

Fig. 7. — Fracture de jambe traitée par la méthode ambulatoire (VITRAC).

Amblyopie (ἀμβλυωπία, de ἀμβλύς, émoussé, obtus, ὤψ, ὠπος, œil, regard). Diminution de l'acuité visuelle.

Ambulance. En terminologie hospitalière, est synonyme de consultation, à l'étranger, en Autriche et en Russie principalement.

Ambulatoire (*ambulo*, je marche). TRAITEMENT — : Consiste à appliquer, dans les cas de fracture du membre inférieur, des appareils qui permettent la marche (fig. 7).

Amélie-les-Bains (France, Pyrénées-Orientales). Eaux alcalines sulfurées chaudes (36° à 61°). Station d'été et d'hiver, plutôt hivernale. Altit., 225 m. Hôpital militaire.

Américain.

    Mal — : Neurasthénie.

Amétropie (α, privatif; μέτρον, mesure; ὄψ, œil). Anomalie de la réfraction, causée par une mauvaise conformation de l'œil et déterminant des troubles de la vision (myopie, hypermétropie, astigmatisme).

Amibe (ἀμείβω, changer de forme et de place). Protozoaire de la classe des rhizopodes, de forme indéterminée; essentiellement constitué par une cellule renfermant un noyau et dont le protoplasme envoie, sous certaines influences, des prolongements ou pseudopodes qui modifient la forme du protozoaire, servent à son déplacement et lui permettent de saisir et d'incorporer des corpuscules nutritifs.

Amiboïde (amibe). Qui tient de l'amibe.

    Mouvement — : Mouvement cellulaire, rappelant certains phénomènes qu'on observe chez les amibes.

Amimie (α, privatif; μῖμος, mime). Perte plus ou moins complète de l'utilisation des gestes comme signes; perte de la mimique.

Ammon ou **Amoun** ou **Amon**, dieu égyptien, représenté parfois avec une tête humaine et des cornes de bélier; cet animal lui était consacré. Corne d'Ammon signifia corne de bélier.

    Corne d' — ou grand hippocampe : Saillie cylindroïde, blanche, plus volumineuse en avant qu'en arrière, située dans la portion réfléchie, ou sphénoïdale, dite encore corne temporale du ventricule latéral, sur sa paroi inférieure. Découverte par Arantius.
    En géologie, désignait un genre de mollusques céphalopodes fossiles qui portent aujourd'hui le nom d'ammonites.

    Pli d' — ou pli arqué : Repli faisant saillie dans le ventricule latéral, chez l'embryon, et qui est l'ébauche de la corne d'Ammon.

    Sillon d' — : Sillon qui répond, sur la face interne de l'hémisphère cérébral, au pli d'Ammon.

Ammoniémie (ammoniaque; αἷμα, sang).

    Théorie de l' — : (Frerichs). Le mal urémique serait causé par une intoxication ammoniacale : sous l'influence d'un ferment, l'urée du sang serait décomposée, et il en résulterait la production de carbonate d'ammoniaque.

Amnésie (α, privatif; μνῆσις, mémoire). Diminution ou perte de la mémoire.

Amnésie incoordonnée (Ch. Bastian). V. Paraphasie, page 434.

Amnésie rétrograde. Perte de mémoire s'appliquant aux faits anciens.

Amnios. Membrane interne de l'œuf, résistante, dont la surface externe est unie au chorion par du tissu conjonctif, et dont la surface interne est libre, lisse, recouverte par une assise de cellules épithéliales polyédriques.

Ampère (André-Marie), (1775-1836), savant français, né à Poleymieux, près de Lyon (fig. 8).

Règle d' — : Dans l'expérience d'*OErsted*, si on suppose un observateur placé le long du courant et le regardant de façon que le courant lui entre par les pieds et lui sorte par la tête, le pôle de l'aiguille aimantée qui se porte à la gauche du courant est le pôle nord.

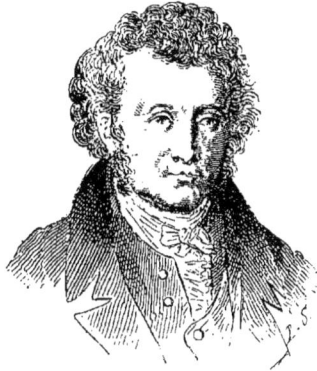

Ampère. Unité pratique d'intensité du courant électrique ; l'ampère est l'intensité du courant qui traverse un conducteur de 1 ohm de résistance, lorsque, aux extrémités de ce conducteur, existe une différence de potentiel de 1 volt. Le milliampère, qui en est la millième partie, est l'unité d'intensité employée en médecine.

FIG. 8. — AMPÈRE (1775-1836).

Ampère-heure. Courant d'un ampère pendant une heure, ou de deux ampères pendant une demi-heure, d'un demi-ampère pendant deux heures, etc.

Ampèremètre. Appareil permettant d'obtenir en ampères, par une simple lecture, l'intensité d'un courant constant. Il est basé sur le même principe que le galvanomètre ; le fil conducteur y est relativement gros et court.

Amphiarthrose (ἀμφί, de part et d'autre ; ἄρθρωσις, articulation). Articulation sans synoviale, dans laquelle pourtant les surfaces articulaires jouissent d'une certaine mobilité. Ex. : articulation des corps vertébraux entre eux.

Amphibole (ἀμφί, autour, βολή, action de jeter).

Stade — : Stade fébrile, caractérisé par de grandes oscillations autour du chiffre normal.

Amphion-les-Bains (France, Savoie). Village sur la rive française du lac Léman : sources froides abondantes, l'une contenant de l'acide carbonique et du fer ; les autres ont même composition et mêmes usages que les eaux d'Évian, dont Amphion est distant de moins d'une lieue.

Amphophiles. Granulations d'Ehrlich également colorées par les couleurs acides et les couleurs basiques.

Amusie (α, privatif ; μοῦσα, musique). Trouble pathologique consistant dans la perte complète ou partielle de la faculté musicale.

Amussat (Jean-Zuléma), (1796-1856), chirurgien de Paris, né à Saint-Maixent (Deux-Sèvres). (fig. 9).

MANŒUVRE D' — : Pour l'expulsion des corps étrangers de l'urèthre. Consiste à pincer le méat au moment de la miction, pour distendre l'urèthre.

OPÉRATION D' — (1835) : Création d'un anus périnéal artificiel à sa place normale.

Amyélencéphalie (α, privatif ; μυελός, moelle ; ἐγκέφαλος, encéphale). Absence congénitale de l'axe cérébro-spinal.

Amyélotrophie (α, privatif ; μυελός, moelle ; τροφή, nourriture). Atrophie de la moelle épinière.

Amygdale (ἀμυγδάλη, amande) ou **amygdale palatine**. Organe lymphoïde, en forme d'amande,

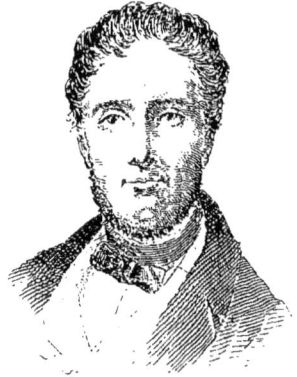

FIG. 9. — AMUSSAT (1796-1856).

situé de chaque côté de l'isthme du gosier, dans une petite excavation limitée en avant par le pilier antérieur du voile du palais et, en arrière, par le pilier postérieur.

— LARYNGIENNE (Fränkel) : Amas de tissu adénoïde, situé à l'extrémité antérieure du ventricule du larynx et de l'appendice.

— LINGUALE : Amas de tissu adénoïde, situé sur le dos de la langue, en arrière du V. lingual, rejoignant sur les côtés les amygdales palatines et s'étendant en arrière jusqu'à l'épiglotte.

— PALATINE : V. Amygdale.

— PHARYNGIENNE : Amas de tissu adénoïde, de 8 à 9ᵐᵐ d'épaisseur, situé à la partie postérieure du pharynx, au niveau de la base du crâne, s'étendant d'une fossette de Rosenmüller à l'autre, occupant, par conséquent, toute la largeur du pharynx, et une hauteur d'environ 3 centimètres.

— TUBAIRE : Amas de tissu adénoïde, situé au niveau de l'embouchure pharyngienne de la trompe d'Eustache.

Amygdalin (ἀμυγδάλη, amande). Aux amandes.

Amygdaline. Glycoside extrait des amandes amères ; polyglycoside.

Amyle (ἄμυλον, amidon). Radical hypothétique d'une série de composés dont l'oxyde hydraté est l'huile de pomme de terre ou alcool amylique (Littré et Robin).

IODURE D' — : Éther amyliodhydrique. En inhalation, comme sédatif des accidents asthmatiques.

Nitrite d' — : Éther amylnitreux. Congestionnant ; accélérateur des battements du cœur : employé en inhalation dans les accidents qui s'accompagnent de spasme des vaisseaux.

Valérianate d' — : Liquide éthéré à odeur de pommes : dissout la cholestérine ; antilithiasique biliaire ; calmant, sédatif.

Amyloïde (ἄμυλον, amidon ; εἶδος, forme).

Dégénérescence — (Virchow) : Infiltration par la matière amyloïde (matière azotée) des vaisseaux, du tissu conjonctif, foie, rein, etc.

Réaction de l' — : Au contact du réactif iodo-ioduré, la substance amyloïde prend une teinte acajou qui devient bleue par adjonction d'acide sulfurique ; se colore en rouge par le violet d'aniline.

Amyntas, médecin de Rhodes, de la fin du IIIe siècle avant J.-C.

Fosse d' — : Bandage formé d'une longue bande entourant la tête et dont les tours se croisent en X à la racine du nez. (Tombé en désuétude.)

Amyostasie (α, privatif ; μῦς, muscle ; στάσις, équilibre). Tremblement involontaire produit dans les muscles mis en jeu pour exécuter un mouvement donné. Ex. : Tremblement choréique.

Amyosthénie (α, privatif ; μῦς, muscle ; σθένος, force). Diminution de la force musculaire.

Amyotrophie (α, privatif ; μῦς, muscle ; τροφή, nourriture). Atrophie musculaire.

Anabsinthine. Retirée de l'absinthe ; se présente sous la forme de longues aiguilles blanches, prismatiques ; possède une amertume persistante, est peu soluble dans l'eau, soluble dans l'alcool, la benzine, le chloroforme.

Anacrote (ἀνὰ, en montant ; κρότος, battement).

Pouls — : Au doigt et au sphygmographe, on constate, au moment de la systole ventriculaire et de la diastole artérielle, deux soulèvements bien distincts ; un troisième soulèvement, que l'on perçoit à peine, correspond au dicrotisme normal du pouls. Sur le tracé sphygmographique, la ligne d'ascension, au lieu d'être oblique et continue, présente, avant d'atteindre son sommet, une sorte d'encoche assez semblable à celle qui correspond au dicrotisme de la ligne de descente. S'observe, d'après Potain, en même temps que le bruit de galop systolique. Également, d'après Potain, la double pulsation peut se produire pendant le stade horizontal, et même pendant le stade descendant du tracé sphygmographique ; le siège du double crochet est donc inconstant ; le seul fait certain est que la double pulsation se produit à une période rapprochée du début de la diastole artérielle, bien avant le dicrotisme normal : il vaudrait mieux dire dicrotisme initial du pouls qu'anacrotisme.

Anacrotisme. V. Pouls anacrote.

Analeptique (ἀναληπτικός, de ἀναλαμβάνειν, restaurer). Reconstituant.

Analgésie (αν, privatif; ἄλγος, douleur), Suppression de la sensation de douleur.

Analgésine (αν, privatif; ἄλγος, douleur). Antipyrine.

Anamnèse (ἀνὰ, en arrière; μνῆσις, souvenir). Commémoratifs, antécédents d'une maladie.

Anaphrodisie (αν, privatif; Αφροδίτη, Vénus). Absence de désirs vénériens chez l'homme et chez la femme.

Anaplastie (ἀναπλάσσειν, refaire). Opération consistant à rétablir dans leur forme primitive des parties déformées.

Anapnographe (ἀναπνοή, respiration, γράφω, j'écris). Appareil inventé par Bergeon et Rastus pour évaluer le volume d'air expiré.

Anarthrie (α, privatif; ἄρθρον, articulation). Défaut d'articulation des mots dû à la paralysie de l'hypoglosse qui rend impossibles les mouvements de la langue.

Anastomose latérale. Anastomose de deux segments du tube digestif, pratiquée de la manière suivante : les deux segments sont d'abord fermés en cul-de-sac, puis anastomosés entre eux, suivant leurs faces latérales.

Anastomose termino-terminale. Anastomose bout à bout de deux segments du tube digestif.

Anastomose termino-latérale. Anastomose de deux segments du tube digestif, pratiquée de la manière suivante : l'un des segments est suturé en cul-de-sac. puis ouvert latéralement, de manière à recevoir l'orifice de l'autre segment.

Anataxie (ἀνὰ, de nouveau ; τάξις, ordre). Méthode qui a pour but de remettre à leur place naturelle les organes qui l'ont abandonnée (Verneuil).

Anatomie microscopique. Étude des dispositions topographiques que peuvent présenter les éléments composants d'un tissu dans un organe particulier.
N'est pas synonyme d'histologie. Ex. : *Histologie* du système nerveux = étude des cellules nerveuses. des fibres nerveuses en elles-mêmes, des connexions des cellules et des fibres, etc. *Anatomie microscopique* du système nerveux = étude des faisceaux médullaires, des noyaux des nerfs craniens, du trajet des fibres nerveuses dans l'épaisseur des pédoncules, etc.

Anconé. Muscle aplati et court, situé à la face postérieure du coude. Il s'insère, d'une part, sur la partie postéro-interne de l'épicondyle, immédiatement au-dessous du cubital postérieur, et, d'autre part, sur le côté externe de l'olécrâne, ainsi que sur une petite surface triangulaire limitée par l'extrémité supérieure du bord postérieur du cubitus.

Anda, Andassu. Arbre du Brésil (Euphorbiacées) : donne une huile analogue à celle du ricin : purgatif.

Andersch, anatomiste allemand de la fin du xviiie siècle.

DÉPRESSION D' — OU FOSSETTE PÉTREUSE OU FOSSETTE PYRA-
MIDALE OU RECEPTACULUM GANGLII PETROSI : Dépression triangulaire, située sur le bord postérieur du rocher, à la face
exocranienne de la base du crâne, en arrière du trou
carotidien, en dehors de la gouttière pétro-basilaire, renfermant le ganglion d'Andersch. Au fond, se voit l'orifice externe
de l'aqueduc du limaçon.

GANGLION D' — (1791) ou GANGLION PÉTREUX : Ganglion
annexé au nerf glosso-pharyngien, à sa sortie du trou
déchiré postérieur.

PLEXUS TONSILLAIRE D' — : Petit plexus nerveux formé sur la
face externe de l'amygdale par des ramuscules anastomosés
du glosso-pharyngien.

Anderson (Patrick), médecin écossais de la première moitié du
xviie siècle.

PILULE D' — OU PILULE ÉCOSSAISE (1635) : Laxatif.

Aloès pulvérisé.................	(ãã; 0,10 centig.	
Gomme-gutte...................		
Essence d'anis........	0,01 —	
Miel...........................	q. s.	

Dose : 2 à 3 pilules le soir.

André de la Croix.

EMPLÂTRE AGGLUTINATIF D' — :

Poix blanche.........................	200 gr
Élémi................................	50 gr
Térébenthine.........................	25 gr
Huile de laurier.....................	25 gr

Anel (Dominique), (1679-1730), chirurgien français, né à Toulouse,
ayant successivement été attaché aux armées de Louis XIV,
puis de l'empereur d'Alle-
magne Charles VI, enfin aux
princes de Savoie.

MÉTHODE D' — (1710) : Traitement des anévrysmes par
la ligature de l'artère, immédiatement au-dessus du
sac.

SERINGUE D' — (1712) : Seringue spéciale pour l'injection
des conduits lacrymaux et du
canal nasal. V. Seringue.

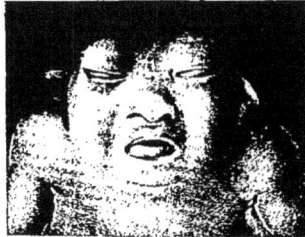

FIG. 10. — Anencéphale.

Anémomètre (ἄνεμος, vent, souffle ;
μέτρον, mesure). Appareil destiné à mesurer la vitesse d'un
courant aérien et en particulier la force de la respiration.

Anencéphale (α, privatif : ἐγκέφαλος, encéphale). Monstre privé d'encéphale (fig. 10).

Anencéphale diprosopique (δίς, deux fois : πρόσωπον, visage).
Monstre muni de deux têtes sans encéphale (fig. 11).

Anésone. Anesthésique local.

Anesthésie (α, privatif; αἴσθησις, sensibilité). Disparition de la
sensibilité.

Anestile (Bengué). Mélange de chlorure de méthyle et de chlorure
d'éthyle, dans la proportion de
1 : 5 ; anesthésique.

Aneth. Ombellifère aromatique. Se-
mences employées comme fa-
vorisant la sécrétion lactée.

Anévrosthénie (α privatif; νεῦρον,
nerf ; σθένος, force). Adynamie.

Anévrysme (ἀνεύρυσμα, dilatation).
Tumeur pleine de sang liquide
ou concrété, distincte du canal
de l'artère avec laquelle elle
communique, et consécutive à la
rupture partielle ou totale des
tuniques artérielles (Le Fort).

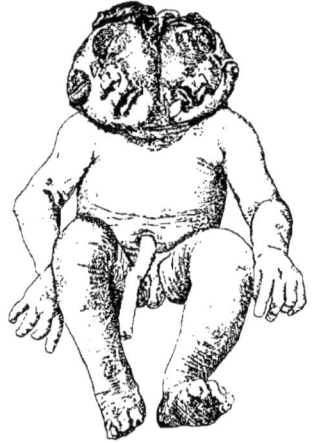

FIG. 11. — Anencéphale diprosopique.
(LÉOPOLD MEYER et HAUCH).

— DIFFUS : Anévrysme constitué par un foyer sanguin circonscrit, communiquant avec
l'artère, mais dont les parois
ne sont pas formées par les
tuniques artérielles, mais bien
par le tissu cellulaire au sein
duquel le sang s'est épanché.

— DIFFUS CONSÉCUTIF : Anévrysme diffus succédant à la rupture d'un anévrysme vrai.

— DIFFUS PRIMITIF : Anévrysme diffus succédant à une plaie,
une rupture artérielle.

— DISSÉQUANT : Anévrysme dans lequel le sang s'infiltre, après
rupture de la tunique interne et de la tunique moyenne, dans
l'épaisseur même des parois du vaisseau.

— FAUX : Anévrysme diffus.

— FUSIFORME. Anévrysme dans lequel l'artère est dilatée sur
toute sa circonférence.

— INNOMINÉ : Anévrysme du tronc brachio-céphalique.

— MIXTE EXTERNE : Anévrysme constitué par la dilatation de
la tunique externe, les deux tuniques internes étant rompues.

— MIXTE INTERNE : Anévrysme constitué par la hernie des
deux tuniques internes à travers une déchirure de la tunique
externe.

— PAR DILATATION : Anévrysme vrai.

— PAR ÉPANCHEMENT : Anévrysme diffus.

— SACCIFORME : Anévrysme dans lequel l'artère est dilatée sur un point de son trajet et forme une poche diverticulaire, portant le nom de sac, qui est relié à l'artère par une partie rétrécie nommée collet.

— TRAUMATIQUE PRIMITIF (Duplay) : Anévrysme diffus primitif.

— VRAI : Anévrysme constitué par la dilatation des 3 tuniques artérielles.

Anévrysme artério-veineux. Communication d'une artère avec une veine, avec ou sans poche anévrysmale. — A été découvert par Hunter, en 1757.

Anévrysme artério-veineux simple (Bérard). Phlébartérie.

Anévrysme cirsoïde. Dilatation avec allongement des troncs, rameaux et ramuscules d'un ou de plusieurs départements artériels (Terrier).
Synonymes : Anévrysme par anastomose (J. Bell) ; varice artérielle (Dupuytren); angiome rameux ; tumeur érectile pulsatile ; tumeur cirsoïde artérielle (Gosselin et Robin). L'expression d'anévrysme cirsoïde est due à Breschet ; la première description de la maladie à John Bell ; la première observation à Vidus Vidius (1636).

Anévrysme par anastomose. Anévrysme cirsoïde.

Anévrysme par transfusion. Anévrysme artério-veineux.

Anévrysme variqueux. Anévrysme artério-veineux.

— ENKYSTÉ : Anévrysme artério-veineux avec sac.

— ENKYSTÉ ARTÉRIEL ou de RODRIGUES : Anévrysme dans lequel le sac est situé sur l'artère.

— ENKYSTÉ INTERMÉDIAIRE : Anévrysme dans lequel le sac est situé entre l'artère et la veine.

— ENKYSTÉ VEINEUX : Anévrysme dans lequel le sac est situé sur la veine.

— SPONTANÉ : Anévrysme consécutif à la rupture d'un anévrysme artériel dans une veine ou à la perforation d'une artère et d'une veine contiguës par une plaque athéromateuse.

— TRAUMATIQUE : Anévrysme consécutif à un traumatisme.

Anger (Théophile), chirurgien de Paris, contemporain.
PROCÉDÉ D' — : Procédé de traitement chirurgical de l'onyxis latérale.
1° La phalange est transfixée d'arrière en avant sur toute l'étendue de sa face latérale en dehors du bourrelet fongueux; ainsi est obtenu un petit lambeau latéral de parties molles, de forme triangulaire à base postérieure, allant du bord plantaire de l'orteil à 2 ou 3^{mm} en dehors du bourrelet fongueux.
2° Résection quadrilatère du bourrelet fongueux et du bord latéral de l'ongle avec le segment correspondant de sa matrice.

3ᵉ Application du lambeau cutané sur la nouvelle surface de section.

Angicourt (France, Oise).

SANATORIUM D' — : Sanatorium populaire, pour tuberculeux adultes, fondé et entretenu par l'Administration de l'Assistance publique de Paris.

Angiectasie (ἀγγεῖον, vaisseau ; ἔκτασις, dilatation). Dilatation des vaisseaux.

Angiectopie (ἀγγεῖον, vaisseau ; ἐκ, hors de ; τόπος, lieu). Anomalie de situation d'un vaisseau.

Angiite (ἀγγεῖον, vaisseau). Inflammation d'un vaisseau.

Angine (*angina*, de *ango*, étrangler). Affection inflammatoire de l'arrière-bouche et du pharynx.

— LARYNGÉE ŒDÉMATEUSE (Trousseau) : Œdème de la glotte.

— DE POITRINE : Syndrome morbide, essentiellement caractérisé par l'apparition brusque d'une douleur angoissante dans la région précordiale, déterminant la sensation de la mort imminente. Revient par accès, à intervalles des plus variables.

— DE POITRINE FAUSSE : Est sous la dépendance d'une irritation simple du système nerveux ; nerveuse pure : d'origine centrale ou réflexe ; nerveuse par intoxication : tabagisme en particulier.

— DE POITRINE VRAIE : Est sous la dépendance d'une lésion des artères coronaires.

Angiocholite (ἀγγεῖον, vaisseau ; χολή, bile). Inflammation des canaux biliaires.

Angiokératome (ἀγγεῖον, vaisseau, κέρας, corne), (Mibelli, Pringle, 1891). Affection siégeant aux extrémités et caractérisée par l'existence de petites tumeurs de la grosseur moyenne d'un grain de chènevis, de forme globuleuse ou allongée, de couleur grise ou violacée, de consistance cornée. Synonyme : Télangiectasie verruqueuse.

Angioleucite (ἀγγεῖον, vaisseau ; λευκός, blanc). Inflammation des vaisseaux lymphatiques.

Angioma racemosum. Anévrysme cirsoïde.

Angiome ou **angionome**. Tumeur constituée par des vaisseaux de nouvelle formation.

Angiome rameux. V. Anévrysme cirsoïde, page 23.

Angioneurectomie double du cordon (Albarran). Opération qui consiste à réséquer entre deux ligatures une petite portion de tous les éléments du paquet vasculo-nerveux du cordon, sauf l'artère déférentielle et une ou deux veinules qui l'accompagnent ; le canal déférent est respecté. Contre l'hypertrophie de la prostate.

Angiosclérose (ἀγγεῖον, vaisseau, σκληρός, dur), (Landouzy). Sclérose des parois vasculaires (artères, veines, lymphatiques).

Angiopathie (ἀγγεῖον, vaisseau ; πάθος, maladie). Maladie du système vasculaire.

Angiose (Alibert). Maladie du système vasculaire, en général.

Angiosténose (ἀγγεῖον, vaisseau ; στένωσις, rétrécissement). Rétrécissement des vaisseaux.

Angioténique (ἀγγεῖον, vaisseau ; τενίειν, tendre).

Fièvre — : Fièvre intermittente. Ainsi dénommée par suite de l'augmentation de la tension vasculaire, qui était, d'après une théorie ancienne, la cause des principaux symptômes.

Angle basilaire de Broca. Angle formé par l'intersection de deux lignes dont l'une va du basion au point nasal et dont l'autre passe par l'épine nasale (fig. 12).

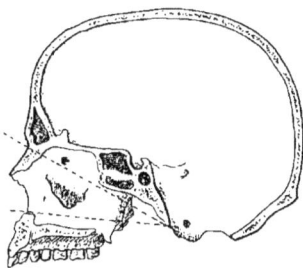

Fig. 12. — Angle basilaire de Broca.

Angle céphalique. Angle obtenu par l'établissement de deux lignes passant en des points déterminés et variables, soit du crâne, soit de la face ; destiné à mesurer le développement du crâne et de l'encéphale, soit entre eux, soit suivant les diverses races.

Angle de Daubenton. Angle formé par l'intersection d'une ligne allant de l'épine nasale à l'opisthion et d'une seconde ligne allant de l'opisthion au bord inférieur de l'orbite. Cette seconde ligne est supposée fixe (fig. 13).

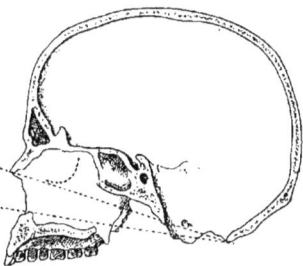

Fig. 13. — Angle de Daubenton.

Angle de la mâchoire. Angle formé par la rencontre du bord postérieur de la branche montante du maxillaire inférieur et le bord inférieur du corps de l'os.

Angle facial de Camper (1786). Angle formé par l'intersection d'une ligne horizontale passant par le trou auditif et le bord inférieur de la région nasale et d'une ligne verticale tangente au front et aux dents incisives (fig. 14).

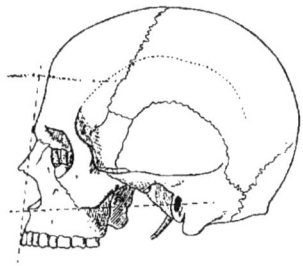

Fig. 14. — Angle facial de Camper.

Angle occipital. Angle de Daubenton.

Angle optique. Angle fictif dont les côtés seraient figurés par une ligne allant de l'œil aux extrémités d'un objet. Il est en rapport avec la grandeur apparente ou réelle des corps et leur éloignement.

Angle pariétal de Quatrefages. Angle formé par la rencontre au-dessus de la tête de deux lignes tangentes : 1° aux points latéraux les plus saillants de l'arcade zygomatique et 2° aux sutures pariéto-frontales (fig. 15.) Ces lignes ne se rencontrent pas toujours ; elles peuvent rester parallèles et l'angle est dit égal à zéro, ou bien elles divergent et l'angle est dit négatif.

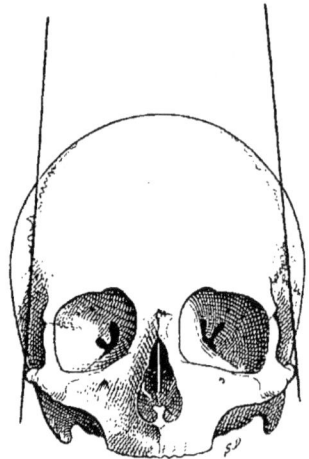

Fig. 15.
Angle pariétal de Quatrefages.

Angle pubien. Angle formé par la jonction des os pubiens. Son sommet correspond au sommet de l'arcade pubienne.

Angle sphénoïdal de Welcker. Angle formé par l'intersection de deux lignes, l'une allant du point nasal au sommet de la selle turcique, et l'autre partant de ce dernier point, pour aller rejoindre le sommet du bec du sphénoïde (fig. 16).

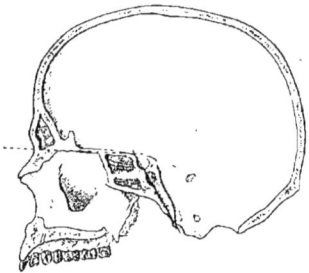

Fig. 16. — Angle sphénoïdal de Welcker.

Angle sternal ou **angle de Louis.** V. Louis, page 352.

Angle veineux de Pirogoff. Jonction de la jugulaire interne et de la sous-clavière, vers laquelle convergent la jugulaire externe, la jugulaire antérieure, la vertébrale, le canal thoracique à gauche, la grande veine lymphatique à droite.

Angophrasie. Anonnement, dans la paralysie générale progressive.

Angustie (*angustia*, brièveté). Étroitesse.

Angusture fausse. Écorce de *strychnos nux vomica* : poison violent. Non employée.

Angusture vraie. Écorce de Rutacée, employée comme les amers aromatiques : très usitée, autrefois, dans la fièvre intermittente. Doit être bien différenciée de l'angusture fausse.

Anhidrose (α, privatif ; ἱδρώς, sueur). Absence de sueur.

Aniline. Alcaloïde artificiel, liquide incolore; forme avec les acides des sels cristallisables.

Aniodol (α, privatif; ἰώδης, vénéneux). Liquide sirupeux, d'odeur légèrement alliacée, bactéricide à 1/5600. Composé de triméthanal et d'un dérivé de la série allylique. Très soluble dans l'eau.

Anions (anode, ions). Ions qui se portent vers le pôle positif pendant l'électrolyse.

Anisométropie (ἄνισος, inégal; μέτρον, mesure; ὤψ, œil). Réfraction inégale des deux yeux.

Ankyloblépharon (ἀγκύλος, recourbé, serré; βλέφαρον, paupière). Soudure partielle des deux bords palpébraux.

Ankyloglosse (ἀγκύλος, recourbé, serré; γλῶσσα, langue). Adhérence de la langue au plancher de la bouche.

Ankylophobie (ἀγκύλος, recourbé, serré; φόβος, crainte). Crainte exagérée de l'ankylose, dans le traitement des arthrites par l'immobilisation.

Ankylophthalmie (ἀγκύλος, recourbé, serré; ὀφθαλμός, œil). Adhérences étendues entre la conjonctive oculaire et la conjonctive palpébrale.

Anneau fibreux herniaire accidentel. Anneau fibreux situé au niveau des anneaux fibreux naturels d'une hernie et constitué par la transformation fibreuse des plans celluleux qui entourent le pédicule de la hernie.

Anneau fibreux herniaire naturel. Orifice de la paroi abdominale circonscrit par les plans fibreux anatomiques normaux, à travers lequel fait issue la hernie. Découvert par Riolan.

Anode (ἄνοδος, montée). Électrode d'entrée du courant, souvent appelée électrode positive, ou pôle positif.

Anodontie (α, privatif; ὀδούς, dent). Absence congénitale des dents.

Anopheles claviger. Variété de moustiques, vecteurs des germes du paludisme, caractérisés par la forme de leurs suçoirs.

Anophthalmie (α, privatif; ὀφθαλμός, œil). Absence congénitale de l'œil.

Anopsie (α, privatif; ὄψις, vue). Perte de la vue.

Anorchidie (α, privatif; ὄρχις, testicule). Absence des testicules.

Anosmie (α, privatif; ὀσμή, odeur). Absence ou diminution du sens de l'odorat.

Anoxémie (α, privatif; oxygène de : ὀξύς, acide; γεννάω, j'engendre; αἷμα, sang). Insuffisance de l'oxygénation du sang.

Anse sigmoïde (Schiefferdecker, 1887). Côlon iléo-pelvien.

Anthélix (ἀντὶ, contre; ἕλιξ, hélix). Saillie curviligne du pavillon de l'oreille, située au-devant de l'hélix.

Anthracose (ἄνθραξ, charbon). Infiltration du tissu pulmonaire par des corpuscules de charbon introduits par l'air inspiré.

Antiarthrine. Préparation spéciale contre la diathèse urique, à base de salicine et poudre de châtaignes.

Antibes (France, Alpes-Maritimes). Climat maritime, sec et chaud.

Antifébrine. Acétanilide.

Antileptique (ἀντί, contre ; τὸ λεπτόν ἔντερον, intestin grêle). Dérivatif, et, par extension, révulsif.

Antilithique (ἀντί, contre ; λίθος, pierre). Dissolvant des calculs.

Antipsorique (ἀντί, contre ; ψώρα, gale).

MÉDICAMENT — : Médicament contre la gale.

Antipyrine (ἀντί, contre ; πῦρ, fièvre). Antithermique, analgésique. Poudre cristalline, blanche ; découverte en Allemagne, par Knorr. Synonyme : Analgésine.

Antipyrine tannique. Tannate d'antipyrine.

Antisepsie (ἀντί, contre, σῆψις, putréfaction). Méthode thérapeutique ayant pour but la destruction des germes infectieux par des agents physiques ou chimiques.

Antiseptic gauze (dénomination anglaise). Tissu de coton lâche (gaze), imprégné d'acide phénique mélangé de résine et de paraffine, qui faisait partie du pansement de Lister.

Antiseptique. Qui a trait à l'antisepsie.

Antispermotoxine (ἀντί, contre ; σπέρμα, semence ; τοξικόν, poison). Substance immunisant l'organisme contre la toxine spermique. Lorsqu'on injecte à un animal le sperme d'un animal étranger, à doses répétées et progressives, on peut arriver à le rendre réfractaire à l'action toxique d'une dose massive de ce sperme. Cette immunité serait due, d'après Metchnikoff, à la formation, dans l'organisme injecté, d'une antispermotoxine neutralisante.

Antitoxine. Substance (plus connue, par ses réactions biologiques que par ses caractères propres) produite dans l'organisme sous l'influence des toxines microbiennes et combattant leurs effets, non par une action antidotique, mais par une action de résistance dont bénéficie l'individu infecté.

Antitragus (ἀντί, contre, τραγός, tragus). Petite saillie, à la partie postérieure et inférieure de la conque, opposée au tragus.

Antizymotique (ἀντί, contre ; ζύμω, faire fermenter). Antiputride.

Antyllus (Ἀντυλλος), médecin grec de la fin du IIIe siècle.

MÉTHODE D' — ou MÉTHODE ANCIENNE : Méthode de traitement des anévrysmes par l'incision du sac, après la ligature préalable de l'artère au-dessus et au-dessous de lui.

Anurie (α, privatif ; οὖρον, urine). Suppression de l'excrétion urinaire.

Anurie calculeuse. Suppression de la sécrétion urinaire au cours d'une colique néphrétique, d'origine calculeuse.

Anus iliaque. Anus artificiel créé au niveau de la fosse iliaque.

Apenta (Hongrie). Eau sulfatée purgative.

Apériodique.

GALVANOMÈTRE — : Galvanomètre dont l'aiguille, après avoir été écartée de sa position d'équilibre du point qu'elle doit occuper, y revient instantanément après un très petit nombre d'oscillations.

Aphakie (α, priv. ; φακός, lentille). Absence congénitale du cristallin.

Aphasie (α, privatif ; φάσις, parole). Abolition du langage articulé. Trouble caractérisé par l'altération ou l'abolition de la mémoire des signes conventionnels (langage articulé ou écrit) servant à exprimer les idées. V. Acataphasie, agraphie, alalie, alexie, aphémie, asyllabie, cécité verbale, surdité verbale.

— AMNÉSIQUE : Oubli des mots ou de certains mots que le malade peut répéter avec une articulation parfaite, dès qu'il les entend.

— CHORÉIQUE : Paraphasie, p. 434.

— INCOHÉRENTE : Paraphasie, p. 434.

Aphémie (α, privatif ; φήμη, parole). Aphasie motrice (Charcot). Oubli des mouvements nécessaires pour articuler les mots.

Aphonie (α, privatif ; φωνή, voix). Perte de la voix.

Aphrasie (α, privatif ; φράζειν, parler). Mutisme volontaire.

Aphthongie (α, privatif ; φθόγγος, son). Spasmes de la zone de l'hypoglosse qui se produisent à toute tentative pour parler et rendent le langage impossible ; ils rappellent la crampe des écrivains (Fleury, 1865).

Aplasie (α, privatif ; πλάσις, action de former, de modeler). Viciation atrophique dans le développement d'un organe ou d'un système, qui fait que l'organe s'est incomplètement développé ou s'est atrophié.

— LAMINEUSE PROGRESSIVE : Hémiatrophie de la face, ou trophonévrose faciale.

Apnée (α, privatif ; πνεῖν, respirer). Suppression brusque de la respiration.

Apollinaris (Allemagne rhénane, vallée de l'Ahr). Eaux alcalines faibles.

Apomorphine. Poudre grisâtre, produit de l'action longue de l'acide chlorhydrique sur la morphine : émétique puissant ; (employée sous forme de chlorhydrate d'apomorphine).

Aponévrose buccinato-pharyngienne. Ligament ptérygo-maxillaire, ainsi appelé parce qu'il donne attache en avant au buccinateur, en arrière au constricteur supérieur du pharynx.

Aponévrose stylo-maxillo-pharyngienne. Aponévrose séparant la fosse zygomatique ou ptérygo-maxillaire des régions parotidienne et pharyngienne. Se compose de 2 parties : l'une va de l'apophyse styloïde au maxillaire et se confond avec le ligament stylo-maxillaire (aponévrose stylo-maxillaire) ; l'autre (aponévrose stylo-pharyngienne) va de l'apophyse styloïde au bord externe du péristaphylin externe et à la paroi externe du pharynx.

Apophyse basilaire ou **corps de l'occipital.** Portion médiane de l'occipital, située immédiatement en avant du trou occipital, présentant une direction oblique de bas en haut et d'arrière en avant, et venant se confondre en haut avec le corps du sphénoïde. C'est un corps vertébral modifié.

Apophyse crista-galli. Petite lame triangulaire, verticale, antéropostérieure, médiane, située à la base du crâne, sur la face endocranienne, immédiatement en arrière de l'extrémité inférieure de la crête frontale interne. Répond à la face supérieure de l'ethmoïde et sépare l'une de l'autre les deux gouttières olfactives.

Aposképarnismos (ἀποσκεπαρνισμός, sorte de fracture du crâne, de ἀποσκεπαρνίζω, fendre d'un coup de hache, de ἀπό, hors de, et σκέπαρνον, hache à deux tranchants). Plaie du crâne, dans laquelle un fragment osseux est complètement détaché de la calotte et reste adhérent aux parties molles.

Aposthème aqueux (Ambroise Paré). Hydarthrose.

Apostoli (1847-1900), médecin électricien de Paris, né à Saint-Michel-de-Lanes (Aude).

ÉLECTRODES D' — : Électrodes de composition et de formes différentes, destinées aux applications de l'électricité au traitement de certaines maladies des femmes.

MÉTHODE D' — (1884) : Méthode qui consiste à traiter certaines affections utérines et en particulier le fibrome par les courants galvaniques.

Appareil américain. Appareil permettant de faire l'extension et la contre-extension dans les fractures de cuisse, et essentiellement composé d'une longue attelle placée à la partie externe du tronc et du membre fracturé, allant de l'aisselle jusqu'au delà du pied et portant, à une extrémité, une pièce de bois munie d'un système à vis permettant la traction sur la jambe.

Appareils de stuc ou **appareils de Richet.** V. Richet, p. 503.

Appareil uro-génital. Ensemble des organes de l'appareil urinaire et de l'appareil génital.

Appendice du larynx. Prolongement vertical du ventricule du larynx, situé à sa partie antérieure et s'enfonçant dans l'épaisseur des replis aryténo-épiglottiques.

Appendice vermiculaire ou **appendice.** Appendice du cæcum.

Appendicectomie. Ablation de l'appendice cæcal.

Appendicite herniaire. Inflammation de l'appendice situé dans une hernie.

Appendicite pelvienne. Variété d'appendicite, remarquable par l'intensité des phénomènes pelviens (troubles urinaires, rectaux, pelvi-péritonite), et due à la situation de l'appendice enflammé, qui se trouve prolabé dans la cavité pelvienne.

Appendicite à rechute (Talamon). Crises d'appendicite se succédant à intervalles très rapprochés, présentant, pour ainsi dire, des accès subintrants.

Appendicite à récidives (Talamon). Appendicite caractérisée par la succession de crises, se répétant à des intervalles très éloignés, variant de quelques mois à plusieurs années. Chaque crise constitue, pour ainsi dire, toute la maladie, et évolue pour son propre compte.

Appendicite à recrudescence (Talamon). Reprises successives inflammatoires survenant au cours d'une crise appendiculaire incomplètement terminée. Syn. Appendicite à rechute.

Appendicite à répétition (Jayle). Appendicite caractérisée par la reprise de crises successives, que les accès soient subintrants (appendicite à rechutes), ou qu'ils soient séparés par des intervalles de mois ou d'années (appendicite à récidives).

Aprosexie (α. privatif; πρόσεξις, attention). Impossibilité de prêter à quoi que ce soit une attention soutenue.

Aprosopie (α. privatif; πρόσωπον, visage). Absence congénitale totale ou presque totale de la face.

Apyrexie (α, privatif; πυρετός, fièvre). Absence de fièvre.

Aquapuncture (aqua. eau; pungo, punctum, piquer, percer). Révulsion à l'aide d'un jet d'eau filiforme projeté avec violence sur une partie du corps.

Aqueduc de Fallope, de Sylvius. V. Fallope, Sylvius.

Aqueduc du limaçon. Canal donnant passage à un prolongement tubuleux de la dure-mère, à un canal lymphatique, prolongement des espaces péri-lymphatiques de l'oreille interne, à une artériole et à une veinule destinées au limaçon; s'ouvrant au fond de la dépression d'Andersch, d'une part; dans la portion initiale de la rampe tympanique, de l'autre. Longueur: 10 à 12 millimètres.

Aqueduc du vestibule. Canal donnant passage à un prolongement tubulaire du labyrinthe membraneux, dit canal endolymphatique, à une artériole et à une veinule destinées au vestibule de l'oreille interne; naissant, d'une part, dans le vestibule à l'extrémité supérieure de la gouttière sulciforme et venant, d'autre part, s'ouvrir sur la partie moyenne de la face postérieure du rocher par une fente verticale ou oblique, ordinairement très

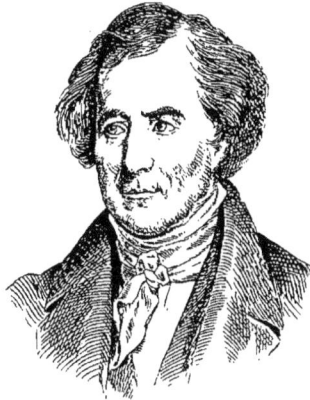

Fig. 17. — Arago (1786-1853).

étroite, située un peu en dehors du conduit auditif interne.

Arago (Dominique-François), (1786-1853), savant français, né à Estagel (Pyrénées-Orientales), (fig. 17).

EXPÉRIENCE D' — : Expérience dans laquelle un disque métallique mobile, devant lequel on fait tourner un aimant, est entraîné par cet aimant.

Aran (François-Amilcar), (1817-1861), médecin de Paris, né à Bordeaux.

Aran-Duchenne. V. Aran et Duchenne.

MALADIE D' — (1849) : Atrophie musculaire progressive.

TYPE — : Atrophie musculaire débutant par les muscles de la main et déterminant la main simienne.

Aranson, médecin anglais, contemporain.

SÉRUM D' — : Sérum antidiphtérique, analogue au sérum de Behring.

Arantius ou **Aranzi** ou **Aranzio** (Giulio-Cesare), (1530-1589), médecin italien, né à Bologne.

CANAL D' — (1587) : Canal veineux qui, chez le fœtus, continue la veine ombilicale au delà de la veine porte et la fait communiquer avec la veine cave inférieure. Disparaît chez le nouveau-né et prend le nom de ligament veineux.

NODULE D' — ou NODULE DE MORGAGNI (1587) : Noyau situé à la partie moyenne du bord libre des valvules sigmoïdes de l'aorte.

VENTRICULE D' — : Dépression en cul-de-sac placée sur le plancher du quatrième ventricule, en avant de l'obex ou verrou.

Araroba ou **poudre de Goa**. Poudre amère obtenue de la résine de l'*Angelim amargosa*, légumineuse ; son principe actif est l'acide chrysophanique.

Arcachon (France, Gironde). Station marine, d'été et d'hiver. Air tempéré, calme et humide, forêts de pins. Station sur le bassin de l'Atlantique.

Arc électrique. Arc lumineux produit par le passage d'un courant électrique de la pointe d'une baguette de charbon de cornue, convenablement préparée, à la pointe d'une seconde baguette très rapprochée de la première, les pointes devenant incandescentes.

Arc hæmal. Arc fictif se détachant du corps de la vertèbre, en avant, figuré au cou par le tubercule antérieur des apophyses transverses (processus costiformes), représenté au thorax par les côtes qui entourent les viscères et l'appareil vasculaire.

Arc neural. Arc fictif se détachant du corps de la vertèbre, en arrière, représenté par les lames vertébrales et les apophyses épineuses, et entourant la moelle.

Arcade fibreuse du carré des lombes. V. Ligament cintré du diaphragme, page 343.

Arcade fibreuse du psoas. Arcade fibreuse embrassant l'origine du psoas, s'insérant en haut à la face antérieure de l'apophyse transverse de la première vertèbre lombaire, près de sa base ; en bas, sur le corps de la deuxième vertèbre

lombaire. De cette arcade se détachent des faisceaux musculaires du diaphragme, dont l'ensemble est décrit par les
Allemands sous le nom de « pilier externe ».

Archentéron (ἀρχ. commencement ; ἔντερον, intestin). Cavité de la
gastrula communiquant avec l'extérieur par un orifice appelé
blastopore ou *prostome*. V. Gastrula, page 233.

Archimède (287-212 av. J.-C.), savant grec, né à Syracuse.

PRINCIPE D' — : Tout corps plongé dans un liquide perd une
partie de son poids égale au poids du volume du liquide déplacé.

Area cribrosa. Nom donné au sommet de la papille du rein, à cause
des nombreux pores urinaires qu'elle présente.

Arène (France. Hérault). Eaux bicarbonatées mixtes, de table.

Argon (ἀργός, inactif ; de α, privatif ; ἔργον, travail). Gaz indifférent,
découvert par lord Ragleigh et W. Ramsay (1894), comme
élément constitutif de l'air atmosphérique ; a été trouvé dans
quelques eaux thermales. Ce nom a été donné parce que
l'argon ne se combine à aucun corps, paraît chimiquement
inerte, et n'a pu fournir jusqu'à ce jour de composés.

Argyll-Robertson. médecin anglais, contemporain.

SIGNE D' — : Absence du réflexe pupillaire à la lumière, avec
persistance du réflexe accommodateur.

Argyrisme (ἄργυρος. argent). Empoisonnement chronique par l'argent : dénoncé principalement par la coloration ardoisée de la
peau et des muqueuses.

Arlt (Ferdinand Ritter, von), (1812-1897), oculiste allemand, né à
Obergraupen, près de Tœplitz (Bohème).

RECESSUS D' — ou SINUS D' — : Dépression inconstante, située
sur la face interne du sac lacrymal à sa partie inférieure.

Armanni-Ehrlich.

LÉSION D' — : Armanni décrivit dans le rein des diabétiques
une lésion de la substance médullaire, constituée par la transformation des cellules en grosses vésicules rondes transparentes, qu'il considéra comme de substance hyaline.

Ehrlich trouva la même lésion dans la substance limitante,
et démontra que ces vésicules ne sont que des amas de
matière glycogène.

Armbogen (*Arm*. bras ; *Bogen*, arc), (Langer, 1846). Arc brachial :
repli falciforme à concavité supérieure qui paraît terminer
l'aponévrose brachiale, au niveau du point où elle croise les
tendons du grand pectoral et du grand dorsal, pour devenir
axillaire. L'armbogen et l'achselbogen forment la *fosse ovale*
de l'aisselle, recouverte par un *fascia cribriformis* (Poirier).

Armstrong (William-George), (1810-....), physicien anglais, né
à Newcastle-upon-Tyne.

MACHINE D' — : Machine électrique, dans laquelle l'électricité
est produite par le frottement de petites gouttes d'eau contre
certaines substances, le buis, par exemple.

Arnold (Friedrich), (1803-1890), anatomiste allemand, né à Edenkoben (Palatinat).

CANAL INNOMINÉ D' — : Canal osseux dans lequel passe le petit nerf pétreux superficiel.

GANGLION D' — (1828) OU GANGLION OTIQUE : Ganglion annexé au nerf maxillaire inférieur, immédiatement au-dessous du trou ovale.

GANGLION INTERCAROTIDIEN D' — : Ganglion nerveux situé dans le plexus intercarotidien du grand sympathique.

GRAND NERF OCCIPITAL OU SOUS-OCCIPITAL D' — : Branche postérieure du deuxième nerf cervical.

LIGAMENT LATÉRAL INFÉRIEUR D' — : (articulation atloïdo-axoïdienne). Bande fibreuse, allant de la partie postérieure de la face interne des masses latérales de l'atlas, à la partie supérieure de la face postérieure de l'axis.

NERF JUGULAIRE D' — : V. Rameau auriculaire du pneumogastrique d'Arnold.

NERF RÉCURRENT D' — OU NERF RÉCURRENT DE LA TENTE DU CERVELET : Rameau du nerf ophthalmique qui traverse le tronc du pathétique, auquel il adhère plus ou moins et se perd dans la tente du cervelet.

NERF SUS-TROCHLÉAIRE D' — : Anastomose que le nerf frontal envoie au nasal externe et qui passe au-dessus de la poulie du grand oblique de l'œil.

RAMEAU AURICULAIRE DU PNEUMOGASTRIQUE D' — OU NERF JUGULAIRE D' — : Branche anastomotique entre le facial et le trijumeau.

SUBSTANCE RÉTICULÉE BLANCHE D' — : Réseau blanc, pointillé de gris qui recouvre, à l'état frais, la circonvolution de l'hippocampe.

Arosa (Suisse, canton des Grisons, 1892 mètres d'altitude).

SANATORIUM D' — : Sanatorium pour tuberculeux.

Arrière-faix. Délivre.

Arsénicisme. Intoxication par l'arsenic.

Arsonval (D'). V. D'Arsonval, page 139.

Artérioclyse (ἀρτηρία, artère ; κλύζω, laver). Injection intra-artérielle de sérum artificiel.

Artériosclérose (ἀρτηρία, artère ; σκληρός, dur). Sclérose des parois artérielles.

Arthralgie (ἄρθρον, articulation ; ἄλγος, douleur). Névralgie articulaire.

Arthrectomie (ἄρθρον, articulation ; ἐκτομή, excision). (Volkmann, 1885). Extirpation d'une synoviale articulaire.

Arthritides (Bazin). Manifestations cutanées, dépendant de l'arthritisme.

Arthritis. Arthritisme.

Arthritisme (ἄρθρον, articulation). Autrefois, se comprenait sous ce vocable tout ce qui était Goutte et Rhumatisme, pour ce fait que leurs déterminations les plus communes et les plus apparentes sont articulaires. Aujourd'hui, se dit de l'ensemble des troubles fonctionnels et organiques se manifestant le plus souvent par étapes successives; troubles qui résultent de perversions nutritives et fonctionnelles.

Arthrocace sénile (ἄρθρον, articulation; κακός, mauvais). Arthrite sèche déformante.

Arthrodèse (ἄρθρον, articulation; δέσις, lien), (Albert de Vienne). Opération qui consiste à souder ensemble deux surfaces articulaires, de manière à produire l'ankylose.

Arthrodie (ἀρθρωδία, articulation où les os sont peu emboîtés). Articulation formée par des surfaces planes revêtues de cartilages et reliées par une capsule fibreuse.
Ex. : articulation de la plupart des os du carpe.

Arthropathie (ἄρθρον, articulation; πάθος, maladie). Affection articulaire.

Arthrophyte (ἄρθρον, articulation; φυτόν, excroissance). Corps étranger intra-articulaire.

Arthrotomie (ἄρθρον, articulation; τομή, section). Ouverture chirurgicale d'une articulation.

Arthroxésis (ἄρθρον, articulation; ξέσις, action de gratter), (Poinsot, 1881). Opération qui consiste à ouvrir une articulation atteinte d'arthrite tuberculeuse, et à extirper les fongosités de la synoviale, en ménageant les parties molles.

Arythmie (α, privatif; ῥυθμός, rythme). Absence de rythme.
— CARDIAQUE : Arythmie caractérisée par des battements d'inégale intensité, se succédant à des intervalles inégaux et séparés par des intermittences vraies ou fausses.
— PALPITANTE : Arythmie accompagnée de palpitations.

Asaprol (α, priv.; σαπρός, putride). Combinaison naphtolée soluble : poudre blanchâtre, légèrement rosée, inodore, très soluble dans l'eau et l'alcool; antiputride.

Ascite (ἀσκός, outre). Épanchement de sérosité dans la cavité péritonéale.

Asémie (α, privatif; σημεῖον, signe). Troubles de la formation et de l'intelligence des signes vocaux, écrits ou autres (Steinthal).

Ashville (Amérique, Caroline du Nord).
SANATORIUM D' — : Sanatorium pour tuberculeux.

Aspalasome (ἀσπάλαξ, taupe; σῶμα, corps), (I. Geoffroy St-Hilaire). Malformation consistant en une éventration à la partie inférieure de l'abdomen, telle que le rectum, l'appareil génital et l'appareil urinaire s'ouvrent par trois orifices distincts, comme chez la taupe.

Aspergillose. Pseudo-tuberculose déterminée par l'*Aspergillus fumigatus*.

Aspergillus fumigatus. Mycomycète, végétant en saprophyte sur le chènevis; détermine des lésions pulmonaires (chez les gens qui mâchent les grains de chènevis pour gaver les pigeons), désignées sous le nom d'aspergillose.

Asphyxie (α, privatif; σφύξις, pouls). Difficulté ou arrêt des mouvements respiratoires produit par un obstacle mécanique (strangulation, compression du thorax, sténose du larynx, etc.). Ce terme désigne également, par extension, toute insuffisance de l'hématose.

— BLANCHE DES NOUVEAU-NÉS : État de mort apparente des nouveau-nés, dû à un défaut d'oxygénation du sang fœtal.

— LOCALE DES EXTRÉMITÉS : Cyanose avec anesthésie douloureuse des extrémités. S'observe dans la maladie de Raynaud.

Aspirine. Acide acétyl-salicylique. Substance cristalline, blanchâtre, difficilement soluble dans l'eau chaude, facilement soluble dans l'éther et l'alcool. Succédané du salicylate de soude. Se dédouble dans l'intestin, mettant en liberté l'acide salicylique. Dose : 2 à 4 grammes par jour.

Astasie (α, privatif ; στάσις, équilibre), (Blocq, 1888) : Trouble des mouvements coordonnés nécessaires pour la station debout et la marche, avec intégrité de la force musculaire et de la coordination pour les mouvements des membres inférieurs autres que ceux que demande la station debout ou la marche.

Astéatose (α, privatif; στέαρ, στέατος, graisse). « État particulier de la peau, caractérisé par une insuffisance marquée ou une privation absolue des sécrétions graisseuses, qui se produisent normalement à sa surface. » (Brocq).

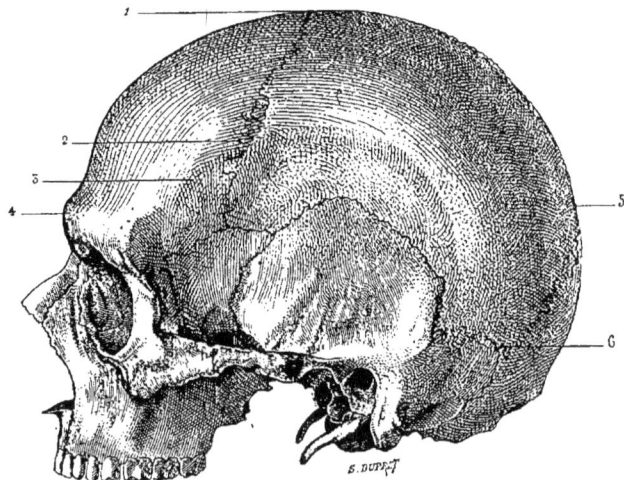

FIG. 18. — Face externe du crâne.
1. Bregma ; — 2. Stéphanion ; — 3. Crête temporale ; — 4. Glabelle ; — 5. Obélion ; — 6. Astérion.

Astérion (ἀστήρ, étoile). Rencontre de l'occipital, du pariétal et de la portion mastoïdienne du temporal (fig. 18, 6).

Astérol. Préparation de mercure (parraphénol sulfacide de mercure) et de tartrate d'ammoniaque. Poudre brun-blanchâtre, peu soluble dans l'eau froide, bactéricide.

Asthénie (α, privatif ; σθένος, force). Diminution de force.

Asthénopie (ἀσθενής, faible ; ὤψ, œil). Suspension momentanée de l'accommodation, se traduisant par un trouble de la vue.

— ACCOMMODATIVE. Symptôme visuel caractérisé par une fatigue rapide de l'œil à la fixation des objets.

— MUSCULAIRE : Asthénopie due à l'insuffisance des droits internes de l'œil, s'accompagnant fréquemment de diplopie. S'observe dans la myopie et les névroses.

Asthme (ἀσθμαίνειν, être essoufflé). « Névrose consistant en crises de dyspnée spasmodique, le plus souvent accompagnées de troubles vaso-sécrétoires des muqueuses des voies respiratoires. » (Brissaud).

— CARDIAQUE. Accès de dyspnée, au cours d'une lésion cardiaque.

— D'ÉTÉ. Asthme des foins.

— DE MILLAR. Laryngite striduleuse.

— DES FOINS OU FIÈVRE DES FOINS. Nom donné à une variété d'asthme qu'on observe chez certains sujets, pendant la fenaison. Il serait dû à l'action irritante du pollen de certaines graminées sur la muqueuse du nez.

— THYMIQUE (Kopp). Accès de dyspnée, attribués par Kopp à l'hypertrophie du thymus.

Astigmatisme (α, privatif ; στίγμα, point), (Whewel). Amétropie due à l'inégalité de la réfraction dans les différents méridiens de l'œil : les rayons lumineux partis d'un centre ne se réunissent plus en un même point.

Astigmomètre. Instrument pour mesurer l'astigmatisme.

Astley Cooper (1768-1841), chirurgien et anatomiste anglais, né à Brooke (Norfolkshire), (fig. 19).

AIGUILLE D' — : Aiguille porte-fil dont le sommet est mousse (aiguille mousse), ou pointu (aiguille pointue).

FASCIA SUPERFICIALIS D' — : Fascia recouvrant le cordon spermatique. « Il naît de la superficie de l'aponévrose du grand oblique qu'il recouvre,

FIG. 19. — ASTLEY COOPER (1768-1841).

et adhère au pourtour de l'anneau inguinal externe. d'où il descend sur le cordon, jusqu'à la partie inférieure du testicule ; il adhère, par sa surface interne, au crémaster et à son

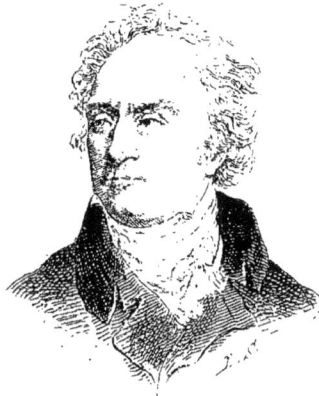

tendon, et par sa surface externe au tissu cellulaire du scrotum. Il forme une bourse qui supporte le testicule quand le scrotum est dans le relâchement ; il unit le testicule au scrotum en envoyant à celui-ci une membrane réticulaire ; il enveloppe les vaisseaux et les nerfs superficiels avec le cordon spermatique. » (Astley Cooper).

FASCIA TRANSVERSALIS D' — (1804) : « Après avoir enlevé le petit oblique et le transverse à leurs insertions inférieures, on trouve, entre eux et le péritoine, un fascia à travers lequel les vaisseaux spermatiques sortent de l'abdomen. Ce fascia, auquel j'ai donné le nom de fascia transversalis, offre une densité variable ; il est fort et peu extensible vers l'os iliaque, mais il est faible et plus celluleux au voisinage du pubis. » (Astley Cooper).

LIGAMENT OBLIQUE D' — : Faisceau fibreux qui s'étend de l'apophyse coronoïde du cubitus à la partie inférieure de la tubérosité du radius et qui limite le mouvement de rotation de ce dernier os.

LIGAMENT D' — : Nom donné à des fibres arciformes, superficielles, étendues sur le côté interne de l'articulation du coude, de l'olécrâne à l'apophyse coronoïde. « Une bande fibreuse s'étend obliquement de la partie latérale interne de l'apophyse coronoïde à l'olécrâne. » (Astley Cooper).

LIGAMENT D' — ou LIGAMENT PUBIEN : Cordon plus ou moins arrondi et fibreux qui recouvre la branche horizontale du pubis et forme la paroi inféro-interne de l'anneau crural. « Le pubis est recouvert par une expansion aponévrotique qui forme, au-dessus de la ligne ilio-pectinée, une lame fibreuse, remarquable par sa force, et qui, de l'épine du pubis, se prolonge en dehors sur cette ligne. C'est à ce ligament que se fait la troisième insertion du grand oblique, c'est-à-dire que s'attache le ligament de Gimbernat. » (Astley Cooper).

HERNIE D' — : Hernie crurale en bissac ; un renflement est sous la peau, l'autre dans le canal crural, et la partie intermédiaire est engagée dans un des orifices du fascia cribriformis.

PROCÉDÉ D' — : DANS LA RÉDUCTION DE LA LUXATION DU COUDE EN ARRIÈRE : « Le malade est assis sur une chaise ; le chirurgien plaçant son genou dans le pli du coude, et saisissant le poignet du malade, porte l'avant-bras dans la flexion. En même temps, il presse sur la partie antérieure du radius et du cubitus avec son genou, de manière à les écarter de l'humérus et à faire sortir l'apophyse coronoïde de la cavité olécrânienne ; si, pendant que le genou appuie ainsi contre ces os, l'avant-bras est fléchi avec force, mais lentement, la réduction s'opère avec facilité. » (Astley Cooper).

Astomie (α, privatif ; στόμα, bouche). Absence congénitale de la bouche.

Asyllabie (α, privatif ; συλλαβή, assemblage, syllabe). Variété de cécité verbale portant sur les syllabes.

Asymbolie (Finkelnbourg). Aphasie.

Asynclitisme (α, privatif; σύν, avec; κλιτός, inclinaison). Mode de descente de la tête fœtale dans l'excavation : les deux bosses pariétales ne traversent pas ensemble le détroit supérieur, l'une s'engageant avant l'autre.

Atavisme. Tendance d'un être à ressembler à ses aïeux, et plus particulièrement à ses grands-parents.

Ataxie (α, privatif; τάξις, ordre). Désordre.

— LOCOMOTRICE PROGRESSIVE : Affection, symptomatique de sclérose des cordons postérieurs de la moelle, caractérisée cliniquement par l'incoordination des mouvements et, d'ordinaire, par l'abolition des réflexes patellaires (symptômes majeurs du tabes dorsal).

Atélectasie (ἀτελής, incomplet; ἔκτασις, extension). Distension incomplète.

— PULMONAIRE : Lésion du poumon caractérisée par la congestion intense de tout le système capillaire, et la disparition ou l'obturation des alvéoles.
Synonymes : Carnification, état fœtal (le poumon d'un fœtus n'ayant pas respiré offre un aspect ressemblant de très près à l'atélectasie pulmonaire proprement dite).

Atélencéphalie (ἀτελής, incomplet; ἐγκέφαλος, encéphale). Développement incomplet de l'encéphale.

Athélie (α, privatif; θηλή, mamelon). Absence de mamelon.

Atéloprosopie (ἀτελής, incomplet; πρόσωπον, visage). Développement imparfait des diverses parties de la face.

Athérome (ἀθήρα, bouillie). Bouillie caséeuse des kystes et dépôts calcaires des parois artérielles.

Athétose (ἄθετος, sans position fixe) (1871). « Impossibilité pour le malade de maintenir les doigts et les orteils en position fixe, les doigts se trouvant agités par des mouvements continuels. » (W. Hammond.)

Athrepsie (ἄθρεπτος, de α, privatif; τρέφειν, nourrir). Dépérissement lent et progressif des nouveau-nés, syndrome dû à un défaut de nutrition (Parrot).

Athrepsie coloniale (Corre). Affection causée par le paludisme et caractérisée par une atrophie de tous les viscères abdominaux.

Atmiatrie (ἀτμός, vapeur; ἰατρεία, cure). Cure par la vapeur.

Atonie (α, privatif; τόνος, tension, effort). État de faiblesse d'un tissu.

Atriplicisme. Intoxication observée chez les Chinois : œdème avec phlyctènes et desquamation apparaissant aux mains, aux avant-bras, à la face, aux paupières; due pour Matignon à l'ingestion d'une sorte d'épinards (arroche) mangés sous forme de salade crue ; due pour Vallin à une petite araignée qui fourmille sur les feuilles à ras du sol.

Attique, ou **recessus epitympanicus**, ou **sus-cavité**, ou **coupole**. Partie supérieure de la caisse du tympan, ayant 13 millimètres de long, 6 millimètres de profondeur et 6 millimètres de hauteur ; c'est la partie située au-dessus de la membrane du tympan.

Aubrac (France, Aveyron). Station climatérique d'altitude, 1400ᵐ au-dessus du niveau de la mer. Air sec. Plateau surplombant les vallées du Rouergue, entouré de grandes forêts de hêtres.

Audouin (1797-1839), médecin naturaliste de Paris, né à Paris.

Microsporum audouini : Microbe de la teigne tondante ; découvert et dénommé par Gruby.

Auerbach (Leopold), (1828-1897), anatomiste de Leipzig, né à Breslau.

Plexus d' — ou Plexus mésentérique : Plexus nerveux situé entre les deux plans de la tunique musculaire de l'intestin.

Augnathe (αὖ, une seconde fois ; γνάθος, mâchoire). (I. Geoffroy St-Hilaire). Malformation caractérisée par la présence d'une tête accessoire, presque réduite à une mâchoire inférieure, fixée à celle de la tête principale.

Aulus (France, Ariège). Eaux froides (13° à 19°), sulfatées calciques. Altitude : 776 m.

Autenrieth (Johann-Heinrich-Ferdinand von), (1772-1835), médecin de Tübingen, né à Stuttgard.

Pommade d' — :

    Émétique porphyrisé.................. 10 ᵍʳ
    Axonge benzoïnée.................... 30 ᵍʳ

Autoclave (αὐτός, soi-même ; clava, clef). Appareil de stérilisation à la vapeur d'eau sous pression. (Incorrect).

Autographisme (αὐτός, soi-même ; γράφω, j'écris). (Dujardin-Beaumetz et Mesnet), ou **urticaire artificielle, urticaire factice** ou **dermographisme**. État d'impressionnabilité de la peau, tel que tout trait dessiné à sa surface y provoque l'apparition d'une saillie d'un blanc rose, entourée d'une aréole érythémateuse.

Autophonie (αὐτός, soi-même ; φωνή, voix). Résonance excessive de la voix dans une oreille ou dans les deux ; signe d'otite.

Autoplastie (αὐτός, soi-même ; πλάσσειν, faire, façonner). Prothèse chirurgicale ayant pour effet de remédier à une perte de substance cutanée ou muqueuse, soit en la recouvrant des parties similaires voisines que l'on dissèque et que l'on attire sur elle (autoplastie par glissement), soit en y greffant des lambeaux taillés dans le voisinage (méthode indienne), ou à distance (méthode italienne).

Avant-mur. Lame de substance grise des noyaux du cerveau, placée entre le noyau lenticulaire et les circonvolutions de l'insula.

Les Avants (Suisse, canton de Vaud). Station climatérique de moyenne altitude (1000 m.), près Montreux ; ouverte toute l'année.

Avenbrugger ou ***Auenbrugger*** (Leopold-Joseph), (1722-1809), médecin autrichien, né à Grœtz (Styrie).

> Symptome d' — : Dans la péricardite aiguë, voussure précordiale et épigastrique.

Avortement. Expulsion du produit de la conception, avant l'époque de la viabilité légale, c'est-à-dire avant 6 mois, soit 180 jours.

> — embryonnaire : Avortement du 20ᵉ au 90ᵉ jour de la grossesse.

> — en bloc : Avortement dans lequel l'œuf est expulsé en entier, non rompu.

> — fœtal : Avortement pendant les 4ᵉ, 5ᵉ et 6ᵉ mois.

> — ovulaire : Avortement pendant les 20 premiers jours de la grossesse.

Ax (France, Ariège). Eaux sulfurées sodiques, froides et chaudes. Altitude : 715 m.

Azygos (ἄζυγος, impair).

> Muscle — de la luette : Nom donné, par les anciens anatomistes, à l'ensemble des deux muscles palato-staphylins qui sont si souvent intimement unis sur la ligne médiane.

> Grande veine — : Veine extra-rachidienne, située au-devant de la colonne vertébrale et à droite, commençant au niveau de la première lombaire ou de la dernière dorsale et se terminant à la hauteur de la quatrième ou de la troisième dorsale, en se recourbant en crochet (crosse de l'azygos), par-dessus la bronche droite, dans la veine cave supérieure, à sa face postérieure, près de son entrée dans le péricarde.

> Petite veine — ou petite azygos inférieure ou hémiazygos : Tronc commun des 3, 4 ou 5 dernières veines intercostales gauches, qui se jette dans la grande azygos.

> Petite veine — supérieure ou accessoire : Tronc commun des 3ᵉ, 4ᵉ, 5ᵉ, 6ᵉ, 7ᵉ veines intercostales gauches ; a un trajet descendant et vient se jeter dans l'azygos, près de l'embouchure de la petite azygos qui a un trajet ascendant.

Azyme (α, privatif ; ζύμη, levain).

> Pain — : Pain sans levain.

B

Babinet (Jacques), (1794-1872), physicien et astronome français, né à Lusignan (Vienne).

MACHINE OU ROBINET DE — : Robinet ajouté à la machine pneumatique, permettant d'obtenir un vide plus parfait.

Babinski, médecin de Paris, contemporain.

SIGNE DES ORTEILS DE — : Dans les lésions du faisceau pyramidal. En excitant la plante du pied, les orteils se mettent non en flexion, mais en extension.

Bacelli (Guido), médecin italien de Rome, contemporain, né en 1832.

MÉTHODE DE — : Dans le traitement du tétanos. Injection journalière sous-cutanée, de 30 centigr. d'acide phénique.

PECTORILOQUIE APHONE DE — : Dans la pleurésie. On fait parler le malade à voix basse : les sons arrivent très distincts à l'oreille qui ausculte.

Bacelli-Debove. V. Bacelli, Debove.

PROCÉDÉ DE — : Dans le traitement des kystes hydatiques. Injection, dans un kyste hydatique, d'un liquide parasiticide (sublimé, sulfate de cuivre, eau naphtolée, etc...). Bacelli (1887) ne retire que quelques grammes de liquide, et les remplace par une quantité équivalente de sublimé. Debove aspire le plus de liquide possible, et injecte ensuite un liquide parasiticide pour tuer les hydatides restantes.

Bacille virgule. Microbe du choléra, découvert par Koch en 1883. Bacille court, recourbé, à cils vibratiles, très mobile, coloré par les couleurs d'aniline, ne prenant pas le Gram. Sa culture en bouillon donne la réaction de l'indol.

Bacillémie (Benda). Infection tuberculeuse généralisée.

Bacillose. Infection par le bacille de Koch.

Bacillus cereus citreus de Dor (1893). Microbe polymorphe, décrit par Dor, déterminant chez les animaux des lésions osseuses non suppurées et des collections séreuses sous-périostées. Serait pathogène de la périostite albumineuse.

Bacillus malleinus (Löffler). Bacille de la morve.

Bactéridie (Davaine, 1863). Genre de Vibrioniens essentiellement caractérisés par leur immobilité : la bactéridie est un bacille large et immobile. La bactéridie charbonneuse en est la variété la plus connue.

Bactérie (βακτηρια, bâton). Être microscopique unicellulaire, se reproduisant par scission, appartenant à la famille des algues, et faisant partie du groupe des schizomycètes ou schizophycètes. Les deux principales espèces de bactéries sont les cocci et les bacilles. Bactérie n'est pas synonyme de microbe.

Bacterium coli commune (Escherich, 1885). Bacille qu'on trouve normalement dans l'intestin de l'homme. Non pathogène normalement; peut acquérir une très grande virulence.

Bacterium porri. Élément parasitaire des verrues, décrit par Majocci, Cornil et Babès.

Bactériurie (βακτηρία, bâton, bactérie; οὖρον, urine). Présence du coli-bacille dans les urines.

Baden (Autriche, près de Vienne). Eaux thermales sulfurées, terreuses, presque exclusivement employées en bains.

Baden (Suisse, canton d'Argovie). Eaux thermales sulfureuses faibles, surtout employées en bains.

Baden-Baden (grand-duché de Bade). Eaux thermales contenant chlorure de sodium, chlorure de lithium et minime quantité d'arséniate de calcium. Employées en boisson et en bains.

Badenweiler (Allemagne, dans la Forêt-Noire).

SANATORIUM DE — : Sanatorium pour tuberculeux.

Baer (Carl-Ernst), (1792-1876), anatomiste russe, de Saint-Pétersbourg, né à Piep (Esthonie).

VÉSICULE DE — : Ovule.

CAVITÉ DE — : Cavité de segmentation de la blastula.

Bagnères-de-Bigorre (France, Hautes-Pyrénées). Eaux thermales : terreuses indifférentes, ferrugineuses, sulfureuses. Station climatérique. Altit. 550 mètres.

Bagnères-de-Luchon (France, Haute-Garonne). Eaux thermales sulfureuses. Altit. 630 mètres.

Bagnoles-de-l'Orne (France, Orne). Eaux thermales simples. Altitude : 228 m.

Bagnols (France, Lozère). Eaux chaudes (42°) contenant de l'hydrogène sulfuré. Altit. 790 mètres.

Baillarger (Jules-Gabriel-François), (1806-1891), aliéniste de Paris, né à Montbazon (Indre-et-Loire).

STRIE DE — : Plexus serré en large bande, qui traverse la partie moyenne de la couche des grandes cellules pyramidales, dans l'écorce du cerveau.

Baillou ou *Baillon* (Gulielmus), (1538-1616), médecin de Paris, né à Paris (fig. 20).

THÉORIE DE — : Théorie de la goutte. Le rhumatisme est

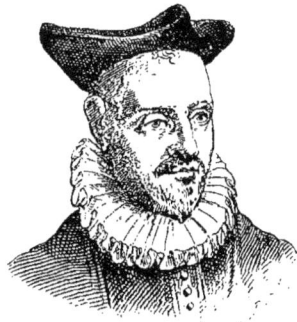

FIG. 20. — BAILLOU (1538-1616).

provoqué par une sérosité qui se « jette, comme par bonds, sur toutes les jointures, ou sur plusieurs. Quand elle attaque l'une ou l'autre articulation, en raison de sa faiblesse préalable, qui est une des causes du retour des paroxysmes, elle provoque *l'arthritis*, ennemie des pauvres, fille de Bacchus et de Vénus, méprisée des femmes, des eunuques et des enfants » (Delpeuch).

Bains-les-Bains (France, Vosges). Eaux thermales, de 28° à 44°, indifférentes. Station voisine de Plombières. Altitude : 306 m.

Balanite (βάλανος, gland). Inflammation du gland.

Balano-posthite (βάλανος, gland ; πόσθη, prépuce). Inflammation du gland et du prépuce.

Balano-préputial. Qui tient au gland et au prépuce.

SILLON — : Sillon de séparation entre le gland et le prépuce.

Balanorrhagie (βάλανος, gland ; ῥαγή, rupture). Balanite.

Balanorrhée (βάλανος, gland ; ῥεῖν, couler). Balanite.

Balaruc (France, Hérault). Eaux froides et chaudes chlorurées sodiques, employées en boisson et bains.

Balbutiement (*balbutire*, bégayer). Manière vicieuse de parler, caractérisée par une articulation indistincte et incomplète.

Balistique (βάλλειν, lancer). Science traitant du jet des projectiles.

GALVANOMÈTRE — : Appareil spécialement destiné à mesurer une quantité d'électricité qui le traverse dans un temps très court par rapport à la durée d'oscillation de son aiguille. Le principe est le même que celui des autres galvanomètres.

Ball, chirurgien anglais, contemporain.

PROCÉDÉ DE — (1884). Dans la cure radicale de la hernie inguinale : La caractéristique de ce procédé consiste dans le traitement du pédicule du sac. Après avoir vidé le sac de son contenu, on le tord plusieurs fois sur lui-même, et on pose une forte ligature sur son collet ainsi tordu, puis on le traverse de deux points de suture comprenant les piliers inguinaux interne et externe, et on résèque le sac au-dessous de la ligature.

Ballonnement. Distension considérable des parois abdominales, par suite de l'accumulation de gaz dans l'intestin.

Ballottement de l'astragale. Mouvement anormal de latéralité de l'astragale dans la mortaise tibio-péronière élargie par une fracture bimalléolaire. La jambe étant immobilisée d'une main, on saisit de l'autre le pied au niveau du talon et on lui imprime un mouvement franc de latéralité en dedans ou en dehors ; on sent, et parfois on entend le choc de l'astragale contre la malléole.

Ballottement vaginal. Signe de grossesse, particulièrement perçu du 4e au 6e mois. La malade étant debout, ou, si elle est couchée, l'utérus étant maintenu par la main abdominale, on pratique le toucher vaginal : le doigt déprime le cul-de-sac vaginal antérieur, et, arrivé sur l'utérus gravide, repousse *brusquement* la paroi utérine ; il sent alors la partie fœtale fuir sous le choc et remonter, pour retomber bientôt sur le doigt laissé en place.

Balnéothérapie (*balneum*, bain ; θεραπεία, traitement). Traitement par l'usage méthodique des bains. (Incorrect.)

Bamberger (Heinrich von), (1822-1888), médecin de Vienne (Autriche), né à Vienne.

POULS DE — : Pouls bulbaire dans l'insuffisance tricuspidienne.

SIGNE DE — : Allochirie.

Bandage anglais. Bandage herniaire essentiellement composé d'un ressort et de deux pelotes, dont l'une est sur l'orifice de la

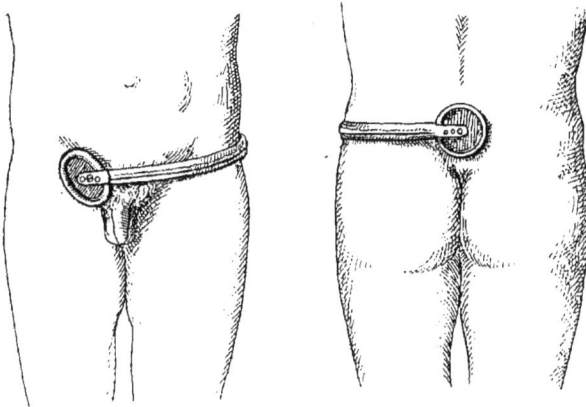

FIG. 21. — Bandage anglais.

hernie, et l'autre en arrière, dans la région lombo-sacrée, à la base de la colonne vertébrale. Le ressort entoure le tronc du côté opposé à la hernie (fig. 21).

Bandage français ou **brayer.** Bandage herniaire essentiellement composé d'un ressort d'acier, d'une pelote et d'un sous-cuisse (fig. 22).

Bandage en T. Bandage en forme de T. V. Soranus.

Bande de Martin. V. Martin.

Bandelette ilio-pectinée. Portion du fascia iliaca, étendue de l'arcade de Fallope à l'éminence ilio-pectinée.

Bandelette ilio-pubienne (Thomson). Groupe de fibres transversales, doublant le fascia transversalis, et formant une sorte de ruban fibreux, parallèle à l'arcade crurale, qui

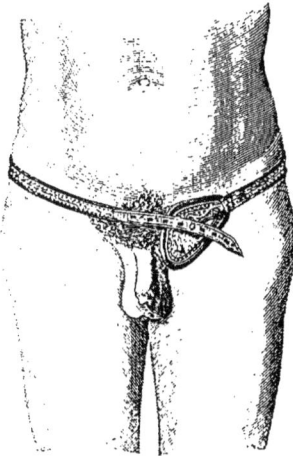

FIG. 22. — Bandage français.

renforce la paroi inférieure du canal inguinal. Cette bandelette va de l'épine iliaque antéro-supérieure à la crête pectinéale et à l'épine pubienne. Les Allemands la regardent comme l'expansion, la base, du ligament de Hesselbach.

Bandelettes optiques. Nom donné à la portion du nerf optique située en arrière du chiasma.

Bandl (Ludwig, B.), accoucheur allemand, né à Himberg en 1842.

ANNEAU DE — (1875) : Zone du tissu musculaire de l'utérus gravide. Sur une coupe, la paroi d'un utérus à terme ou près du terme présente deux segments, un segment supérieur épais, un segment inférieur aminci.

L'anneau de Bandl est le bord inférieur du segment supérieur (fig. 23) ; il constitue la limite inférieure de la région essentiellement motrice de l'utérus. La contraction excessive de cet anneau peut être une cause de dystocie.

Banti, médecin italien de Florence, contemporain.

MALADIE DE — : Splénomégalie avec anémie progressive suivie de cirrhose du foie.

Banting (nom d'un malade soigné par Harvey).

RÉGIME DE — (1863) : Ordonné par Harvey contre l'obésité. Les aliments gras, les féculents, les hydrocarbures sont

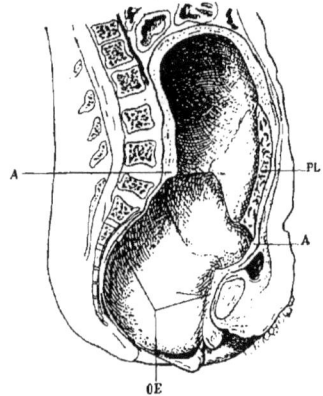

FIG. 23. — Anneau de BANDL (P. BUDIN).
AA, anneau de Bandl ; — OE, orifice externe du col ; — Pl, placenta.

donnés en petite quantité ; les boissons ne sont pas limitées à leur strict minimum.

Bantock, chirurgien anglais contemporain.

NŒUD DE — : Nœud pour la ligature des petits pédicules.

Banyuls-sur-Mer (France, Pyrénées-Orientales). Station de bains de mer méditerranéenne.

SANATORIUM DE — : Sanatorium pour enfants lymphatiques et scrofuleux.

Barbotan (France, Gers). Eau sulfatée calcique, ferrugineuse, chaude (32° à 38°). Altitude : 120 mètres.

Bard, médecin de Lyon, contemporain.

CELLULE NODALE DE — : Cellule complexe de l'embryon : cette cellule « réunit dans une sorte d'association instable, les éléments originels de plusieurs cellules spécifiquement différentes ; par un processus de dédoublement, chacun de ces éléments se trouve dissocié avec ses caractères particuliers et peut se développer » suivant ses lois ordinaires propres.

THÉORIE DE LA CELLULE NODALE DE — : Explication de la formation des kystes dermoïdes : une cellule nodale ne s'est pas développée et est restée à l'état latent au sein d'un organe ;

sous une influence quelconque, elle reprend son évolution interrompue : elle donnera dès lors naissance à des tissus différents, comme elle l'aurait fait, si elle ne s'était pas arrêtée dans son évolution pendant la période embryonnaire. Les tumeurs à tissus multiples proviennent ainsi de cellules nodales uniques.

Bardenheuer (Bernhard), chirurgien allemand, né à Cologne en 1839.

PROCÉDÉ DE — : Dans l'opération de Kraske. Le sacrum est coupé transversalement, immédiatement au-dessous du 3ᵉ trou sacré, de manière à avoir un champ plus large.

Bardinet (1814-1874), médecin de Limoges, né à Limoges.

LIGAMENT DE — : Faisceau postérieur du ligament latéral interne de l'articulation du coude ; s'opposerait à l'écartement des fragments dans la fracture transversale de l'olécrâne.

Barèges (France, Basses-Pyrénées). Eaux thermales sulfureuses ; contiennent barégine et sulfure de sodium. Établissement thermal le plus élevé de France, 1280 mètres.

Barégine. Substance organique, formant une écume à la surface de certaines eaux thermales, principalement des eaux de Barèges.

Baréty, médecin de Nice, contemporain.

GANGLIONS DE — : Ganglions lymphatiques qui entourent la bifurcation de la trachée.

Barker, chirurgien anglais contemporain.

PROCÉDÉ DE — (1887) DANS LA CURE RADICALE DE LA HERNIE INGUINALE (fig. 24) : La caractéristique de ce procédé consiste dans le traitement du pédicule du sac : ce pédicule est lié en masse aussi haut que possible et les deux chefs de la ligature sont conservés ; le sac est réséqué ; puis chacun des deux chefs de la ligature est successivement repris dans une aiguille et porté aussi haut que possible dans le tissu cellulaire sous-péritonéal, l'un en dedans, l'autre

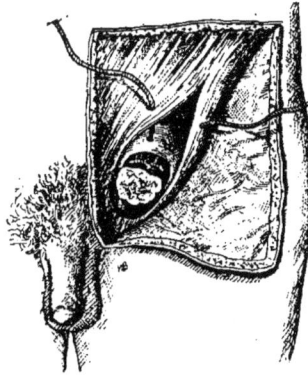

FIG. 24. — Procédé de BARKER.

en dehors de l'anneau inguinal profond, puis passé à travers la paroi abdominale d'arrière en avant, de façon à les lier ensemble en avant de l'aponévrose du grand oblique ; de cette manière, le pédicule du sac se trouve remonté au-dessus de l'anneau inguinal interne, ce qui rend la récidive plus difficile.

Barlow (Thomas), médecin anglais de Londres.

MALADIE DE — : Maladie de Müller. V. Möller.

Barnes (Robert), accoucheur de Londres, né en 1848.

BALLON DE — : Appareil destiné à provoquer l'accouchement, en agissant comme dilatateur du col.

Barreswill (Charles-Louis), (1817-1870), chimiste français, né à Versailles.

LIQUEUR DE — : Employée dans le dosage du glucose :

Carbonate de soude	40
Crème de tartre	50
Potasse caustique	40
Eau	400

Faire dissoudre et mélanger avec :

Sulfate de cuivre	30
Eau	250

Filtrer et ajouter de l'eau en quantité suffisante pour 1000^{cc}. A cette liqueur, on préfère celle dite de Fehling, préparée de la même façon, mais avec les produits suivants :

Tartrate de soude et de potasse (sel de Seignette)	173
Lessive de soude à 1.33	300
Sulfate de cuivre	34.65
Eau	q. s. pour 1000^{cc}.

Barrure. Disposition spéciale de la vulve : la commissure postérieure se rapproche très près du bord inférieur de la symphyse, et l'extrémité supérieure de la vulve commence sur la face antérieure de la symphyse ; la vulve a pour ainsi dire glissé en avant et en haut.

Barry (Martin), (1802-1855), physiologiste anglais, né à Freston.

EXPÉRIENCE DE — (1825) : Expérience de physiologie qui a démontré la réalité de l'aspiration thoracique produite sur les veines pendant l'inspiration.

Bartholin (Gaspard, IIe du nom), (1654- m. au début du XVIIIe siècle), anatomiste de Copenhague.

CANAL DE — (1684) : Canal de Rivinus. V. page 506.

GLANDES DE — : Glandes vulvo-vaginales, du poids de 4 à 5 grammes, au nombre de deux, l'une droite, l'autre gauche, situées latéralement à environ un centimètre de l'orifice d'entrée du vagin, dans l'espace angulaire que forment, en s'adossant l'un à l'autre, le vagin et le rectum.

Baryglossie (βαρύς, pesant ; γλῶσσα, langue). Pesanteur, embarras de la langue, et par suite de la parole.

Baryphonie (βαρύς, pesant ; φωνή, voix). Gène, lenteur de la prononciation, faiblesse de la voix, difficulté à émettre des sons.

Basedow (Karl A. von), (1799-1854), médecin allemand, né à Dessau.

MALADIE DE — (1840) : Goitre exophtalmique. Synonyme : Maladie de Graves, de Flajani.

Baseilhac (Jean), (1703-1781). V. Frère Cosme, page 221.

Basilique (βασιλικός, royal). « Épithète donnée par les anatomistes anciens à des veines qu'ils regardaient comme jouant un rôle important dans l'économie animale. » (Littré et Robin).

Veine — : Veine superficielle du bras, naissant au pli du coude, de la veine cubitale superficielle et de la veine médiane basilique et se terminant dans la veine axillaire.

Un grand nombre d'auteurs étrangers comprennent, sous ce nom, outre la basilique ainsi décrite, la cubitale, voire même la salvatelle.

La veine basilique droite est souvent désignée par les anciens sous le nom de *veine hépatique*, la veine basilique gauche sous le nom de *veine splénique*, parce qu'on les saignait respectivement, dans les affections du foie ou de la rate.

Basio-glosse (βάσις, base; γλῶσσα, langue). Portion du muscle hyoglosse s'insérant sur le bord supérieur de l'os hyoïde.

Basion (βάσις, base). Point médian, sur le bord antérieur du trou occipital.

Basiotique. Os médian et impair, visible parfois chez le fœtus, situé entre le sphénoïde et l'occipital.

Basiotribe (βάσις, base; τρίβω, broyer), (Tarnier, 1883). Instrument destiné à broyer la base du crâne du fœtus (fig. 25).

Basiotripsie (βάσις, base; τρίψις, broiement). Variété d'embryotomie

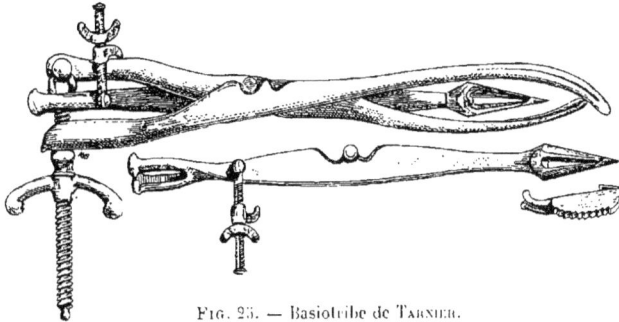

FIG. 25. — Basiotribe de Tarnier.

céphalique consistant à broyer la tête fœtale au niveau de sa base, à l'aide d'un instrument appelé basiotribe.

Basophiles. Granulations d'Ehrlich colorées par les bases.

Bassin mou. « On peut donner le nom de « bassin mou » à toute cette partie du bassin située au-dessous du bassin osseux, et qui s'étend, d'avant en arrière, du pubis au coccyx, et à la partie inférieure du sacrum, et qui, latéralement, remonte jusqu'à l'orifice inférieur de l'excavation. » (Ribemont-Dessaignes et Lepage).

Bassini, chirurgien de Padoue (Italie), contemporain.

Procédé de — (1890) dans la cure radicale de la hernie inguinale : La caractéristique de ce procédé est la reconstitution de la paroi postérieure et de la paroi antérieure du canal inguinal dans toute leur étendue. Le trajet inguinal étant largement ouvert, le sac étant isolé, puis réséqué, on attire en dehors le cordon, et une suture en surjet, commençant immédiatement à l'anneau inguinal profond, qu'elle rétrécit, unit le tendon conjoint à la bandelette iléo-pubienne, jusqu'au pubis : ainsi se trouve restaurée la paroi profonde du canal. Le cordon est remis en place, et un deuxième surjet réunit les deux bords de l'incision de la paroi antérieure.

Bateman (Thomas), (1778-1821), médecin dermatologiste de Londres, né à Whitby (Yorkshire).

HERPÈS IRIS DE — : Hydroa vésiculeux.

MALADIE DE — : Pelade.

Batrachosioplastie (βάτραχος, grenouille; πλάσσειν, façonner), (Jobert). Procédé de traitement de la grenouillette. On incise transversalement la muqueuse buccale qui recouvre le kyste. On dissèque deux lambeaux de cette muqueuse et on les incise. Puis, on fend le kyste, on le vide et on suture les deux lèvres de cette seconde incision aux portions correspondantes de la muqueuse buccale.

Battey (Robert), (1828-1895), chirurgien américain, né à Richmond.

OPÉRATION DE — (sept. 1872) : Ovariectomie double, les ovaires étant sains; fut préconisée pour amener la régression des tumeurs fibreuses de l'utérus.

Baudelocque (Jean-Louis), (1745-1810), accoucheur de Paris, né à Heilly (Somme).

CERCLE UTÉRIN DE — : Anneau de Bandl. V. page 46.

Baudelocque (Louis-Auguste), (1800-1864), dit Baudelocque neveu; accoucheur de Paris, né à Paris.

CÉPHALOTRIBE DE — (1829) : Instrument inventé par l'auteur pour broyer la tête du fœtus au cours de l'accouchement.

ÉLYTROTOMIE DE — : Incision du cul-de-sac postérieur du vagin, dans le cas de grossesse extra-utérine.

Baudens (Lucien), (1804-1857), chirurgien français, né à Aire (Pas-de-Calais).

APPAREIL DE — : Appareil analogue à celui de Boyer, pour fracture de la rotule.

PROCÉDÉ DE — : Traitement chirurgical de l'onyxis latérale. Ablation au bistouri de la face latérale de la phalange atteinte d'onyxis, depuis la partie la plus reculée de la matrice unguéale jusqu'à l'extrémité de la pointe. Ainsi se trouvent enlevés, avec le bourrelet fongueux, une partie saine de la face interne de la phalange, un rectangle latéral de l'ongle et le segment correspondant de sa matrice.

PROCÉDÉ DE — : Procédé de suture des nerfs qui consiste à ne comprendre dans l'anse des fils que le névrilème.

Bauhin (Gaspard), (1560-1624), anatomiste suisse, né à Bâle, fils de Jean Bauhin, médecin français, protestant émigré.

VALVULE DE — (1579) : Valvule iléo-cæcale.

Baume d'Arceus.

Suif de mouton......................	200 gr
Résine élémi......................)	ãã 150 gr
Térébenthine......................)	
Axonge..............................	100 gr

Baume d'acier ou d'aiguilles.

Limaille d'acier......................	15 gr
Acide nitrique......................	45 gr
Alcool rectifié......................	60 gr
Huile d'olive......................	75 gr

Employé autrefois en frictions contre les douleurs articulaires.

Baume Opodeldoch (Codex).

Savon animal......................	120 gr
Camphre..............................	96 gr
Ammoniaque liquide.................	40 gr
Essence de romarin..................	24 gr
Essence de thym........	8 gr
Alcool à 90°......................	1000 gr

Baumès (Jean-Baptiste-Timothée), (1777-1828), médecin de Montpellier, né à Lunel.

Loi de — : Loi de Colles. V. Colles, p. 116.

Sternalgie de — : Douleur rétro-sternale, siégeant vers la base du cœur, dans l'angine de poitrine.

Baveno (Italie). Station climatérique de printemps, d'été et d'automne, sur le lac Majeur.

Bayeux, médecin de Paris, contemporain.

Tube de — : V. Tube.

Bayle (Gaspard-Laurent), (1774-1816), médecin de Paris, né au Vernet (Basses-Alpes).

Granulation de — (1810) : Petite masse grise, dure à la coupe, de nature tuberculeuse formée elle-même de granulations plus petites, qu'on nomme granulations élémentaires ou follicules tuberculeux. A la coupe, ces follicules tuberculeux se montrent formés par une cellule géante qu'entourent une couronne de cellules épithélioïdes et des cellules du type embryonnaire.

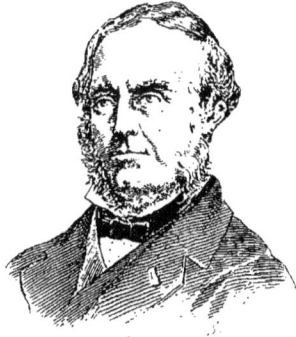

Fig. 26. — Bazin (1807-1878).

Maladie de — : Paralysie générale des aliénés.

Baynton, chirurgien anglais, de Bristol, contemporain.

Pansement de — : Pansement d'ulcère de jambe, constitué par des bandelettes imbriquées, de diachylon ou d'emplâtre de Vigo.

Bazin (Antoine-Pierre-Ernest), (1807-1878), médecin dermatologiste de Paris, né à Saint-Brice (fig. 26).

MALADIE DE — : Psoriasis buccal.

TYPE DE — : Type de mycosis fongoïde.

Bazy, chirurgien de Paris, contemporain.

ASPIRATEUR DE — : Instrument destiné à aspirer, après lithotritie, les fragments des calculs broyés. Il est composé d'un globe en caoutchouc, terminé en bas par un récipient de verre, relié à la poire par un goulot épais (fig. 27). Il est percé de trois orifices : un supérieur, pour le remplissage de l'instrument avec de l'eau boriquée ou simplement aseptique, un autre orifice percé à l'extrémité de l'axe transversal par lequel se fera le courant de refoulement et muni d'une soupape s'ouvrant vers l'extérieur ; il est garni d'une grille empêchant le retour dans la vessie des mucosités et des caillots qui flottent dans le liquide après quelques coups de pompe.

Le troisième orifice est l'orifice du tube d'aspiration ; il

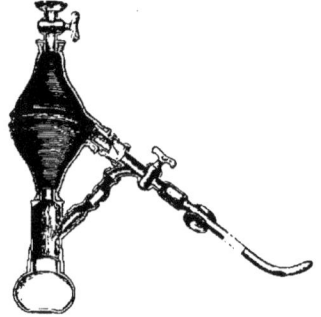

FIG. 27. — Aspirateur BAZY.

est libre, non garni d'une grille et muni d'une soupape s'ouvrant vers l'intérieur ; le courant d'aspiration est absolument libre, et les mouvements de l'appareil peuvent se faire régulièrement, les fragments tombant rapidement au fond, sans qu'on soit obligé d'attendre la fin de leur chute dans le récipient, sous peine de les voir revenir dans la vessie, emportés par le remous du refoulement.

BOUGIE DE — : Bougie filiforme, munie intérieurement d'une armature ou mandrin fait d'un fil très fin de métal très malléable, destiné à donner à la bougie une rigidité suffisante pour qu'elle ne se plie pas au moindre obstacle ; l'armature s'arrête à 1 centimètre de l'extrémité vésicale.

CATHÉTER BÉNIQUÉ DE — : Deux modèles : modèle du malade, modèle du chirurgien. Le modèle du chirurgien est légèrement conique sur une longueur de 1 centimètre environ ; le modèle du malade a un cône beaucoup plus allongé, 2 centimètres environ.

CATHÉTER POUR URÉTRECTOMIE DE — : Cathéter rectiligne qui peut être, ou non, monté sur conducteur, et destiné à l'urétrectomie. Il est cannelé pour

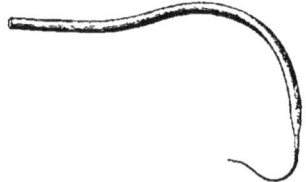

FIG. 28. — Cathéter BAZY.

guider l'ongle à travers l'épaisseur du canal et, au besoin, le bistouri (fig. 28).

53

DÉPRESSEUR VÉSICAL DE — : Sorte de spatule légèrement

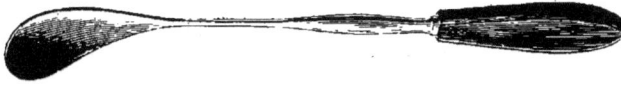

Fig. 29. — Dépresseur vésical Bazy.

concave, montée sur un long manche (fig. 29). Adjuvant du spéculum-écarteur.

ÉCOUVILLONNEUR DE LA VESSIE DE — : Essentiellement constitué par un écouvillon dont les crins passent à travers les longs œils latéraux d'une sonde n° 21, dont le bec a la courbure de celle du lithotriteur. Pour introduire ou pour retirer de la vessie cet instrument sans blesser l'urèthre, il suffit de retirer à soi de 5 ou 6 centimètres la tige de l'écouvillon pour que celui-ci soit complètement caché.

LITHOTRITEUR-PRÉHENSEUR DE — : Instrument fait sur le modèle du lithotriteur, destiné à saisir et à enlever les corps

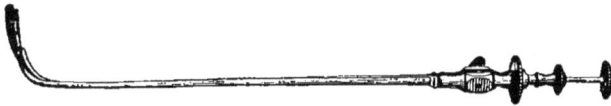

Fig. 30. — Lithotriteur Bazy.

étrangers allongés, souples ou mous de la vessie (sondes en gomme ou en caoutchouc, etc.), (fig. 30).
Disposé de telle façon, que le mors de la branche femelle est plus étroit que celui de la branche mâle et se loge dans ce dernier, contrairement à ce qui se passe dans le lithotriteur, le corps étranger saisi ne subit qu'une double plicature et peut, par conséquent, passer plus facilement dans le canal, surtout s'il est un peu gros.

PINCE POUR VARICOCÈLE DE — : Pince à mors légèrement courbes

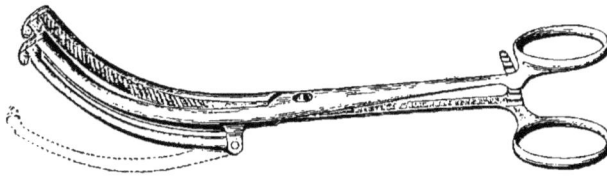

Fig. 31. — Pince pour varicocèle Bazy.

et longs de 12 centimètres environ, fenêtrés dans toute leur longueur : chacun d'eux étant composé de deux lames parallèles, les inférieures fortes, les supérieures plus faibles et articulées à leurs deux extrémités avec les premières (fig. 31). L'appareil étant en place, on incise toute la peau du scrotum qui dépasse les lames supérieures ; on fait disparaître ces dernières, on suture par un rapide surjet au catgut et on retire la pince. L'hémostase est faite.

SIGNE DE — : Sous ce titre, Estrabaud décrit un ensemble de caractères permettant de faire le diagnostic entre le rétrécissement de la portion bulbaire du canal et le spasme uréthral. Consiste en ceci : dans tout rétrécissement, quelque reculé qu'il soit (excepté les rétrécissements membraneux qui sont toujours d'origine traumatique), la boule de l'explorateur est toujours sentie par le périnée, et n'est pas sentie par le toucher rectal; dans le spasme, elle n'est pas sentie par le périnée, mais par le toucher rectal.

SONDE ÉVACUATRICE DE — : Sonde à courbure et longueur du bec semblables à celles du lithotriteur, pour permettre de fouiller la vessie dans tous les sens, munie d'un œil subterminal, permettant la sortie de gros graviers, des graviers plus gros que la sonde à deux œils.

SONDE GRILLAGÉE DE — : Sonde à œils multiples, très rapprochés, pour parer aux inconvénients de l'obstruction, par des mucosités, de l'un des œils d'une sonde à deux œils.

SONDE PROSTATIQUE DE — : Faite sur la courbure et du poids environ du Béniqué; permet d'introduire une sonde à demeure soit directement (son calibre intérieur est du n° 16), soit après introduction d'une bougie conductrice sur laquelle on vissera un mandrin le long duquel sera glissée une sonde à bout coupé, du calibre jugé utile (fig. 32). Le bouton terminal du mandrin porte deux échancrures destinées à loger le fil qui attachera la bougie conductrice de la sonde qu'on repoussera dans la vessie par l'intermédiaire de ce mandrin.

Pour s'en servir, on introduit dans la vessie la sonde avec le mandrin qui en bouche l'extrémité coupée et la rend inoffen-

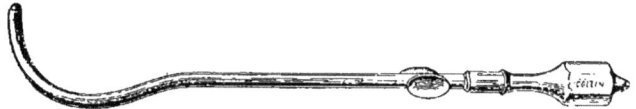

FIG. 32. — Sonde prostatique BAZY.

sive. La sonde introduite, on retire le mandrin et on bouche la sonde avec un fosset, pour empêcher l'urine de couler. Cela fait, un fil passé à travers les parois d'une sonde cylindrique n° 16, ou attaché à une bougie armée, rattache l'un ou l'autre de ces instruments au mandrin. On les introduit alors. S'il s'agit de la bougie, on pousse le mandrin à fond derrière elle et on retire le tout. Dès que l'armature de la bougie apparaît au méat, on coupe le fil, on passe un mandrin et on introduit la sonde à bout coupé. Si on veut introduire directement une sonde, on introduit cette sonde jusqu'à ce qu'elle disparaisse complètement dans la sonde métallique, on la repousse avec le mandrin et, au fur à mesure qu'on enfonce le mandrin, on retire la sonde métallique. De cette manière, on évite de mettre une trop grande longueur de sonde en gomme dans la vessie, où elle pourrait se ployer en cassure et, par suite, mal fonctionner, sans compter qu'elle pourrait être douloureusement sentie.

SPÉCULUM-ÉCARTEUR DE — : Instrument destiné à écarter et déplisser les parois de la vessie préalablement ouverte par la taille hypogastrique.

TROUSSE D'URGENCE DE — : Pour cathétériser. Composée de 4 bougies filiformes tortillées, avec mandrin métallique ; 5 bougies à boule perforée servant à la fois d'instillateurs et d'explorateurs n°s 6, 10, 15, 18, 21 ; 4 sondes à béquille longue et bien prononcée, 14, 16, 18, 20 ; 4 sondes-bougies n°s 10, 12, 14, 16 ;

FIG. 33. — Spéculum-écarteur BAZY.

4 sondes en caoutchouc rouge n°s 14 à 18 ; 6 bougies coniques olivaires, du 6 au 12.

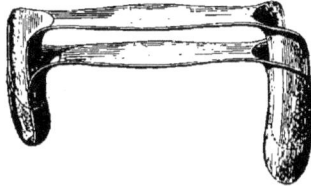

Bazzi et **Bianchi**. médecins italiens, contemporains.

PHONENDOSCOPE DE — : Instrument destiné à délimiter les organes profonds par la percussion et l'auscultation combinées, et à localiser les bruits donnés par l'auscultation.

Beale (Lionel-Smith), médecin anglais, né à Londres en 1828.

CARMIN DE — :

Carmin..............................	0 gr 5
Ammoniaque caustique................	1 gr 5
Glycérine...........................	48 gr
Eau distillée.......................	48 gr
Alcool..............................	12 cc

Dissoudre le carmin dans l'ammoniaque par la chaleur, porter à l'ébullition. laisser refroidir ; le vase doit rester débouché, jusqu'à ce que l'excès d'ammoniaque ait disparu, puis on ajoute l'eau, la glycérine, l'alcool.

CELLULE DE — (1863) : Cellule automotrice du cœur, possédant deux prolongements : l'un spiral (fibre sympathique), l'autre droit (fibre du pneumogastrique). En vertu de son activité propre, la cellule dégage constamment l'excitant que la fibre spirale transmet au muscle cardiaque.

Beard (George). (1840-1883). médecin de New-York, né à Montville.

MALADIE DE — (1880) : Neurasthénie.

Beau (Joseph-Honoré-Simon), (1806-1865), médecin de Paris, né à Collonges (Ain).

SYNDROME DE — : Asystolie.

Beaulieu (France, Alpes-Maritimes). Station climatérique, entre Nice et Monte-Carlo, sur la Méditerranée, abritée contre les vents du nord-est par une haute muraille de rochers.

Bec-de-cuiller. Extrémité tympanique du conduit du muscle du marteau. Cette dénomination est due à l'aspect que prend, après macération, cette portion du conduit, dont la moitié antéro-externe de la paroi, mince et fragile, a totalement disparu, ce qui la fait ressembler à l'extrémité libre d'une cuiller.

Bec-de-lièvre (A. Paré). Division verticale des lèvres, dans une étendue plus ou moins grande de leur hauteur, d'origine congénitale. Actuellement, on tend à élargir la compréhension du terme bec-de-lièvre, et à désigner sous ce nom toutes les fissures faciales d'origine congénitale.

— COMPLEXE OU COMPLIQUÉ : Bec-de-lièvre dans lequel la fissure n'intéresse pas seulement les parties molles superficielles, mais atteint encore le squelette (rebord alvéolaire, voûte palatine), et se prolonge jusque sur le voile du palais.

— GÉNIEN : Bec-de-lièvre dans lequel la fissure intéresse la joue, et dans ce cas, elle peut se diriger vers l'oreille (macrostomie), vers l'angle interne de l'œil (bec-de-lièvre prolongé), atteindre même la paupière inférieure (coloboma facial).

— MÉDIAN : Bec-de-lièvre dans lequel la fissure de la lèvre supérieure est nettement médiane. Ce bec-de-lièvre peut être simple ou complexe.

— PROLONGÉ : Bec-de-lièvre simple dans lequel la fissure dépasse la narine, l'ouvre du côté de la joue et se dirige vers l'angle interne de l'œil.

— SIMPLE : Fente verticale de la lèvre, allant jusqu'au-dessous de la narine. Il peut être unilatéral ou bilatéral.

Bechterew (Wladimir), médecin russe, né à Saint-Pétersbourg en 1857.

MALADIE DE — : Rigidité ou ankylose rachidienne survenant entre 40 et 50 ans.

NOYAU DE — OU NOYAU ANGULAIRE : Noyau bulbaire, situé à l'angle externe du plancher ventriculaire, et qui paraît être une dépendance du noyau de Deiters.

STRIE DE — : Strie de l'écorce cérébrale, occupant la partie supérieure de la couche des petites cellules pyramidales. Formée de fibres parallèles au grand axe des circonvolutions, elle se voit sur une coupe transversale.

Béclard (1785-1825), anatomiste de Paris, né à Angers.

HERNIE DE — : Hernie à travers l'orifice de la veine saphène.

Bécune. Poisson toxicophore (mer des Antilles, côtes du Brésil et du golfe du Mexique).

Bednar (Aloïs), médecin autrichien, né à Vienne.

APHTES DE — (1850) : Variété d'aphtes spéciale au nouveau-né, constituée par deux taches jaunes, aplaties, légèrement saillantes, situées de chaque côté du raphé du palais; peuvent s'exulcérer; d'autres lésions analogues peuvent parfois se rencontrer au niveau de l'angle postéro-inférieur du palais.

Beer.

MÉTHODE DE — : Traitement de la syncope respiratoire par la friction des lèvres et de la muqueuse buccale avec un morceau de glace ; cette friction est faite suivant un mode rythmé comme le rythme respiratoire. On cherche ainsi à réveiller le réflexe respiratoire en excitant les terminaisons du trijumeau.

Bégaiement ou **Bégayement**. Difficulté de parler caractérisée par : 1° son apparition dans le jeune âge, de 3 à 7 ans ; 2° une très grande intermittence ; 3° sa disparition complète dans le chant. Cette difficulté se présente le plus souvent au commencement des mots qui sont ou brusquement suspendus ou indéfiniment répétés avec accompagnements de grimaces, de tics, de mouvements choréiques, de troubles respiratoires et psychiques.

Behring (Emil), médecin allemand, né à Marbourg en 1854.

SÉRUM DE — : Sérum antidiphtéritique.

Beigel (Hermann), (1830-1879), médecin allemand, né à Greifswald.

MALADIE DE — : « Maladie parasitaire des cheveux artificiels, caractérisée objectivement par des nodosités d'un brun sale, qui se trouvent sur les poils ; elles sont constituées par des amas de parasites dont la nature n'est pas encore très bien spécifiée, et que l'on a déjà cependant appelés champignons des chignons » (Brocq).

Bell (Charles), (1774-1842), physiologiste anglais, né à Donn in Montcath (Écosse).

LOI DE — : Loi de Magendie. V. page 359.

NERF RESPIRATOIRE DE — OU GRAND NERF THORACIQUE SUPÉRIEUR : Nerf du grand dentelé, branche du plexus brachial.

PARALYSIE DE — : Paralysie de la VII° paire (facial).

PHÉNOMÈNE DE — (1824) : Le malade atteint de paralysie faciale périphérique grave ne peut pas fermer les paupières du côté paralysé sans dévier en même temps le globe oculaire en haut et légèrement en dehors.

SPASME DE — : Nom donné, en 1842, par Graves, au Tic convulsif non douloureux de la face.

Bellingham (O'Brien), (1805-1857), chirurgien irlandais, de Dublin.

THÉORIE DE — (1847) : Défendue par Broca. Théorie de la formation du caillot anévrysmal. Le caillot actif est seul utile pour l'oblitération de l'anévrysme, et ne peut jamais être le résultat de la transformation du caillot passif ; comme conséquence de cette théorie, la compression indirecte était le meilleur mode de traitement, parce qu'elle seule favorisait le dépôt successif des couches de fibrine du caillot actif, en diminuant d'une façon intermittente la vitesse du courant sanguin.

Bellini (Lorenzo), (1643-1704), anatomiste italien de Pise, né à Florence.

TUBE DE — (1662) : Portion du canal collecteur de l'urine située dans la pyramide de Malpighi.

Belloc (Jean-Jacques), (1732-1807). chirurgien d'Agen, né à Saint-Maurin, près d'Agen.

On trouve dans un auteur allemand et dans les mémoires de l'Académie de chirurgie, tome III, page 600, un Belloq (1730-1807), né à Saint-Maurin. Il est probable qu'il s'agit toujours du même chirurgien.

SONDE DE — : Sonde destinée à porter dans l'arrière-cavité des fosses nasales le fil qui, ramené par la narine, sert à faire le tamponnement de l'orifice postérieur.

Belloste (Augustin), (1654-1730), chirurgien français, né à Paris.

PILULES DE — : Pilules mercurielles purgatives (Codex).

Mercure pur.....................	
Miel blanc.....................	ãa 0ᵍʳ 05
Aloès........................	
Poivre noir....................	0 ᵍʳ 008 mill.
Rhubarbe.....	0 ᵍʳ 025 mill.
Scammonée, ...	0 ᵍʳ 017 mill.

pour une pilule : Dose : 2 à 6.

Benedikt (Moritz), médecin autrichien de Vienne, né à Eisenstadt (Hongrie) en 1835.

SIGNE DE — : Paralysie de l'oculo-moteur commun d'un côté, avec tremblement partiel ou total des membres du côté opposé.

Béniqué (Pierre-Jules), (1806-1851), médecin de Paris, né à Paris.

BOUGIE DE — : Bougie de plomb ou d'étain, à grande courbure,

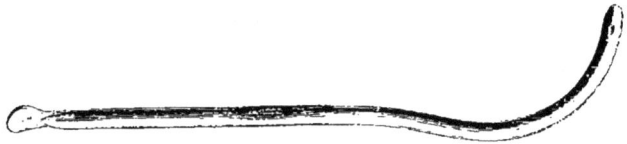

FIG. 34. — Bougie BÉNIQUÉ.

destinée à dilater le canal de l'urèthre, chez l'homme (fig. 34).

Benzoiodhydrine. Benzo-chlorhydro-iodhydrate de glycérine ; employée surtout contre les troubles fonctionnels de l'hypertension artérielle des angio-scléreux et chez les syphilitiques qui supportent mal l'iodure de potassium.

Béraud (Bruno-Jean-Jacques). (1823-1865), chirurgien de Paris, né à Monteux (Vaucluse).

LIGAMENT DE — (1861) : Ligament vertébro-péricardique. Lame fibreuse s'insérant en haut sur un épaississement de l'aponévrose cervicale profonde, compris entre la quatrième vertèbre cervicale et la cinquième vertèbre dorsale et s'unissant en bas au sommet du péricarde sur l'origine des gros vaisseaux de la base du cœur.

VALVULE DE — ou de KRAUSE : Repli valvulaire développé à la limite du sac lacrymal et du canal nasal.

Berck-sur-Mer (France, Pas-de-Calais). Plage de sable.

> SANATORIUM ou HOSPICE DE — : Établissement de l'Assistance publique de Paris, pour les enfants scrofuleux, tuberculeux.

Berger (Paul), chirurgien de Paris, contemporain.

> OPÉRATION DE — (1892) : Cerclage de la rotule fracturée.

Bergeron (Étienne-Jules), (1817-1900), médecin de Paris, né à Moret.

> CHORÉE ÉLECTRIQUE DE — : Chorée bénigne, guérissant rapidement par l'administration du tartre stibié.
> Synonymes : Électrolepsie de Tordeus ou Tic à secousses rythmiques de Joffroy.

Bergmann (G.-H.), (....-1861), médecin aliéniste allemand.

Bergmann (Karl), (1814-1864), anatomiste et physiologiste de Göttingen.

> BAGUETTE D'HARMONIE DE — : Barbe du calamus scriptorius (4° ventricule), parfois très apparente, oblique d'arrière en avant et de dedans en dehors, située entre l'eminentia teres et la base de l'aile blanche externe.
>
> FIBRES DE — ou FIBRES RADIÉES (1857) : Prolongements périphériques, rigides, un peu épineux des cellules névrogliques, aboutissant sous la pie-mère, à la membrane limitante ou cuticulaire qu'elles semblent tendre.

Béribéri. Maladie tropicale, qui paraît être « une polynévrite infectieuse généralisée ».

Berman.

> GLANDE DE — : Glande en tube, annexée à la sous-maxillaire et munie d'un conduit excréteur qui se jette dans le canal de Warthon.

Bernard (Claude), (1813-1878), physiologiste de Paris, né à Saint-Julien, près de Villefranche-sur-Saône (Rhône), (fig. 35).

> FONCTION GLYCOGÉNIQUE DU FOIE DE —: Le foie sécrète du sucre (1840), ou plutôt une substance capable de se transformer en sucre, dite matière glycogène (1855-1857), analogue à l'amidon et que les mêmes agents que pour l'amidon peuvent transformer en glucose.

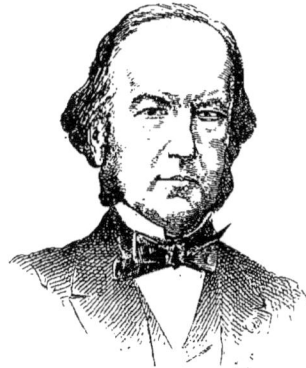

FIG. 35. — CLAUDE BERNARD.
(1813-1878).

> THÉORIE DES SÉCRÉTIONS GLANDULAIRES DE — (1855) : Les glandes ont une double sécrétion : l'une interne, l'autre externe. « J'ai appelé sécrétions externes celles qui s'écoulent en dehors, et sécrétions internes celles qui sont versées dans le milieu

organique intérieur... Les sécrétions internes sont beaucoup moins connues que les sécrétions externes...

« Le foie représente deux sécrétions : l'une externe, qui coule dans l'intestin, la sécrétion biliaire ; l'autre interne, qui se verse dans le sang, la sécrétion glycogénique... Il existe beaucoup d'autres glandes sanguines telles que la rate, le corps thyroïde, les capsules surrénales, les glandes lymphatiques, dont les fonctions sont encore aujourd'hui indéterminées... »

Bernhardt (Martin), médecin allemand, né à Potsdam en 1844.

MALADIE DE — : Paresthésie du nerf fémoro-cutané.

Bertin (Exupère-Joseph), (1712-1781), anatomiste français, né au Tremblay, près de Rennes.

COLONNE DE — (1744) : Prolongement de la substance corticale du rein qui entoure les pyramides de Malpighi et arrive jusqu'à la surface du hile.

CORNETS DE — (1754) : Os primitivement indépendants du sphénoïde, qui se soudent à l'âge de 12 à 15 ans au corps de l'os. Ils sont situés à la face inférieure du sphénoïde, de chaque côté du bec du sphénoïde et sont constitués par une mince lamelle osseuse, enroulée en demi-cône.

LIGAMENT DE — OU LIGAMENT ILIO-FÉMORAL : Ligament antérieur de l'articulation coxo-fémorale, possédant deux faisceaux : supérieur ou ilio-prétrochantérien et inférieur ou ilio-prétrochantinien (Poirier) ; à tort, on donne généralement ce nom au seul faisceau inférieur du ligament ilio-fémoral (Cruveilhier, Sappey) ; d'autres, enfin, ont désigné sous ce nom le seul faisceau supérieur.

Bertrandi (Jean-Antoine-Marie), (1723-1765), anatomiste italien, né à Turin.

SUTURE DE — : Suture à points passés.

Bétol. Salicylate de naphtol β ; antiseptique.

Bezold (Friedrich), chirurgien autrichien de Vienne, né à Rothenburg en 1842.

MASTOÏDITE DE — : Variété de mastoïdite suppurée, dans laquelle le pus, au lieu de se faire jour en perforant la paroi externe de l'apophyse mastoïde, amène la rupture de la paroi interne et vient se collecter, au niveau de la fossette d'insertion du digastrique et sous le sterno-cléido-mastoïdien.

Bex (Suisse, canton de Vaud). Eaux chlorurées sodiques, froides. Cure de raisin, fin septembre. Station climatérique ; 425 mètres.

Bianchi, médecin italien, contemporain.

PHONENDOSCOPE DE — : V. Bazzi et Bianchi.

Biarritz (France, Basses-Pyrénées). Station maritime au fond du Golfe de Gascogne.

Biarritz-Briscous. Dénomination de la station de Biarritz, depuis l'amenée à Biarritz des eaux chlorurées sodiques

fortes bromoiodurées de Briscous (ces eaux contiennent plus
de 290 grammes de sels par litre d'eau).

Bicéphale (*bis*, deux ; κεφαλή, tête). Qui a deux têtes (fig. 36).

Bichat (Marie-François-Xavier), (1771-
1802), anatomiste de Paris, né à Thoi-
rette (Jura), (fig. 37).

BOULE GRAISSEUSE DE — : Petite masse
adipeuse, située dans la joue, entre
le masséter en dehors, le buccinateur
en dedans, et se prolongeant plus ou
moins au-devant du bord antérieur
du masséter.

CANAL DE — OU CANAL ARACHNOÏDIEN :
Canal allant du troisième ventricule
à la partie moyenne de la grande
fente de Bichat. L'orifice interne du
canal est situé sur la partie inférieure
de la toile choroïdienne, en avant et
au-dessous de la glande pinéale. L'o-
rifice externe est constitué par un
pli circulaire que forme l'arachnoïde
autour de la veine de Galien, pli

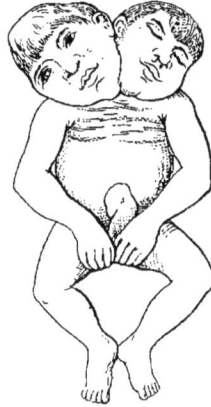

FIG. 36. — Bicéphale.

dont la disposition rappelle l'hiatus de Winslow. Ce canal
péri-veineux ferait donc communiquer la cavité ventriculaire
avec les espaces sous-arachnoïdiens.

FENTE CÉRÉBRALE DE — OU GRANDE FENTE CÉRÉBRALE : Sillon
impair, médian et symétri-
que, en forme de fer à cheval
à concavité antéro-inférieure,
situé à la base du cerveau.
Sur la ligne médiane, la fente
de Bichat est située entre le
bourrelet du corps calleux
(en haut) et les tubercules
quadrijumeaux (en bas) ; sur
les parties latérales, il est
situé entre le bord libre de
la cinquième circonvolution
temporale (en bas), la bandelette optique et le pédoncule cérébral (en haut). En
avant, elle paraît se continuer, au niveau de l'espace
perforé antérieur, avec la
scissure de Sylvius. Ce n'est
pas une véritable fente, car
le sillon est fermé par la pie-mère.

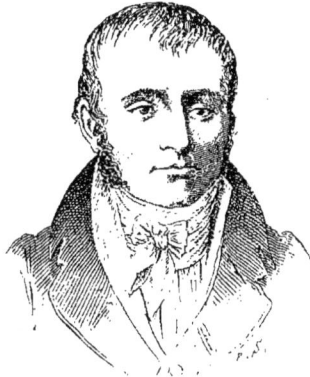

FIG. 37. — BICHAT (1771-1802).

LIGAMENT SACRO-ÉPINEUX DE — : Faisceau le plus inférieur de
la couche profonde du ligament sacro-iliaque postérieur.

TUNIQUE DE — : Tunique interne des artères.

Bidder (Heinrich-Friedrich), (1810-1894), anatomiste de Berlin, né à Gute Landohn (Livland).

GANGLION DE — : Amas de cellules nerveuses, situés à l'extrémité de chacun des nerfs cardiaques, sur la cloison auriculoventriculaire, près du septum auriculaire.

Bier (August-Karl-Gustav), chirurgien allemand contemporain, né à Greifswald en 1861.

MÉTHODE DE — (1899) : Analgésie sous-ombilicale, provoquée par l'injection sous-arachnoïdienne de cocaïne dans la région lombaire.

Biermer (Anton), (1827-1892), médecin allemand, contemporain, né à Bamberg.

MALADIE DE — : Anémie pernicieuse, progressive (signalée déjà par Andral, Piorry et Beau).

SIGNE DE — : Dans le pneumothorax avec épanchement, la hauteur dans laquelle est perçu le bruit d'airain varie suivant la position du malade.

Biernaki.

SIGNE DE — : Anesthésie du nerf cubital dans le tabes : en pinçant le nerf cubital au niveau de la gouttière épitrochléo-olécranienne, on n'obtient pas, en cas de tabes, la douleur du petit doigt que l'on observe à l'état normal.

Biett (Laurent-Théodore), (1781-1840), médecin de Paris, né à Schampf, en Suisse.

COLLERETTE DE — : Collerette épidermique entourant les syphilides papulo-lenticulaires.

Bigelow (Henry-Jacob), (....-1890), chirurgien américain, né à Boston.

LIGAMENT DE — OU LIGAMENT ILIO-FÉMORAL EN Y : N'est autre chose que le ligament de Bertin.

Bilharz (Theodor), (1825-1862), médecin allemand, né à Sigmaringen.

DISTOME DE — OU BILHARZIA HÆMATOBIA OU DISTOMA HÆMATO-BIUM (1851) : Parasite du sang veineux, découvert en Égypte.

Bilharziose. Affection causée par la présence des distomes (la bilharzia) dans la vessie. L'hématurie étant un symptôme habituel de la bilharziose, celle-ci se trouve décrite sous le nom d'hématurie de l'Ile-de-France, du Cap, d'Égypte.

Bilin (Bohême). Eaux froides, bicarbonatées sodiques.

Billroth (Christian-Albert-Theodor), (1829-1894), chirurgien autrichien de Vienne, né à Rugen.

PROCÉDÉ DE — : Dans la pylorectomie. Excision de la tumeur et réunion bout à bout de l'estomac au duodénum.

Bing (Albert), otologiste allemand, né à Nikolsburg en 1844.

ÉPREUVE DE — : Application du « diapason-vertex »; dès que les vibrations ne sont plus perçues, l'oreille à examiner est obturée avec l'index; s'il n'y a pas de lésions, le sujet doit percevoir un reste de sonorité (perception tardive de Bing).

PERCEPTION DE — : V. Épreuve de Bing.

Binoculaire (*bis*, deux fois; *oculus*, œil). Qui s'applique aux deux yeux.

Biopsie. Ablation de segments de tissus vivants pour l'examen microscopique ou pour l'inoculation aux animaux.

Bioscopie (βίος, vie; σκοπεῖν, examiner). Étude des phénomènes vitaux.

Bircher (Heinrich), chirurgien suisse, né à Kuttingen en 1850.

OPÉRATION DE — (1891) : Gastroplastie qui consiste à supprimer toute la partie inférieure de la cavité gastrique, en réunissant par plusieurs lignes de points de suture les parois antérieure et postérieure. Le bas-fond stomacal se trouve ainsi supprimé physiologiquement, mais non anatomiquement, puisqu'il n'est pas réséqué.

Birch-Hirschfeld (Félix-Victor), anatomo-pathologiste allemand, né à Cluvensieck en 1842.

MÉTHODE DE — : Procédé de choix pour la recherche microscopique de l'amyloïde. Les pièces fixées dans l'alcool, incluses dans la paraffine, sont débitées en coupes très minces (0,01 de millim. au maximum). Ces coupes déparaffinées et recueillies dans l'alcool, sont laissées pendant cinq minutes dans une solution de brun Bismarck (2 de brun pour 100 d'alcool au tiers). Elles sont ensuite lavées à l'alcool absolu puis à l'eau distillée ; elles passent ensuite dans une solution aqueuse de violet de gentiane à 2 °/₀, pendant 5 à 10 minutes, sont lavées à l'eau, et enfin décolorées à l'acide acétique très étendu, jusqu'à disparition de la teinte bleue, au niveau du tissu sain. Sur les préparations, les noyaux sont colorés en brun, le protoplasma est incolore, la substance amyloïde est rouge rubis.

Bischoff (Thodor-Ludwig-Wilhelm), (1807-1882), physiologiste allemand, né à Hanovre.

COURONNE RADIÉE DE — : Zone interne résultant du dédoublement de la capsule épithéliale de l'ovule, la zone externe constituant la membrane granuleuse.

Bischoff (Johann-Jacob), gynécologue allemand, né à Heidelberg en 1841.

OPÉRATION DE — (1879) : Extirpation totale de l'utérus gravide, par la voie abdominale.

Biskra (Algérie, province de Constantine). Station climatérique, terrienne, hivernale.

Bistournage. Opération vétérinaire consistant dans l'écrasement du cordon spermatique, et dont le but est l'atrophie testiculaire.

Biuret. Corps résultant de l'action d'une température de 150° à 190° sur l'urée. Longues aiguilles incolores, solubles dans l'eau et l'alcool, fusibles à 190°.

RÉACTION DU — : Réaction caractéristique des peptones. Laisser tomber dans l'urine alcalinisée par la lessive de soude

quelques gouttes d'une solution de sulfate de cuivre à 1 p. 100.
Il se produit une coloration rougeâtre-violet qui prend une
teinte pourpre d'autant plus franche que les peptones sont
en plus grande abondance. Cette dénomination est due à ce
que le biuret donne, avec les mêmes réactifs, le même résultat
que les peptones.

Bizzozero (Giulio), médecin de Turin, contemporain, né à Varese
(Lombardie) en 1846.

CELLULE ROUGE DE — : Cellule rouge de Neumann. V. p. 403.

PLAQUETTE SANGUINE DE — : Hématoblaste.

Black Drops (Expression anglaise : gouttes noires). Gouttes noires
anglaises.

Blake, médecin de Boston, contemporain.

SERRE-NŒUD DE — : Instrument destiné à l'extirpation des
polypes du nez.

Blanc.

— D'ALLEMAGNE : Carbonate de plomb.

— DE BALEINE : Matière grasse venant de la tête du cachalot.

— D'ESPAGNE, DE TROYES, etc. : Carbonate de chaux.

Blandin (Philippe-Frédéric), (1798-1849), chirurgien de Paris, né
à Aubigny (Cher).

GANGLION DE — : Petit ganglion nerveux, situé au milieu
d'un plexus formé par les filets que donne à la glande sublinguale le nerf lingual, en passant le long de sa face interne.

Blankenberghe (Belgique). Bains de mer très fréquentés en été,
sur la mer du Nord, au nord d'Ostende.

Blastoderme (βλαστός, germe ; δέρμα, membrane). Membrane
complexe, composée de plusieurs lames ou feuillets et formée
par les cellules provenant de la segmentation de l'œuf.

FEUILLETS DU — : Lames constituantes du blastoderme.

Blastomère ou **sphère de segmentation.** Cellule produite par la segmentation de l'ovule.

Blastopore (βλαστός, germe ; πύρος,
pore). Orifice par lequel la cavité
de la gastrula communique avec
l'extérieur.

Blastula. Vésicule faisant suite à la
morula et due au refoulement des
cellules de segmentation à la périphérie d'une cavité dite cavité
de segmentation, qui se forme au
centre de la morula (fig. 38).

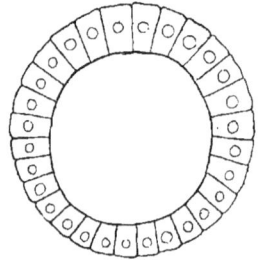

FIG. 38. — Blastula.

Blatte. Insecte orthoptère, noctambule, très répandu en tous pays,
friand de fruits, sucre, pain, viande, laine, chiffons gras, etc.

Broyé et mélangé à de l'huile, entrait dans la pharmacopée de Dioscoride et de Pline, comme topique.

Synonymes : Sylphe et spondyle ; cancrelat, cafard, ravet, bête noire, écrevisse de boulangerie.

Blattin.

VENTOUSE — : Ventouse en caoutchouc vulcanisé, que l'on comprime avec la main (fig. 39), en l'appliquant sur les téguments ; l'élasticité du caoutchouc est suffisante pour contrebalancer la pression

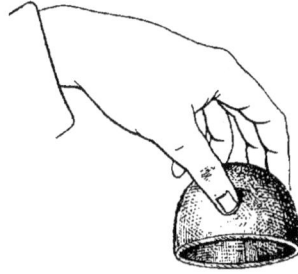

FIG. 39. — Ventouse de BLATTIN.

atmosphérique, et le vide se fait ainsi naturellement dans la ventouse.

Blaud (P.), (1774-1858), médecin de Beaucaire, né à Nîmes.

PILULES DE — (Codex) :

Sulfate de protoxyde de fer pulvérisé et desséché........................	} ãā 30 ᵍʳ
Carbonate de potasse................	5 ᵍʳ
Gomme arabique pulvérisée..........	30 ᵍʳ
Eau............................	30 ᵍʳ
Sirop simple......................	15 ᵍʳ

Pour 200 pilules.

Blennorrhagie (βλέννα, mucus ; ῥήγνυειν, rejeter). Inflammation des muqueuses, spécialement de la muqueuse uréthrale (chaudepisse, coulante, gonorrhée), causée par le gonocoque.

Blépharadénite (βλέφαρον, paupière ; ἀδήν, glande). Inflammation des glandes des paupières.

Blépharides (βλεφαρίς, cil des paupières). Cils des paupières.

Blépharisme (βλέφαρον, paupière). Spasme des paupières.

Blépharite (βλέφαρον, paupière). Inflammation des paupières.

Blépharophimosis (βλέφαρον, paupière ; φιμός, bride, muselière). Rétrécissement de la fente palpébrale.

Blépharoplastie (βλέφαρον, paupière ; πλάσσειν, former). Restauration de la paupière supérieure.

Blépharoptose (βλέφαρον, paupière ; πτῶσις, chute). Chute de la paupière supérieure ; peut s'observer isolément, devient alors signe d'une paralysie dissociée (d'origine centrale) de la troisième paire.

Blépharorrhaphie (βλέφαρον, paupière ; ῥαφή, suture). Suture des paupières.

Blépharospasme (βλέφαρον, paupière ; σπασμός, spasme). Occlusion involontaire et convulsive des paupières.

Blépharostat (βλέφαρον, paupière). Instrument servant à fixer les paupières au cours d'une opération sur l'œil.

GLOSSAIRE MÉDICAL.   5

Blépharoxyste (βλέφαρον, paupière ; ξύειν, gratter). Instrument employé pour l'ablation des végétations des paupières.

Blésité. Nom générique sous lequel on désigne une foule de défauts de prononciation, caractérisés par la substitution, la déformation ou la suppression d'une consonne. V. Zézaiement, clichement, grasseyement, blésement, susseyement.

Bleu de méthylène. Couleur d'aniline ; employé en clinique comme réactif : notamment pour juger de la perméabilité rénale. Employé aussi comme antipyrétique, antinévralgique et antipaludéen.

ÉPREUVE DU — (Achard et Castaigne) : Étude de la perméabilité rénale, basée sur le mode d'élimination par l'urine du bleu de méthylène injecté sous la peau.

— DANS LA PLEURÉSIE : Étude de l'absorption pleurale, basée sur le mode d'élimination par l'urine du bleu de méthylène injecté dans la plèvre.

Blocq (Paul-Oscar), (1860-1896), médecin de Paris.

MALADIE DE — : Astasie-abasie.

Blot (Claude-Philibert-Hippolyte), (1822-1888), accoucheur de Paris, né à Paris.

CISEAUX OU PERCE-CRÂNE DE — : Ciseaux employés au cours de la craniotomie fœtale, et analogues à ceux de Smellie,

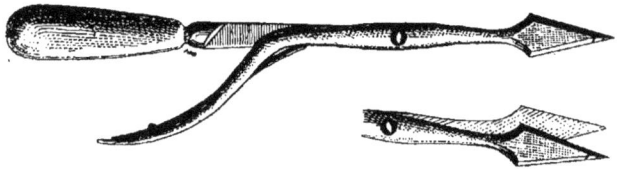

FIG. 40. — Perce-crâne de BLOT.

ayant, par suite, leur lame tranchante sur le bord externe ; en outre, l'instrument est monté de manière à ce que, à l'état de fermeture, le bord tranchant de chaque lame se trouve recouvert par le bord mousse de l'autre ; dès qu'on les ouvre, la lame tranchante fait saillie (fig. 40).

Boari, chirurgien de Ferrare (Italie), contemporain.

BOUTON DE — (1895) : Petit bouton anastomotique, destiné à la greffe urétéro-intestinale (fig. 41).

Boas (Ismar), médecin de Berlin, contemporain, né en 1858.

SIGNE DE — : Consiste à trouver dans le contenu stomacal un bacille particulier, producteur d'acide lactique.

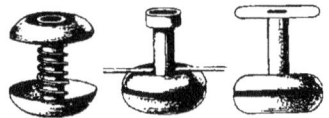

FIG. 41. — Bouton de BOARI.

Boas, comme Oppler, Kaufmann et Schlesinger, Godard,

Dantrieux. feraient de la présence dudit bacille un signe
pathognomonique du cancer de l'estomac. Ledit bacille aurait
été trouvé dans un estomac indemne de cancer.

Bobroff, chirurgien russe de Moscou, contemporain.

PROCÉDÉ DE — (1897) : Dans le traitement chirurgical des
kystes du foie. Incision du kyste, extirpation de la membrane
mère, suture des bords de l'incision, suture de la paroi abdominale. Pas de drainage. Pas de lavage.

Bochdaleck.

CANAL DE — (1866) OU CANAL EXCRÉTEUR DE LA LANGUE : Canal
inconstant, d'environ 3 centimètres de long, terminé en cul-de-
sac, supportant parfois des branches latérales ou canaux
secondaires, qui part du foramen cæcum et se dirige dans la
langue, en arrière et en bas.

GANGLION DE — : Petit ganglion plexiforme, situé dans l'épaisseur du maxillaire supérieur, au-dessus de la canine, auquel
aboutissent des filets du den-
taire antérieur et un filet
provenant du nasal postérieur.

TRITICÉO-GLOSSE DE — : V. Triticéo-glosse.

VALVULE DE — : Repli de la muqueuse du canal lacrymal, au
niveau du point lacrymal.

Bock (August-Karl), (1782-1833),
anatomiste allemand, né à Mag-
debourg.

Bock (Carl-Ernst), (1809-1874), anatomiste allemand, de Leipzig,
fils du précédent, né à Leipzig.

NERF DE — : Rameau pharyngien ou ptérygo-palatin du
ganglion de Meckel (maxillaire
supérieur).

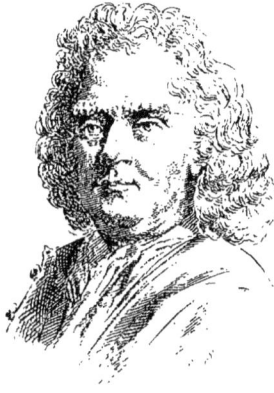
FIG. 42. — BOERHAAVE (1668-1738).

Boerhaave (1668-1738), médecin de Leyde (Hollande), né à
Woorhout, près de Leyde (fig. 42).

COLLYRE SEC ALOÉTIQUE DE — :

Calomel	} 0.30 cent.
Aloès.	}
Poudre de sucre.	4 gr

EMPLÂTRE DE — :

Huile rosat	
Extrait d'opium, de jusquiame, de	} ãã 6 gr
ciguë.	}
Cire blanche.	50 gr

Bœttcher (Arthur), (1831-1889), anatomo-pathologiste allemand
de Dorpat, né à Bauske.

CANAL DE — : Petit canal qui fait communiquer, dans l'oreille
interne, l'utricule et le saccule.

GANGLION DE — : Amas ganglionnaire, situé sur le rameau vestibulaire du nerf cochléaire, tout près de son origine, dans le fond du conduit auditif. Homologue d'un ganglion spinal.

Bohmer.

HÉMATOXYLINE ALUNÉE DE — :
Préparer les deux solutions suivantes :

1°	Hématoxyline cristallisée.........	1 partie.
	Alcool absolu.................	12 parties.
2°	Alun.........................	1 partie.
	Eau distillée.................	320 parties.

Ajouter 2 ou 3 gouttes de la première solution dans un verre de montre contenant de la deuxième.

— On peut encore avoir recours à la préparation suivante : Préparer : 1° une solution aqueuse d'alun de 1 à 2 % ; 2° une solution saturée d'hématoxyline dans l'alcool absolu. Ensuite, verser par goutte la première solution dans la seconde jusqu'à l'obtention d'une belle coloration violette.

La solution devient bleu foncé au bout de peu de temps, et doit être filtrée avant l'emploi. Pour qu'elle soit parfaite, la laisser, durant quinze jours, dans un flacon ouvert et à l'abri de la poussière.

Boiffin (1856-1896), chirurgien de Nantes.

PROCÉDÉ DE — : Dans la thoracoplastie. V. Thoracoplastie.

Bol d'Arménie. Argile contenant du peroxyde de fer.

Boldo. Plante du Chili ; ses feuilles donnent une huile volatile aromatique. Amer, tonique.

Boll (Franz-Christian), (1849-1879), médecin allemand, né à Neubrandenburg.

CELLULES EN PANIER DE — : V. Cellules en panier, page 98.

Bonfils, médecin français du XIX° siècle.

MALADIE DE — (1856) : Hypertrophie ganglionnaire généralisée, sans lésions du sang. Décrite par Trousseau, en 1858.

Bonn (André),(1738-1819),chirurgien d'Amsterdam, né à Amsterdam.

APPAREIL DE — : Contre l'exstrophie de la vessie. Analogue à l'appareil de Jurine.

Bonnet (Amédée), (1802-1858), chirurgien de Lyon, né à Ambérieux (Ain).

GOUTTIÈRE DE — : Grande gouttière matelassée, permettant d'obtenir l'immobilité parfaite de tout le corps, ou seulement d'un membre.

Bontius (Gérard), (1536-1599), médecin hollandais, de Leyde, né à Rijswijk.

PILULES DE — :

Aloès barbade......................	10 gr
Gomme-gutte......................	10 gr
Gomme ammoniaque...............	10 gr
Vinaigre blanc....................	60 gr

Évaporer en consistance pilulaire et faire des pilules de 0,20 cent. Dose : 2 à 6 par jour.

Borborygme (βορβορυγμός de βορβορύζειν, faire une sorte de grouil-
lement). Bruit des intestins.

Borda (1733-1799), physicien, mathématicien et capitaine de vaisseau français, né à Dax.
Double pesée de — : Méthode indiquée par cet auteur pour
trouver le poids exact d'un corps, malgré les imperfections
que peut présenter la balance.
Méthode de pesée de — : On met dans un plateau le corps à
peser ; dans l'autre, une tare égale au poids du corps à peser ;
on retire l'objet que l'on remplace par des poids marqués.

Bostock, médecin anglais.
Maladie de — : Asthme des foins.

Bot (*vieux français*) : Tronqué.
Main — : V. Main bote, page 360.
Pied — : V. Pied bot, page 454.

Botal ou *Botalli* (Leonardo), (1530-....), médecin de Paris, né à
Asti (Piémont).
Trou de — : Orifice de communication entre les deux oreil-
lettes ; il n'existe que chez le fœtus et disparaît à la naissance.

Botryomycose (βότρυς, grappe ; μύκης, champignon). Mycose constituée par un microcoque, ressemblant au staphylocoque,
disposé sous forme de grains, d'aspect mûriforme et de couleur jaunâtre (Nocard et Leclainche).
Syn. : Champignon du cheval (Bollinger) ; champignon de
castration (Rivolta et Micellone), parce que c'est presque
exclusivement chez le cheval qu'on observe cette affection parasitaire d'aspect fongueux, particulièrement après castration.
— humaine : Affection se présentant sous forme de petites
tumeurs, d'apparence papillomateuse, parasitaires, formées
de grains jaunâtres, constituées par l'agglomération de
botryomycès (A. Poncet et L. Dor).

Botulisme (*botulus*, boudin, saucisson). Désigne la série des accidents dus à l'ingestion de substances alimentaires altérées,
particulièrement de charcuterie.

Bouchard, médecin de Paris, contemporain.
Nodosités de — : Déformations ordinairement observées chez
les sujets atteints de dilatation stomacale, caractérisées par
l'épaississement de l'articulation qui unit la première phalange avec la phalangine des doigts.

Bouchardat (Apollinaire). (1806-1886). médecin de Paris, né à
Isle-sur-le-Serein (Yonne).
Poudre anthelmintique, purgative de — :

Mousse de Corse........................	20 gr
Semen-contra.........................	20 gr
Calomel.............................	3 gr

Dose : de 5 à 13 décigr.

RÉACTIF DE — :

Iode.... .... 1 gr
Iodure de potassium.................... 2 gr
Eau distillée........................... 5o gr

Employé pour la recherche des alcaloïdes dans les urines.

Bouche rénale. Aspect de la bouche, dans l'insuffisance rénale : la langue est sèche, rouge sur les bords, de couleur brunâtre au milieu ; la face interne des joues et le pharynx sont rouges, luisants, desséchés.

Bouchut (Jean-Antoine-Eugène), (1818-1891), médecin de Paris, né à Paris.

RESPIRATION EXPIRATRICE DE — : Modification du rythme respiratoire qui s'observe dans la broncho-pneumonie et qui consiste en ce que, à l'inverse de l'état normal, l'expiration est plus longue que l'inspiration.

OPÉRATION DE — (1858) : Tubage laryngé. V. Tubage.

Boudin (1803-1867), médecin français, né à Metz.

LIQUEUR DE — :

Acide arsénieux................. 1 gr.
Eau distillée.................... 1 litre.

Chaque gramme contient 1 milligramme d'acide arsénieux.

LOI DE — : Antagonisme affirmé (à tort) entre l'impaludisme et la tuberculose.

MÉTHODE DE — : Méthode d'administration de l'arsenic, qui consiste à donner d'emblée ce médicament à doses élevées, en ayant soin de fractionner les doses, par exemple 5o à 100 grammes de liqueur de Boudin en vingt-quatre heures.

Boue minérale. Boue composée de conferves et de principes minéraux, appliquée dans un but thérapeutique.

Boue splénique. Pulpe de la rate.

Bougie. Tige pleine, souple ou rigide que l'on introduit dans un canal naturel.

— TORTILLÉE (fig. 43) : Bougie filiforme, dont on a tortillé en spirale une des extrémités.

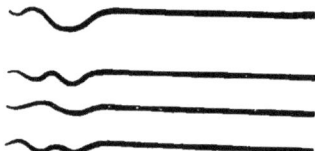

Bougirung. Dilatation de la trompe d'Eustache, au moyen de bougies de différentes substances, en général en celluloïd transparent. Méthode préconisée plus particulièrement à Vienne, par Urban Tschitsch.

FIG. 43. — Bougie tortillée.

Bouillaud (1794-1881), médecin de Paris, né à Garat (Charente).

DELIRIUM CORDIS DE — : Irrégularité extrême des pulsations artérielles et des battements cardiaques en cas d'asystolie.

LOIS DE — : 1° Dans le rhumatisme articulaire aigu, violent, généralisé, la coïncidence d'une péricardite ou d'une endocardite est la règle ; la non-coïncidence, l'exception.

2° Dans le rhumatisme articulaire léger, partiel, apyrétique. la non-coïncidence est la règle ; la coïncidence, l'exception. (Ces deux lois sont trop absolues.)

Bouilly, chirurgien de Paris, contemporain.

OPÉRATION DE — (1893) : Excision d'une partie de la muqueuse du col de l'utérus, en respectant la muqueuse des parties latérales, pour éviter l'atrésie du col.

Bouisson (1813-1884), chirurgien de Montpellier, né à Mauguio (Hérault).

FRONDE DE — : Appareil pour les fractures du maxillaire inférieur (fig. 44).

Boulimie (βούλιμος, faim ardente ; de βου, préfixe de puissance, et λιμός, faim). Exagération de l'appétit.

Bourbillon. Masse blanc-jaunâtre, de consistance filamenteuse, qui s'élimine par l'ouverture des furoncles.

Bourbon-Lancy (France, Saône-et-Loire). Eaux chlorurées très chaudes (46° à 58°). Altitude, 240 m.

Bourbon-l'Archambault (France, Allier). Eaux chlorurées sodiques

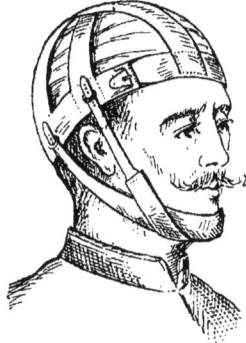

FIG. 44. — Fronde de BOUISSON.

très chaudes (52°), ou froides (12°,8), et très abondantes : bains avec douches sous-marines. Altitude : 242 m.

Bourbonne-les-Bains (France, Haute-Marne). Eaux chlorurées très chaudes (55° à 65°).

Bourbouilles. Éruptions cutanées dues à une sécrétion exagérée des glandes sudoripares.

Bourboule (la). (France, Puy-de-Dôme). Eaux chlorurées bicarbonatées, froides (19°,1) et chaudes (60°). Altitude 846 m.

Boussole. Instrument essentiellement composé d'une petite aiguille aimantée mobile, sur un cadran divisé, autour d'un axe vertical ou horizontal ; une des extrémités de l'aiguille se tourne vers le nord : c'est le *pôle nord* de l'aiguille, que l'on distingue du *pôle sud* en le teintant en bleu, par exemple. Le *méridien magnétique* ainsi déterminé fait avec le méridien géographique du lieu un angle qu'on appelle la *déclinaison*.

Bouteille de Leyde (Leiden, ville de Hollande). Condensateur électrique en forme de bouteille, inventé par Müschenbrok.

Bouton ou **Ulcère d'Alep, de Biskra, de Bombay, de Saratov, de Nabeul, de Gafsa, d'Orient, d'un an,** etc. Affection des pays chauds, vraisemblablement d'origine parasitaire, débutant par des élevures cutanées et produisant des ulcérations atones, très longues à guérir.

Bouton d'Orient. Nom générique donné par Villemin, en 1854, au bouton d'Alep, de Biskra, de Bombay, du Nil, du Caire, etc.

Bouton d'un an. Nom donné au bouton d'Alep ou d'Orient, à cause de sa longue durée.

Bouton anastomotique. Petit appareil employé pour anastomoser l'un à l'autre deux organes creux (estomac, intestin, vésicule biliaire, etc.). Le bouton de Murphy est le type du genre.

Bouton de Boari. V. Boari, page 66.

Bouton de Murphy. V. Murphy, page 394.

Bouton diaphragmatique (Guéneau de Mussy). Point douloureux, en cas de pleurésie diaphragmatique, situé au point d'intersection de deux lignes dont l'une, verticale, longe le bord externe du sternum, et l'autre, horizontale, fait suite à la portion osseuse de la 10e côte.

Boutonné.

BISTOURI — : Bistouri dont l'extrémité, plus ou moins arrondie, n'est pas tranchante.

Boutonnière exploratrice (Guinard). Petite incision faite à la paroi abdominale, sans anesthésie générale, dans les cas de contusion de l'abdomen, permettant l'introduction du doigt, qui peut constater, parfois, l'existence d'un épanchement intra-péritonéal latent.

Bowmann (William), (1816-1892), médecin anglais de Londres, né à Nantwich (Cheshire).

CAPSULE DE — : Membrane en forme de sphère creuse, coiffant le peloton vasculaire du glomérule de Malpighi.

DISQUE DE — OU ÉLÉMENT PRIMITIF DE LA SUBSTANCE MUSCULAIRE, OU SARCOUS ELEMENTS : Disque dû à la segmentation de la fibre musculaire dans le sens transversal, sous l'influence des acides faibles, de certains sels alcalins ou de la congélation. Les disques de Bowmann comprennent le disque épais et la strie de Hensen.

MEMBRANE DE — : Lame élastique antérieure de la cornée, appelée aussi couche limitante antérieure.

THÉORIE DE — : Théorie de la sécrétion urinaire. La sécrétion de l'urine se fait par un double travail : travail de filtration, sous la dépendance de la pression sanguine et dont le siège est le glomérule ; travail de sécrétion, sans relation directe avec la pression et effectué par l'épithélium sélectif des tubes urinifères.

Boyer (Alexis, baron), (1757-1833), chirurgien de Paris, né à Uzerches (Corrèze).

APPAREIL DE — : Appareil pour fracture de la rotule (fig. 45).

BOURSE SÉREUSE DE — : Bourse séreuse située en avant de la membrane thyro-hyoïdienne, remontant jusque sous la face postérieure de l'os hyoïde.

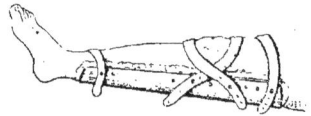

FIG. 45. — Appareil de Boyer.

KYSTE DE — : Kyste sous-hyoïdien.

Bozeman (Nathan), médecin américain, de Montgommery, né à Butler (Alabama), en 1825.

AJUSTEUR DE — : Longue tige d'acier surmontée d'un petit

disque aplati, percé d'un trou à son centre, destinée à obtenir l'affrontement exact des lèvres d'une plaie (fig. 46). Dans ce trou, on engage les deux bouts de chaque fil à suture, et, tandis qu'on les tend de la main gauche, on fait glisser le

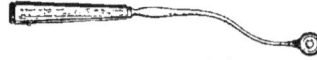

FIG. 46. — Ajusteur de Bozeman.

disque sur la plaie, de manière à imprimer aux fils la forme d'un anneau qu'il suffit de serrer. S'emploie surtout dans la cure de la fistule vésico-vaginale.

BOULE DE — : Boule servant à dilater le vagin rétréci après la formation d'une fistule vésico-vaginale.

SPÉCULUM DE — : Spéculum à deux valves latérales qui permettent de dilater le vagin dans toute sa longueur, aussi bien à sa partie inférieure qu'au sommet (fig. 47).

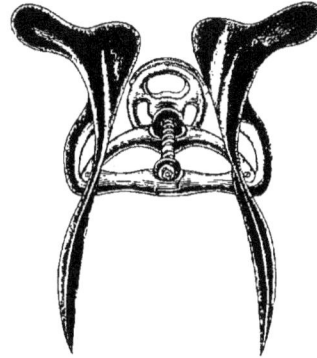

FIG. 47. — Spéculum de Bozeman.

POSITION DE — : Position génu-cubitale, dans laquelle la malade est maintenue immobile au moyen d'un appareil à support, ce qui permet d'avoir recours à l'anesthésie. Recommandée pour la cure des fistules vésico-vaginales (fig. 48).

Bozeman - Fritsch. V. Bozeman, Fritsch.

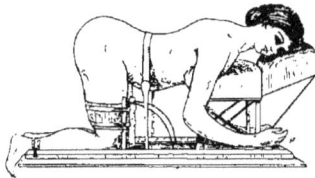

FIG. 48. — Position de Bozeman.

SONDE DE — : Sonde à double courant pour les injections intra-utérines (fig. 49).

Brachycéphale (βραχύς, court ; κεφαλή, tête). « Retzius a donné ce nom aux races d'hommes dont la boîte crânienne, vue

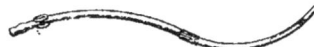

FIG. 49. — Sonde de Bozeman-Fritsch.

d'en haut, présente la forme d'un œuf, mais plus courte ou tronquée et arrondie en arrière ; sa plus grande longueur ne dépasse pas sa plus grande largeur (qui est en arrière) de plus de 1/8, tandis qu'elle la dépasse de 1/4 dans les dolichocéphales. Dans les brachycéphales, la longueur est à la plus grande largeur comme 8 : 7 ; dans les dolichocéphales elle est comme 9 : 7. Chez les brachycéphales, au lieu d'être ronde, la tête paraît carrée, à coins arrondis, l'extrémité antérieure plus petite que la postérieure. Ils se subdivisent en orthognathes et en prognathes. » (Littré et Robin).

Brachydactylie (βραχύς, court ; δάκτυλος, doigt). Malformation caractérisée par un développement incomplet en longueur d'un ou de plusieurs doigts.

Brachygnathie (βραχύς, court ; γνάθος, mâchoire). Petit volume de la mâchoire,

Brachymétropie (βραχύς, court ; μέτρον, mesure ; ὤψ, œil). Myopie.

Brachyrhinie (βραχύς, court ; ῥίς, nez). Petit volume du nez.

Bradyarthrie (βραδύς, lent ; ἄρθρον, articulation). Parole compréhensible, mais lente et scandée, malgré une assez grande dépense de forces.

Bradycardie (βραδύς, lent ; καρδία, cœur). Ralentissement notable, souvent extrême, passager ou permanent, des battements du cœur.

Bradylalie (βραδύς, lent ; λαλιά, parole). Voix monotone, ayant toujours la même hauteur et quelquefois nasonnée.

Bradypepsie (βραδύς, lent ; πέψις, coction). Digestion difficile et lente.

Bradyphasie (βραδύς, lent ; φάσις, parole). Parole excessivement lente, que l'on rencontre souvent dans la méningite, et dans différentes affections corticales diffuses.

Bradyphrasie (βραδύς, lent ; φράσις, manière de parler). Parole présentant dans son émission des temps d'arrêt plus ou moins grands.

Bradytrophie (βραδύς, lent ; τροφή, nourriture), (Landouzy). Ralentissement de la nutrition.

Braid (James), (1795-1860), médecin anglais, né à Manchester.

Braidisme (Durand de Gros). Hypnotisme.

Brand (Ernst), médecin allemand de Berlin, contemporain, né en 1827.

MÉTHODE DE — : Administration *systématique* de bains froids à 12 ou 18 degrés, durant 10 à 15 minutes, toutes les trois heures, jour et nuit, dès le début, dans la fièvre typhoïde et, par extension, dans toutes les toxi-infections.
Syn. : Méthode Brand-Glénard (Juhel-Rénoy), parce que Glénard l'applique en France depuis 25 ans. — Méthode Récamier-Brand, parce que Récamier recourut, dans quelques cas de typhoïde exceptionnellement graves, à des bains froids répétés, mais sans en généraliser l'emploi.

Brandberg.

MÉTHODE DE — : Méthode de dosage de l'albumine. On recherche l'albumine par l'acide nitrique et on se rend ainsi compte de l'importance du disque albumineux. On dilue l'urine au 10ᵉ (1 partie d'urine, 9 parties d'eau) et on recommence l'épreuve par l'acide nitrique. Si le disque met trois minutes à apparaître, c'est que l'urine ne contient pas plus de 30 centigrammes d'albumine par litre. S'il se forme de suite, ou avant trois minutes, on dilue la solution d'urine au 10ᵉ avec une quantité d'eau déterminée et indiquée dans un tableau. La nouvelle dilution est de nouveau traitée par l'acide nitrique. On fait ainsi une série de dilutions de plus en plus étendues, jusqu'à ce que l'on obtienne la formation du disque en trois minutes. Le tableau ci-dessous indique alors la quantité d'albumine correspondante.

Quantité d'urine diluée au 10ᵉ.		Eau.		Albumine pour 100.
cm. cubes		cm. cubes		
2	mêlés à	1	correspondent à	0,05
2	—	4	—	0,10
2	—	8	—	0,15
2	—	10	—	0,20
2	—	13	—	0,25
2	—	16	—	0,30
2	—	19	—	0,35
2	—	22	—	0,40
2	—	25	—	0,45
2	—	28	—	0,50
2	—	31	—	0,55
2	—	34	—	0,60
2	—	37	—	0,65
2	—	40	—	0,70
2	—	43	—	0,75
2	—	46	—	0,80
2	—	49	—	0,85
2	—	52	—	0,90
2	—	55	—	1,
2	—	58	—	1,05
2	—	61	—	1,10

Bras articulé (fig. 50). Appareil orthopédique destiné à remplacer le bras.

Brasdor (Pierre), (1721-1798), chirurgien de Paris, né dans le Maine.

CORSET DE — : Ancien appareil pour fractures de la clavicule.

MÉTHODE DE — : Traitement des anévrysmes par la ligature de l'artère, immédiatement au-dessous du sac.

Braun (Gustav), accoucheur autrichien, né à Zistersdorf en 1829.

CROCHET DE — : Crochet en acier, destiné à pratiquer la décollation du fœtus par arrachement.

Braune (Christian-Ludwig), anatomiste allemand, né en 1831.

CERCLE VEINEUX DE — : Anastomose jetée entre deux troncs veineux collecteurs et recevant elle-même une veine afférente. Le sang arrive par cette veine afférente. La branche anastomotique, au ni-

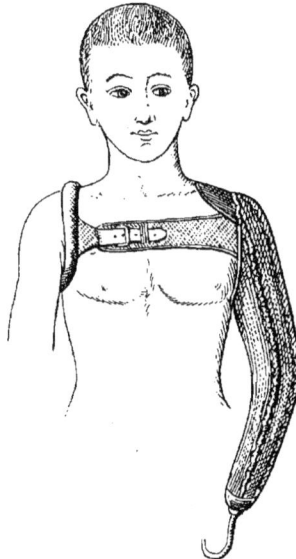

Fig. — 50. — Bras articulé.

veau de son embouchure dans chaque collecteur veineux, est munie d'une paire de valvules disposées de telle sorte que le sang peut pénétrer dans le tronc collecteur, mais ne peut jamais refluer vers la veine afférente.

ORIFICE INTERNE DE — : Anneau de Bandl.

Bravais (1801-....), médecin français.

ÉPILEPSIE BRAVAIS-JACKSONNIENNE (1827) : Épilepsie partielle. Syndrome clinique vu depuis Hippocrate, bien décrit par Bravais en 1827, dont la pathogénie a été établie par Jackson (1863-1873). Convulsions paroxystiques débutant en pleine connaissance, dans un groupe musculaire très circonscrit, habituellement limitées à une moitié du corps ne s'accompagnant pas de perte de connaissance. En rapport avec des lésions siégeant au niveau de l'écorce cérébrale (centres moteurs).

Bredouillement. Défaut de prononciation caractérisé par une extrême rapidité dans l'articulation des mots.

Bregma (βρέγμα, partie supérieure de la tête: de βρέγω, mouiller, soit à cause de la grande fontanelle qui s'y trouve chez le fœtus, soit parce qu'on croyait que les humeurs y affluaient). Point d'intersection de la suture fronto-pariétale avec la suture sagittale (p. 36, fig. 18, 1).

Bremer, médecin américain, contemporain.

RÉACTION DE — : Établit une différenciation entre le sang normal et le sang diabétique. Elle est basée sur ce fait qu'à l'état normal, les hématies se colorent par les couleurs acides (éosine, bleu de méthyle, etc.), tandis que chez les diabétiques, elles se colorent par les couleurs basiques (bleu de méthylène, safranine, etc.).
Pour la déceler, on peut avoir recours à deux procédés : 1° Mélanger une solution saturée d'éosine soluble à l'eau avec une solution saturée de bleu de méthylène; il se fait un précipité insoluble dans l'eau; on recueille ce précipité et on fait une solution saturée dans l'alcool à 90° en y ajoutant un peu d'éosine et de bleu de méthylène. Dans cette solution, on trempe pendant 5 minutes des lamelles enduites de sang, fixé à l'étuve: le sang normal prend une teinte violacée, le sang diabétique, une teinte verdâtre.
2° Prendre une solution, soit de rouge Congo, soit de bleu de méthyle (couleurs acides). Tremper dans cette solution pendant 2 à 5 minutes des lamelles enduites de sang, fixé à l'étuve : retirer les lamelles et les laver à l'eau : le sang normal prend une teinte rouge ou bleue, suivant la couleur choisie. Le sang diabétique n'a presque pas pris la couleur.
Marie et Le Goff attribuent à cette réaction non seulement une valeur qualitative, mais encore une valeur quantitative, sa réaction étant d'autant plus prononcée que la teneur en sucre est plus grande.

Brenner.

Épreuve électrique de — (1869) : Destinée à vérifier l'état normal du nerf auditif : on fait passer un courant électrique continu à travers l'oreille, le pôle positif étant appliqué sur le côté du cou, le pôle négatif sur le tragus ; à l'état normal, le sujet perçoit d'abord une sensation sonore, puis un son plus élevé, enfin des bourdonnements.

Breschet (1784-1845), anatomiste de Paris, né à Clermont-Ferrand.

Sinus de — ou sinus sphéno-pariétal de — : S'étend du sinus longitudinal supérieur au sinus caverneux. Dans la moitié des cas, il n'est autre chose que la veine méningée moyenne très développée. Se compose de deux parties : une verticale allant de la gouttière sagittale à l'angle externe de la petite aile du sphénoïde, l'autre horizontale, sous la petite aile du sphénoïde ; parallèlement à la fente sphénoïdale. Il vient se jeter dans le sinus caverneux, soit directement, soit en s'anastomosant avec la veine ophthalmique (2/3

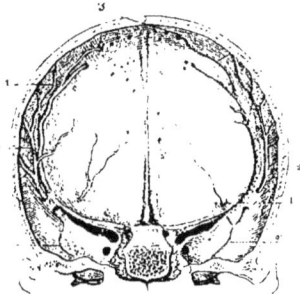

Fig. 51. — Sinus de Breschet.

1. Sinus de Breschet : — 2 et 2'. Artère méningée moyenne : — 3. Empreinte des granulations de Pacchioni.

des cas). C'est une voie anastomotique entre les sinus de la voûte et ceux de la base (fig. 51).

Veines de — ou veines diploïques : Veines du diploé.

Bretonneau (1778-1862), médecin de Tours, né à Saint-Georges-sur-Cher (fig. 52).

Bretonneau et Trousseau.
V. Bretonneau, Trousseau.

Méthode de — : Dans le paludisme, la quinine est prise en une fois, après l'accès.

Bride masculine du vestibule (Pozzi), (1884). Bandelette membraniforme, avec faisceaux élastiques, allant de la partie supérieure du méat vers le clitoris, et représentant, chez la femme, la portion cylindroïde du corps spongieux de l'urèthre de l'homme.

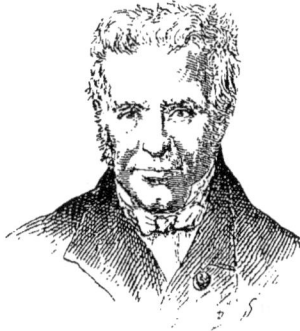

Fig. 52. — Bretonneau (1778-1862).

Brides-les-Bains (France, Savoie). Eaux sulfatées, chlorurées faibles, chaudes. Altitude : 570 m.

Bright (Richard), (1789-1858), médecin anglais, né à Bristol.

GRANULATIONS DE — : Ilots fibreux que l'on trouve à la coupe dans la sclérose rénale.

MAL DE — (1827) : Néphrite chronique albumineuse.

Brinton, médecin anglais.

MALADIE DE — : Linitis plastique.

Briscous (France, Basses-Pyrénées). Village. V. Biarritz-Briscous.

Broca (Paul), (1824-1880), anthropologiste et chirurgien de Paris, né à Sainte-Foy-la-Grande (Gironde), (fig. 53).

ANGLE BASILAIRE DE — : V. Angle, p. 25.

CAILLOTS ACTIFS DE — : Caillots périphériques de la cavité anévrysmale, de couleur blanchâtre, d'apparence feuilletée, stratifiés, de consistance ferme, formés par le dépôt successif d'une série de couches de fibrine. Le nom d'actifs leur a été donné par Broca, qui leur attribuait exclusivement le rôle de l'oblitération de la cavité anévrysmale.

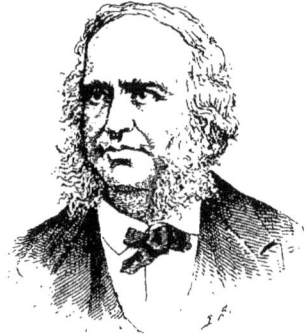

FIG. 53. — PAUL BROCA (1824-1880).

CAILLOTS PASSIFS DE — : Caillots rouge-noir non stratifiés, mous, friables, situés dans la partie centrale de la cavité anévrysmale et près de l'orifice de communication. Ne jouent, d'après Broca qui leur a donné ce nom, aucun rôle dans l'oblitération de l'anévrysme.

CIRCONVOLUTION DE — : Troisième circonvolution frontale gauche : localisation du langage.

GRAND LOBE LIMBIQUE DE — : Nom donné par Broca à l'ensemble de la circonvolution du corps calleux et de celle de l'hippocampe. Rudimentaire chez l'homme, il est surtout développé chez les animaux dont le sens de l'odorat est d'une grande acuité.

PLAN HORIZONTAL DE — : V. Plan horizontal du crâne, p. 458.

PROCÉDÉ DE — (1876) : Pour arriver sur la troisième circonvolution frontale. « Mener du point où la base de l'apophyse orbitaire externe se recourbe et se relève pour se continuer avec la crête temporale de l'os frontal, à travers la fosse temporale, une ligne horizontale sur laquelle nous prenons une longueur de 5 centimètres ; nous obtenons ainsi un point qui correspond à peu près à la pointe du lobe temporal. Par ce second point, élevons sur la ligne précédente une perpendiculaire sur laquelle nous mesurons 2 centimètres et nous aboutissons à un troisième point qui correspond à peu près au centre de la région du langage. »

Broca-Championnière. V. Broca (Paul), Championnière.

PROCÉDÉ DE — : Pour déterminer la ligne rolandique en vue de la trépanation. Mener, à partir du bord postérieur de l'apophyse orbitaire externe, une ligne horizontale de 7 cent. de long chez l'homme, 6 cent. 1/2 chez la femme. A l'extrémité de cette horizontale, élever une perpendiculaire haute de 3 cent. L'extrémité supérieure de cette perpendiculaire correspond à la partie inférieure de la scissure de Rolando, dont l'extrémité supérieure est à environ 5 centimètres en arrière du bregma. (Le bregma se détermine avec l'équerre flexible bi-auriculaire de Broca.)

Brodie (Benjamin-Collins). (1783-1862), chirurgien anglais, né à Winterslow.

NÉVRALGIE SPINALE DE — : Névralgie vive, chronique, siégeant en un point du rachis, et simulant le mal de Pott.

Brœsike (Gustav), anatomiste allemand, né à Puppen en 1853.

FOSSETTE DE — (1891) : V. Fossettes duodénales intermésocolique transverse et paraéjunale, pages 213 et 215.

Bromaline. Succédané du bromure de potassium.

Bromatologie (βρῶμα, aliment ; λόγος, étude). Étude des aliments, faite au point de vue de la diététique.

Bromidia. Préparation anglaise, hypnotique, renfermant : bromure de potassium, chloral, extrait de chanvre indien et extrait de jusquiame.

Bromidrose (βρῶμος, fétidité ; ἱδρώς, sueur). Sueur fétide.

Bromisme. Ensemble des accidents causés par l'administration du bromure de potassium.

Bromoforme. Mêmes actions physiologiques que le chloroforme ; employé en solution alcoolisée. Antiseptique, antispasmodique ; employé dans la coqueluche.

Bromure de camphre ou **camphre monobromé.** Antispasmodique, anaphrodisiaque.

Bronchiectasie (βρόγχια, bronches; ἔκτασις, extension). Dilatation des bronches.

Bronchite (βρόγχια, bronches). Inflammation des bronches.

— CAPILLAIRE : Inflammation des dernières ramifications bronchiques. Synonyme : Catarrhe suffocant (Laënnec).

Bronchocèle (βρόγχος, gorge, trachée-artère ; κήλη, tumeur). Tumeur de la gorge : goitre. Dénomination tombée en désuétude.

Broncho-égophonie (βρόγχος, gorge, trachée-artère ; αἴξ, chèvre ; φωνή, voix). Bronchophonie à timbre chevrotant.

Broncholithe (βρόγχια, bronches ; λίθος, pierre). Calcul bronchique.

Broncho-mycosis (βρόγχια, bronches ; μύκης, champignon). Développement, dans les bronches, de l'aspergillus et du penicillum. Fausse phtisie.

Bronchophonie (βρόγχος, gorge, trachée-artère ; φωνή, voix). Résonance anormale de la voix à l'auscultation.

Bronchoplastie (βρόγχος, gorge, trachée-artère ; πλάσσειν, former). Fermeture chirurgicale des fistules trachéales.

Bronchorrhagie (βρόγχια, bronches ; ῥαγή, rupture). Hémorrhagie des bronches.

Bronchorrhée (βρόγχια, bronches ; ῥειν, couler). Sécrétion bronchique considérable.

Bronchotomie (βρόγχος, gorge, trachée-artère ; τομή, section). Ouverture chirurgicale de la trachée. Se disait jadis de l'ouverture des voies respiratoires (larynx et trachée). Dénomination tombée en désuétude.

Broncho-typhoïde. Fièvre typhoïde à manifestations bronchiques prédominantes.

Broussais (François-Joseph-Victor), (1772-1838), médecin de Paris, né à Saint-Malo (fig. 54).

DOCTRINE DE — ou MÉDECINE PHYSIOLOGIQUE : La matière vivante possède une seule propriété : la contractilité, que mettent en jeu les agents physiques. Partout où il y a contractilité, il y a action et, par suite, excitation ou afflux de liquides. Ainsi se fait la nutrition.
L'état *physiologique* résulte d'une juste stimulation des organes, l'état *pathologique* d'un défaut dans cette stimulation. S'il y a excès, il y a inflammation ; s'il y a insuffisance, il y a débilité. Celle-

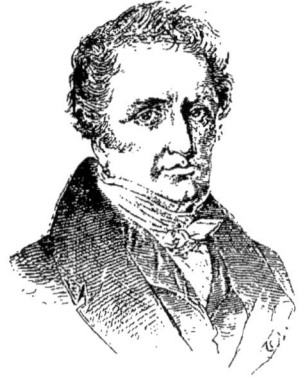

FIG. 54. — BROUSSAIS (1772-1838).

ci est exceptionnelle, et l'inflammation devient la cause de toutes les maladies. Le système thérapeutique est basé sur elle ; les débilitants, la saignée constituent le fond du traitement.

Broussin. Terme de sylviculture et de pathologie végétale servant à désigner les excroissances qui se développent sur certains arbres, le plus souvent à la suite d'une plaie faite à l'écorce, qui permet l'invasion des tissus par des cryptogames.
Synonyme : Loupe.

Brown (Robert), (1773-1858) botaniste anglais, né à Montrose.

MOUVEMENT BROWNIEN (1832). Phénomène d'ordre physique, constaté au microscope, et consistant en un mouvement de trépidation sur place, soit de particules inertes, infiniment petites, en suspension dans l'eau, soit de granulations contenues dans une cellule morte et soumises à des impulsions rapides, dans des conditions déterminées.

Brown (Charles-Édouard) dit *Brown-Séquard* (du nom de sa mère, Française), (1817-1897), physiologiste, né à Port-Louis, île Maurice (fig. 55).

INJECTIONS DE — (1891) : Injections sous-cutanées de liquide testiculaire, contre la débilité et la fatigue sénile. Ont été la première application de la méthode opothérapique.

MÉTHODE DE — : Consiste à employer en thérapeutique le produit des sécrétions récrémentitielles : « Nous croyons qu'il y a à créer une thérapeutique nouvelle, dont les médicaments seront des produits

FIG. 55. — BROWN-SÉQUARD (1817-1897).

fabriqués par les différents tissus de l'organisme » (Brown-Séquard).

PARAPLÉGIE RÉFLEXE DE — : Paraplégie flasque, curable, survenant au cours d'une maladie de l'urèthre, de la vessie, de la prostate, des reins.

SYNDROME DE — : Hémiparaplégie symétrique à la lésion, avec hémianesthésie du côté opposé (sens musculaire excepté). Signe pathognomonique d'une lésion hémilatérale de la moelle.

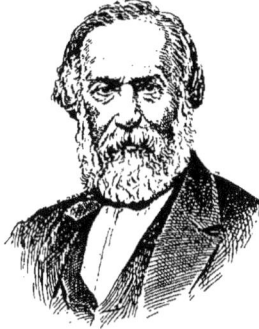

Browning.

ESPACES PARA-SINOÏDAUX DE — : Lacs sanguins de Trolard.

Bruch.

COUCHE DE — ou DE HENLE : Membrane basale postérieure de l'iris.

MEMBRANE VITRÉE DE — (1844) : Membrane vitrée de la choroïde.

PLAQUES DE - : Amas de follicules lymphatiques que l'on rencontre en grand nombre dans la conjonctive des animaux.

Brücke (Ernst), (1819-1892), physiologiste allemand, né à Berlin.

FAISCEAUX MUSCULAIRES DE — (1851) : Éléments musculaires des villosités intestinales.

LOUPE DE — : Instrument d'optique, servant à donner une image grossie d'un objet à portée de l'observateur.

MUSCLE DE — : Muscle ciliaire.

Bruit de chaînon. Signe de la synovite tendineuse à grains riziformes. La pression sur la tumeur fait percevoir à la main un frottement spécial, qui rappelle de très loin (!) le bruit d'une chaîne dont les anneaux s'entrechoquent.

Bruit de cuir neuf. Sensation analogue à celle que produit le plissement d'un cuir neuf, que l'on perçoit soit à l'auscultation, soit à la palpation, et qui est due à des frottements d'adhérences des deux feuillets d'une séreuse.

Bruit de pluie. Bruit particulier perçu avec l'otoscope, lorsqu'on envoie un jet d'air dans une oreille saine.

Bruit rotatoire. Bruit entendu en appliquant le stéthoscope sur un muscle qui se contracte.

Brunner (Jean-Conrad), (1653-1727), anatomiste suisse, né à Diessenhofen, près de Schaffouse.

GLANDES DE — (1687 et 1715) OU GLANDES DUODÉNALES : Glandes situées dans la muqueuse du duodénum. Surtout nombreuses dans la première portion, où elles forment une couche continue jusqu'à l'embouchure du canal cholédoque ; se continuent en haut, sans ligne de démarcation tranchée avec les glandes pyloriques, avec lesquelles elles offrent de grandes ressemblances : d'où l'idée de Schiefferdecker de désigner les glandes pyloriques et les glandes de Brunner, sous le nom de *glandes de la zone du pylore*.

Bruns (Paul, von), chirurgien allemand, né à Tübingen en 1846.

APPAREIL DE — (1893) : Appareil permettant la déambulation dans les cas de fracture de jambe. S'applique sur le bandage de contention et est essentiellement formé de deux tubes en acier creux reliés, en haut, par un anneau embrassant la racine de la cuisse et supportant l'ischion, en bas par un étrier situé à quelques centimètres de la plante du pied, pour maintenir le membre dans l'appareil.

Bryonine. Alcaloïde de la bryone : anticongestif.

Bryson, médecin anglais, contemporain.

SIGNE DE — : Faible ampliation de la cage thoracique dans l'inspiration ; existe dans la maladie de Basedow.

Bubon (βουβών, aine). Adénite inguinale, par extension adénite de siège quelconque (bubons inguinaux, bubons axillaires). Ordinairement symptomatique du chancre mou. S'observe aussi dans d'autres maladies infectieuses (bubons pesteux, peste bubonique, bubon diphtérique, bubon scarlatin).

Bubonique.

PESTE — : Peste.

Bubonocèle (βουβών, aine ; κήλη, hernie). Hernie inguinale ayant à peine franchi l'anneau inguinal.

Buccinateur (*buccina*, trompette). Muscle de la joue s'insérant d'une part sur le bord alvéolaire du maxillaire supérieur, à la partie postérieure de la ligne oblique externe du maxillaire inférieur, sur le ligament ptérygo-maxillaire, et d'autre part, à la commissure labiale.

Buccinato-pharyngée (*bucca*, bouche ; φάρυγξ, gosier).

APONÉVROSE — : Nom donné au ligament ptérygo-maxillaire,

parce qu'il donne insertion, en avant, au buccinateur, et, en arrière, au constricteur supérieur du pharynx.

Budge (Ludwig-Julius), (1811-1888), médecin allemand, né à Westzlar.

CENTRE DE — : Centre médullaire génito-spinal, situé au niveau de la 4ᵉ vertèbre lombaire chez le chien, probablement au niveau de la 7ᵉ dorsale chez l'homme.

Budin (Pierre-Constant), accoucheur de Paris, contemporain.

CHARNIÈRE DE — : Portion intermédiaire de l'os occipital, entre la portion squameuse et la portion basilaire; elle est mi-partie fibreuse et mi-partie cartilagineuse. Permet la bascule de l'occipital dans l'accouchement, et la diminution du diamètre OF dans la présentation du sommet. La déchirure de cette charnière porte le nom de luxation de Schrœder.

SONDE DE — : Sonde à double courant pour les injections et les lavages de l'utérus.

Buelau. V. Bülau.

Buhl (Ludwig, von), (1816-1880), médecin allemand de Munich, né à Munich.

LOI DE — : La granulie serait consécutive à la résorption de produits caséeux ou à la pénétration de matière caséeuse dans le système circulatoire.

Bujwid.

RÉACTION DE — : Réaction rouge, caractéristique, obtenue en versant 2 centimètres cubes d'acide sulfurique ou chlorhydrique dans une culture de vibrion cholérique en eau peptonée et chlorurée.

Bülau (Gotthard), chirurgien allemand, né à Hambourg en 1835.

MÉTHODE DE — (1890) : Dans le traitement de l'empyème. Le thorax est ponctionné avec un gros trocart dont on retire la tige, qui est remplacée par un drain; la gaine du trocart est retirée à son tour, et le drain se trouve ainsi fixé; on lui adapte un tube qui plonge directement dans un récipient rempli d'eau. L'ensemble de l'appareil constitue une sorte de siphon qui permet au pus de s'évacuer facilement.

Bulbe de la jugulaire. V. Golfe de la jugulaire, page 244.

Bulbe de l'urèthre. Renflement situé à la partie postérieure du corps spongieux de l'urèthre, chez l'homme.

Bulbe du vagin. Renflement de tissu érectile, situé de chaque côté de l'entrée du vagin.

Bulbe rachidien. Portion de l'axe cérébro-spinal, de forme renflée, faisant suite aux pédoncules cérébraux et à la protubérance et se continuant par la moelle épinière.

Bunang (France, Vosges). Eaux alcalines faibles, carboniquées.

Bunsen (Robert-Wilhelm), (1811-1871), physicien allemand, né à Gœttingue.

PILE DE — : Cette pile est formée de plusieurs éléments.

Chaque élément se compose d'un cylindre de zinc plongeant dans de l'eau acidulée, d'une plaque de charbon plongeant dans l'acide azotique, les deux liquides étant séparés par un vase poreux. Pour former une pile, on réunit le charbon d'un élément avec le zinc de l'élément suivant. Le pôle positif est au dernier charbon ; le négatif au dernier zinc.

Buphthalmie (βοῦς, bœuf; ὀφθαλμός, œil). Hypertrophie considérable du globe oculaire.

Buphthalmos (βοῦς, bœuf; ὀφθαλμός, œil). Buphthalmie.

Burdach (Karl-Friedreich), (1776-1847), médecin physiologiste allemand, né à Leipzig, ayant plus particulièrement vécu à Königsberg.

FAISCEAU ou CORDON DE — : Segment externe du cordon postérieur de la moelle. V. page 246, fig. 167, 1.

FIBRES DE — : Fibres nerveuses allant du noyau externe de Burdach, au vermis supérieur.

NOYAU DE — : Noyau bulbaire formé de substance grise et qui n'est autre chose qu'une excroissance de la base de la corne postérieure. Il est plus particulièrement développé au niveau du tubercule cunéiforme, petit renflement situé vers le milieu du corps restiforme.

Burlureaux, médecin français, contemporain.

APPAREIL DE — : Appareil à pression, destiné à pratiquer les injections sous-cutanées d'huile créosotée.

Burning of the feet (expression anglaise : chaleur des pieds). Nom donné par les médecins anglais, pendant la guerre contre les Birmans (1874), à des phénomènes morbides, vraisemblablement prodromiques du béribéri.

Burow (Karl-August), (1809-1874), chirurgien allemand, né à Elbing.

VEINE DE — (1838) : Veine impaire, constante chez le fœtus et le nouveau-né, qui, naissant des deux épigastriques, au niveau de l'ombilic, suit la veine ombilicale et s'y ouvre près du foie. Elle est représentée très vraisemblablement par la veine parombilicale chez l'adulte (Poirier).

Bursite (Lejars). Inflammation d'une bourse séreuse.

Bursite sous-calcanéenne. Inflammation de la bourse séreuse sous-calcanéenne. Syn : Pternalgie.

Burton, médecin anglais, contemporain.

LISÉRÉ DE — : Liséré bleu-ardoise du bord libre des gencives, de 2 à 3 millimètres de haut, pathognomonique de l'intoxication chronique par le plomb.

Busquet, médecin français, contemporain.

OSTÉO-PÉRIOSTITE OSSIFIANTE DES MÉTATARSIENS DE — : Affection particulière du dos du pied, caractérisée par le développement de périostose sur la face dorsale des 2e, 3e et 4e métatarsiens. Signalée pour la première fois par Breithaup, médecin militaire prussien (1855).

Synonymes : Syndesmitis metatarsea (Wiesbach, 1877). Périostite de fatigue (Laub, 1884). Périostite ostéoplasique des métatarsiens (Pauzat, 1887). Ostéo-périostite rhumatismale des métatarsiens (Poulet, 1888). Inflammation périosto-arthritique du pied (Martin, 1891). Entorse métatarsienne (Nimier, 1893). Entorse métatarsienne avec ostéo-périostite traumatique (Péhl et Valence, 1896).

Bussang (France, Vosges). Source bicarbonatée, ferrugineuse, chlorurée froide.

Butyrique (*butyrum*, beurre). Qui a trait au beurre.

Acide — (Chevreul) : Résulte de l'action des alcalis et des matières azotées sur la butyrine. Le rancissement du beurre est dû à sa formation.

Butyromètre (*butyrum*, beurre ; μέτρον, mesure). Instrument servant à déterminer la richesse du lait en beurre ou en graisse.

Byssinosis (βύσσος, duvet), (Proust). Ensemble des accidents pulmonaires qui surviennent chez les ouvriers employés dans l'industrie cotonnière.

C

Cabillaud. Morue franche.

Cachexie hémorroïdaire. Affaiblissement considérable dû à des hémorragies abondantes et répétées, causées par des hémorroïdes.

Cachexie puerpérale (Valsuani, 1869). Anémie pernicieuse progressive, au cours de la grossesse.

Cachexie strumiprive. Myxœdème post-opératoire.

Cacodylates. Sels dont l'acide est le cacodyle. Le plus employé est le cacodylate de soude.

Cacodyle (κακός, mauvais), (Bunsen). Liquide toxique, incolore, visqueux, nauséabond, très oxydable, insoluble dans l'eau, soluble dans l'alcool, se comporte comme un métal dans ses combinaisons.

Cacodylique (κακός, mauvais, fétide, à cause de son odeur).

ACIDE — : Acide diméthyle-arsénique, contient 54 °/₀ d'arsenic. Liquide incolore, toxique, visqueux, insoluble dans l'eau, soluble dans l'alcool, l'éther, inflammable spontanément.

Cadéac (France, Hautes-Pyrénées). Eaux sulfureuses : 0,074 °/₀₀ de sulfure de sodium, émergeant à 12°. Altitude 720ᵐ.

Cadet (Louis-Claude — de Gassicourt), (1731-1799), pharmacien-chimiste de Paris, né à Paris.

LIQUEUR FUMANTE DE — (1760) : Produit de la distillation d'un mélange, à parties égales, d'acétate de potasse anhydre et d'acide arsénieux. Le radical est le cacodyle.

Caduque (*caducus*, qui tombe), (Hunter). Membrane la plus externe de l'œuf. Ainsi nommée, parce qu'elle est expulsée à chaque grossesse.

— DIRECTE : Portion de la caduque tapissant directement la face interne de l'utérus. (Terme suranné.)

— INTERMÉDIAIRE OU SÉROTINE : Couche de lymphe coagulable, développée au niveau de l'insertion de l'ovule sur l'utérus.

— INTER-UTÉRO-PLACENTAIRE : Portion de la muqueuse utérine au niveau de laquelle est inséré l'œuf. Répond à l'ancienne caduque intermédiaire.

— OVULAIRE : Portion de la muqueuse utérine qui enveloppe l'œuf. Répond à l'ancienne caduque réfléchie.

— RÉFLÉCHIE : Portion de la caduque tapissant la face externe de l'ovule. (Terme suranné.)

— UTÉRINE : Muqueuse utérine, en dehors du point d'insertion de l'œuf. Répond à l'ancienne caduque directe.

Cæcal (*cæcus*, aveugle). Qui a trait au cæcum.

Caillot autochtone (Virchow). Caillot se formant sur place, au point malade du vaisseau.

Cajal (Ramon y), médecin de Madrid, contemporain.

CELLULES DE — : Cellules nerveuses dont toutes les expansions sont cylindraxiles. Elles constituent la couche la plus superficielle de l'écorce cérébrale.

Cal (*callum*, cal, callosité). Tissu néo-formé, développé après une solution de continuité accidentelle ou chirurgicale dans les os.

— CELLULO-FIBREUX : Premier stade de la formation du cal, caractérisé par la formation d'une *capsule musculo-périostique* (Gosselin), ou *virole externe* (Duhamel, Dupuytren) qui englobe et entoure les fragments.

— CONSÉCUTIF OU DÉFINITIF : Cal complètement développé.

— ENDOSTAL OU MÉDULLAIRE : Portion du cal provisoire représentée par la *virole interne*, ossifiée, du cal fibro-cartilagineux.

— EXTERNE OU PÉRIOSTIQUE : Portion du cal provisoire représentée par la *virole externe*, ossifiée, du cal cellulo-fibreux.

— FIBRO-CARTILAGINEUX : Deuxième stade de la formation du cal, caractérisé par l'infiltration cartilagineuse, et même osseuse par places, du cal cellulo-fibreux, et le développement dans le canal médullaire d'une cheville fibro-celluleuse ou *virole interne*.

— INTERMÉDIAIRE OU INTER-FRAGMENTAIRE : Portion du cal provisoire, intermédiaire au cal externe et au cal endostal, soudée à eux et adhérent plus ou moins aux fragments.

— PROVISOIRE OU PRIMITIF : Cal déjà ossifié, mais encore vasculaire, mou, sans stratification régulière.

— VICIEUX : Cal unissant les fragments fracturés de telle sorte que, par suite de la position vicieuse de ces derniers, il existe une impotence fonctionnelle du membre.

Calabar (côte de). Partie de la côte de Guinée (Afrique).

FÈVE DE — : Graine du Physostigma venenosum, liane de la famille des légumineuses papilionacées, qui renferme l'ésérine ou calabarine.

Calambres d'Almaden. Nom donné, chez les mineurs d'Almaden, aux crises spasmodiques graves, dues à l'intoxication mercurielle.

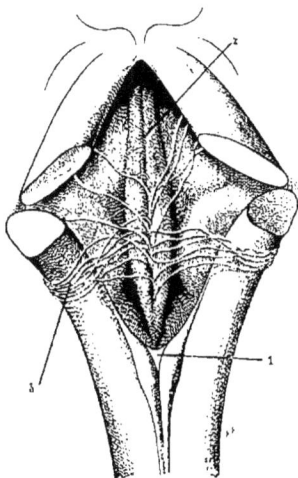

FIG. 56. — Calamus scriptorius.
1, bec du calamus ; — 2, barbes du calamus ; — 3, tige du calamus.

Calamus scriptorius (de χάλαμος, roseau pour écrire). Nom donné par Hérophile à la portion inférieure du plancher du 4e ventricule.

BARBES DU — : Stries blanches transversales, perpendiculaires à la tige du calamus et correspondant aux racines du nerf acoustique (fig. 56, 2).

Bec du — : Extrémité inférieure du calamus, terminaison de la tige, sommet de l'angle inférieur du plancher du 4ᵉ ventricule, se continuant avec le canal épendymaire (fig. 56, 1).

Tige du — : Sillon médian parcourant tout le plancher du 4ᵉ ventricule (fig. 56, 3).

Calcar femorale (*calcar*, éperon), (Merkel). Lame osseuse sous-trochantinienne de Rodet (1844).

Caldani (1725-1813), anatomo-physiologiste italien, né à Bologne.

Ligament bicorne de — : Lame fibreuse qui naît au bord interne de l'apophyse coracoïde, se dirige en dedans et se divise en deux faisceaux : un faisceau supérieur qui se termine sur la face inférieure de la clavicule ou sur la gaine fibreuse du muscle sous-clavier ; un faisceau inférieur qui s'insère sur la face supérieure de la première côte, en se confondant plus ou moins avec l'origine du sous-clavier.

Caldas de Gerès (Portugal, province de Minho). Eaux faiblement minéralisées, très chaudes (analogues, comme composition et emploi, aux eaux de Néris).

Caldas de Malavella (Espagne, province de Girone). Eaux très chaudes, faiblement chlorurées (rappellent les eaux de Gerès en Portugal et celles de Néris en France).

Calicicoles (*calix*, coupe ; *colere*, occuper).

Papilles — (Mathias Duval) : Papilles caliciformes de la langue, ainsi nommées parce qu' « elles n'ont pas la forme d'un calice, mais sont placées dans une cavité en forme de calice, une rigole régnant entre elles et la paroi de la cavité ». (Mathias Duval.)

Callaud.

Élément — : Modification de la pile Daniell, dans laquelle le vase poreux est supprimé, les deux liquides se superposant par ordre de densité.

Calmette, médecin français, contemporain.

Méthode antivenimeuse de — : V. Venin.

Calori (Luigi), (1807-1896), anatomiste italien, de Bologne, né à San Pietro de Cajale.

Bourse séreuse de — : Bourse séreuse située entre la crosse de l'aorte et la face latérale gauche de la trachée.

Calorie (*calor*, chaleur). Quantité de chaleur nécessaire pour élever de un degré centigrade un kilogramme d'eau.

Calorimètre (*calor*, chaleur ; μέτρον, mesure). Appareil servant à mesurer la chaleur spécifique des corps. (Incorrect).

Caloripuncture (*calor*, chaleur ; *pungo*, *punctum*, piquer, percer). Ponction faite à travers les tissus avec une aiguille chauffée au rouge. Employée une seule fois dans le traitement des anévrysmes, par Évrard Home.

Calot, chirurgien de Berck-sur-Mer, contemporain.

Méthode de — : Dans le traitement des gibbosités pottiques.

Consiste à obtenir la réduction en un seul temps, sous chloroforme, de la gibbosité pottique, par extension et contreextension de la colonne vertébrale d'une part, et par des pressions directes au niveau de la gibbosité, d'autre part. Un corset plâtré est destiné à assurer le maintien de la réduction.

Calotin ou **callot**. Nom donné autrefois au teigneux, sur la tête duquel on appliquait une calotte de poix.

Cambo (France, Basses-Pyrénées). Station climatérique, près de Bayonne ; vallée de la Rive. Eau sulfatée calcique et magnésienne, tiède ; eau ferrugineuse froide.

Camisole de force. Vêtement en tissu très résistant, en forme de gilet à manches, présentant cette double particularité qu'il se ferme par derrière et que les manches, dépassant les mains, sont sans ouverture (fig. 57).

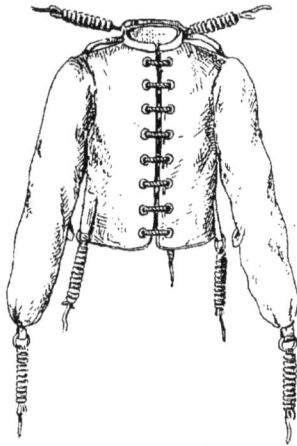

FIG. 57. — Camisole de force.

Campêche. État du Mexique.

Bois DE — : Bois vendu dans le commerce, soit sous forme de copeaux, soit sous forme de bûches, de couleur brun-noirâtre extérieurement, rouge foncé intérieurement. Provient de l'*Hæmatoxylum campechianum*. Il donne à l'eau dans laquelle on le fait bouillir une couleur rouge, accentuée par les acides, et virant au bleu violet sous l'influence des alcalis. Le principe colorant a été isolé par Chevreul qui lui a donné le nom d'hématine.

DÉCOCTION DE BOIS DE — :

Bois concassé. 32 gr.
Eau........... 500 gr.

Réduire au tiers. Solution astringente.

Campimètre (*campus*. champ : μέτρον. mesure). Instrument de précision destiné à mesurer les modifications du champ visuel. (Incorrect.)

Camptodactylie (χαμπτός, recourbé ; δάκτυλος, doigt), (Landouzy). Flexion permanente d'un ou de plusieurs doigts des mains : flexion produite soit isolément de la seconde phalange sur la première. soit d'une façon as-

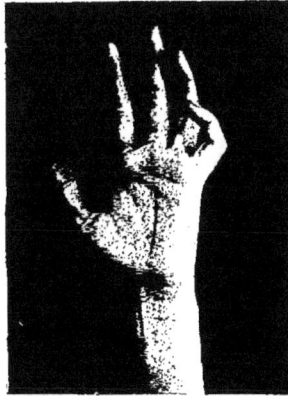

FIG. 58. — Camptodactylie.

sociée de la seconde sur la première et de la troisième sur la deuxième, l'aponévrose palmaire restant saine. Signe d'arthritisme (fig. 58).

Canal. Conduit de forme allongée et tubulaire, donnant issue à un liquide, ou passage à certains organes (nerf, artère, veine). En art vétérinaire, se dit de l'espace situé entre les deux branches du maxillaire inférieur, et dont le centre est occupé par la langue.

Canal artériel (Botal). Canal faisant communiquer, chez le fœtus, l'artère pulmonaire avec l'aorte.

Canal collecteur. Portion du tube urinifère formée par la réunion de plusieurs canaux d'union, et se terminant au niveau des pores urinaires de la papille. Les canaux collecteurs se branchent les uns sur les autres, de manière à former des canaux de moins en moins nombreux; au nombre de 4000 à 6000, à la base d'une pyramide de Malpighi, ils ne sont plus que 15 ou 20 lors de leur aboutement au sommet de la papille rénale (fig. 59, 4).

Canal cranio-pharyngien (Landzert, 1868). Canal allant de la selle turcique au pharynx; rencontré parfois chez les nouveau-nés, trouvé chez une enfant de 5 ans par Romiti (1888). Contient un prolongement de la dure-mère et quelques vaisseaux.

Canal cranio-pharyngien latéral (Sternberg, 1890). Canal allant de la cavité cranienne, au niveau de l'insertion de la grande aile sur les faces latérales du corps du sphénoïde, au pharynx. Décrit chez le nouveau-né; persisterait parfois chez l'adulte.

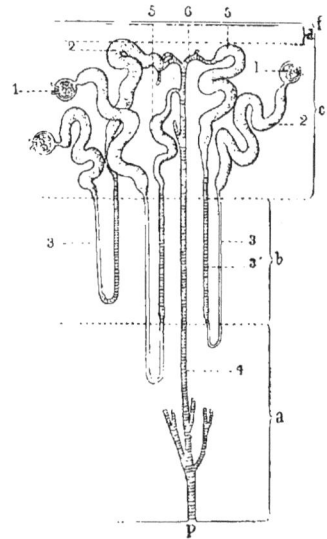

FIG. 59. — Tube urinifère. (Fig. schématique, d'après Testut.)

1, glomérules de Malpighi ; — 2. tubuli contorti ; 3, branche descendante de Henle ; — 3'. branche ascendante de Henle ; — 4, tube collecteur de premier ordre ; — 5, pièce intermédiaire ; — 6, canal d'union ; p. papille ; a. zone papillaire ; b. zone limitante ; c. zone corticale ; d, couche sous-capsulaire ; — f. capsule fibreuse.

Canal de l'époophore. Canal collecteur des canalicules qui constituent l'organe de Rosenmüller. V. Rosenmüller, page 510.

Canal d'union. Portion très courte du tube urinifère réunissant la pièce intermédiaire au canal collecteur (fig. 59, 6).

Canal endolymphatique (Hasse). Canal en Y renversé (λ) : la branche supérieure se termine en cul-de-sac; des deux branches inférieures, l'une s'ouvre dans le saccule, l'autre dans l'utricule. Ainsi, utricule et saccule communiquent entre eux. Le canal endolymphatique est logé dans l'aqueduc du limaçon et son cul-de-sac supérieur, dit *cul-de-sac endolymphatique*, est situé au-dessous de la dure-mère. Pour Rudinger, ce cul-de-sac se terminerait par des canalicules qui pénétreraient dans la dure-mère, et seraient des canaux d'écoulement de l'endolymphe dans les espaces lymphatiques des méninges (fig. 60, 2).

Canal neurentérique (νεῦρον, nerf ; ἔντερον, intestin). Ligne primitive.

Canal péritonéo-vaginal. Canal séreux qui fait communiquer chez le fœtus, et parfois chez l'adulte, la cavité péritonéale avec la cavité vaginale du testicule. S'oblitère normalement après la naissance. Son vestige constitue le ligament vaginal.

Canal ptérygo-palatin. Canal formé par l'adossement de deux gouttières constituées : l'une par l'apophyse ptérygoïde (apophyse vaginale), l'autre par le palatin (apophyse sphénoïdale). Le canal ainsi formé est horizontal, antéro-postérieur, il est situé à la base de l'aile interne de l'apophyse ptérygoïde ; il s'ouvre en avant dans l'arrière-fond de la fosse ptérygo-maxillaire, et, à ce niveau, reçoit l'artère ptérygo-palatine qui émane de la maxillaire interne ; en arrière, il s'ouvre au-devant de la pointe du rocher. Contient le nerf ptérygo-palatin ou pharyngien de Bock et l'artère ptérygo-palatine, destinée à la partie supérieure du pharynx.

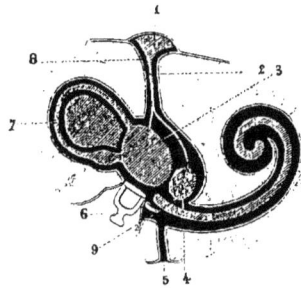

Fig. 60. — Espaces péri- et endo-lymphatiques. (Fig. schématique, d'après Testut.) Les espaces péri-lymphatiques sont en noir, les endo-lymphatiques en grisaille foncée.

1, cul-de-sac endolymphatique ; — 2, canal endolymphatique ; — 3, utricule ; — 4, saccule ; — 5, aqueduc du limaçon ; — 6, étrier ; — 7, canaux semi-circulaires ; — 8, aqueduc du vestibule ; — 9, canal de Hensen.

Canal thoracique. Gros vaisseau lymphatique qui longe la face antérieure de la portion thoracique de la colonne vertébrale ; il naît, dans l'abdomen, de la citerne de Pecquet, et vient se jeter dans la veine sous-clavière gauche.

Canal tympanique. Canal de Jacobson. V. Jacobson, p. 309.

Canaliculus innominatus ou **canal innominé** (Arnold). Orifice ou canal très petit, inconstant, situé un peu en dedans du trou petit rond. Sert au passage du petit nerf pétreux superficiel.

Canaux dérivatifs. Canaux de Sucquet.

Canaux de sûreté ou **canaux de Verneuil.** Canaux veineux collatéraux qui se détachent d'une veine importante, cheminent quelque temps parallèlement à elle et se terminent, à quelque distance de leur naissance, dans le tronc d'où ils émanent, après avoir communiqué ou non avec une veine voisine. Les canaux de sûreté s'étendent toujours d'un segment veineux à un autre segment supérieur, chaque segment étant limité par une paire de valvules.

Cancer des fumeurs. Cancer de la langue.

Cancer des ramoneurs (Pott, 1775). Cancroïde du scrotum. Ainsi dénommé parce qu'il est fréquent chez les ramoneurs.

Cancroïde (*cancer, cancri*, cancer ; εἶδος, forme). Épithélioma cutané.

Canigou (France, Pyrénées-Orientales), 640 mètres d'altitude.

SANATORIUM DU — : Sanatorium pour tuberculeux, le premier fondé en France, en 1890, par Sabourin, au-dessus de la station de Vernet-les-Bains.

Canitie (*canus*, blanc). Blancheur des cheveux.

Cannes (France, Alpes-Maritimes). Station de la Riviera occidentale : climat marin sec et chaud ; abritée contre les vents du nord.

Cannet. Quartier de Cannes.

Canon (Paul), médecin allemand, né à Francfort en 1865.

MICROBE DE — : V. Pielicke, page 454.

Canquoin (Alexandre), (1823-....), médecin de Paris, né à Paris.

FLÈCHES DE — : Flèches formées de la pâte de Canquoin au chlorure de zinc.

La pâte est disposée en une sorte de galette ; celle-ci est divisée en rayons ou en lanières auxquelles on donne la forme que l'on veut ; on les laisse dessécher, ce qui leur donne la résistance et la solidité nécessaires à leur usage.

PÂTE DE — : Caustique au chlorure de zinc.

Chlorure de zinc........................ 32 gr.
Oxyde de zinc.......................... 8 gr.
Farine de froment séchée à 100°......... 24 gr.
Eau distillée........................... 4 gr.

Employée parfois dans le traitement des cancers.

Cantani (Arnoldo), (1837-1893), médecin italien, né à Hainsbach (Bohème).

RÉGIME DE — : Dans le diabète, alimentation exclusivement carnée.

Canthoplastie (ξανθός, angle de l'œil ; πλάσσειν, façonner). Opération consistant à augmenter la fente palpébrale.

Capacité d'un accumulateur. Nombre d'*ampères-heure* qu'il peut emmagasiner.

Capacité d'un condensateur. La capacité d'un *condensateur* est la quantité d'électricité qu'un condensateur peut contenir, quand on établit entre ses deux armatures une différence de potentiel de un volt ; l'unité pratique de capacité est le *farad*. On utilise plus souvent le *microfarad*, qui en est la millionième partie.

Cap-Martin (France). Station hiverno-marine, sur la Méditerranée, entre Monte-Carlo et Menton.

Capsulite (*capsula*, petite boîte). Iritis séreuse. Dénomination mauvaise, due à une interprétation erronée du siège des lésions constatées, que l'on croyait en rapport avec l'inflammation primitive de la capsule du cristallin.

Capuchon caudal. Repli du feuillet blastodermique à l'extrémité postérieure de l'embryon.

Capuchon céphalique. Repli du feuillet blastodermique à l'extrémité antérieure de l'embryon.

Capvern (France, Hautes-Pyrénées). Eaux sulfatées calciques faibles, de 21°8 à 24°. Altitude : 450 m.

Carabana (Espagne, province de Madrid). Eaux sulfatées sodiques fortes et magnésiennes faibles. Purgatives.

Carcanières (France, Ariège). Eaux sulfurées sodiques de 25° à 59°. Altitude : 850 mètres.

Carcassonne.

LIGAMENT PÉRINÉAL DE — : Aponévrose périnéale moyenne.

Carcinome (καρκίνος, crabe). Variété de tumeur épithéliale, caractérisée par un stroma fibreux creusé d'alvéoles, qui renferme du liquide et des cellules libres.

Cardialgie (καρδία, cœur ; ἄλγος, douleur). Douleur à l'épigastre.

Cardianastrophie (καρδία, cœur ; ἀναστρέφειν, déplacer). Déplacement du cœur.

Cardiectasie (καρδία, cœur ; ἔκτασις, extension). Dilatation totale ou partielle du cœur.

Cardine (καρδία, cœur). Extrait du cœur de bœuf ; quelque peu employée en Allemagne dans les insuffisances cardiaques d'origine myocarditique.

Cardiocèle (καρδία, cœur ; κήλη, hernie). Hernie du cœur.

Cardiodynie (καρδία, cœur ; ὀδύνη, douleur). Douleur paraissant siéger dans le muscle cardiaque.

Cardiographe (καρδία, cœur ; γράφω, j'écris). Appareil graphique servant à enregistrer les battements cardiaques.

Cardiopathie (καρδία, cœur ; πάθος, souffrance). Affection du cœur.

Cardiopuncture (καρδία, cœur ; *pungo*, *punctum*, piquer). Expérience physiologique, consistant dans l'introduction d'une aiguille dans le cœur : l'extrémité de l'aiguille reste visible et permet de compter les battements.

Cardiorrhexie (καρδία, cœur ; ῥῆξις, rupture). Rupture du cœur.

Cardite (καρδία, cœur). Inflammation du cœur.

Carmin. Substance colorante.

— ALUNÉ (Greenacher).

Alun..	1 à 5	gr
Eau distillée............................	100	gr
Carmin........................	1	gr

Porter à l'ébullition 30 minutes ; laisser refroidir ; filtrer.
On n'a pas à craindre de surcoloration. Ce procédé sert à
l'étude des cellules nerveuses et de leurs prolongements.

— AMMONIACAL :

Carmin.................................. 1 gr
Eau distillée........................... 100 gr

Agiter en ajoutant de l'ammoniaque goutte à goutte, jusqu'à
ce que la liqueur devienne transparente et couleur de laque.

— BORATÉ :

Borax...................................... 2 gr
Carmin................................... 0 50
Eau distillée........................... 100 gr

Mélanger borax et carmin dans un mortier. Ajouter : eau
distillée ; 24 heures après, décanter et filtrer.

Carmin au lithium d'Orth. V. Orth, page 423.

Carmin de Beale. V. Beale, p. 55.

Carmin de Greenacher. Carmin aluné.

Caroncule (*caruncula*, petite chair ; *de caro*, chair).

— LACRYMALE : Saillie située au fond du sac lacrymal, dans
l'angle interne de l'œil.

— MYRTIFORMES : Petites saillies formées par les débris de
l'hymen autour de l'orifice vaginal.

— PAPILLAIRES : Papilles du rein.

— URÉTHRALE : Crête de l'urèthre.

Carotico-tympanique (καρωτικαὶ ἀρτηρίαι, les carotides ; τύμπανον,
tympan).

ARTÈRE — : Petite branche de la carotide interne qui traverse
le canal carotico-tympanique, pour se terminer sur la paroi
antérieure et le plancher de la caisse du tympan.

CANAL — : Petit canal contenant l'artère carotico-tympanique, au niveau du coude qu'elle décrit en passant de la
portion verticale dans la portion horizontale du canal carotidien. S'ouvre d'une part sur la paroi externe du canal
carotidien, au niveau de son coude (d'abord verticalement
ascendant, ce canal, après un court trajet, s'incurve à angle
droit, pour se porter en dedans et en avant). Débouche, d'autre
part, dans la caisse du tympan, sur sa paroi antérieure, près
du plancher, au-dessous de l'orifice tympanique de la trompe.

NERF — : Petit nerf anastomotique entre le rameau de
Jacobson dont il forme une des branches terminales et le
plexus carotidien du sympathique. Suit le canal carotico-
tympanique.

Carotidien (καρωτίδες, les carotides).

CANAL — : Canal osseux, situé dans le rocher, donnant
passage à l'artère carotide interne.

LIGAMENT — : Ligament inséré d'une part sur la face inféricure de la carotide interne, dans le sinus caverneux, et, d'autre part, à l'extrémité postérieure de la gouttière carotidienne du corps du sphénoïde et sur le feuillet profond de la cavité durale du ganglion de Gasser.

Carphologie (καρφολογία, action de ramasser des brins de paille ou d'en faire le geste). Mouvements inconscients, observés au cours des états graves, et rappelant les gestes que nécessite l'action de ramasser un objet. Élément de pronostic défavorable.

Carreau (terme populaire). Tuberculose ganglionnaire abdominale.

Carrelet ou **plie**. Poisson de la même espèce que la limande, mais plus gros.

Carrion, étudiant en médecine péruvien qui s'inocula la verruga péruvienne, le 6 octobre 1886, et en mourut.

    MALADIE DE — : Fièvre avec dermopathies, maladie microbienne (fig. 61).

    Synon. : Verruga péruvienne.

Cartilage de conjugaison, ou **conjugal**, ou **épiphysaire**. Zone cartilagineuse séparant la diaphyse de l'épiphyse, qui persiste jusqu'à la formation complète de l'os (entre 20 et 25 ans).

Cartilage interaryténoïdien. Nodule cartilagineux, gros à peine comme un grain de chènevis, situé entre les deux cartilages aryténoïdes, sous la muqueuse laryngienne, sous laquelle il fait saillie. Découvert par Luschka ; exceptionnel.

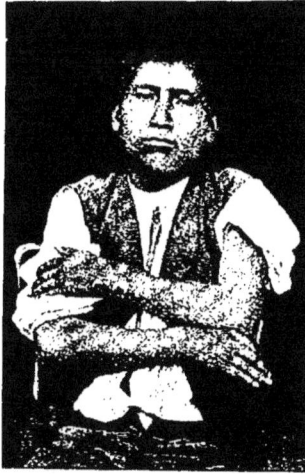

FIG. 61. — Maladie de Carrion.

Carus (κάρος, assoupissement). Dernier degré du coma.

Caryocinèse (κάρυον, noyau ; κίνησις, mouvement). Karyokinèse.

Cascara sagrada (famille des rhamnacées). L'extrait tiré de l'écorce est très employé comme laxatif.

Casque vibrant (Gilles de la Tourette). Casque auquel on peut imprimer des mouvements de vibration très rapides ; employé dans le traitement de certaines affections nerveuses.

Casserius ou **Casserio** (1545-1616), anatomiste italien, né à Plaisance.

    MUSCLE PERFORÉ DE — : Coraco-brachial.

    NERF PERFORANT DE — : Nerf musculo-cutané du bras, qui traverse, perfore le muscle coraco-brachial.

Castéra-Verduzan (France, Gers). Eau sulfurée calcique, ferrugineuse, bicarbonatée. Altitude : 105 mètres.

Catalepsie (κατάληψις, action de prendre ou de surprendre). État pathologique persistant, caractérisé par la suspension du fonctionnement du cerveau et un état particulier des muscles de la vie de relation qui conservent les attitudes qu'on leur donne.

Cataphorèse (καταφορέω, porter). Transport des médicaments dans les organes, au moyen des courants continus.

Cataplasmes. Médicaments résultant d'un mélange de farines ou d'autres poudres avec un liquide.

Cataracte (καταράκτη, chute d'eau, cataracte ; parce qu'on croyait la cataracte provoquée par la chute d'une humeur sur les yeux). Opacité du cristallin ou de sa capsule.

Catgut (*cat*, chat ; *gut*. boyau). Fil à ligature, de grosseur variable, fabriqué avec de fines lanières d'intestin de mouton et qui présente de par sa constitution le très grand avantage d'être résorbable.

Le catgut se fabrique ainsi : les boyaux étant préalablement vidés, sont sectionnés sur toute leur longueur, suivant le bord mésentérique. Ils sont ensuite raclés et dépouillés de leur revêtement muqueux d'une part, et d'une grande partie de leur revêtement séreux, de l'autre (les débris de la séreuse ainsi enlevés constituent des fils résistants, auxquels on donne le nom de filandres). Réduit ainsi à sa portion musculeuse, l'intestin passe dans une série de bains et dans un système d'essoreuses où il est parfaitement dégraissé, puis il est blanchi à l'eau oxygénée. Ensuite, il est monté sur les appareils qui le transforment en corde. La corde est enfin séchée puis passée à la pierre ponce de manière à ne plus présenter d'aspérités. Les catguts les plus gros sont formés de plusieurs lanières d'intestin, et les plus minces de quelques-unes seulement. La longueur du fil de catgut est en rapport avec la longueur de l'intestin employé ; bien à tort, on emploie de préférence des catguts de 7 à 10 mètres de long ; les catguts plus courts seraient plus faciles à obtenir, et, par suite, d'un meilleur prix de revient.

Cathartique (κάθαρσις, purgation). Purgatif.

POUDRE — :

Jalap.	1 partie.
Scammonée.	1 partie.
Tartrate acidulé de potasse.	2 parties.

Cathéter (καθέτηρ, sonde). Instrument qui sert au cathétérisme.

Cathétérisme (καθέτηρ, sonde). Opération consistant à faire passer une sonde exploratrice dans un canal naturel.

Cathions (cathode, ions). Ions qui se portent vers le pôle négatif pendant l'électrolyse.

Cathode (κάθοδος, descente). Électrode de sortie du courant, appelée aussi électrode *négative*. Dans la pile à colonne de Volta, le pôle négatif est au bas de la pile.

Cathodiques.

RAYONS — : On appelle ainsi des radiations spéciales émises par la cathode des tubes de Crookes. Ils rendent phosphorescents les corps qu'ils frappent. La région du tube frappée par les rayons cathodiques devient un centre d'émissions de nouvelles radiations : rayons de Rœntgen ou rayons X.

Caudal (*cauda*, queue).

LIGAMENT — : Filum terminale.

Causalgie (καῦσος, chaleur brûlante ; ἄλγος, douleur). Weir Mitchell désigne sous ce nom des douleurs cuisantes excessives, combinées avec un état lisse et luisant des téguments qu'on trouve dans certaines névralgies.

Caustique de Vienne.

Potasse caustique à la chaux............	50 gr
Chaux vive...........................	60 gr

Cauterets (France, Hautes-Pyrénées). Eaux sulfureuses chaudes (35° à 58°) : sources abondantes variant en température, et en teneur de sulfure de sodium. Altitude : 720 mètres.

Caux (Suisse, canton de Vaud). Station climatérique de moyenne altitude, 1 100 mètres au-dessus de Territet, ouverte toute l'année, desservie par chemin de fer : rive sud du lac Léman.

Cavité gastrique primitive. V. Archentéron et gastrula, pp. 33, 233.

Cavum. Arrière-cavité des fosses nasales.

Cavum supra-pubicum (Leusser). Espace cellulaire, situé au-dessus du pubis, entre la face postérieure des droits qui s'insèrent sur la face antérieure du pubis et le feuillet fibro-celluleux qui les double, et s'insère en arrière.

Cazenave (P.-L. Alphée), (1795-1877). médecin dermatologiste de Paris.

LUPUS DE — : Lupus érythémateux.

Cécité psychique. État pathologique dans lequel un malade voit les objets, mais ne les reconnaît plus, comme s'il ne les avait jamais vus.

Cécité verbale (Küssmaul). État dans lequel un malade voit les signes figurés, mais ne les reconnaît plus, comme s'il ne les avait jamais vus. V. Alexie.

Ceinture eutocique (εὖ, bien ; τόκος, enfantement, grossesse). Ceinture soutenant les parois abdominales en cas de grossesse (fig. 62).

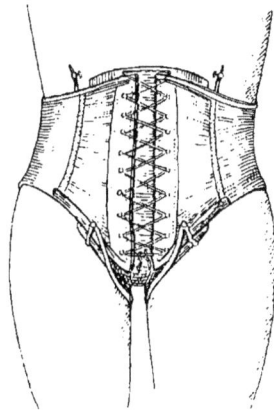

FIG. 62. — Ceinture de Pinard.

Cellule (*cellula*, petite chambre). Dénomination substituée par Mirbel (1809) à celle d'*utricule*, qui s'employait alors exclusivement en botanique.

Actuellement, cette dénomination est généralisée et signifie : petite masse de protoplasma avec un noyau. Tel qu'il est compris aujourd'hui, le mot cellule est impropre (Mathias Duval). On a tenté d'y substituer les dénominations suivantes : globule (Küss), protoblaste (Kölliker), plastide (Hœckel).

— DE BORDURE ou BORDANTE (Heidenhain) : Cellule des glandes cardiaques. Syn. : Cellule délomorphe (Rollett).

— EN CHANDELIER : Cellule ramifiée de Sertoli. V. Sertoli.

— EN PANIER : Cellule plate, ramifiée et anastomosée avec des cellules voisines, décrite par Boll. Pour cet auteur, les cellules en panier constitueraient la membrane basale ou propre des glandes ; on tend maintenant à admettre que ces cellules en panier sont indépendantes de la membrane propre ; qu'elles sont situées entre elle et l'épithélium sécréteur.

— GÉANTE : Masse de protoplasma située au centre du follicule tuberculeux, de forme irrégulière, renfermant de nombreux noyaux.

— MIGRATRICE DU TISSU CONJONCTIF : Leucocyte.

— PRINCIPALE (Heidenhain) : Cellule des glandes stomacales, qu'on trouve dans les glandes cardiaques et dans les glandes pyloriques. Syn. : Cellule adélomorphe (Rollett).

Cellulite. Inflammation diffuse du tissu cellulaire d'une région.

Cellulite pelvienne. Inflammation diffuse du tissu cellulaire de l'excavation pelvienne.

Célorrhaphie (κήλη, hernie ; ραφή, suture). Orchidopexie (Incorrect).

Celse ou *Celsus* (Aulus-Cornelius, dit encore Aurelius-Cornelius), médecin (?) latin de Rome, probablement de la première moitié du règne d'Auguste.

MÉTHODE DE — : Méthode autoplastique, dans laquelle on dissèque et on mobilise par glissement les téguments voisins de la brèche cutanée que l'on veut combler.

OHIOSIS DE — : Pelade spéciale à l'enfant.

Celsius.

THERMOMÈTRE DE — : Thermomètre centigrade.

Cément. Substance de nature osseuse qui recouvre la racine des dents.

Centre de figure du détroit supérieur. Milieu de la distance promonto-pubienne.

Centre ova.e. Ensemble de la substance blanche, intra-hémisphérique.

Céphalée en casque. Variété de céphalalgie dans laquelle le malade croirait sa tête étreinte par un casque de fer. Stigmate de la neurasthénie.

Céphaliade. Céphalopage (fig. 63).

Céphalique (κεφαλή, tête).

VEINE — : Veine superficielle du bras, naissant au pli du coude, de la radiale superficielle unie à la médiane céphalique. Autrefois, on désignait sous ce nom toute la veine externe du membre supérieur (céphalique du pouce, céphalique de l'avant-bras, céphalique du bras). « Le nom de *céphalique* lui a été donné par les anciens qui pensaient qu'elle avait quelque rapport avec la tête, et que c'était cette veine qu'il fallait saigner pour calmer la céphalalgie. » (Littré et Robin).

Céphalhématome (κεφαλή, tête ; αἱματόω, changer en sang, ensanglanter). Tumeur sanguine du crâne chez les nouveau-nés.

Céphalhydrocèle traumatique (κεφαλή, tête ; ὕδωρ, eau ; κήλη, tumeur). Tumeur siégeant sous le cuir chevelu et renfermant du liquide céphalo-rachidien, observée parfois chez les enfants, après un traumatisme du crâne.

Céphalocystes (κεφαλή, tête ; κύστις, vessie). Vers cestoïdes à l'état de vésicules.

Céphalographie (κεφαλή, tête ; γράφειν, écrire). Moyen de prendre par un graphique les contours exacts de la tête.

Céphalohémomètre (κεφαλή, tête ; αἷμα, sang ; μέτρον, mesure). Manomètre intra-cranien servant à mesurer l'afflux sanguin intra-cérébral.

Céphalomètre (κεφαλή, tête ; μέτρον, mesure). Compas servant à apprécier les diamètres de la tête du fœtus.

Céphalométrie (κεφαλή, tête ; μέτρον, mesure). Mensuration de la tête.

Céphalopages (κεφαλή, tête ; παγείς, uni). Monstres doubles unis par le sommet de la tête (fig. 63).

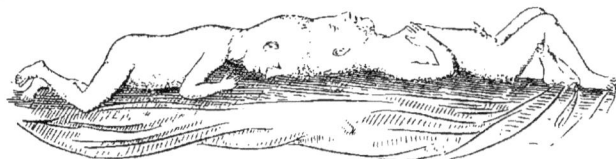

Fig. 63. — Céphalopages (Villeneuve).

Céphalotome (κεφαλή, tête ; τομή, section). Instrument pour pratiquer la céphalotomie.

Céphalotomie (κεφαλή, tête ; τομή, section). Opération consistant dans l'ouverture du crâne du fœtus au cours de l'accouchement.

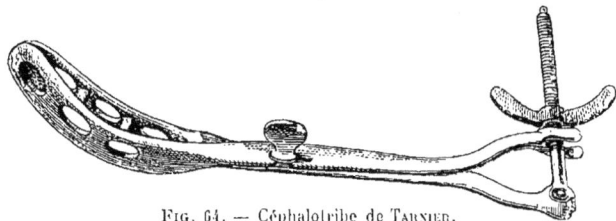

Fig. 64. — Céphalotribe de Tarnier.

Céphalotribe (κεφαλή, tête ; τρίβω, broyer), (Baudelocque, 1829). Instrument pour pratiquer la céphalotripsie (fig. 64).

Céphalotripsie (κεφαλή, tête ; τρίψις, broiement). Opération qui consiste à briser la tête du fœtus au cours d'un accouchement.

Cérat (κηρός, cire), (Codex) :

Cire blanche............... 100 gr.
Huile d'amandes douces...... 400 gr.
Eau distillée de roses........ 300 gr.

Cérato-glosse (κέρας, corne ; γλῶσσα, langue). Portion du muscle hyoglosse s'insérant à toute la longueur des grandes cornes de l'os hyoïde.

— ACCESSOIRE : Petit faisceau musculaire dépendant de l'hyoglosse et s'insérant au sommet des grandes cornes de l'os hyoïde.

Cerclage de la rotule. Procédé de traitement des fractures de la rotule, qui consiste à cercler à l'aide d'un fil d'argent le pourtour de la rotule.

Cercle tympanal. Croissant osseux, isolable chez le fœtus et qui sert de cadre à la membrane du tympan (fig. 65).

Cérébelleuse (*cerebellum*, cervelet).

DÉMARCHE — : Sorte de titubation que l'on constate dans les affections du cervelet et rappelant l'état d'ébriété.

Cérébrine. Extrait de substance cérébrale (opothérapie).

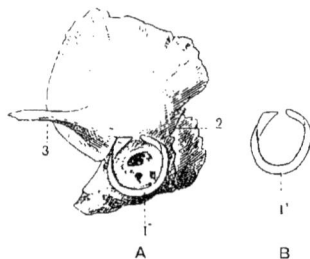

FIG. 65. — Cercle tympana
(d'après POIRIER).

A, 1, cercle ou os tympanal ; 2, fissure squamo-mastoïdienne ; 3, apophyse zygomatique ; — B, 1' os tympanal détaché.

Cerny et Trucenek (de Prague).

PROCÉDÉ DE — : Procédé de traitement des épithéliomas cutanés par une cautérisation au moyen de badigeonnages à l'acide arsénieux, après scarification. La solution arsenicale employée est la suivante :

Acide arsénieux............... 1 gr.
Alcool éthylique
Eau distillée $\}$ ... àà 40 à 50 gr.

Les badigeonnages sont pratiqués tous les jours, après nettoyage de la plaie et scarification légère préalables.

Chabert (Philibert) (1737-1814), vétérinaire français, né à Lyon, mort directeur de l'École d'Alfort.

MALADIE DE — : Charbon bactérien, symptomatique, emphysémateux des bovidés.

Chabert décrit dans son *Traité des maladies charbonneuses* (1782), sous le nom de fièvre charbonneuse, de charbon essentiel et de charbon symptomatique, des variétés symptomatiques « d'un même état morbide, identique quant à son essence intime, différant seulement dans son mode de manifestation extérieure suivant les dispositions individuelles ». La part prise par Chabert dans l'étude des maladies charbonneuses si confuses à son époque, fait que, dans la riche synonymie de la maladie infectieuse appelée charbon sympto-

matique (charbon bactérien), les nosographes actuels désignent encore cette affection des bovidés sous le nom de
maladie de Chabert.

Chalazie (χάλασις, action de relâcher). Séparation partielle, spontanée ou traumatique, de la cornée et de la sclérotique.

Chalazion (χαλάσιον, petit tubercule transparent qui se forme sous
les paupières). Petite tumeur, grosse comme un grain de millet
ou un haricot, rougeâtre ou transparente, indolente, qui se
développe sur le bord libre des paupières.

Chalico-anthracose (χάλιξ, petite pierre, ἄνθραξ, charbon). Sclérose pulmonaire présentant des noyaux indurés, dont le centre
est constitué par des particules inorganiques et charbonneuses.

Challes (France, Savoie). Eaux froides, sulfureuses; prises en
boissons. Altitude : 280 m.

Chamberland (Charles-Édouard), savant français, contemporain.

. Filtre — : Le procédé de Chamberland consiste à faire passer l'eau sous pression au travers d'une pierre poreuse. On
emploie pour cela une bougie de porcelaine dégourdie, non
vernissée.

Chamberlen (William), de son nom français **Chambrelan**,
médecin protestant de Paris, ami d'A. Paré, émigré à Southampton (Angleterre), vers 1569, avant la
Saint-Barthélemy (24 août 1572).

Chamberlen (Peter), (1560-16..), fils aîné de
Chamberlen William, accoucheur anglais, né
à Paris, émigré en Angleterre avec son frère.
Inventeur du forceps.

Chamberlen (Peter), (1572-16..), fils cadet de
Chamberlen William, né à Southampton,
accoucheur anglais.

Chamberlen (Peter), (1601-1683), accoucheur
anglais, fils de Chamberlen (Peter) cadet.

Chamberlen (Hugh), accoucheur anglais, fils du
précédent.

Forceps des — : Forceps droit, le premier
employé (fig. 66). V. Forceps, page 209.

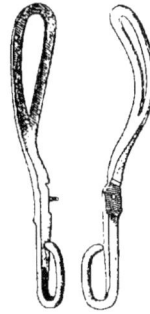

FIG. 66. — Forceps
des CHAMBERLEN.

Champ électrique, champ magnétique. On appelle
champ électrique une région dans les limites de laquelle
s'exercent des phénomènes électriques. De même, un *champ
magnétique* est une région de l'espace où s'exercent des
phénomènes magnétiques dus à un aimant.

Champel (Suisse, près de Genève). Institut hydrothérapique.

Champetier de Ribes, accoucheur de Paris, contemporain.

Ballon de — : Appareil destiné à provoquer l'accouchement,
agissant à la fois comme excitateur du travail et dilatateur des

parties molles. Il est constitué par une poche de tissu de soie mince et souple, recouverte sur les deux faces d'une couche de caoutchouc. Sa forme est celle d'un cône allongé dont le sommet se termine par une pièce de caoutchouc durci sur laquelle se fixe un tube de caoutchouc cylindrique, à parois épaisses muni d'un robinet par lequel se fait le gonflement du ballon (fig. 67).

Chancre arsenical. Ulcération due à l'arsenic, et pouvant ressembler au chancre syphilitique.

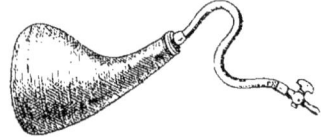

FIG. 67. — Ballon de CHAMPETIER DE RIBES.

Chanvre indien. Haschisch, *cannabis indica* : employé en extrait ou en teinture comme antispasmodique et hypnotique.

Chaput, chirurgien de Paris, contemporain.

BOUTON DE — : Bouton métallique servant, comme celui de Murphy, à anastomoser deux anses d'intestin entre elles ou l'estomac à l'intestin (fig. 68).

ENTÉRO-ANASTOMOSE PAR LE PROCÉDÉ DE LA PINCE ENTÉROTOME DE — (1890) (pour le traitement des anus contre nature) : Suturer l'une à l'autre les deux anses à anastomoser; suturer ces anses à la paroi abdominale; faire une petite incision sur chaque anse; introduire dans les deux orifices les mors d'une pince entérotome (fig. 70) qu'on serrera; à la chute de la pince l'anastomose sera établie.

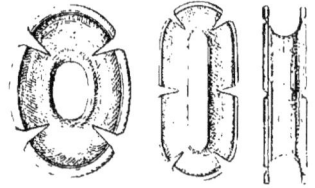

FIG. 68. — Bouton anastomotique de CHAPUT.

A et B, vue de face; — C, vue latérale

ENTÉRORRHAPHIE LONGITUDINALE DE — (1890) : Procédé d'entérorrhaphie : Placer les deux bouts en contact parallèlement, en canons de fusil; les fixer dans cette position par une série de sutures; inciser longitudinalement chaque bout, au devant des sutures; réunir les lèvres de chaque fente, aux lèvres semblables du bout voisin; fermer ensuite l'orifice terminal par des sutures séro-séreuses (fig. 69).

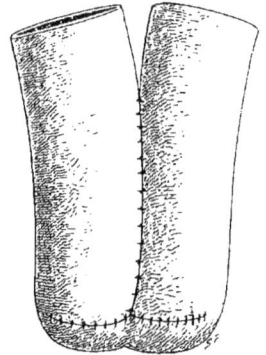

FIG. 69. — Procédé d'entérorrhaphie de CHAPUT.

ÉTABLISSEMENT DE L'ANUS CONTRE NATURE PAR LE PROCÉDÉ DE LA FORCIPRESSURE DE — (1892) : On saisit avec des pinces à forcipressure un pli d'intestin avec le péritoine pariétal; on place autant de pinces qu'il en faut pour fermer le péritoine ; on ouvre ensuite l'intestin entre les deux rangées de pinces.

PINCE-ENTÉROTOME POUR L'OUVERTURE DES COLLECTIONS PELVIENNES DE — (1891) : C'est une longue pince, dont les mors très pointus ont une forme triangulaire, avec de petites stries au niveau de l'arète du bord libre. On perfore les collections pelviennes avec cette pince ; on agrandit l'orifice en ouvrant les mors de la pince et on place dans la cavité un tube de drainage à ailettes, de l'auteur (fig. 70).

PROCÉDÉ DE — (1889) OU SUTURE PAR ABRASION DE : Dans le traitement de l'anus contre nature : Consiste à décoller d'abord l'intestin de la paroi, sur une hauteur de 2ᶜᵐ ; on abrase ensuite aux ciseaux la muqueuse, sur une hauteur de 1ᶜᵐ, et on suture la musculeuse à elle-même, sans la rebrousser (fig. 71).

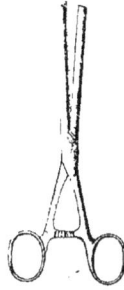

FIG. 70.
Pince-entérotome
de CHAPUT.

RÉSECTION LARGE DU ROCHER DE — (1893) : Incision des parties molles à lambeau à base inférieure ; résection de la paroi supérieure du conduit, de la caisse, et ouverture du crâne ; résection de la paroi antérieure de la caisse, puis de la paroi postérieure avec la région mastoïdienne ; d'un coup de ciseau placé en avant de l'apophyse styloïde, faire sauter la paroi inférieure du rocher ; évider ensuite le labyrinthe.

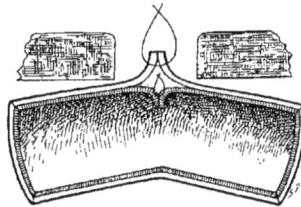

FIG. 71. — Procédé de CHAPUT.

SUTURE CIRCULAIRE AVEC FENTE DE — (1891) : On suture d'abord la demi-circonférence postérieure de l'intestin à deux étages ; on fait ensuite dans l'axe de l'intestin, une fente sur chacun des deux bouts, on incise les lambeaux flottants, les deux fentes prennent alors la forme d'un losange dont on suture les bords contigus, comme dans l'opération de la pyloroplastie.

SUTURE CIRCULAIRE PAR ABRASION DE — (1890) : On dissèque la muqueuse sur une hauteur de 1 centimètre ; on adosse l'une à l'autre les muqueuses de chaque bout, au moyen de sutures ; on suture les musculeuses avivées,

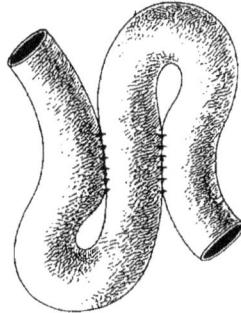

FIG. 72. — Greffe intestinale
de CHAPUT.

face interne contre face interne ; on ajoute un troisième étage séro-séreux.

TRAITEMENT DES PLAIES D'INTESTIN PAR LA GREFFE INTESTINALE DE — (1892) : On coud une anse saine à l'anse blessée, comme si on y mettait un morceau ; l'anse saine est fixée à l'anse blessée par des sutures à deux étages qu'on place en avant, en arrière, en haut et en bas de la perforation (fig. 72).

Charbon (ainsi dénommée à cause de la teinte charbonnée des tuméfactions cutanées). Maladie virulente produite par la bactéridie de Davaine (1850), commune à certains animaux et à l'homme ; contagieuse, peut rester localisée chez l'homme (pustule maligne), se diffuser (maladie charbonneuse proprement dite).

— BACTÉRIDIEN : Charbon de Davaine, pustule maligne, sang de rate, pisse de sang.

— BACTÉRIEN : Charbon symptomatique, maladie de Chabert.

Charbon intestinal ou **gastro-intestinal**. Charbon bactéridien dont la porte d'entrée est l'appareil digestif et dont la symptomatologie est surtout gastro-intestinale.

Charbon pulmonaire. Charbon bactéridien dont l'appareil respiratoire est la porte d'entrée et la symptomatologie principalement pulmonaire.

Charbon symptomatique emphysémateux. Maladie complètement différente du charbon bactéridien de Davaine, due à un bacille anaérobie ; s'observe chez les bovidés où il donne lieu à des foyers de gangrène gazeuse (d'où le nom d'emphysémateux). V. Chabert, page 100.

Charcot (1825-1893), médecin de Paris, né à Paris (fig. 73).

ARTÈRE DE L'HÉMORRAGIE CÉRÉBRALE DE — : Nom donné par cet auteur à une des artères lenticulo-striées.

CHARCOT'S DISEASE OU MALADIE DE — : Désignation donnée par les médecins anglais aux arthropathies tabétiques.

DÉMARCHE TABÉTO - CÉRÉBELLEUSE DE — : Signe de la maladie de Friedreich.

FIG. 73. — CHARCOT (1825-1893).

MALADIE DE — (1865) : Sclérose latérale amyotrophique.

PLAQUE CERVICALE ET SACRÉE DE — : Stigmate de la neurasthénie.

VERTIGE DE — : Vertige laryngé.

Charcot-Leyden. V. Charcot, Leyden.

CRISTAUX DE — : Cristaux octaédriques, ayant l'aspect de doubles pyramides très aiguës, que l'on trouve au microscope dans les crachats des asthmatiques.

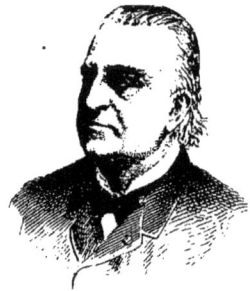

Charcot-Marie. V. Charcot, Marie.

> TYPE — (1886) : Forme d'atrophie musculaire progressive, se présentant quelquefois comme une maladie familiale et héréditaire, débutant généralement dans l'enfance ou l'adolescence et commençant *toujours* par les membres inférieurs: par le pied et la jambe.

Charnière de Budin. Espace situé entre les portions squameuse et basilaire de l'occipital du fœtus. V. Budin, p. 83.

Charrière (Joseph-Frédéric-Benoît), (1803-1876), fabricant d'instruments de chirurgie de Paris, né à Cerniac, canton de Fribourg (Suisse).

> FILIÈRE DE — : Plaque métallique perforée de 30 trous, le premier d'un tiers de millimètre de diamètre, le dernier de 1 centimètre : la progression d'un trou à l'autre est de 1/3 de millimètre.
>
> SCIE DE — : Scie d'amputation à arbre, la première du genre.
>
> TENON DE — : Tenon remplaçant la vis d'articulation pour le démontage facile des instruments. Premier essai de ce genre.

Chassaignac (Charles-Marie-Édouard), (1805-1879), chirurgien de Paris, né à Nantes (fig. 74).

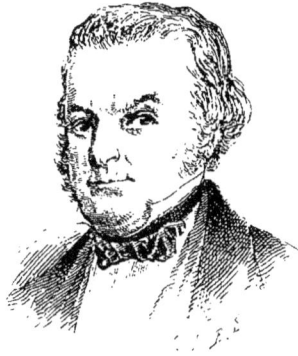

FIG. 74. — CHASSAIGNAC (1805-1879)

> ÉCRASEUR LINÉAIRE DE — : Instrument qui fut le point de départ de toute une méthode d'exérèse et dont le but était d'obtenir la section du pédicule d'une tumeur par le resserre-

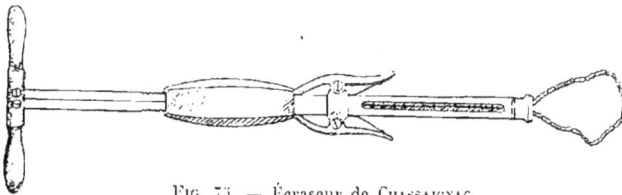

FIG. 75. — Écraseur de CHASSAIGNAC.

> ment progressif et continu d'une chaîne d'acier manœuvrée par un mécanisme puissant (fig. 75).
>
> TUBE A DRAINAGE DE — : Drain perforé en caoutchouc.
>
> TUBERCULE DE — OU TUBERCULE CAROTIDIEN : Tubercule antérieur de l'apophyse transverse de la sixième vertèbre cervicale. C'est un point de repère pour la ligature de la carotide primitive ;

répond à peu près à l'entrecroisement de la carotide primitive, de la vertébrale et de la thyroïdienne inférieure.

Châteauneuf (France, Puy-de-Dôme). Eaux alcalines faibles. Une source froide, source Morny, est fortement ferrugineuse.

Châteldon (France, Puy-de-Dôme). Eaux bicarbonatées, calciques et sodiques, froides.

Châtel-Guyon (France, Puy-de-Dôme). Eaux chlorurées alcalines, carboniquées, ferrugineuses et magnésiennes de 24° à 37°. Source Gubler, exportée; appelé le Kissingen français. Altitude : 420 mètres.

Chaudes-Aigues (France, Cantal). Très chaudes, 81° c., faiblement alcalines, presque indifférentes. Altitude : 650 mètres.

Chaudfontaine (Belgique, province de Liège). Eaux chaudes, indifférentes.

Chaulmoogra ou **chaulmugra**. Arbres de l'Inde, de la Réunion, de la famille des Bixacées. L'arbre qui fournit le Chaulmoogra actuellement répandu dans le commerce est non le C. Odorata, mais le C. Prainii (Desprez G.).
Syn. : Gynocardia odorata ou Hydnocarpus odoratus.

Huile de — : Employée par les Indous contre la lèpre, la syphilis et les affections cutanées.

Chaussier (1746-1828), médecin de Paris, né à Dijon.

Aréole de — : Bourrelet inflammatoire, chaud et rouge, limitant l'eschare caractéristique du charbon bactéridien, sur la limite interne duquel se développent des vésicules, en cercles concentriques, disposées sur un ou deux rangs.

Signe de — : Vive douleur épigastrique, prodrome de l'éclampsie.

Tube de — : Tube laryngien, métallique, de 18 à 20 centimètres de long, servant à l'insufflation des poumons en cas d'asphyxie. Il a la forme d'une sonde d'homme, aplatie latéralement à son extrémité, et munie d'une éponge.

Chauveau, vétérinaire et physiologiste de Paris, contemporain.

Bactérie de — ou bacterium Chauvæi. Nom donné par Arloing, Cornevin et Thomas à l'agent pathogène du charbon bactérien symptomatique, emphysémateux, des bovidés.

Cheadle, médecin anglais.

Maladie de — : Maladie de Möller-Barlow.

Cheiloplastie (χειλός, lèvre ; πλάσσειν, façonner). Anaplastie des lèvres.

Chéloïde (χηλή, griffe, serre, pince des écrevisses ; εἶδος, apparence). Excroissance cutanée (fibrome), développée soit spontanément (chéloïde vraie), soit le plus souvent sur une cicatrice (chéloïde fausse). Décrite la première fois en 1790, par Retz, sous le nom de dartre de graisse.

Chémosis (χήμωσις, gonflement de la cornée). Tuméfaction péricornéenne, due à l'accumulation de sérosité sous la conjonctive.

Cherchewski, médecin russe, contemporain.

MALADIE DE — : Iléus nerveux dans la neurasthénie, ou fausse occlusion intestinale.

Chervin (Claudius), (1824-1896), pédagogue français, né à Bourg-de-Thizy (Rhône).

MÉTHODE DE — (1849) : Méthode pour la cure du bégaiement par la gymnastique de la parole.

Cheval-vapeur. V. Watt.

Chevestre (*capistrum*, muselière, bâillon). Bandage destiné à assurer le maintien de la mâchoire inférieure fracturée. Il peut être simple ou double.

Chevrotante (chèvre).

VOIX — : Égophonie.

Chevrotement (chèvre). Action de parler ou de chanter d'une voix tremblotante qui prend un peu le caractère du bêlement de la chèvre.

Cheyne (John), (1777-1836), médecin anglais, né à Leith (Écosse).

RESPIRATION DE — (1816) : V. Stokes.

Chiasma (χίασμα, entrecroisement). Entrecroisement en X.

— DES NERFS OPTIQUES : Entrecroisement des nerfs optiques.

Chimiotactique. Qui se rapporte à la chimiotaxie.

Chimiotaxie (chimie — de χυμός, suc, humeur, τάξις, arrangement, disposition). Action attractive ou répulsive exercée par diverses substances chimiques, organiques ou inorganiques, sur l'orientation du protoplasma cellulaire. Syn. Chimiotropisme.

— NÉGATIVE : Action *répulsive* qu'exercent certaines substances chimiques sur l'orientation du protoplasma cellulaire.

— POSITIVE : Action *attractive* qu'exercent certaines substances chimiques sur l'orientation du protoplasma cellulaire.

Chimiotropique. Chimiotactique.

Chimiotropisme (chimie, τρόπος, direction). Chimiotaxie.

Chipault (A.), chirurgien de Paris, contemporain.

MÉTHODE DE — (1896) : Dans la thérapeutique des gibbosités. Réduction de la gibbosité sous chloroforme, puis laçage au fil d'argent des apophyses épineuses.

MÉTHODE DE — : Dans le traitement du mal perforant plantaire. Élongation du nerf tibial postérieur. Recherche du nerf tibial postérieur en suivant les règles adoptées pour la ligature de l'artère tibiale postérieure, derrière la malléole interne ; mise à nu du nerf, que l'on isole sur une longueur de 2 à 3 centimètres et que l'on charge ensuite sur une sonde cannelée ; le nerf est simplement soulevé au-dessus du niveau de la plaie.

Chloasma (χλόασμα, couleur verte ou jaunâtre). Taches jaunes ou pigmentées qu'on observe, surtout pendant la grossesse, sur différents points du corps.

Chloralose (Heffter, Hanriot et Ch. Richet). Composé cristallisé provenant de l'union du chloral avec le glucose. Cristaux en fines aiguilles blanches, peu solubles dans l'eau froide; solubles dans l'alcool, l'éther et l'eau chaude. Hypnotique.
— Doit être donné à doses fractionnées successives : 0gr,15 par ex., d'heure en heure, jusqu'à 75 centigr. par jour, maximum.

Chlorodyne. Préparation calmante usitée en Angleterre et aux États-Unis. D'après Martindal, serait ainsi composée :

Chloroforme..........................	60 cc
Alcool.............................	60 cc
Mélasse.............................	125 gr
Extrait fluide de réglisse.............	15 gr
Chlorhydrate de morphine.............	2 gr 50
Sulfate d'atropine....................	0 gr 06
Essence de menthe....................	0 gr 50
Acide cyanhydrique à 1 %.............	18 cc
Gomme adragante....................	1 gr 25
Eau distillée — Q. S. pour compléter....	300 cmc

Dose : 0 gr. 25 à 1 gramme par jour.

Chloroforme à la reine. Administration du chloroforme à doses petites et espacées, durant l'accouchement, de manière à obtenir l'insensibilité, sans la perte complète de la connaissance. Cette dénomination vient de ce que la reine Victoria, en 1853 et en 1857, accoucha dans ces conditions d'anesthésie.

Chlorol. Désinfectant; usage externe :

Sublimé.....................	1 gramme.	
Chlorure de sodium...........	1	—
Acide chlorhydrique...........	1	—
Sulfate de cuivre	3	—
Eau distillée..................	1000	—

Chloroma (χλωρός, vert). « Nom donné par King à un tissu morbide verdâtre, ayant son siège principalement dans les os du crâne et de la face, sous forme de tumeurs saillantes à la surface des os, qui sont irrégulièrement détruits partout où siège le produit morbide... Ce mot, du reste, ne doit pas rester et ne désigne rien de spécial; car on sait que le cancer des os du crâne, en particulier, offre souvent une teinte verdâtre plus ou moins foncée, qui est une des phases d'altération de l'hématosine du sang épanché ou stagnant dans les capillaires oblitérés du cancer. » (Littré et Robin).

Chlorose (χλωρός, jaune pâle, vert). Anémie particulière à la femme résultant d'angustie du système artériel (Virchow).

Chlorure de méthyle. Gaz incolore, d'odeur alliacée, liquéfiable par pression : est employé, vaporisé, contre les névralgies.

Chlorure d'éthyle. Gaz incolore, liquéfiable par pression : est employé, vaporisé, dans des tubes de verre ou de métal, comme analgésique et anesthésique local.

Chlorure d'éthyle cocaïné. Chlorhydrate de cocaïne en solution dans le chlorure d'éthyle dans les proportions de 1, 2, 3, 4 ou 5 %. Le chlorure d'éthyle pénètre les couches superficielles du derme en y infiltrant la cocaïne, d'où anesthésie durable : s'emploie soit en applications, soit en pulvérisations (Bardet).

Choane (χόανον, entonnoir). Orifice postérieur des fosses nasales.

Cholagogue (χολή, bile ; ἀγωγός, qui chasse). Substance qui augmente la sécrétion biliaire.

Cholécystectomie (χολή, bile ; κύστις, vésicule : ἐκτομή, excision). Ablation de la vésicule biliaire.

Cholécystentérostomie (χολή, bile ; κύστις, vésicule : ἔντερον, intestin ; στόμα, bouche). Abouchement de la vésicule biliaire dans l'intestin.

Cholécystite (χολή, bile ; κύστις, vésicule). Inflammation de la vésicule biliaire.

Cholécystocèle (χολή, bile ; κύστις, vésicule ; κήλη, tumeur) (Glénard, 1888). Tumeur formée par la vésicule, ses parois étant supposées saines.

Cholécystoptose (χολή, bile ; κύστις, vésicule ; πτῶσις, chute) (Glénard, 1888). Prolapsus de la vésicule biliaire.

Cholécystorrhaphie (χολή, bile ; κύστις, vésicule ; ῥαφή, suture). Suture de la vésicule biliaire.

Cholécystotomie (χολή, bile ; κύστις, vésicule ; τομή, section). Ouverture chirurgicale de la vésicule biliaire.

Cholécystotomie idéale (χολή, bile ; κύστις, vésicule ; τομή, section) (Mérédith). Incision de la vésicule biliaire, suture de cette incision et réduction de la vésicule ainsi suturée dans l'abdomen.

Cholédocho-entérostomie (χολή, bile ; δοχός, capable de contenir ; ἔντερον, intestin ; στόμα, bouche). Abouchement chirurgical du canal cholédoque dans l'intestin.

Cholédochotomie (χολή, bile ; δοχός, capable de contenir ; τομή, section) (Kocher, 1890). Incision du cholédoque.

Cholédoque (χολή, bile ; δοχός, capable de contenir).

    Canal — : Canal excréteur de la bile, constitué par la réunion du canal cystique et du canal hépatique. S'ouvre dans la deuxième portion du duodénum.

Cholélithiase (χολή, bile ; λιθίασις, maladie de la pierre). Calculs biliaires.

Cholélithotripsie (χολή, bile ; λίθος, pierre ; τρίψις, broiement) (Lawson-Tait, 1885). Broiement des calculs du cholédoque par la pression des doigts ou avec une pince garnie de caoutchouc.

Cholélithotritie (χολή, bile ; λίθος, pierre ; tero, tritum, broyer). Broiement des calculs du cholédoque au moyen d'instruments divers (Incorrect).

Cholémie (χολή, bile ; ἱ αἷμα, sang). Syndrome observable dans certains ictères graves et attribuable à la résorption des principes biliaires.

Choléra (χολέρα, gouttière, choléra). « Maladie ayant été ainsi nommée à cause que les matières fluent comme une gouttière. » (Littré et Robin). Maladie infectieuse due au bacille virgule de Koch. Syn. : Choléra-morbus, choléra indien, choléra asiatique, choléra épidémique.

— DES POULES : Septicémie des volailles, démontrée de nature microbienne par Pasteur, et dont l'agent aérobie est d'une extrême finesse.

— HERNIAIRE : Étranglement herniaire s'accompagnant de refroidissement, de cyanose de la face et des extrémités, d'aphonie, de suppression des urines et même parfois de diarrhée.

— INFANTILE : Entérite cholériforme des nouveau-nés.

— NOSTRAS : Gastro-entérite à symptomatologie cholériforme, vraisemblablement due au coli-bacille.

Choléra-roth (RÉACTION DU). Réaction de l'indol.

Cholérique. Qui a trait au choléra.

SPIRILLE — : Bacille-virgule.

VIBRION — : Bacille-virgule.

Cholérrhagie (χολή, bile; ῥαγή, rupture). Écoulement de bile, en dehors des voies naturelles.

Cholestéatome (χολή, bile; στέαρ, graisse). Stéatome avec prédominance de cholestérine.

Cholewa.

TÉNOTOME DE — (fig. 76) : Instrument pour auriste.

Chondrite (χόνδρος, cartilage). Inflammation d'un cartilage.

Chondrodystrophia fœtalis (Kaufmann, 1892). Achondroplasie.

Chondro-glosse (χόνδρος, cartilage; γλῶσσα, langue). Faisceau musculaire de l'hyoglosse s'insérant sur la petite corne de l'os hyoïde.

Chondrome (χόνδρος, cartilage). Tumeur formée par du tissu cartilagineux.

FIG. 76. — Ténotome de CHOLEWA.

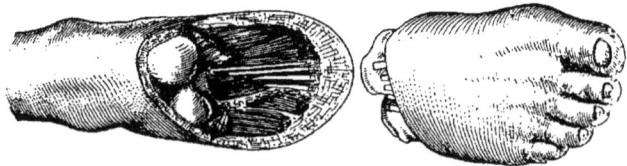

Chopart (François), (1743-1795), chirurgien de Paris, né à Paris.

ARTICULATION DE — : Articulation médio-tarsienne.

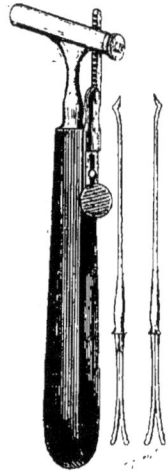

FIG. 77. — Désarticulation de CHOPART.

DÉSARTICULATION DE — (1787) : Désarticulation médio-tarsienne. Consiste à ne conserver des os du pied que l'astragale et le calcanéum, toutes les parties molles de la plante du pied formant lambeau (fig. 77).

POTION DE — : Potion au baume de copahu.

Baume de copahu.....................	50 gr
Alcool à 80°.........................	50 gr
Sirop de baume de Tolu...............	50 gr 6.
Eau distillée de menthe..............	100 gr
Acide azotique alcoolisé.............	5 gr

Chorée électrique (χορεία, danse), (Dubini). Maladie nerveuse dans laquelle les convulsions sont systématisées et ressemblent aux secousses produites par l'électricité. Syn. : Myoclonie.

Chorée majeure. Chorée d'Huntington. V. page 293.

Chorée mineure ou **minor.** Chorée de Sydenham.

Chorée variable (χορεία, danse), (Brissaud). Chorée caractérisée par ce double caractère : 1° que les mouvements sont extrêmement variés; 2° que ces mouvements variés se modifient, naissent ou disparaissent brusquement, en dehors de toute prévision.

Chorion (χορίον, enveloppe). A deux significations : 1° membrane moyenne de l'œuf, résistante, de nature conjonctive, située entre la caduque qui est en dehors, et l'amnios qui est en dedans; 2° trame de tissu conjonctif, formant la couche profonde de la peau (derme) ou des muqueuses.

Chromatine (χρῶμα, couleur). Nom donné à la substance réticulée, spongieuse, du noyau cellulaire, à cause de son affinité pour les matières colorantes.

Chromatomètre (χρῶμα, couleur; μέτρον, mesure). Appareil destiné à déterminer le degré de l'achromatopsie.

Chromidrose (χρῶμα, couleur; ίδρώς, sueur). Sueur colorée en jaune, bleu, vert, noir ou rouge.

Chromomètre (χρῶμα, couleur; μέτρον, mesure). Instrument destiné à évaluer la quantité d'hémoglobine contenue dans l'unité de volume du sang, par la comparaison de la teinte fournie par le sang dilué avec des étalons correspondant à une proportion déterminée d'hémoglobine. Le plus employé est le chromomètre de Hayem.

Chronic-blocks (expression anglaise). Quartiers spéciaux pour les incurables dans les asiles d'aliénés spéciaux.

Chrysoïdène (χρυσός, or; εἶδος, apparence). Matière colorante jaune, préparée par le mélange d'une solution de diazobenzol avec une solution métaphénylènediamine.

Chuintante. Onomatopée. Consonnes J, CH qui ont le son chuintant, analogue au cri de la chouette : *La chouette chuinte.*

Chvostek (Franz), médecin autrichien, né à Vienne en 1835.

SIGNE DE — (1878) : Apparition d'une contraction dans la tétanie, en dehors des accès, par la simple percussion d'un muscle ou d'un nerf. Peut se rencontrer en dehors de la tétanie.

Chylothorax (χυλός, suc; θώραξ, thorax). Épanchement de chyle dans la plèvre.

Chylurie (χυλός, suc; οὖρον, urine). Existence du chyle dans l'urine.

Cicatrice ombilicale. Ombilic.

Ciliaire (*ciliaris*, qui appartient aux cils; par extension, ce terme a été appliqué à différentes parties de l'œil, à cause de la ressemblance que présente l'une d'elles (les procès ciliaires) avec les cils).

ARTÈRES — : Artères de la choroïde.

CORPS — : Partie antérieure de la choroïde.

GLANDES — : Glandes annexées aux cils.

MUSCLE — : Muscle interne de l'œil, situé entre les procès ciliaires et la sclérotique.

PROCÈS — : Replis saillants de la choroïde, placés les uns à côté des autres, au nombre de 60 à 80; logés dans des enfoncements de la partie antérieure du corps vitré et formant des rayons convergents derrière l'iris.

Cils vibratiles. Prolongements filiformes du protoplasma cellulaire à travers la membrane d'enveloppe qui, à leur niveau, forme plateau. Sont animés de mouvements vibratiles continus et extrêmement rapides. V. Vibratiles.

Cimiez (France, Alpes-Maritimes). Quartier haut et neuf de Nice.

Cinabre (κινάβρα, odeur fétide). Sulfure rouge de mercure.

Cinésialgie (κίνησις, mouvement; ἄλγος, douleur), (Gubler). Douleur provoquée par la contraction musculaire.

Ciniselli (1803-1878), médecin italien, de Crémone.

MÉTHODE DE — : Méthode de traitement des anévrysmes par la galvanopuncture.

Cinnamate de soude. Poudre cristalline blanchâtre, peu soluble dans l'eau froide, bien soluble dans l'eau chaude, l'alcool, les corps gras. Synonyme : Hétol.

Cinnamique.

ACIDE — : Élément actif du baume du Pérou.

Cintrat, médecin de Paris du XIXᵉ siècle.

SERRE-NŒUD DE — : Instrument destiné à serrer le pédicule des tumeurs (ovariotomie, hystérectomie).

Circiné (*circinatus*, qui forme un cercle régulier). Nom donné aux lésions élémentaires de la peau dessinant un cercle.

Cirsoïde (κιρσός, varice; εἶδος, forme).

ANÉVRYSME — : V. Anévrysme.

Civinini.

ÉPINE DE — : Petite saillie osseuse, visible sur l'aile externe de l'apophyse ptérygoïde du sphénoïde.

LIGAMENT PTÉRYGO-ÉPINEUX DE — : Lame fibreuse allant de l'épine de Civinini à l'épine du sphénoïde.

Clado, chirurgien de Paris, contemporain.

PROCÉDÉ DE — : Pour déterminer la ligne rolandique : Après avoir fixé l'extrémité supérieure de cette ligne (environ un travers de doigt en arrière du milieu de la ligne inio-glabellaire), on trace une droite vers l'angle formé par l'arcade zygomatique et le bord de l'os malaire. L'extrémité inférieure du sillon de Rolando répond, sur cette ligne, à un point situé à un travers de doigt au-dessous de son milieu.

Clangoreux (*clangor*, de κλαγγω, crier bruyamment).

BRUIT — : Timbre à résonance métallique, que présente, dans certaines angio-cardiopathies, le deuxième bruit du cœur.

Clar.

PHOSPHORE DE — : Grand miroir concave, percé de deux trous au niveau des yeux, muni en son foyer d'une petite lampe électrique. Il se fixe à la tête par un bandeau frontal.

Clarke (1817-1880), anatomiste de Londres.

COLONNE VÉSICULAIRE DE — (1851) : Groupe de cellules formant une colonne située à la partie interne de la base des cornes postérieures de la moelle. Elle commence au niveau du troisième nerf lombaire et finit au premier nerf dorsal.

FAISCEAU COLLATÉRAL DE — : Faisceau de fibres nerveuses allant du cordon de Burdach à la colonne de Clarke.

LANGUE DE — : Aspect de la langue dans la glossite syphilitique profonde, scléreuse, caractérisé par des sillons plus ou moins profonds. circonscrivant des saillies irrégulières.

NOYAU CERVICAL DE — : Groupe cellulaire situé au niveau du troisième nerf cervical, qui représenterait à ce niveau la colonne de Clarke.

VEINES DE — : Veines intra-médullaires centrales, juxta-épendymaires, au nombre de deux, se terminant par un plexus veineux dans le cône terminal.

Clarke (Édouard-M.), physicien anglais.

MACHINE DE — (1836) : Appareil d'induction comprenant un aimant vertical en forme de fer à cheval devant les pôles duquel deux bobines tournent autour d'un axe horizontal.

Clasmatocytes ou **cellules à fragments** (κλάσμα, fragment ; κύτος, cellule), (Ranvier, 1890). Cellules du tissu conjonctif, fusiformes et arborisées, dont les prolongements moniliformes ne sont pas anamostosés. Leur nom vient de ce que les prolongements peuvent se détacher de la cellule, au niveau d'un des points rétrécis et devenir ainsi indépendants ; le nom de *clasmatose* est donné à cette fragmentation. Les clasmatocytes sont des leucocytes transformés.

Clasmatose (κλάσμα, fragment), (Ranvier). Fragmentation physiologique du protoplasma des clasmatocytes.

Claudius (1822-1869), anatomiste allemand, de Kiel.

    CELLULES DE — : Cellules épithéliales de l'organe de Corti, situées de chaque côté des arcades de Corti (fig. 87, 14, p. 126).

Clava (*clava*, massue). Partie renflée, située à la base de la pyramide postérieure du bulbe et qui répond au noyau de Goll.

Clavadel (Suisse, canton des Grisons; 1661 mètres d'altitude).

    SANATORIUM DE — : Sanatorium pour tuberculeux.

Clavicotomie. Section chirurgicale de la clavicule. En obstétrique, section d'une ou des deux clavicules pour diminuer le diamètre bis-acromial, en cas de dystocie (Fornari, 1877, Phenomenoff, 1894).

Clichement. Prononciation vicieuse des lettres J. CH.

Clinodactylie (κλίνειν, incliner; δάκτυλος, doigt. Déviation d'un orteil.

    — LATÉRALE : Hallus valgus.

Clitrophobie (κλεῖθρον, cloître; φόβος, peur). Crainte irraisonnée et instinctive de tout lieu plus ou moins fermé.

Cloniques (κλόνος, agitation).

    MOUVEMENTS OU CONVULSIONS — : V. Convulsions cloniques.

Clonus du pied. V. Trépidation épileptoïde.

Clopton Havers, anatomiste anglais de la 2ᵐᵉ moitié du XVIIᵉ siècle et du commencement du XVIIIᵉ. V. Havers, p. 265.

    GLANDES DE — : Prolongements adipeux des synoviales, saillant dans la cavité articulaire. (Dénomination surannée.)

Cloquet (Jules-Germain), (1790-1883), chirurgien de Paris, né à Paris.

    CANAL DE — OU DE STILLING : Canal central du corps vitré.

    GANGLION DE — : Ganglion lymphatique, situé dans la concavité de la base du ligament de Gimbernat.

    HERNIE DE — (1817) : Hernie crurale, caractérisée par ce fait que, située d'abord dans le canal crural, elle perfore l'aponévrose du pectiné, au niveau de la gouttière sous-pubienne, et elle s'insinue entre ce muscle et son aponévrose : elle est donc très profonde et située très en arrière des vaisseaux fémoraux : on peut la confondre aisément avec une hernie obturatrice (Berger).

Clysoire (κλύζειν, arroser, nettoyer). Clysopompe.

Clysopompe (κλύζειν, arroser, nettoyer). Appareil à pompe foulante servant à administrer les lavements.

Clystère (κλυστήρ, clystère, seringue). Instrument servant à donner un lavement.

Coccus (κόκκος, graine). Microbe de forme arrondie.

Coccygien. Qui appartient au coccyx.

    GLANDE — : Glande de Luschka. V. Luschka, p. 354.

Coccygodynie (*coccyx*; ὀδύνη, douleur). Douleur névralgique intense de la région du coccyx.

Coccyx (κόκκυξ, coucou et coccyx). Petit os terminant la colonne vertébrale, situé au-dessous du sacrum qu'il prolonge. Son nom viendrait, d'après Littré et Robin, de la ressemblance qu'on lui aurait trouvée avec le bec du coucou.

Codex ou **codex medicamentarius**, pharmacopée française rédigée par ordre du gouvernement. — Formulaire officiel des préparations médicinales et pharmaceutiques, publié avec la sanction du gouvernement et d'après ses ordres. Établi par la loi du 21 germinal, an XI. Édition de 1818, 1837, 1867, 1884.

Cœcal et grammaticalement *cæcal* (*cæcus*, aveugle). Qui a trait au cæcum.

> Boudin — (Glénard, 1885) : État du cæcum cylindrique, résistant, rejeté en dedans, et roulant sous les doigts, dans l'entéroptose.

Cœliadelphes (κοιλία, ventre ; ἀδελφός, frère). Monstres doubles réunis par le ventre (fig. 78).

Cœliotomie (κοιλία, ventre ; τομή, section). Ouverture de la cavité abdominale.

Cœlome (κοίλωμα, cavité). Cavité pleuro-péritonéale de l'embryon.

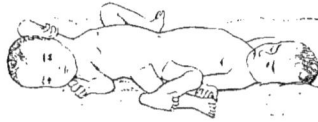

Fig. 78. — Cœliadelphes.

Cœnadelphes (κοινός, commun ; ἀδελφός, frère). Monstres doubles caractérisés par l'existence apparente de deux corps dans lesquels plusieurs organes sont à l'état commun.

Cohnheim (Julius) (1839-1884), anatomiste de Leipzig, né à Demmin.

> CHAMPS DE — : Aspect au microscope de la coupe transversale d'une fibre musculaire de mammifère : c'est une sorte de mosaïque formée par des faisceaux fibrillaires ou cylindres primitifs, plongés dans le sarcoplasme.

> EXPÉRIENCE DE — : Expérience physiologique qui sert de base à la théorie de Cohnheim sur l'inflammation. Consiste à examiner sous le microscope les modifications qui surviennent dans le mésentère, mis à nu, d'une grenouille curarisée. Trois phases : 1° dilatation des artères, puis des veines, beaucoup moins des capillaires et accélération du courant sanguin, durant 60. 100. 120 minutes; 2° ralentissement du courant sanguin, diminution de la pression intra-vasculaire, margination des leucocytes dans les veines; 3° diapédèse des globules blancs au niveau des veines et des capillaires, puis des globules rouges ; exsudation liquide, la paroi des vaisseaux étant devenue plus perméable que normalement. L'ensemble de l'expérience dure environ de 6 à 8 heures.

> THÉORIE DE — : Les tumeurs ont pour origine des germes embryonnaires restés sans emploi, lors de la formation du fœtus et de ses différents organes.

Col. En ostéologie, se dit d'une partie circulairement rétrécie d'un os.

> — ANATOMIQUE DE L'HUMÉRUS : Dépression à peu près linéaire, rugueuse et plus ou moins rétrécie, qui limite le pourtour de la tête humérale.

— ANATOMIQUE DU FÉMUR : Cylindre osseux fortement aplati d'avant en arrière, à grand axe oblique en bas et en dehors, mesurant de 35 à 40 millimètres, reliant la tête fémorale au corps du fémur.

— CHIRURGICAL DE L'HUMÉRUS : Col idéal séparant l'extrémité supérieure de l'humérus (tête, grosse et petite tubérosités), du corps de l'os. Il est horizontal et se trouve séparé du col anatomique, en dehors, par toute l'épaisseur de la grosse tubérosité; en dedans, il tend à se confondre avec le col anatomique.

— CHIRURGICAL DU FÉMUR : Col idéal séparant l'extrémité supérieure du fémur (tête, col, grand et petit trochanters), du corps de l'os. Il est horizontal.

Coley.

MÉTHODE DE — : Traitement des néoplasmes par le produit de filtration des cultures du microbe de l'érysipèle seul, ou associé au prodigiosus.

Coli-bacille (Escherich, 1885). Bacille que l'on trouve à l'état normal dans l'intestin de l'homme et des animaux, non pathogène normalement; il peut acquérir une grande virulence. Synonymes : Bacillus coli communis. Bacterium coli commune.

Coliques intestinales lithiasiques (Dieulafoy). Coliques suivies de l'émission de sable, de graviers, de débâcles sableuses, avec ou sans matières glaireuses et membraneuses. V. Lithiase intestinale, page 349.

Colite (κῶλον, côlon). Inflammation du côlon.

Colles, anatomiste anglais de la première moitié du XIXᵉ siècle.

LIGAMENT DE — : Pilier postérieur du canal inguinal.

LOI DE — ou DE BAUMÈS : Un enfant procréé syphilitique, par un père syphilitique, n'infecte jamais sa mère, saine en apparence.

Collet du sac herniaire. Portion rétrécie du sac herniaire faisant communiquer ce dernier avec la cavité péritonéale et située au niveau de l'orifice ou du trajet herniaire.

Collin, fabricant d'instruments de chirurgie de Paris, contemporain.

ARTICULATION DE — : Mode d'assemblage permettant le montage et le démontage instantanés de tous les instruments à 2 branches. Au niveau du point d'articulation, l'une des branches est munie d'un pivot (branche mâle), l'autre branche (branche femelle) est percée d'un trou pour le passage du pivot et présente au-dessus ou au-dessous de lui un repli métallique dénommé « doigt », de la forme d'un triangle, dont la base vient se fixer sur le bord externe de la branche. Pour monter l'instrument, on enfonce à fond la branche mâle dans la branche femelle, du côté du repli métallique ; en rapprochant les anneaux ou les branches, la branche mâle vient s'engager sous le repli métallique qui assure le maintien solide du montage. Cette articulation a été appelée aussi « Articulation de Collin » (fig. 79).

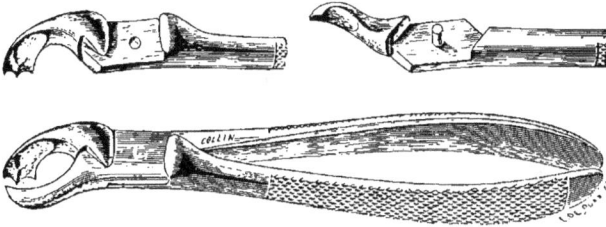

FIG. 79. — Articulation de COLLIN.

BRAS A LEVIER AXILLAIRE DE — : Bras artificiel dans lequel les mouvements de flexion des doigts sont obtenus par le rapprochement du bras sur la poitrine par suite de la mise en jeu d'un levier spécial.

EXPLORATEUR RÉSONNATEUR DE L'ŒSOPHAGE DE — : Instrument permettant de reconnaître la présence d'un corps étranger dans l'œsophage; se compose : 1° d'une tige métallique terminée par une olive en ivoire; 2° d'un petit cylindre métallique; 3° d'un tube élastique terminé par un embout.

Le cylindre reçoit à l'une de ses extrémités la tige métallique et à l'autre l'embout. Son seul but est d'amplifier le son produit par le choc de l'olive d'ivoire sur le corps étranger.

Pour se servir de l'instrument, le médecin ajuste l'embout dans son oreille et introduit ensuite l'olive comme pour un cathétérisme ordinaire. Il percevra un son dès que l'olive rencontrera le corps étranger.

EXPLORATEUR A SONNERIE DE LA VESSIE DE — : Instrument d'exploration des corps durs de la vessie; essentiellement caractérisé par la présence, dans le manche, d'un mécanisme d'horlogerie qui se met en mouvement dès que le corps étranger est saisi entre les mors de l'instrument.

EXTRACTEUR DES CORPS ÉTRANGERS DE LA VESSIE, CHEZ L'HOMME, DE — : Instrument permettant de retirer de la vessie de

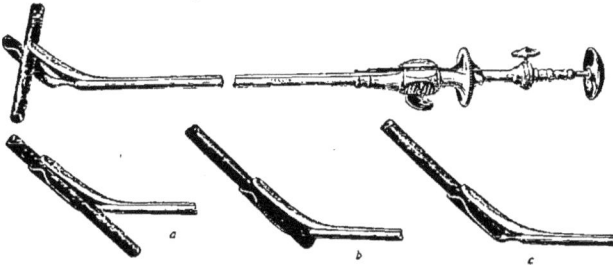

FIG. 80. — Extracteur des corps étrangers de la vessie, chez l'homme.

l'homme les corps étrangers longs, suivant leur grand axe. Il est construit de manière que les mors de l'instrument font pivoter le corps étranger en le plaçant suivant son grand axe (fig. 80).

EXTRACTEUR DES CORPS ÉTRANGERS DE LA VESSIE CHEZ LA FEMME DE — : Instrument permettant de retirer de la vessie de la femme les corps étrangers longs, suivant leur grand axe. La préhension du corps étranger s'opère par le redressement d'une double tige flexible, terminée par deux crochets ; ces deux crochets, en se rapprochant, emprisonnent ou saisissent le corps étranger qui, dès qu'on attire la tige en dedans, se

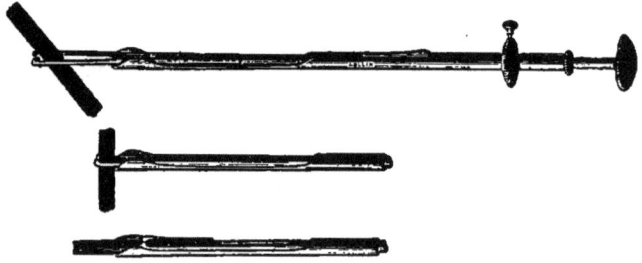

FIG. 81. — Extracteur des corps étrangers de la vessie, chez la femme.

heurte à un épaulement placé sur l'extrémité de l'instrument ; cet épaulement l'oblige à s'étendre et à se loger dans la gouttière que forme l'instrument (fig. 81).

LITHOTRITEUR A BASCULE OU BRISE-PIERRES DE — : Brise-pierres caractérisé par le mode de resserrement des mors, au moyen du mécanisme à bascule imaginé par l'auteur.

OSTÉOCLASTE DE — : Appareil employé pour le redressement

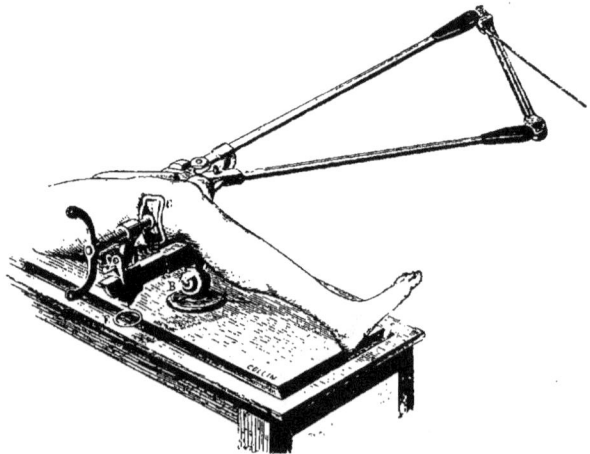

FIG. 82. — Ostéoclaste de COLLIN.

du genu valgum et permettant de fracturer les os en un point assez précis (fig. 82).

PINCE A POUSSETTE DE — : Pince pour l'extraction des corps étrangers de l'urèthre ; l'un des mors est actionné par une tige qui est elle-même commandée par une poussette (fig. 83).

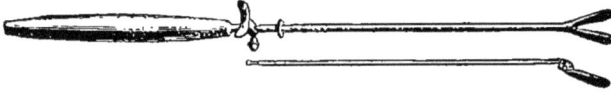

FIG. 83. — Pince à poussette de COLLIN.

TRANSFUSEUR DU SANG DE — : Appareil à transfusion construit de manière à rendre impossible l'introduction de l'air dans les veines.

Collision (BRUIT DE). Bruit particulier produit par des calculs vésicaux ou biliaires se heurtant les uns contre les autres.

Collision crépitante (Tuffier). Sensation particulière, due au frottement réciproque des calculs dans un rein lithiasique.

Collodion. Substance blanc-jaunâtre, de consistance sirupeuse, insoluble dans l'eau, obtenue en dissolvant le fulmicoton dans l'éther sulfurique alcoolisé.

— ÉLASTIQUE : Collodion dans lequel on ajoute un peu d'huile de ricin, pour l'empêcher de se casser par dessiccation.

Collot. Nom générique d'une famille de chirurgiens français des XVIe et XVIIe siècles, dont les plus connus furent Jean et François, et qui s'occupèrent plus particulièrement de la taille vésicale.

TAILLE DE — : Taille médiane. V. Taille.

Collyre (κολλύριον, emplâtre ; de κολλύρα, pâte non levée ; de κύλλα, colle). Employé dans un sens partitif, désigne les topiques (secs, mous, liquides) appliqués sur la conjonctive.

Coloboma ou **colobome** (κολοβοῦν, mutiler). Fente verticale congénitale des paupières ; unilatéral ou bilatéral ; atteint la paupière supérieure ou l'inférieure.

— FACIAL : Fissure congénitale partant de la lèvre supérieure, près de la commissure, et remontant, en dehors de la narine et de l'aile du nez jusqu'à la paupière inférieure, qu'elle intéresse le plus souvent.

Colo-colostomie (κῶλον, côlon ; στόμα, bouche). Anastomose de deux anses du gros intestin entre elles.

Côlon pelvien (Jonnesco). Portion mobile du gros intestin située dans le pelvis, comprise entre le côlon iliaque, dont la limite inférieure correspond à l'articulation sacro-iliaque gauche surmontée du psoas, et le rectum proprement dit qui commence à la 3e vertèbre sacrée.

Coloration métachromatique. Quand on traite certaines cellules par la thionine, le noyau se colore en bleu et le protoplasma en rouge-violet.

Colostrum (*colostrum*, colostrum). Liquide séreux de propriétés spéciales, sécrété par la glande mammaire, dès qu'elle se met en activité.

Colotomie (κῶλον, côlon; τομή, section). Création d'un anus artificiel au niveau du côlon.

— ILIAQUE : Colotomie au niveau de la fosse iliaque.

— LOMBAIRE : Colotomie au niveau de la région lombaire.

Colpectomie (κόλπος, vagin; ἐκτομή, excision). Résection d'une portion du vagin.

Colpeurynter (κόλπος, vagin; εὐρυντηρ, qui élargit). Sac de caoutchouc rempli d'eau; employé pour réduire l'utérus inversé.

Colpocèle (κόλπος, vagin; κήλη, hernie). Hernie ou prolapsus du vagin.

— ANTÉRIEURE : Prolapsus de la paroi antérieure du vagin; désignée souvent sous le nom de cystocèle, parce que la vessie est également prolabée.

— POSTÉRIEURE : Prolapsus de la paroi postérieure du vagin; désignée souvent sous le nom de rectocèle, parce que le rectum est également prolabé.

Colpocléisis ou **kolpokleisis** (κόλπος, vagin; κλείσις, action de fermer). Opération de Simon. V. Simon.

Colpo-cystotomie (κόλπος, vagin; κύστις, vessie; τομή, incision). Incision du col de la vessie par le vagin.

Colpo-hystérectomie (κόλπος, vagin; ὑστέρα, matrice; ἐκτομή, excision). Hystérectomie vaginale avec excision d'une partie du vagin.

Colpo-hystéropexie (κόλπος, vagin; ὑστέρα, matrice; πήγνυμι, fixer). Hystéropexie vaginale.

Colpo-périnéoplastie (Doléris, 1889). V. Doléris, page 155.

Colpo-périnéorrhaphie (κόλπος, vagin; περίνεον, périnée; ῥαφή, suture). Opération qui consiste à rétrécir le vagin et à refaire le périnée.

Colporrhaphie (κόλπος, vagin; ῥαφή, suture). Opération qui consiste à rétrécir le vagin.

Colposténose (κόλπος, vagin; στενός, étroit). Rétrécissement du vagin.

Colpotomie (κόλπος, vagin; τομή, section). Section du vagin; se dit plus particulièrement de l'opération qui consiste à inciser transversalement le cul-de-sac vaginal postérieur, pour amener l'évacuation d'une collection pelvienne. Syn. : Elytrotomie.

— ANTÉRIEURE : Incision transversale du cul-de-sac vaginal antérieur.

— POSTÉRIEURE : Incision transversale du cul-de-sac vaginal postérieur.

Columnisation du vagin (*columna*, colonne). Tamponnement serré, absolument parfait, du vagin.

Coma (κομάω, dormir). État pathologique, caractérisé par la perte totale ou partielle de la motilité volontaire, de la sensibilité, avec conservation de la respiration et de la circulation.

Comédon ou **acné punctata**. Accumulation de graisse et de cholestérine dans un follicule pileux, contenant parfois au centre le demodex folliculorum, et constituant une petite tumeur intradermique dont le siège le plus fréquent est le lobule du nez.

Comminutive (*comminuere*, briser). V. Fracture, page 218.

Commotion (*commotio*, action d'agiter). Ensemble de symptômes (tendance à la syncope, pâleur du visage, affaiblissement du pouls) qu'on observe quelquefois en cas de contusion grave, en dehors de toute lésion appréciable.

— CÉRÉBRALE : Commotion consécutive à une contusion du crâne.

— THORACIQUE : Commotion consécutive à une contusion du thorax.

Compresseur (Dupuytren). Appareil analogue au tourniquet et qui était destiné à obtenir la compression d'une grosse artère, la fémorale en particulier ; essentiellement composé de deux pelotes reliées entre elles, dont l'une s'appliquait sur l'artère et l'autre sur le point du membre diamétralement opposé (fig. 84).

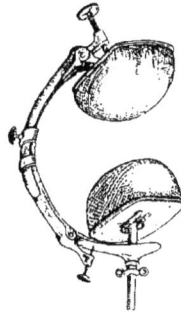

FIG. 84. — Compresseur de DUPUYTREN.

Compression. Dans le traitement des anévrysmes :

— ALTERNATIVE (Delmas, méthode alsacienne) : Compression dans laquelle l'agent compresseur est appliqué tantôt sur un point, tantôt sur un autre de l'artère.

— CONTINUE : Compression dans laquelle l'agent compresseur est constamment maintenu au niveau du point comprimé.

— DIGITALE : Compression exercée au moyen des doigts.

— DIRECTE : Compression exercée sur le sac lui-même.

— ÉLASTIQUE GÉNÉRALE : V. Méthode de Reid, page 494.

— ÉLASTIQUE, INTERMITTENTE, PROLONGÉE : Application courte (30 minutes) et répétée de la bande d'Esmarch, combinée à la compression indirecte exercée entre les applications.

— EN DEUX TEMPS (Broca) : Consiste à employer d'abord la compression partielle, puis la compression totale.

— GRADUELLE : Compression dans laquelle on augmente peu à peu la pression exercée sur le vaisseau, de manière à arriver à la compression totale.

— INDIRECTE : Compression de l'artère entre l'anévrysme et le cœur.

— INSTRUMENTALE OU MÉCANIQUE : Compression exercée au moyen d'instruments.

— INTERMITTENTE : Compression dans laquelle l'agent compresseur n'est pas constamment maintenu au niveau du point comprimé.

— INTERROMPUE : Compression suspendue par nécessité, durant un temps variable.

— PARTIELLE : Compression dans laquelle le calibre du vaisseau n'est que partiellement effacé, la circulation étant seulement ralentie.

— TOTALE : Compression dans laquelle le calibre du vaisseau est totalement effacé, la circulation étant interrompue.

Conarium (κωνάριον, petit cône), (Galien). Glande pinéale.

Concassantes (*conquassare*, agiter violemment, briser, casser).

DOULEURS — : Douleurs de l'accouchement extrêmement violentes lors de la sortie de la tête fœtale à travers la vulve.

Condamin, chirurgien de Lyon, contemporain.

PROCÉDÉ DE — OU OMPHALECTOMIE : Cure radicale de la hernie ombilicale, dans laquelle la résection du sac est suivie de la résection de l'anneau ombilical.

Condensateur. Appareil formé de deux lames conductrices, appelées *armatures*, séparées par une lame isolante. On charge un condensateur en mettant ses armatures respectivement en communication avec les pôles d'une machine électrique ou d'une pile électrique, c'est-à-dire avec deux points présentant une différence de potentiel. La *capacité* du condensateur est directement proportionnelle à sa surface et inversement proportionnelle à l'épaisseur de la lame isolante. Elle dépend aussi de la nature de cette lame.

Conducteur (*conducere*, conduire).

CORPS — : Substance qui peut être le siège d'un courant électrique. Tous les métaux sont conducteurs. Le plus usité est le cuivre, qui occupe d'ailleurs, par sa conductibilité, le premier rang parmi les métaux usuels.

Conductibilité. Propriété qu'ont certains corps de pouvoir être parcourus par un courant électrique; moins ils opposent de résistance au passage du courant, plus grande est leur conductibilité.

Condurangine. Nom donné à un mélange des différents glucosides extraits de la racine de condurango, et auxquels celui-ci paraît devoir son action thérapeutique. Soluble dans l'alcool, l'eau froide. Tonique amer.

Condurango blanc (*maisdema condurango*). Plante de l'Amérique, lactifère (Asclépiadées).

Condylome (κονδύλωμα, tumeur dure, excroissance de chair). Petite tumeur, arrondie ou un peu allongée, constituée par une hypertrophie du derme. On l'observe surtout chez la femme, au niveau des plis radiés de l'anus.

Confluent condylien antérieur de Trolard ou **plexus veineux de l'hypoglosse.** Plexus veineux qui entoure le nerf hypoglosse, au niveau du trou condylien antérieur.

Conque (*concha*, coquille). Dépression située à la partie moyenne du pavillon de l'oreille et qui se continue directement avec le conduit auditif externe.

Conserves de Damas. Mélange de viande (le plus souvent de bœuf) crue, pulpée, de gelées de fruits ou de marmelades de fruits.

Continu (*continuus*, continu).

COURANT — : Courant électrique dont le sens ne varie pas.

Contrexéville (France, Vosges). Eau sulfatée calcique et bicarbonatée calcique, froide. Altitude : 350 mètres.

Contro-latéral. Du côté opposé.

Convallamarétine. Provient du dédoublement par les acides de la convallamarine : ce glucoside donne la convallamarétine et du glucose.

Convallamarine. Glucoside du convallaria maïalis (muguet) : poudre amorphe, blanche, soluble dans le chloroforme, l'éther et l'alcool. Mêmes emplois thérapeutiques que le muguet.

Convallarine cristallisée. Glucoside du convallaria maïalis (muguet).

Convulsions cloniques. Accès de convulsions caractérisées par l'apparition de contractions répétées, brusques, rythmées, d'une durée plus ou moins longue, de tous les muscles ou d'une partie des muscles de l'économie.

Convulsions toniques. Accès de convulsions caractérisées par la contraction permanente et plus ou moins durable de tous les muscles ou d'une partie des muscles de l'économie.

Cooper (Sir Astley-Paston), (1768-1841), chirurgien anglais, né à Brooke (Norfolkshire). V. Astley Cooper, p. 37.

Coprostase (χόπρος, excrément ; στάσις, station). Accumulation des matières fécales. Se dit actuellement, en chirurgie gastro-intestinale, de l'arrêt, mécaniquement obtenu, du contenu gastrique ou intestinal au niveau du point où porte l'intervention.

Coque (χόχχος, graine). Bactérie sphérique. Synonyme : Coccus.

Corde côlique transverse (Glénard). Petite masse de la grosseur du pouce, située dans la région de l'ombilic, au-devant de l'aorte, et se prolongeant à sa droite, transversale, résistante, mobile de haut en bas, pouvant être le siège d'un gargouillement, d'une longueur variable pouvant atteindre 8 à 10 centimètres, constituée par le côlon transverse. « Le meilleur procédé pour la reconnaître consiste à comprimer le mésogastre, soit avec le bord cubital de la main, soit avec l'extrémité des doigts, sur une ligne transversale, placée à 2 centimètres au-dessus de l'ombilic. Si l'on abaisse la ligne de compression en même temps que le malade fait une expiration, on sentira remonter sous les doigts et on pourra retenir la corde et passer alternativement au-dessus ou au-dessous en pressant contre la face antérieure de la colonne. La corde est mobile de haut en bas ; en la poussant en haut, le doigt ne tarde pas à la perdre ; en la tirant en bas, on a la sensation qu'elle résiste à cet abaissement ; bientôt même et après une excursion de 2 centimètres, lorsqu'on est au niveau de l'ombilic, elle échappe au doigt qui voulait l'abaisser encore, le force, glisse sous lui et remonte à sa position première ; on la sent *ressauter* sous le doigt, et le malade lui-même éprouve cette sensation. » (F. Glénard.)

Corde dorsale. Formation mésodermique médiane, située, chez l'embryon, le long de la paroi inférieure du tube médullaire. Cette formation est d'abord tubulaire, mais la lumière en disparaît de bonne heure et il n'existe bientôt plus qu'un mince cordon cellulaire régnant sur presque toute la longueur de l'embryon. Autour de la corde dorsale, le mésenchyme se transforme en colonne vertébrale cartilagineuse, qui se segmente en corps vertébraux et disques intervertébraux. Ces corps vertébraux et les disques qui les séparent sont, comme

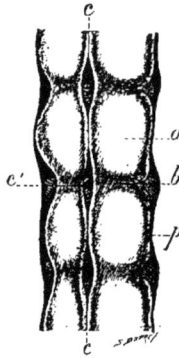

FIG. 85. — Corde dorsale (RANVIER). Colonne vertébrale d'un embryon humain ; coupe longitudinale antéro-postérieure. (Grossissement de 27 diamètres.)

a, corps vertébral ; *b*, disque intervertébral ; *p*, périchondre ; *c,c*, corde dorsale ; *c'*, renflement de la corde dorsale au niveau des disques intervertébraux.

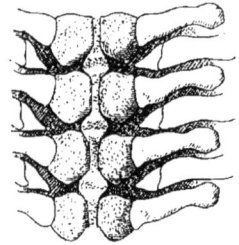

FIG. 86. — Portion de la colonne vertébrale d'un fœtus de lapin ; région dorsale vue par sa face antérieure. La corde dorsale forme un renflement globuleux au niveau de chaque disque intervertébral (MATHIAS-DUVAL).

les grains d'un chapelet, enfilés par un fil central qui n'est autre chose que la notocorde. Dans l'intérieur de chaque corps vertébral, elle reste mince et grêle, mais au niveau de chaque disque intervertébral, elle se dilate en un renflement ovoïde et prend, dans son ensemble, une disposition moniliforme. Par les progrès du développement, les parties minces de la corde, dans chaque corps vertébral, disparaissent. Les renflements intervertébraux persistent : les éléments de ces portions se sont transformés en grandes cellules vésiculeuses, pleines d'un liquide hyalin et constituent, chez l'adulte, le noyau semi-fluide de la partie centrale du disque intervertébral (fig. 85 et 86).

Corde épiploïque (Velpeau). V. Velpeau.

Cordeau.

SIGNE DU — (Pitres) : Symptôme d'épanchement pleural abondant. On dessine sur la poitrine du malade l'axe du sternum, puis on étend un cordeau entre le milieu de la fourchette sternale et la symphyse du pubis. Normalement ces deux lignes se confondent ; elles forment, au contraire, un angle, quand l'épanchement dans la plèvre est assez considérable pour déformer le thorax.

Corectopie (κόρη, pupille ; ἐκ, hors de ; τόπος, lieu). Déplacement près du limbe cornéen et forme ovalaire de la pupille.

Corélysis (κόρη, pupille ; λύσις, détachement). Destruction des adhérences du cristallin et de l'iris.

Coriamyrthine. Glycoside découvert par Ribau, en 1864, dans les feuilles et les fruits du coriaria myrthifolia. Stimulant de la respiration et de la circulation.

Cornage. Bruit caractéristique du rétrécissement du larynx : c'est une « respiration rude, bruyante à distance, avec prédominance à l'inspiration, s'accompagnant toujours de dyspnée et fréquemment aussi d'altération de la voix » (Germain Sée).

Corniculés (*corniculum*, petite corne).

CARTILAGES — : Cartilages de Santorini.

Corps amylacés du poumon (Friedreich, 1856). Corpuscules microscopiques, rappelant assez exactement les grains d'amidon des végétaux, des tubercules de pomme de terre notamment, présentant, comme ceux-ci, une portion centrale d'aspect un peu variable, autour de laquelle sont disposées des couches concentriques la portion centrale peut être une particule de charbon.
Sont situés dans les alvéoles pulmonaires.

Corps concentriques. V. Hassall, p. 265.

Corps jaunes. Petits corpuscules de l'ovaire, vestiges de la vésicule de de Graaf, après la rupture de celle-ci et la chute de l'ovule. Ils sont produits non par l'organisation d'un caillot sanguin, mais par une prolifération de l'enveloppe conjonctive du follicule.

— FAUX : Corps jaunes des sujets non gravides disparaissant au bout de 6 à 8 semaines.

— VRAIS : Corps jaunes volumineux (1^{cm}) des sujets gravides, persistant pendant toute la durée de la grossesse.

Corpuscules génitaux (Suchard, 1884). Corpuscules du tact plus gros que les corpuscules de Meisner, auxquels ils sont histologiquement analogues, situés dans les papilles de la muqueuse du gland et du clitoris.

Corrigan (Sir Dominic-John), (1802-1880), médecin irlandais, né à Dublin.

MALADIE DE — : Insuffisance aortique.

POULS DE — : Pouls de l'insuffisance aortique : régulier, bondissant, défaillant.

Corti (Marquis Alfonso), médecin italien du XIX⁰ siècle.

ARCADES DE — (1851) : Espèces d'arcs qui occupent la partie moyenne de l'organe de Corti, délimitant un espace triangulaire et formés chacun par deux piliers, l'un externe et l'autre interne (fig. 87, 6 et 7).

GANGLION DE — ou GANGLION SPINAL : Amas ganglionnaire situé dans le canal de Rosenthal, sur le trajet de la branche

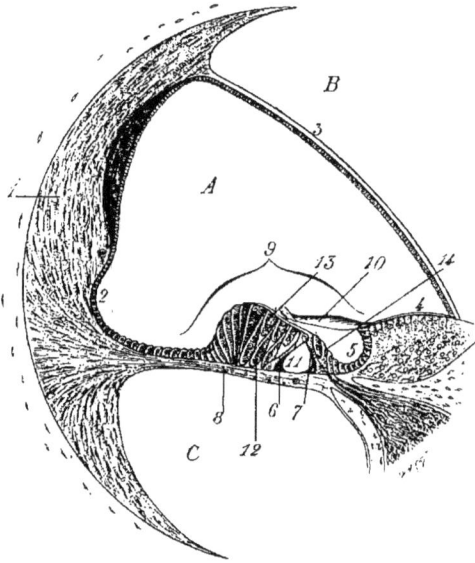

FIG. 87. — Coupe transversale du canal cochléaire,
considérablement grandie (TESTUT).

A, canal cochléaire ; — B, rampe vestibulaire ; — C, rampe tympanique. 1. ligament spiral ; 2, sillon spiral externe ; 3, membrane de Reissner ; 4, bandelette sillonnée ; 5, sillon spiral interne ; 6, pilier interne d'une arcade de Corti ; 7, pilier externe d'une arcade de Corti ; 8, membrane basilaire ; 9, organe de Corti ou papille de Huschke ; 10, membrane de Corti ; 11, tunnel de Corti ; 12, cellules de Deiters ; 13, membrane réticulaire ; 14 cellules internes de Claudius.

cochléenne du nerf auditif. Ce ganglion est au nerf cochléaire ce qu'un ganglion spinal est à la racine rachidienne correspondante.

MEMBRANE DE — : Formation cuticulaire, placée en avant de la membrane réticulaire (fig. 87, 10).

ORGANE DE — : Organe propre de l'ouïe (fig. 87, 9), situé dans le canal cochléaire. Formé par : 1° les arcades de Corti ; 2° des cellules épithéliales ; 3° la membrane réticulaire ; 4° la membrane de Corti.

TUNNEL DE — : Les arcades de Corti, en se continuant les unes avec les autres, forment dans toute l'étendue du limaçon une sorte de tunnel dit de Corti (fig. 87, 11).

Corvisart (Jean-Nicolas — Des Marets), (1755-1821), médecin de Paris, né à Dricourt (Ardennes).

FACIES DE — : Facies asystolique.

Coryl. Anesthésique local qui n'est autre chose que du chlorure d'éthyle ayant subi une méthylation telle que son point d'ébullition est abaissé à 0° (normalement le chlorure d'éthyle bout à + 10°).

Coryleur. Instrument destiné à pulvériser le coryl.

Coton iodé. Coton saturé d'iode : s'emploie sur la peau, en applications qui tiennent lieu de badigeonnages iodés.

Cotugno (Domenico), (1736-1822), anatomiste italien de Naples, né à Ruvo (Italie).

LIQUIDE DE — (1760) : Liquide qui se trouve dans l'oreille interne, entre le labyrinthe osseux et le labyrinthe membraneux. On l'appelle aussi exolymphe ou périlymphe.

MALADIE DE — (1785) : Nom donné autrefois à la névralgie sciatique.

Coulomb (Charles-Augustin de) (1736-1806), physicien français, né à Angoulême.

BALANCE DE — : Instrument de physique permettant d'étudier les forces d'attraction ou de répulsion d'un corps électrisé.

LOI DE — : Loi d'après laquelle la force qui s'exerce entre deux quantités d'électricité réparties sur deux corps de petites dimensions est proportionnelle au produit de ces deux quantités d'électricité, et inversement proportionnelle au carré de la distance des deux corps.

Coulomb. Unité pratique de quantité d'électricité. C'est la quantité d'électricité qui, dans une seconde, traverse un conducteur parcouru par un courant d'un *ampère*.

Coup de fouet. Affection caractérisée par : une douleur subite dans le mollet, survenue à la suite d'une contraction énergique des muscles extenseurs du pied, un gonflement souvent rapide et considérable de la jambe, avec ou sans ecchymose, une impotence plus ou moins complète et parfois très prolongée du membre (Verneuil). Ces phénomènes sont très probablement dus à la rupture d'une varice interne.

Coup de sang (terme populaire). Apoplexie cérébrale.

Coupe-circuit. Appareil destiné à supprimer dans un fil conducteur le courant électrique, quand il atteint une intensité trop considérable. Les coupe-circuits sont de deux espèces. Dans les uns, l'interruption est produite par le jeu d'un électro-aimant : on les appelle aussi *disjoncteurs*. Dans les autres, elle est produite par la fusion d'un fil de plomb traversé par le courant.

Couperose. Lésion de la peau du visage caractérisée par une dilatation des capillaires cutanés, accompagnée souvent de séborrhée, d'acné.

Courant ou **courant électrique.** Écoulement de l'énergie électrique à travers un corps conducteur, déterminé par une différence de potentiel aux extrémités de ce conducteur. Le courant électrique donne lieu à de nombreux phénomènes physiques, chimiques et biologiques; par exemple : il peut porter au rouge certains corps sans qu'on les mette en relation avec un corps chaud (galvano-cautère); il dévie l'aiguille aimantée (expérience d'Œrsted); il peut produire des actions chimiques (électrolyse) et physiologiques (*contraction musculaire*). On distingue principalement les courants en courants *continus, alternatifs, sinusoïdaux* et *ondulatoires*.

— ALTERNATIF : On appelle ainsi un courant qui passe périodiquement à des intensités équivalentes, tantôt dans le sens positif, tantôt dans le sens négatif.

— ASCENDANT : Courant dont le pôle positif est le plus loin des centres nerveux, et le négatif le plus près de ces centres.

— CONTINU : Courant dont l'intensité possède à chaque instant la même valeur.

— DE FERMETURE : Courant qui se produit instantanément dans une bobine induite quand on ferme le circuit primaire. Ce courant détermine sur le muscle une secousse spéciale.

— DE HAUTE FRÉQUENCE : Courant présentant un nombre considérable d'alternances par seconde, par suite de la décharge oscillatoire d'un condensateur électrique.

— DESCENDANT : Courant dont le pôle positif est le plus près des centres nerveux, et le négatif le plus loin de ces centres.

— D'OUVERTURE : Courant qui se produit dans une bobine induite au moment de la rupture du *courant primaire*, et dont l'effet se traduit, sur un muscle, par une secousse spéciale.

— GALVANIQUE : Courant produit par un générateur à courant continu (pile ou accumulateurs).

— LABILE (*labilis*, fugitif) : Courant appliqué avec une électrode promenée à la surface du tégument.

— ONDULATOIRE : Courant dont l'intensité croît jusqu'à un maximum, décroît ensuite jusqu'à o milliampère et remonte périodiquement jusqu'au même maximum, et ainsi de suite, sans jamais changer de sens.

— SINUSOÏDAL (d'Arsonval) : Courant dont l'intensité croît jusqu'à un maximum, décroît ensuite jusqu'à o milliampère;

passe ensuite à un maximum de sens contraire (positif s'il était négatif, négatif s'il était positif), décroît ensuite et ainsi de suite. Sa courbe représentative est la figure connue, en géométrie, sous le nom de sinusoïde.

— STABILE (*stabilis*, fixe) : Courant continu appliqué au même point.

Courbe (PLI —). Partie postérieure de la circonvolution pariétale inférieure du cerveau.

Couronne de Vénus. Localisation au niveau du front d'éléments papuleux syphilitiques qui dessinent vaguement un cercle.

Couvercle fibreux de l'anneau inguinal externe (Thompson) : Fascia femorali-abdominalis de Thompson.

Couverture aponévrotique des vaisseaux pelviens (Farabeuf-Serf). Gaine hypogastrique.

Cowper (William), (1666-1709), anatomiste de Londres, né à Alresford (Hampshire).

GLANDES DE — (1702) : Glandes de l'urèthre de l'homme, au nombre de deux, situées dans le muscle transverse profond du périnée, et dont les canaux excréteurs s'ouvrent dans l'urèthre membraneux.

Cowpérite. Inflammation des glandes de Cowper.

Cow-pox (*cow*, vache ; *pox*, variole). Éruption vésiculeuse ou bulleuse, suivie d'ulcération, qui se produit sur les trayons des vaches. En Angleterre, dans le comté de Glocester, on avait remarqué que les vachers et vachères qui soignaient les animaux atteints de cette affection, quand ils avaient eu, sur les mains ou sur les avant-bras, pareille éruption, n'étaient pas atteints de la variole. Sutton et Fewsten attirèrent l'attention sur ces faits ; en 1768, Jenner, fit la même remarque et établit nettement que l'inoculation du cow-pox préservait de la variole. Il inocula avec succès le cow-pox à l'homme, puis inocula encore avec succès à un enfant de huit ans le pus des pustules d'une femme qui avait pris le cow-pox d'une vache ; la variole inoculée à cet enfant ne se développa pas. Jenner remarqua ensuite que les maréchaux ferrants présentaient une immunité variolique et il observa que ces immunisés soignaient des chevaux atteints d'une éruption contagieuse, pustuleuse, siégeant sur la peau du talon et dénommée grease. Il arriva à conclure que les mêmes maréchaux ferrants, soignant les vaches, leur transmettaient la maladie pustuleuse qui, changeant de nom, s'appelait cow-pox. Ce dernier était donc toujours secondaire, d'après Jenner ; il est démontré aujourd'hui qu'il est le plus souvent primitif.

Coxa vara (*coxa*, os de la hanche ; *varus*, tourné en dedans). Incurvation anormale du col du fémur, caractérisée cliniquement par l'adduction de la cuisse avec rotation en dehors. Il en existe deux variétés : l'une congénitale, due à une malformation de l'extrémité du fémur ; l'autre acquise qui paraît être une manifestation du rachitisme.

GLOSSAIRE MÉDICAL.   9

Coxalgie (*coxa*, os de la hanche; ἄλγος, douleur). Arthrite tuberculeuse de la hanche.

Crachoirs. Appareils destinés à recevoir les crachats.

— D'APPARTEMENT OU DE SALLE DE MALADES : Petit seau de toilette en tôle émaillée, et monté sur un pied muni d'un entonnoir renversé (fig. 88), ou attaché au mur par un support.

— DE LIT : De forme variable; en verre (fig. 89), porcelaine, métal, papier comprimé.

— DE POCHE : Sont de modèles différents et portent généralement le nom des médecins qui les ont fait construire (fig. 90), (fig. 91), (fig. 92).

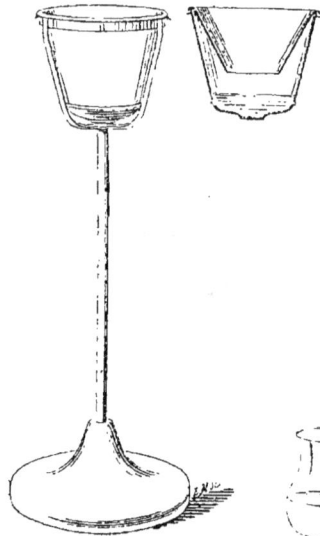

FIG. 88. — Crachoir d'appartement ou de salle de malades.

FIG. 89. Crachoir de lit.

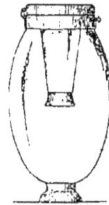

FIG. 90. — Crachoir de VAQUIER.

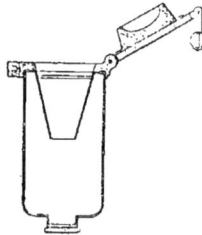

FIG. 91. — Crachoir de L.-H. PETIT.

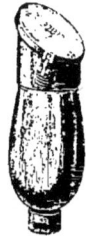

FIG. 92. — Crachoir de ROBERT SIMON.

Craigleith (Écosse, à quelques lieues d'Édimbourg).

SANATORIUM DU — : Sanatorium pour tuberculeux.

Crampe des écrivains. Apparition de contractures suivies de tremblements ou de symptômes paralytiques, frappant les muscles mis en jeu par l'action d'écrire.

Crampe des télégraphistes. Crampe professionnelle analogue à celle des écrivains.

Crâne natiforme (*nates*, fesses; *forma*, forme). Crâne dont les bosses pariétales sont hypertrophiées; serait un symptôme de syphilis héréditaire.

raniectomie (κρανίον, crâne ; ἐκτομή, excision). Résection partielle de la voûte cranienne.

ranioclasie (κρανίον, crâne ; κλάζειν, briser). Broiement de la tête fœtale dans la cavité pelvienne.

ranioclaste (κρανίον, crâne ; κλάζειν, briser). Instrument pour broyer le crâne du fœtus, au cours de l'accouchement.

raniologie (κρανίον, crâne ; λόγος, étude). Étude du crâne humain.

raniométrie (κρανίον, crâne ; μέτρον, mesure). Partie de l'anthropologie qui a spécialement pour objet la mensuration du crâne.

raniotabes (cranium, crâne ; tabes, ramollissement) (Elsässer). Amincissement des os du crâne dans le rachitisme.

raniotomie (κρανίον, crâne ; τομή, section). Ouverture chirurgicale de la cavité cranienne. En obstétrique, perforation du crâne.

ravate de Suisse. Bande musculaire, située le long de la petite courbure de l'estomac, naissant près du cardia et s'éparpillant sur les faces antérieure et postérieure de l'estomac.

raw-craw. Variété de gale chez les nègres.

réoline. Dérivé de la créosote du goudron de houille. Employée en solution de 2 à 5 p. 100, comme désinfectant et antiparasitaire ; n'est pas caustique.

réosoforme. Combinaison de l'aldéhyde formique et de la créosote, ayant pour composition :

Aldéhyde formique........... 23 °/₀
Créosote..................... 77 °/₀

Suivant la préparation, le créosoforme peut être sirupeux, mou ou solide. Dose : de 4 à 6 gr. par jour.

réosotal. Liquide de 1,165 de densité à ÷ 15°, inodore, de couleur ambrée, de saveur huileuse, neutre, fluide à chaud, visqueux à froid, insoluble dans l'eau, soluble dans l'éther, le chloroforme, l'alcool à 95°, contenant 92 p. 100 de créosote et 8 p. 100 d'acide carbonique ; succédané de la créosote ; s'administre à doses plus élevées.

réosote (κρέας, chair ; σώζειν, conserver). Produit de la distillation du goudron de hêtre, antiseptique.

CARBONATE DE — : V. Créosotal.

résylol ou crésol ou acide crésylique. Liquide provenant de la distillation des goudrons de houille. Antiseptique employé comme le phénol.

rête de l'urèthre. Pli longitudinal, situé à la face inférieure du canal de l'urèthre, dans la région prostatique, étendu depuis le veru montanum, auquel il fait suite, jusqu'à la portion membraneuse de l'urèthre, où il se termine en se bifurquant.

rêtes de coq. Petites saillies verruqueuses, végétantes, d'origine vénérienne, qu'on rencontre, de préférence, dans le sillon balano-préputial, chez l'homme; sur les petites lèvres et à l'entrée du vagin, chez la femme.

Cri hydrencéphalique (Coindet). Cri plaintif, monotone et continu, commun dans la méningite tuberculeuse.

Cripps, chirurgien anglais, contemporain.

OBTURATEUR DE — (1896) : Petit appareil destiné à oblitérer une fistule gastrique.

Critchett (Georges), (1817-1882), chirurgien oculiste de Londres.

OPÉRATION DE — : Amputation du segment antérieur de l'œil.

Crollius (Oswald), (1580-1609), médecin allemand, né à Wetter (Hesse).

SPERMIOLE DE — : Médicament obtenu par le mélange, avec du frai de grenouille, de certaines substances qu'on réduit en poudre, après dessiccation.

Crookes (William), physicien et chimiste anglais, né à Londres, en 1832.

TUBE DE — : Tube de verre, muni de deux électrodes permettant d'y faire passer une décharge, et dans lequel on n'a laissé que de l'air à une pression de quelques millionièmes d'atmosphère. On actionne les tubes de Crookes au moyen d'une machine statique ou mieux encore d'une bobine de Ruhmkorff. Les tubes de Crookes produisent des rayons *cathodiques*.

Crurine. Rhodonate de bismuth et de quinoline. Poudre jaune-rougeâtre, d'odeur forte, insoluble dans l'eau, l'alcool et l'éther; antiseptique, excitant des plaies atones.

Cruveilhier (Jean), (1791-1874), médecin anatomo-pathologiste de Paris, né à Limoges (fig. 93).

MALADIE DE — : Ulcère simple de l'estomac.

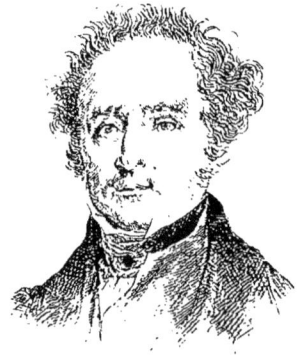

Cryesthésie (κρύος, froid; αἴσθησις, sensation). Sensation de froid.

FIG. 93. — CRUVEILHIER (1791-1874).

Crymothérapie (κρυμός, froid; θεραπεία, traitement). Application, sur la surface cutanée, d'un corps possédant une température très basse, telle que la neige carbonique (83° au-dessous de 0°).

Cryoscopie (κρύος, grand froid, glace; σκοπεῖν, examiner), (Raoult, de Grenoble, 1885). Méthode consistant à déterminer le point de congélation d'une solution. L'étude des lois de la congélation a montré que cette méthode permet de déterminer, d'une part, le poids moléculaire des substances dissoutes — par la comparaison du point de congélation de la solution examinée avec le point de congélation du liquide dissolvant : d'autre part, la concentration moléculaire des solutions, c'est-à-dire le nombre des molécules dissoutes qu'en contient l'unité de volume. Les lois cryoscopiques montrent, en effet, que l'abaissement du point de congélation d'une solution est proportionnel à la concentration moléculaire ; par exemple, l'eau distillée congélant à 0° une solution aqueuse est d'autant plus riche en molécules dissoutes que son point de congélation s'éloigne de — 0°. Cet abaissement du point de congélation est encore proportionnel à la tension osmotique des solutions. Ce sont ces deux propriétés qui reçoivent les plus nombreuses applications à l'étude des liquides normaux et pathologiques de l'organisme, notamment à l'étude des urines et du sang, dans les affections du cœur et des reins.

Cryothérapie (κρύος, froid ; θεραπεία, traitement). V. Crymothérapie.

Cryptorchidie (κρυπτός, caché ; ὄγχις, testicule). Malformation caractérisée par l'absence, dans les bourses, des testicules qui sont restés dans l'abdomen ou dans le canal inguinal.

Cul-de-sac endolymphatique. V. Canal endolymphatique, p. 90.

Culex pupiens. Variété de moustiques propageant par piqûre les germes du paludisme.

Cumol ou **cumène.** Carbure d'hydrogène, C^9H^{12}. Liquide incolore, d'odeur forte et agréable, qui dissout les graisses. Pour l'obtenir, on part de l'acide cuminique en le chauffant dans une cornue, avec de la baryte. Il se forme du carbonate de baryte et du cumène. On l'obtient encore soit dans la distillation sèche de la résine du pinus maritima, soit du goudron de houille.

Cunéiformes (*cuneus*, coin ; *forma*, forme).
Cartilages — : V. Morgagni.

Cunéo-hystérectomie abdominale (Thiriar, 1892). Résection cunéiforme de l'utérus au niveau de son angle de flexion, dans l'antéflexion et la rétroflexion ; par la voie abdominale.

Curare ou **poison des flèches.** Matière résinoïde ; noire, odeur vireuse, cassure brillante, saveur amère ; doit ses propriétés à la curarine $C^{10}H^{15}Az$. 20 fois plus active que le curare. En Europe, on importe le curare des calebasses et le curare des vases d'argile, ainsi nommé parce qu'on le rencontre dans le commerce, soit dans des pots d'argile, soit dans des calebasses. Agit sur les extrémités des nerfs moteurs qu'il paralyse. Peu employé. — A été prescrit contre l'épilepsie (Voisin et Liouville), employé en injections hypodermiques.

Cure de terrain. Méthode W. Stokes-Œrtel ayant pour but d'habituer certains malades (spécialement les cardiopathes) à un exercice gradué, volontaire, de marche en plein air sur des routes à pente variable. L'installation des cures de terrain permet au médecin de doser, comme intensité et longueur d'effort, la médication.

Le « terrain-cur », très répandu en Allemagne, est prescrit comme adjuvance thérapeutique en même temps que la cure thermale, beaucoup de stations minérales disposant d'arrangements permettant de régler l'exercice de la marche en terrain plat ou montueux. Une cure de terrain est nouvellement installée à Pougues (Nièvre). Synon. : Terrain-cur.

Curettage. Action de curetter. Se dit en particulier de l'opération qui consiste à curetter la cavité utérine.

Curschmann (Heinrich), médecin de Leipzig, né en 1846.

SPIRALE BRONCHIQUE DE — : Filament très ténu, enroulé sur lui-même, que l'on trouve au microscope dans les crachats des asthmatiques.

Cusco (Édouard-Gabriel), (1819-1894), chirurgien de Paris, né à Paris.

PELVI-SUPPORT DE — : Instrument dont on s'est longtemps servi pour appliquer les appareils, soit au niveau du bassin, soit sur la cuisse.

SPÉCULUM DE — OU SPÉCULUM EN BEC DE CANARD : Spéculum à deux valves (fig. 94).

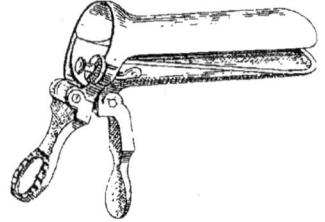

Cuticule de l'émail (cuticula, de cutis, peau). Cuticule de Nasmyth. V. Nasmyth, p. 399.

Cuticulum (cuticula, de cutis, peau). (Fleischl). Couche de très petites cellules, décrite à la surface même de l'encéphale, au-dessous de la pie-mère. Non admise.

FIG. 94. — Spéculum de Cusco.

Cuvier (Georges-Léopold-Chrétien-Frédéric-Dagobert), (1769-1832), savant français, né à Montbéliard.

CANAUX DE — : Ce sont deux veines volumineuses qui s'abouchent dans la veine ombilicale du fœtus, ramenant le sang des veines cardinales antérieures et postérieures, et de la veine cave inférieure.

Cyanodermie (κυάνος, bleu ; δέρμα, peau). Maladie bleue.

Cyclite (κύκλος, cercle). Inflammation de la zone du tractus uvéal ou corps ciliaire ou cercle ciliaire.

Cylindres primitifs (Leydig) ou **colonnettes musculaires** : Groupes de fibrilles musculaires, séparées par des cloisons de protoplasma non modifié ou sarcoplasme.

Cyon (Élie), physiologiste de Saint-Pétersbourg, né en 1843.

EXPÉRIENCE DE — : Expérience qui s'appuie sur la loi de la conductibilité nerveuse indifférente dans les deux sens, central et périphérique. L'excitation d'une racine antérieure *intacte* de grenouille provoque une secousse musculaire plus considérable que celle produite par la même excitation sur le bout périphérique d'une racine *coupée*. Dans le premier cas, l'excitation a ébranlé les fibres nerveuses centrifuges et les cellules motrices d'origine : celles-ci ont envoyé à la périphérie une deuxième onde d'excitation qui s'ajoute à la première centrifuge; dans le second, il n'existe que l'onde centrifuge.

NERF DE — ou NERF DÉPRESSEUR DU CŒUR (1866) : Serait un filet du pneumogastrique représentant la voie centripète des réflexes du cœur. C'est le nerf sensible de ce viscère, dont l'excitation diminue les battements et provoque une dépression circulatoire dans tout l'organisme et plus particulièrement dans le système vasculaire abdominal.

Chez le lapin, il naît par deux racines : l'une, constante, provient du laryngé supérieur; l'autre, qui fait souvent défaut, se détache du pneumogastrique, un peu au-dessous du ganglion plexiforme. Le tronc qui résulte de la réunion de ces deux filets radiculaires descend dans le thorax, le long du grand sympathique, et vient se terminer dans le cœur. Mais ce nerf, considéré chez les autres mammifères, se présente rarement avec cette indépendance anatomique, qui le caractérise chez le lapin. Chez l'homme, il aurait perdu toute individualité et se serait fusionné avec le tronc du sympathique. D'après Viti (1883), le nerf de Cyon serait représenté, chez l'homme, par un rameau du laryngé supérieur qui se porte directement ou indirectement dans le plexus cardiaque.

Cyphose (κυφός, courbé). Xyphose.

Cypridologie (κύπρις, κύπριδος, Vénus; λόγος, étude). (Queyrat.) Étude des maladies vénériennes.

Cyrtomètre (κύρτος, courbe; μέτρον, mesure), (Woillez). Instrument pour mesurer la circonférence du thorax.

Cystalgie (κυστίς, vessie; ἄλγος, douleur). Névralgie vésicale.

Cystectomie (κυστίς, vessie; ἐκτομή, action de couper). Résection de la vessie.

Cystéine. Corps obtenu en réduisant la cystine par l'étain et l'acide chlorhydrique : poudre cristalline blanche, soluble dans l'eau et l'acide acétique, reproduisant la cystine par oxydation.

Cystencéphale (κυστίς, vessie; ἐγκέφαλος, encéphale). Monstre dont l'encéphale est remplacé par une vésicule.

Cysticectomie (Zielewicz, 1887). Résection du canal cystique.

Cysticerque (κυστίς, vessie; κέρκος, queue). Forme de plusieurs espèces de ténias.

Cystico-entérostomie (Th. Roth, 1885). Anastomose du canal cystique avec l'intestin.

Cystico-lithotripsie (Lawson-Tait, 1884). Broiement de calculs contenus dans le canal cystique.

Cysticotomie (Lindner, 1891). Incision du canal cystique.

Cystine. Découverte en 1805 par Wollaston. N'existe pas dans l'urine normale. Corps d'origine albuminoïde, insoluble dans l'eau, et apparaissant dans l'urine sous forme de sédiments, et plus rarement de calculs.

Cystinurie. Présence de la cystine dans l'urine.

Cystique (κυστίς, vésicule)

    CANAL — : Canal excréteur de la vésicule biliaire.

Cystocèle (κυστίς, vessie; κήλη, hernie). Hernie de la vessie. Est souvent synonyme de colpocèle antérieure.

Cystofantôme (κυστίς, vessie). Vessie artificielle montée sur un appareil et destinée à la répétition des manœuvres de l'endoscopie vésicale, du cathétérisme des uretères, etc.

Cystoplastie (κυστίς, vessie; πλάσσειν, façonner). Opération de Jobert de Lamballe. V. Jobert de Lamballe, p. 311.

Cystoscope (κυστίς, vessie; σκοπεῖν, examiner). Instrument qui sert à pratiquer l'examen endoscopique de la vessie.

Cystostomie (κυστίς, vessie; στόμα, bouche). Fistulisation chirurgicale de la vessie.

    — SUS-PUBIENNE : Cystostomie pratiquée au-dessus du pubis.

    — PÉRINÉALE : Cystostomie pratiquée au niveau du périnée.

Cystotome (κυστίς, vessie; τομή, section). Instrument qui sert à la section du col vésical.

Cystotomie (κυστίς, vessie; τομή, section). Taille vésicale.

Cytodiagnostic (κύτος, cellule). (Widal et Ravaut, 1900). Méthode de diagnostic basée sur l'examen histologique des cellules trouvées dans le liquide des épanchements pathologiques des diverses séreuses; la formule histologique varie suivant la nature de l'épanchement. Permet de reconnaître la nature d'une pleurésie séro-fibrineuse, d'une synovite, d'une méningite, etc. Ainsi la pleurésie dite idiopathique, et qui est tuberculeuse (Landouzy), est caractérisée par la prédominance de petits lymphocytes. Dans le liquide des pleurésies séro-fibrineuses streptococciques ou pneumococciques, on ne trouve guère que des polynucléaires et de grosses cellules uninucléées macrophages. Les pleurésies mécaniques et aseptiques survenant chez les cardiaques et les brightiques sont caractérisées par la présence au sein de l'épanchement de grandes cellules endothéliales desquamées et soudées pour la plupart de façon à former de véritables placards.

Cytologie (κύτος, cellule; λόγος, étude). Étude de la cellule, en général.

Cytomitome (κύτος, cavité, cellule; μίτος, filament). V. Mitome.

Cytoscopie (κύτος, cellule; σκοπεῖν, examiner). Méthode diagnostique reposant sur l'examen des cellules tenues en suspension dans les tumeurs normales ou pathologiques : c'est dans ce sens que la cytoscopie s'applique à l'étude du sang, à l'étude des épanchements pleuraux, etc., etc.

Cytothérapie (κύτος, cellule; θεραπεία, traitement). Méthode thérapeutique qui emploie les cellules comme agents de matière médicale.

D

Δ (grand delta). Signe conventionnel servant à désigner le point de
congélation d'une solution.

  Conventionnellement ce terme est employé pour désigner le
nombre de molécules dissoutes que contient l'unité de volume
de cette solution. Exemple : Urine de Δ — 1,20 signifie
conventionnellement qu'elle contient 120 molécules dissoutes
par unité de volume.

Dacryo-adénite (δάχρυ, larme ; αδήν, glande). Inflammation de la
glande lacrymale.

Dacryo-cystite (δάχρυ, larme ; κυστίς, sac). Inflammation du sac
lacrymal.

Dacryoline (δάχρυ, larme). Principe organique du liquide lacrymal.

Dacryolithiase (δάχρυ, larme ; λίθος, pierre). Lithiase des voies
lacrymales.

Dacryon (δάχρυ, larme). Point situé à l'union de la crête postérieure
de la gouttière lacrymale avec la suture unguéo-frontale.

Dacryonome (δάχρυ, larme ; νομή, ulcère). Épithélioma ulcéré des
voies lacrymales.

Dactylite (δάκτυλος, doigt). Inflammation des doigts.

Dalton (John), (1766-1844), physicien et chimiste anglais, né à
Eaglesfield (Cumberland).

Daltonisme. Cécité pour la couleur rouge. Anomalie dont était
atteint Dalton.

Damoiseau, médecin français.

  Signe ou courbe de — : Dans la pleurésie. En cas d'épanchement pleurétique moyen, la limite supérieure de la zone
de matité correspond à une ligne parabolique dont le sommet
est toujours sur la ligne axillaire ; l'extrémité postérieure
rejoint la colonne vertébrale, et l'extrémité antérieure le
sternum.

Dancel.

  Traitement de — : Dans l'obésité. A un régime alimentaire
sévère on joint la restriction des liquides à un ou deux verres
par repas.

Daniell (John-Frédéric) (1790-1845), physicien anglais, né à Londres.

  Pile de — : Pile à courant constant. Elle se compose d'un
vase contenant de l'eau acidulée, dans lequel plonge un
cylindre de zinc. A l'intérieur de ce cylindre est un vase
poreux renfermant du sulfate de cuivre et dans lequel plonge

un fil de cuivre. Le cuivre est le pôle positif ; le zinc, le négatif. On admet qu'un élément Daniell a une force électromotrice égale à l'unité, c'est-à-dire à 1 volt.

Danse de Saint-Guy. Chorée.

Danse de Saint-Jean. Grandes chorées épidémiques du moyen âge.

Dardignac, chirurgien français, contemporain.

PROCÉDÉ DE — : Dans le traitement chirurgical de l'onyxis latérale. Consiste essentiellement dans les temps suivants :
1° Tracé de deux incisions latérales, légèrement divergentes d'avant en arrière, de 2 à 3^{cm} de long ;
2° Transfixion du lambeau à sa base avec une lame longue, étroite (fig. 95), qui glisse par petits coups entre les couches

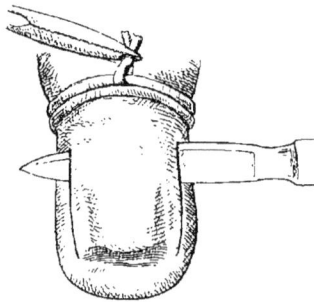

FIG. 95. — Procédé de DARDIGNAC.
Transfixion du lambeau.

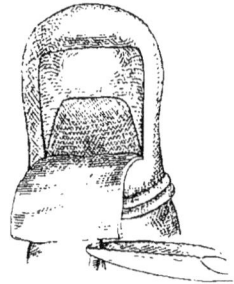

FIG. 96. — Procédé de DARDIGNAC.
Dissection de la zone lunulaire jusqu'à la base du lambeau renversé.

dermiques du manteau unguéal, qu'elle sépare en deux feuillets ; la lame est ressortie au niveau de l'extrémité antérieure des incisions latérales ;
3° Renversement du lambeau ainsi formé, en arrière, autour de sa base ;
4° Tracé d'une incision transversale, immédiatement en avant de la lunule ;
5° Dissection de toute la zone lunulaire sur toute la largeur de l'orteil, jusqu'à la base du lambeau cutané qui a été renversé (fig. 96) ;
6° Résection de toute cette zone ;
7° Réapplication du lambeau renversé ; tout le champ opératoire est recouvert par ce lambeau, sauf la partie antérieure de la lunule, dont la cicatrisation se fera par bourgeonnement.

Darier, médecin de Paris, contemporain.

MALADIE DE — : Psorospermose folliculaire végétante.

Darkschewitsch.

NOYAU DE — OU DE LA COMMISSURE : Noyau bulbaire accessoire du moteur oculaire commun, situé en avant et en dehors du noyau principal, au débouché de l'aqueduc de Sylvius, dans le ventricule.

D'Arsonval, biologiste et physiologiste de Paris, contemporain.

CARACTÉRISTIQUE D'EXCITATION DE — : Dénomination sous laquelle on désigne la courbe graphique engendrée par les contractions musculaires que déterminent les diverses variétés de courants électriques appliqués au niveau des muscles ou des nerfs.

MACHINE DYNAMO DE — : Modification de la machine magnéto, en usage actuellement pour la production des courants sinusoïdaux.

MACHINE MAGNÉTO A COURANTS SINUSOÏDAUX DE — : Machine de Pixii, modifiée par d'Arsonval pour obtenir des courants sinusoïdaux. Cette machine a un intérêt de démonstration et n'est pas d'usage pratique. V. Courant sinusoïdal, p. 128.

D'Arsonval et **Gaiffe**. V. d'Arsonval, Gaiffe.

GALVANOMÈTRE UNIVERSEL DE — : Galvanomètre servant à la mesure des courants de haute fréquence.

Darsonvalisation. Terme sous lequel on désigne parfois dans certains ouvrages, plus spécialement dans les ouvrages d'électricité médicale, l'application à la médecine des courants de haute fréquence.

Dartos (δαρτοὶ χιτῶνες, membranes du scrotum). Couche de fibres musculaires lisses sous-cutanées du scrotum.

Dartre de graisse (Retz, 1790). Chéloïde.

Darwin (Charles-Robert), (1809-1882), naturaliste anglais, né à Shrewsbury (fig. 97).

THÉORIE DE — : Théorie de la transformation des espèces, déjà émise par Lamarck.

TUBERCULE DE — : Saillie anormale plus ou moins accentuée, qui apparaît sur le bord libre de l'hélix, au niveau de sa partie postéro-supérieure. Elle présente tantôt la forme

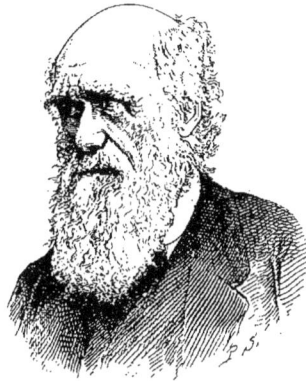

FIG. 97. — DARWIN (1809-1882).

d'un tubercule arrondi, tantôt celle d'une petite lamelle triangulaire. Est l'homologue de la pointe par laquelle se termine le pavillon, chez les animaux qui ont de longues oreilles.

Daubenton (Louis-Jean-Marie), (1716-1799), médecin français, né à Montbard (Côte-d'Or).

ANGLE DE — : V. Angle, p. 25.

Davaine (Casimir-Joseph), (1812-1882), médecin français, né à Saint-Amand-les-Eaux (Nord) (fig. 98).

BACILLUS ANTHRACIS DE — (1863) : Bactéridie du charbon.

Davier. Pince servant à l'extraction des dents.

Davos (Suisse, canton des Grisons). 1573 mètres d'altitude.

SANATORIUM DE — : Sanatorium pour tuberculeux.

Dax (France, Landes). Eau sulfatée calcique ferrugineuse, chaude (64°). Altitude : 10 mètres.

BOUE DE — : Boue formée :

FIG. 98. — DAVAINE (1812-1882).

1° par du limon déposé par l'Adour, lors de ses débordements sur les sources qui l'avoisinent et modifié par l'eau minérale qui l'imprègne ; 2° par des algues thermales constituant une masse glaireuse à laquelle Marchand a donné le nom de *Daxine*.

Déambulation (*deambulare*, se promener).

MÉTHODE DE — : Méthode qui consiste à traiter les fractures du membre inférieur au moyen d'appareils inamovibles permettant la marche (fig. 7, page 15).

Debout (Émile), (1811-1865), médecin de Paris, né à Louvain (Belgique).

PILULES DE — (Codex) :

Extrait de colchique.	3 gr
Sulfate de quinine.	3 gr
Poudre de digitale.	1 gr 50

Pour 30 pilules. Dose : 1 pilule matin et soir, contre la migraine.

Debove, médecin de Paris, contemporain.

TUBE DE — : Tube pour le lavage de l'estomac, analogue à celui de Faucher, mais plus rigide et plus gros, et présentant, à 45 ou 50 centimètres de son bec, un index qui, lors de son introduction, doit être arrêté en avant de la bouche.

Débrider. Se dit, en chirurgie, de toute manœuvre opératoire ayant pour but et pour effet, soit de sectionner, dans la profondeur, des bandes de tissu fibreux inextensible (débridement d'un anneau herniaire), soit d'ouvrir largement à l'extérieur des foyers ou des trajets purulents.

Décalcification. Action de débarrasser le tissu osseux de ses sels calcaires, au moyen de liquides dits décalcifiants : un des meilleurs décalcifiants est un mélange, à volumes égaux, d'une

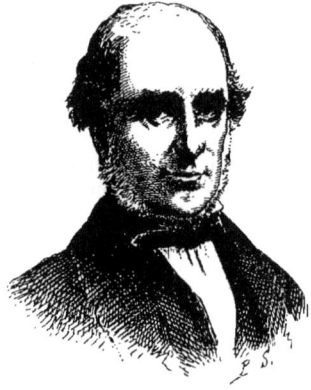

solution d'acide chlorhydrique à 1 p. 100 et d'une solution d'acide chromique à 1 p. 100. La décalcification est une opération toujours longue, demandant des jours et des semaines.

Décharge. En électricité, lorsque deux corps ont été chargés à un potentiel différent, dès qu'on les réunit par un corps conducteur, il y a décharge, c'est-à-dire qu'il tend à s'établir un état d'équilibre électrique entre les deux corps.

Se dit particulièrement des accumulateurs dont la décharge est lente; des machines statiques dont la décharge se fait soit sous forme d'étincelles, soit sous forme d'effluves ; des condensateurs dont la décharge se fait par étincelles.

La décharge des machines statiques, lorsqu'elle se fait par étincelles, est instantanée; la décharge d'un condensateur est oscillante. Dans le premier cas, l'équilibre de potentiel est immédiatement atteint ; dans le second, il se produit après des oscillations très rapides. Ces deux modes de décharge peuvent être comparés à la chute sur le sol, d'une part, d'une balle de plomb ; d'autre part, d'une balle de caoutchouc.

Déciduome (*decidua*, caduque, tombé). Tumeur utérine, de nature cancéreuse, d'origine placentaire, développée aux dépens du syncitium. Le terme de déciduome vient de ce que l'on a cru que la tumeur se développait aux dépens des cellules déciduales; il est démontré aujourd'hui que la tumeur a une origine fœtale et provient de cellules qui forment la couche la plus externe des villosités choriales, d'où la dénomination qui tend à prévaloir, d'épithélioma ecto-placentaire.

Décollation (*decollo*, décapiter). Embryotomie cervicale.

Decubitus acutus. Eschare à développement rapide, siégeant de préférence au sacrum et aux régions fessières, s'observant fréquemment chez les apoplectiques hémiplégiques, du côté paralysé : son apparition est un élément de fâcheux pronostic.

Déférent (*ferre*, porter ; *de*, dehors).

CANAL — : Canal excréteur du testicule, étendu depuis la queue de l'épididyme jusqu'au col de la vésicule séminale.

Déférentite. Inflammation du canal déférent.

Dégénération. « Changement qu'éprouve un corps organisé, lorsqu'il vient à passer sous l'empire d'autres circonstances, et dont le résultat est de lui enlever son caractère générique, et de lui faire acquérir des formes, des propriétés autres que celles dont il jouit sous l'influence des circonstances à lui habituelles » (Littré et Robin). Synon. : Dégénérescence. Le mot dégénération n'est plus guère employé.

— BALLONNISANTE (Unna) : Dégénérescence cellulaire observée dans la formation de la vésicule variolique. La cellule se trouble, devient énorme, ronde et creuse comme un ballon; elle renferme jusqu'à 20 et 30 noyaux, constituant une véritable cellule géante épithéliale polynucléée.

— CAVITAIRE (Leloir) : Dégénérescence cellulaire observée dans la formation de la vésicule de la variole : entre le noyau et le protoplasma se forme une cavité péri-nucléaire, dans laquelle s'épanche du liquide. La cellule se gonfle, les contours épineux disparaissent; dans la cavité périnucléaire se trouverait un sporozoaire parasite, pathogène de la variole.

Dégénérescence. Synonyme de dégénération, à peu près exclusivement employé aujourd'hui.

— HÉRÉDITAIRE : Au point de vue de l'hérédité, se dit soit de la dégradation physique ou intellectuelle (dégénéré inférieur), soit de la prédominance exagérée de l'élément intellectuel sur l'élément physique (dégénéré supérieur).

— WALLÉRIENNE : Lésions d'ordre trophique qui se développent sur tout filet nerveux détaché de son centre trophique. Ces lésions essentiellement caractérisées par la prolifération du noyau du segment interannulaire et par la segmentation de la myéline, aboutissent à l'amincissement et à la rupture du cylindre-axe.

RÉACTION DE — (Erb) : L'excitabilité faradique du muscle est diminuée et peut être réduite à zéro; l'excitabilité galvanique n'est jamais diminuée; elle est normale ou augmentée, mais elle est toujours altérée qualitativement. La contraction musculaire est plus ou moins paresseuse, et le pôle négatif a une action égale ou inférieure à celle du pôle positif; à l'état normal, elle est toujours supérieure. Les mêmes modifications s'observent à l'excitation du nerf moteur. La réaction de dégénérescence subit une évolution déterminée : elle est complète ou partielle, en rapport avec des lésions de dégénérescence des nerfs et des muscles.

Deiters (Otto-Friedrich-Karl), (1834-1863), anatomiste allemand, né à Bonn.

CELLULES DE — : Cellules de la névroglie.

CELLULES DE — : Cellules de soutien, occupant le versant externe des arcades de Corti (fig. 87, 12, page 126).

CELLULE NERVEUSE TYPE DE — : Cellule nerveuse dont le prolongement cylindraxile se continue avec une fibre à myéline. Synonyme : cellule type I de Golgi.

NOYAU DE — : Noyau bulbaire, situé sous le plancher du quatrième ventricule, dans lequel vient aboutir probablement une partie des fibres du nerf vestibulaire.

PROLONGEMENT DE — (1865) : Prolongement cylindraxile de la cellule nerveuse.

Dejerine, médecin de Paris, contemporain.

TYPE LANDOUZY — : V. Landouzy.

Delagenière (Henri), chirurgien du Mans, contemporain.

PROCÉDÉ DE — (1895) : Dans l'hystérectomie abdominale totale pour fibrome. Consiste essentiellement dans les temps suivants :

1° Ablation des annexes avec résection angulaire;
2° Section des ligaments larges entre deux pinces;

3° Dissection d'une collerette péritonéale sur le segment inférieur de l'utérus ;

4° Recherche des utérines et ligatures au catgut ou à la soie ;

5° Ouverture du cul-de-sac vaginal postérieur et libération du col de ses attaches vaginales ;

6° Suture du vagin ; hémostase ; suture péritonéale ; drainage abdominal.

Procédé de — : Dans la thoracoplastie. V. Thoracoplastie.

Procédé de — : Dans le traitement de la coxalgie.

Mise à nu du grand trochanter qui est échancré, puis trépané et enfin évidé ; l'évidement est continué le long du col du fémur et de la tête fémorale : l'articulation se trouve ainsi ouverte et un drain métallique, couché dans la gouttière osseuse. assure l'issue des sécrétions articulaires.

TABLE DE — : Table à plan incliné facultatif (fig. 99),

TIRE - BOUCHON DE — : Tire-

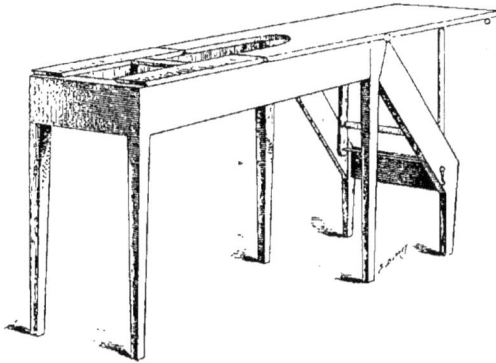

FIG. 99. — Table de DELAGENIÈRE.

bouchon à tours de spire nombreux, employé au cours de l'hystérectomie pour fibrome. V. Tire-bouchon.

Delbet (Pierre), chirurgien de Paris, contemporain.

Procédé de — (1895) : Dans le traitement des kystes hydatiques du foie. Incision du kyste, extirpation de la membrane mère, capitonnage, c'est-à-dire accolement des deux parois cruentées par des points au fil de catgut, suture de l'incision. suture de la paroi. Pas de drainage ni de lavage du kyste. Ce procédé avait déjà été employé par Thornton (1883), Bond (1891), Billroth (1892), mais sans capitonnage ; il était inconnu en France.

Délire onirique (ὄνειρος, rêve). Délire survenant pendant le rêve.

Delirium tremens. Accès de délire aigu, survenant chez les alcooliques et s'accompagnant de tremblement.

Délivrance. Expulsion naturelle ou artificielle des annexes du fœtus : placenta, membranes. cordon.

Délivre. Annexes du fœtus : placenta, membranes, cordon.

Delmas.

Méthode de — ou méthode alsacienne : Traitement des anévrysmes par la compression totale, continue et alternative.

Delorme, chirurgien français, contemporain.

PROCÉDÉ DE — : Dans la thoracoplastie. V. Thoracoplastie.

Delpech (Jacques-Mathieu), (1777-1832), chirurgien de Montpellier, né à Toulouse.

APPAREIL A PUPITRE DE — OU A DOUBLE PLAN INCLINÉ : Appareil pour fracture de cuisse, composé essentiellement de deux planches d'inégale longueur, réunies par une charnière, et dont les bords sont munis de crochets servant à resserrer et à détendre les liens croisés qui fixent le membre.

Demodex folliculorum (Simon, de Berlin, 1842). Parasite de l'ordre des Acariens que l'on trouve dans les follicules pileux et les glandes sébacées (homme, chien, chat, cheval, bœuf).

Démonomanie (δαίμων, démon ; μανία, manie). Délire dans lequel le malade se croit possédé du démon ; fréquent au moyen âge.

Demours (Pierre), (1702-1795), oculiste français, né à Marseille.

MEMBRANE DE — : Membrane de Descemet. V. Descemet, p. 147.

Dendrite (δένδρον, arbre). Prolongement ramifié protoplasmique des cellules nerveuses.

Dendritique (δένδρον, arbre).

EPITHÉLIOMA — : Variété d'épithélioma du sein ; la tumeur présente à la coupe de petites cavités kystiques de 1/2 à 10 millimètres et plus de diamètre, qui renferment un liquide laiteux, séreux ou hématique, dans lequel flottent des végétations ou filaments auxquels on a donné le nom de dendritiques, à cause de leur aspect ramifié.

Dengue. « Le mot dengue proviendrait, d'après les uns, de Aden-Plague, d'où, par abrévation, dengue, la maladie s'observant fréquemment à Aden ; d'après d'autres, il proviendrait du mot espagnol *denguero*, synonyme du mot anglais dandy, et qui caractériserait la démarche raide et compassée des patients frappés par la maladie » (Le Dantec). Maladie épidémique contagieuse, observée dans les pays chauds. Elle se caractérise essentiellement par un exanthème polymorphe, fébrile, et des douleurs articulaires et musculaires.

Denonvilliers (Charles-Pierre), (1808-1872), chirurgien de Paris, né à Paris.

APONÉVROSE PROSTATO-PÉRITONÉALE DE — (1837) : Lame fibro-musculeuse, assez mal différenciée, qui s'étend du bord postérieur du feuillet supérieur de l'aponévrose moyenne du périnée, derrière la prostate, au cul-de-sac péritonéal vésico-rectal.

PROCÉDÉ DE — : Dans le traitement de l'anus contre nature. Consiste essentiellement dans la fermeture de l'orifice par une suture comprenant la muqueuse, doublée d'une partie de la musculeuse, le tout sans l'ouverture du péritoine. Pour ce faire, on désinsère la muqueuse tout au pourtour de l'anus et on suture une lèvre à l'autre, en ayant soin de les retrousser un peu en dedans.

Dentales. Consonnes dans la prononciation desquelles les dents jouent un rôle important : linguo-dentales Z, S ; labio-dentales V, F.

Dentine. Ivoire de la dent.

Dent mercurielle (Letulle). Aspect particulier des dents, rencontré surtout chez les secréteurs de peaux de lapins, dû à l'action directe et locale du mercure :
Les poussières de nitrate acide de mercure (secret) s'incrustent sur la surface des dents qui deviennent noires, se creusent de rivulations longitudinales et de fines dépressions cupuliformes, sans friabilité anormale ni carie de l'organe.

Denucé, chirurgien de Bordeaux, contemporain.

LIGAMENT CARRÉ DE — OU LIGAMENT CARRÉ RADIO-CUBITAL : Lame fibreuse quadrilatère, faisant partie de la capsule articulaire radio-cubitale supérieure et allant du bord inférieur de la petite cavité sigmoïde sur le col radial, à sa partie interne.

Déontologie (δέον, devoir ; λόγος, étude). « Partie de la médecine qui traite des devoirs (et suivant quelques-uns des droits) des médecins. » (Littré).

Déplétif (*deplere*, désemplir).
MÉDICAMENT — : Médicament qui diminue la quantité de liquide de l'organisme.

Déradelphe (δέρη, cou ; ἀδελφός, frère). Malformation dans laquelle il n'existe qu'une tête, un cou et une partie supérieure du thorax pour deux troncs qui sont réunis au-dessous de l'ombilic (fig. 100).

Dercum, médecin américain, contemporain.
MALADIE DE — : Adipose douloureuse.

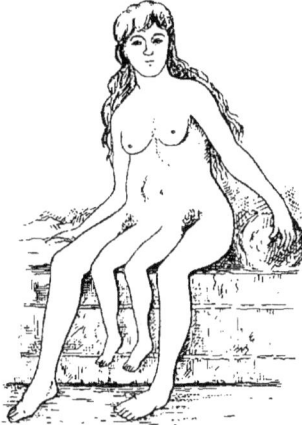
FIG. 100. — Déradelphe.

Dérivation électrique. Si on réunit par un corps conducteur deux points d'un fil parcouru par un courant, il ne passe plus dans le fil qu'une partie du courant, l'autre partie passant dans le conducteur ajouté. On a établi une *dérivation*.

Dermatite (δέρμα, peau). Dermite.

Dermatol. Gallate basique de bismuth : poudre blanc-jaunâtre, inodore, insoluble, inaltérable à l'air et à une température de 100° ; non caustique, antiseptique.

Dermatologie (δέρμα, peau ; λόγος, étude). Étude des maladies de la peau.

Dermatolysie (δέρμα, peau ; λύσις, affaiblissement, relâchement). Relâchement morbide de la peau qui s'étend, s'épaissit, se plisse et par suite de son poids retombe sur la région située au-dessous. Suivant les régions, elle est dite palpébrale, faciale, cervicale, ventrale (fig. 101), génitale.

Dermatolysis. Nom donné par certains auteurs aux tumeurs assez volumineuses qui, exceptionnellement, peuvent exister dans le fibroma molluscum généralisé.

Dermatorrhagie (δέρμα, peau ; ραγή, rupture). Hémorrhagie cutanée.

Dermatose (δέρμα, peau). Affection cutanée.

Derme ou **chorion** (δέρμα, peau). Couche profonde de la peau dont elle constitue la partie fondamentale. Membrane blanchâtre et demi-transparente, d'épaisseur variable, suivant les régions ; sa face profonde creusée d'aréoles où se logent les pelotons adipeux et les glandes sudoripares, répond au tissu cellulaire sous-cutané ; sa face superficielle est hérissée d'éminences coniques qui sont les papilles.

— sous-unguéal : Étendue du derme située à la face profonde de l'ongle.

— sus-unguéal : Repli du derme cutané qui recouvre la racine et les bords latéraux de l'ongle. Synonyme : Manteau de l'ongle.

Dermite (δέρμα, peau). Inflammation du derme.

Dermographisme (δέρμα, peau ; γράφω, j'écris). Autographisme. V. p. 40.

Dermoïde (δέρμα, peau ; εἶδος, ressemblance).

Kyste — : Kyste d'origine ectodermique. Sa paroi offre la même structure que la peau et il contient les éléments (glandes sébacées, poils, ongles, dents, etc.) qui proviennent du derme ou de l'épiderme.

Dérodyme (δέρη, cou, nuque ; δίδυμος, double) (I. Geoffroy-Saint-Hilaire). Monstre possédant deux têtes, deux cous et deux colonnes vertébrales réunies en avant par un sternum unique. Les membres supérieurs et inférieurs sont au nombre de deux, avec quelquefois les rudiments d'un troisième (fig. 102).

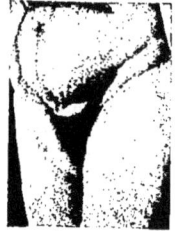

Fig. 101.
Dermatolysie ventrale.

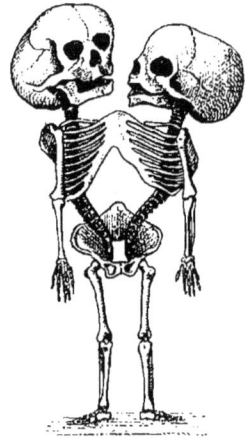

Fig. 102. — Dérodyme.

Desault (Pierre-Joseph), (1744-1795), chirurgien français, né au Magny-Vernois, près de Lure.

Bandage de — : Bandage autrefois très employé dans le traitement des fractures de la clavicule.

Pommade de — (Codex) :

Bioxyde rouge de mercure	1	gr
Oxyde de zinc sublimé	1	gr
Acétate de plomb cristallisé	1	gr
Alun calciné	1	gr
Sublimé corrosif	0	gr 15c
Pommade rosat	8	gr

Descartes (René), (1596-1650), savant et philosophe français, né à La Haye-Descartes (Indre-et-Loire).

Loi de — : Pour deux milieux donnés, le sinus de l'angle d'incidence est dans un rapport constant avec le sinus de l'angle de réfraction.

Descemet (Jean), (1732-1810), médecin de Paris, né à Paris.

Membrane de — ou de Demours : Lame élastique postérieure de la cornée.

Deschamps (Joseph-François-Louis), (1740-1825), chirurgien français, né à Chartres.

Aiguille de — : Aiguille montée sur un manche fixe, pointue ou mousse, destinée le plus souvent à pratiquer des sutures perdues sur des pédicules.

Desessartz (Jean-Louis), (1730-1811), médecin de Paris, né à Brugelogne, près de Bar-sur-Seine.

Sirop de — ou Sirop d'ipécacuanha composé (Codex) :

Ipécacuanha	30	gr
Séné	100	gr
Serpolet	30	gr
Coquelicot	125	gr
Sulfate de magnésie	100	gr
Vin blanc	750	gr
Eau de fleur d'oranger	750	gr
Eau distillée	3000	gr
Sucre	q. s.	

Contre la toux chez les enfants, 30 à 60 gr. par jour.

Desmognathie (δεσμός, lieu ; γνάθος, mâchoire), (I. Geoffroy Saint-Hilaire). Variété de polygnathie caractérisée par l'existence d'une tête surnuméraire imparfaite, qu'unissent à la mâchoire inférieure du sujet des attaches non osseuses.

Desmographie (δεσμός, ligament ; γράφειν, écrire). Étude des ligaments.

Desmoïde (δεσμός, ligament ; εἶδος, aspect). D'aspect ligamenteux.

Desmopathie (δεσμός, lieu ; πάθος, maladie). Affection des ligaments.

Desmorrhexie (δεσμός, lieu ; ῥῆξις, rupture). Rupture ligamenteuse.

Desquamation (squama, écaille). Exfoliation de l'épiderme.

Détroit du bassin. Nom donné aux rétrécissements circulaires, que présente le bassin vu par sa face interne.

— inférieur : Rétrécissement du bassin limité en arrière par le sommet du coccyx, sur les côtés par les ischions et les branches ischio-pubiennes, et en avant par la partie la plus inférieure de la symphyse.

— MOYEN (Budin, Auvard) : Répond aux points suivants, d'arrière en avant : sommet du sacrum, épine sciatique, tubercule sous-cotyloïdien du trou obturateur, partie inférieure de la symphyse.

— SUPÉRIEUR : Rétrécissement du bassin formé, en arrière, par l'angle sacro-vertébral (promontoire), le bord antérieur des ailerons du sacrum ; sur les côtés, par la ligne innominée de l'os iliaque et la crête pectinéale, en avant par l'épine du pubis et le bord supérieur de la symphyse ; sépare le grand bassin du petit bassin.

Deutéropathie (δεύτερος, secondaire ; πάθος, maladie). Affection ou symptôme morbide secondaire à un autre.

Deutoplasma. V. Lécithe, p. 336.

Deutsch, accoucheur allemand, contemporain.

MANŒUVRE DE — : Manœuvre pratiquée au cours de la version. V. Levret. Manœuvre de, p. 341.

Dexiocardie (δεξιός, à droite ; καρδία, cœur). Situation du cœur à droite.

Dextrogyre (*dextra*, main droite ; *gyro*, faire tourner). Qui dévie à droite la lumière polarisée.

Diabète (διαβήτης, de διαβαίνω, passer au travers, traverser). État dyscrasique caractérisé par une augmentation de la faim et de la soif dans une première période, une exagération de la sécrétion urinaire avec ou sans modification de sa composition et une cachexie progressive.

— AZOTURIQUE : Diabète sans glycosurie, accompagné d'une augmentation de l'urée dans les urines.

— HYDRURIQUE : Diabète insipide, avec élimination d'eau considérable.

— INSIPIDE : Diabète caractérisé par l'absence de sucre dans les urines.

— SUCRÉ : Diabète avec glycosurie.

— BRONZÉ : Diabète s'accompagnant d'une coloration foncée de la peau.

— PANCRÉATIQUE : Diabète maigre lié à une lésion du pancréas.

Diabétide (Fournier). Manifestation cutanée sous la dépendance de la dyscrasie diabétique.

Diable (BRUIT DE). Bruit veineux, à redoublement synchrone avec la systole ventriculaire, qu'on trouve chez les anémiques, au niveau des jugulaires.

Diacéturie. Présence dans l'urine de l'acide diacétique ou éthyldiacétique ; complique l'acétonurie ; se révèle par la coloration rouge vineux que prennent les urines contenant de l'acide diacétique, dès qu'on y ajoute une goutte de perchlorure de fer.

Diachylon (διά, avec, et χυλός, suc ; composé de sucs) ou **emplâtre diachylon gommé** :

Litharge pulv.	620 gr
Axonge	620 gr
Huile d'olive	620 gr
Eau	1250 gr
Cire jaune	120 gr
Poix blanche	120 gr
Térébenthine de Mélèze	120 gr
Gomme ammoniaque	100 gr
Galbanum	100 gr
Essence de térébenthine	60 gr

Faire une masse emplastique qui, étendue sur des bandes de toile, donne le sparadrap diachylon gommé.

Diacope (διακοπή, coupure, fente). Entaille oblique, comprenant toute l'épaisseur de la boîte cranienne.

Diagraphe (διαγράφω, décrire, dessiner), (Gavart). Instrument pour dessiner les projections craniennes.

Dialytique (διαλύειν, dissoudre).

MÉDICAMENT — : Remède contre la goutte, à base de silicate et de benzoate de soude.

Diamètre antéro-postérieur métopique. Du point métopique au point le plus reculé de l'occipital.

Diamètre astérique. D'un astérion à l'autre.

Diamètre bi-auriculaire. D'un point auriculaire à l'autre.

Diamètre cranien antéro-postérieur maximum. Du point le plus saillant de la glabelle au point le plus reculé de l'écaille occipitale.

Diamètre cranien transversal maximum. Diamètre le plus étendu dans le sens transversal.

Diamètre vertical basio-bregmatique. Du basion au bregma.

Diamètres de la tête fœtale.

— BIMASTOÏDIEN : D'une apophyse mastoïde à l'autre.

— BIPARIÉTAL OU TRANSVERSE MAXIMUM : D'une bosse pariétale à l'autre = 9 centimètres 1/2.

— BITEMPORAL : D'une fontanelle temporale à l'autre = 8 cent.

— FRONTO-MASTOÏDIEN : De l'apophyse mastoïde au milieu de l'os frontal.

— FRONTO-MENTONNIER : Du menton à la partie la plus élevée du front = 8 centimètres.

— MAXIMUM (Budin) : Sus-occipito-mentonnier.

— OCCIPITO-FRONTAL : De la fontanelle postérieure au milieu du front = 12 centimètres.

— OCCIPITO-MENTONNIER : De la fontanelle postérieure à la partie médiane du menton = 13 centimètres.

— SOUS-MENTO-BREGMATIQUE : D'un point situé sous le menton près de l'os hyoïde, au bregma = 9 centimètres 1/2.

— SOUS-OCCIPITO-BREGMATIQUE : De la partie inférieure de l'occipital au bregma = 9 centimètres 1/2.

— SOUS-OCCIPITO-FRONTAL : De la partie inférieure de l'occipital au milieu de la hauteur de l'os frontal, sur la ligne médiane = 11 centimètres.

— SUS-OCCIPITO-MENTONNIER : Du menton à un point variable situé plus ou moins en avant de la fontanelle postérieure ; c'est le plus grand diamètre antéro-postérieur = 13 centimètres 1/2.

— TRANSVERSE MAXIMUM : Diamètre bi-pariétal.

Diamètres du bassin.

1° *Diamètres du détroit supérieur :*

— ANTÉRO-POSTÉRIEUR OU CONJUGUÉ OU SACRO-SUS-PUBIEN : De l'angle sacro-vertébral au bord supérieur de la symphyse pubienne = 11 à 11 cm. 1/2.

— OBLIQUE : De l'une des éminences ilio-pectinées à la symphyse sacro-iliaque opposée = 12 cm. — L'oblique droit va de l'éminence ilio-pectinée droite à la symphyse sacro-iliaque gauche ; et le gauche de l'éminence ilio-pectinée gauche à la symphyse sacro-iliaque droite.

— TRANSVERSE OU BIS-ILIAQUE OU GRAND DIAMÈTRE : Du milieu de la ligne innominée d'un côté au milieu de celle du côté opposé = 13 cm. 1/2.

2° *Diamètres de l'excavation :*

— ANTÉRO-POSTÉRIEUR : Du milieu de la face postérieure de la symphyse pubienne au milieu de la ligne qui unit la 2ᵉ pièce du sacrum à la 3ᵉ = 13 cm.

— OBLIQUE : Du centre d'un grand trou sciatique au centre du trou sous-pubien du côté opposé = 12 cm.

— TRANSVERSE : Perpendiculaire à l'antéro-postérieur ; va d'une paroi latérale de l'excavation à l'autre = 12 cm.

3° *Diamètres du détroit moyen :*

— ANTÉRO-POSTÉRIEUR OU SACRO-SOUS-PUBIEN OU SOUS-SACRO-SOUS-PUBIEN : De la pointe du sacrum au bord inférieur de la symphyse = 11 cm. 1/2.

— OBLIQUE : 11 cm.

— TRANSVERSES : Il en existe deux : l'*interépineux* (Farabeuf et Varnier), d'une épine sciatique à l'autre = 10 cm. ; le *pré-épineux* (Farabeuf et Varnier), en avant de celui-ci = 11 cm.

4° *Diamètres du détroit inférieur :*

— ANTÉRO-POSTÉRIEUR OU COCCY-SOUS-PUBIEN : De la pointe du coccyx à l'extrémité inférieure de la symphyse = 9 cm. en moyenne, à l'état statique ; 11 cm. et plus, à l'état de rétropulsion.

— OBLIQUE : Du milieu du bord inférieur du ligament sacro-sciatique au milieu de la branche ischio-pubienne du côté opposé = 11 cm. L'oblique gauche part de la branche ischio-pubienne gauche; le droit, de la branche ischio-pubienne droite.

— TRANSVERSE : De la partie postérieure d'une tubérosité ischiatique, à l'autre = 11 cm.

5° *Diamètres obliques verticaux et autres dénominations de quelques-uns des diamètres ci-dessus indiqués :*

— BI-ISCHIATIQUE OU INTER-ISCHIATIQUE : Diamètre transverse pré-épineux du détroit moyen = 11^{cm}.

— BISCIATIQUE : Diamètre transverse interépineux du détroit moyen.

— MI-SACRO-PUBIEN : Diamètre antéro-postérieur du détroit moyen.

— PROMONTO-PUBIEN MINIMUM OU UTILE : Du promontoire vers l'union du 1/3 supérieur avec les 2/3 inférieurs de la symphyse = 11 cm.

— PROMONTO-SOUS-PUBIEN : De l'angle sacro-vertébral (promontoire) à la partie inférieure de la symphyse.

— PROMONTO-SUS-PUBIEN : Diamètre antéro-postérieur du détroit supérieur = 11 cm. 1/2.

— SACRO-PUBIEN MINIMUM : Diamètre promonto-pubien minimum.

— TRANSVERSE MAXIMUM DU DÉTROIT MOYEN : Diamètre transverse pré-épineux.

Diapason vertex. Diapason vibrant, appliqué sur le sommet du crâne. V. Bing. Épreuve de, p. 62.

Diapédèse (διαπήδησις, action de franchir). Migration des globules blancs à travers la paroi des vaisseaux.

Diaphorèse (διαφόρησις, transpiration). Transpiration.

Diaphragmatocèle (διάφραγμα, diaphragme ; κήλη, hernie). Issue des viscères de l'abdomen par un des orifices du diaphragme.

Diaphragme iris (διά, entre, φράγμα, cloison). Diaphragme composé de lames mobiles les unes sur les autres et fixées à un tambour. Au moyen d'une vis, on agrandit ou on diminue l'ouverture centrale à volonté.

Diaphragme iris radioguide (Béclère A.). Instrument servant à l'examen radioscopique; il laisse passer un faisceau plus ou moins étroit des rayons Rœntgen issus du tube Crookes, et permet de voir à chaque instant, quelles que soient la position de l'ampoule et l'attitude du malade, en quel point de l'écran fluorescent l'incidence des rayons est normale.

Diastase. Ferment soluble.

Diastasis (διάστασις, séparation). Entorse dans laquelle les ligaments articulaires sont complètement rupturés et les surfaces articulaires écartées l'une de l'autre.

Diastole (διαστέλλω, dilater). Dilatation du cœur et des artères lors de l'afflux sanguin.

— ARTÉRIELLE : Dilatation des artères sous l'influence de l'afflux sanguin, répond à la systole cardiaque.

— CARDIAQUE : Second temps de la révolution cardiaque : le cœur se dilate et s'emplit de sang.

Diathermane (διά, à travers ; θερμός, chaleur).

SUBSTANCE — : Substance laissant passer les rayons caloriques.

Diathèse (διάθεσις, état). Disposition particulière de l'individu, le plus souvent héréditaire : peut être considérée comme un tempérament morbide.

Diazoïque. Matière colorante d'ordre chimique.

RÉACTION — : Réaction d'Ehrlich consistant en la coloration rosée ou rouge-pourpre des urines et surtout de la mousse se produisant par agitation des urines auxquelles on ajoute : 1° du réactif d'Ehrlich en volume égal à celui de l'urine ; 2° de l'ammoniaque liquide au huitième du volume de l'urine. Réaction appliquée au diagnostic de la rougeole, de la fièvre typhoïde : réaction positive dans la rougeole, négative dans la rubéole ; positive dans la fièvre typhoïde, négative dans les maladies gastro-intestinales fébriles non éberthiennes ; positive dans la pneumonie franche, négative dans les pneumonies grippales. V. Ehrlich, p. 171.

Diazo-réaction. Réaction diazoïque.

Dicéphale (δίς, deux ; κεφαλή, tête). Monstre caractérisé par l'existence de deux têtes (fig. 103).

Dicrotisme (δίς, deux fois ; κρότος, battement). Forme spéciale du pouls, très caractérisée chez les typhiques. Au sphygmographe, on voit une ligne d'ascension d'amplitude variable, presque verticale, terminée par un sommet aigu ou un crochet ; la chute profonde et rapide est suivie d'une ascension secondaire, atteignant souvent la moitié de la hauteur de la pulsation primitive et parfois plus haut encore. Le dicrotisme du pouls

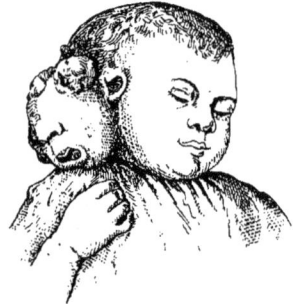

FIG. 103. — Dicéphale (SUTTON).

est lié à une parésie de la tunique musculaire artérielle.

Dicrotisme initial. Anacrotisme.

Diélectrique. Corps mauvais conducteur de l'électricité.

Diérèse (διαίρεσις, division). Division accidentelle ou chirurgicale des tissus.

Diète hydrique. Diète au cours de laquelle on donne de l'eau. Surtout employée chez les nourrissons.

Diététique (δίαιτα, régime). Partie de la médecine consacrée à
l'étude des différents régi-
mes alimentaires.

Dieulafoy (Georges), médecin de
Paris, contemporain.

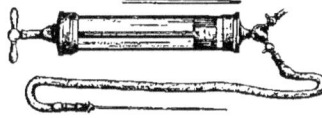

FIG. 104. — Appareil de DIEULAFOY.

APPAREIL DE — (1869) : Appareil à aspiration (fig. 104).

THÉORIE DE — : Dans l'ap-
pendicite. « L'appendicite
est toujours le résultat de la transformation du canal appendiculaire en une cavité close. »

Différence de potentiel. Quand on réunit deux corps conducteurs
différents, ou deux points différents d'un même conducteur,
et qu'on obtient un courant, on dit qu'il y a entre les deux
points une *différence de potentiel*.

Diiodoforme. Iodure de carbone cristallisé en aiguilles jaunes s'al-
térant et s'odorant à la lumière. Antiseptique.

Dionine. Chlorhydrate d'éthylmorphine : poudre cristalline extrêmement fine, blanche, inodore, de saveur agréable, très
soluble dans l'eau ; succédané de la morphine et de la
codéine.

Diopsimètre (δίοψις, vue à travers ; μέτρον, mesure). Instrument qui
sert à mesurer l'étendue du champ visuel.

Dioscoride. Nom porté par plusieurs médecins grecs. Dioscoride
le Jeune, né à Anazarbe (Cilicie), a vécu au premier siècle de
notre ère.

GRANULE DE — (Codex) :

Acide arsénieux porphyrisé	o gr. 10
Sucre de lait pulvérisé	4 gr.
Gomme arabique pulvérisée	1 gr.
Mellite simple	q. s.

Pour 100 granules.
Chaque granule contient 1 milligramme d'acide arsénieux.

Diplacousie (διπλόος, double ; ἄκουσις, audition). Anomalie de perception auditive : un même son est perçu différemment par
chaque oreille, si bien que le sujet croit en entendre deux.

Diplocoque (διπλόος, double ; κόκκος, coque). Microcoques associés
deux à deux.

Diploé (διπλόος, double). Ce nom servait à désigner autrefois les
deux tables de tissu compact qui forment les os du crâne, et
qui sont séparées par une substance spongieuse. Il désigne
exclusivement aujourd'hui cette substance spongieuse elle-
même et le tissu de même nature que l'on trouve dans l'épaisseur des os plats en général.

Diplogenèse (διπλόος, double ; γένεσις, génération).

THÉORIE DE LA — : Explication du développement des
kystes dermoïdes. Ces kystes seraient le résultat d'une diplo-

genèse avec inclusion : un même œuf donne naissance à deux fœtus ; l'un d'eux se développe complètement, l'autre est arrêté dans son évolution et ce sont ses débris qui constituent le kyste dermoïde, inclus dans le corps du fœtus complètement développé.

Diplomyélie (διπλόος, double ; μυελός, moelle). Malformation consistant en une division longitudinale de la moelle épinière.

Diplopie (διπλόος, double ; ὄψ, œil). Vision double des objets.

—MONOCULAIRE : Diplopie avec un œil, l'autre étant fermé.

Diplosomie (διπλόος, double ; σῶμα, corps). Malformation dans laquelle deux corps sont réunis en un ou plusieurs points (fig. 105).

Dipsomanie (δίψα, soif ; μανία, manie). Désir irrésistible de boire.

Disjoncteur. Coupe-circuit (en terminologie électrique).

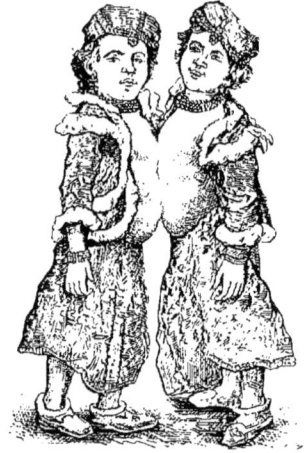

FIG. 105. — Diplosomie.

Disjonction épiphysaire. Lésion osseuse d'origine traumatique, caractérisée par la rupture du cartilage de conjugaison. Ne s'observe que chez les sujets jeunes.

Disque proligère ou **ovigère.** Portion épaissie de la membrane granuleuse qui circonscrit la cavité de l'ovisac à maturité, et au milieu de laquelle se trouve l'ovule. V. Ovisac.

Distal. Périphérique.

Distichiasis (δίς, deux fois ; στίχος, ligne). Implantation anomale des cils sur deux rangées.

Dittrich (Franz), (1815-1859), médecin allemand, né à Nixdorf (Bohême).

BOUCHONS DE — : Pelotons brunâtres qu'on trouve au fond du crachoir, en cas de gangrène pulmonaire. Ils sont constitués par des gouttes graisseuses, des cristaux d'acide margarique isolés ou en faisceaux et des amas bactériens.

Diurèse (διά, préfixe d'augmentation ; οὔρησις, action d'uriner). Augmentation de la sécrétion urinaire.

Diurétine : Salicylate de théobromine et de soude. Poudre blanche soluble dans l'eau ; diurétique.

Diurétique (διουρητικός, qui fait uriner). Qui favorise la diurèse.

Divulsion (*dis*, préfixe de séparation ; *vello, vulsum*, arracher). Dilatation forcée. Signifie aussi arrachement.

Docimasie (δοκιμασία, épreuve). Procédé de médecine légale pour rechercher si un enfant mort a respiré ou non.

— HYDROSTATIQUE : Appréciation du poids spécifique du poumon.

— PNEUMO-HÉPATIQUE : Détermination du rapport entre la densité du poumon et celle du foie.

Doigt à ressort (Nélaton, 1855). Un doigt est dit à ressort quand il présente, dans les mouvements de flexion et d'extension, une anomalie appelée mouvement de ressort. Cette anomalie consiste en ce fait, que les mouvements de flexion et d'extension, au lieu de se faire d'une façon continue, présentent, après une première ébauche du mouvement, un temps d'arrêt plus ou moins long auquel succède un ressaut, un à-coup, qui termine le mouvement d'une façon brusque, comparable à la détente d'un ressort.

Doigt mort. Engourdissement et pâleur cadavérique d'un doigt ; s'observe chez les hystériques, chez les brightiques, etc.

Doléris, accoucheur de Paris, contemporain.

PROCÉDÉ DE — ou COLPOPÉRINÉOPLASTIE (1889) : Incision courbe sur le bord cutanéo-muqueux remontant latéralement à mi-chemin de la hauteur de la vulve. Décollement de la paroi vaginale du rectum. Placement spécial des fils : « l'aiguille pénètre latéralement à gauche de l'anus, chemine profondément dans la cloison recto-vaginale, et vient accrocher le lambeau vaginal tout près du point extrême du décollement ; puis l'aiguille suit un trajet inverse et symétrique, qui la ramène du côté droit de l'anus. On peut se dispenser de pénétrer dans le vagin et se contenter d'accrocher la face profonde du lambeau vaginal. L'anse du premier fil, une fois serrée, devra ramener la paroi vaginale vers la commissure vulvaire, en même temps qu'elle servira à affronter les rebords opposés de la lèvre cutanée de l'incision. Un deuxième et un troisième fil sont placés d'une façon analogue et un peu en dehors. » Les fils serrés, un morceau de muqueuse est à réséquer ; points superficiels de suture à ce niveau.

SONDE DE — : Sonde intra-utérine métallique, dilatatrice, à double courant.

Dolichocéphale (δολιχός, allongé ; κεφαλή, tête). Nom donné par Retzius aux sujets dont le crâne est ovale ; la plus grande longueur l'emportant d'environ 1/4 sur la plus grande largeur, c'est-à-dire étant dans le rapport de 9 à 7. Se divisent en dolichocéphales orthognathes (Danois, Germains, Français, Suédois, etc.) ; et en dolichocéphales prognathes (Chinois, Japonais, nègres africains, etc.)

Döllinger (Johann-Ignaz-Josef), (1770-1841), médecin allemand, né à Bamberg.

ANNEAU TENDINEUX DE — : Anneau élastique formé autour de la circonférence cornéenne ; n'est autre chose que la membrane de Descemet qui, à ce niveau, s'épaissit et devient fibrillaire.

Döllinger (Julius), chirurgien de Budapesth, né à Budapesth en 1849.

APPAREIL DE — (1893) : Appareil plâtré, appliqué dans les fractures du membre inférieur, permettant la marche.

LIGATURE DE — : Ligature osseuse. S'emploie en cas de fracture. On entoure d'un anneau métallique l'un et l'autre des fragments et on réunit les deux fils circulaires par deux anses longitudinales.

Doloire. Instrument tranchant à plans obliques.

BANDAGE EN — : Bandage dont chaque tour de bande recouvre les deux tiers du tour précédent. « Les chirurgiens lui ont donné le nom de *doloire* parce qu'il représente l'obliquité du tranchant de cet instrument. » (Littré et Robin).

Donders (Franz-Cornelius), (1818-1889), ophtalmologiste hollandais, né à Tilburg.

GLAUCOME DE — : Glaucome simple atrophique.

LOI DE — (1865) : « Il se trouve, par une coïncidence fortuite, que l'âge auquel commence l'asthénopie correspond à peu près au dénominateur de la fraction qui exprime le degré de l'hypermétropie. Ainsi l'on doit s'attendre à voir apparaître l'asthénopie à huit ans chez l'hypermétrope de 1/8, à trente ans chez celui de 1/30, à trois ans chez celui de 1/3. »

Donkin.

RÉGIME DE — : Dans le diabète. Régime lacté absolu.

Donné (Alfred), (1801-1878), médecin français, né à Noyon (Oise).

GLOBULIN DE — (1838) : Hématoblaste.

Donowan (Edward), (1798-1837), chimiste et pharmacien anglais de Londres.

LIQUEUR DE — :

Iodure d'arsenic	0 gr 20
Biiodure de mercure	0 gr 40
Iodure de potassium	4 gr
Eau	125 gr
Alcool	q. s.

Employée dans la lèpre, le psoriasis, le lupus.

Doppel-joint (expression anglaise). Nouure rachitique.

Dormiol. Diméthyl-éthyl-carbinol-chloral. Liquide oléagineux, limpide, soluble dans l'alcool, l'éther, les huiles grasses. Antispasmodique, sédatif. Dose : 0 gr. 50 à 3 gr. par jour.

Dorvault (François-Laurent-Marie), (1815-1879), pharmacien de Saint-Étienne-de-Mont-Luc (Loire-Inférieure).

L'OFFICINE DE — (1844) : Répertoire général de pharmacie. Il en existe de nombreuses éditions.

Dosimétrie (δόσις, dose; μέτρον, mesure), (Burgraeve). Procédé d'administration des médicaments en granules de faible dose.

Dosimétrique (δόσις, dose; μέτρον, mesure).

MÉDECINE — : Thérapeutique basée sur la dosimétrie.

Dothiénentérie (δοθιὴν, bouton; ἔντερον, intestin). Synonyme de fièvre typhoïde. S'emploie pour *dothinentérie*. Bretonneau (1829).

Double plan incliné.

APPAREIL A — : Appareil préconisé par Pott, à modèles très nombreux (Bell, Delpech, Malgaigne, Sauter et Mayor, Marcelin Duval, etc.), formé essentiellement de deux plans réunis par une charnière et reposant par leurs extrémités libres sur une planche horizontale. Principalement destiné aux fractures de cuisse, il recevait la cuisse sur le plan incliné supérieur, et la jambe sur l'inférieur, la charnière répondant au creux poplité.

Douche écossaise. V. Écossaise, p. 169.

Douche-massage d'Aix. Massage général ou localisé, opéré par deux masseurs ou masseuses sous la douche, précédé ou suivi d'un bain chaud ou d'un bain de vapeur. Cette méthode a été transportée d'Aix, en Savoie, dans un très grand nombre de stations thermales, françaises et étrangères.

Douglas (James) (1675-1742), anatomiste anglais de Londres.

ARCADE OU LIGNE SEMI-LUNAIRE OU PLI DE — : Arcade tendineuse à bord tranchant, à concavité inférieure, située en arrière des muscles droits de l'abdomen, à environ 4 ou 5 centimètres au-dessous de l'ombilic, et qui marque la limite inférieure du feuillet postérieur de l'aponévrose du transverse de l'abdomen, en arrière du grand droit.

CAVITÉ OU CUL-DE-SAC OU FOSSETTE DE — : Cul-de-sac formé par la réflexion du péritoine de la paroi rectale antérieure sur la vessie chez l'homme, sur le canal utéro-vaginal chez la femme.

REPLI SEMI-LUNAIRE DE — : Repli séreux latéral, falciforme, limitant en haut la cavité de Douglas; il s'insère en avant sur la vessie, chez l'homme, sur la face postérieure du ligament large, chez la femme, et se perd en arrière sur les flancs de l'ampoule rectale, s'étendant parfois jusqu'au sacrum. Ce repli sépare l'espace recto-vésical (homme), ou recto-utéro-vaginal (femme), en deux parties : l'une supérieure, dépendance de la cavité pelvienne; l'autre inférieure, réduite à l'état de simple fente, dans laquelle pénètrent seuls les épanchements.

Douleur de Spetzas. Variété d'adénie d'origine palustre, observée surtout à Spetzas et à Hydra.

Dourine. Maladie vénérienne du cheval, rappelant la syphilis humaine.

Dower, médecin anglais.

POUDRE DE — (Codex, 1884) :

Poudre d'azotate de potasse.............	10	gr
— de sulfate de potasse.............	40	gr
— d'ipécacuanha...................	10	gr
Opium séché et pulvérisé	10	gr

1 gramme contient 10 centigrammes de poudre d'opium.

Doyen, chirurgien de Paris, contemporain.

ENTÉRORRHAPHIE CIRCULAIRE PAR DOUBLE INVAGINATION DE — (1895) : Procédé de réunion de l'intestin après entérectomie. Consiste essentiellement dans les temps suivants :

1° Invagination du bout supérieur en lui-même, sur une longueur de 2 à 3 centimètres ; on le retrousse, comme on retrousse une manche, de telle sorte que la muqueuse se trouve en dehors. Fixation de cette invagination par quelques points de suture entrecoupés sur les séreuses ;

2° Introduction, dans le bout inférieur, du bout supérieur ainsi préparé, jusqu'à ce que le bord muqueux de la partie retroussée affleure la tranche du bout inférieur, c'est-à-dire à une profondeur égale à la hauteur du retroussis ;

3° Suture circulaire, par un surjet à points passés, des 4 tuniques mises en contact ;

4° Invagination du bout inférieur sur lui-même ; on l'obtient en engageant plus en avant dans son calibre le bout supérieur. Fixation de cette nouvelle invagination par un plan séro-séreux circulaire ;

5° Parachèvement de l'invagination en poussant de nouveau, de 10 à 15 millimètres, le bout supérieur dans l'inférieur, et en fixant définitivement les deux cylindres intestinaux par un deuxième plan séro-séreux.

Par ce procédé, toutes les sutures réunissant les sections des deux cylindres sont profondément enfoncées derrière les deux plans terminaux de sutures séro-séreuses.

ÉRIGNE A GLISSIÈRE DE — : Sorte de pince destinée à saisir le col, après l'incision du cul-de-sac vaginal postérieur, dans l'hystérectomie abdominale.

ÉRIGNE HÉLICOÏDE DE — : Tire-bouchon employé dans l'hystérectomie. V. Tire-bouchon.

HÉMISECTION UTÉRINE ANTÉRIEURE DE — : Section de la face antérieure de l'utérus sur la ligne médiane, au cours de l'hystérectomie vaginale, pour faciliter l'abaissement et l'extraction de l'utérus. Ce temps capital de l'opération constitue la caractéristique du procédé de Doyen.

HYSTÉRECTOMIE VAGINALE PAR PRESSION PROGRESSIVE DES LIGAMENTS LARGES DE — (1897) : L'utérus attiré à la vulve, après l'hémisection médiane antérieure, on applique la pince à écrasement sur l'étage inférieur des ligaments larges, de l'un et de l'autre côté ; on attire ensuite l'utérus avec les annexes au dehors et on écrase les ligaments larges de haut en bas. Des ligatures ou des pinces à demeure assurent l'hémostase préparée et rendue plus facile par l'écrasement préalablement fait.

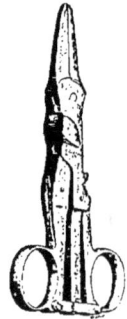

FIG. 106. — Pince à écrasement, de Doyen.

PINCE A ÉCRASEMENT DE — (1896) : Pince construite de manière à obtenir entre les mors une pression considérable, permettant d'écraser les tissus (fig. 106).

Procédé de — : Dans l'hystérectomie abdominale totale pour fibrome. Consiste essentiellement dans les temps suivants :
1° Extraction de la tumeur qui est rabattue sur le pubis ;
2° Introduction d'une pince courbe par la vulve et ouverture du cul-de-sac postérieur ; section à droite et à gauche des attaches latérales du col, puis du cul-de-sac vaginal antérieur ;
3° Traction sur le col qui se détache de la vessie ;
4° Section du ligament large droit, puis du ligament large gauche ;
Hémostase.

Procédé d'entérectomie de — (1897) : 1° Écrasement en amont et en aval de la tumeur à enlever, au moyen de la pince à écrasement, des tuniques moyenne et interne de l'intestin ;
2° Ligature à la soie des deux minces parois ainsi obtenues ;
3° A 2 centimètres des ligatures, du côté de la tumeur, placement de deux pinces longues à mors très élastiques, qui oblitèrent le calibre de l'intestin ;
4° Section de l'intestin entre les ligatures et les pinces ;
5° Aseptisation au thermocautère des petites portions de muqueuse qui persistent en deçà des ligatures ; puis ablation du segment intestinal contenant la tumeur ;
6° Fermeture définitive des bouts intestinaux par une suture en bourse ;
7° Rétablissement du tube intestinal par entéro-anastomose, implantation latérale, ou entérorrhaphie circulaire.

Procédé de — dans l'utéroplastie : 1° *Rétroflexion* : ouverture du cul-de-sac vaginal antérieur, comme dans le premier temps de l'hystérectomie vaginale ; abaissement de l'utérus ; passage d'une forte soie dont les deux chefs sont armés d'une aiguille courbe à chas fendu : une des aiguilles est enfoncée dans le tissu utérin, au niveau de la face séreuse de l'utérus, à 3 millimètres de profondeur, de gauche à droite, suivant un trajet de 15 millimètres ; 15 millimètres plus bas, dans la portion susvaginale du col, la deuxième aiguille est introduite dans le même sens ; on noue le fil à droite, ce qui rapproche les tissus et raccourcit la face antérieure de l'utérus ; on peut placer un deuxième fil ; suture de la plaie vaginale ;
2° *Antéflexion* : même opération que pour la rétroflexion, avec cette seule différence que c'est le cul-de-sac de Douglas qui est ouvert et la face postérieure de l'utérus qui est raccourcie.

Procédé de — pour la résection du ganglion de gasser (1893) :
1° Incision verticale de 5 à 6 centimètres au milieu de l'espace qui sépare le conduit auditif du rebord externe de l'orbite. L'incision ne doit dépasser en bas que de 15 millimètres l'arcade zygomatique et l'on doit ménager les branches du facial inférieur ;
2° Résection de l'arcade zygomatique, jusqu'au voisinage du condyle, section de l'apophyse coronoïde et dénudation de la fosse temporale ;
3° Recherche du nerf dentaire inférieur qui est sectionné 2 ou 3 centimètres plus bas, ainsi que le lingual, et maintenu

dans le mors d'une pince à griffes à crémaillère ; ligature de l'artère maxillaire interne, au voisinage de sa terminaison ; dénudation du nerf maxillaire inférieur, jusqu'au trou ovale ; 4° Ouverture du crâne par une couronne de trépan ou tout autre procédé, au niveau de la suture sphéno-temporale ; résection progressive à la pince-gouge de l'écaille du temporal dans toute sa partie inférieure, puis, lorsqu'a été atteinte la ligne rugueuse antéro-postérieure qui sépare de sa base la portion verticale de la grande aile du sphénoïde, résection de cette dernière et de la partie attenante du temporal, jusqu'au trou ovale, dont la dernière circonférence est enlevée d'un dernier coup de pince ; 5° Le tronc du maxillaire inférieur étant alors soulevé, au moyen de pinces à griffes fixées sur le dentaire inférieur et le lingual, ouverture de la loge durale du ganglion ; isolement des faces antérieure et postérieure du ganglion, puis du maxillaire supérieur jusqu'au trou grand rond et du nerf ophtalmique, jusqu'à la fente sphénoïdale. Les deux nerfs attirés, on libère complètement, à l'aide d'une petite rugine, toute la périphérie du ganglion mobilisé par des tractions sur des branches émergentes ; on met ainsi aisément en évidence le bord supérieur du rocher et le canal dural qui sert de gaine au tronc même du trijumeau qu'on isole et qu'on sectionne en amont du ganglion, à la face postérieure du rocher, au-dessous du sinus veineux.

Suture en surjet a points renforcés de — : Suture en surjet, dans laquelle, tous les trois ou quatre points, l'aiguille est repassée dans la spire précédente, de manière à rendre le coulissage plus difficile ; c'est un surjet interrompu.

Doyère (Louis), (1811-1863), physiologiste et naturaliste français, né à St-Jean-des-Essartiers (Calvados).

Collines ou éminences ou cônes de — : Type de terminaison motrice des nerfs sur la fibre musculaire (chez les insectes).

D. R. : Notation signifiant : réaction de dégénérescence. V. p. 142.

Dracontisome (δράκων, dragon ; σῶμα, corps). Malformation consistant en une division médiane du thorax et de l'abdomen.

Dracunculose (δρακόντιον, petit serpent, dragonneau). Affection produite par la filaire de Médine.

Drapétomanie (δραπέτης, vagabondage ; μανία, manie). Manie du vagabondage.

Drap fanon. Pièce de linge aussi longue que le membre qu'elle doit entourer, et assez large pour pouvoir en faire au moins deux fois le tour. Constitue, avec les attelles et les coussins, l'une des principales pièces de certains appareils à fracture dont l'appareil de Scultet est le type.

Drastique (δραστικός, actif, énergique).

Purgatif — : Purgatif énergique.

Dressler, médecin allemand, contemporain.

Maladie de — : Hémoglobinurie paroxystique.

Dron, médecin français, contemporain.

   Épididymite de — (1863) : Épididymite syphilitique.

Dubini, médecin italien.

   Chorée électrique de — : Consiste dans de petits mouvements involontaires, brusques et rapides, avec convulsions, paralysies, contractures et déviation de la face. Elle se termine presque fatalement par la mort, au bout de quelques semaines ou de quelques mois.

Dubois (Paul), (1795-1871), accoucheur de Paris, né à Paris.

   Ciseaux de — : Grands ciseaux très forts, destinés à pratiquer la décollation du fœtus. Certains modèles sont droits, et d'autres, courbes.

Dubois (Antoine), (1756-1837), chirurgien de Paris, né à Gramat (Lot).

   Poudre de — : Poudre arsenicale. V. Frère Cosme et Rousselot.

   Cinabre.......................... 16 gr
   Acide arsénieux.................. 1 gr
   Sang dragon...................... 8 gr

Duboisine. Alcaloïde extrait de la Duboïsia, d'Australie. Succédané de l'atropine.

Dubrueil (Alphonse), (1834-1900), chirurgien de Montpellier.

   Procédé de — (1867) : Procédé de désarticulation du poignet avec un lambeau externe, formé des téguments de tout le tiers externe du poignet et de quelques faisceaux musculaires thénariens. Rentre dans la méthode de Soupart décrite en 1847.

   Procédé de — (1875) dans la désarticulation simultanée des 5 orteils : Incision dorsale, commençant sur le côté externe de la 5e articulation et se terminant sur l'axe dorsal du gros orteil. Formation d'un lambeau spécial sur la face interne du gros orteil, au moyen d'une incision en U : la branche supérieure de cette incision suit l'axe dorsal de l'orteil, se recourbe au niveau de l'articulation interphalangienne, pour atteindre l'axe plantaire de l'orteil et s'arrêter dans le pli digito-plantaire. Incision plantaire dans le pli digito-plantaire. Ainsi sont formés un lambeau inférieur et un interne ; au besoin, on peut en tailler un externe sur le côté externe du 5e orteil.

Duchenne de Boulogne (1806-1875), médecin de Paris, né à Boulogne-sur-Mer (fig. 107).

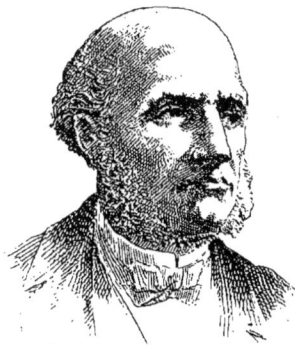

Fig. 107. — Duchenne de Boulogne (1806-1875).

   Appareil de — : Machine d'induction médicale, dans laquelle le courant inducteur est fourni par une pile à charbon.

Maladie de — (1858) : Ataxie locomotrice ou tabes dorsalis.

Méthode de — : Faradisation localisée.

Paralysie de — (1861) : Paralysie pseudo-hypertrophique.

Syndrome de — : Paralysie générale spinale antérieure, subaiguë ou chronique.

Trocart de — : Emporte-pièce avec lequel on va chercher à l'intérieur des tissus une parcelle de substance pour l'examiner au microscope.

Maladie d'Aran — : (Décrite par Duchenne en 1849, par Aran en 1850) : Atrophie musculaire progressive spinale.

Type d'Aran — : Amyotrophie évoluant d'après les caractères de la maladie d'Aran-Duchenne ; débute en général par les petits muscles de la main et détermine la main simienne, la griffe.

Duchenne-Erb. V. Duchenne, Erb.

Groupe de — ou muscles de — : Groupe musculaire (deltoïde, biceps, brachial antérieur, long supinateur), frappé dans la paralysie de Duchenne-Erb.

Paralysie de — : Paralysie des muscles du groupe de Duchenne-Erb.

Ducrey, médecin italien de Naples, contemporain.

Bacille de — (1889) : Bacille du chancre mou. Bactéridie de 1,3 à 2 μ de long sur 0,3 à 0,5 μ de large, se colorant surtout par ses extrémités, d'où un aspect en navette, décolorée par la méthode de Gram ; est isolée, en amas, en chapelet, parfois englobée par les globules blancs.

Duhring. V. Düring.

Duhrssen (Alfred), accoucheur allemand, né à Heide en 1862.

Méthode de — (1890) : Incisions multiples au nombre de 3 à 5, pratiquées sur le col de l'utérus jusqu'à l'insertion du vagin, dans les cas urgents où il s'agit de terminer rapidement l'accouchement par les voies naturelles,

Fig. 108. — Dumas (1800-1884).

lorsque le col est simplement effacé et non encore dilaté.

Dulong (Pierre-Louis), (1785-1838), chimiste et physicien français. né à Rouen.

Dulong et Petit. V. Dulong, Petit.

Loi de — : La chaleur spécifique des atomes de tous les corps simples est la même.

Dumas (Jean-Baptiste), (1800-1884), chimiste de Paris, né à Alais (Gard), (fig. 108).

Classification de — : Classification des métalloïdes.

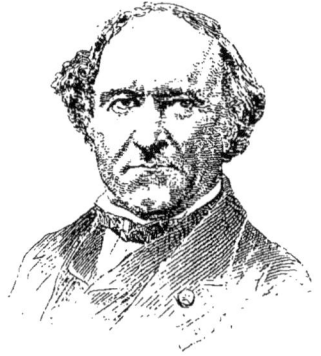

Dumontpallier (Alphonse), (1826-1898), médecin de Paris, né à Honfleur.

PESSAIRE DE — : Pessaire en caoutchouc élastique, ayant la forme d'un anneau. On l'appelle à l'étranger pessaire de Mayer (fig. 109). V. Pessaire.

Dunan.

MÉTHODE DE — : Méthode de réduction du cordon ombilical procident.

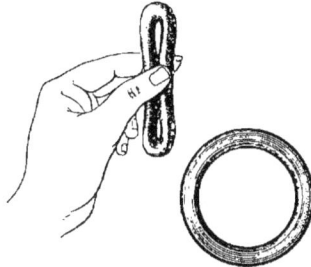

FIG. 109. — Pessaire de DUMONTPALLIER.

Dupuytren (Guillaume), (1777-1835), chirurgien de Paris, né à Pierre-Buffière (Haute-Vienne), (fig. 110).

APPAREIL DE — : Appareil pour les fractures de jambe, essentiellement composé : 1° d'un coussin rempli de balle d'avoine, d'une longueur presque double de celle de la jambe, que l'on replie en deux et que l'on applique sur la face interne du tibia juste au-dessus de la malléole ; 2° d'une attelle rigide, plus longue que la jambe d'environ 10 centimètres, que l'on applique par-dessus le coussin ; 3° de deux bandes longues de 4 à 5 mètres, larges de 6 centimètres environ ; l'une sert à fixer le coussin et l'attelle à la partie supérieure de la jambe, l'autre est destinée à rapprocher, le plus possible de l'attelle, le pied qui s'en trouve écarté par suite de l'interposition du coussin. Le but est de renverser le pied en dedans et d'exercer sur la malléole externe une traction par l'intermédiaire du ligament latéral externe (fig. 111).

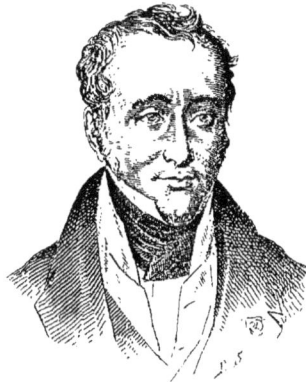

FIG. 110. — DUPUYTREN (1777-1835).

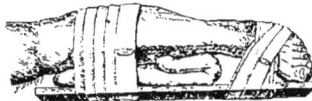

FIG. 111. — Appareil de DUPUYTREN pour les fractures de jambe.

APPAREIL DE — : Appareil à attelles pour les fractures de l'extrémité inférieure de l'avant-bras. Essentiellement caractérisé par l'adjonction aux attelles antérieure et postérieure de l'avant-bras, d'une attelle cubitale, coudée au niveau du poignet, et sur laquelle venait prendre appui un lac embrassant la main et destiné à la déplacer en dedans (fig. 112). Inusité.

COMPRESSEUR DE — : V. Compresseur, page 121.

COUP DE HACHE DE — : Dépression brusque des parties molles que l'on rencontre dans certaines fractures (jambe) ou luxations (épaule) ; il semblerait qu'à son niveau le membre a reçu un coup pénétrant qui en aurait fait infléchir l'ossature.

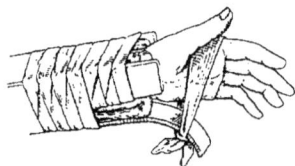

FIG. 112. — Appareil de DUPUYTREN pour les fractures de l'avant-bras.

ENTÉROTOME DE — : Instrument créé par cet auteur pour la pratique de l'entérotomie; se compose de trois pièces : une branche mâle, une branche femelle, une vis de pression ; les bords des branches sont mousses et ondulés. A été légèrement modifié par Liotard, Blandin, Nélaton, Richet, Panas, Collin, Chaput. Actuellement, c'est une pince à forcipressure à branches articulées sur pivot, à mors allongés, étroits et ondulés suivant le type de l'appareil primitif.

FRACTURE DE — : Fracture bimalléolaire par abduction. Synonyme : Fracture de Pott.

HYDROCÈLE DE — : Hydrocèle en bissac.

MALADIE DE — : Rétraction de l'aponévrose palmaire.

PILULES DE — : (Codex.) Chaque pilule contient $0^{gr},01$ de sublimé corrosif et $0^{gr},02$ d'extrait gommeux d'opium.

SIGNE DE — (1826) : Dans la luxation congénitale de la hanche : Glissement de haut en bas et de bas en haut, sous l'influence de traction ou de pression du membre inférieur atteint, de la tête fémorale luxée sur la paroi pelvienne. Déjà donné par Paletta, médecin milanais, en 1788.

TAILLE BILATÉRALE DE — (1824) OU TAILLE BILATÉRALISÉE : Introduction d'un cathéter dans l'urèthre : incision préanale, concave antérieurement ; incision de la portion membraneuse de l'urèthre ; introduction dans la vessie du lithotome double, que l'on ouvre puis qu'on retire de manière à inciser bilatéralement le col de la vessie et la prostate suivant ses deux diamètres obliques postérieurs.

Durande (Jean-François) (. . . -1794), médecin français, né à Dijon.

REMÈDE DE — (1773) :

Éther sulfurique. . . . . 15 gr
Essence de térébenthine. . . . . . 10 gr

Contre les calculs hépatiques.

Durante, médecin italien, contemporain.

MÉTHODE DE — (1894) : Dans la tuberculose chirurgicale. Injections hypodermiques d'iode, soit dans le foyer, soit autour du foyer. Les injections sont faites dans l'épaisseur des muscles, à la dose de 2 à 5 centigr. d'iode par jour ; elles sont répétées de 20 à 50 fois.

Durillon forcé. Inflammation aiguë d'une des bourses séreuses développées, chez les manouvriers, au niveau de la face palmaire des articulations métacarpo-phalangiennes. Est le début fréquent de phlegmons de la main.

Durillon froissé sphacélique (Chassaignac). Phlegmon anthracoïde de la face palmaire de la main.

Düring (Ernst, von), médecin allemand, né à Hambourg en 1858.

MALADIE DE — : Dermatite herpétiforme, caractérisée par : 1° une éruption polymorphe ; 2° des phénomènes douloureux ; 3° une très longue durée (jusqu'à 20 ans et plus) ; 4° la persistance d'un bon état général.

Duroziez (1826-1897), médecin de Paris.

DOUBLE SOUFFLE INTERMITTENT CRURAL DE — : Double souffle diastolique et systolique que l'on entend en cas d'insuffisance aortique, à l'artère fémorale, en la comprimant avec le stéthoscope. Le premier souffle est normal et dù au rétrécissement du vaisseau comprimé par le stéthoscope ; le second est attribué par Duroziez au retrait de la colonne sanguine.

MALADIE DE — (1877) : Rétrécissement mitral pur.

Durtol (France, Puy-de-Dôme).

SANATORIUM DE — : Récemment fondé et dirigé par le Dr Sabourin pour le traitement des tuberculeux : à une heure de voiture de Royat, près de Clermont-Ferrand.

Dusart et Bondlot.

MÉTHODE DE — : Sert à rechercher le phosphore dans les viscères. Elle repose sur la propriété qu'ont le phosphore, l'acide phosphoreux et l'acide hypophosphoreux, de donner de l'hydrogène phosphoré (flamme verte), en présence d'hydrogène naissant.

Dynamo (δύναμις, force). Machine dynamo-électrique.

Dynamogénie (δύναμις, force ; γένεια, naissance). Augmentation accidentelle d'une énergie, sous une influence nerveuse d'ordre dynamique simple.

Dynamomètre (δύναμις, force ; μέτρον, mesure). Instrument destiné à mesurer la force musculaire.

Dysarthrie (δύς, difficile ; ἄρθρον, articulation). Difficulté dans la formation des sons et l'articulation des mots, due à une lésion nerveuse centrale.

Dyscrasie (δύς, difficile ; κρᾶσις, tempérament). État pathologique des liquides organiques et particulièrement du sang.

Dyschromatopsie (δύς, difficile ; χρῶμα, couleur ; ὄψις, vue). Perte de la faculté de distinguer les couleurs.

Dysécie (δυσηκοία, difficulté d'entendre). Dureté de l'ouïe.

Dysesthésie (δύς, difficile; αἴσθησις, sensibilité). Diminution de la sensibilité.

Dysgénésique (δύς, difficile; γένεσις, génération). Défavorable au développement.

Dysgrammatisme (δύς, difficile; γραμματικός, grammatical). Trouble de la parole que caractérise la disposition irrégulière des mots dans une phrase, ou l'impropriété des termes.

Dysgraphie (δύς, difficile; γράφω, j'écris). Troubles du langage écrit. Syn. : Agraphie, paragraphie.

Dyshépatie (δύς, préfixe de défectuosité; ἧπαρ, ἥπατος, foie). Déviation fonctionnelle, en plus (polycholie), ou en moins (acholie), de la cellule hépatique.

Dysidrose (δύς, difficile; ἱδρωσις, sueur), (Tilbury Fox). Distension des glandes sudoripares, déterminant un exanthème vésiculaire surtout marqué aux doigts.

Dyskinésie (δύς, difficile; κίνησις, mouvement). Difficulté des mouvements.

Dyslalie (δύς, difficile; λαλεῖν, parler). Difficulté dans la formation des sons et l'articulation des mots, due à une lésion d'une des différentes parties de l'appareil extérieur de la parole : langue, lèvres, dents, larynx.

Dyslexie (δύς, difficile; λέξις, élocution). Difficulté dans la lecture, le malade reconnaissant les lettres, mais ayant de la peine à les nommer.

Dyslogie (δύς, difficile; λόγος, discours). Trouble consistant en ce fait que le sujet s'arrête subitement au milieu de sa phrase en répétant le même mot (paralysie générale).

Dysménorrhée (δύς, difficile; μήν, menstruation; ῥεῖν, couler). Difficulté de la menstruation.

— MEMBRANEUSE : Dysménorrhée avec rejet de lambeaux d'épithélium utérin.

Dysmimie (δύς, difficile; μιμέα, imitation). Trouble du langage par signes.

Dysmnésie (δύς, difficile; μνῆσις, mémoire). Diminution de la mémoire.

Dysostose cleïdo-cranienne héréditaire (δύς, difficile; ὀστέον, os). (Marie et Sainton) (1897). Affection caractérisée par une ossification incomplète des os du crâne, par une déformation de la voûte palatine qui est en ogive, par une atrophie plus ou moins grande des clavicules, par une adipose considérable; compatible avec la vie, l'intégrité de la santé et de l'intelligence.

Dyspareunie (δύς, difficile; πάρευνος, époux, épouse). Douleur dans les rapports sexuels chez la femme.

Dyspepsie (δὺς, difficile; πέψις, digestion). Digestion difficile.

Dysphagie (δὺς, difficile; φαγεῖν, manger). Difficulté de la déglutition.

Dysphasie (δὺς, difficile; φάσις, parole). Terme général désignant tous les troubles de la diction.

Dysphrasie (δὺς, difficile; φράσις, manière de parler). Troubles dyslogiques de la parole, provenant de troubles de l'intelligence.

Dyspnée (δὺς, difficile; πνεῖν, respirer). Difficulté de la respiration.

Dystocie (δὺς, difficile; τόκος, accouchement). Accouchement difficile.

Dystrophie (δὺς, mal; τροφή, nourriture). Trouble de nutrition.

Dysurie (δὺς, difficile; οὖρειν, uriner). Difficulté d'uriner.

E

Eau bénite de la Charité.

Émétique............................ 0 gr 3o
Eau................................. 250 gr

Eau de chaux médicinale. S'obtient en agitant la chaux hydratée avec 40 fois son poids d'eau pour dissoudre la potasse ; jeter cette eau et la remplacer par 100 fois la quantité de chaux. Employée contre la diarrhée.

Eau de Javel. Hypochlorite de chaux.

Eau-de-vie allemande. Teinture de jalap composée :

Racine de jalap....................... 80 gr
—   turbith.................... 10 gr
Scammonée d'Alep.................... 20 gr
Alcool à 60°......................... 66o gr

Purgatif drastique : dose 5 à 20 grammes.

Eau phagédénique (Codex).

Sublimé corrosif...................... 0 gr 4o
Eau distillée........ .... 10 gr

Faire dissoudre le sublimé et ajouter : eau de chaux 120 grammes. Ainsi nommée parce qu'on l'employait contre les ulcérations phagédéniques.

Eaux aux jambes (Horse-pox). Maladie éruptive (médecine vétérinaire), localisée surtout au voisinage du sabot chez le cheval.

Eaux-Bonnes (France, Basses-Pyrénées). Eaux sulfureuses froides (12°) et chaudes (22° à 32°), polychlorurées ; usitées surtout en boisson : sur place et exportées. Altitude : 75o mètres.

Eaux-Chaudes (France, Basses-Pyrénées). Eaux sulfureuses froides (10°6) et chaudes (25° à 36°) ; usitées presque exclusivement en bains et douches, générales et locales. Altitude : 675 mètres.

Eaux plates. V. Poche des eaux plates.

Ebell.

ORIFICE MÉCANIQUE OU CHIMIQUE D' — : Anneau de Bandl.

Eberth (Karl-Joseph), médecin allemand, de Halle, né en 1835.

BACILLE D' — : Microbe de la fièvre typhoïde.

PÉRITHÉLIUM D' — : Couche discontinue des cellules connectives attachées à la surface des capillaires sanguins.

Ebner (Victor), histologiste allemand, de Vienne, né en 1842 à Würzburg.

GLANDES D'— : Glandes séreuses acineuses, isolées, qu'on trouve dans la région des papilles caliciformes et foliées de la langue.

Ebstein (Wilhelm), médecin allemand de Göttingen, contemporain, né à Jauer (Silésie) en 1836.

Lésions d' — : Lésions du rein chez les diabétiques. Elles se présentent sous forme de noyaux circonscrits, séparés par du tissu sain, et situés dans le labyrinthe, dans les tubuli contorti et quelques tubes droits. Au niveau de ces ilots, les cellules, dont le protoplasma est granuleux et le noyau invisible, ne prennent que peu ou point les matières colorantes.

Leucémie aiguë d' — : Forme rapide de la leucocythémie ne durant que quelques semaines ou même quelques jours.

Éburnation (*ebur*, ivoire). Condensation extrême du tissu osseux.

Éburné (*ebur*, ivoire). Qui a la consistance de l'ivoire.

Ecchondroses (ἐκ, hors de ; χόνδρος, cartilage). Saillies hypertrophiques au niveau des cartilages.

Eccopé (ἐκκοπή, coupure). Entaille directe, comprenant toute l'épaisseur de la boîte cranienne.

Ecchymose (ἐκ, hors de ; χυμός, suc). Tache violacée de la peau, due à l'extravasation du sang.

Echidno-vaccin (ἐχίδνα, vipère). Substance vaccinante, préexistant dans le venin de vipère, qu'on peut en séparer par filtration ou par dialyse. Filtrant sur porcelaine une solution de venin, on lui enlève ses propriétés toxiques tout en lui conservant ses propriétés vaccinantes (Phisalix).

Échinocoque (ἐχῖνος, crochet ; κόκκος, grain). Genre d'entozoaires cestoïdes rencontré dans les hydatides.

Échokinésie (ἠχώ, écho ; κίνησις, mouvement). Répétition involontaire des gestes, grimaces ou actes plus ou moins simples ou complexes.

Écholalie (ἠχώ, écho ; λαλεῖν, parler). Consiste en ce fait que le malade répète comme un écho, dans les cas légers, un cri, une exclamation émise inopinément autour de lui, et, dans les cas les plus intenses, un mot tout entier, un bout de phrase.

Échomatisme. Tendance à répéter les sons et les mouvements produits autour de soi.

Écossaise.

Douche — : Le nom vient de ce que Despine importa, au commencement du siècle, d'Écosse en Savoie, la douche qu'il appela « écossaise ». Douche chaude de 3 à 6 minutes suivie d'une douche froide de 3 à 12 secondes.

Écouvillon. Se dit, en chirurgie, d'un petit appareil fabriqué d'avance ou instantanément, essentiellement composé d'une tige rigide (tige de bois, pince, sonde cannelée, etc.) portant à son extrémité, soit un plumasseau de charpie, soit un peu d'ouate enroulée, soit des crins disposés en brosse (rince-bouteilles). Principalement employé en gynécologie, dans l'opération du curettage.

Écouvillonnage. Nettoyage, au moyen d'un écouvillon, d'une cavité naturelle et particulièrement de l'utérus.

Écriture en miroir. Écriture dans laquelle les caractères tracés avec la main gauche apparaissent comme les caractères d'écriture cursive ordinaire vue dans un miroir. Le recto d'un copie de lettre de commerçant donne le type d'écriture en miroir. Pour lire cette écriture, il suffit de la mettre en face du miroir et de la lire dans ce dernier (fig. 113).

Écriture spéculaire. Écriture en miroir.

Écrouelles (terme populaire). Adénite tuberculeuse du cou.

Ectasie (ἔκτασις, extension). Dilatation.

Ecthyma (ἔκθυμα, éruption cutanée). Dermatose à pustules cutanées arrondies, reposant sur des taches rouges circonscrites, légèrement prurigineuses et recouvertes d'une croûte noirâtre.

Ectocardie (ἐκτός, en dehors; καρδία, cœur). Déplacement du cœur.

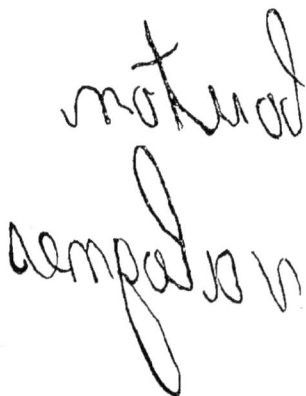

FIG. 113. — Écriture en miroir.

Ectoderme (ἐκτός, en dehors; δέρμα, peau). Feuillet externe du blastoderme.

Ectopage (ἐκτός, hors de; παγείς, uni). Monstre double à soudure thoracique latérale.

Ectopie (ἐκτός, hors de; τόπος, lieu). Déplacement des organes.

Ectrodactylie (ἐκτρέπω, détourner, estropier; δάκτυλος, doigt). Absence congénitale d'un ou plusieurs doigts (fig. 114).

Ectrogénie (ἐκτρέπω, détourner, estropier; γεννάω, j'engendre). Malformation due à un défaut de développement des organes.

Ectromélie (ἐκτρέπω, renverser, estropier; μέλος, membre). Arrêt de développement d'un membre ou d'un segment de membre.

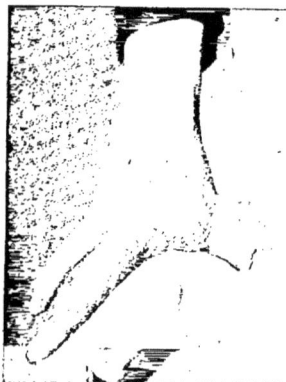

FIG. 114. — Ectrodactylie.

Ectropion (ἐκτρόπιον, renversement de la paupière inférieure; ἐκτρέπειν, renverser d'un autre côté). Renversement de la paupière en dehors.

Écume de mer. Hydrosilicate de magnésie.

Écusson. Couche d'emplâtre ramolli que l'on étale sur une pièce de linge, un morceau de peau ou de sparadrap.

Eczéma (ἔκζεμα, pustule, bouton d'échauffement). Dermatose caractérisée par l'existence de vésicules donnant naissance à une sécrétion séreuse et à une desquamation épidermique consécutive.

Edinger (Ludwig), anatomiste allemand de Francfort, né à Worms en 1855.

Edinger-Westphal. V. Edinger. Westphal.

NOYAU D' — : Noyau bulbaire accessoire du moteur oculaire commun.

Édocéphale (αἰδοῖον, organes génitaux ; κεφαλή, tête). Monstre possédant un œil unique et médian, au-dessous duquel se trouve à la place du nez une trompe en forme de pénis.

Egesta (*egero, egestum*, rejeter). Excrétions.

Egilops (αἴξ, chèvre ; ὤψ, œil). Petite ulcération profonde consécutive à l'anchilops, siégeant dans l'angle interne de l'œil, près du sac lacrymal. (Ce nom viendrait de ce que les chèvres sont sujettes à cette affection, ou plutôt de ce que l'œil qui en est atteint prend l'aspect de l'œil de la chèvre).

Égophonie (αἴξ, chèvre ; φωνή, voix). Voix chevrotante que l'oreille perçoit à l'auscultation quand on fait parler le sujet atteint d'épanchement pleural.

Éguisier.

IRRIGATEUR D' — : Clyso-pompe (fig. 115).

Ehrenritter.

GANGLION D' — (1790) : Ganglion du glosso-pharyngien situé un peu au-dessus du ganglion d'Andersch ; dépendance de ce dernier.

Ehrlich (Paul), médecin allemand de Francfort-s.-le-Mein, né en 1854 à Strehlen.

RÉACTIF DIAZOÏQUE D' — : V. réaction urinaire diazoïque.

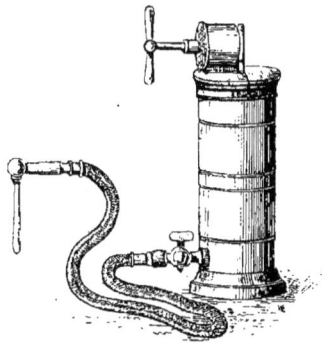

FIG. 115. — Irrigateur d'ÉGUISIER.

Réactif formé : 1° d'un mélange de 5 parties d'acide sulfanilique ; de 50 parties d'acide chlorhydrique pur pour 1 litre d'eau ; 2° d'une solution aqueuse d'acide azotique azoteux à 5 %.

Pour obtenir le réactif diazoïque d'Ehrlich, on prend 50 centimètres cubes du premier mélange et 1 centimètre cube de la solution ; dans un tube contenant l'urine à examiner, on ajoute : réactif d'Ehrlich en volume égal à l'urine, puis ammoniaque liquide, un huitième du volume de l'urine.

Normalement l'urine prend une teinte jaune ou orange ; à

l'état pathologique, elle se teinte d'une couleur rouge intense, et, après 12 heures de repos, on observe, au-dessus du précipité qui s'est formé au fond du tube, une coloration intense variant du vert, vert noir au violet.

MÉTHODE D' — : Procédé de coloration des fibres nerveuses. On injecte dans une veine ou dans le cœur lymphatique d'une grenouille, 3 à 5 centimètres cubes d'un mélange de bleu de méthylène et d'une solution de sel marin à 1/300; cette expérience se fait sur les animaux vivants. On colore ainsi le cylindre-axe.

Eichstedt (Karl-Ferdinand), (1816-1892), médecin allemand, né à Greifswald.

MALADIE D' — : Pityriasis versicolor.

Eigone. Combinaison organique d'albumine et d'iode.

Ékaiodoforme. Iodoforme modifié par environ $0^{gr},5$ d'aldéhyde paraformique.

Électricité (ἤλεκτρον, ambre). Terme appliqué originairement à la force d'attraction ou de répulsion que manifestent certaines substances pour d'autres, en particulier l'ambre jaune (ἤλεκτρον), frotté avec de la peau de chat, pour des fragments de papier ou de moelle de sureau. S'est dit ensuite du fluide qui paraissait émané de ces corps, et au courant duquel étaient rapportées les propriétés constatées. Quand il y avait attraction, le fluide était dit positif et l'électricité, positive; quand il y avait répulsion, le fluide était dit négatif et l'électricité, négative; quand un corps à fluide positif était en présence d'un corps à fluide négatif, on disait qu'il y avait électricité de sens contraire. Aujourd'hui, sous le nom d'Électricité, on désigne toute cette partie de la Physique, qui a trait à l'étude et à l'utilisation du fluide électrique.

Électro-aimant. Morceau de fer doux, autour duquel on a enroulé, toujours dans le même sens, un fil parcouru par un courant. Un tel appareil possède toutes les propriétés d'un puissant aimant tant que le courant passe; il perd ses propriétés dès qu'on interrompt le courant.

Électrocapillaire. L'électromètre capillaire, ou électromètre de Lippmann, est basé sur les phénomènes électrocapillaires. Il se compose d'un tube vertical, rempli de mercure, et terminé à sa partie inférieure par une extrémité extrêmement effilée, plongeant dans de l'eau acidulée par de l'acide sulfurique. Dans le vase qui contient cette eau acidulée on a versé du mercure, que l'on met en communication avec une électrode de platine. Une autre électrode de platine plonge dans le mercure du tube.

A cause des phénomènes capillaires, le mercure ne peut s'écouler par la partie effilée du tube; on observe au microscope la surface de séparation du mercure et de l'eau acidulée, appelée *ménisque*. Si alors on établit entre les électrodes de platine une différence de potentiel, on observe un déplacement du ménisque.

Cet appareil est le plus sensible des électromètres.

Électrocution. Exécution des condamnés à mort par l'électricité.

Électrode (ὁδός, voie), (Faraday). Pôle ou fil qui termine la pile à chacune de ses extrémités ; se dit, par extension, des petits appareils (plaque, sonde, etc.), qui terminent les fils reliés à un appareil électrique.

— BIPOLAIRE. Électrode qui porte au corps humain les deux pôles de la pile.

— INDIFFÉRENTE : Électrode choisie aussi grande que possible, de façon à pouvoir laisser passer la plus grande intensité d'électricité, sans crainte d'action physique ou physiologique sur les téguments où on l'applique.

— NÉGATIVE : Électrode reliée au pôle négatif.

— POSITIVE : Électrode reliée au pôle positif.

— UNIPOLAIRE. Électrode qui ne porte au corps humain qu'un seul pôle de la pile.

Électrodiagnostic. Ensemble des procédés d'investigation que le médecin emprunte à l'énergie électrique prise sous l'une quelconque de ses formes, pour éclairer, soit le diagnostic, soit le pronostic de certains états pathologiques.

Électrolyse (λύειν, décomposer). Décomposition chimique produite par le passage du courant dans certains liquides appelés *électrolytes.* La quantité d'électrolyte décomposée dans un temps donné est proportionnelle à l'intensité du courant, c'est-à-dire à la quantité d'électricité qui passe. Par suite, si on fait passer dans l'électrolyte des quantités d'électricité égales et de signe contraire, il n'y a pas d'électrolyse.

En médecine, on appelle électrolyse la méthode qui consiste à se servir des propriétés chimiques du courant, pour décomposer certains organes ou certains tissus.

Électrolyte. V. Électrolyse.

Électro-magnétisme. Étude des actions réciproques des courants sur les aimants et des aimants sur les courants.

Électromètre. Appareil destiné à mesurer les différences de potentiel. Les plus connus sont : l'électromètre absolu de Thomson, l'électromètre à quadrants de Mascart, et l'électromètre capillaire de Lippmann. Sauf ce dernier, ils sont basés sur les attractions et les répulsions électriques.

Électropuncture. V. Galvanopuncture.

Électroscope. Appareil destiné à constater qu'un corps est électrisé.

Électrothérapie. Utilisation de l'une quelconque des formes de l'électricité, dans un but thérapeutique.

Électrotonus. Modification de l'excitabilité du nerf dans le voisinage des pôles. Cette excitabilité est abaissée au pôle positif (anélectrotonus), augmentée au pôle négatif (catélectrotonus).

Éléidine. Substance qui forme les granulations que l'on trouve dans les cellules de la couche granuleuse de l'épiderme. Ce serait l'agent actif de la kératinisation.

Éléphantiasis (ἐλέφας, éléphant). Inflammation chronique des téguments et du tissu cellulaire sous-cutané, avec tendance très marquée à la sclérose hypertrophique. État pathologique provoqué par des causes diverses : 1° œdème prolongé d'une région, d'ordre mécanique (phlébite, obstruction lymphatique) ; 2° œdème prolongé, d'origine nerveuse (éléphantiasis d'origine tabétique. — Pitres) ; 3° œdème prolongé, localisé, de la tuberculose ou de la lèpre ; 4° œdème prolongé, dû à l'érysipèle récidivant ; 5° œdème prolongé, observé dans la maladie de l'éléphantiasis des pays chauds.

— DES GRECS : Lèpre.

— DES PAYS CHAUDS : Maladie à début fébrile, se caractérisant essentiellement par des poussées de lymphangite ; se terminant parfois d'emblée par la mort ; n'aboutissant pas à la *restitutio ad integrum* des régions frappées de lymphangite ; récidivant et laissant après chaque crise le malade dans un état pire qu'avant ; aboutissant à la production d'œdème chronique persistant, principalement au niveau des organes génitaux et des membres inférieurs (jambe d'éléphant, grosse jambe, jambe des Barbades). La pathogénie de cette affection est encore discutée. D'après les uns, l'éléphantiasis serait causé par l'introduction dans l'organisme, plus particulièrement dans le système lymphatique, de la microfilaire du sang (Wucherer). D'après d'autres (Le Dantec), cette affection serait identique à l'éléphantiasis nostras, et sous la dépendance d'une infection microbienne, d'origine streptococcique.

— NOSTRAS : Éléphantiasis dû à des érysipèles récidivants et qui paraît être toujours causé par une infection streptococcique.

Élixir de longue vie (terme populaire). Préparation de rhubarbe que l'on donnait autrefois contre la constipation. Le nom tenait à l'importance que l'on attribuait à la régularité des fonctions intestinales.

Élongation des nerfs. Opération qui consiste à exercer, sur un nerf dénudé, une traction plus ou moins énergique, dans le but de provoquer la cessation de douleurs.

Elsner, histologiste allemand, contemporain.

MILIEU D' — : Milieu de culture formé de suc de pomme de terre, additionné de gélatine et d'iodure de potassium.

Élytrocèle (ἔλυτρον, vagin ; κήλη, hernie). Hernie développée dans l'épaisseur de la cloison recto-vaginale et refoulant en avant la paroi postérieure du vagin.

Élytroplastie (ἔλυτρον, vagin ; πλάσσειν, façonner). Autoplastie du vagin.

Élytrorrhagie (ἔλυτρον, vagin ; ῥαγή, rupture). Hémorrhagie du vagin.

Élytrorrhaphie (ἔλυτρον, vagin ; ῥαφή, suture). Colporrhaphie.

Élytrotomie (ἔλυτρον, vagin ; τομή, section). Incision du vagin, plus particulièrement du cul-de-sac postérieur. Syn. : Colpotomie.

— INTERLIGAMENTAIRE : Rupture à travers le cul-de-sac de Douglas incisé, des adhérences de l'utérus rétrodévié et fixé, et remise de l'organe en bonne position.

Émasculation totale. Ablation des organes génitaux externes de l'homme (verge, scrotum avec les testicules).

Embarrure. Fracture du crâne par enfoncement.

Embolalie (ἐμβολή, intercalation ; λαλεῖν, parler), (Merckel.) Expressions incompréhensibles, introduites dans la conversation au début, à la fin ou au milieu de la phrase.

Embolie (ἐμβάλλειν, lancer dedans). Oblitération brusque d'un vaisseau, provoquée par un embolus. L'embolie est dite artérielle, quand l'embolus amène l'oblitération d'une artère, et veineuse, quand il produit celle d'une veine.

— CÉRÉBRALE : Ensemble des accidents causés par l'oblitération brusque d'un vaisseau du cerveau par un embolus.

— PULMONAIRE : Ensemble des accidents causés par l'oblitération brusque d'un vaisseau du poumon par un embolus.

Embolophrasie (ἐμβολή, intercalation ; φράσις, phrase), (Küssmaul). Embolalie.

Embolus (ἐμβάλλειν, lancer dedans). Nom donné à tout corps étranger (caillot, amas microbien, etc.) qui, entraîné par le courant circulatoire, provoque l'oblitération brusque d'un vaisseau.

Embryocardie (ἔμβρυον, embryon ; καρδία, cœur). Rythme cardiaque analogue à celui du fœtus et caractérisé par l'accélération des battements du cœur dont les deux bruits sont semblables et les deux silences d'égale durée.

Embryologie (ἔμβρυον, embryon ; λόγος, étude). Science du développement des êtres.

Embryon (ἔμβρυον, embryon). Nom donné au produit de la conception, jusqu'à la fin du deuxième mois de la gestation.

Embryotomie (ἔμβρυον, embryon ; τομή, section). Opération consistant à morceler le fœtus pour en faciliter l'extraction. Pris souvent dans un sens restrictif, le terme d'embryotomie est alors réservé aux sections portant sur le cou et le tronc.

— CÉPHALIQUE : Mutilation chirurgicale du fœtus, au niveau de la tête. Comprend la craniotomie, la basiotripsie, la céphalotripsie, la cranioclasie.

— CERVICALE OU DÉCOLLATION : Section chirurgicale portant sur le cou du fœtus.

— RACHIDIENNE : Section chirurgicale portant sur le tronc du fœtus.

Émétique (ἐμέω, je vomis). Tartre stibié. Ce terme désigne également toute substance vomitive.

Éméto-cathartique. Médicament vomitif et purgatif.

Émétique......................... 0 ᵍʳ 05
Sulfate de soude.................. 20 ᵍʳ
Eau.............................. 150 ᵍʳ

Éminence porte antérieure. Lobe carré du foie.

Éminence porte postérieure. Lobe de Spiegel.

Éminence sexuelle. Petite saillie proéminente, située de chaque côté de l'insertion du mésentère du tube intestinal primitif ; formée par le mésoderme proéminent à ce niveau et l'épithélium germinatif qui le recouvre.

Emménagogue (ἔμμηνα, menstrues ; ἀγωγός, qui chasse). Qui provoque les règles.

Emmerich (Rudolf), médecin allemand, né à Mutterstaat en 1852.

Emmerich et *Scholl*.

Sérum anticancéreux d' — (1895) : Sérum de mouton préalablement infecté par des inoculations de culture de streptocoques, ayant passé par le lapin. Ce sérum est obtenu par la filtration du sang du mouton et est additionné de tricrésol (0,4 °/₀), afin de détruire les microbes qui auraient échappé à la filtration.

Emmet (Thomas-Addis), gynécologue américain, de New-York, né en 1828.

Aiguille d' — : Grande aiguille fixée sur un manche, perforée pour le passage d'un fil à son extrémité ; essentiellement caractérisée par une courbure accentuée, et une très grande solidité (fig. 116).

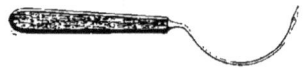

FIG. 116. — Aiguille d'Emmet.

Ciseaux d' — : Ciseaux longs, pointus, coudés vers la pointe et courbés sur le plat. S'emploient surtout dans les colpo-périnéorrhaphies.

Opération d' — : Appelée aussi trachélorrhaphie. Consiste à réparer par suture, après avivement de la muqueuse, la déchirure du col utérin consécutive à l'accouchement.

Procédé d' — : Dans la périnéorrhaphie.
1° *Déchirure incomplète* (1872 et 1885) : Il existe deux procédés d'Emmet pour la déchirure incomplète ; l'ancien procédé n'est plus utilisé ; le nouveau est le suivant : il est caractérisé par : 1° la manière dont est faite l'avivement ; 2° la manière dont les fils profonds de suture sont placés.
A) Mode d'avivement : Tailler un lambeau sur la paroi postérieure du vagin. La base répond à l'orifice vulvaire et est curviligne, le sommet est bifide : ce lambeau a la forme de deux triangles réunis au niveau de leur base (fig. 117).
B) Suture : On place d'abord, à mi-hauteur du triangle dénudé, à droite, un crin de Florence profond, destiné, quand il est serré, à relever la partie inférieure de la plaie : cette suture est dite de *traction;* on en fait autant à gauche. On complète la suture des triangles par des points superficiels d'affrontement. A ce moment, la plaie est réduite à une petite

excavation que domine en haut l'angle de la muqueuse vaginale, situé entre les deux lignes de suture déjà placées. On
passe alors, pour fermer cette cavité, une ou deux sutures
profondes en bourse, au crin de Florence, et on termine par
quelques sutures à la soie fine.

2° *Déchirure complète* : A) Mode d'avivement : De chaque
côté de la ligne médiane, on taille un triangle dont la base
répond à la peau, dont un des côtés répond à la colonne vaginale postérieure et dont l'autre rejoint le sommet de ce dernier côté à l'extrémité supérieure de l'incision cutanée. Les
deux triangles sont reliés l'un à l'autre, sur la ligne médiane,

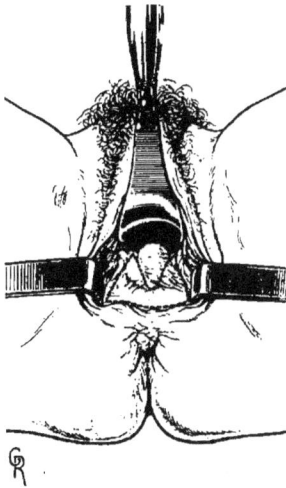

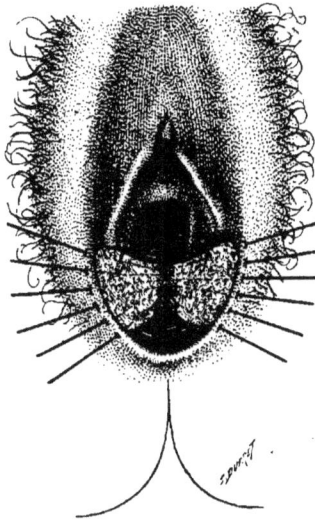

FIG. 117. — Procédé d'EMMET,   FIG. 118. — Procédé d'EMMET
  dans la déchirure incomplète.   dans la déchirure complète.

par un avivement pratiqué sur une hauteur de 3ᶜᵐ, sur la
partie inférieure de la colonne vaginale postérieure. La surface de l'avivement a été comparée à un papillon : le corps
du papillon est représenté par l'avivement médian, les ailes
éployées par les avivements des triangles latéraux (fig. 118).
B) Suture : La suture se fait principalement au moyen de fils
placés avec l'aiguille d'Emmet qui pénètre à gauche de l'avivement, dans l'épaisseur des parties molles, chemine dans
l'épaisseur de la cloison recto-vaginale et ressort du côté
opposé. Plusieurs fils profonds sont ainsi placés. Des fils
superficiels complètent la suture. Le fil inférieur doit être
particulièrement bien placé, parce qu'il est destiné à réunir
les deux extrémités divisées du sphincter et à reconstituer
l'anus.

Emmétrope (ἔμμετρος, de ἐν, μέτρον, mesure, qui observe la mesure). Œil dans lequel les rayons arrivant de l'infini, viennent converger sur la rétine. C'est l'œil normal.

Emmétropie (ἐν, dans ; μέτρον, mesure ; ὤψ, œil). État de l'œil emmétrope.

Émol. Poudre couleur de chair, dont la composition chimique est voisine de la stéatite. Elle possède, battue dans l'eau, un pouvoir émulsif considérable et nettoie les téguments à la manière du savon. Employée en dermatologie.

Emphysème (ἐν, dans ; φύσημα, souffle). Infiltration d'air dans le tissu cellulaire.

— PULMONAIRE : Affection du poumon, caractérisée anatomiquement par la dilatation permanente des alvéoles pulmonaires.

Empis, médecin de Paris, contemporain.

GRANULIE D' — : Tuberculose aiguë granuleuse.

Emplâtre de galbanum.

Térébenthine	5	gr
Cire jaune	8	gr
Galbanum	12	gr

Empoisonnement urineux. V. Infection urineuse.

Emprosthotonos (ἔμπροσθεν, devant ; τόνος, tension). Attitude du corps observée dans le tétanos et due à la contracture des muscles fléchisseurs. Le dos est incurvé en avant, la tête fléchie sur la poitrine, les cuisses fléchies sur le ventre, les talons appliqués sur les fesses, les avant-bras fléchis sur les bras.

Empyème (ἐμπύημα, abcès purulent). Épanchement purulent dans la plèvre.

Ems (Allemagne, bords du Rhin). Eaux abondantes, bicarbonatées, chlorurées sodiques, chaudes. Utilisées en bains, douches, gargarismes, inhalations.

Enadelphie (ἐν, dans ; ἀδελφός, frère). Inclusion fœtale.

Enanthème (ἐν, dans ; ἄνθημα, efflorescence). Éruption interne sur une muqueuse.

Encanthis (ἐν, dans ; κανθός, commissure palpébrale). Inflammation de l'angle interne de l'œil.

Encausse (France, Haute-Garonne). Eaux sulfatées calciques.

Encéphalite (ἐγκέφαλος, encéphale). Inflammation du cerveau.

Encéphalocèle (ἐγκέφαλος, encéphale ; κήλη, hernie). Hernie d'une partie du cerveau.

Encéphaloïde (ἐγκέφαλος, encéphale, εἶδος, forme). Nom donné à une variété de tumeur cancéreuse dont la consistance et la couleur rappellent celles du tissu cérébral.

Encéphalopathie (ἐγκέφαλος, encéphale ; πάθος, maladie).

— SATURNINE (Tanquerel-Desplanches) : Accidents cérébraux survenant dans l'empoisonnement par le plomb.

Encéphalotome (ἐγκέφαλος, encéphale; τομή, section). Couteau à lame étroite et longue servant à faire des coupes du cerveau.

Enchatonnement du placenta. « Contraction irrégulière et spasmodique d'une région limitée du corps de l'utérus, qui produit une sorte d'étranglement dans la cavité de l'utérus. Celle-ci est alors divisée en deux parties : la cavité utérine proprement dite, qui contient d'ordinaire la majeure partie du placenta décollé, et dans laquelle on accède facilement ; et une arrière-cavité, dans laquelle se trouve retenue, enchatonnée, une portion du placenta. » (Ribemont-Dessaignes et Lepage).

Enchevillement.
    PROCÉDÉ DE L' — DANS LE TRAITEMENT DES FRACTURES : Consiste à maintenir les fragments osseux au moyen d'une cheville d'os de veau, aseptique, que l'on introduit perpendiculairement à l'axe du membre.

Enchevillement central.
    PROCÉDÉ DE L' — DANS LE TRAITEMENT DES FRACTURES DES GRANDS OS LONGS : Consiste à introduire dans le canal médullaire de chacun des fragments l'une des extrémités d'une cheville d'os de veau, préalablement aseptisée.

Enchylema ou **Enchyléme** (χυλός, suc). Liquide contenu dans les mailles du protoplasma.

Enclavement.
    PROCÉDÉ DE L' — : (Hamilton). Dans le traitement des fractures. Consiste à introduire l'extrémité effilée d'un des fragments dans le canal médullaire de l'autre.
    THÉORIE DE L' — (Verneuil, 1852) : Explication de la formation des kystes dermoïdes. Les kystes dermoïdes sont dus à l'inclusion, à l'enclavement d'une portion du tégument externe, au niveau des fentes branchiales. Il en résulte une sorte de sac cutané qui se développe avec tous ses éléments pour former un kyste dermoïde. Cette théorie a été appliquée aux kystes dermoïdes de l'ovaire, que l'on a considérés comme issus d'une invagination du feuillet ectodermique, au niveau de la région lombaire.

Endartère (ἔνδον, au dedans ; ἀρτηρία, artère). Tunique interne, endothéliale, des artères.

Endémique (ἐν, dans ; δῆμος, peuple). Particulier à une région.

Endoderme (ἔνδον, à l'intérieur de ; δέρμα, peau), Feuillet interne du blastoderme.

Endodiascopie (ἔνδον, à l'intérieur de ; διά, à travers ; σκοπεῖν, examiner) (Bouchacourt, 1898). Méthode d'exploration caractérisée par l'introduction de l'ampoule de Crookes dans les cavités naturelles, dans le but d'obtenir, soit des radiographies, soit des radioscopies.

Endogène (ἔνδον, en dedans ; γένος, naissance). Qui prend naissance dans l'organisme.

Endoscope (ἔνδον, en dedans ; σκοπεῖν, examiner), (Desormeaux). Instrument pour explorer les cavités et la vessie en particulier.

Endothéliome (même étymologie que pour *Endothélium*). Tumeur formée par la multiplication et l'agglomération des cellules endothéliales (Rindfleisch). Syn. : Tumeur fibro-plastique (Cruveilhier) ; épithélioma des séreuses (Robin) ; psammome (Virchow) ; sarcome angiolitique (Cornil et Ranvier).

Endothélium (ἔνδον, en dedans ; θηλή, mamelon, étymologie sans aucun sens ; doit être considéré comme contraction de endo-épithélium). Épithélium pavimenteux simple dont les cellules sont très plates, très minces et très étendues en largeur. (Mathias Duval). Se dit surtout des épithéliums des séreuses et des parois vasculaires.

Engastrimysthe (ἐγγαστρίμυθος, celui qui rend des oracles en parlant du ventre). Ventriloque.

Enghien (France, Seine-et-Oise). Eau froide, renfermant de l'hydrogène sulfuré.

Englisch (Josel), chirurgien allemand, né à Frendenthal (Silésie) en 1835.

Sinus d' — (1863) ou sinus pétro-occipital : Petit sinus symétrique et bilatéral, situé en dehors de la cavité cranienne, sur la face inférieure de la base du crâne, au niveau de la suture pétro-basilaire. Il s'ouvre en avant dans le sinus caverneux ou dans le sinus carotidien ; en arrière, dans le sinus pétreux inférieur, près de son embouchure dans la jugulaire interne.

Engouement. Obstruction d'un conduit par des matières accumulées.

Engouement herniaire. Accumulation de matières dans l'intestin que renferme une hernie.

Enostose (ἐν, dans ; ὀστέον, os). Production osseuse dans le canal médullaire d'un os long.

Enregistreur-écarteur. Instrument destiné à mesurer l'écartement que l'on produit entre les deux os pubiens, au cours de la symphyséotomie (fig. 119).

Ensellure. Exagération de la courbure de la colonne lombaire.

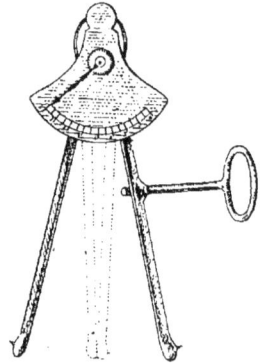

Fig. 119. — Enregistreur-écarteur.

Entéralgie (ἔντερον, intestin ; ἄλγος, douleur). Névralgie intestinale.

Entérectomie (ἔντερον, intestin ; ἐκτομή, ablation). Excision d'une portion de l'intestin.

Entérite (ἔντερον, intestin). Inflammation de la muqueuse de l'intestin.

Entérocèle (ἔντερον, intestin ; κήλη, hernie). Hernie intestinale.

Entéroclyse (ἔντερον, intestin ; κλύζω, laver). Lavage de l'intestin par le rectum.

Entérocoque (ἔντερον, intestin ; κόκκος, graine). (Thiercelin). Diplocoque pathogène de l'intestin.

Entéro-cystocèle (ἔντερον, intestin ; κυστίς, vessie ; κήλη, hernie). Hernie de la vessie et d'une anse de l'intestin.

Entéro-épiplocèle (ἔντερον, intestin ; ἐπίπλοον, épiploon ; κήλη, hernie). Hernie constituée par l'intestin et l'épiploon.

Entéro-hépatocèle (ἔντερον, intestin ; ἧπαρ, ἥπατος, foie ; κήλη, hernie). Hernie congénitale contenant des anses intestinales et le foie.

Entéro-hydromphale (ἔντερον, intestin ; ὕδωρ, eau ; ὀμφαλός, ombilic). Hernie ombilicale compliquée d'hydropisie du sac herniaire.

Entérolithe (ἔντερον, intestin ; λίθος, pierre). Calcul intestinal.

Entéro-mérocèle (ἔντερον, intestin ; μέρος, cuisse ; κήλη, hernie). Hernie crurale.

Entéroplexe (ἔντερον, intestin ; πλέκω, entrelacer, nouer). (Ramaugé). Bouton analogue à celui de Murphy.

Entéroptose (ἔντερον, intestin ; πτῶσις, chute). (Glénard, 1885). Maladie spéciale aux sujets atteints de « ptose » d'un ou plusieurs viscères abdominaux (gastroptose, entéroptose, hépatoptose, néphroptose, splénoptose) et caractérisée par les symptômes suivants : amaigrissement ; faiblesse, lassitude habituelles ; indigestibilité des graisses, farineux, acides, crudités, du vin pur, du lait pur, avec prédominance des troubles digestifs trois heures après les repas ; troubles du sommeil avec prédominance de l'insomnie à deux heures du matin ; constipation habituelle ou irrégularité des selles, parfois pseudo-membraneuses ; ptose d'un ou plusieurs viscères, diminution partielle ou générale du calibre de l'intestin (entérosténose) ; « épreuve de la sangle » positive. Efficacité du traitement reposant sur les bases suivantes : sangle, laxatifs salins quotidiens, régime carné, alcalins.

— PRIMITIVE : Entéroptose puerpérale, traumatique.

— SECONDAIRE : Entéroptose toxique, infectieuse, émotive, autotoxique, etc.

Entérorrhagie (ἔντερον, intestin ; ῥαγή, rupture). Hémorrhagie intestinale.

Entérorrhaphie (ἔντερον, intestin ; ῥαφὴ, suture). Suture intestinale.

Entérorrhée (ἔντερον, intestin ; ῥεῖν, couler). Diarrhée séreuse.

Entérostomie (ἔντερον, intestin ; στόμα, bouche). Création d'un anus contre nature sur l'intestin grêle. Sert ordinairement à désigner l'anus contre nature pratiqué sur la partie initiale du jéjunum.

Entérotomie (ἔντερον, intestin ; τομὴ, section). Section de l'intestin. Sert de préférence à désigner la destruction de l'éperon dans le traitement des anus contre nature.

Entorse des cavaliers. Entorse du pied produite par adduction forcée dans la chute de cheval ; le pied est pris entre le corps de l'animal et la branche externe de l'étrier.

Entorse juxta-épiphysaire (Ollier). Ensemble des lésions qui surviennent chez l'enfant, au niveau du cartilage de conjugaison, sous l'influence d'un trauma qui, chez l'adulte, donnerait une entorse.

Entropion (ἐν, dans ; τροπή, de τρέπειν, tourner). Renversement en dedans du bord de la paupière.

Éosine (ἔως, aurore). L'éosine simple est une solution aqueuse de l'éosine du commerce à 5 p. 100 ou à 10 p. 100. Il y a aussi une solution à l'alcool, à l'ammoniaque, à l'acide picrique (picro-éosine), à la glycérine, à l'alun.

Éosinophiles. Granulations très réfringentes, contenues dans le protoplasma cellulaire de certains leucocytes : ainsi dénommées parce qu'elles ne se colorent bien que par les couleurs d'aniline, l'éosine en particulier.

Éosinophilique.

BRONCHITE — (F.-A. Hoffmann) : Bronchite dans laquelle on trouve, dans l'expectoration, des cellules éosinophiles, non pas isolées comme cela se voit parfois même chez les gens bien portants, mais en grand nombre.
Affection chronique, dénoncée par la dyspnée, la toux, les signes de bronchite ; en immergeant une préparation de crachats dans une solution alcoolique d'éosine à 0,05 %, on met en évidence des cellules éosinophiles nettement colorées.

Éosote. Valérianate de créosote.

Épactal (ἔπακτος, intercalé, ajouté en sus). Os wormien inconstant, situé au niveau de l'angle supérieur de l'occipital.

Épaule ballante. Affection caractérisée par une atrophie de l'épaule, un allongement extrême de la capsule articulaire, une impotence absolue du membre qui se balance passivement en tous sens ; on peut la rattacher à une paralysie de tous les muscles qui jouent le rôle de ligaments actifs de l'articulation scapulo-humérale.

Épaules ailées. Saillie anormale des épaules, de l'angle inférieur des deux omoplates, par suite de l'écartement de cet angle de la paroi thoracique. S'observe dans la scoliose.

Épendyme (ἐπένδυμα, vêtement de dessus). Membrane qui tapisse les ventricules cérébraux et le canal médullaire.

Éphélides (ἐφηλίς, éphélide, de ἐπί, à cause de : ἥλιος, soleil). Taches roussâtres, dues à une accumulation de pigment dans l'épiderme, surtout développées dans la grossesse.

Éphidrose (ἐφίδρωσις, sueur abondante). Hyperidrose localisée.

— PAROTIDIENNE : Excrétion d'un liquide transparent, au niveau de la région parotidienne, et au moment des repas, que les uns pensent être de la salive parotidienne déviée de son cours normal, les autres plutôt des gouttelettes de sueur.

Épicanthis (ἐπί, sur ; κανθός, angle de l'œil). Affection de l'angle interne de l'œil, caractérisée par l'existence, à ce niveau, de plis cutanés qui empêchent la vision directe et produisent le strabisme.

Épicome (ἐπί, sur ; κόμη, chevelure) (I. Geoffroy Saint-Hilaire). Malformation caractérisée par l'existence d'une tête accessoire, insérée par son sommet sur le sommet de la tête principale (fig. 120).

Épicondyle (ἐπί, sur ; κόνδυλος, condyle). Petite saillie osseuse, située à l'extrémité inférieure de l'humérus, au-dessus du condyle.

Épicondylalgie. Affection caractérisée par l'existence d'une douleur très vive, sans réaction inflammatoire, au niveau de l'épicondyle, pouvant s'accompagner d'irradiations vers l'avant-bras. Elle se réveille, quand elle n'est pas spontanée, sous l'influence des contractions des muscles épicondyliens, qui sont indolores.

Épiderme (ἐπί, sur ; δέρμα, peau). Couche la plus superficielle des téguments, formée de plusieurs rangées de cellules épithéliales.

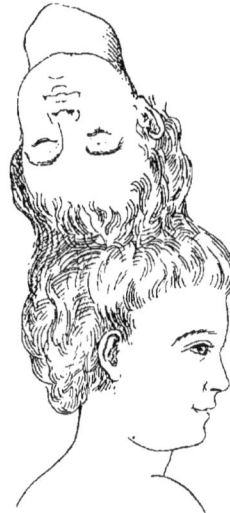

FIG. 120. — Épicome.

Épidermine. Masse laiteuse se desséchant à l'air en formant une mince pellicule adhérente.

Cire d'abeilles
Gomme arabique
Eau stérilisée
Glycérine } āā parties égales.

Épididyme (ἐπί, sur ; δίδυμος, testicule). Petite masse oblongue, située au-dessus du testicule, arrondie à son extrémité antérieure ou tête, effilée à sa partie postérieure ou queue, qui se continue directement avec le canal déférent. Représente la première portion des voies spermatiques.

Épididymite (ἐπί, sur ; δίδυμος, testicule). Inflammation de l'épididyme.

Épidural. Qui est au-dessus, à la surface externe de la dure-mère.

ESPACE — : Espace compris entre la face externe de la dure-mère rachidienne et le périoste.

MÉTHODE OU INJECTION — : V. Rachis.

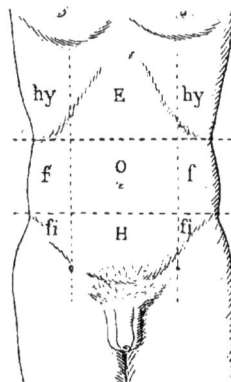

FIG. 121. — Zones abdominales.
E, épigastre ; O, ombilic ; H, hypogastre ; hy, hypocondre ; f, flanc ; fi, fosse iliaque.

Épigastre (ἐπί, sur ; γαστήρ, estomac). Portion médiane de la zone épigastrique, limitée latéralement par les lignes verticales passant par le milieu des arcades crurales.

Épigastrique. Qui appartient à l'épigastre.

ZONE — : Portion de la cavité abdominale sus-jacente à la ligne sous-costale (fig. 121).

Épignathe. Atteint d'épignathie (fig. 122).

Épignathie (ἐπὶ, sur ; γνάθος, mâchoire, bouche). Polygnathie dans laquelle la tumeur s'insère sur la mâchoire supérieure.

Épilepsie ou mal comitial (ἐπιληψία, épilepsie, de ἐπιλεψις, action de surprendre). Maladie chronique convulsive, d'ordinaire idiopathique, le plus souvent héréditaire et débutant dans l'enfance.

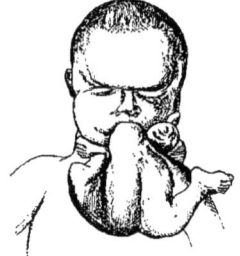

FIG. 122. — Épignathe.

— BRAVAIS-JACKSONIENNE : V. Bravais.

— CORTICALE : Épilepsie Bravais-Jacksonienne.

— PARTIELLE : Épilepsie Bravais-Jacksonienne.

— TRAUMATIQUE : Phénomènes convulsifs, limités, survenant sous forme d'accès, après un traumatisme du crâne.

Épileptoïde (ἐπίληπτος, épileptique ; εἶδος, forme).

TRÉPIDATION — : Mouvements de trémulation que l'on provoque dans le membre inférieur, lorsque, la jambe étant dans l'extension, on produit une flexion brusque du pied. Signe précurseur des contractures.

Synonyme : clonus du pied, phénomène du pied.

Épingle anglaise. Épingle de nourrice.

Épiphora (ἐπιφορά, flux, affluence des humeurs). Écoulement abondant de larmes sur la joue.

Épiphysaire. Qui appartient à l'épiphyse.

CARTILAGE — OU CARTILAGE DE CONJUGAISON : Zone cartilagineuse, ossoformatrice, située entre la diaphyse et l'épiphyse, qui ne disparaît que lorsque l'accroissement de l'os est terminé.

POINT — : Point situé aux extrémités de l'os cartilagineux primitif, et qui devient un centre de production osseuse.

Épiphyse (ἐπίφυσις, épiphyse, accroissement). Extrémité d'un os long.

Épiplocèle (ἐπίπλοον, épiploon ; κήλη, hernie). Hernie de l'épiploon.

Épiploïte (ἐπίπλοον, épiploon). Inflammation de l'épiploon.

Épiploon (ἐπίπλοον, de ἐπὶ, sur ; πλέω, je flotte). Nom générique donné aux replis péritonéaux qui s'étendent d'un viscère à un autre. Ex. : Épiploon gastro-colique, épiploon gastro-hépatique, etc. En langage courant, le terme d'épiploon, pris isolément, signifie grand épiploon.

Épisiorrhaphie (ἐπίσειον, pubis ; ῥαφὴ, suture). Opération qui consiste à oblitérer le vagin par avivement de la face interne des grandes lèvres que l'on réunit ensuite par des sutures.

Épispadias (ἐπὶ, sur ; σπαδών, tiraillement). Vice de conformation caractérisé par une division plus ou moins étendue de la paroi supérieure de l'urèthre : la verge est en même temps tirée, recroquevillée en haut.

Chez la femme, défaut de développement de la partie supérieure de l'urètre et de la partie correspondante de la vulve.

Épispasme (ἐπὶ, sur ; σπασμός, convulsion). Inspiration fréquente et rapide.

Épispastique (ἐπὶ, sur ; ἐπισπαν, attirer). Médicament produisant une irritation de la peau, suivie d'une affluence de sérosité.

Épisplénite (ἐπὶ, sur ; σπλήν, rate). Inflammation de la capsule de la rate.

Épistaxis (ἐπίσταξις, instillation, écoulement goutte à goutte). Saignement de nez.

Épithélioma ou **épithéliome**. Tumeur développée aux dépens d'un tissu épithélial et formée par la prolifération excessive des cellules épithéliales de ce tissu qui se diffusent en tous sens. Cliniquement, c'est un cancer.

— BRANCHIOGÈNE (Volkmann) : Épithéliome développée dans la profondeur du cou et qu'on suppose avoir pour point de départ des cellules épithéliales incluses lors de l'oblitération des fentes branchiales.

Épithélium (ἐπὶ, sur ; θηλή, mamelon). Ruysch donnait à l'épiderme du mamelon le nom d'épithélium, nom qui s'est étendu à l'épiderme des membranes muqueuses (Littré et Robin). On nomme épithélium toute membrane formée par la juxtaposition directe de cellules, et servant en général de revêtement aux surfaces intérieures et extérieures du corps (Mathias Duval).

— CYLINDRIQUE : Épithélium dont les cellules sont cylindriques.

— PAVIMENTEUX : Épithélium dont les cellules sont plates, plus larges que hautes.

— SIMPLE : Épithélium formé d'une seule couche de cellules.

— STRATIFIÉ : Épithélium formé de plusieurs couches de cellules superposées.

Épithélium germinatif (Waldeyer). Couche de cellules épithéliales située de chaque côté de l'insertion du mésentère du tube intestinal primitif et qui donnera naissance aux germes, aux premiers ovules.

Épithème (ἐπὶ, sur ; θέμα, action de poser). Cataplasme.

Époophoron ou **Époophore** (ἐπὶ, sur ; ὠοφόρος, qui porte l'œuf). (Waldeyer). Organe de Rosenmüller.

Épovarium (ἐπὶ, sur ; *ovarium*, de *ovum*, œuf) (His). Organe de Rosenmüller.

Épreuve.

SIGNE DE L' — (Lannelongue). Dans la coxalgie : Le malade ne peut rester longtemps debout, en reposant également sur ses deux jambes : au bout de quelques instants, il incline le corps, prend la *position hanchée*, c'est-à-dire qu'il s'appuie seulement sur le côté sain, tenant son membre malade légèrement fléchi et ne touchant à terre que par la pointe du pied.

Épulis (ἐπί, sur ; οὖλος, gencive). Tumeur siégeant sur le bord alvéolaire des maxillaires, développée soit aux dépens de la muqueuse (rare), soit du maxillaire. Ce terme s'appliquait jadis à toutes les tumeurs de la gencive ; tend à désigner exclusivement aujourd'hui les tumeurs de nature conjonctive (ostéosarcome, fibrome).

Équivalent toxique. Quantité de poison capable de tuer par injection intra-veineuse un kilogramme d'animal (Bouchard).

Erb (Wilhelm-Heinrich), médecin allemand de Heidelberg, contemporain, né à Winnweiler (Palatinat) en 1840.

FORME JUVÉNILE OU TYPE DE — (1884) : Myopathie primitive atrophique, débutant par les muscles de la région scapulo-humérale (deltoïde, biceps, brachial antérieur, long supinateur).

MALADIE D'ERB-CHARCOT (1875) : Tabes dorsal spasmodique.

PARALYSIE D' — : Paralysie radiculaire du plexus brachial.

POINT D' — : Point situé au-dessus de la clavicule, où l'on peut exciter électriquement les 5e et 6e paires cervicales.

RÉACTION DE DÉGÉNÉRESCENCE DE — : Consiste dans l'abolition de la conductibilité faradique et galvanique des nerfs, dans la disparition de la contractilité faradique et dans l'augmentation de la contractilité galvanique des muscles. De plus, il y a inversion de la formule, c'est-à-dire que la secousse, à la fermeture du pôle positif, devient égale, puis supérieure à la secousse de fermeture du pôle négatif, contrairement à ce qui a lieu normalement.

SIGNE DE — (1873) : Dans la tétanie. L'excitabilité électrique des muscles est souvent augmentée ; l'hyperexcitabilité des nerfs au courant galvanique est constante ; elle est fréquente au courant faradique.

SYNDROME D' — (1878) : Paralysie bulbo-spinale asthénique (Victor Ballet), dite encore : paralysie bulbaire sans lésions anatomiques (Oppenheim) ; syndrome paralytique bulbaire vraisemblablement curable avec participation des extrémités (Goldflam) ; ophtalmoplégie externe progressive avec paralysie bulbaire terminale (Eisenlohr) ; myasthénie grave pseudo-paralytique (Jolly) ; paralysie bulbaire asthénique (Strümpell) ; paralysie bulbaire supérieure subaiguë à type descendant (J. B. Charcot et Marinesco) ; maladie d'Erb (Murri).

Essentiellement caractérisé, en clinique, par une blépharoptose double, qu'accompagnent bientôt des troubles de la musculature externe de l'œil (strabisme, diplopie), des troubles de la phonation, de la déglutition, une gène dans l'articulation des mots et dans la mastication ; les muscles de la nuque, ceux du tronc et des membres se prennent, soit secondairement (règle), soit primitivement (exception). Paralysie complète seulement après fatigue musculaire. Atrophie musculaire exceptionnelle et localisée.

Éréthisme (ἐρεθισμός, excitation). Surexcitation du système nerveux.

Éreuthophobie (ἔρευθος, rougeur; φόβος, crainte). Crainte extrême de rougir allant jusqu'à l'obsession.

Éreuthose (ἔρευθος, rougeur). Facilité extrême à rougir.

Ergographe (ἔργον, travail; γράφειν, écrire). Instrument destiné à inscrire le travail d'un muscle.

Ergotine. Principe tiré de l'ergot de seigle.

Ergotinine. Principe cristallisable de l'ergot de seigle.

Ergotisme. Empoisonnement par l'ergot de seigle.

Érigne (*erigere*, soutenir). Instrument à crochets (ordinairement au nombre de trois), utilisé en dissection. Se dit, en chirurgie, de tout instrument dont l'extrémité est façonnée en crochet.

Erischen (John-Eric), chirurgien de Londres, né à Copenhague.

SIGNE D' — : Production d'une douleur au niveau de l'articulation sacro-iliaque, dans la sacro-coxalgie, lorsqu'on rapproche les os iliaques par une pression brusque sur les deux épines antéro-supérieures.

Erlicki.

LIQUIDE D' — :

Bichromate de potasse.	2 1/2 ᵍʳ
Sulfate de cuivre................	1/2 ᵍʳ
Eau.................................	100 ᶜᶜᵐ

Renouveler le liquide tous les deux jours. La fixation exige 3 à 4 fois moins de temps qu'avec le Müller.

Érotomanie (ἔρως, amour; μανία, folie). Délire érotique.

Éruption miliaire. Éruption de petites vésicules cutanées au cours des maladies fébriles.

Érysimum. Crucifère : les graines contiennent un glucoside qui est un poison cardiaque.

Érysipèle (ἐρυσίπελας, érysipèle). Maladie fébrile, caractérisée par une rougeur de la peau à marche extensive, limitée par un bourrelet.

— ABORTIF : Érysipèle atténué chez des sujets déjà atteints.

— A DISTANCE (Barbonneau) : Érysipèle caractérisé par une plaque unique, se développant loin du traumatisme qui semble avoir servi de porte d'entrée à l'infection.

— A RÉPÉTITION : Érysipèle survenant à intervalles assez irréguliers, chez des sujets paraissant prédisposés.

— ATTÉNUÉ PRIMITIF (Juhel-Rénoy) : Érysipèle très bénin et primitif.

— CATAMÉNIAL : Érysipèle à répétition, survenant au moment des règles.

— ERRATIQUE : Érysipèle caractérisé par le développement extrêmement rapide de plaques secondaires autour de la plaque primitive, et de nouvelles plaques autour des plaques secondaires, de telle sorte que des régions très étendues se trouvent bientôt couvertes.

— FIXE : Érysipèle ordinaire dont le développement se fait progressivement et excentriquement.

— INTERNE : Érysipèle des muqueuses.

— MIGRATEUR : Érysipèle qui gagne très rapidement le tissu voisin et peut en quelques jours occuper tout le corps.

— SERPIGINEUX : Érysipèle caractérisé par le développement de plaques secondaires autour de la plaque primitive, à laquelle elles sont reliées par des bandes rouges très étroites.

— SOUDAIN (Verneuil) : Érysipèle migrateur, à marche ultra-rapide, observé chez certains cachectiques.

— SUPPLÉMENTAIRE : Érysipèle cataménial, persistant après la ménopause, ou malgré l'aménorrhée.

Érythème (ἐρύθημα, érythème). Affection cutanée, fébrile ou apyrétique, caractérisée par le développement de taches rouges plus ou moins étendues.

— ORTIÉ : Urticaire.

— PERNIO (*pernio*, engelure aux talons) : Engelure.

— POLYMORPHE (Hébra) : Érythème dans lequel les taches ou macules s'accompagnent de papules, de vésicules, de bulles.

— PUDIQUE : Érythème de la région cervico-thoracique, qui survient, de préférence chez les femmes, quand on découvre la région mammaire.

Érythrasma (ἐρυθρός, rouge). Érythème provoqué par le *microsporon minutissimum*, siégeant dans la région inguino-cruro-scrotale.

Érythrocytose (ἐρυθρός, rouge ; κύτος, cavité). (Michel Dansac). Présence dans le sang, après la naissance, de cellules rouges, à noyaux, et avec figures karyokinétiques.

Érythrodermie (ἐρυθρός, rouge ; δέρμα, peau). Dermatoses généralisées, caractérisées par une rougeur vive et diffuse de la peau, accompagnée d'une desquamation considérable.

Érythroïde (ἐρυθρός, rouge ; εἶδος, aspect).

TUNIQUE — : Enveloppe musculaire striée, des bourses.

Érythrol (Robin). Sel double de bismuth et cinchonidine. Antidyspeptique.

Érythromélalgie (ἐρυθρός, rouge ; μέλος, membre ; ἄλγος, douleur). V. Weir Mitchell.

Érythrophobie (ἐρυθρός, rouge ; φόβος, crainte). Crainte de rougir (V. Ereuthophobie). Dans un autre sens : peur de la couleur rouge.

Érythropsie (ἐρυθρός, rouge; ὄψις, vue). Vue des objets en rouge; la couleur véritable des objets est reconnue au travers du voile rouge, à l'exception du vert qui, s'il n'est pas très intense, est vu gris. Ce phénomène s'observe plus particulièrement chez les opérés de cataracte.

Érythrose (ἐρυθρός, rouge). Tendance exagérée à rougir.

Esbach (....-1890), médecin de Paris.

RÉACTIF D' :

Acide picrique...................... 1 gramme.
— citrique...................... 2 grammes.

Dissous à chaud dans :

Eau distillée.. .... 100 centimètres cubes.

TUBE D' — : Petit tube de verre portant une graduation spéciale et permettant de doser l'albumine dans l'urine.
On verse l'urine filtrée jusqu'au point de repère marqué par la lettre U, puis le réactif d'Esbach jusqu'au trait marqué par la lettre R. On bouche, et, après avoir plusieurs fois renversé le tube, pour mélanger les deux liquides, on laisse reposer le tube verticalement. Au bout de 24 heures, on lit sur une échelle graduée à la partie inférieure du tube, le chiffre qui correspond au trait au niveau duquel affleure le dépôt. Ce chiffre indique le nombre de grammes d'albumine contenus dans un litre d'urine.

Escalier (SIGNE DE L') : Symptôme de l'ataxie : le malade s'aperçoit de sa maladie à la difficulté qu'il éprouve à monter ou descendre un escalier surtout sans lumière.

Eschare (ἐσχάρα, eschare). Mortification spontanée ou secondaire d'une portion des téguments.

Escharotique (ἐσχάρα, eschare). Qui produit des eschares.

Escherich (Theodor), médecin allemand, né à Ansbac en 1857.

BACILLE D' — (1885): Bacterium coli.

Éserine. Alcaloïde de la fève de Calabar ; contracte la pupille.

Esmarch (Johann-Friedrich-August, von), chirurgien allemand, contemporain, né à Tonning (Slesvig-Holstein), en 1823.

APPAREIL D' — : Se compose d'une bande de caoutchouc dont on entoure le membre, de son extrémité à sa racine, en serrant également et vigoureusement, et d'un tube de caoutchouc qu'on place circulairement à la racine du membre devenu exsangue, avant d'enlever la bande. Ce lien a pour but d'empêcher le retour du sang artériel dans le membre qu'on a privé de son sang artériel et veineux, par l'application de la bande.

MÉTHODE D' — : Procédé d'hémostase qui consiste à supprimer la circulation artérielle et veineuse, après refoulement du sang contenu dans le membre sur lequel on opère.

OPÉRATION D' — : En cas d'ankylose de l'articulation temporo-maxillaire ; consiste à sectionner la mâchoire en avant des brides cicatricielles, et à en réséquer un fragment afin de déterminer en ce point la production d'une pseudarthrose.

Espace (*spatium*, espace).

— ÉPI-CÉRÉBRAL : Intervalle libre séparant la pie-mère de l'écorce du cerveau, dans lequel s'ouvriraient les espaces de His.

— ÉPI-SPINAL (His) : Espace vide circulaire situé entre la face interne de la pie-mère et la moelle. N'est guère admis.

— INTRA-PIAL : Espace lymphatique capillaire compris entre la couche interne et la couche externe de la pie-mère et délimité par un endothélium.

— MAXILLO-PHARYNGIEN : Espace limité en dedans par la face latérale du pharynx ; en dehors, par la face interne de la branche montante du maxillaire inférieur, doublée par le ptérygoïdien interne ; en arrière, par la colonne cervicale ; en haut, par le crâne ; en avant, il n'existe pas de paroi, l'espace répondant ici à l'angle formé par la rencontre des parois interne et externe ; en bas, l'espace est ouvert et communique au niveau de l'angle de la mâchoire avec la région cervicale.

— PRÉ-VÉSICAL : Cavité de Retzius.

— SUS-PUBIEN : V. Cavum supra-pubicum.

— SUS-STERNAL : Espace compris entre l'aponévrose cervicale superficielle et le feuillet antérieur de l'aponévrose moyenne.

Esquille (σχίδιον, petit éclat de bois). Fragment détaché d'un os.

Esquinancie (συνάγχη, angine). Inflammation intense de la gorge déterminant une gêne considérable de la respiration.

Esthésiomètre (αἴσθησις, sensibilité ; μέτρον, mesure). V. Compas de Weber.

Esthiomène (ἐσθίειν, ronger). Lésion très probablement tuberculeuse, à tendance hypertrophique, de la région vulvo-anale.

Estlander (Jakob-August), (1831-1881), chirurgien finlandais, né à Helsingfors.

OPÉRATION D' — (1877) : Pratiquée en cas de pleurésie purulente. Résection costale, grattage ou raclage d'un foyer purulent ; incision ou excision de la plèvre pariétale et drainage. Roser (1859), Simon (1869), Gayet et Létiévant (1875) avaient déjà pratiqué la résection costale dans l'empyème.

Estomac biloculaire ou **estomac en sablier**. Déformation congénitale ou acquise de la cavité gastrique, qui se trouve subdivisée en deux poches communiquant ensemble par un orifice ou un canal plus ou moins rétréci.

État de mal. État pathologique caractérisé par une suite de paroxysmes (épilepsie, hystérie, éclampsie, etc.) se succédant sans que le sujet revienne à son état normal, pendant leurs intervalles.

Éthérat. Produit de la distillation de l'éther éthylique avec des substances aromatiques. C'est le pendant des alcoolats.

Éthérolés ou **teintures éthérées**. Médicaments obtenus par lixiviation ou macération dans l'éther.

Éthiops minéral. Sulfure noir de mercure.

Ethmoïdal (ἠθμός, criblé). Qui appartient à l'ethmoïde.

CANAL — ANTÉRIEUR : S'étend du trou orbitaire interne antérieur au trou ethmoïdal antérieur ; formé par l'adossement de deux gouttières, l'une supérieure, creusée aux dépens du frontal, l'autre inférieure, aux dépens de l'ethmoïde. Donne passage au filet ethmoïdal du rameau nasal de la branche ophtalmique de Willis et à l'artère ethmoïdale antérieure.

CANAL — POSTÉRIEUR : S'étend du trou orbitaire interne postérieur au trou ethmoïdal postérieur ; formé par l'adossement de deux gouttières : l'une supérieure, creusée aux dépens du frontal, l'autre inférieure, aux dépens de l'ethmoïdal ; donne passage au nerf sphéno-ethmoïdal de Luschka et à l'artère ethmoïdale postérieure.

FENTE — : Petite fente antéro-postérieure, située à la partie antéro-interne des gouttières olfactives, à droite et à gauche de l'apophyse crista-galli ; donne passage au filet ethmoïdal du rameau nasal de la branche ophtalmique de Willis et à l'artère ethmoïdale antérieure.

TROU — ANTÉRIEUR : Orifice endo-cranien du canal ethmoïdal antérieur, situé au niveau de la suture ethmoïdo-frontale.

TROU — POSTÉRIEUR : Orifice endo-cranien du canal ethmoïdal postérieur, situé au niveau de la suture ethmoïdo-frontale.

Ethmoïde (ἠθμός, crible ; εἶδος, forme). Os impair, médian et symétrique, situé à la partie antérieure et moyenne de la base du crâne, au-devant du sphénoïde, au-dessous du frontal, au-dessus des fosses nasales, entre les deux orbites. Sa dénomination lui vient de l'aspect criblé de sa face supérieure (lame criblée).

Éthylisme (Glénard) (1888). Intoxication par l'alcool ingéré à petites doses répétées, insuffisantes pour déterminer l'ivresse.

Étienne.

VIN :

Racine de simarouba........	10 grammes.
Écorce de quinquina.........	20
Racine d'ipéca..............	8
Laudanum..................	5 — -
Teinture de cannelle........	10 — -
Vin astringent du Midi.......	1 litre.

Donné deux fois par jour. 100 gr. chaque fois, dans la diarrhée chronique des pays chauds (Le Dantec).

Étranglement annulaire. V. Ranvier.

Étranglement par vive arête (Chassaignac) : Étranglement herniaire dû à la coudure brusque de l'intestin sur le rebord fibreux et tranchant (ex. : ligament de Gimbernat) que peut présenter l'anneau naturel en un point de sa circonférence.

Eucaïne. Alcaloïde artificiel possédant la propriété de ne pas se décomposer à l'ébullition. C'est une substance cristalline, blanche, très soluble dans l'eau, l'éther, l'alcool, le chloroforme et la benzine.

CHLORHYDRATE D' — : Soluble dans l'eau, non altéré par ébullition ; anesthésique local, succédané de la cocaïne.

Eucalyptol ou **essence d'eucalyptus**. Obtenu par distillation des feuilles d'eucalyptus ; ordonné en capsules.

Eugénol. Essence retirée du giroflier ; employé comme antithermique, antiseptique. •

Eunuchoïde.

VOIX — ou VOIX DE CHÂTRÉ : Voix plus élevée d'une octave que la voix normale, chez des sujets non castrés et au larynx bien développé. Ce trouble phonique est dû à un manque d'harmonie dans le développement squelettique et musculaire du larynx au moment de la mue. Guéris, les eunuchoïdes parlent généralement en voix de basse.

Eunuque (εὐνοῦχος, de εὐνή, lit ; ἔχειν, garder). Homme privé de la totalité de ses organes génitaux ou des deux testicules.

Euphorique (εὖ, bien ; φορός, qui mène, qui porte).

MÉDICATION — : Médication employée par Ferrand : consiste dans l'association de la morphine à l'éther (injections successives sous-cutanées) pour produire une stimulation rapide et sûre, sans nocuité, dans les cas de syncope, d'asphyxie et en général d'agonie ou de mort apparente.

Euphtalmine (εὖ, bien ; ὀφθαλμός, œil). Médicament mydriatique.

Euquinine. Éthylcarbonate de quinine, succédané du sulfate de quinine. Se présente sous forme de cristaux blancs ; est insipide, peu soluble dans l'eau, soluble dans l'alcool, l'éther et le chloroforme.

Dose : 25 centigrammes à 2 grammes, et en général, comme le sulfate de quinine.

Eurérol. Mono-acétate de résorcine, de consistance huileuse. Appliqué en dermatologie.

Eustachi ou **Eustache** (Bartolommeo), (....-1574). Anatomiste italien né à San Severino. (Marche d'Ancône ou Calabre ?)

MUSCLE D' — : Muscle interne du marteau.

TROMPE D' — : Conduit qui relie la partie antérieure de l'oreille moyenne à l'arrière-cavité des fosses nasales.

VALVULE D' — : Valvule de la veine cave inférieure

Euzet (France, Gard). Eau sulfurée calcique, de 10° à 18°. Altitude : 132 m.

Évaux (France, Creuse). Eau sulfatée sodique, de 28° à 57°. Altitude : 460 m.

Éventration (*e*, hors de ; *venter*, ventre). Relâchemement de la
paroi abdominale avec écartement des muscles grands droits
entre lesquels le péritoine et le paquet intestinal font plus
ou moins hernie sur une large étendue.

— ACCIDENTELLE : Éventration consécutive à une large plaie de
la paroi.

— CHIRURGICALE OU POST-OPÉRATOIRE : Éventration consécutive
à une laparotomie (fig. 123).

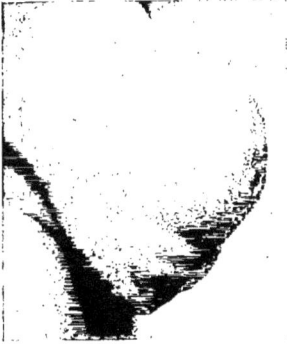

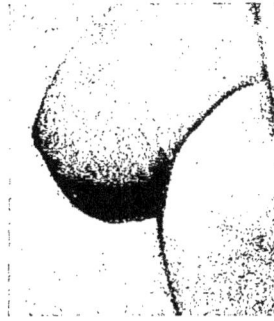

FIG. 123. — Éventration post-opératoire.   FIG. 124. — Éventration spontanée.

— SPONTANÉE : Éventration survenue sous l'influence de la
grossesse et chez des femmes prédisposées par la laxité de
leurs tissus (fig. 124).

Évian (France, Savoie, sur la rive française du lac Léman) : Sources
alcalines faibles et froides ; la principale, la source Cachat,
contient, en minime quantité : acide carbonique, chlorure de
sodium et carbonate de soude. Altitude : 372 mètres.

Éviscération (*e* hors de ; *viscera*, viscères). Issue spontanée ou
extraction chirurgicale du paquet intestinal hors de la cavité
abdominale.

Évonymin ou **évonymine**. Résine de l'écorce de l'*Evonymus* :
poudre verdâtre, d'odeur vireuse et nauséeuse, amère, insoluble dans l'eau ; employée comme cholagogue.

Ewald (Karl-Anton), médecin allemand, de Berlin, contemporain,
né en 1845.

REPAS D'ÉPREUVE D' — : Employé pour étudier la sécrétion
gastrique. Il se compose de 60 grammes de pain blanc et
250 gammes de thé léger sans sucre.

Exalgine. Substance soluble dans l'eau alcoolisée ; analgésique,
antipyrétique. Synonyme : méthylacétanilide.

Exanthème (ἐξανθεῖν, fleurir). Éruption cutanée.

Exclusion de l'intestin (Salzer, d'Utrecht, 1891). Opération qui consiste à séparer, à exclure, du reste du tube intestinal une anse plus ou moins longue, en sectionnant l'intestin au-dessus ou au-dessous d'elle. Le tube intestinal est reconstitué dans sa continuité par une entérorrhaphie circulaire. L'anse exclue est : soit suturée à ses deux bouts et réintégrée dans la cavité abdominale, soit abouchée à la peau par un de ses bouts ou même par ses deux bouts. Cette opération avait déjà été faite par Trendelenburg, en 1885.

Excreta (*excerno*, *excretum*, séparer, trier), (Hallé). Matériaux d'excrétion de l'organisme.

Exencéphale (ἐξ, hors de ; ἐγκέφαλος, encéphale). Atteint d'exencéphalie (fig. 125).

Exencéphalie (ἐξ, hors de ; ἐγκέφαλος, encéphale). Malformation consistant dans l'issue à travers la boîte crânienne d'une portion plus ou moins étendue de l'encéphale.

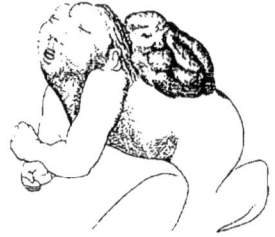

FIG. 125. — Fœtus exencéphale.

Exentération (ἐξ, hors de ; ἔντερον, intestin). Éviscération.

Exérèse (ἐξ, hors de ; αἱρεῖν, enlever). Ablation.

Exoderme (ἔξω, hors de ; δέρμα, peau). Ectoderme.

Exogène (ἔξω, en dehors ; γένος, naissance). Qui naît en dehors de l'organisme.

Exomphale (ἐξ, hors de ; ὀμφαλός, nombril). Hernie congénitale des viscères abdominaux au niveau de l'ombilic.

Exophtalmie (ἔξω, en dehors ; ὀφθαλμός, œil). Saillie ou issue de l'œil hors de la cavité orbitaire.

Exorbitis (*ex*, hors de ; *orbita*, orbite). Exophtalmie.

Exosplénopexie (ἔξω, en dehors ; σπλήν, rate ; πῆξις, de πήγνυμι, πήξω, je fixe). Opération qui consiste, quand on ne peut faire la splénectomie, à attirer la rate dans la plaie abdominale, et l'y fixer par sa capsule.

Exostose (ἐξ, hors de ; ὀστέον, os). Tumeur des os de nature osseuse.

Exothyropexie (ἔξω, en dehors ; θυρεός, corps thyroïde ; πῆξις, de πήγνυμι, πήξω, je fixe). (Poncet, 1894). Opération contre le goitre, qui consiste à fixer à la plaie cutanée le corps thyroïde.

Exner (Siegmund), anatomiste autrichien de Vienne, contemporain, né en 1846.

NERF LARYNGÉ MOYEN D' — (1884) : Rameau nerveux provenant de la branche pharyngienne du pneumogastrique (chez le lapin) et chez l'homme du plexus pharyngien, descendant sur le larynx et innervant le crico-thyroïdien.

PLEXUS D' — : Plexus formé par l'entrecroisement de fibres

horizontales dans la couche la plus superficielle de l'écorce cérébrale. Ces fibres sont des terminaisons cylindraxiles.

RÉSEAU D' — : Plexus d'Exner.

Explosives.

CONSONNES — : Consonnes pour la prononciation desquelles les organes d'articulation pour la préparation de la lettre étant en place, l'articulation se produit instantanément, en une sorte d'explosion, de déclic au moment même où cette position cesse. Ce sont : B, P, D, T, G, K.

Expression placentaire.

Méthode de délivrance : « On applique la main sur l'utérus, après l'expulsion du fœtus, et l'on se borne à faire quelques légères frictions sur la plus grande surface possible de l'utérus, puis quand on sent l'*utérus se contracter*, on saisit avec une main ou les deux mains le fond de l'utérus, et quand la contraction est arrivée à son summum d'intensité, on presse sur le fond et sur les parois de l'utérus, en le poussant vers le petit bassin. Tout l'arrière-faix et le sang coagulé sont expulsés hors des organes génitaux, puis l'utérus revient sur lui-même, à une hauteur normale. Presser sur l'utérus non en contraction est une faute, et cela ne conduit pas au but » (Crédé).

Expultrices (*expultrix*, celle qui chasse).

DOULEURS — : Douleurs de l'accouchement correspondant à la progression de la tête fœtale, de l'orifice du col à la vulve.

Exstrophie (ἐξ, hors de; στροφή, tour, renversement).

Vice de conformation consistant dans le retournement d'un organe, dont la face interne se trouve devenue externe.

— DE LA VESSIE: Vice de conformation caractérisé par l'absence de la paroi antérieure de la vessie et de la région correspondante de l'abdomen : la surface interne de la vessie est ainsi mise à nu ; par suite de la pression abdominale et l'absence de toute paroi formant plan d'arrêt, la surface interne de la vessie fait en outre saillie en avant, repoussée par le paquet intestinal.

Exsudat (*exsudare*, suer).

Issue à travers les parois vasculaires des éléments liquides ou figurés du sang ou de la lymphe.

xtra-courant. V. Self-induction.

xtrait de Mars.

Préparé par l'évaporation du tartrate de potasse et de fer liquide.

xtrait de Saturne ou de Goulard :

Acétate de plomb, liquide servant à la préparation de l'eau blanche.

xutoire (*exuere, exutum*, dépouiller).

Ulcération provoquée par des cautères ou des vésicatoires et entretenue pour produire une dérivation continue.

Eymonnet.

MÉTHODE D' — : Méthode de dosage, dans l'urine, du phosphore incomplètement oxydé.

F

F. S. A. *Fac* ou *fiat secundum artem*. Abréviation employée, surtout autrefois, dans la rédaction des ordonnances, après l'inscription (énumération des diverses substances entrant dans la composition des médicaments). Elle signifie que le pharmacien doit exécuter la préparation suivant le mode habituel.

Fahnestock, chirurgien américain.

AMYGDALOTOME DE — : Amygdalotome ordinaire.

Fahrenheit (Gabriel-Daniel), (1686-1736), physicien allemand, né à Dantzig.

THERMOMÈTRE DE (1724) — : Thermomètre employé dans les pays du Nord qui indique 32° dans la glace fondante et 212 dans l'eau bouillante.

Un degré Fahrenheit vaut 5/9 de degré centigrade, et comme le premier degré marque 32 à la glace fondante, il faudra retrancher du nombre n de degrés Fahrenheit le nombre 32 et multiplier le reste $n - 32$ par 5/9 pour obtenir le nombre de degrés centigrades correspondant, et, pour transformer un nombre n de degrés centigrades en degrés Fahrenheit, il faut multiplier ce nombre n par 9/5 et ajouter 32.

Le tableau suivant indique l'équivalence en degrés centigrades des degrés Fahrenheit, les plus communément employés en médecine :

95.....	35°.	104.....	40°.
96.....	35°.55	105.....	40°.55
97.....	36°.13	106.....	41°.11
98.....	36°.66	107.....	41°.66
99.....	37°.22	108.....	42°.22
100.....	37°.77	109.....	42°.77
101.....	38°.33	110.....	43°.33
102.....	38°.88	113.....	45°.
103.....	39°.44	122.....	50°.

Falkenstein. Près de Francfort-sur-le-Main. 400 mètres d'altitude.

SANATORIUM DE — : Sanatorium pour tuberculeux, fondé par Dettweiller en 1876.

Fallope ou **Fallopio** (Gabriel), (1523-1562), anatomiste de Padoue, né à Modène.

ARCADE DE — : Bande fibreuse allant de l'épine iliaque antéro-supérieure à l'épine du pubis. On l'appelle aussi ligament de Poupart.

CANAL ou AQUEDUC DE — : Canal creusé dans le rocher; commence au fond du conduit auditif interne et se termine au

trou stylo-mastoïdien (petit trou circulaire, situé entre l'apophyse styloïde et l'apophyse mastoïde). Donne passage au
nerf facial et à l'artère stylo-mastoïdienne.

HIATUS DE — : Orifice situé sur la face antérieure (endo-
cranienne) du rocher, de forme circulaire ou elliptique, en
arrière et au-dessus duquel existent un, deux ou trois autres
trous plus petits, auxquels on donne le nom d'hiatus accessoires. L'hiatus de Fallope donne passage au grand nerf
pétreux superficiel, qui aboutit au facial, au niveau du
ganglion géniculé. Les hiatus accessoires donnent passage
au petit pétreux superficiel, au grand et au petit pétreux
profonds.

TROMPE DE — : Trompe utérine.

Falx inguinalis. Ligament de Henle.

Farabeuf (Louis-Hubert), anatomiste de Paris, né en 1841.

BISTOURI EN SERPETTE DE — : Bistouri dont la lame offre la
forme d'une serpette (fig. 126).

DAVIER DE — : Davier so-
lide à mors longs, crochus
aux extrémités, servant à la
préhension des os et pouvant,
grâce à un petit artifice de
construction, présenter soit
un faible, soit un large écartement des mors (fig. 127).

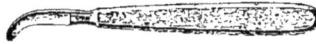

FIG. 126. — Bistouri en serpette
de FARABEUF.

ÉCARTEUR DE — : Instrument
formé d'une lame de métal
courbée à ses deux extré-
mités, à angle droit : l'instrument présente ainsi une
partie moyenne ou manche, et
deux extrémités auxquelles
on donne généralement une
dimension différente : l'une
ayant 3 centimètres et l'autre 2 ; les extrémités coudées
s'appellent côtés de l'écarteur, et il existe par conséquent un grand côté et un petit côté. Cet instrument sert,

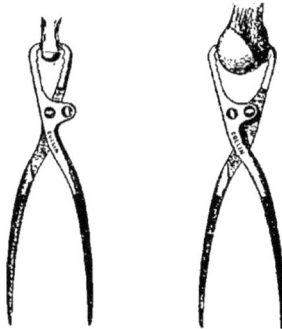

FIG. 127. — Davier de FARABEUF.

au cours des opérations, à écarter les tissus pour voir les
régions sous-jacentes.

OPÉRATION DE — (1892) : Ischio-pubiotomie dans le cas de
bassin oblique, ovalaire, ankylosé, dit de Naegelé. L'ischio-
pubiotomie porte seulement du côté rétréci, ankylosé, et a
pour but d'agrandir momentanément, d'une quantité considérable, le détroit supérieur et l'excavation pelvienne. La section osseuse est faite « à une distance calculée, pour ajouter
à l'unique moitié perméable du bassin une seconde moitié éga-

lement, sinon plus, perméable et à agrandir le tout » (fig. 128).
PRÉHENSEUR-LEVIER-MENSURATEUR DE — : Instrument ayant les
mêmes indications que le forceps (fig. 129).

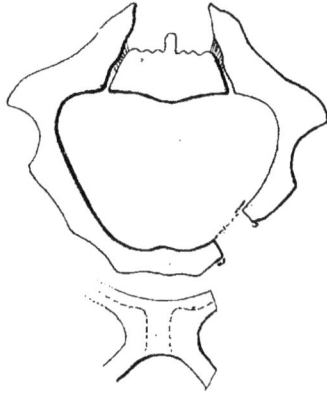

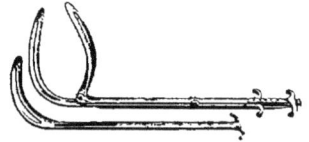

Fig. 129.
Préhenseur-levier-mensurateur
de Farabeuf.

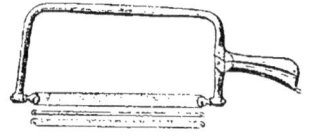

Fig. 128. — Opération de Farabeuf.   Fig. 130. — Scie de Farabeuf.

SCIE DE — : Scie à lame tournante, à inclinaison variable et
fixe (fig. 130).

Farad (Faraday). Unité pratique de capacité électrique. Le farad
est la capacité d'un condensateur prenant un coulomb de
charge, sous une force électromotrice d'un volt. Le *microfarad*
en vaut la millionième partie.

Faraday (Michael), (1791-1867), physicien anglais, né à Newington
Butts, près de Londres.

LOIS DE — (1832) : Lois de l'électrolyse :
1° Le poids de l'électrolyte décomposé est proportionnel à
la quantité d'électricité qui passe.
2° Lorsqu'un même courant traverse plusieurs électrolytes,
les poids des divers corps mis en liberté sont proportionnels
à leurs équivalents chimiques.

Faradiques (COURANTS). Courants produits par induction.

Faradisation. Application médicale des courants faradiques.

Farcin du bœuf. Affection du bœuf due, d'après Nocard, au
streptothrix farcinosa, parasite voisin de l'actinomycès.

Fascia. Lamelle celluleuse, d'épaisseur et de résistance variables.
— CRIBRIFORMIS (*cribrum*, crible) : Nom donné à la portion de
l'aponévrose fémorale qui recouvre le triangle de Scarpa, à
cause des nombreux trous qu'elle présente pour donner
passage aux vaisseaux et nerfs.
— FEMORALI-ABDOMINALIS (Thompson). V. Thompson.
— ILIACA : Aponévrose tapissant la fosse iliaque.

— PROPRIA : Nappe celluleuse condensée, située entre le péritoine et le fascia transversalis.

— SUPERFICIALIS : Couche profonde du tissu cellulaire sous-cutané, condensée en une sorte d'aponévrose mince, distincte de l'aponévrose d'enveloppe du muscle.

— TRANSVERSALIS (Astley-Cooper) : Lame fibro-celluleuse interposée entre le péritoine doublé du fascia propria et le muscle transverse de l'abdomen.

Fauchard (Pierre), (....-1761), chirurgien-dentiste de Paris.

MALADIE DE — : Gingivite expulsive ou périostite alvéolo-dentaire.

Faucher, médecin français, contemporain.

SIPHON DE — : Instrument employé pour laver l'estomac. Il se compose d'un entonnoir de verre auquel est adapté un tube de caoutchouc d'environ 1 mètre 50 de long et de 8 à 12 millimètres de diamètre intérieur.

TUBE DE — : Siphon de Faucher.

Faure (Jean-Louis), chirurgien de Paris, contemporain.

PINCE DE — : Pince angiotribe.

PROCÉDÉ DE — (1897) : Dans l'hystérectomie abdominale pour annexite suppurée et cancer. Consiste essentiellement dans les temps suivants :
1° Application sur le fond de l'utérus de deux pinces, placées près des cornes ;
2° Ouverture transversale du cul-de-sac vésico-utérin et refoulement de la vessie en bas ;
3° Section médiane de l'utérus, *du fond vers le col;* les culs-de-sac vaginaux antérieur et postérieur se trouvent ainsi ouverts ;
4° Pour chaque hémi-segment, préhension du col, désinsertion du vagin ; pincement, puis section de l'artère utérine ; section des ligaments larges de *bas en haut*, en décollant les poches purulentes toujours de *bas en haut;*
5° Hémostase et drainage vaginal.

Fausse mémoire. V. Illusion de fausse reconnaissance, page 303.

Fausse reconnaissance. V. Illusion de fausse reconnaissance.

Fausset (*fauces*, gorge)

VOIX DE — : Voix dont le timbre se rapproche de la voix féminine.

Fauteuil de poste. V. Trémoussoir.

Fauteuil trépidant (Charcot). Fauteuil animé de trépidations que lui communique un moteur électrique, et destiné au traitement de symptômes douloureux de certaines maladies nerveuses.

Favisme. Troubles de la santé provoqués par l'ingestion de la fève commune et même par la respiration des particules odorantes qui se détachent de ses fleurs. Surtout observé en Italie.

Favus (*favus*, gâteau de miel). Ensemble des lésions cutanées provoquées par l'*achorion Schœnleini*, champignon parasite de l'homme et des animaux, et caractérisées surtout par la formation de croûtes jaunâtres formant des godets.

Febris carnis. Mouvement fébrile plus ou moins fugace, apparaissant dans le courant de la convalescence de la fièvre typhoïde, survient sans cause appréciable ou à l'occasion d'une fatigue, d'un écart de régime de la première alimentation solide ; pronostic bénin.

Fécaloïde (fécal de *fæx*, fèces ; εἶδος, apparence). Qui ressemble aux fèces.

VOMISSEMENT — : Vomissement ayant l'aspect et l'odeur des matières fécales.

Fehleisen (Friedrich), médecin allemand, contemporain, né en 1854.

STREPTOCOQUE DE — (1883) : Microbe de l'érysipèle.

Fehling (Hermann von), (1812-1885), chimiste allemand, né à Lubeck.

LIQUEUR OU RÉACTIF DE — OU RÉACTIF CUPRO-POTASSIQUE :

Sulfate de cuivre pur cristallisé........ 40cc
Eau distillée......................... 160cc
Soude caustique....................... 130cc
Tartrate neutre de potasse............. 160cc
Eau distillée...... .... 600cc

Sert à la recherche du glucose dans les urines : par la chaleur, il se forme un précipité rouge brique d'oxyde de cuivre. 10cc de cette liqueur sont réduits par 5 centigrammes de glucose.

Feltz, médecin anglais du XVIIIe siècle.

TISANE DE — : Apozème de salsepareille composé (Codex) :

Salsepareille fendue et coupée.. 60 grammes.
Colle de poisson.............. 10 —
Sulfure d'antimoine pulvérisé.. 80 —
Eau distillée................. 2000

Fenger (Carl-Emil), (1814-1884), médecin danois, né à Christianshavn.

INCISION DE — (1854) : Incision étendue de la pointe du sternum au bord externe du grand droit gauche de l'abdomen, le long du bord des fausses côtes ; appliquée à la gastrotomie.

Fer doux. Fer ne contenant pas du tout de charbon.

Féréol (Louis-Henri-Félix **Second**, dit), (1825-1891), médecin de Paris, né à Paris.

SIGNE DE — : Nodosité intra-cutanée, éphémère, dans le rhumatisme articulaire aigu, franc.

Fergusson (William), (1808-1877), chirurgien d'Édimbourg et de Londres, né à Preston-Pans (Écosse).

PARAPLUIE DE — : Instrument destiné à retirer les corps étrangers de l'œsophage.

Spéculum de — : Spéculum cylindrique formé d'une glace étamée, recouverte de gutta-percha (fig. 131).

Ferran, médecin de Barcelone, contemporain.

Méthode de — : Méthode de traitement préventif et curatif du choléra, par l'emploi d'un sérum.

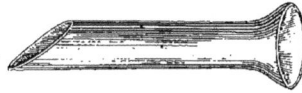

Fig. 131. — Spéculum de Fergusson.

Fernel (Jean), (1496-1558), médecin et mathématicien français, né à Clermont-en-Beauvaisis (fig. 132).

Cosmotheoria de — (1528) : Ouvrage dans lequel on trouve la première tentative faite en France pour mesurer une portion du méridien.

Ferrand (1835-1899), médecin de Paris, né à Montfort-l'Amaury (Seine-et-Oise).

Injection euphorique de — :

Eau distillée de laurier-
  cerise............... 10^{gr}
Éther sulfurique....... 10^{gr}
Sulfate d'atropine..... $0,02^{cent}$
Chlorhydrate de mor-
  phine............... $0,20^{cent}$

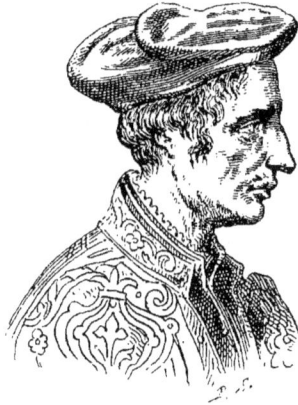

Fig. 132. — Fernel (1496-1558).

Ferrein (Antoine) (1693-1769), anatomiste de Paris, né à Fréspech (Lot-et-Garonne).

Ligament de — : Portion externe, épaissie, de la capsule de l'articulation temporo-maxillaire.

Pyramide de — : Prolongement des pyramides de Malpighi dans la substance corticale du rein.

Ferripyrine. Poudre jaune-orangé, soluble dans 5 parties d'eau à froid : combinaison de perchlorure de fer et d'antipyrine. Employée comme le perchlorure de fer, sans avoir, comme topique, ses inconvénients caustiques.

Ferropyrine. Ferripyrine.

Fibres de la dentine. Fibres de Tomes.

Fibrille musculaire. Élément primitif de la fibre musculaire striée. Les fibrilles se réunissent en groupes pour former les cylindres primitifs. Les cylindres primitifs se réunissent à leur tour pour constituer la fibre musculaire.

Fibrinferment. Ferment soluble contenu dans le sang et spécialement dans les hématoblastes ; il devient libre après la mort des hématoblastes et a pour effet de dédoubler la substance fibrinogène en fibrine et en une nouvelle globuline, déterminant ainsi la coagulation du sang.

Fibrinurie. Urine rouge-jaunâtre, se coagulant rapidement, et déterminant la production d'un caillot adhérent au vase.

Fibrome. Tumeur composée de tissu fibreux.

Fibro-myome. Tumeur formée de tissu conjonctif et de tissu musculaire.

Fièvre (*febris*). Élévation de la température centrale du corps avec accélération du pouls.

— BILIEUSE HÉMATURIQUE : Fièvre avec ictère, vomissements bilieux et urines sanguinolentes ou noires.

— BILIEUSE HÉMOGLOBINURIQUE : Nom donné par Le Dantec à la fièvre bilieuse hématurique, parce que l'urine ne renferme pas le sang en nature, mais seulement l'hémoglobine.

— BILIEUSE MÉLANURIQUE (Béranger-Féraud) : Fièvre bilieuse hémoglobinurique, ainsi dénommée à cause de la teinte noire que peut avoir l'urine.

— CANINE OU TYPHUS DES CHIENS (Bosnie, Herzégovine) : Fièvre typho-malarienne.

— CONTINUE : Fièvre sans rémission et plus particulièrement, en France, fièvre typhoïde.

— DE LAIT. Fièvre très légère, qui survient fréquemment, dans les premiers jours qui suivent l'accouchement. On l'a attribuée longtemps et exclusivement à la congestion mammaire due à l'établissement de la sécrétion lactée, d'où son nom. On tend de plus en plus à la considérer comme une infection utérine légère.

— DES BOIS (Indo-Chine) : Fièvre rémittente bilieuse.

— DES GRANDS BOIS (Guyane) : Fièvre rémittente bilieuse.

— DES JUNGLES (Indes) : Fièvre rémittente bilieuse.

— DU BAS-DANUBE, DU BENGALE, DE CANTON, DU CAUCASE, DE CRIMÉE, DE DACIE, DES INDES, DE JÉRUSALEM, DE SFAX, DE SHANG-HAÏ, DE TAURIS, DE LA TSCHERNAÏA. Paludisme.

— DU TERAÏ (Inde) : Fièvre rémittente bilieuse.

— GANGLIONNAIRE (Pfeiffer). Maladie fébrile, caractérisée par une adénite primitive idiopathique, non suppurée, douloureuse. Cette entité morbide est discutée.

— HECTIQUE (ἑκτικός πυρητος, fièvre continue). Fièvre de consomption.

— INTERMITTENTE : Accès fébrile paludéen, apparaissant et disparaissant à intervalles variables.

— INTERMITTENTE BILIEUSE : Fièvre intermittente accompagnée d'ictère et de troubles gastro-intestinaux.

— JAUNE : Maladie infectieuse, endémo-épidémique, caractérisée par une fièvre rémittente, de l'ictère, des vomissements noirs, des phénomènes ataxo-adynamiques. Synonymes : Vomito negro, typhus amaril, typhus d'Amérique, maladie de Siam.

— MÉDITERRANÉENNE (Bruce, 1893) : Fièvre confondue soit avec la typhoïde, soit avec l'intermittente, et qui serait causée par le microccus melitensis. Est endémique à Malte, comme en Italie et à Gibraltar (rock-fever).

— PERNICIEUSE : Fièvre intermittente, très grave, avec phénomènes ataxo-adynamiques, pouvant entraîner la mort en quelques heures.

— PUERPÉRALE : Fièvre consécutive à un accouchement ou à une fausse couche et due à l'infection de la cavité utérine par des microorganismes pathogènes et plus particulièrement par le streptocoque.

— QUARTE. Accès paludéen revenant tous les 3 jours.

— RÉCURRENTE PALUSTRE : Fièvre rémittente à rechutes.

— RÉMITTENTE : Fièvre paludéenne à intervalles apyrétiques courts, dont les rémissions peuvent être faibles, mais aussi atteindre la normale et tomber au-dessous.

— RÉMITTENTE A RECHUTES (Inde) : Fièvre rémittente, caractérisée par l'existence de 3 périodes : une fébrile, une d'apyrexie complète (2 à 3 jours); une de rechute de 4 à 20 jours. On peut observer 2 et 3 accès.

— RÉMITTENTE BILIEUSE : Fièvre rémittente compliquée d'ictère et de troubles gastro-intestinaux.

— SUDORALE (Italie) : Fièvre méditerranéenne.

— TIERCE. Accès paludéen revenant tous les 2 jours.

— TYPHO-MALARIENNE : Fièvre typhoïde compliquée de paludisme.

Filaire. Genre de ver de l'ordre des nématoïdes.

Filariose. Maladie causée par la filaire du sang, dont les principaux symptômes sont l'hématurie, la chylurie, l'éléphantiasis.

Filet. Frein lingual.

OPÉRATION DU — : Section du frein lingual, que l'on pratiquait jadis, chez les enfants, dans le but de leur faciliter la parole.

Filhos.

CAUSTIQUE DE — (Codex) :

Potasse à la chaux......................	100^{gr}
Chaux vive pulvérisée.................	20^{gr}

Faire fondre la potasse, ajouter la chaux et couler dans des tubes en plomb.

TINTEMENT AURICULO-MÉTALLIQUE DE — : Cliquetis métallique de Laënnec.

Filiforme (*filum*, fil; *forma*, forme).

POULS — : Pouls très petit, presque imperceptible.

Filtrum ventriculi (Merkel). Petite gouttière verticale, située à la face postérieure du larynx, entre le cartilage de Morgagni et le bord interne du cartilage aryténoïde ; elle vient se terminer entre les deux cordes vocales, à l'extrémité postérieure du ventricule de Morgagni.

Filum terminale, ou **fil**, ou **filament terminal**, ou **ligament caudal**, ou **ligament coccygien** : Mince cordon terminant la moelle et allant s'insérer au sommet du coccyx. Long. 25 centimètres. Constitué, d'après Charpy, par un prolongement de la moelle et de ses vaisseaux et par les nerfs coccygiens, le tout enveloppé par la pie-mère ; ce cylindre vasculo-nerveux est partout intra-dural, mais, dans sa partie supérieure, il est flottant dans le vaste sac de la dure-mère, tandis que dans sa partie inférieure, il est étroitement engainé par le prolongement coccygien de la dure-mère. C'est ce prolongement, de nature fibreuse, qui constitue le véritable ligament coccygien.

Finsen (Niels-Ryberg), médecin de Copenhague, né en 1860.

MÉTHODE DE — : Dans le traitement de la variole : Pour éviter les cicatrices de la variole, le malade est placé dans une chambre rouge, afin de supprimer les rayons chimiques du spectre solaire, qui seuls, ont une action sur les téguments.

La *Grande Chirurgie* de Guy de Chauliac (1363) éditée par Nicaise (1890), page 457, recommandait déjà dans la variole et la rougeole, mais dans un autre sens, d'envelopper le malade de drap rouge : « Le vulgaire s'abuse en l'exécution de cette ordonnance : car il ceint le malade d'escarlate ou d'autre drap rouge, puis le couture, de sorte que le malade ne voit pas le rouge. Or il faut que le lit principalement en soit entouré, et que le malade ne voye rien que rouge, pour faire mieux sortir la rougeole, qui est l'intention et fin de nostre ordonnance. »

MÉTHODE DE — : Dans le traitement du lupus (1896). Utilisation thérapeutique des rayons violets et ultraviolets du spectre, les seuls microbicides ; on utilise la lumière solaire ou l'arc électrique. Pour la lumière solaire, on se sert d'une lentille plan convexe de 30 à 40 centimètres de diamètre, creuse et remplie d'une solution ammoniacale de sulfate de cuivre qui laisse passer les radiations bleues et violettes. Les rayons convergent à environ 50 centimètres. Pour la lumière voltaïque, on rend parallèles les rayons divergents au moyen de deux lentilles plan convexe. Enfin, pour obtenir le maximum d'action, on anémie le point traité au moyen d'un appareil compresseur, le sang des tissus s'opposant au passage de la lumière.

Fioravanti (Leonardo), mort en 1588, empirique italien, né à Bologne.

BAUME OU ALCOOLAT DE — : Par macération et distillation du mélange suivant (Codex) :

Térébenthine du mélèze................	500gr
Résine élémi..........................	
Résine tacamaque.....................	
Succin...............................	
Styrax liquide.......................	āā 100gr
Myrrhe...............................	
Baies de laurier.....................	
Galbanum............................	
Aloès................................	
Galanga..............................	
Zédoaire.............................	
Gingembre............................	āā 50gr
Cannelle.	
Girofles..............................	
Muscades.............................	
Fleurs de dictame de Crète...........	
Alcool à 80°..........................	3 000gr

Fischer (Georg), chirurgien allemand, né à Hanover en 1836.

PROCÉDÉ DE — (1895) : Dans la gastrostomie. Après la fixation de l'estomac à la peau, vers le quatrième jour, on ponctionne la cavité gastrique avec une aiguille de Pravaz extrêmement

fine, que l'on introduit très obliquement dans la paroi stomacale ; on injecte 3o à 6o grammes de lait dans l'estomac ; puis,
les jours suivants, et toujours dans le même point, on passe
une aiguille plus forte, et enfin des trocarts de plus en plus
gros, de manière à pouvoir injecter facilement un liquide nutritif dans l'estomac.

Fissure ou **fissure sphinctéralgique**. Ulcération superficielle siégeant au pourtour de l'anus et provoquant des douleurs très
vives.

Fistule (*fistula*, conduit, canal). Trajet anormal et persistant, dans
les parties molles ; d'origine accidentelle ou congénitale.

— ARTÉRIO-VEINEUSE : Phlébartérie.

— BORGNE : Fistule n'ayant qu'un orifice de sortie, se terminant, dans la profondeur, par un cul-de-sac.

— BORGNE EXTERNE : Fistule borgne dont l'orifice de sortie
s'ouvre à l'extérieur, à la surface de la peau.

— BORGNE INTERNE : Fistule borgne dont l'orifice de sortie
s'ouvre dans un organe creux de l'économie.

— COMPLÈTE : Fistule ayant deux orifices : l'un externe,
s'ouvrant à l'extérieur, l'autre interne, s'ouvrant dans un
organe creux de l'économie.

— LABIÉE (*labium*, lèvre) : Se dit d'une fistule intestinale, dans
laquelle la fusion de la peau et de la muqueuse est parfaite,
au pourtour de l'orifice, comme au niveau des lèvres.

— TUBULAIRE : Se dit d'une fistule intestinale, dans laquelle
la fusion de la peau et de la muqueuse n'a pas lieu ; l'épithélium cutané et l'épithélium intestinal étant séparés par une
sorte de tube intermédiaire tapissé par une membrane bourgeonnante.

Flacherie. Maladie parasitaire des vers à soie, due au micrococcus
bombycis.

Flagellum (*flagellum*, rejeton, scion). Cil vibratile.

Flajani (Joseph) (1741-1808), chirurgien italien.

MALADIE DE — : Goitre exophtalmique (dénomination italienne).

Flanc. Portion latérale de la zone ombilicale, limitée en dedans
par une ligne verticale passant par le milieu de l'arcade
crurale (page 183, fig. 120, *f*).

Flatulence (*flatus*, souffle). Ballonnement du ventre dû à la production exagérée de gaz gastro-intestinaux, accompagné de
l'émission de ces gaz par la bouche et l'anus.

Flatuosité (*flatus*, souffle). Gaz produit dans le tube digestif, et
rejeté par la bouche ou l'anus.

Flechsig (Paul-Emil), médecin allemand, né à Zwickau en 1847.

COUPE DE — : Coupe horizontale du cerveau qui passe par
la tête du noyau caudé et la partie moyenne de la couche
optique. Pour la pratiquer, on mène le couteau horizontalement de dehors en dedans, un peu au-dessus de la scissure
de Sylvius et parallèlement à elle.

CUTICULUM DE — : Assise de cellules plates qui recouvrirait la surface externe de la névroglie.

FAISCEAU DE — : Faisceau cérébelleux direct de la moelle épinière.

NOYAU SEMI-LUNAIRE DE — OU NOYAU EN COUPE DES ALLEMANDS : Noyau spécial en forme de coupe, situé dans le noyau interne de la couche optique, entre le centre médian de Luys et les fibres irradiées du noyau rouge.

Fleichsmann (Godfried), (1777-1853), anatomiste allemand, né à Erlangen.

BOURSE SÉREUSE DE— : Bourse séreuse inconstante, médiane, située au niveau du frein de la langue, entre la face antérieure du génio-glosse et la muqueuse qui tapisse le plancher de la bouche.

Flemming (Walter), médecin allemand, né à Schwering en 1843.

MÉLANGE CHROMO-ACÉTO-OSMIQUE DE — :

Ac. chromique à 1 %...............	25 vol.
Ac. osmique à 1 %...............	10 vol.
Ac. acétique à 1 %...............	10 vol.
Eau..................	55 vol.

Flexura sigmoïdea coli (Claudius von Samson, 1890). Côlon iléopelvien.

Florence, médecin français, de Lyon, contemporain.

RÉACTION DE — : Méthode microchimique pour la recherche du sperme dans les taches suspectes.
Traiter le linge taché avec de l'eau distillée, désagréger la toile et l'exprimer sur un verre de montre ; prendre une goutte du liquide ainsi obtenu, la mettre sur une lame et verser dans le liquide une goutte de la solution iodo-iodurée suivante :

Iode pur............................	1^{gr},65
Iodure de potassium....................	2^{gr},64
Eau distillée.........................	30^{gr} »

(ou autrement ; on recouvre la goutte du liquide exprimé par une lamelle et l'on met une goutte de la liqueur iodo-iodurée sur la lame près du bord de la lamelle). En regardant au microscope on constate la présence (par le second procédé on assiste même à la formation) de petits cristaux marron foncé, sous forme de tablettes, pointes et rhombes ressemblant aux cristaux d'hémine.

Flourens (Jean-Pierre-Marie), (1794-1867), physiologiste de Paris, né à Thézau (Hérault).

NŒUD VITAL DE — (1842) : Point répondant au noyau d'origine des pneumogastriques, dont la lésion ou la destruction entraîne rapidement la mort. On l'appelle aussi centre respiratoire.

Fluctuation (*fluctuare*, flotter). Mouvement ondulatoire que l'on perçoit, au niveau d'une collection liquide, en la déprimant, au moyen des doigts d'une main, tandis que les doigts de l'autre main sont appliqués sur la collection. La pression alternative des deux mains produit un mouvement ondulatoire du liquide.

Flux (*fluere*, couler). Écoulement d'un liquide.

Fœtométrie (*fœtus*, enfant : μέτρον, mesure). Mensuration du fœtus. (Incorrect.)

PROCÉDÉS DE — : D'après Gönner, il y a un rapport constant entre la longueur du pied et le poids du fœtus : un pied de 7 centimètres indique un enfant avant terme ; un pied de 8 centimètres indique un enfant du poids de 3000 grammes ; un pied de plus de 8 centimètres indique un enfant dont le poids dépasse 3000 grammes.

Bruyère (1898) n'a pas confirmé les données de Gönner et propose le procédé suivant : On prend le diamètre transversal des malléoles et des condyles, on fait la moyenne de ces deux mensurations, et on ajoute au chiffre obtenu deux zéros. Exemple : le diamètre bimalléolaire étant de 3 centimètres, le diamètre bicondylien de 4^{cm},2 ; la moyenne donne 3,6 ; on ajoute deux zéros, ce qui donne 3600, c'est le poids du fœtus.

Fœtus achondroplasique. Fœtus atteint d'achondroplasie (fig. 133). V. page 4.

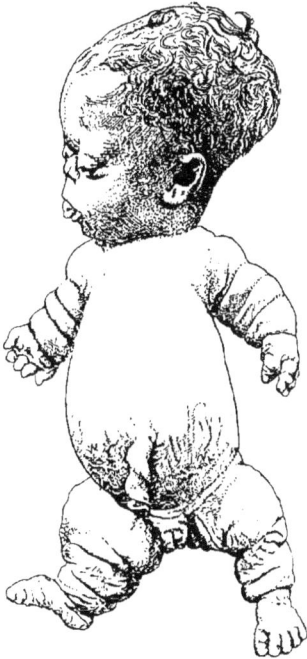

FIG. 133. — Fœtus achondroplasique.
(MAYGRIER).

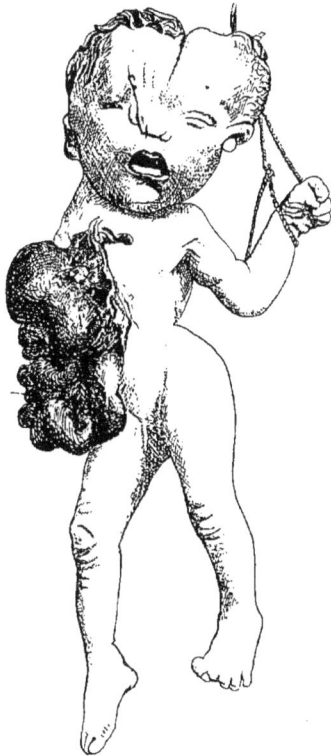

FIG. 134. — Fœtus cœlosomien.
(MAYGRIER).

Fœtus cœlosomien (χήλη, hernie ; σῶμα, corps). Monstre atteint d'éventration latérale ou médiane, chez lequel le sternum est fissuré ou absent et les viscères abdominaux plus ou moins mal formés, sont herniés avec le cœur (fig. 134).

Foins.

FIÈVRE DES — : Asthme des foins.

Follicules clos (*folliculus*, petit ballon). Petits organes lymphoïdes, sphéroïdaux, larges de 1ᵐᵐ environ, disséminés dans l'épaisseur du chorion de certaines muqueuses et surtout de l'intestin grêle. Ils sont formés d'une trame ou reticulum qui contient dans ses mailles de nombreuses cellules lymphatiques et est entouré d'un sinus lymphatique.

Follicule de l'ovaire. Vésicule de de Graaf.

Follicule pileux. Bourgeon épidermique d'où sort le poil.

Folliculite. Inflammation du follicule pileux.

Follin (François-Anthime-Eugène) (1823-1867), chirurgien de Paris, né à Honfleur.

PROCÉDÉ DE — : Dans le traitement chirurgical de l'onyxis latérale : Tracer quatre incisions qui comprennent, avec les chairs fongueuses, une languette plus ou moins large de l'ongle et du derme sous-unguéal. Une petite incision transversale, à 5 millimètres en arrière du repli qui recouvre la racine de l'ongle, forme la partie postérieure de ce quadrilatère dont le bord antérieur répond à la partie libre de l'ongle. Les deux incisions longitudinales sont tracées, l'une au delà du bourrelet des chairs fongueuses, l'autre sur l'ongle, à une distance variable de son milieu. Disséquer profondément le lambeau pour ne pas laisser de derme sous-unguéal dans la plaie.

Fongosités (*fungus*, champignon). Végétations mollasses, plus ou moins volumineuses, situées à la surface des plaies ouvertes et chroniques, dans certaines cavités (articulation, synoviale, utérus).

Fongus (*fungus*, champignon). Tumeur de nature quelconque, développée dans un organe sous-cutané, ayant déterminé une ulcération de la peau, au travers de laquelle elle fait saillie : elle a pu être ainsi comparée à un champignon.

— BÉNIN DU TESTICULE : Masse bourgeonnante ayant perforé la peau du scrotum, s'étalant à l'extérieur sous forme d'un champignon, et constituée soit par le testicule lui-même, soit par des bourgeons charnus inflammatoires, tuberculeux, ou syphilitiques, émanés du testicule resté en place.

— DE LA DURE-MÈRE. Tumeur maligne de la dure-mère, ayant perforé les os du crâne, puis les parties molles, et ayant l'apparence d'un champignon exubérant.

Fontana (Felice), (1730-1805), savant de Pise et de Florence, né à Pomarole (Tyrol).

ESPACES DE — : Espaces lymphatiques situés dans l'œil, limités par les faisceaux fibrillaires du ligament pectiné de Hueck, qui s'entrecroisent en différentes directions.

Fonte halistérique (ἅλις, en abondance ; στῆρ, στητός, pour στέαρ, graisse) (Volkmann). Dégénérescence graisseuse du tissu osseux.

Fonticule (*fonticulus*, petite source). Synonyme de cautère ; tombé en désuétude.

Foramen jugulare spurium (trou jugulaire bâtard). Trou post-glénoïdien.

Foramen thyroïdeum. Petit orifice qu'on voit parfois sur les lames du cartilage thyroïde, au voisinage de leur angle postéro-supérieur. Donne passage à l'artère laryngée supérieure et à un filet nerveux.

Foramina et **Foraminula** (*foramen*, trou). Pores de Vieussens.

Forceps (*forceps*, tenaille). Instrument destiné à extraire la tête du fœtus de la filière pelvi-génitale, au cours du travail. Le premier forceps a été construit par Peter Chamberlen, né à Paris, émigré avant la Saint-Barthélemy, pendant son enfance, avec sa famille, en Angleterre. Le forceps est resté un instrument secret, pendant plus d'un siècle, entre les mains des Chamberlen. En 1813, on a découvert dans un coffre dans la maison de Peter Chamberlen trois forceps qui sont les instruments propres des Chamberlen ; ces instruments furent déposés dans les Archives de la Société médico-chirurgicale de Londres. C'est devant cette société que Palfyn a publié le premier forceps connu (1708, 1720) ; d'après Le Roy, il aurait eu connaissance à Londres du forceps des Chamberlen.

Forcipressure. Méthode d'hémostase au moyen de pinces.

Forel, médecin neurologiste suisse, contemporain.

    CHAMP DE — : Couche blanche, ainsi dénommée par Déjerine, située immédiatement au-dessous de la couche optique, et qui forme la partie supérieure de la région sous-optique.

    COMMISSURE DE — : Fibres unissant le corps de Luys d'un côté avec celui du côté opposé, à travers l'espace perforé postérieur.

Formaldéhyde ou **Formol** ou **Formaline** ou **Aldéhyde formique**. Le plus simple des composés du carbone, de l'hydrogène et de l'oxygène : CH^2O. Il est gazeux. Si deux molécules de CH^2O se soudent, on a un corps liquide ; si trois se soudent, on a un corps solide, le trioxyméthylène. Ces trois corps existent dans la solution d'aldéhyde formique du commerce qui est un liquide aqueux, d'odeur spéciale, dégageant des vapeurs très irritantes ; cette solution contient environ 33 p. 100 d'aldéhyde formique et de ses deux polymères sus-mentionnés.

Formo-chlorol. Liquide de couleur verdâtre, d'odeur forte, employé comme désinfectant. Mélange de chlorure de calcium et de formol dans la proportion de 200 gr. de chlorure de calcium pour 1 kgr. de solution de formol à 40 p. 100 (Procédé Trillat).

Fortin (Jean), (1750-1831), ingénieur français, né à Mouchy-la-Ville (Seine-et-Oise).

    BAROMÈTRE DE — : Baromètre à cuvette de grande précision,

grâce au vernier dont il est muni, et qui permet de mesurer la pression atmosphérique à moins d'un dixième de millimètre.

Fossa, subarcuata. Orifice situé, chez le nouveau-né, sur le bord supérieur du rocher, à travers lequel passent des vaisseaux destinés à l'os temporal et accompagnés par un prolongement dure-mérien. Cet orifice disparaît après la naissance, et n'est plus représenté chez l'adulte que par une dépression avec un petit trou destiné à une artériole.

Fosse (*fossa*, excavation). Nom qui sert à désigner en anatomie un grand nombre d'excavations plus ou moins profondes.

— GLOSSO-ÉPIGLOTTIQUE : Fossette oblongue, antéro-postérieure, située de chaque côté du ligament glosso-épiglottique.

— GUTTURALE : Région supérieure du pharynx entre les trompes d'Eustache.

— ISCHIO-RECTALE : Espace compris entre la face externe du rectum, celle du releveur de l'anus et le périnée.

— JUGULAIRE : Espace limité par l'occipital en arrière, et la portion pétreuse du temporal en avant ; loge le golfe de la jugulaire.

— NASALE : Cavité du nez.

— NAVICULAIRE : Chez l'homme, portion élargie de l'urèthre, située en arrière du méat, à 5 ou 10 millimètres de ce dernier. Chez la femme, espace compris entre l'orifice du vagin et la fourchette.

— OCCIPITALE : Concavité endocranienne de l'os occipital.

— OLÉCRANIENNE : Cavité située à l'extrémité inférieure de la face postérieure de l'humérus, destinée à loger l'olécrâne dans l'extension de l'avant-bras sur le bras.

— ORBITAIRE : Orbite.

— OVALE DU CŒUR : Dépression de la cloison inter-auriculaire, répondant à la place du trou de Botal.

— PARIÉTALE : Concavité endocranienne de l'os pariétal.

— PITUITAIRE : Selle turcique.

— PTÉRYGOÏDIENNE : Espace situé entre les deux ailes de l'apophyse ptérygoïde du sphénoïde.

— PTÉRYGO-MAXILLAIRE : Dans un sens restrictif et classique, espace angulaire étroit, compris entre la tubérosité du maxillaire supérieur et la face antérieure de l'apophyse ptérygoïde, limité en dedans par la portion verticale du palatin. Dans un sens plus large, synonyme de fosse zygomatique.

Arrière-fond de la — : Fosse ptérygo-maxillaire classique, prise dans son sens restrictif.

— RÉTRO-MUSCULAIRE SUS-PUBIENNE (Charpy). Cavum suprapubicum.

— SCAPHOÏDE : Dépression de l'apophyse ptérygoïde sur laquelle s'attache le muscle péristaphylin interne.

— SOUS-ÉPINEUSE : Dépression au-dessous de l'épine de l'omoplate.

— SUS-ÉPINEUSE : Dépression au-dessus de l'épine de l'omoplate.

— TEMPORALE : Dépression située sur la partie antérieure des faces latérales du crâne, limitée sur le squelette, en haut et en arrière, par les deux lignes courbes temporales ; en bas par l'arcade zygomatique ; en avant par l'apophyse orbitaire externe, le bord postérieur et la face postérieure de l'os malaire. Sur le vivant, la fosse temporale est comblée par des parties molles et plus particulièrement par le muscle temporal ; sa face interne est constituée par le plan osseux cranien, sa face externe par la peau.

A la partie supérieure de la fosse, la peau et le crâne sont, pour ainsi dire, en contact ; à la partie inférieure, par suite de l'écartement du crâne de l'apophyse zygomatique, la peau et la surface osseuse cranienne sont assez largement écartées. Il résulte de cette disposition la formation entre la peau et le crâne d'un espace de figure triangulaire à base inférieure, répondant à l'apophyse zygomatique, à sommet supérieur, touchant la ligne courbe temporale supérieure : cet espace est la loge temporale, renfermant des parties molles et en particulier le muscle temporal. L'ensemble de toutes les parties constituant la fosse et la loge temporales et y étant contenus, porte le nom de « région temporale ».

— ZYGOMATIQUE : Espace large et mal circonscrit, situé entre la face et le crâne, limité en haut par un segment de la base du crâne (temporal et sphénoïde), — en avant par la face postérieure de la tubérosité du maxillaire supérieur, — en dehors par l'arcade zygomatique et, au-dessous, par la branche verticale du maxillaire inférieur, — en arrière par l'aponévrose stylo - maxillo - pharyngienne qui sépare la fosse zygomatique des régions parotidienne et pharyngienne, — en dedans par l'apophyse ptérygoïde.

Syn. : Fosse ou région ptérygo-maxillaire.

Fossette hémisphérique. Dépression située sur la face antéro-externe du cartilage aryténoïde (fig. 135).

Fossette de Mohrenheim. Nom donné par les Allemands au triangle clavi-pectoral.

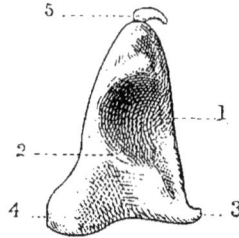

FIG. 135. — Cartilage aryténoïde (POIRIER).

1. fossette hémisphérique ; 2. crête arquée ; 3. apophyse vocale ; 4. apophyse musculaire ; 5. cartilage corniculé de Santorini.

Fossette auditive. Dépression de l'ectoderme de chaque côté de l'extrémité céphalique de l'embryon, constituant la première ébauche de l'oreille interne. Donne naissance à la vésicule auditive.

Fossettes duodénales. Fossettes situées au niveau de l'angle duodéno-jéjunal et de la portion ascendante du duodénum, formées par des plicatures du péritoine, dont la genèse n'est pas encore parfaitement élucidée. Ces fossettes sont inconstantes, variables dans leur situation, d'où le grand nombre que l'on en décrit.

— DUODÉNALE INFÉRIEURE (Jonnesco, 1889) : La plus fréquente. Occupe la partie inférieure et externe de la portion ascendante du duodénum. Sa base est supérieure, son sommet dirigé en bas et un peu à droite. Atteint jusqu'à 3 centimètres de profondeur. Avasculaire (fig. 136).

— DUODÉNALE SUPÉRIEURE (Jonnesco, 1889) : Fossette occupant la partie supérieure et externe de la portion ascendante du

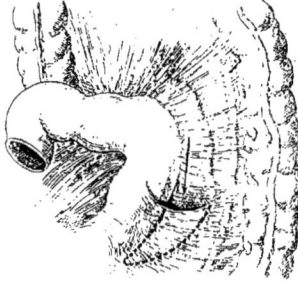

FIG. 136.
Fossette duodénale inférieure.

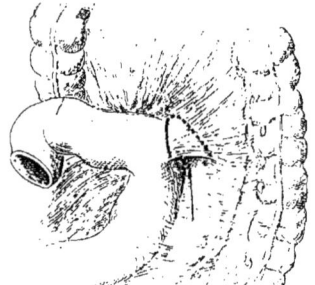

FIG. 137.
Fossette duodénale supérieure.

duodénum. Sa base est inférieure, son sommet dirigé en haut; on l'a comparée à une hotte renversée (fig. 137).

— DUODÉNO-JÉJUNALE (Jonnesco, 1889) : Occupe la convexité de l'angle duodéno-jéjunal. Sa base est inférieure, son sommet dirigé en haut répond à la deuxième vertèbre lombaire; très rare (fig. 138).

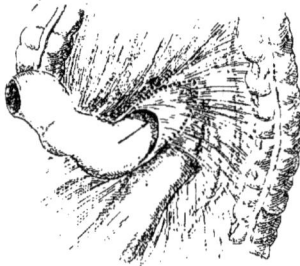

FIG. 138.
Fossette duodéno-jéjunale (JONNESCO).

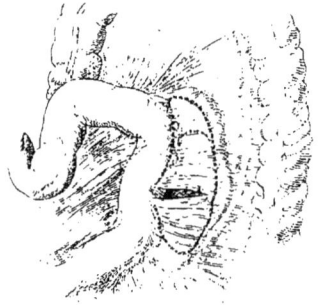

FIG. 139.
Fossette double de WALDEYER.

— DOUBLE OU BIFURQUÉE DE WALDEYER (1868) : Fossette située à gauche de la portion ascendante du duodénum, dont elle occupe toute la hauteur. L'ouverture en est à la partie moyenne, si bien qu'il existe un recessus supérieur et un

recessus inférieur, d'où le nom de fossette double ou bifurquée. Cette fossette ne diffère de celle de Treitz que parce
que les plis qui en limitent l'orifice n'ont aucun rapport ni
avec la veine mésentérique supérieure, ni avec l'artère colique gauche et que l'ouverture de la fossette est beaucoup
plus petite et placée plus bas (fig. 139).

— DE GRÜBER-LANDZERT (1862) OU SAC ACCESSOIRE OU RECESSUS
DUODENO-JEJUNALIS : Fossette duodénale observée deux fois
par Grüber et par Landzert et une fois par Poisson; située
au même niveau que la fossette duodéno-jéjunale; elle s'étend
en arrière de l'extrémité postérieure de la quatrième portion
du duodénum, entre celle-ci et la paroi abdominale postérieure, devenant ainsi rétro-duodénale. C'est la fossette
duodéno-jéjunale de Jonnesco, se prolongeant en bas et
derrière l'angle duodéno-jéjunal. Sa profondeur est de 2 à
4 centimètres; sa direction est oblique de haut en bas
et de gauche à droite, son orifice est situé entre l'anse duodéno-jéjunale et le mésocôlon transverse (fig. 140).

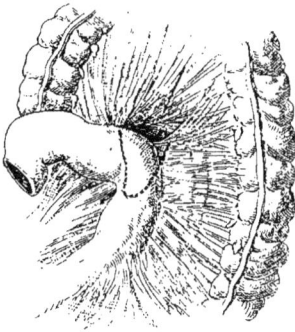

FIG. 140.
Fossette de GRÜBER-LANDZERT.

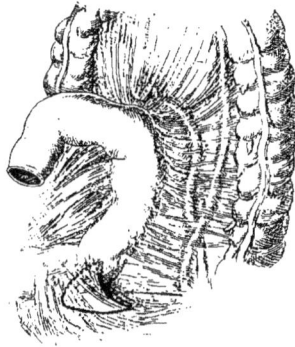

FIG. 141.
Fossette infra-duodénale.

— INFRA-DUODÉNALE (Poisson, 1895) : Fossette identique au
point de vue de la forme à une fossette duodénale inférieure
qui serait venue se placer *au-dessous* de la troisième portion
du duodénum. Elle présente la forme d'une pyramide triangulaire, à base tournée à gauche et légèrement en haut. Sa
profondeur est de 1 à 2 centimètres. Poisson ne l'a trouvée
que trois fois et chez le fœtus (fig. 141).

— INTER-MÉSOCOLIQUE TRANSVERSE OU RECESSUS INTER-MESOCOLICUS
TRANSVERSUS (1891) : Observée six fois par Brœsike. Variété
de la fossette duodéno-jéjunale de Jonnesco. Située transversalement, l'orifice regardant à droite et le fond étant situé
à gauche. Atteint jusqu'à la profondeur du doigt. S'insinue
dans une certaine mesure de droite à gauche dans la racine
du mésocôlon transverse. A été observée aussi à droite de

l'angle duodéno-jéjunal ou au-dessus de lui, entre l'angle et le mésocôlon transverse (fig. 142).

— DE JONNESCO (1889) : Fossette duodéno-jéjunale.

— DE LANDZERT (1871) : Fossette duodénale formée par deux plis séreux : l'un longitudinal et externe que détermine l'artère colique gauche d'une part, et l'autre transversal et

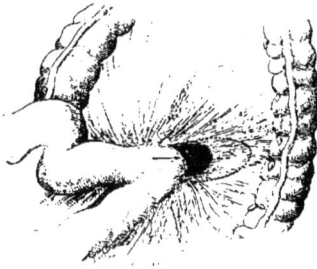

FIG. 142.
Fossette inter-mésocolique transverse.

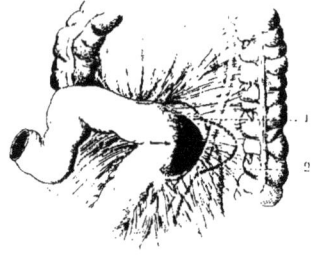

FIG. 143.
Fossette de LANDZERT.

interne, que commande la veine mésentérique inférieure d'autre part. Cette fossette ressemble à la fossette para-duodénale de Jonnesco, avec cette différence que la fossette de Landzert est moins grande et que son orifice d'entrée est limité par l'artère colique gauche et par le tronc de la veine mésentérique inférieure, tandis que la fossette para-duodénale est très vaste et que son large orifice est bordé seulement par l'artère colique gauche et la petite veine qui l'accompagne (fig. 143).

— MÉSENTÉRICO - PARIÉTALE : Fossette para-jéjunale.

— MÉSENTÉRIQUE : Fossette duodéno-jéjunale.

— PARA-DUODÉNALE (Jonnesco, 1893) : Située à gauche et à une certaine distance de la portion ascendante du duodénum, derrière un pli séreux soulevé par l'artère colique gauche supérieure et la petite veine qui l'accompagne. Sa base regarde à droite et en avant ; son sommet est dirigé à gauche et en haut. Vasculaire : le repli qui la forme, dit

FIG. 144.
Fossette para-duodénale (JONNESCO).

repli para-duodénal, renferme dans son épaisseur les rameaux de l'artère colique gauche supérieure, qui se portent transversalement en dehors vers le côlon descendant, l'angle

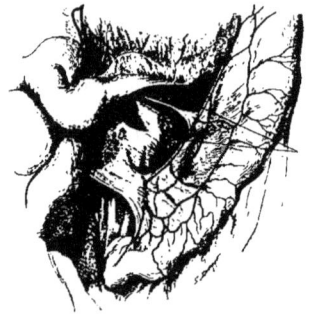

sous-splénique et le côlon transverse ; ces rameaux artériels
sont accompagnés de rameaux veineux. Rare (fig. 144).

— PARA-JÉJUNALE DE BRŒSIKE (1891) OU MÉSENTÉRICO-PARIÉTALE :
Observée deux fois par Brœsike et une fois par Poisson.
Dans ce cas, le jéjunum est, à sa naissance, dépourvu de
mésentère libre et se trouve accolé au péritoine pariétal
postérieur et à la quatrième portion du duodénum. La fossette est à l'endroit où le jé-
junum devient libre et s'entoure
d'un mésentère. En relevant le
jéjunum libre à sa naissance,
on voit la fossette en arrière et
à droite (fig. 145).

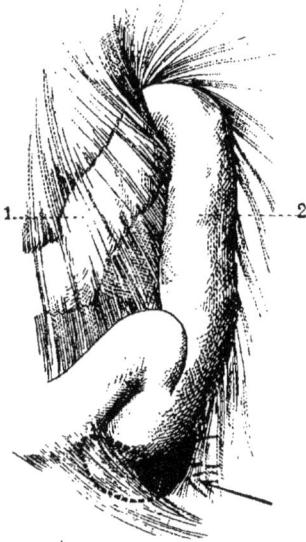

FIG. 145.
Fossette para-jéjunale de BRŒSIKE.
1, quatrième portion du duodénum ;
2, portion initiale du jéjunum, dépourvue de mésentère.

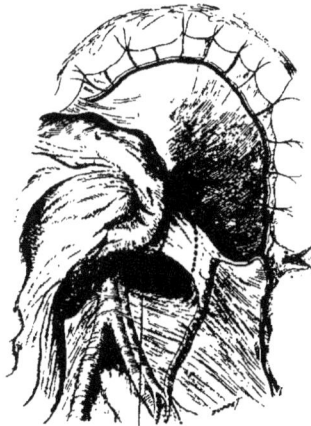

FIG. 146.
Fossette rétro-duodénale (JONNESCO).

— RÉTRO-DUODÉNALE (Jonnesco, 1893) : Fossette située en bas,
en arrière de la troisième portion et de la partie initiale de
la quatrième portion du duodénum, entre celles-ci et l'aorte.
Sa base est inférieure ; son sommet dirigé en haut, jusqu'au
muscle de Treitz ; atteint jusqu'à 7 et 9 centimètres de profondeur. Très rare (fig. 146).

— SUS-MÉSOCOLIQUE (Poisson, 1895) : Observée une fois par
Poisson ; siégeait au niveau de la première portion du duodénum, entre celle-ci et le mésocôlon transverse.

— DE TREITZ (1857) : Résulte de la réunion des deux fossettes duodénales supérieure et inférieure. Son orifice d'entrée est bordé par l'arc formé par la veine mésentérique
inférieure. Occupe, en général, le côté gauche de la troisième
vertèbre lombaire et entoure exactement l'anse duodéno-jéjunale ; celle-ci obture d'ailleurs l'orifice de la fossette qui paraît

fermée et se présente sous l'aspect d'une simple fente (Poisson). A été décrite par Treitz sous le nom de fossette duodéno-jéjunale (fig. 147).

— VEINEUSE OU RECESSUS VENOSUS (Brœsike, 1891) : Fossette formée par un pli que détermine, à la surface du mésocôlon descendant, la veine mésentérique supérieure. Son ouverture est à droite de cette veine, qui court dans le bord libre du pli. En sectionnant la veine sous le péritoine, le pli s'efface et la fossette disparaît. Sa situation est variable comme celle de

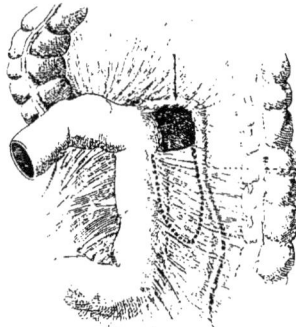

FIG. 147. — Fossette de TREITZ.

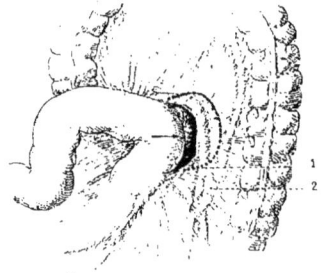

FIG. 148. — Fossette veineuse.
1, veine mésentérique inférieure ; 2, artère colique gauche.

la veine qui la détermine, mais, le plus souvent, elle est en regard de l'angle duodéno-jéjunal. Cette fossette n'est, d'après Jonnesco, que la réunion des fossettes duodénales inférieure et supérieure, dont l'orifice serait bordé par l'arc veineux que forme le tronc de la veine mésentérique inférieure (fig. 148).

Fossette iléo-appendiculaire (Jonnesco). Fossette iléo-cæcale inférieure.

Fossette iléo-cæcale antérieure ou supérieure, ou Fossette de Luschka (1861). Petite fossette située derrière un repli péritonéal, dont la base s'attache au cæcum, près de l'angle iléo-cæcal, et qui est située en avant de la face antérieure de l'épiploon.

Fossette iléo-cæcale inférieure. Fossette de la forme d'une pyramide triangulaire, dont la base est l'ouverture et dont le sommet répond à la partie inférieure de l'angle iléo-cæcal. A trois parois : une supérieure, répondant à l'iléon : une postérieure, au méso-appendice ; une antérieure, à un repli péritonéal (repli iléo-appendiculaire) naissant du bord libre de l'épiploon et se perdant, en bas, sur le cæcum et le bord supérieur de l'appendice.

Fossettes inguinales. Petites fossettes au nombre de trois de chaque côté, situées à la face postérieure de la paroi abdominale antérieure. Elles sont délimitées par trois replis qui soulèvent le péritoine à leur niveau. L'un de ces replis, médian et unique, est l'ouraque : les autres sont de dedans en dehors l'artère ombilicale et l'épigastrique. La fossette inguinale interne se trouve entre l'ouraque et l'artère ombilicale, la fossette inguinale moyenne entre l'artère ombilicale et l'épigastrique, la fossette inguinale externe, en dehors de l'épigastrique. Cette dernière répond à l'orifice interne ou abdominal du canal inguinal.

Fossette inter sigmoïdienne. V. Inter sigmoïdienne.

Fossette ovarienne (Krause, 1841) : Dépression inconstante, située sur la paroi latérale de l'excavation pelvienne et destinée à recevoir l'ovaire. Comprise en quelque sorte dans la bifurcation de l'iliaque primitive, qui en marque la limite postéro-supérieure, elle est limitée en arrière par les vaisseaux hypogastriques, en dehors et en haut par les vaisseaux iliaques externes, en bas et en dedans par l'artère ombilicale ou un tronc commun à l'artère ombilicale et à l'artère utérine, en avant par l'insertion pelvienne du ligament large. Le nerf obturateur traverse la fossette.

Fossettes péricæcales. Fossettes situées autour du cæcum et de son appendice.

Fossette pétreuse. Dépression d'Andersch. V. Andersch, page 21.

Fossettes péritonéales paracoliques (Toldt) : Petits culs-de-sac séreux, situés entre la paroi postérieure du côlon ascendant ou descendant et la paroi abdominale ; leurs orifices sont situés le long du flanc droit du côlon ascendant, le long du flanc gauche du côlon descendant.

Fossette pyramidale. Dépression d'Andersch. V. Andersch, page 21.

Fossette rétro-cæcale. Fossette inconstante, limitée en avant par la paroi postérieure du cæcum et du côlon ascendant, en arrière par le péritoine pariétal de la fosse iliaque et parfois de la fosse lombaire. Se voit quand on soulève le cæcum en haut. Peut atteindre 8 à 10 centimètres de profondeur et 6 de largeur (Jonnesco).

Fossette sous-cæcale. Diverticulum péritonéal situé en arrière de l'aponévrose iliaque, entre elle et le muscle iliaque ; son orifice répond au milieu de la fosse iliaque, à l'union de sa moitié supérieure avec l'inférieure, regarde en haut et est nettement limité en avant par un pli péritonéal falciforme. « Le fond du cæcum, quelquefois une grande partie de sa paroi postérieure et même celle du côlon peuvent pénétrer dans la fossette et s'y loger ; d'autres fois, celle-ci est occupée par l'appendice ou par des anses de l'intestin grêle » (Jonnesco).

Fossette sus-amygdalienne. Petite dépression située au-dessus du bord supérieur de l'amygdale palatine et due à ce que cette dernière n'atteint pas, par son extrémité supérieure, l'angle de bifurcation des deux piliers antérieur et postérieur du voile du palais.

Fothergill (John) (1712-1780), médecin anglais, né à Carr-End.

MALADIE DE — : Névralgie du trijumeau.

Foucault (Jean-Bernard-Léon), (1819-1868), physicien de Paris, né à Paris.

COURANTS DE — : Courants électriques qui se produisent à l'intérieur d'un corps conducteur massif que l'on déplace dans un *champ magnétique*.

INTERRUPTEUR DE — OU INTERRUPTEUR A MERCURE : Remplace l'interrupteur à marteau primitif de la bobine de Ruhmkorff.

Fourchette. Repli formé par la commissure inférieure des grandes lèvres, et séparé de l'entrée du vagin par la fosse naviculaire.

Fourcroy (Antoine-François), (1755-1809), chimiste de Paris, né à Paris.

BAUME DE — : V. Baume de Laborde. V. Laborde, page 326.

Four électrique. Appareil destiné à produire de hautes températures, en utilisant la chaleur produite par le courant électrique.

Fovea centralis. Petite fossette située au centre de la tache jaune de la rétine.

Fowler (Thomas), (1736-1801), médecin anglais, né à York.

LIQUEUR DE — (Codex) :

Acide arsénieux.................... 1 gramme.
Carbonate de potasse pur.......... 1 —
Eau distillée...................... 95 —
Alcoolat de mélisse composé....... 3 —

Cette liqueur renferme un centième de son poids d'acide arsénieux; plus active que la liqueur de Pearson. Dose : 2 à 15 gouttes par jour.

Fracture (*frango*, je casse). Division brusque et violente des os et des cartilages (Malgaigne).

— A GRAND FRACAS : Fracture à la fois fragmentaire et comminutive.

— COMMINUTIVE : V. Fracture esquilleuse.

— COMPLÈTE : Fracture dans laquelle l'os se divise en deux ou plusieurs fragments, quelle que soit la dimension de ceux-ci.

— COMPOSÉE : Fracture portant sur deux ou plusieurs os parallèles.

— CUNÉENNE DE LA JAMBE (Gosselin). V. Fracture spiroïde.

— EN BEC DE FLUTE : Fracture oblique, dans laquelle le trait de fracture forme avec le grand axe de l'os un angle aigu, supérieur à 45°.

— EN BOIS VERT : Fracture dans laquelle le trait de fracture ne comprend que l'écorce compacte d'un côté, pénètre ou non dans le canal médullaire, s'accompagne ou non de déchirure du périoste. S'observe chez les enfants.

— EN COIN OU CUNÉENNE DE LARREY : Fracture spiroïde.

— EN PAS DE VIS, EN BEC DE FLUTE : Fracture spiroïde.

— EN V DE GOSSELIN : Fracture spiroïde.

— ESQUILLEUSE OU COMMINUTIVE : Fracture à petits fragments multiples. Pour Malgaigne, fracture esquilleuse = fracture dans laquelle une partie plus ou moins grande du tissu osseux est détachée du corps de l'os, sans que celui-ci ait perdu de sa solidité.

— FERMÉE : Toute fracture au niveau de laquelle les téguments sont restés intacts.

FOYER D'UNE — : Ensemble des parties intéressées par le trauma, dont le centre est l'os brisé.

— FRAGMENTAIRE OU MULTIPLE : Fracture à gros fragments.

— HÉLICOÏDALE DE TILLAUX : V. Fracture spiroïde.

— INCOMPLÈTE : Fracture dans laquelle la continuité osseuse n'est que partiellement interrompue ; le morceau séparé par le traumatisme restant en continuité de tissu avec l'os auquel il appartient (Rieffel).

— LONGITUDINALE : Fracture dans laquelle le trait de fracture traverse l'os sur toute sa longueur.

— OUVERTE : Fracture dans laquelle les segments osseux ont percé les téguments, formant ainsi une plaie au niveau de la fracture.

— SPIROÏDE OU SPIRALE : S'observe presque exclusivement sur la diaphyse tibiale. Le fragment supérieur est taillé en avant et en dedans en un V à pointe tournée en bas, en arrière en un V à pointe tournée en haut (A) et en dehors ; le fragment inférieur offre une configuration inverse (fig. 149).

FIG. 149. — Fracture spiroïde (RIEFFEL).

A. vue antéro-latérale ; 1, fragment supérieur du tibia ; 2, fragment inférieur du péroné ; 3, fissure spiroïde atteignant l'articulation. — B. vue postérieure ; 1, fragment supérieur du tibia ; 2, fragment inférieur du tibia ; 3 et 4, fissure spiroïde atteignant l'articulation.

Franckenhäuser (Ferdinand), (....-1894), gynécologue allemand d'Iéna.

GANGLION DE — : Ganglion nerveux qu'on trouve parfois sur les parois latérales de la portion cervicale de l'utérus.

Franco (Pierre), (1505-1562), chirurgien de Fribourg du XVIᵉ siècle, né à Terrières (Basses-Alpes).

RASOIR DE — : Rasoir à double tranchant, employé dans la

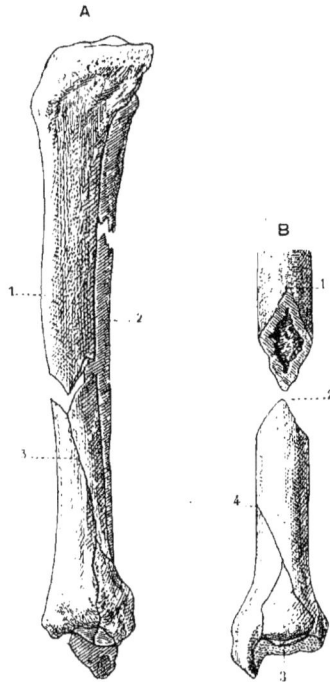

taille latéralisée et servant à sectionner la prostate et le col vésical à la fois de dedans en dehors et de dehors en dedans.

TAILLE DE — (1560) : V. Taille hypogastrique.

Frank (Rudolph), chirurgien autrichien de Vienne, contemporain.

PROCÉDÉ DE — (1892) : V. Sabancef-Frank.

Fränkel (Albert), médecin de Berlin, né à Francfort-sur-l'Oder, en 1848.

PNEUMOCOQUE DE — OU PNEUMOCOQUE DE TALAMON : Microbe de la pneumonie, déjà vu par Pasteur.

Franklin (Benjamin), (1706-1790), physicien américain, né à Boston.

BOUILLANT DE — : Expérience de physique. Dans un ballon on fait bouillir de l'eau, de manière que l'air soit entraîné par la vapeur; on bouche le ballon hermétiquement et on le retourne : le liquide se refroidit lentement. Si l'on met alors un morceau de glace sur la partie supérieure du ballon, l'ébullition se produit en vertu du principe de Watt.

ÉLECTRICITÉ FRANKLINIENNE : Électricité statique.

PORTRAIT DE — : Dans une feuille de carton on découpe le profil de Franklin; d'un côté on applique un morceau d'étoffe et de l'autre une feuille d'or et on met tout sous presse. Si l'on fait passer la décharge d'un condensateur (bouteille de Leyde), le profil du portrait s'imprime sur la soie en trait violet.

THÉORIE DE — : Un seul agent produit l'électricité, dont les manifestations sont dues aux variations de quantité de cet agent.

Franklinisation. Application médicale de l'électricité produite par les machines statiques.

Fraünhofer (Joseph von), (1787-1826), physicien et opticien allemand, né à Straubing (Bavière).

RAIES DE — (1817) : Aperçues par Wollaston (1802). Bandes noires que l'on voit au spectroscope en examinant une source lumineuse décomposée par un prisme et qui servent de points de repère dans l'étude des différents spectres. Fraünhofer en compta 590, parmi lesquelles il en choisit huit principales, désignées par les huit premières lettres de l'alphabet.

Frémissement.

— HYDATIQUE : Sensation de vibration toute spéciale que donne à la percussion, et très exceptionnellement, le kyste hydatique.

— CATAIRE (catus, chat) : Frémissement semblable au murmure du chat, ou sensation de frôlement, de vibration comparable à celle d'une corde à violon ou d'un rouet, que l'on perçoit à la palpation, sur la région précordiale, dans certaines affections cardiaques.

— VIBRATOIRE : Thrill.

Frémont, médecin français, contemporain.

TUBE DE — : Appareil analogue au tube de Faucher. Il est plus long que ce dernier, présente sur son trajet un ajutage de verre permettant de contrôler le mouvement des liquides.

On peut y adapter une poire, pour aider à la progression des liquides qu'il renferme.

Frenkel, médecin de Heiden (Suisse), contemporain.

MÉTHODE DE — (1890) : Traitement de l'ataxie des tabétiques par la rééducation ; c'est une série d'exercices élémentaires, dont le groupement reproduit l'ensemble des actes de la vie ordinaire. L'ataxique jouissant de ses facultés intellectuelles apprendra à coordonner de nouveau, comme l'homme normal, dans un exercice nouveau, apprend à coordonner pour la première fois.

Fréquence. Nombre de périodes par seconde d'un courant périodique. La fréquence des machines industrielles usuelles varie de 40 à 140. On peut arriver par les procédés directs à 10 000 périodes par seconde. Si on veut aller beaucoup plus loin (courants à *haute fréquence*) et obtenir plusieurs millions d'interruptions par seconde, il faut avoir recours à un dispositif particulier (V. Oscillations). Ces courants à haute fréquence jouissent de propriétés physiologiques spéciales : en particulier, ils ne produisent pas la contraction musculaire.

Frère Cosme ou **Côme**, de son vrai nom Jean Baseilhac (1703-1781), chirurgien français, né à Poyestruc (Hautes-Pyrénées).

LITHOTOME DE — (1748), OU LITHOTOME CACHÉ : Lithotome composé d'une gaine métallique fenêtrée, de la courbure de l'urèthre, montée sur manche, et d'une lame cachée dans la gaine que par un mécanisme on fait sortir facilement. Le lithotome est introduit dans la vessie sur un cathéter et en le retirant on fait jouer la lame qui coupe la prostate de dedans en dehors.

POUDRE DE — :

Acide arsénieux......................	1^{gr}
Cinabre.............................	5^{gr}
Eponge torréfiée....................	2^{gr}

Caustique arsénical.

Frère Jacques, de son vrai nom Jacques de Beaulieu.

TAILLE DE — : V. Taille latéralisée.

Frerichs (Friedrich-Theodor), (1819-1885), médecin allemand, de Göttingen, né à Aurich.

THÉORIE DE — : V. Théorie de l'ammoniémie.

Freund (Wilhelm-Alexander), chirurgien allemand, né à Krappitz, en 1833.

OPÉRATION DE — (1878) : Hystérectomie abdominale totale pratiquée en 1878, par Freund, pour cancer ; avait déjà été exécutée, pour fibrome, par des chirurgiens américains.

Fricatives (*fricare*, frotter).

CONSONNES — : On appelle consonnes fricatives ou demi-voyelles certaines consonnes qui ont la propriété de pouvoir être prolongées, soutenues, par opposition aux consonnes explosives qu'on ne peut pas prolonger. Ce sont : V, F, Z, S, J, CH, M, N, L, R.

Friedländer (Carl), (1847-1887), histologiste de Berlin, né à Brieg.

HÉMATOXYLINE DE — :

Hématoxyline	2^{gr}
Alcool	100^{cc}
Eau distillée	100^{gr}
Glycérine	100^{gr}
Alun	2^{gr}

NODULE DE — : Noyau tuberculeux à cellule géante centrale avec couronne de cellules épithéloïdes et de cellules embryonnaires, dont la tendance fibro-formative est très accusée.

PNEUMOBACILLE DE — (1883) : Bacille encapsulé, généralement en forme de diplobacille, non colorable par la méthode de Gram, donnant sur gélatine, lorsqu'il est ensemencé en strie, une culture en clou, porcelainée; non liquéfiant.

Friedreich (Nikolaus), (1825-1882), médecin allemand de Heidelberg, né à Wurtzbourg.

MALADIE DE — (1861) : Ataxie héréditaire.

PARAMYOCLONUS MULTIPLEX DE — : Affection caractérisée par des convulsions cloniques, plus rarement toniques, disséminées d'une façon ordinairement symétrique sur certains muscles des membres, du tronc, ou même de la face, sans que la force ni la coordination musculaires soient compromises.

SIGNE DE — : Consiste en un collapsus général diastolique des veines du cou qui se dégorgent rapidement. On le rencontre dans la symphyse cardiaque.

Frigothérapie (*frigus*, froid; θεραπεια, traitement). Méthode thérapeutique, consistant à placer dans des appareils frigorifiques à 100° ou 110° au-dessous de zéro, les membres inférieurs et le tronc, préalablement emmaillotés; la tête et le haut des épaules restent dehors. (Incorrect.)

Frina. Clou de Biskra.

Frisch (Anton Ritter, von), médecin allemand, né à Vienne en 1849.

BACILLE DE — (1882) : Bacille ressemblant au pneumobacille de Friedländer, et qui serait caractéristique du rhinosclérome.

Fritsch (Heinrich), accoucheur allemand, né en 1844.

SONDE DE — : V. sonde de Bozeman-Fritsch, page 73.

Frommann (Carl), (1831-1892), médecin allemand, né à Iéna.

STRIES DE — : Stries transversales qu'on aperçoit dans la branche verticale des croix latines de Ranvier.

Frommel (Richard), gynécologue allemand, de Munich, né à Augsbourg en 1854.

OPÉRATION DE — (1889) : Raccourcissement des ligaments utéro-sacrés par la voie abdominale. Contre la rétrodéviation.

Front olympien. Développement énorme du front.

Funiculite (*funiculus*, petite corde). Inflammation du cordon spermatique.

Fuliginosité (*fuligo*, suie). Enduit noir des lèvres, des dents, de la langue et des gencives, dans les fièvres graves.

Furfuracé (*furfur*, son). Qui ressemble à du son.

G

Gabarini, chirurgien italien, contemporain.

BOUTON DE — (1896) : Bouton de Murphy modifié.

Gabian (France, Hérault, près de Béziers). Eau minérale ferrugineuse.

Gadara (Syrie). Eaux sulfureuses.

Gadinique (*gadus morrhua*, morue).

ACIDE — : Acide gras, extrait de l'huile de foie de morue.

Gaïac. Arbre des îles d'Amérique, dont le bois du tronc et la résine sont employés comme stimulant, diaphorétique, antigoutteux et antirhumatismal. Le principe actif est l'acide gaïacique.

Gaïacène. Huile provenant de la distillation de la racine de gaïac, ou de l'acide gaïacique.

Gaïacine. Principe pur de la résine de gaïac.

Gaïacique.

ACIDE — : Acide se présentant sous la forme de cristaux, obtenu en traitant la résine de gaïac par l'alcool et la baryte.

Gaïacol. Principe de la créosote, obtenu par distillation de la résine de gaïac. Dose : o gr. 10 à o gr. 50 par jour.

Gaïacophosphal. Éther phosphoreux neutre du gaïacol ; contient 92 p. 100 de gaïacol et 7 p. 100 de phosphore organique assimilable. Corps cristallisé en paillettes blanches, soluble dans l'eau. Dose : 0^{gr},10 à 0^{gr},30 par jour.

Gaïaforme. Combinaison de l'aldéhyde formique avec le gaïacol ; résine jaune, sans odeur ni saveur, ayant les propriétés chimiques, physiques et thérapeutiques du créosoforme.

Gaïcyl. Anesthésique local, employé en solution hypodermique ; dérivé du gaïacol.

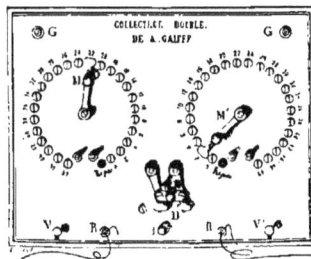

FIG. 150.
Collecteur double de L. GAIFFE.

Gaiffe (Ladislas-Adolphe), (1832-1887), constructeur de Paris.

COLLECTEUR DE — (1869) : Appareil servant à introduire progressivement dans un circuit 1, 2, 3, etc., éléments pris dans une portion quelconque d'une batterie (fig. 150).

Gaiffe (Georges), constructeur d'appareils électriques, de Paris, contemporain.

BATTERIE SIMPLE AU BISULFATE DE MERCURE DE — (1899) : Batterie dans laquelle toutes les connexions par fils sont remplacées par des barrettes de métal placées à l'extérieur et par suite en dehors de la portée des sels. Le montage et la réparation en sont très faciles.

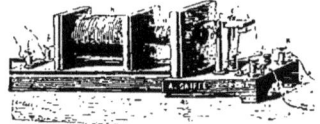

INTERRUPTEUR A PALETTE DE — (1881) : Interrupteur de courant pour appareil d'induction, donnant des intermittences très variables (60 à 3000 par minute); il est constitué par une lame de fer doux, mobile autour d'un axe horizontal. Le réglage de vitesse se fait par un levier (fig. 151).

FIG. 151.
Interrupteur à palette de G. GAIFFE.

RÉDUCTEUR DE POTENTIEL DE — (1893) : Résistance de réglage pour tous courants agissant en dérivation et par conséquent sur la différence de potentiel aux bornes du circuit d'utilisation; permet donc de partir du zéro absolu (fig. 152).

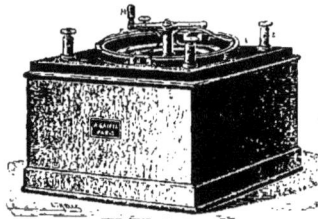

FIG. 152.
Réducteur de potentiel de G. GAIFFE.

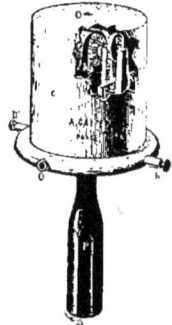

FIG. 153.
Vibrateur de G. GAIFFE.

VIBRATEUR DE — : Appareil permettant d'obtenir des vibrations; constitué par un plateau muni d'un manche et supportant un petit moteur électrique sur l'axe duquel est un excentrique; le moteur est recouvert d'une boîte métallique qui vient se fixer sur le plateau (fig. 153).

Gaillard Thomas, médecin gynécologue de New-York, contemporain.

OPÉRATION DE — : Réduction de l'utérus inversé, au moyen de manœuvres vaginales et intra-abdominales.

Gaine hypogastrique. Lame cellulo-fibreuse, souvent infiltrée de graisse, qui applique le tronc de l'hypogastrique et ses branches sur la paroi latérale et le plancher de l'excavation pelvienne ainsi que sur les viscères auxquels ces artères se distribuent. Elle est immédiatement sous-jacente au péritoine.

Galactocèle (γάλα, γάλακτος, lait ; κήλη, tumeur). Kyste de la mamelle renfermant du lait plus ou moins altéré (fig. 154).

Galactogogue (γάλα, γάλακτος, lait ; ἀγωγός, qui chasse). Qui détermine ou accélère la sécrétion du lait.

Galactomètre (γάλα, γάλακτος, lait ; μέτρον, mesure). Instrument destiné à mesurer la quantité de crème contenue dans le lait.

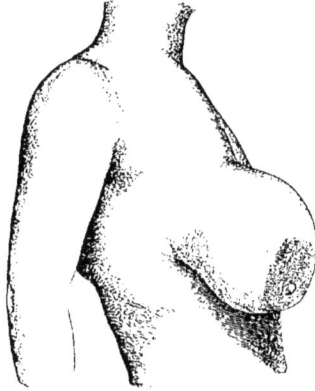

FIG. 154. — Galactocèle.

Galactophore (γάλα, γάλακτος, lait ; φόρος, qui porte). Petit instrument pourvu d'une tétine, pouvant se placer sur une bouteille quelconque et qui transforme la bouteille en biberon.

CANAL — : Canal excréteur de la glande mammaire.

Galactozymase (γάλα, γάλακτος, lait ; ζύμη, levure, ferment). (Béchamp). Matière albuminoïde du lait, capable de fluidifier l'empois d'amidon, sans le saccharifier.

Galbanum. Gomme-résine produite par le Bubon galbanum (Ombellifères). S'emploie surtout à l'extérieur et entre dans la composition du Diascordium, du Baume Fioravanti, du Diachylon gommé.

Galbiati, accoucheur napolitain.

OPÉRATION DE — (1824) : Pelvitomie bilatérale correspondant au milieu des trous obturateurs, avec symphyséotomie (fig. 155).

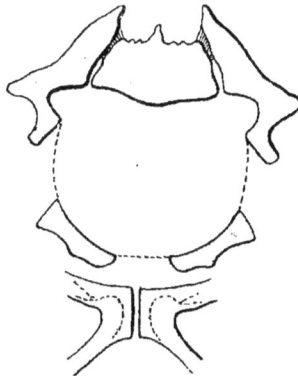

FIG. 155. — Opération de GALBIATI.

Galien (γαληνής, calme, doux). (131-200), médecin de Rome, sous Marc-Aurèle et Commode, né à Pergame (Asie Mineure), (fig. 156).

ANSE NERVEUSE DE — : Anastomose entre le nerf laryngé supérieur et le nerf laryngé inférieur à la face postérieure du larynx.

Cérat de — (Codex) :

    Cire blanche.................. 500gr
    Huile d'amande douce.. 500gr
    Eau distillée de rose.......... 500gr

Grande veine de — : Tronc commun des petites veines de Galien ; c'est un vaisseau cylindrique, volumineux, très court (1 centimètre), situé dans la partie moyenne de la fente de Bichat, entre le corps calleux et le cervelet ; se jette dans le sinus droit, à son extrémité antérieure.

Petites veines de — ou veines cérébrales internes : Naissent au niveau du trou de Monro, par la convergence de la veine choroïdienne, de la veine du corps strié et de la veine du septum lucidum ; se dirigent d'avant en arrière vers les tubercules quadrijumeaux, et s'unissent pour former la grande veine de Galien (fig. 157).

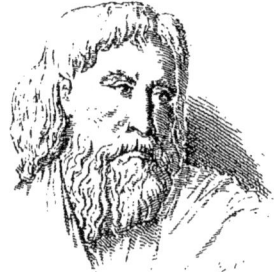

Fig. 156. — Galien (131-200).

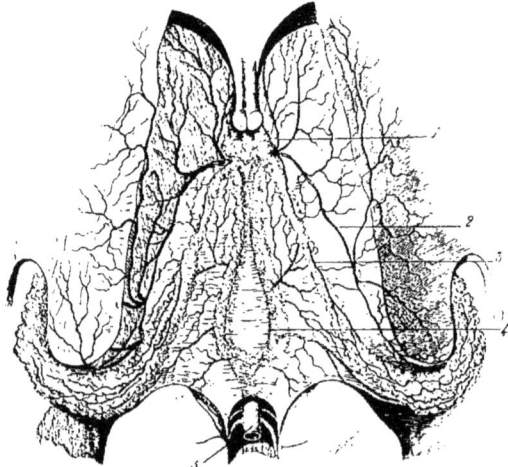

Fig. 157. — Petites veines de Galien (Charpy).

1, veine du septum lucidum ; 2, veine du corps strié ; 3, veines choroïdiennes ; 4, petites veines de Galien ; 5, grande veine de Galien.

Système de la veine de — : Système veineux formé par l'ensemble des deux petites veines de Galien et du tronc commun qui les réunit, ou grande veine de Galien.

Veine de — : Veine du bord droit du cœur. Décrite par Lanth et Krause, sous le nom de petite coronaire.

Veines de — : Nom générique donné aux petites veines coronaires accessoires. V. Veines innominées de Vieussens.

Veines de — : Veines cérébrales profondes ou ventriculaires.

Galilée (1564-1642), mathématicien, physicien et astronome italien, né à Pise.

Lunette de — : Instrument d'optique servant à donner une image grossie d'objets éloignés. Deux lunettes accouplées constituent la jumelle. Les lorgnettes de spectacle sont des lunettes de Galilée.

Galli, médecin italien du xixᵉ siècle.

Tube de — : Petit tube de plomb, dans lequel on fait passer les deux extrémités d'un fil de suture en argent, et que l'on écrase sur les branches de ce fil pour en assurer le maintien.

Galliot.

Point de — : Situé dans la région fessière, à l'intersection d'une ligne horizontale passant à deux travers de doigt au-dessus du grand trochanter et d'une ligne verticale séparant le tiers interne de la fesse de ses deux tiers externes. Point recommandé pour les injections de sels de mercure.

Galvani (Aloisio), (1737-1798), physicien et médecin italien de Bologne, né à Bologne.

Expérience de — : Contraction provoquée dans les membres postérieurs d'une grenouille lorsque le nerf sciatique étant mis à nu on touche simultanément ce nerf et les muscles par un arc métallique formé de deux métaux différents soudés bout à bout.

Galvanisme. Ensemble des propriétés du courant galvanique.

Galvanocaustique thermique. Méthode chirurgicale basée sur l'emploi de la chaleur développée par le passage du courant électrique, pour sectionner ou cautériser les tissus.

Galvanocaustique chimique. Méthode électrothérapique utilisant les propriétés polaires du courant continu pour cautériser certains tissus.

Galvanocautère. Cautère dans lequel l'incandescence d'un fil de platine est produite par le passage d'un courant électrique.

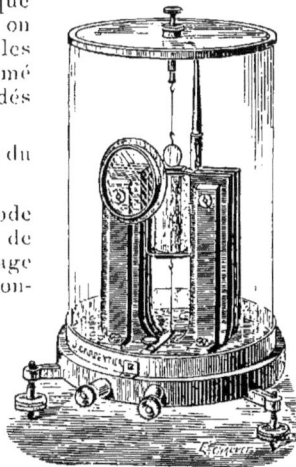

Fig. 158. — Galvanomètre.

Galvanomètre. Appareil destiné à mesurer l'intensité d'un courant électrique. Il est basé sur l'action réciproque des courants sur les aimants. Le plus employé est le galvanomètre Deprez-d'Arsonval, dans lequel le courant est mobile et l'aimant fixe ; il est *apériodique* (fig. 158).

Galvanoplastie (πλάσσειν, façonner). Opération qui consiste à recouvrir un objet d'une couche de métal, obtenue par la décomposition électrolytique d'une solution de ce métal.

Galvanopuncture (*pungo, punctum*, piquer). Méthode thérapeutique qui consiste à faire passer un courant électrique dans les tissus, à l'aide d'aiguilles ou de trocarts spéciaux (a été employé pour les anévrysmes et certaines tumeurs comme les fibromes utérins).

Galvanotaxie (τάξις, arrangement, disposition). Action exercée par un courant électrique sur l'orientation des mouvements du protoplasme.

— NÉGATIVE : S'applique aux cellules qui s'éloignent du trajet du courant ou des pôles.

— POSITIVE : S'applique aux cellules qui s'accumulent sur le trajet du courant ou se dirigent vers l'un des pôles.

Galvanothérapie (θεραπεία, traitement). Méthode de traitement par le galvanisme.

Galvanotropisme (τρέπω, tourner). Galvanotaxie.

Gammacisme. Vice de prononciation portant sur le Gue et le K.

Gangliite (γάγγλιον, ganglion) (F. Siredey). V. Adéno-lipomatose symétrique.

Ganglion (γάγγλιον, ganglion). Corpuscule de forme variée, de dimensions allant depuis une grosse tête d'épingle jusqu'à un haricot et plus, à contours nettement limités, que l'on rencontre soit sur le trajet des vaisseaux lymphatiques (ganglions lymphatiques), soit sur le trajet de certains nerfs (ganglions nerveux).

— CILIAIRE : Ganglion ophtalmique.

— GÉNICULÉ (*geniculatus*, coudé). Ganglion nerveux, situé dans l'aqueduc de Fallope, au niveau du premier coude du facial ; reçoit le nerf de Wrisberg et donne naissance à deux petits filets : le grand pétreux superficiel et le petit pétreux superficiel.

— INTER-CAROTIDIEN : Petit corpuscule de forme ovoïde, à grand axe vertical, situé non entre les deux branches de bifurcation de la carotide primitive, comme l'a décrit Haller en 1762, mais derrière ces branches de bifurcation (Rieffel).

— JUGULAIRE : Petite masse ovoïde de 4 à 6 millimètres de haut, situé sur le trajet du pneumogastrique, dans le trou déchiré postérieur.

— OPHTALMIQUE OU CILIAIRE : Petit ganglion de 2 millimètres de longueur sur 1 millimètre de hauteur, transversalement aplati, accolé à la face externe du nerf optique, à l'union de son tiers postérieur avec ses deux tiers antérieurs. A trois racines : racine sensitive, vient du nasal, branche de l'ophtalmique de Willis; racine motrice, vient de la branche du moteur oculaire commun destinée au petit oblique; racine sympathique, vient du plexus caverneux.

— OTIQUE : Ganglion d'Arnold. V. Arnold, page 34.

— PLEXIFORME : Ganglion fusiforme de 2 à 3 cent. de long, situé sur le trajet du pneumogastrique, à sa sortie du crâne.

— SOUS-MAXILLAIRE : Petit renflement ovoïde, situé entre la glande sous-maxillaire et le nerf lingual auquel il est annexé.

— SPHÉNO-PALATIN : Ganglion de Meckel. V. Meckel, page 373.

— SUBLINGUAL : Petit ganglion découvert par Blandin, situé entre le nerf lingual auquel il est rattaché et la glande sub-linguale où se jettent ses branches efférentes.

Gangolphe, chirurgien de Lyon, contemporain.

SIGNE DE — : Signe objectif de l'étranglement interne : dans les parties déclives de l'abdomen, existe. un épanchement séro-hématique, qui se révèle, dans les flancs, par de la matité ou de la submatité, et que l'on peut constater dans le petit bassin, directement par le toucher rectal ou vaginal.

Gangrène (γάγγραινα, pourriture). Mortification locale des tissus.

— BLANCHE (Quesnay) : Gangrène cutanée, caractérisée par ce fait que la partie atteinte offre une couleur blanc de lait.

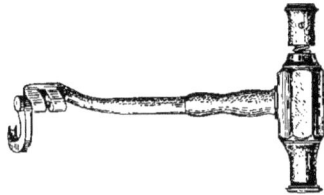

FIG. 159. — Clef de GARENGEOT.

— GAZEUSE : Gangrène des tissus avec infiltration gazeuse due à un bacille anaérobie.

— HUMIDE : Gangrène des tissus avec infiltration de liquide.

— SÈCHE : Gangrène des tissus qui se dessèchent et se momifient, par oblitération artérielle.

— SYMÉTRIQUE DES EXTRÉMITÉS : Maladie de Raynaud.

Garampazzi, chirurgien italien, contemporain.

BOUTON DE — (1897) : Bouton de Murphy modifié.

Garengeot (René-Jacques CROISSANT DE), (1688-1759), chirurgien de Paris, né à Vitré (Bretagne).

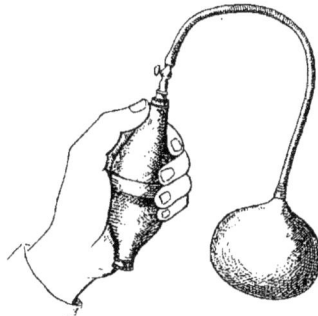

FIG. 160. — Pessaire de GARIEL.

CLEF DE — : Instrument pour l'extraction des dents (fig. 159).

Gariel (Maurice) (1812-1878), médecin de Paris, né à Avallon (Yonne).

PESSAIRES DE — : Variété de pessaires en caoutchouc creux insufflable. Il en existe deux variétés principales :

1° le pessaire en forme d'anneau ;

2° le pessaire en forme de poire dans lequel on insuffle l'air après l'avoir préalablement mis en place (fig. 160).

Garrod, médecin anglais.

PROCÉDÉ DE — (1848) ou PROCÉDÉ DU FIL : Sert à démontrer la présence de l'acide urique dans le sang des goutteux. Prendre 4 à 8 grammes de sérum sanguin (fournis par une ventouse scarifiée ou une piqûre) ; mettre ce sérum dans une capsule, y ajouter 6 à 8 gouttes d'acide acétique ordinaire, titrant 28 p. 100 ; placer dans la capsule deux ou trois brins de fil de 3 centimètres de long environ ; placer la capsule dans un endroit frais où la putréfaction ne se produira pas et laisser le sérum s'évaporer jusqu'à mi-siccité ; passer les fils à l'eau pour dissoudre les cristaux de phosphate ammoniaco-magnésien qui ont pu se former ; examiner enfin les fils sous le microscope où l'on voit les cristaux d'acide urique adhérents aux fils.

Garrot. Lien hémostatique circulaire (Morel, de Besançon, 1674), serré au moyen d'un bâton que l'on fait tourner, pour tordre les deux chefs du lien (fig. 161).

Gärtner.

CANAL DE — : Conduit, développé chez les solipèdes (vache), situé de chaque côté de l'utérus et du vagin, et allant du ligament large au voisinage du méat urinaire. Persiste, chez la femme, à l'état de vestige, principalement au niveau du col, et le long des parois latérales du vagin (les kystes gartnériens sont développés à ses

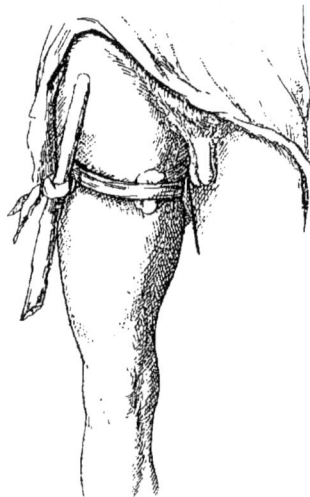

Fig. 161. — Garrot.

dépens). Représente l'extrémité inférieure du canal de Wolff. A pour homologue, chez l'homme, le canal déférent.

Garus, pharmacien hollandais du xvii° siècle.

ALCOOLAT DE — (Codex) :

Aloès...........................	5ᵍʳ
Myrrhe........................	2ᵍʳ
Girofle........................	5ᵍʳ
Muscade.......................	10ᵍʳ
Cannelle de Ceylan...........	20ᵍʳ
Safran........................	5ᵍʳ
Alcool à 80°..................	5000ᵍʳ

ÉLIXIR DE — (Codex) :

Alcoolat de Garus.................	1 000^{gr}
Vanille......................	1^{gr}
Safran.....................	0^{gr}.50
Capillaire....................	20^{gr}
Eau bouillante.................	500^{gr}
Eau de fleur d'oranger........	200^{gr}
Sucre......................	1 000^{gr}

Stomachique.

Gasser (1505-1577), chirurgien allemand.

GANGLION DE — : Ganglion du trijumeau logé dans le cavum de Meckel.

Gastralgie (γαστήρ, estomac ; ἄλγος, douleur). Douleur stomacale.

Gastrectomie (γαστήρ, estomac ; ἐκτομή, excision). Résection de l'estomac.

— ANNULAIRE : Gastrectomie cylindrique, portant sur le corps même de l'estomac.

— ATYPIQUE : Gastrectomie partielle, dans laquelle la résection n'intéresse pas toute la circonférence de l'estomac.

— CARDIO-GASTRIQUE : Gastrectomie partielle, dans laquelle un segment de l'estomac et un segment du cardia sont enlevés.

— CYLINDRIQUE : Gastrectomie partielle, dans laquelle on enlève un segment circulaire de l'estomac.

— PARTIELLE : Ablation d'une partie de l'estomac.

— PYLORO-GASTRIQUE : Gastrectomie partielle, dans laquelle un segment de l'estomac et un segment du pylore sont enlevés.

— TOTALE : Ablation de la totalité de l'estomac.

Gastrite (γαστήρ, estomac). Inflammation de la muqueuse stomacale.

Gastro-anastomose. Gastro-gastrostomie.

Gastrocèle (γαστήρ, estomac ; κήλη, hernie). Hernie de l'estomac.

Gastrocnémiens (γαστήρ, estomac ; κνήμη, jambe). Nom donné aux muscles jumeaux.

Gastrodiaphanie (γαστήρ, estomac ; διαφάνεια, transparence). Éclairage intra-stomacal, au moyen d'une lampe électrique qu'on introduit dans la cavité de l'estomac préalablement remplie d'eau : le malade étant placé dans une chambre noire, l'estomac se dessine en rouge clair sur la paroi abdominale.

Gastro-diaphanoscope (γαστήρ, estomac ; διαφάνεια, transparence ; σκοπεῖν, examiner). Instrument destiné à pratiquer la diaphanoscopie de l'estomac.

Gastro-duodénostomie (γαστήρ, estomac ; *duodenum*, duodénum ; στόμα, bouche). (Jaboulay, 1892). Établissement d'une anastomose entre l'estomac et le duodénum.

Gastro-entérite (γαστήρ, estomac ; ἔντερον, intestin). Inflammation simultanée des muqueuses de l'estomac et de l'intestin.

Gastro-entérostomie (γαστήρ, estomac ; ἔντερον, intestin ; στόμα, bouche) (Wölfler, 1881). Abouchement de l'extrémité supérieure du jéjunum à l'estomac. « L'opération a été conçue par Nicoladini et exécutée par Wölfler, le 28 septembre 1881. Ce dernier venait de faire une laparotomie pour extirper un cancer de l'estomac et, constatant que la tumeur était inopérable, allait refermer le ventre lorsque Nicoladini, qui assistait à l'opération, lui donna l'idée, tout en laissant le cancer en place, d'anastomoser l'intestin à l'estomac, de manière à rétablir le cours des matières.» (Terrier et Hartmann). L'idée première de l'anastomose intestinale appartient à Maisonneuve.

Gastro-entérostomie en Y. Gastro-entérostomie dans laquelle l'intestin est complètement sectionné ; le bout inférieur est anastomosé directement avec l'estomac ; le bout supérieur est abouché latéralement sur le bout inférieur. Il en résulte que le jéjunum, à sa naissance, représente schématiquement la figure d'un Y. Ce procédé, déjà imaginé par Wölfler (1883), a été surtout vulgarisé par Roux de Lausanne (1897) (fig. 162).

Gastro-entérostomie postérieure par implantation (Roux de Lausanne). Gastro-entérostomie en Y.

Gastro-gastrostomie (Wölfler, 1895). Établissement, entre les deux poches d'un estomac en bissac, d'une anastomose, suivant un procédé identique à celui de la gastro-entérostomie.

Gastromèle (γαστήρ, estomac ; μέλος, membre). Malformation consistant dans la présence d'un ou de deux membres accessoires sur l'abdomen.

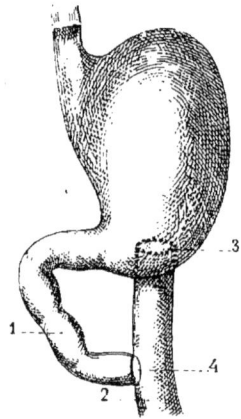

FIG. 162.
Gastro-entérostomie en Y.

1. duodénum ; 2. bout inférieur anastomosé directement avec l'estomac 3 et recevant l'extrémité inférieure du bout supérieur 4.

Gastropexie (γαστήρ, estomac ; πήγνυμι, fixer). Fixation chirurgicale de l'estomac ; cette fixation se fait ordinairement au niveau de la paroi abdominale.

Gastroplastie (γαστήρ, estomac, πλάσσειν, façonner). Opération pratiquée sur l'estomac et destinée à faire disparaître un rétrécissement de cet organe (estomac en sablier). Elle consiste essentiellement à inciser l'estomac suivant son grand axe, au niveau du point rétréci, et à réunir ensuite transversalement les deux lèvres de la plaie.

Gastroplication (Bircher, d'Aaran, 1891). Opération qui consiste à plisser la paroi d'un estomac dilaté.

Gastroptose (γαστήρ, estomac ; πτῶσις, chute), (Glénard, 1885). Abaissement en masse de l'estomac.

Gastrorrhagie (γαστήρ, estomac ; ῥαγή, rupture). Hémorrhagie intra-stomacale.

Gastrorrhaphie (γαστήρ, estomac; ῥαφή, suture). Suture de l'estomac; autrefois, suture de la paroi abdominale. Est aussi
synonyme de gastroplication.

Gastrorrhée (γαστήρ, estomac; ῥεῖν, couler). Expulsion abondante et
fréquente de liquides stomacaux.

Gastroscope (γαστήρ, estomac; σκοπεῖν, examiner). Appareil analogue au cystoscope et destiné à examiner l'intérieur de
l'estomac sur le vivant. Mikulicz (1881) a fait construire le
premier appareil de ce genre.

Gastroscopie (γαστήρ, estomac; σκοπεῖν, examiner). Examen de
l'intérieur de l'estomac au moyen du gastroscope.

Gastrostomie (γαστήρ, estomac; στόμα, bouche). Création chirurgicale d'une bouche dans la paroi stomacale.

Gastro-succorrhée (γαστήρ, estomac; *succus*, sève, suc; ῥεῖν, couler).
Hypersécrétion du suc gastrique s'accompagnant de dilatation
de l'estomac. Syn. : Maladie de Reichmann. (Incorrect.)

Gastrotome (γαστήρ, estomac; τέμνειν, couper). Instrument de
médecine vétérinaire qui sert à évacuer les gaz de l'estomac
des ruminants en cas de météorisme.

Gastrotomie (γαστήρ, estomac; τομή, section). Ouverture chirurgicale de l'estomac. Jadis, ouverture de la cavité abdominale.

Gastroxie. Gastroxynsis.

Gastroxynsis. Rossbach (1884), puis Lépine (1885) ont décrit sous
ce nom une névrose paroxystique de l'estomac, caractérisée
par de la céphalée d'une part et de l'hypersécrétion gastrique
d'autre part. Synonyme : Gastroxie.

Gastrula (γαστήρ, estomac). Forme particulière de l'œuf succédant
à la blastula. Celle-ci est une vésicule constituée par une

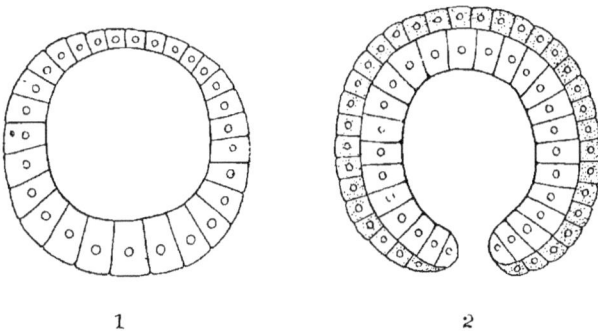

1   2
FIG. 163. — Gastrula.
1, Blastula ; 2. Gastrula.

cavité centrale, remplie de liquide et une rangée de cellules
périphériques qui sont les cellules de segmentation. L'hémisphère inférieur de la vésicule s'invagine peu à peu vers

l'hémisphère supérieur, le liquide central disparaît et bientôt les cellules de l'hémisphère inférieur viennent s'accoler aux cellules de l'hémisphère supérieur. Il y a eu invagination en doigt de gant. L'aspect de l'embryon est alors celui d'une coupe dont les parois sont l'une externe, répondant à l'hémisphère supérieur de la blastula; l'autre interne, répondant à l'hémisphère inférieur invaginé. L'ouverture se rétrécit peu à peu, et, de l'aspect d'une coupe, l'embryon passe à celui d'un ovoïde ouvert à l'un des pôles : c'est la gastrula, c'est-à-dire un sac à double paroi, délimitant une cavité qui est la cavité gastrique primitive. La paroi externe de la gastrula porte le nom d'ectoderme ; la paroi interne, celui d'endoderme (fig. 163).

Gaveurs de pigeons.

Maladie des — : Aspergillose pulmonaire. V. Aspergillus fumigatus, page 35.

Gay-Lussac (Louis-Joseph), (1778-1850), chimiste et physicien de Paris, né à Saint-Léonard (Limousin).

Baromètre de — : Baromètre à siphon portatif, d'une grande exactitude.

Gegenbaur (Carl), anatomiste allemand, contemporain, de Heidelberg, né à Wurtzbourg en 1826.

Ostéoblastes de — ou cellules ostéogènes : Éléments médullaires différenciés d'où proviennent les cellules osseuses.

Geissler (Heinrich), (1814-1879), mécanicien et physicien allemand, né à Igelsbrich (Saxe-Meiningen).

Machine pneumatique a mercure de — : Machine en forme de baromètre, inventée par cet auteur, dans laquelle le mercure montant et descendant dans la chambre barométrique fait fonction d'un piston se mouvant dans un corps de pompe.

Tube de — : Tube de verre dans lequel on fait le vide et contenant des substances solides ou liquides fluorescentes ; il est muni de deux électrodes, et s'illumine de couleurs variables suivant les substances contenues quand on y fait passer une décharge électrique.

Gellé, auriste de Paris, contemporain.

Épreuve de — : Destinée à diagnostiquer la mobilité de l'étrier dans la fenêtre ovale. Application du diapason vertex : détermination de pressions successives sur la membrane du tympan et, par suite, sur l'étrier, au moyen du spéculum de Siegle. A l'état normal, le son est interrompu à chaque pression, l'étrier s'enfonçant dans la fenêtre ovale ; si l'étrier est ankylosé, il ne peut s'enfoncer ; par suite, les pressions n'interrompent pas la continuité du son.

Gélose. Substance contenue dans une algue nommée agar, servant à la préparation de milieux de culture solides. Elle se liquéfie par la chaleur et se solidifie en gelée par refroidissement.

Gelsemium ou **Geselmium sempervirens**, jasmin jaune de la Caroline.

Teinture de — : La teinture se fait avec la racine ; l'extrait est obtenu de la teinture. S'emploie contre les névralgies, particulièrement contre les névralgies faciales.

Gély, médecin de Nantes.

Sonde de — : Sonde uréthrale à grande courbure ; la courbure de la sonde représente toujours le tiers d'un cercle,

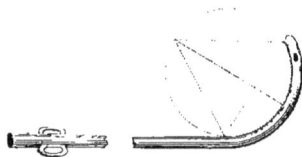

Fig. 164. — Sonde de Gély.

dont le diamètre varie entre 10 et 13 centimètres, constituant ainsi une série de numéros variables (fig. 164).

Geneste, Herscher, constructeurs de Paris, contemporains.

Appareils de — : Appareils servant à la stérilisation sous pression, de 120° à 130°.

Géni (γένειον, menton).

Apophyses — : Petites saillies osseuses, au nombre de quatre, situées à la face postérieure de la symphyse du menton ; les deux supérieures donnent insertion aux muscles génio-glosses ; les deux inférieures, aux génio-hyoïdiens.

Génie épidémique. Ensemble des conditions telluriques qui expliqueraient les caractères spéciaux que les maladies épidémiques et endémiques peuvent présenter dans leurs apparitions successives.

Génioplastie (γένειον, menton ; πλάσσειν, façonner). Autoplastie des pertes de substance du menton.

Gennari.

Raie de — : Ruban rayé de Vicq d'Azyr. V. Vicq d'Azyr.

Génoplastie (gena, joue ; πλάσσειν, façonner). Restauration autoplastique de la joue (Incorrect).

Géno-sous-maxillaire.

Voie — : (Maunoury, Verneuil.) Incision partant de la commissure buccale, descendant dans la région sous-maxillaire. longeant le bord inférieur de la mâchoire et remontant un peu derrière la branche montante du maxillaire. Permet l'accès dans la bouche et dans le pharynx, en respectant le maxillaire.

Genseng. Nom chinois du *Panax quinquefolium* (Ombellifère), plante employée en Asie comme tonique et stimulante.

Gensoul (Joseph) (1797-1858), chirurgien de Lyon, né à Lyon.

Procédé de — : Procédé rapide d'énucléation des lipomes sous-cutanés : introduire la longue lame d'un bistouri, le tranchant à plat, au-dessous du lipome, que l'on détache le plus possible des plans profonds avec les doigts, retourner le tranchant en haut et inciser d'un coup tumeur et peau : la tumeur est ainsi divisée en deux parties qu'on énucléé.

INCISION DE — (1827) : dans l'ablation du maxillaire supérieur, opération que Gensoul a décrite, exécutée et préconisée le premier en France; Lizart l'avait pratiquée en Angleterre peu avant lui. Pour aborder le maxillaire, Gensoul pratiquait 3 incisions : une verticale allant de l'angle interne de l'œil au bord libre de la lèvre au niveau de la canine; une seconde verticale, parallèle à la première, commençant au niveau de l'angle externe de l'œil et en dehors du bord orbitaire pour finir en un point de la joue situé au niveau du lobule de l'oreille; une troisième, horizontale, partant de la première à la base du nez et joignant l'extrémité antérieure de la seconde.

Genu recurvatum (*genu*, genou; *recurvatus*, recourbé). Déformation congénitale ou acquise du genou, caractérisée par la formation d'un angle ouvert en avant, entre la jambe et la cuisse, qui ne sont plus en rectitude.

Genu valgum (*genu*, genou; *valgus*, tourné en dehors). Difformité caractérisée par une incurvation en dehors du membre inférieur.

Genu varum (*genu*, genou; *varus*, tourné en dedans) : Difformité caractérisée par une incurvation en dedans du membre inférieur.

Géophagie (γῆ, terre; φαγεῖν, manger). Action de manger de la terre.

Gérard-Marchant, chirurgien de Paris, contemporain.

PROCÉDÉ DE — (1890) OU RECTOPEXIE POSTÉRIEURE : Contre le prolapsus du rectum : Incision ano-coccygienne; découverte de la tunique musculeuse du rectum; plissement transversal du rectum déterminé par des points de suture longitudinaux placés en série; fixation du rectum aux plans profonds voisins, et, en particulier, au coccyx.

Gerdy (Pierre-Nicolas) (1797-1856), chirurgien français de Paris, né à Loches (Aube).

ANSE INTER-AURICULAIRE DE — : Faisceau ansiforme musculaire de la cloison inter-auriculaire qui part de la partie antérieure du sillon auriculo-ventriculaire et aboutit en arrière au point diamétralement opposé.

FONTANELLES DE — : Fontanelles accessoires et inconstantes, siégeant au voisinage du lambda.

TUBERCULE DE — OU DU JAMBIER ANTÉRIEUR : Tubercule situé au côté externe de l'extrémité supérieure du tibia, sur lequel s'insèrent quelques fibres du jambier antérieur et surtout l'aponévrose fémorale.

Gerhardt (Charles-Frédéric), (1816-1856), chimiste de Paris, né à Strasbourg.

RÉACTION DE — : Sert à reconnaître la présence de l'acide diacétique dans l'urine; il suffit de verser quelques gouttes d'une solution de perchlorure de fer dans l'urine, qui prend une couleur rouge, semblable à celle du vin de Bourgogne, si elle contient de l'acide diacétique.

Gerlach (Joseph von), (1820-1896), anatomiste allemand.

AMYGDALE DE — OU AMYGDALE TUBAIRE : Amas de follicules clos qu'on rencontre, chez l'enfant, à la partie moyenne de la trompe fibro-cartilagineuse.

BOURRELET ANNULAIRE DE — : Bande circulaire de tissu conjonctif qui maintient la membrane du tympan dans la rainure du cercle tympanal.

MÉTHODE DE — : Procédé de coloration des prolongements nerveux des cellules et des fibres nerveuses du système nerveux central :
Fixer les fragments avec le bichroma'e de potasse ou le liquide de Müller; les sectionner perpendiculairement à leur axe et colorer pendant un temps assez long les coupes avec une solution très diluée de carmin ammoniacal.
Pour les centres nerveux : durcir la moelle 15 à 20 jours dans du bichromate d'ammoniaque à 2 p. 100; faire des coupes. les laisser 10 à 12 heures dans une solution de chlorure double d'or et de potassium à 1 p. 10 000, avec quelques gouttes d'acide chlorhydrique. Laver à l'acide chlorhydrique à 1 p. 2 000, mettre 10 minutes dans un mélange de 1 p. 1000 de HCl, passer à l'alcool absolu et essence de girofle.
RÉSEAU DE — : Réseau formé par les prolongements protoplasmiques des cellules nerveuses anastomosées entre elles.
THÉORIE DE — (1871) : Les cellules nerveuses s'anastomosent entre elles, par l'intermédiaire des ramifications de leurs prolongements protoplasmiques.
VALVULE DE — : Valvule incomplète, située à l'orifice de l'appendice dans le cæcum.

Gerlier, médecin français, contemporain.

MALADIE DE — : Vertige paralysant, caractérisé par des troubles de la vision, des parésies momentanées, des douleurs spinales; s'observe chez les vachers.

Gérodermie (γέρων, vieillard ; δέρμα, peau). Entité clinique morbide appartenant au groupe des maladies par dystrophie. Le visage du gérodermique a une teinte de vieille cire, il est rugueux, flasque ; le front est bas, les sillons naso-géniens sont creux, les oreilles en anse (masque gérodermique) ; les mains et les pieds gros, le tarse volumineux font contraste avec des proportions générales infantiles ; le ventre, les fesses, les seins sont mous et pendants ; les cheveux ont une teinte indécise.

Giacomini (Carlo), (1841-1898), anatomiste de Turin, né à Turin.

BANDELETTE DE — : Extrémité antérieure du corps godronné : c'est une petite bandelette de couleur grise, d'aspect gélatineux, large d'un millimètre à un millimètre et demi.

Gianuzzi, anatomiste italien.

CROISSANTS DE — (1865) : Groupe de 3 ou 4 cellules ayant à la coupe l'aspect d'un croissant, qu'on rencontre dans certaines glandes salivaires et en particulier dans la glande sous-maxillaire, entre les cellules muqueuses et la paroi de l'acinus.

Gibbon.

HYDROCÈLE DE — : Hydrocèle avec hernie volumineuse.

Gibbosité (*gibbus*, bossu). Saillie osseuse anormale de la cage thoracique.

Gibert (Camille-Melchior), (1797-1866), médecin de Paris, né à Paris.

PITYRIASIS DE — : Pityriasis rosé. Syn. : Roséole squameuse, roséole pseudo-syphilitique (Fournier).

SIROP DE — : Sirop d'iodure ioduré de mercure.

Biiodure de mercure...............	1ᵍʳ
Iodure de potassium........	50ᵍʳ
Eau distillée...................	50ᵍʳ
Sirop de sucre...................	2 400ᵍʳ

Une cuillerée à soupe représente 1 centigramme de biiodure et 5 centigrammes d'iodure.

Gigantisme (γίγας, géant). Excès de développement du système osseux et des viscères.

Gill Wylie, chirurgien américain, contemporain.

OPÉRATION DE — (1889) : Raccourcissement intra-abdominal des ligaments ronds qui sont pliés en leur milieu, avivés sur face concave, et suturés par trois points.

Gilles de la Tourette, médecin de Paris, contemporain.

MALADIE DE — : Incoordination motrice, avec écholalie et coprolalie.

Gimbernat (don Antonio de), chirurgien espagnol, de Barcelone et de Madrid, de la fin du XVIIIᵉ siècle.

LIGAMENT DE — : Plan fibreux triangulaire, situé au-dessous et en dehors de l'insertion de l'arcade de Fallope à l'épine pubienne, et paraissant formé par une inflexion des fibres inférieures de cette arcade qui vont s'entre-croiser avec d'autres fibres venues en sens inverse des parois du bassin. Ainsi se trouve constitué un plan triangulaire dont un côté répond à la crête pectinéale, sur une longueur de 15 à 20 millimètres, le second à l'arcade et dont la base libre constitue une arête falciforme tournée en dehors et en arrière, vers les vaisseaux cruraux. Le sommet est à l'épine du pubis. Sur le sujet debout, ce plan est presque horizontal et présente ainsi deux faces : l'une postéro-supérieure, l'autre antéro-inférieure. Gimbernat considérait ce plan fibreux comme un simple repli du tendon du grand oblique, et Nicaise a proposé de l'appeler faisceau pectinéal du grand oblique.

Giraldès (Cardozo-Cazado-Joachim-Albin), (1808-1875), chirurgien de Paris, né au Porto (Portugal).

ORGANE DE — ou CORPS INNOMINÉ DE — (1861) : Petit organe de 12 à 14 millimètres de diamètre en moyenne, de couleur blanc-jaunâtre, situé presque immédiatement au-dessus de la tête de l'épididyme, à la partie antérieure du cordon. Vestige de la partie inférieure du corps de Wolff; homologue du parovarium (fig. 165, 3).

Girard, chirurgien de Berne, contemporain.

> PROCÉDÉ DE — (1888) : Dans la gastrostomie. Semblable à celui de von Hacker avec cette modification : Les fibres du droit ne sont pas simplement réclinées, mais entrecroisées en forme de 8, de manière à former une sorte de sphincter constricteur.

Githagisme. Intoxication provoquée par la nielle des blés (*agrostemma githago*).

Glabelle (*glabellus*, de *glaber*, sans poil). Point le plus saillant de la bosse sus-nasale. V. p. 36, figure 18, 4.

Gland (*glans, glandis*, gland). Extrémité du pénis, recouverte d'une muqueuse, et séparée du reste de l'organe par un sillon, le sillon balano-préputial, autour duquel vient s'insérer le prépuce. Se dit aussi de la portion homologue du clitoris.

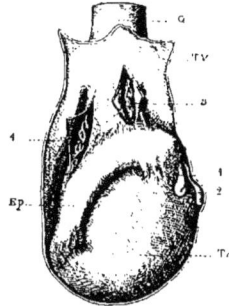

FIG. 165. — Organe de GIRALDÈS. Débris embryonnaires annexés au testicule (demi-schématique). (TESTUT.)

Te, testicule ; Ep, épididyme ; C, cordon ; Tv, tunique vaginale ; 1, hydatide sessile de Morgagni ; 2, hydatide pédiculée de Morgagni ; 3, corps innominé de Giraldès ; 4, vas aberrans de Haller.

Glande (*glans, glandis*, gland). Organe constitué par un amas d'éléments épithéliaux sécréteurs, disposés sur une charpente de tissu conjonctif.

> — EXCRÉMENTITIELLE (*excrementum*, excrétion) : Glande dont la sécrétion a pour but de débarrasser l'organisme des produits de déchet (glande sudoripare).

> — EXCRÉMENTO-RÉCRÉMENTITIELLE : Glande à la fois excrémentitielle et récrémentitielle.

> — RÉCRÉMENTITIELLE (*recrementum*, ordure, excrément) : Glande dont les produits de sécrétion sont résorbés après avoir accompli des actes utiles à l'organisme (glande salivaire).

> — TYMPANIQUE : Petite masse ganglionnaire rougeâtre, située sur le trajet du nerf de Jacobson, dans le canal de Jacobson, et qui serait, d'après W. Krause (1878), une glande vasculaire sanguine.

Glandes de la zone du pylore. Glandes de Brunner. V. Brunner, page 82.

Glaser (Jean-Henri), (1629-1675), anatomiste de Bâle, né à Bâle.

> SCISSURE DE — OU FISSURE PÉTRO-TYMPANIQUE : Sillon que l'on voit sur la face externe de l'os temporal, au fond de la cavité glénoïde. N'est autre chose que le dernier vestige, chez l'adulte, de la séparation originelle des portions tympanique et écailleuse du temporal.

Glauber (Johann-Rudolf), (1604-1668), chimiste allemand, né à Carlstadt.

Sel de — (1653) : Sulfate de soude.

Glaucome (γλαύκωμα, glaucome, de γλαυκός, vert). Maladie de l'œil, caractérisée par une diminution rapide et considérable de la vision, avec rétrécissement du champ visuel, une augmentation de consistance du globe de l'œil, de la mydriase avec teinte verte de la pupille.

Glénard (Frantz), médecin français, contemporain.

Sangle de — : Ceinture abdominale en tissu élastique, constituée par une sangle plate, à bords rectilignes, comprimant l'hypogastre, embrassant les trochanters, munie au besoin de fortes pelotes pour assurer la compression des fosses iliaques par la ceinture. Le bord inférieur suit exactement le bord supérieur du pubis, les plis inguinaux, et rejoint la cambrure lombaire, en passant au niveau de l'extrémité supérieure du grand trochanter ; le bord supérieur forme une ligne horizontale passant à un travers de doigt au-dessous de l'ombilic ; les deux bords sont séparés l'un de l'autre, au niveau des hanches, par un intervalle de 7 centimètres. La ceinture est toujours munie de sous-cuisses dont le point de fixation antérieure est en face des anneaux inguinaux, et dont le point postérieur est situé au niveau de la crête iliaque, à 10 centimètres en arrière de l'épine iliaque antérieure (fig. 166).

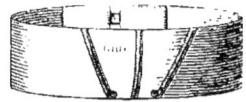

Fig. 166. — Sangle de Glénard.

Maladie de — : Entéroptose.

Glénoïde (γλήνη, emboîture des os ; εἶδος, forme). Cavité articulaire peu profonde.

Gley, physiologiste de Paris, contemporain.

Glandules de — : Glandules parathyroïdiennes accessoires.

Gliome (γλία, colle). Tumeur d'apparence colloïde, développée dans le cerveau ou la rétine.

Glisson (François), (1596-1677), médecin anglais d'Oxford, né à Rampisham, comté de Dorset.

Capsule de — (1654) : Enveloppe mince et fibreuse du foie, qui, au niveau du hile, se réfléchit sur la veine porte, l'artère hépatique, les canaux biliaires et pénètre avec ces différents conduits dans l'épaisseur même de la substance hépatique. A ces prolongements intra-glandulaires de la capsule de Glisson, on donne souvent, en raison de leur forme, le nom de prolongements tubuleux de la capsule de Glisson.

Globularétine. Substance provenant de la globularine (V. Globularine). Elle provoque la diurèse, augmente l'élimination des éléments solides de l'urine, active la sécrétion biliaire et, à forte dose, exerce une action irritante sur l'intestin.

Globularine. Substance médicamenteuse extraite par Walz, en 1857, des feuilles de la Globulaire Alypum. Poudre blanche, amorphe, insoluble dans l'éther, soluble dans l'alcool et l'eau, décomposée par des acides faibles en globularétine et sucre. La globularine est un excitant du cœur et du système nerveux. Elle provoque la diminution de l'urine et l'affaiblissement de sa densité ainsi que la proportion d'urée et d'acide urique.

Globule (*globulus*. petite boule). Corpuscule de forme variable, sphérique, elliptique, lenticulaire, en suspension dans certains liquides de l'économie (sang, lymphe, chyle).
Nom donné par Küss à la cellule. (Inusité.)

— BLANC : Corpuscule sphérique, incolore. nucléé, doué de mouvements amiboïdes, qu'on rencontre dans différents tissus de l'organisme, en particulier dans le sang, dans la lymphe, dans la moelle des os, la rate, etc... Appelé blanc, par opposition au globule rouge du sang.

— CRÉNELÉ : Déformation des globules rouges, caractérisée par l'aspect anguleux du disque qui n'est plus limité par la ligne courbe régulière, normale.

— ÉPINEUX : Déformation du globule rouge qui devient sphérique, hérissé de pointes et comparable à un marron dans sa coque.

— INCOLORE : Globule sphérique qui a perdu sa matière colorante (V. Corpuscule invisible de Morris. achromacyte d'Hayem, chlorocyte).

— ROUGE : Élément figuré du sang de couleur jaune orange, de forme lenticulaire, chez l'homme, renfermant de l'hémoglobine, donnant au sang sa couleur rouge.

— SPHÉRIQUE : Déformation du globule rouge qui prend l'aspect d'une petite sphère colorée par l'hémoglobine.

Globuline. Variété d'albumine.

Glomérule du corps de Wolff. V. Mésonéphros (page 378, fig. 238, 2).

Glomérulite. Variété de néphrite dans laquelle le maximum des lésions siège au niveau du glomérule de Malpighi.

Glossalgie (γλῶσσα. langue ; ἄλγος douleur). Douleur dans la langue.

Glossanthrax (γλῶσσα, langue ; ἄνθραξ, charbon). Charbon de la langue.

Glossite (γλῶσσα, langue). Inflammation de la langue.

Glosso-pharyngien (γλῶσσα. langue ; φάρυγξ, pharynx).
NERF — : Nerf de la IXᵉ paire, qui sort du crâne par le trou déchiré postérieur et se distribue au pharynx et à la langue.

Glossoplégie (γλῶσσα, langue ; πλήσσειν, frapper). Mouvements convulsifs de la langue semblables à ceux de la mastication et de la déglutition, causant des troubles de la parole et dus à des lésions de l'hypoglosse.

Glossotomie (γλῶσσα, langue ; τομή. section). Section de la langue.

Glossy skin (expression anglaise : *glossy*, brillant ; *skin*, peau). État trophique de la peau, essentiellement caractérisé par son amincissement et son aspect luisant.

Glotte (γλωττίς, flûte, glotte). Espace compris entre les cordes vocales inférieures et les faces internes des apophyses vocales. Servait à désigner autrefois l'ensemble des parties molles de la cavité laryngienne. Synonyme : glotte vraie.

— CARTILAGINEUSE : Partie de la glotte située entre les faces internes des cartilages aryténoïdes. Synonyme : glotte inter-aryténoïdienne, respiratoire.

— FAUSSE (*glottis spuria*) : Espace situé entre les cordes vocales supérieures.

— INTER-ARYTÉNOÏDIENNE : Glotte cartilagineuse, ainsi dénommée parce qu'elle est comprise entre les faces internes des cartilages aryténoïdes. Synonyme : glotte cartilagineuse, respiratoire.

— INTER-LIGAMENTEUSE : Glotte membraneuse, ainsi dénommée parce qu'elle correspond à la partie de la glotte comprise entre les replis (ligaments) que forment les cordes vocales inférieures. Synonyme : glotte membraneuse, vocale.

— MEMBRANEUSE : Partie de la glotte comprise entre les deux cordes vocales inférieures. Synonyme : glotte inter ligamenteuse, vocale.

— RESPIRATOIRE : Glotte cartilagineuse, ainsi dénommée parce que c'est la partie de la glotte qui sert principalement à la respiration.

— VOCALE : Glotte membraneuse, ainsi dénommée parce qu'elle répond aux cordes vocales.

— VRAIE (*glottis vera*) : Glotte.

Glüge (Gottlieb), (1812-1898), histologiste de Bruxelles, né à Brakel (Westphalie).

CORPUSCULE DE — : Grosses cellules du pus constituées par la réunion en masses sphériques de granulations graisseuses provenant de la destruction des cellules.

Glutol. Mélange de gélatine et d'aldéhyde formique. Employé dans le traitement des plaies.

Glycérats. Glycérés. (Inusité.)

Glycérés. Préparations à base de glycérine ou de glycéré d'amidon. « On donne le nom de glycérés à des médicaments qui ont pour base la glycérine seule, ou un mélange de glycérine et d'amidon que l'on chauffe pour lui donner la consistance de l'empois. » (Codex) (peu usité.)

— D'AMIDON :

Amidon pulvérisé.................... 10gr
Glycérine.................... 150gr

Glycérolés. Médicaments à base de glycérine, d'une consistance toujours liquide. Terme aujourd'hui courant pour désigner les glycérés. Dor-

vault a proposé entre glycérés et glycérolés une distinction
qui n'a pas prévalu en pratique : « Nous proposons de
désigner indifféremment sous le nom de glycérés (terme du
Codex) ou de glycérats les préparations molles ou solides de
la glycérine, et d'affecter la dénomination de glycérolés aux
préparations liquides. » (*L'Officine*. 1880).

Glycérophosphates. Noms donnés aux sels formés par l'acide phosphoglycérique et une base telle que la chaux, la magnésie, le
fer, etc. L'acide phosphoglycérique s'obtient en faisant agir
sur la glycérine l'acide phosphorique anhydre.

Glycocolle ($C^2 H^5 AzO^2$) ou ACIDE AMMONIO-ACÉTIQUE. Se prépare par
l'action d'une solution alcoolique d'ammoniaque sur l'acide
monochloracétique.

C'est à la fois une base analogue aux ammoniaques composées
et un acide. Se prépare aussi en même temps que l'acide
benzoïque, par l'action de l'acide chlorhydrique sur l'acide
hippurique.

Glycoformol. Produit employé pour la désinfection des appartements. C'est un mélange d'eau, de glycérine et d'aldéhyde
formique.

Glycogène (γλυκύς, doux; γλεῦκος, vin doux, et par extension, toute
liqueur douce; γεννάω, j'enjendre). Qui forme du sucre.

SUBSTANCE — : (Claude Bernard), (1800). Substance existant
dans le foie et pouvant se transformer en sucre sous l'action
d'un ferment.

Glycogenèse (Cl. Bernard). Propriété que possède le foie de
former du sucre aux dépens des matières organiques.

Glycoside. Le glucose qui est alcool pentatomique et aldéhyde peut
se combiner avec les acides, les alcools et les aldéhydes, avec
élimination d'eau. Les glycosides sont les résultats de ces
combinaisons. Ainsi le sucre de canne (combinaison du
glucose et du lévulose (aldéhyde secondaire) est un glycoside.

Glycosite. Ferment que renfermerait le suc pancréatique et qui
d'après Gley (1891) et Lépine, serait capable de transformer
la glucose.

Glycosurie (γλυκύς, doux; οὖρον, urine). Présence de sucre dans
l'urine (Diabète).

— ALIMENTAIRE : Glycosurie survenant après l'ingestion d'une
certaine quantité de sucre ou après l'ingestion en excès de
certains aliments.

—HÉPATIQUE : Glycosurie due soit à la production d'un excès de
sucre dans le foie, soit à une altération du foie qui devient
inapte à arrêter le sucre que lui transmet la veine porte.

— NERVEUSE : Glycosurie due à un trouble du système nerveux.

Gmelin (Léopold), (1788-1853), physiologiste allemand, de Heidelberg.

RÉACTION DE — : Employée pour déceler les pigments
biliaires. On verse 20 centimètres cubes d'urine filtrée dans
un verre à pied, et au moyen d'un tube de verre, on fait arri-

ver au fond du vase 10 centimètres cubes d'acide nitrique,
contenant un peu d'acide nitreux. On voit se produire au bout
de quelques instants, au niveau de séparation des deux
liquides dans le vase, une série de disques colorés, superposés dans l'ordre suivant (de bas en haut) : jaune, rouge, *violet*,
bleu, *vert*, jaune. Les couleurs violette et surtout vert éme-
raude sont indispensables pour conclure à la présence de la
bile.

Goa. Colonie portugaise située sur la côte occidentale de l'Inde.

POUDRE DE — : Poudre d'un jaune pâle, amère, tirée de
l'*Andira araroba*, légumineuse : son principe actif est l'acide
chrysophanique, employé en pommade contre certaines affections cutanées, le psoriasis notamment.

Godelier, médecin français du XIXᵉ siècle.

LOI DE — : Quand il y a tuberculose du péritoine, il y a
toujours tuberculose de l'une ou l'autre des deux plèvres.

Godronné.

CANAL — : V. Petit, page 446.

Goersbersdorf. Silésie, 561 mètres d'altitude.

SANATORIUM DE — : Sanatorium pour tuberculeux, fondé par
Brehmer, en 1859. C'est le premier établissement de ce
genre qui ait été construit.

Gœthe.

THÉORIE DE — : dans le bec-de-lièvre. Le siège précis de la
fissure répond à la suture incisive ; si la fissure est double,
le tubercule osseux ainsi isolé supporte les quatre incisives.

Goitre (*guttur*, gosier). Hypertrophie du corps thyroïde.

— EXOPHTALMIQUE (ἐξ, hors de ; ὀφθαλμός, œil) : Affection essentiellement caractérisée par 1° l'hypertrophie du corps thyroïde ; 2° un certain degré d'exophtalmie ; 3° de la tachycardie ; 4° un tremblement. Synonymes : Maladie de Graves, de
Basedow, de Flajani.

Golfe de la veine jugulaire interne. Dilatation de la jugulaire
interne à la base du crâne, au niveau de sa naissance.
Désignée sous le nom de *bulbe* par Haller et d'autres auteurs
étrangers.

Golgi (Camillo), anatomiste de Pavie, contemporain, né en 1844.

CELLULE NERVEUSE TYPE DE — : Cellule nerveuse dont le prolongement cylindraxile se ramifie dès sa naissance en une
foule de branches, dont l'ensemble constitue une véritable
arborisation. Syn. : Cellule nerveuse, type II de Golgi.

COLORATION DE — (1881) : Action successive du bichromate de
potasse et du nitrate d'argent sur les éléments nerveux.

CORPUSCULES DE — : Organes nerveux terminaux musculo-
tendineux, fusiformes, parfois bifurqués ou trifurqués à leur
extrémité distale, situés habituellement à l'union de la fibre
musculaire et de la fibre tendineuse.

Méthode de — (1878) : Pour colorer les cellules nerveuses avec leurs prolongements, les fibres nerveuses, les cellules de névroglie.

— 1° *Procédé lent :* Durcir la matière cérébrale dans le liquide de Müller pendant 5 à 6 semaines, puis la soumettre à l'action de la solution A (nitrate d'argent en solution au centième, 25^{cc}; — eau distillée, 25^{cc}) et de la solution B (nitrate d'argent en solution au centième, 60^{cc}; — eau distillée, 20^{cc}). Les préparations peuvent séjourner des mois dans la solution B.

— 2° *Procédé mixte :* Après un séjour dans le Müller durant 4 ou 5 jours, laisser 24 heures dans une solution d'acide osmique à 1 p. 100, 2 parties; — bichromate de potasse à 8 p. 100, 1 partie. Sécher, mettre dans un cristallisoir contenant une solution de nitrate d'argent à 75 p. 100.

— 3° *Procédé rapide* (sur pièces d'embryons). Les placer dans un mélange osmio-bichromique de Golgi; laver à l'eau distillée et plonger dans une solution de nitrate d'argent à 75 p. 100.

Théorie de — (1883) : Les cellules nerveuses ne s'anastomosent jamais entre elles par leurs prolongements protoplasmiques qui, physiologiquement, ne sont pas de nature nerveuse.

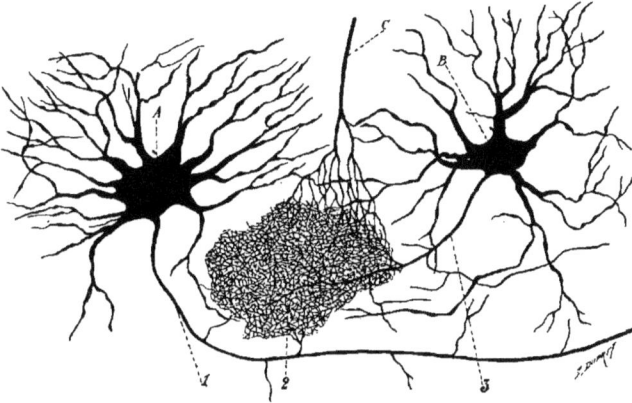

Fig. 167. — Théorie de Golgi. Schéma montrant les connexions des fibres et des cellules nerveuses, d'après la théorie de Golgi (A. Charpy).

A, cellule nerveuse (type de Deiters); B, cellule nerveuse (type de Golgi); C, fibre nerveuse; — 1, prolongement cylindraxile de la cellule (type de Deiters), donnant quelques rares collatérales au réseau nerveux; 2, réseau nerveux; 3, prolongement cylindraxile de la cellule (type de Golgi).

Le prolongement cylindraxile de la cellule ou se continue avec une fibre à myéline (type de Deiters), ou se ramifie dès sa naissance en une foule de branches dont l'ensemble constitue une véritable arborisation (type de Golgi). Les éléments nerveux sont mis en rapport entre eux par un *réseau nerveux diffus* ou lacis, constitué par les arborisations des cellules type de Golgi, par des expansions latérales du prolongement cylindraxile des cellules type de Deiters et par les ramifications terminales de fibrilles collatérales, provenant des fibres nerveuses de la substance blanche (fig. 167).

Goll, anatomiste du XIXe siècle.

FAISCEAU DE OU CORDON DE — : Segment interne du cordon postérieur de la moelle (fig. 168).

FIBRES DE — : Fibres nerveuses allant du noyau de Goll au vermis supérieur.

NOYAU DE — : Noyau bulbaire, formé de substance grise et qui n'est autre chose qu'une excroissance de la base de la corne postérieure ; répond à la pyramide postérieure du bulbe, et plus particulièrement à sa base, terminée en massue, et qui est désignée sous le nom de *clava ;* c'est à ce niveau qu'il est le plus développé.

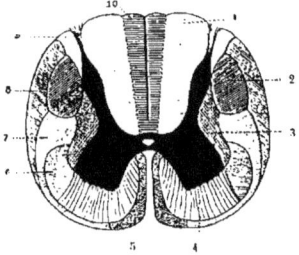

FIG. 168. — Cordon de GOLL. Faisceaux de la moelle à la région cervicale (schéma). (A. CHARPY.)

1, Faisceau de Burdach ; 2, faisceau pyramidal croisé ; 3, faisceau latéral profond ; 4, faisceau fondamental antérieur ; 5, faisceau de Türck ; 6, faisceau intermédiaire ; 7, faisceau de Gowers ; 8, faisceau cérébelleux ; 9, zone marginale de Lissauer ; 10, faisceau de Goll.

Goltz (Friedrich-Leopol), physiologiste allemand, né en 1834 à Posen.

RÉFLEXE OU EXPÉRIENCE DE — : De petits coups répétés sur l'intestin mis à nu de la grenouille provoquent l'arrêt diastolique du cœur et la dilatation paralytique des vaisseaux splanchniques.

Gomme. Production pathologique de nature syphilitique ou tuberculeuse.

Gonagre (γόνυ, genou ; ἄγρα, prise). Goutte localisée au genou.

Gonalgie (γόνυ, genou ; ἄλγος, douleur). Douleur dans le genou.

Gondret (Louis-François), (1776-1855), médecin de Paris, né à Auteuil.

POMMADE DE — (Codex) :

Suif de mouton......................	10gr
Axonge............................	10gr
Ammoniaque liquide................	20gr

Goniomètre (γωνία, angle ; μέτρον, mesure). Instrument utilisé pour mesurer l'angle facial.

Gonion (γωνία, angle). Sommet de l'angle de la mâchoire (Broca).

Gonocèle (γόνος, semence ; κήλη, tumeur). V. Spermatocèle.

Gonocèle (γόνυ, genou ; κήλη, tumeur). Arthropathie du genou, décrite par Swediaur au cours des gonorrhées.

Gonococcie (γόνος, semence ; κόκκος, graine). Infection causée par le gonocoque.

Gonocoque (γόνος, semence; κόκκος, graine). Microbe spécifique de la blennorrhagie découvert par Neisser. (V. p. 400.)

Gonorrhée (γόνος, semence; ῥεῖν, couler). Blennorrhagie.

Gonphose (γόμφος, clou). Articulation immobile, dans laquelle un os est emboîté dans une cavité, à l'instar d'une cheville, d'un clou, dans un trou. S'est dit de l'implantation des dents.

Gordon Brodie (J.). (1786-1818), anatomiste d'Édimbourg, né à Forres.

LIGAMENT HUMÉRAL TRANSVERSE DE — : Ensemble de faisceaux fibreux, transversaux ou plus ou moins obliques, étendus d'une tubérosité humérale à l'autre. Ces faisceaux unissent le ligament sus-gléno-sus-huméral au ligament coraco-huméral et passent, comme un pont, au-dessus de la coulisse bicipitale.

Gosselin (Athanase-Léon), (1815-1887), chirurgien de Paris, né à Paris.

SIGNE DE — : Dans les doubles fractures verticales du bassin : En écartant la cuisse du côté fracturé de celle du côté opposé, on détermine l'apparition d'une vive douleur.

Gottschalk (Sigmund), chirurgien allemand, né en 1860.

OPÉRATION DE — (1896) : Raccourcissement des ligaments utéro-sacrés par la voie vaginale.

Goulard (Thomas), médecin de Montpellier du XVIIIe siècle, né à Saint-Nicolas-de-la-Grave, près de Montauban.

CÉRAT DE — (Codex) :

Sous-acétate de plomb................	10^{gr}
Cérat de Galien.....................	90^{gr}

EAU DE — (Codex) : Eau végéto-minérale.

Sous-acétate de plomb liquide........	20^{gr}
Alcoolat vulnéraire..................	80^{gr}
Eau commune........................	900^{gr}

EXTRAIT DE — : Eau de Goulard.

Goutte. « Maladie constitutionnelle, souvent héréditaire, caractérisée par une dyscrasie urique et par des attaques de fluxions articulaires spécifiques, susceptibles de métastase et de compensation. » (Jaccoud.)

— MILITAIRE : Goutte purulente, séro-purulente ou opaline, que l'on obtient par l'expression du canal de l'urèthre de l'homme, de préférence le matin, au réveil, chez les individus atteints de blennorrhagie chronique.

Gouttes.

POIDS DES —, à 15° (Codex) :

	Poids de 1 goutte.	Nombre de gouttes par gramme.
Acide acétique cristallisable D = 1,0635........	0,0181	55
— azotique officinal D = 1,390.............	0,0434	23
— — alcoolisé (acide nitrique)........	0,0185	54
— chlorhydrique officinal D = 1,171........	0,0476	21

	Poids de 1 goutte.	Nombre de gouttes par gramme.
Acide cyanhydrique officinal au 1/100°	0.0500	20
— phénique (acide 1 pr. alcool à 90°1)	0,0200	50
— sulfurique officinal D = 1,843	0,0384	26
— sulfurique dilué au 1/10°	0,0500	20
— — alcoolisé (eau de Rabel)	0,0185	54
Alcool à 90° D = 0,8339	0,0164	61
— 80° D = 0,8638	0,0178	56
— 60° D = 0,9133	0,0192	52
Alcoolature d'aconit (feuille)	0,0189	53
— (racine)	0,0189	53
Ammoniaque liquide officinale D = 0,0925	0,0454	22
Chloroforme D = 1,500	0,0178	56
Chlorure (Per-) de fer, solut. officinale D = 1,26	0,0500	20
Créosote de hêtre D = 1,067	0,0232	43
Ether acétique D = 0,915	0,0172	58
— officinal D = 0,720	0,0111	90
— — alcoolisé (liq. d'Hoffmann	0,0139	72
Glycérine officinale D = 1,242	0,0400	25
Gouttes amères de Baumé	0,0189	53
— noires anglaises	0,0270	37
Huile de croton	0,0208	48
— phosphorée	0,0208	48
— volatile de menthe	0,0200	50
— — de pétrole	0,0175	57
— — de térébenthine D = 0,864	0,0185	54
Laudanum de Rousseau	0,0285	35
— de Sydenham	0,0303	33
Liqueur de Fowler au 1/100°	0,0434	23
Soluté de chloral, au tiers	0,0322	31
— de chlorhydrate de morphine au 1/20° et au 1/100°	0,0500	20
— d'azotate d'argent, au 1/8°, au 1/4 et à parties égales	0,0500	20
— de sulfate d'atropine au 1/100° et au 1/1000°	0,0500	20
— de strychnine — —	0,0500	20
— de zinc — et saturée	0,0500	20
Teinture d'aconit (feuille)	0,0189	53
— — (racine)	0,0189	53
— de belladone	0,0189	53
— de cantharide	0,0175	57
Teinture de castoréum	0,0175	57
— — éthérée	0,0121	82
— de colchique (bulbe)	0,0189	53
— — (semence)	0,0189	53
— de digitale	0,0189	53
— d'extrait d'opium	0,0189	53
— d'iode	0,0164	61
— de noix vomique	0,0175	57
— d'opium camphrée (élixir parégorique)	0,0192	52
— de scille	0,0189	53
— de valériane	0,0189	53
Vin de colchique (bulbe)	0,0303	33
— (semence)	0,0303	33
Vin de Grenache D = 1,028	0,0303	33
Vinaigre à 8 p. 100 d'acide réel	0,0384	26
— scillitique	0,0384	26

Gouttes blanches (Gallard).

Chlorhydrate de morphine...............	0^{gr},10
Eau distillée laurier-cerise.............	5^{gr}

Une ou 2 gouttes sur un morceau de sucre, avant chaque repas.

Gouttes noires anglaises des Quakers (Codex).

Opium officinal.....................	100^{gr}
Noix muscade......................	25^{gr}
Safran............................	8^{gr}
Eau distillée......................	540^{gr}
Acide acétique cristallisable..........	60^{gr}
Sucre............................	50^{gr}

Laisser le tout en contact pendant un mois. Passer, évaporer jusqu'à réduction à 200 grammes. Filtrer. Cette préparation représente la moitié de son poids d'opium.
Dose : 2 à 6 gouttes dans une potion.

Gouttes rouges (Lecointe).

Camomille........................	60^{gr}
Opium à 10 °/₀....................	8^{gr}
Safran............................	2^{gr}
Girofle...........................	1^{gr}
Cannelle..........................	1^{gr}
Alcool à 80°.....................	300^{gr}

Dose : de 5 à 10 gouttes.

Gouttette (Vient, d'après Ruffié, du nom du médecin anglais Goutteh, qui faisait donner aux enfants de naissance atteints de diarrhée verte, de l'eau distillée de fleurs de lis). Dénomination vulgaire, en Provence, de la diarrhée verte des nourrissons.

Gouttière.

— CAVERNEUSE : Gouttière située sur les faces latérales du corps du sphénoïde, depuis l'orifice supérieur du canal carotidien, jusqu'à la fente sphénoïdale. Loge le sinus caverneux et l'artère carotide interne.

— PÉTREUSE INFÉRIEURE : Gouttière pétro-basilaire.

— PÉTRO-BASILAIRE : Gouttière située sur la face exocranienne de la base du crâne, au niveau de la suture pétro-basilaire (entre le bord postérieur du rocher et l'occipital), entre le trou déchiré antérieur et le trou déchiré postérieur, en dedans du canal carotidien. Contient le sinus d'Englisch.

— UNGUÉALE : Ligne de réunion du derme sous-unguéal avec le derme sus-unguéal; répond à la racine de l'ongle qui vient s'y enchâsser. Syn. : rainure unguéale.

Gowers (sir William Richard), médecin anglais, contemporain.

FAISCEAU DE — (1879) : Faisceau ascendant antéro-latéral de la moelle (fig. 167, 7, p. 246).

SIGNE DE — : Anomalie de la contractilité pupillaire à la lumière, consistant dans ce fait que la pupille, au lieu de se contracter progressivement et d'une façon continue, en face de la lumière, réagit par saccades et brusques oscillations.

SPASME MOBILE OU SALTATOIRE DE — (1888) : Variété de contracture : sans provocation apparente, la contracture passe d'un groupe musculaire à un autre.

Gowland.

LIQUEUR DE — :

Bichlorure de mercure............	1ᵍʳ
Chlorhydrate d'ammoniaque........	1ᵍʳ
Emulsion d'amandes amères........	480ᵍʳ

Goyrand (Jean-Gaspard-Blaise), (1803-1866), chirurgien d'Aix, (Bouches-du-Rhône), né à Aix.

HERNIE DE — (1836) : Hernie inguino-interstitielle.

Graaf (Reinier de), (1641-1673), anatomiste hollandais, né à Schoonhoven.

FOLLICULE DE — : Vésicule de de Graaf.

VÉSICULE DE — OU OVISAC : Petite poche sphérique formée d'une enveloppe de tissu conjonctif qui contient l'ovule et un liquide : *liquor folliculi* (fig. 169).

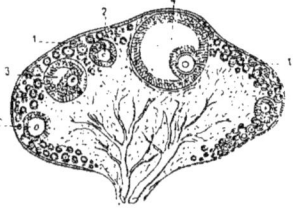

FIG. 169. — Vésicule de DE GRAAF. Ovisacs aux diverses périodes de leur évolution (MATHIAS DUVAL).

1, ovisac jeune ; 2, ovisac plus développé ; 3, ovisac approchant de la maturité ; 4, ovisac mûr, renfermant l'ovule.

Græfe (Karl-Ferdinand de), (1787-1840), chirurgien allemand, né à Varsovie.

PANIER DE — : Instrument destiné à retirer les corps étrangers de l'œsophage.

SERRE-NŒUD DE — : Instrument basé sur le principe de l'écraseur de Chassaignac, et destiné à étreindre et à sectionner de petites tumeurs pédiculées (fig. 170).

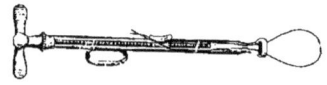

FIG. 170. — Serre-nœud de DE GRAEFE.

Græfe (Albrecht de), (1828-1870), ophtalmologiste allemand, né à Finkenheerde, près Berlin.

SIGNE DE — : Défaut de synergie entre les mouvements de la paupière supérieure et du globe oculaire ; à l'état normal, ces mouvements sont associés : l'axe de l'œil s'incline en haut ou en bas pendant que la paupière effectue le même mouvement. Dans la maladie de Basedow, cette synergie n'existe plus.

Graillement (du vieux mot graille, corneille, geai). Son de voix enroué qui tient de celui de la corneille.

Grain. Mesure de poids anglaise. Vaut en Angleterre 0 gr. 0648 et aux États-Unis, 0 gr. 6479.

Gram (Hans-Christian-Joachin), bactériologiste anglais, contemporain, né en 1853.

LIQUIDE et MÉTHODE DE — :

Iode........................	1ᵍʳ
Iodure de potassium..........	2ᵍʳ
Eau..........................	300ᵍʳ

Décolorant puissant. On colore une préparation ; on fait agir
le Gram ; on recolore ensuite avec une autre couleur. Les
microbes ne prenant pas le Gram ne sont pas décolorés et
apparaissent dans la préparation avec la première coloration.
Les autres ont été décolorés et apparaissent avec la seconde
coloration.

Grancher (Jacques-Joseph), médecin de Paris, contemporain, né
en 1843.

MALADIE DE — : Congestion pulmonaire à forme pleurétique.

SCHÈME DE — : Ensemble de signes stéthoscopiques perçus
dans la région sous-claviculaire, qui permettent de déterminer
l'état du poumon sous-jacent à un épanchement pleurétique.
(+ signifie exagération du signe physique et — sa diminution).

Schème n° 1
{
Percussion +
Vibrations +
Respiration +
}
{
Pleurésie.
Poumon sain.
}

Schème n° 2
{
Percussion +
Vibrations +
Respiration —
}
{
Pleurésie.
Congestion pulmonaire sous-
claviculaire.
Tuberculose probable.
}

Schème n° 3
{
Percussion +
Vibrations —
Respiration —
}
{
Pleurésie. — Compression
d'une bronche, œdème pul-
monaire ou épanchement
très abondant.
}

Grand épiploon (ἐπίπλοον, épiploon, de ἐπιπλέω, flotter sur). Vaste
repli du péritoine, mince et transparent chez l'enfant, plus
ou moins chargé de graisse chez l'adulte, fixé en haut au
côlon transverse et, au-dessus de lui à l'estomac, descendant
en bas jusqu'au détroit supérieur du bassin où il se termine
par un bord libre ; il flotte au-devant de la masse intestinale
qu'il sépare de la paroi abdominale.

Grandry.

CORPUSCULE DE — : Corpuscule tactile du bec du canard.
Le cylindraxe s'étale en un
disque tactile terminal qui
s'interpose entre deux cellules, dites cellules de soutien. Chaque corpuscule est
enveloppé d'une mince capsule de tissu conjonctif (fig.
171).

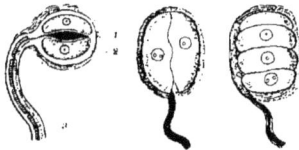

FIG. 171. — Corpuscule de GRANDRY
(MATHIAS DUVAL).
1. disque tactile ; 2. cellule de soutien ;
3. cylindraxe.

Granulie. Phtisie aiguë.

Grasset, médecin de Montpellier,
contemporain.

LOI DE LANDOUZY-GRASSET — : Dans les lésions d'un hémisphère, quand il y a déviation conjuguée de la tête et des yeux,
le malade regarde ses membres convulsés, s'il y a excitation,
et regarde sa lésion, s'il y a paralysie (Landouzy, *Soc. anat.*

18 avril 1879, Grasset, *Ac. des Sc. et L. de Montpellier*, 5 mai 1879).

Grasseyement. Défaut de prononciation qui consiste à parler avec un timbre guttural et étouffé, causé par la contraction des muscles du pharynx. Se dit aussi de l'usage de l'r guttural pour l'r lingual. Syn. : Parler gras.

Gratiolet (Louis-Pierre), (1815-1865), anatomiste de Paris, né à Sainte-Foy-la-Grande (Gironde).

FAISCEAUX LONGITUDINAUX DE LA COMMISSURE DE — : Faisceaux longitudinaux qu'on aperçoit à droite et à gauche dans le réseau des fibres commissurales antérieures de la moelle.

LOIS DE — : 1° La synostose des os du crâne est plus précoce dans les races inférieures que dans les races supérieures.

2° L'ossification cranienne marche dans les races inférieures d'avant en arrière ; dans les races supérieures, d'arrière en avant. — Ces lois ont été partiellement infirmées.

RADIATIONS OPTIQUES DE — : Fibres corticales réunies en un gros faisceau qui part des centres optiques (tubercules quadrijumeaux antérieurs, couche optique), et va se terminer dans le cunéus et les circonvolutions de la pointe occipitale.

Gravative (*gravatus*, appesanti ; de *gravo*, peser sur).

DOULEUR — : Douleur accompagnée d'une sensation de pesanteur.

Graves (Robert-James), (1797-1853), médecin de Dublin, né à Dublin.

ASPHYXIE TUBERCULEUSE AIGUË DE — : Tuberculose aiguë à forme suffocante.

MALADIE DE — (1835) : Goitre exophthalmique. Synonyme : Maladie de Basedow (1840), de Flajani.

Gravido-cardiaques.

ACCIDENTS — : Troubles cardiaques survenant pendant la grossesse.

Grease (mot anglais signifiant graisse et, en art vétérinaire, malandre, maladie déterminant des crevasses aux genoux des chevaux). V. Horse-pox, page 290.

Greffes cornées. Greffes consistant en l'ensemencement sur la membrane granuleuse d'une plaie, des cellules cornées de l'épiderme. Complètement inefficaces.

Grénétine. Gélatine pure, base d'un grand nombre de gelées médicinales.

Grenouillette (Ainsi dénommée, dit A. Paré, « pour ce que les patients difficilement peuvent articuler et interpréter leur langage, sinon en grenouillant »). Sous le nom de grenouillette, on a décrit des lésions de nature différente ; aujourd'hui, on tend à abandonner ce mot qui était, il y a quelques années, réservé à l'ensemble des kystes salivaires du plancher de la bouche.

Grenouillette pancréatique (Virchow). Kyste pancréatique par rétention.

Gréoulx-les-bains (France, Basses-Alpes). Eaux sulfureuses bromo-iodurées chaudes.

Griffe béribérique. Aspect de la main dans le béribéri, produite par une paralysie des extenseurs et des inter osseux et consistant en une flexion des doigts de la main sur les articulations métacarpo-phalangiennes.

Griffe cubitale. Hyperextension des premières phalanges de l'annulaire et l'auriculaire, avec flexion à angle droit des phalangines et phalangettes de ces doigts.

Grippe. Maladie infectieuse, contagieuse, épidémique, caractérisée cliniquement par les symptômes les plus divers, mais le plus ordinairement soit par un catarrhe naso-bronchite, soit par un état gastro-intestinal, soit par des symptômes nerveux, cérébro-médullaires, soit par un ensemble de ces divers symptômes auxquels vient se surajouter un état fébrile plus ou moins marqué. Cette affection paraît causée par un bacille décrit par Pfeiffer. Syn. : Influenza.

Gritti, chirurgien de Milan.

AMPUTATION SUSCONDYLIENNE OSTÉOPLASTIQUE DE — OU AMPUTATION OSTÉOPLASTIQUE FÉMORO-ROTULIENNE : Amputation de jambe dans laquelle on conserve la rotule. On dédouble par un trait de scie, dans le sens de l'épaisseur, la rotule qui se trouve ainsi avivée par ablation du cartilage Le fémur est sectionné à 6 centimètres de son extrémité inférieure et la surface d'avivement de la rotule est mise en contact avec la surface de section du fémur.

Grossesse. État d'une femelle de mammifère dans l'utérus de laquelle se développent un ou plusieurs germes, depuis le moment de la fécondation jusqu'à celui de l'accouchement. « On n'emploie guère ce mot qu'en parlant de la femme. » (Littré et Robin.)

— ABDOMINALE : Grossesse résultant du développement d'un ovule fécondé dans la cavité abdominale.

— EXTRA-UTÉRINE : Développement d'un œuf fécondé en dehors de la cavité utérine.

— FIBREUSE (Guyon) : Pseudo-grossesse due à l'évolution d'un corps fibreux.

— GÉMELLAIRE : Grossesse caractérisée par le développement concomitant de deux fœtus. La grossesse gémellaire peut être intra ou extra-utérine.

— INTERSTITIELLE : Grossesse développée dans la portion de la trompe située dans l'épaisseur des parois utérines.

— INTRA-LIGAMENTAIRE : Grossesse tubaire développée dans l'épaisseur du ligament large, après éclatement de la trompe.

— MOLAIRE : Grossesse dans laquelle l'embryon meurt et disparaît et les villosités subissent la dégénérescence kystique constituant la môle hydatiforme.

— OVARIQUE : Grossesse résultant de la fécondation d'un ovule, au niveau d'une vésicule de de Graaf.

— SOUS-PÉRITONÉO-PELVIENNE : Grossesse intra-ligamentaire.

— TUBAIRE : Grossesse résultant du développement d'un œuf fécondé dans la trompe (fig. 172).

— TUBO-ABDOMINALE : Grossesse développée en partie au niveau du pavillon de la trompe et en partie dans la cavité abdominale.

— TUBO-OVARIENNE : Grossesse développée en partie dans l'extrémité de la trompe, dans laquelle l'ovaire correspondant se trouve aplati et confondu dans les parois du sac.

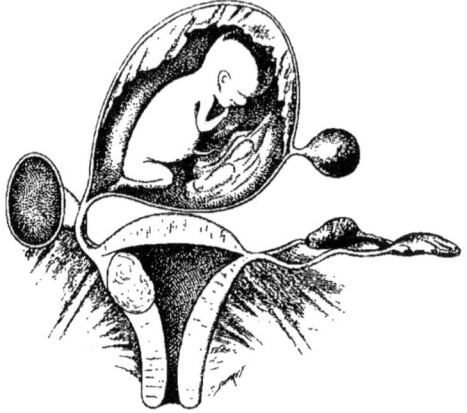

FIG. 172. — Grossesse extra-utérine tubaire.

Grove (Sir William-Robert), physicien anglais, né à Swansea (Glamorganshire), en 1811.

PILE DE — : Élément Daniell dans lequel le sulfate de cuivre est remplacé par l'acide azotique et le cuivre par du platine non attaquable par cet acide.

Gruber (Wenzel), (1814-1890), anatomiste de Saint-Pétersbourg.

CUL-DE-SAC DE — (1867) : Diverticule latéral de l'espace sus-sternal, le long de l'extrémité interne de la clavicule, derrière le faisceau sternal du sterno-mastoïdien.

Grynfelt, chirurgien de Montpellier, contemporain.

TRIANGLE LOMBO-COSTO-ABDOMINAL DE — (1866) : Région triangulaire, limitée en haut par la pointe de la dernière côte et par le petit dentelé inférieur ; en avant, par le bord inférieur du petit oblique de l'abdomen ; en arrière, par le bord antérieur du carré des lombes. C'est par là que se ferait la hernie lombaire.

Gubler (Adolphe), de son vrai nom **Goblet** (1821-1879), médecin de Paris, né à Metz.

HÉMAPHÉINE DE — : Nom générique sous lequel Gubler comprenait l'ensemble des pigments sanguins modifiés.

HÉMIPLÉGIE ALTERNE DE — (1856-1859) : Paralysie du bras et de la jambe d'un côté, avec paralysie faciale complète du côté opposé. V. Syndrome de Millard-Gubler (p. 385).

ICTÈRE HÉMAPHÉIQUE DE — : Pour Gubler, l'hémoglobine provenant de la destruction globulaire dans l'organisme, se transforme en pigments biliaires et s'élimine par la bile ; s'il se produit une destruction trop rapide des globules sanguins, le foie devient impuissant à transformer en biliphéine l'hémoglobine ainsi mise en liberté ; la matière colorante du sang s'accumule dans le sérum, subit diverses modifications : l'ictère hémaphéique est produit.

RÉACTION DE — : Coloration brun-acajou que prend l'urine des sujets atteints d'ictère hémaphéine, au contact d'acide nitrique nitreux.

SYNDROME DE MILLARD-GUBLER. V. Syndrome de Millard (p. 385).

TUMEUR DE — : Tumeur du poignet dans la paralysie saturnine.

Gudden (Bernhard-Aloys von), (1824-1886), médecin aliéniste allemand.

COMMISSURE DE — : Faisceau arciforme étendu d'un corps genouillé à l'autre.

Guéneau de Mussy (Noël-François-Odon), (1813-1885), médecin de Paris, né à Paris.

BOUTON DIAPHRAGMATIQUE DE — : Point douloureux à la pression dans la pleurésie diaphragmatique, situé au point d'intersection de la ligne qui prolonge le bord externe du sternum et de celle qui fait suite à la partie osseuse de la dixième côte.

POUDRE BÉCHIQUE DE — :

> Poudre de gomme arabique.......... 9 gr.
> Poudre de racine de belladone....... 1 gr.

Pour 20 paquets, 2 à 4 par jour.

Guéorguiewski, médecin militaire russe, contemporain.

SOLUTION DE — : Solution de bicarbonate de soude à 20 p. 1000, appliquée sur les panaris et les furoncles, après large ouverture.

Guérin (Alphonse), (1816-1895), chirurgien de Paris, né à Ploërmel (Morbihan).

PANSEMENT OUATÉ DE — (1871) : Pansement ouaté compressif, dont le but était de préserver les plaies du contact de l'air, et de s'opposer ainsi à leur infection. Ce pansement, antérieur à celui de Lister, a donné d'excellents résultats pour l'époque, bien que le principe théorique sur lequel il était basé fût erroné.

SINUS DE — : Petit diverticule ou cul-de-sac, limité par la valvule de Guérin.

VALVULE DE — (1849) : Repli valvulaire de la surface intérieure de l'urèthre spongieux, à 1 ou 2 centimètres en arrière du méat, et sur sa paroi supérieure. Son bord libre se dirige en avant.

Guermonprez, chirurgien de Lille, contemporain.

PROCÉDÉ DE — (1891) : Dans l'hystérectomie abdominale totale pour fibrome. Consiste essentiellement dans les temps suivants : 1° Traction de la tumeur hors du ventre ; 2° Section des ligaments larges, en dedans des annexes, entre des pinces, jusqu'à peu de distance des artères utérines ;

3° Section transversale du péritoine vésico-utérin, jusqu'à la lèvre antérieure du col ;

4° Ouverture du vagin en avant et, par l'ouverture, introduction dans le vagin d'une forte sonde cannelée recourbée que l'on dirige dans le cul-de-sac postérieur que l'on effondre, de manière à ressortir dans le cul-de-sac de Douglas ;

5° Agrandissement des deux orifices produits, de manière à saisir la base des ligaments larges entre deux pinces clamps ;

6° Section, le long des bords des deux pinces et ablation de l'utérus complètement dégagé ;

7° Hémostase et ablation des annexes.

Guersent (1777-1848), médecin français, né à Dreux.

Guersent (Paul-Louis-Benoît), (1800-1869), chirurgien de Paris, né à Rouen, fils du précédent.

MÉTHODE DE — : Contre le prolapsus du rectum, limité à la muqueuse seule : Application de quatre pointes de feu, aux limites de l'anus et de la peau. Réduction du prolapsus et constipation pendant 8 jours.

Gueule de lion. Bec-de-lièvre avec fente jugale.

Gueule de loup. Bec-de-lièvre avec atrophie de l'os intermaxillaire.

Guinard, chirurgien de Paris, contemporain.

CLAMP DE — : Clamp compresseur, à branches parallèles, destiné, au cours de la gastro-entérostomie, à isoler le segment stomacal sur lequel on doit opérer, de manière à éviter toute issue du contenu gastrique, durant l'opération.

TRAITEMENT DE — : Dans les cancers ulcérés et en particulier, dans le cancer utérin. Application au niveau des surfaces végétantes et fongueuses de carbure de calcium.

Gunzbourg, médecin allemand, contemporain.

MÉTHODE DE — : Employée pour déceler la présence d'acide chlorhydrique dans la sécrétion gastrique : Elle consiste à chauffer doucement quelques gouttes de suc gastrique avec partie égale d'une solution alcoolique de phloroglucine-vanilline. Il se produit une belle coloration rouge-carmin, si le suc gastrique contient au moins 0 gr. 05 p. 1000 d'acide.

RÉACTIF DE — : V. Méthode de Gunzbourg.

Gurgun ou **Gurjun**. Produit résineux, brun-vert, d'odeur de térébenthine, provenant de plusieurs Diptérocarpées de l'Inde, famille des Légumineuses.

BAUME DE — ou HUILE DE BOIS : Succédané du copahu; en a les mêmes attributions.

Guthrie (George-James), (1785-1856), chirurgien anglais, né à Londres.

MUSCLE DE — : Transverse profond du périnée. Situé entre les deux feuillets de l'aponévrose périnéale moyenne.

Gutturales (consonnes). Consonnes dans lesquelles le timbre de la voix prend un caractère étouffé guttural, dû à la position de la racine de la langue qui gêne la sortie de l'air. Ce sont Gue et K.

Guy de Chauliac. De son vrai nom Guigo de Chaulhaco, dit encore Guido de Cauliaco, ou Guigo, ou Guigon de Calliac, ou Guidone de Chauliac (fin XIIIᵉ siècle — 1368), né à Chauliac, près de Mende (Lozère), chirurgien français d'Avignon.

La GRANDE CHIRURGIE DE — (1363) : « La *Chirurgie* de Guy de Chauliac est le premier livre didactique de cette science, et elle a servi à son enseignement jusqu'au XVIIIᵉ siècle. Voici du reste, comment Malgaigne s'exprime à son sujet, dans sa remarquable Introduction aux Œuvres d'Ambroise Paré : « Je ne crains pas de le dire, Hippocrate seul excepté, il n'est pas un seul traité de chirurgie, grec, latin ou arabe, que je mette au-dessus, ou même au niveau de ce magnifique ouvrage, la *Chirurgie* de Guy de Chauliac. » Ce maître, qui mérite le titre de FONDATEUR DE LA CHIRURGIE DIDACTIQUE, est un de ceux dont le souvenir doit être perpétué. » E. Nicaise, édition de Guy de Chauliac (1890).

Guyon (Félix-Jean-Casimir), chirurgien de Paris, contemporain, né en 1831 à l'île de la Réunion.

EXPLORATEUR DE — : Explorateur métallique de la vessie.

PROCÉDÉ DE — : dans le traitement chirurgical de l'onyxis latérale. Consiste à obtenir l'écartement de l'ongle des parties molles, par la résection, sur la face latérale du gros orteil, d'un fragment cunéiforme de 3 à 4 millimètres de large. Le segment excisé doit avoir toute la longueur du bourrelet fongueux ; son ablation permet au bourrelet fongueux de s'abaisser et de s'écarter de l'ongle.

SERINGUE DE — : Seringue pour injections vésicales.

SIGNE DE — : pour l'exploration du rein : Ballottement rénal.

SIGNE DE — : pour distinguer la carotide externe de l'interne, au cours de la ligature de la carotide externe. Le grand hypoglosse repose directement sur la face externe de la carotide externe ; donc, dès qu'on le trouve dans la plaie, on n'a qu'à lier l'artère qui lui est immédiatement sous-jacente : c'est toujours la carotide externe.

VARICOCÈLE SYMPTOMATIQUE DE — : Varicocèle dû à la compression du plexus veineux spermatique par une tumeur du rein.

Gymnastique suédoise avec appareils, ou mécanothérapie, ou méthode de Zander. Exécution, au moyen d'appareils spéciaux, de mouvements actifs ou passifs. Ces appareils, variés à l'infini, permettent de mouvoir en particulier chaque articulation ou d'actionner certains groupes musculaires.

Gymnastique suédoise sans appareils ou système de Ling. Consiste dans l'exécution de mouvements actifs, auxquels résiste la main du médecin, qui proportionne sa résistance suivant l'effort qu'il cherche à obtenir du malade. Cette méthode, ayant été particulièrement appliquée à Nauheim, par Th. Schott, est aussi désignée sous les noms de : exercices ou gymnastique de Nauheim ; méthode de Th. Schott.

Gynandroïde (γυνή, femme; ἀνήρ, homme; εἶδος, forme). Hermaphrodite femelle à habitus général masculin. V. Pseudohermaphrodite gynandroïde, page 282.

Gynécologie (γυνή, femme; λόγος, traité). Partie de la médecine qui a trait à l'étude des maladies de l'appareil génital de la femme.

Gynécologue (γυνή, femme; λόγος, traité). Médecin spécialisé dans l'étude et la pratique de la gynécologie.

Gynécomastie (γυνή, femme; μαστός, mamelle). Hypertrophie mammaire bilatérale, chez l'homme.

Gyrolle ou **Chanterelle**. Variété de champignon.

Il en existe 2 variétés principales dont une seule est comestible. En voici, d'après Blondeau, les caractères différentiels.

	Cantharellus aurantiaticus (suspect).	*Cantharellus cibarius* (alimentaire).
Chapeau	Orangé jaune vif. Mou.	Orangé jaune pâle. Dur.
Chair	Orangée	Blanche
Lames	Serrées, dures, dichotomes.	Plus espacées quoique serrées. Tendres d'abord, puis dures. Simples, mais très rameuses vers le bord du chapeau.
Pied	Jaune-noirâtre jusqu'à 0^m,05 de haut. Finement feutré à sa base.	Jaune. Lisse.

Gyromèle (γυρός, cercle, mouvement circulaire) (Turck). Sonde munie à une extrémité d'un ressort couvert d'une éponge, qu'on introduit dans l'estomac pour déterminer la situation de la grande courbure et recueillir du mucus par friction sur les parois stomacales.

H

Hacker (Victor, Ritter von), chirurgien allemand, né à Vienne en 1852.

PROCÉDÉ DE — (1886). Dans la gastrostomie : incision cutanée des parties molles à gauche de la ligne médiane passant à travers les fibres du grand droit. Section du péritoine, dont on suture les bords à la peau. Recherche de l'estomac, dont on attire un pli que l'on fixe au péritoine pariétal ; le cône stomacal se trouve ainsi compris entre les deux faisceaux droit et gauche du grand droit qui lui forment une sorte de sphincter. Ouverture de l'estomac.

De Haen (Anton de), (1704-1776), médecin de Vienne (Autriche), né à la Haye.

POTION DE — : A prendre par cuillerées à bouche dans les vomissements spasmodiques.

Carbonate de chaux................	2^{gr}
Sirop de limon....................	10^{gr}
Liqueur d'Hoffmann................	XII gouttes
Laudanum de Sydenham...........	XVIII gouttes
Eau de menthe....................	30^{gr}
Eau de mélisse....................	100^{gr}

Hænsel.

LIQUEUR DE — : Employée en histologie, comme fixateur.

Acide chromique à 1 °/₀..............	25 vol.
Acide picrique saturé.....	10 vol.
Eau distillée......................	65 vol.
Acide acétique cristallisable........	quelques gouttes.

Hagedorn (1831-1894), chirurgien allemand, né à Westhausen.

AIGUILLE PLATE DE — : Aiguille courbe et aplatie selon les bords et non selon les faces, montée sur porte-aiguilles, pour toute espèce de suture.

Hahn (Eugen), chirurgien allemand, contemporain, né en 1841.

PROCÉDÉ DE — (1887) : Dans la gastrostomie.
1° Incision épigastrique, parallèle au rebord costal gauche, et ouvrant le péritoine ;
2° Deuxième incision au niveau du 8e espace intercostal gauche, parallèle à la précédente, et ouvrant également le péritoine ;
3° Par la *plaie épigastrique*, on saisit l'estomac vers la grande courbure, et on l'engage dans les mors d'une pince introduite par la *plaie intercostale* ;
4° Suture de l'estomac à la plaie intercostale et ouverture de sa cavité ; fermeture de la plaie épigastrique.
Le rapprochement des cartilages costaux assure la continence stomacale.

Hales (Stephen), (1677-1761), physiologiste anglais, né à Beckes-bourne (Kent).

PIÉZOMÈTRE DE — (1744) (πιέζω, presser; μέτρον, mesure). Manomètre consistant en un long tube de verre placé verticalement dans une artère pour mesurer la pression sanguine.

Halistérique (ἅλις, en masse ; στέαρ, graisse).

FONTE — : V. Fonte halistérique, page 209.

Halitueuse (*halitus*, exhalaison, vapeur).

PEAU — : Peau recouverte d'une sueur abondante.

Hallé, médecin de Paris, contemporain.

POINT DE — : Point situé à l'intersection de deux lignes : l'une horizontale et transversale, partant de l'épine iliaque antéro-supérieure ; l'autre, verticale, montant de l'épine du pubis : point correspondant à la portion iliaque de l'uretère qui « s'offre là le plus complaisamment à la palpation abdominale ».

Haller (1708-1777), anatomiste de Gœttingue (Allemagne), né à Berne (Suisse).

ANSE DE — : Arcade formée sur le côté antérieur de la veine jugulaire interne par le rameau anastomotique du facial avec le glosso-pharyngien. Inconstante.

CERCLE VEINEUX DE — : Cercle veineux formé par les veines superficielles sous l'aréole du mamelon.

CUL-DE-SAC DE — : Diverticule du péricarde situé entre les deux groupes de veines pulmonaires ; il s'étend sur la face postérieure de l'oreillette gauche, jusqu'au bord supérieur de cette oreillette ; profond de 5 centimètres environ.

DÉTROIT DE — : Rétrécissement situé entre la cavité ventriculaire et le bulbe aortique, dans le cœur de l'embryon.

ELIXIR ACIDE DE — : Composé à parties égales d'acide sulfurique et d'alcool à 90°.

PLEXUS LARYNGÉ DE — : Petit plexus nerveux formé, sur le côté interne de la carotide primitive, par des filets laryngiens et thyroïdiens du sympathique, qui s'anastomosent avec des filets provenant du laryngé supérieur ou du laryngé externe.

RÉSEAU DE — : Réseau de canalicules spermatiques situés dans l'épaisseur du corps d'Highmore.

VAS ABERRANS DE — : Canalicule borgne de 10 à 20 centimètres de long, pelotonné sur lui-même, qui se détache de la queue de l'épididyme pour se porter en haut et en avant dans les éléments du cordon. Vestige de la partie supérieure du corps de Wolff. (V. p. 239, fig. 164, 4.)

VASA ABERRANTIA DE — : Vaisseaux superficiels de petit calibre, qui naissent de l'artère humérale ou de l'axillaire et viennent se jeter ordinairement dans une des artères antibrachiales, le plus souvent dans la radiale.

Hallus valgus (*hallus*, gros orteil ; *valgus*, tourné en dehors) (Hueter, 1870). Difformité du gros orteil, caractérisée par sa déviation en masse en dehors ; les phalanges forment avec le métatarsien un angle à sommet dirigé en dedans.

Hallus varus (*hallus*, gros orteil ; *varus*, tourné en dedans). Déviation en dedans du gros orteil.

Halster.

OPÉRATION DE — (1893) : Dans la cure radicale de la hernie inguinale. La caractéristique de cette opération consiste dans le traitement du canal inguinal : le canal ayant été ouvert, on fait sortir le cordon par l'angle supéro-externe de l'incision, et toute l'étendue du trajet inguinal est supprimée par les sutures ; la paroi se trouve ainsi reconstituée sans canal, et le cordon sort directement du ventre d'arrière en avant, pour ramper sous la peau, au-devant de l'aponévrose du grand oblique.

Hamamelis virginica. Arbuste de la famille des Saxifragés, que l'on trouve dans l'Amérique du Nord. Employé contre les hémorrhoïdes et, en général, comme hémostatique. La préparation la plus usitée est l'extrait fluide américain.

Synonyme : Noisetier de la sorcière.

Hamilton (Frank-Hastings), (1813-1875), chirurgien américain, né à Wilmington (Vermont).

PSEUDO-PHLEGMON D' — : Trouble trophique du tissu cellulaire sous-cutané, caractérisé par une bosselure sous-cutanée, assez analogue à l'érythème noueux, qui peut s'indurer, rougir à la surface, mais ne suppure jamais.

TOILE-CATAPLASME D' — Tissu de coton imprégné de mucilage.

Hammarsten (Olof), physiologiste d'Upsala, contemporain, né en 1841.

LAB-FERMENT D' — : Ferment stomacal qui a la propriété de coaguler le lait sans le concours des acides.

Hammond (William-Alexander), médecin américain, né à Annopolis (Maryland), en 1828.

SYNDROME D' — (1871) : Athétose. Mouvements incessants, très lents et à grande amplitude, au repos, des doigts et des orteils qui deviennent incapables de rester dans une position quelconque. Cette affection est ordinairement consécutive à une malformation congénitale du cerveau, ou à une périencéphalite diffuse. Charcot (1853), Heine (1860), avaient déjà constaté le fait clinique décrit et dénommé par Hammond.

Hanche bote. Coxa vara.

Hanot (Victor-Charles), (1844-1896), médecin de Paris, né à Paris.

CIRRHOSE OU MALADIE DE — : Cirrhose hépatique hypertrophique, avec ictère chronique.

Hansen (Gerhard-Henrik), médecin norvégien, né en 1841.

BACILLE DE — (1871) : Bacille de la lèpre ; il possède tous les attributs morphologiques du bacille de la tuberculose, mais il ne se cultive pas et n'est pas inoculable aux animaux.

Haphalgésie (ἁφή, toucher : ἄλγος, douleur). Dénomination donnée par Pitres à une sorte de paresthésie ou de douleur intense provoquée, chez les hystériques, par le contact de certaines substances neutres qui ne provoquent, à l'état normal, qu'une sensation de contact.

Harder (Johann-Jacob), (1656-1711), anatomiste suisse, né à Bâle.

GLANDE DE — (1693) : Glande muqueuse en grappe, située dans l'angle interne de l'œil, chez tous les vertébrés pourvus d'une membrane clignotante, au-dessous de laquelle elle vient s'ouvrir. Très développée chez les oiseaux.

Hardy (Louis-Philippe-Alfred), (1811-1893), médecin de Paris, né à Paris.

LOTION DE — :

Sublimé	1ᵍʳ
Sulfate de zinc	
Acétate neutre de plomb	āā 4ᵍʳ
Eau distillée	250ᵍʳ
Alcool q. s. pour dissoudre le sublimé.	

Employée contre les éphélides.

POMMADE DE — :

Soufre	2 parties.
Carbonate de potasse	1 partie.
Axonge	12 parties.

Employée contre la gale.

Haricocèle. Testicule atrophié.

Harley (George) (1829-1896), médecin anglais, né à Haddington.

MALADIE DE — : Hémoglobinurie paroxystique.

Hartmann (Henri), chirurgien de Paris, contemporain.

AIGUILLE MOUSSE DE — : Aiguille permettant, grâce à sa forme, de charger très facilement des vaisseaux au fond du bassin, sous le foie, etc.

CATHÉTER POUR LA TAILLE VAGINALE DE — : Ca-

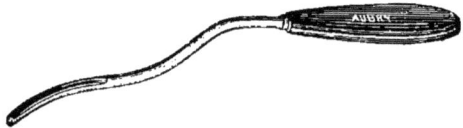

FIG. 173. — Cathéter pour la taille vaginale de HARTMANN.

théter métallique ayant comme courbure la courbure normale de l'urèthre et de la vessie, c'est-à-dire celle de la sonde de Sims, présentant dans la portion vésicale une cannelure perforée et qui doit recevoir la pointe du bistouri au moment de l'incision vaginale de la taille (fig. 173).

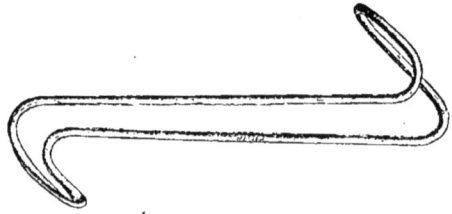

FIG. 174. — Écarteurs abdominaux de HARTMANN.

ÉCARTEURS ABDOMINAUX DE — : Écarteurs en fil de laiton (fig. 174).

PERFORATEUR OSSEUX A ARCHET DE — : Perforateur où le trocart est mû par un archet, comme le perforateur des serruriers (fig. 175).

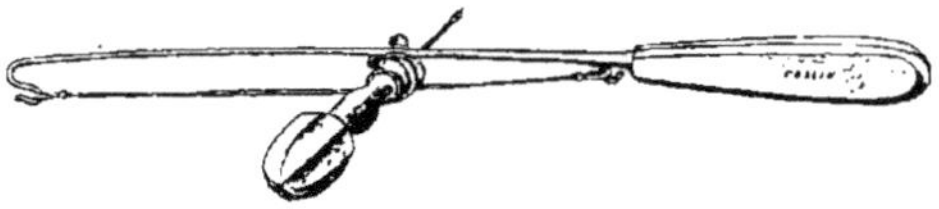

FIG. 175. — Perforateur osseux à archet de HARTMANN.

PINCE POUR SAISIR LE COL DE — : Pince coudée, à mors dentés, ne se correspondant pas, pour saisir le col dans l'hystérectomie vaginale.

PINCES A MORS ÉLASTIQUES DROITS POUR OPÉRATIONS SUR LE TUBE DIGESTIF DE — : Pinces de même principe que celle de Doyen, mais dont les mors sont droits au lieu d'être courbes, et plus courts.

FIG. 176. — Porte-caustique intra-utérin de HARTMANN.

PORTE - CAUSTIQUE INTRA-UTÉRIN DE — : Tige rigide se terminant par une portion souple pouvant suivre les sinuosités de la cavité utérine (fig. 176).

PROCÉDÉ DE — (1892) : dans l'amputation sus-vaginale du col :
1° Fente bilatérale du col ;
2° Incision transversale de la muqueuse externe, au voisinage de l'orifice du col ;
3° Décollement de cette muqueuse ;
4° Section transversale du col ;
5° Rabattement de la muqueuse décollée sur la surface de section et suture.

PROCÉDÉ DE — (1897) : dans la gastrostomie :
1° Incision verticale à 2 centimètres 1/2 à gauche de la ligne blanche, longue de 10 centimètres, terminée au niveau de l'ombilic ; section de la peau, du tissu cellulaire et du feuillet antérieur de la gaine du droit ;
2° Mise à nu du feuillet profond de cette gaine, en réclinant la lèvre interne de l'incision ;
3° Section de ce feuillet profond et du péritoine sur la ligne médiane ;
4° Fixation de l'estomac attiré au dehors, aux lèvres de l'incision péritonéale, par un surjet séro-séreux ;
5° Traction de la portion herniée de l'estomac que l'on fait passer d'abord entre la face profonde du droit et le feuillet postérieur de sa gaine, puis entre deux faisceaux du muscle ;
6° Suture de la tunique musculo-séreuse de l'estomac aux lèvres de l'aponévrose antérieure sectionnée ;
7° Ouverture de l'estomac sur une très petite étendue et fixation de la muqueuse à la peau, le restant de la plaie étant réuni par une suture à trois étages.

PROCÉDÉ DE — (1893) : dans les anastomoses viscérales :
1° Faire un surjet non perforant postérieur ;

2° Ouvrir les cavités ;

3° Faire un surjet circulaire comprenant toutes les tuniques, surjet à la fois occlusif et hémostatique, sans ligature vasculaire aucune ;

4° Reprendre le fil du surjet postérieur et enfouir dans des points non perforants le surjet total.

PROCÉDÉ DE — (1896) : dans l'anus iliaque :

1° Incision de 10 centimètres, parallèle à la direction des fibres du grand oblique, située à deux doigts en dedans de l'épine iliaque antéro-supérieure gauche et répondant par son milieu à une ligne étendue de l'épine à l'ombilic :

2° Dissociation en étoile des trois muscles constituant la paroi, sans section aucune de fibres musculaires ;

3° Ouverture du péritoine et traction au dehors de l'oméga iliaque, à travers le méso duquel on passe un rouleau de gaze iodoformée.

PROCÉDÉ DE — (1897) : dans la ligature de l'artère utérine :

1° Position élevée du bassin ; laparotomie médiane ;

2° Découverte de la fossette ovarienne ;

3° Au niveau de celle-ci, parallèlement à l'uretère et un peu en avant de lui, incision du péritoine ;

4° Découverte et ligature de l'utérine au moment où elle se dégage au-devant de l'uretère.

PROCÉDÉ DE — (1899) : dans le traitement des fistules stercorales de petite étendue : Dédoublement du tissu fibreux entourant la fistule, et suture en masse des parties dédoublées comme dans la périnéorrhaphie de Tait.

PROCÉDÉ DE — (1900) : dans la pylorectomie :
Procédé ayant pour but de réaliser l'ablation complète des ganglions envahis, c'est-à-dire de toute la petite courbure de l'estomac des ganglions juxto-cardiaques et des ganglions rétro-pyloriques. L'hémostase est assurée par la ligature de la coronaire stomachique, au niveau du cardia et de la gastroduodénale dans l'angle pyloro-pancréatique.

PROCÉDÉ DE — (1893) : dans le traitement des rétrécissements du rectum :
On saisit le rétrécissement à l'aide de pinces et on l'abaisse à travers l'anus préalablement dilaté. On sectionne les parois rectales au-dessous du rétrécissement que l'on isole par dissection des parties voisines. On sectionne ensuite au-dessus du rétrécissement et on fixe le bout supérieur de l'intestin à la peau de la marge de l'anus.

Hartmann (Arthur), laryngologiste de Berlin, contemporain, né en 1849.

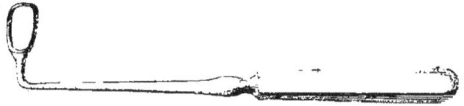

FIG. 177. — Curette de HARTMANN.

CURETTE LATÉRALE OU COUTEAU DE — : Curette servant en particulier à l'ablation de tumeurs adénoïdes (fig. 177).

Haschisch. Mot arabe signifiant herbe et désignant le chanvre indien ou ses préparations pourvues de propriétés enivrantes.

Hasner (Josef-Ritter von Artha), (1819-1892), oculiste de Prague.

VALVULE DE — : Repli valvulaire, situé à l'orifice inférieur du canal nasal, lorsque ce dernier vient s'ouvrir sur la paroi externe du méat inférieur. Manque, quand le canal s'ouvre au sommet du méat.

Hassall (Arthur-Hill), (1817-1894), médecin anglais.

CORPS CONCENTRIQUES DE — : Petits corpuscules arrondis. à paroi composée de cellules imbriquées. et dont le centre contient des masses nucléées de nature inconnue. Éléments caractéristiques du thymus.

Haut mal (terme populaire). Épilepsie. Ainsi dénommée, parce que ce mal « saisit la tête premièrement qui est la plus haute partie de l'homme ».

Hauteville (France, Ain), 900 mètres d'altitude.

SANATORIUM DE — : Destiné à des tuberculeux pauvres : œuvre privée sous le patronage de l'administration des hospices de Lyon.

Havers (Clopton), anatomiste anglais de la fin du XVIIᵉ et du XVIIIᵉ siècle.

CANAUX DE — : Canaux vasculaires du tissu osseux ; proviennent des canaux primitifs de Havers.

CANAUX PRIMITIFS DE — : Lacunes contenant des vaisseaux et des cellules, qu'on trouve dans l'os embryonnaire, au milieu d'une substance spongieuse déjà traversée par des travées osseuses. Les cellules des canaux primitifs de Havers sont ostéogéniques et prendront part à l'ossification.

ESPACES DE — : Larges espaces qu'on trouve dans l'os formé et qui résultent de l'agrandissement des canaux de Havers qui finissent par communiquer les uns avec les autres.

SYSTÈME DE — : Nom donné à l'ensemble des lamelles osseuses concentriques disposées autour d'un espace de Havers, occupé lui-même par des vaisseaux et des cellules.

Hayem (Georges), médecin de Paris, né à Paris, en 1841.

ACHROMACYTE DE — : Globule rouge décoloré.

SÉRUM DE — :

Eau bouillie	1000ᵍʳ
Chlorure de sodium	5ᵍʳ
Sulfate de soude	10ᵍʳ

SOLUTION DE — :

Eau distillée	200ᵍʳ
Sel marin pur	1ᵍʳ
Sulfate de soude	5ᵍʳ
Sublimé	0ᵍʳ,5

Pour l'examen du sang.

Hayem-Winter. V. Hayem, Winter.

PROCÉDÉ DE — : Procédé destiné à analyser quantitativement l'acide chlorhydrique de l'estomac.

Heberden (William), (1710-1801), médecin de Londres, né à Londres.

MALADIE DE — : Angor pectoris.

NODOSITÉS DE — : Doubles nodules siégeant au niveau de l'articulation de la phalangette. Ces nodules sont formés par l'augmentation de volume des tubercules osseux qui existent normalement à l'extrémité inférieure de la deuxième phalange, du côté dorsal.

RHUMATISME DE — : Rhumatisme des petites jointures, avec nodosités.

Hébra (Ferdinand, von), (1816-1880), dermatologiste de Vienne, né à Brünn (Autriche).

ESPRIT DE SAVON DE POTASSE DE — :

Savon noir......................	40^{gr}
Alcool rectifié..................	80^{gr}
Alcoolat de lavande.............	5^{gr}

MALADIE DE — : Érythème polymorphe.

PITYRIASIS DE — : Pityriasis rubra chronique.

PRURIGO DE — : Prurigo vrai idiopathique. Syn. : Lichen polymorphe chronique.

Hedra. Entaille superficielle et incomplète d'un os de la paroi cranienne.

Hédrocèle (ἕδρα, siège, fondement ; κήλη, hernie). Hernie développée dans l'épaisseur de la cloison recto-vaginale et refoulant en arrière, du côté du rectum, la paroi antérieure de celui-ci.

Hégar (Alfred), chirurgien allemand, contemporain, né en 1830.

BOUGIES DE — : Bougies cylindriques, en gomme durcie ou en métal nickelé, dont l'extrémité est conique, qui servent à la dilatation de l'utérus. Elles sont de diamètre différent, le n° 1 étant de 2 millimètres, les autres augmentant d'un millimètre par bougie.

MÉTHODE DE — : Traitement mécanique de la sciatique. Le malade étant couché de dos, à plat sur son lit, le médecin, placé du côté douloureux, saisit, au-dessus des malléoles, avec une main le pied, appuie fortement avec l'autre main sur la rotule, élève le membre jusqu'à la perpendiculaire, puis l'infléchit en approchant la pointe du pied de la tête du patient : le membre est maintenu dans cette position 15, 30, 40 ou 60 secondes.

PROCÉDÉ DE — DANS L'HYSTÉRECTOMIE ABDOMINALE (1885) : Hystérectomie partielle, dans laquelle on fixe à la paroi abdominale le pédicule. Ce procédé est essentiellement caractérisé par : 1° la ligature du pédicule, qui est faite avec un lien de caoutchouc (*ligature élastique*) ; 2° l'établissement d'une suture du péritoine, au-dessous du lien élastique, de manière à isoler parfaitement le pédicule de la cavité abdominale. Procédé complètement abandonné.

Procédé de — dans la colpo-périnéorrhaphie : Excision d'un lambeau de forme triangulaire, sur la paroi postérieure du vagin ; la base du triangle est à la fourchette et mesure 6 à 8 centimètres dans les cas ordinaires ; son sommet est dans le vagin, sur la ligne médiane, à environ 7 ou 8 centimètres. Pour mieux délimiter le triangle, il est d'habitude d'en marquer les 3 angles au moyen d'une pince tire-balle ; le triangle enlevé, on affronte les deux bords de la plaie.

Signe de — (1885) : dans la grossesse au début. Dès la septième semaine, à l'état normal et physiologique, le corps de l'utérus forme une tumeur molle, le col reste dur et le segment intermédiaire se ramollit considérablement. Il en résulte que ce segment devient très compressible et que, par suite, la main abdominale et le doigt vaginal placé en arrière du col, ne perçoivent plus entre eux qu'une bande de tissu très mince, comme si le corps et le col étaient presque complètement séparés.

Heidenhain (Rudolf), (1834-1897), physiologiste et histologiste allemand, de Breslau (1859-1897), né à Marienwerder.

Cellules de — : V. Cellules bordantes, cellules principales.

Expérience de — : Démontre le rôle sécrétoire de l'épithélium rénal. Heidenhain injecta de l'indigo chez des animaux auxquels il avait préalablement fait une saignée et sectionné la moelle au-dessous du bulbe, de manière à rendre presque nulle la pression sanguine dans le rein, et à supprimer, par conséquent, la production de la partie aqueuse de l'urine. Il vit alors les glomérules de Malpighi et les tubes grêles de l'anse de Henle rester incolores, tandis que les tubes contournés et les branches montantes des anses de Henle se gorgeaient d'indigo. Il en conclut que le rôle des glomérules et des branches descendantes de Henle était de sécréter l'eau et celui de l'épithélium des branches montantes et des tubes contournées, de sécréter les principes caractéristiques de l'urine. (Mathias Duval.)

Loi de — (1883) : Toute sécrétion glandulaire s'accompagne d'une modification de la structure des glandes.

Lunules ou demi-lunes de — (1868) : Croissants de Gianuzzi. V. Gianuzzi, page 237.

Heim, médecin allemand, contemporain.

Heim et Kreysig. V. Heim, Kreysig.

Signe de — : Dépression systolique des espaces intercostaux en cas de symphyse cardiaque; n'est pas pathognomonique de la symphyse cardiaque.

Heim et Sunder. V. Heim, Sunder.

Signe de — : Ondulation dépassant la matité cardiaque et

ayant son maximum au creux épigastrique : symptôme de symphyse cardiaque.

Heineke (Walter-Hermann), chirurgien allemand, né en 1834.

PROCÉDÉ DE — (1888) : Dans l'opération de Kraske. Consiste dans la résection temporaire du sacrum et du coccyx.

Heineke-Mikulicz. — V. Heineke et Mikulicz.

OPÉRATION DE — : Pyloroplastie (pratiquée par Heineke, en mars 1886, par Mikulicz en février 1887).

Heister (1683-1758), anatomiste allemand de Helmstadt, né à Francfort-sur-Mein.

VALVULES DE — (1732) : Replis valvulaires de la muqueuse du canal cystique.

Helcopode (ἕλκω, tirer, traîner ; ποῦς, pied).

DÉMARCHE — : Trouble de la marche, caractérisé par ce fait que le sujet traîne le pied malade sur la pointe, d'arrière en avant.

Helferich (Heinrich), chirurgien allemand, né en 1851.

PROCÉDÉ DE — (1887) : Dans la taille hypogastrique. Incision transversale des téguments, de 6 à 8 centimètres, au ras du pubis, en forme de croissant à concavité supérieure, pour éviter les cordons spermatiques ; résection sous-périostée d'un rectangle osseux de la symphyse, que l'on récline en haut, avec les attaches musculaires ; on arrive ensuite sur la vessie que l'on incise.

Hélicine. Aldéhyde correspondant à la salicine ; la salicine et une combinaison de la saligénine (alcool salicylique) avec le glucose.

Hélicopode (ἑλίκη, spirale ; ποῦς, pied).

DÉMARCHE — : Trouble de la marche, caractérisé par ce fait que le sujet, s'appuyant sur le membre sain, fait décrire à sa jambe malade, pour la porter en avant, un arc de cercle. On dit qu'il marche en fauchant.

Héliothérapie (ἥλιος, soleil ; θεραπεία, traitement). Traitement par le soleil : appliqué, localement, à la cure des tuberculoses articulaires ; appliqué, généralement, à la cure des anémiques, des convalescents, des fatigués.

Héliotropisme (ἥλιος, soleil ; τρόπος, direction). Mouvement du protoplasma, sous l'influence de la lumière.

Hélix (ἕλιξ, roulé en spirale). Repli curviligne qui délimite en avant, en haut et en arrière, le pavillon de l'oreille.

Heller (Arnold-Ludwig-Gotthilf), médecin allemand, né en 1840.

RÉACTION DE — : Permet de déceler l'albumine, dans l'urine, au moyen de l'acide nitrique. On verse goutte à goutte de l'acide nitrique le long des parois du verre *conique* qui contient l'urine filtrée. Il se produit un disque blanc entre l'acide qui tombe au fond et l'urine, si celle-ci contient de l'albumine.

Helmerich, médecin allemand du XIXe siècle.

POMMADE SULFO-CARBONÉE D' — (Codex) :

Soufre sublimé laxé............	10gr
Carbonate de potasse..........	5gr
Axonge.......................	35gr
Eau distillée......	5gr
Huile d'amande douce...........	5gr

Traitement de la gale.

Helmholtz (Hermann-Ludwig, Ferdinand von) (1821-1894), physicien allemand, né à Potsdam.

RÉSONNATEUR D' — : Appareil fondé sur le principe des vibrations par influence. C'est une sphère perforée de part en part, de dimensions calculées pour que la masse d'air qu'elle contient produise, par sa mise en vibration, un son déterminé et entre en action par la production de ce même son dans le voisinage.

Helminthes (ἕλμινθος, ver). Vers intestinaux.

Helminthiase. Maladie causée par les vers intestinaux.

Hem. Onomatopée : Désigne la toux sèche de la pharyngite.

Hémacyanine (αἷμα, sang; κυανός, bleu). Dérivé de l'hématine.

Hémaphéine (αἷμα, sang; φαιός, brun). Substance de couleur brune qui provient de l'hématine.

Hémaphéisme (αἷμα, sang; φαιός, brun). Coloration foncée de l'urine, qui prend, par adjonction d'acide azotique, une teinte acajou.

Hémarthrose (αἷμα, sang : ἄρθρον, articulation). Épanchement de sang dans une articulation.

Hémarthrose pulsatile. Hémarthrose avec battements et expansion, provenant de la rupture d'un anévrysme dans l'articulation.

Hématémèse (αἷμα, sang : ἐμεῖν, vomir). Vomissement de sang.

Hématéine (αἷμα, sang). Hématoxyline.

Hématidrose (αἷμα, sang ; ἱδρῶσις, sueur). Hémidrose.

Hématie (αἷμα, sang). Globule rouge du sang.

Hématimétrie (αἷμα, sang ; μέτρον, mesure). Numération des globules du sang.

Hématine (αἷμα, sang). Matière colorante du sang.

Hématique (αἷμα, sang).

ACIDE — : Corps qu'on obtient, en chauffant au rouge, du sang traité par la soude.

Hématite (αἷμα, sang). Sesquioxyde de fer.

Hématoblaste (αἷμα, sang ; βλαστός, germe) (Hayem). Petit élément figuré du sang, destiné à se transformer en globule rouge.

Hématocèle (αἷμα, sang; κήλη, tumeur). Tumeur sanguine.

— PÉRI-UTÉRINE : Épanchement sanguin autour de l'utérus (tombé en désuétude).

— POST-OPÉRATOIRE : Hématocèle rétro-utérine, consécutive à une intervention sur l'appareil génital de la femme.

— RÉTRO-UTÉRINE : Hématocèle localisée au cul-de-sac de Douglas et en rapport à peu près constamment avec une grossesse extra-utérine.

— VAGINALE : Épanchement sanguin dans la tunique vaginale du testicule.

Hématocolpos (αἷμα, sang; κόλπος, vagin). Collection de sang développée dans le vagin oblitéré.

Hématocristalline (αἷμα, sang). Hémoglobine.

Hématocyanine (αἷμα, sang ; κυανός, bleu). Hémacyanine.

Hématolyse (αἷμα, sang ; λύω, dissoudre). Dissolution des globules rouges du sang, produite *in vitro* par les modifications de tension osmotique que détermine l'addition de solutions trop ou trop peu concentrées de certains sels et de certaines substances.

Hématolytique (αἷμα, sang; λυτικός, qui a la propriété de dissoudre). Qui modifie les propriétés du sang.

Hématome (αἱματοῦν, emplir de sang). Épanchement sanguin collecté.

Hématome anévrysmal diffus (Michaux). Anévrysme diffus.

— CONSÉCUTIF. Anévrysme diffus consécutif.

— PRIMITIF. Anévrysme diffus primitif.

Hématome artériel (Weber). Anévrysme diffus.

— CIRCONSCRIT : Épanchement de sang dans le tissu cellulaire qui, refoulé, constitue une paroi, une sorte de poche.

— DIFFUS : Épanchement de sang s'infiltrant au loin dans le tissu cellulaire.

Hématométrie (αἷμα, sang; μήτρα, matrice). Rétention du sang menstruel dans l'utérus, par suite de sténose ou d'atrésie du col.

Hématomyélie (αἷμα, sang; μυελός, moelle). Hémorrhagie dans la moelle épinière.

Hémato-néphrose (αἷμα, sang; νεφρός, rein). Épanchement sanguin intra-rénal.

Hématophyte (αἷμα, sang; φυτόν, plante, végétal). Parasite du sang.

Hématopoièse (αἷμα, sang : ποιεῖν, faire). Formation des globules sanguins.

Hématoporphyrine (αἷμα, sang; πορφύρω, se teindre en pourpre). Pigment urinaire, décrit par Mac Munn, isomère de la bilirubine.

Hématorachis (αἷμα, sang; ῥάχις, colonne vertébrale). Hémorrhagie dans les méninges de la moelle épinière.

Hématosalpinx (αἷμα, sang; σάλπιγξ, trompe). Hématome de la trompe utérine.

Hématoscope (αἷμα, sang; σκοπεῖν, examiner). V. Hénocque, page 277.

Hématoscopie (Hénocque, 1885), ou **Hématospectroscopie**. Désigne l'analyse spectrale du sang au moyen de l'hématoscope ou de l'hématospectroscope.

Hématospectroscope (Hénocque, 1885). Appareil composé d'un spectroscope, à vision directe, monté sur un pied analogue à celui des microscopes, présentant des dispositions spéciales qui permettent l'analyse spectrale du sang, par la méthode d'Hénocque.

Hématospermie (αἷμα, sang; σπέρμα, sperme). Émission de sperme de coloration rosée ou rouge.

Hématoxyline. Substance usitée pour les préparations microscopiques. Teint en rouge. Préconisée par Weigert pour teindre les tissus en double coloration. L'hématoxyline de Delafield se compose de : 400 grammes d'une solution saturée d'ammoniaque dans l'eau; ajouter 4 grammes d'hématoxyline cristallisée, dissoute dans 25 centimètres cubes d'alcool à 95; laisser à l'air et à la lumière, durant 3 à 4 jours; ajouter 100 centimètres cubes de glycérine et 100 centimètres cubes d'alcool méthylique; laisser au repos jusqu'à ce que la préparation devienne très foncée; filtrer et conserver dans des flacons bien bouchés. — Colorant très puissant. L'étendre d'eau. Colore les tissus en violet-noir ou bleuâtre. Très bon colorant de fond avec la fuchsine.

Hématozoaire (αἷμα, sang; ζῶον, animal). Parasite vivant dans le sang. V. Laveran, page 335.

Hématurie (αἷμα, sang; οὐρεῖν, uriner). Pissement de sang.

Héméralopie (ἡμέρα, jour; ὤψ, œil). Vue durant le plein jour; cécité presque totale le soir.

D'après Dujardin (Observ. sur l'héméralopie et la nyctalopie, *Ancien Journal de Médecine*, tome 19, page 347), le mot héméralopie serait composé de ἡμέρα, jour; ἀλωος, aveugle et ὤψ, visage, regard. Héméralopie prendrait ainsi le sens que l'on donne généralement à nyctalopie et *vice versa*.

Hémiacéphale (ἥμισυς, demi ; α, privatif ; κεφαλή, tête). Nom donné par I. Geoffroy Saint-Hilaire à des monstres chez lesquels la tête est représentée par une tumeur informe, avec quelques appendices ou replis cutanés en avant, les membres thoraciques existant (Littré et Robin), (fig. 178).

Hémialgie (ἥμισυς, à moitié : ἄλγος, douleur). Douleur dans une moitié du corps.

Hémialbumose. V. Propeptone.

Hémianopie (ἥμισυς, à moitié ; α, privatif, ὤψ, ὠπος, œil). Hémianopsie.

Hémianopsie (ἥμισυς, à moitié, α privatif, ὄψις, vue). V. Hémiopie.

— NASALE. Hémiopie affectant la moitié interne du champ visuel.

— TEMPORALE. Hémiopie affectant la moitié externe du champ visuel.

Hémiataxie. Ataxie localisée à une moitié du corps.

Hémiathétose (ἥμισυς, à moitié : α, privatif ; θετός, stable). Athétose unilatérale.

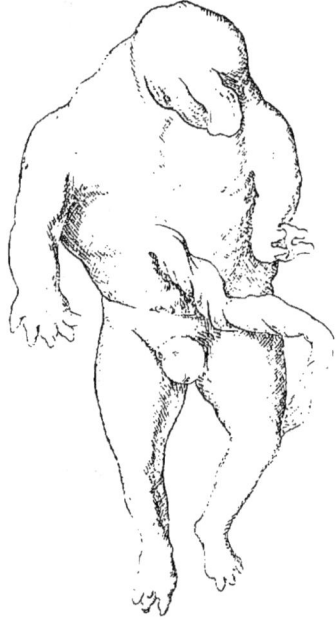

FIG. 178. — Hémiacéphale.

Hémichorée (ἥμισυς, à moitié ; χορεῖν, danser). Mouvements désordonnés, irréguliers, involontaires, exagérés par les mouvements volontaires, survenant chez un hémiplégique (type post-paralytique), ou pouvant précéder l'hémiplégie (type pré-paralytique).

Hémicrânie (ἥμισυς, à moitié ; κρανίον, crâne). Migraine n'affectant qu'un seul côté du crâne.

Hémidrose (αἷμα, sang ; ἱδρωσις, sueur). Sueur de sang.

Hémiencéphale (ἥμισυς, à moitié ; ἐγκέφαλος, encéphale). Malformation caractérisée par un cerveau à peu près normal, coïncidant avec l'absence d'organes des sens.

Hémiglossite (ἥμισυς, à moitié ; γλῶσσα langue). Inflammation d'une moitié de la langue.

Hémimélie (ἥμισυς, à moitié ; μέλος, membre) (I. Geoffroy St-Hilaire). Malformation caractérisée par l'arrêt de développement des membres thoraciques ou abdominaux, qui sont incomplets.

terminés en moignon, avec des doigts rudimentaires (fig. 179).

Hémine. Chlorhydrate d'hématine.

Hémiopie (ἥμισυς, à moitié, ὤψ, ὠπός, œil). Perte de la vision dans la moitié du champ visuel. Syn. : Hémianopsie.

— CROISÉE : Un œil voit la moitié droite et l'autre la moitié gauche de l'objet ; la vision est abolie, soit dans la moitié interne des deux rétines, soit dans leur moitié externe.

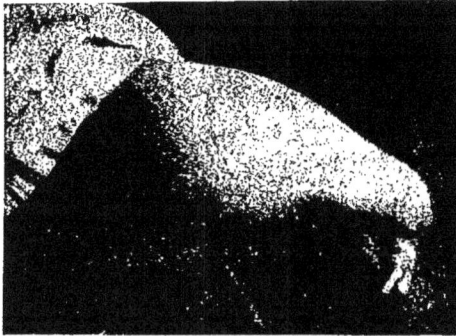

FIG. 179. — Hémimélie (F. BRUN).

— HOMONYME : Les deux yeux ne voient que la moitié d'un objet ; la vision est abolie dans la moitié externe de la rétine d'un côté et dans la moitié interne de l'autre rétine.

Hémipage (ἥμισυς, à moitié ; παγείς, uni). Monstruosité constituée par l'union de deux corps fusionnés depuis la bouche jusqu'à l'ombilic, qui est unique (fig. 180).

Hémiparacousie. Paracousie unilatérale.

Hémispasme glosso-labié (ἥμισυς, à moitié ; σπασμός, spasme ; γλῶσσα, langue ; *labium*, lèvre). Contracture des muscles des lèvres et de la langue, parfois de l'orbiculaire palpébral, du peaucier et des muscles du cou. (Incorrect.)

Hemmage (*hem*). Expectoration légère, consistant en un petit crachat perlé, grisâtre, visqueux, en boule ; se produit dans la laryngite catarrhale chronique.

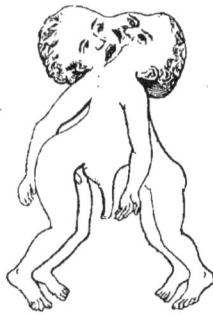

FIG. 180. — Hémipage.

Hémodynamique (αἷμα, sang ; δύναμις, force). Étude de la circulation du sang.

Hémoglobine. Substance composant près des 9/10 des hématies. C'est une substance albuminoïde, cristallisable chez l'homme et certains animaux seulement, et remarquable en ce que le fer est un élément important dans sa composition. L'oxygène combiné avec elle forme l'oxyhémoglobine.

Hémopéricarde (αἷμα, sang ; περικάρδιον, péricarde). Épanchement sanguin dans le péricarde.

Hémophilie (αἷμα, sang ; φίλος, ami). Diathèse caractérisée par la facilité et l'abondance des hémorrhagies.

Hémophtalmie (αἷμα, sang ; ὀφθαλμός, œil). Hémorrhagie intra-oculaire.

Hémoptoïque (αἱμοπτυϊκός, qui crache le sang).

CRACHAT — : Crachat strié de sang.

INFARCTUS — : Foyer d'apoplexie pulmonaire, dû à un embolus.

Hémoptysie (αἷμα, sang ; πτύσις, crachement). Rejet de sang provenant des voies respiratoires.

Hémoptysie rénale (Tuffier). Hématurie congestive, survenant au début de la tuberculose rénale.

Hémorrhagie (αἷμα, sang ; ῥαγή, rupture). Sortie du sang hors des vaisseaux.

— DIAPÉDÉTIQUE : (Verneuil). Hémorrhagie due à la rupture des capillaires néoformés au niveau des bourgeons charnus d'une plaie.

— NÉO-CAPILLAIRE (Renaut) : Nom donné aux hémorrhagies néo-capillaires ; la destruction des parois vasculaires des bourgeons charnus étant essentiellement effectuée par les leucocytes.

Hémostase (αἷμα, sang ; στάσις, station ; de ἵστημι, j'arrête). Arrêt d'un écoulement sanguin.

Hémostatique (αἷμα, sang ; ἵστημι, j'arrête).

PINCE — : Pince destinée à assurer l'hémostase.

PINCEMENT — : Procédé d'hémostase consistant dans l'application temporaire ou prolongée d'une pince à forcipressure sur l'ouverture du vaisseau.

Hémothorax (αἷμα, sang ; θώραξ, poitrine). Épanchement sanguin dans la poitrine.

Henke (Wilhelm), anatomiste allemand, né à Iéna en 1834.

ESPACE RÉTRO-VISCÉRAL CERVICAL DE — : Espace rempli de tissu cellulaire, situé entre la colonne vertébrale d'une part, le pharynx et l'œsophage d'autre part.

Henle (Friedrich-Gustav-Jacob), (1809-1885), anatomiste allemand de Göttingue, né à Fürth.

ANSE DE — : Portion du tube urinifère en forme d'anse, entre les tubuli contorti et la pièce intermédiaire. V. p. 90, fig. 59, 3 et 4.

CELLULES DE — : Cellules du tube séminipare, assez volumineuses, remarquables par les figures karyokinétiques qu'elles présentent, et qui sont munies d'un pédicule qui les relie à la paroi du tube séminipare.

COUCHE DE — : Couche la plus superficielle de la tunique interne du follicule pileux, constituée par une rangée unique de cellules polyédriques.

COUCHE DE — : V. Bruch, p. 81.

CRÊTES DE — : Saillies longitudinales que présente le derme sous-unguéal.

Empreinte jugulaire de — : Dépression visible sur la convexité postérieure de la face inférieure du cervelet, qui répond à l'apophyse jugulaire de l'occipital.

Épine de — : Petite crête, située à l'union de la paroi postérieure et de la paroi supérieure du conduit auditif; peut manquer et est alors remplacée par une fossette.

Fentes de — : Nom donné par Schweigger-Seidel aux espaces remplis de tissu conjonctif, que laissent entre eux les faisceaux musculaires du cœur.

Gaine de — : Gaine lamelleuse des filets nerveux les plus ténus, constituée par une membrane connective endothéliale.

Glandes de — : Glandes tubuleuses situées dans la conjonctive, entre le bord orbitaire des tarses et le cul-de-sac conjonctival.

Ligament de — : Plan fibreux, de forme triangulaire, à base inférieure, attaché au ligament de Cooper et à l'arcade crurale, à côté interne répondant à la gaine du muscle droit; à côté externe, concave et tranchant. Est considéré comme une dépendance du fascia transversalis ou comme des fibres tendineuses du muscle droit, ou serait la même chose que le tendon conjoint.

Ligament lombo-costal de — : Lame fibreuse étendue transversalement des apophyses transverses des deux premières vertèbres lombaires au bord inférieur de la dernière côte et de l'avant-dernière, si la douzième est courte.

Ligament transverse du bassin de — : Portion antérieure de l'aponévrose périnéale moyenne : sous la symphyse et sur une hauteur de 5 à 6 millimètres, les 2 feuillets supérieur et inférieur de l'aponévrose moyenne sont confondus en une seule lame aponévrotique, un seul ligament.

Membrane intermédiaire de — : Basement-membrane de Bowmann.

ennequin (Jules), chirurgien de Paris, contemporain, né à Trémery (Lorraine).

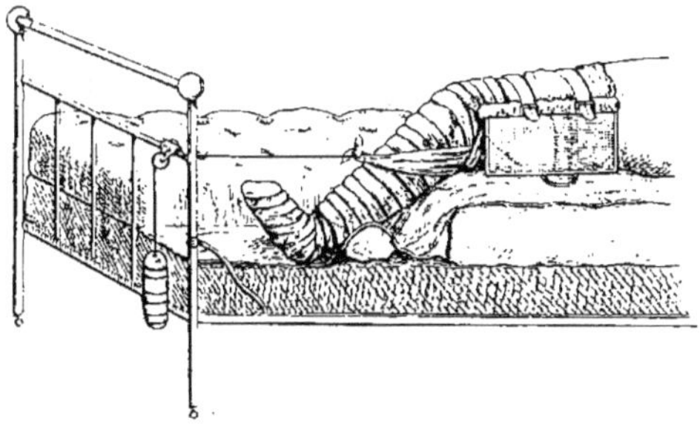

Fig. 181. — Appareil de Hennequin pour fracture du fémur.

Appareil de — : *Pour fracture du fémur* (fig. 181). Appareil à extension continue, la jambe étant fléchie à 40° et la cuisse fracturée reposant sur un plan horizontal. La cuisse reste libre dans les fractures du col; dans celles du corps de l'os, elle est maintenue dans une gouttière de fil de fer ouatée, après avoir été entourée d'un drap-fanon ouaté. La jambe est ouatée et bandée. Le poids de traction est de 5 kilogr.

Appareil de — : *Pour fracture de jambe.* Appareil permettant l'extension continue de la jambe. Composé de deux hamacs supportés par des bandelettes d'acier représentant les arêtes d'une sorte de boîte quadrangulaire sans parois. Le hamac supérieur ou crural est formé d'un cadre en U sur lequel est lacée une toile de coutil pour recevoir la face postérieure de la cuisse. Le hamac inférieur ou jambier est constitué par trois sangles

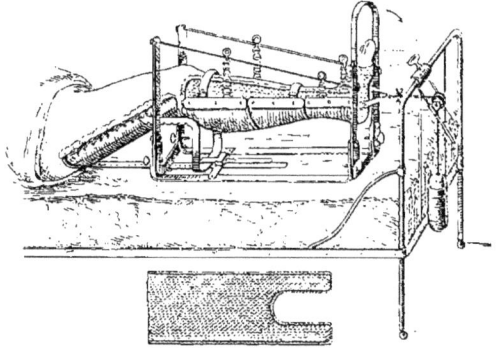

Fig. 182. — Appareil de Hennequin pour fracture de jambe.

reliées à quatre poulies roulant sur des tringles formant plan incliné. Dans cet appareil est placée la jambe préalablement munie d'une bottine plâtrée et d'une gouttière plâtrée, appliquées sous traction. Un étrier a été incorporé à l'appareil pour permettre l'extension continue. Cet appareil n'est appliqué qu'aux fractures obliques de jambe (fig. 182).

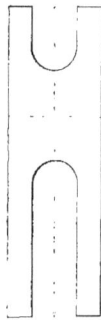 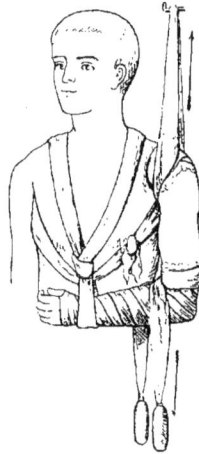 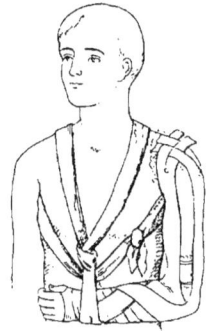

Fig. 183.   Fig. 184.   Fig. 185.

Appareil de Hennequin pour fracture de l'humérus.

Appareil de — : *Pour fracture de l'humérus* (fig. 185). Appareil plâtré essentiellement constitué par une attelle en forme d'H (fig. 183) que l'on ne place qu'après avoir obtenu la réduction complète par l'extension faite au moyen de poids

(2 kilogr.) au niveau du coude et la contre-extension appliquée
au niveau de l'aisselle (fig. 184).

Appareil de — : *Pour fracture du radius* (fig. 186, 187).
Se compose d'un quadrilatère trapézoïde formé de 12 à
15 feuilles de tarlatane plâtrées. La longueur du quadrilatère égale la distance du pli du coude au pli de flexion des
articulations métacarpo-phalangiennes. Sa largeur est égale
en haut à la circonférence de l'avant-bras prise au voisinage
du coude ; en bas elle répond à la circonférence du poignet, plus 3 centimètres. A 2 centimètres au-dessus de

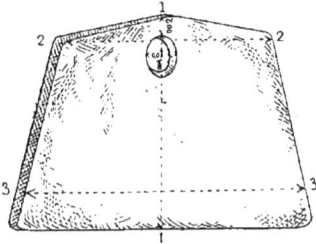

FIG. 186.   FIG. 187.

Appareil de HENNEQUIN pour fracture du radius (la main est en flexion
et en adduction).

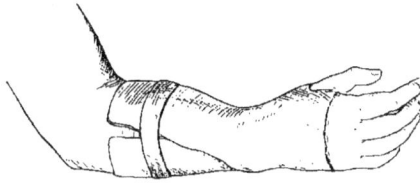

l'extrémité inférieure et sur l'axe médian du quadrilatère, on
pratique une ouverture ovalaire de 4^{cm} de long sur 3^{cm} de large.
Pour appliquer l'appareil, on commence par introduire le
pouce, après réduction de la fracture, dans l'ouverture ovalaire. Puis les côtés latéraux de l'appareil sont attirés vers le
bord cubital de la main. Sur la main, ces deux bandes latérales restent séparées ; sur le poignet, elles se réunissent en
se superposant ; à l'avant-bras elles sont distantes l'une de
l'autre. Une bande enroulée autour de l'avant-bras facilite le
contact de l'appareil avec le membre. A ce moment, deux aides
pratiquent l'un l'extension en tirant sur les quatre derniers
doigts et portant la main en flexion et en adduction ; l'autre la
contre-extension sur la face antérieure et inférieure du bras,
pendant que l'opérateur cherche à obtenir une réduction
parfaite par une pression directe.

Appareil de — : *Pour la réduction des luxations anciennes
de l'épaule, du coude et de la hanche.* Composé d'un treuil à
engrenage, manœuvré par une manivelle et de différents lacs
à crochets et à anses s'adaptant aux segments des membres
luxés, pour faire l'extension et la contre-extension ; permet
d'exercer une traction lente, régulière, progressive, mathématiquement réglée, et de déployer une force considérable
avec un effort minime.

Henoch (Eduard-Heinrich), médecin allemand de Berlin, né en 1820.

Chorée électrique de — : Paramyoclonus multiplex.

Purpura de — : Purpura avec symptômes intestinaux.

Hénocque (Albert), médecin de Paris, contemporain.

Analyseur chromatique de — : Appareil pour doser la quantité d'oxyhémoglobine à travers les tissus vivants, sans prise de sang. Se compose d'un spectroscope devant la flamme duquel se meut un disque portant des verres jaunes, d'épaisseur variable, combinés de façon à éteindre la bande de l'oxyhémoglobine qu'on voit normalement à la surface des tissus. On vise avec le spectroscope la surface de l'ongle ou la paume de la main en faisant tourner le disque, on examine successivement à travers les verres colorés. Le verre qui fait disparaître la bande caractéristique porte un numéro qui indique la quantité d'oxyhémoglobine.

Méthode de dosage de l'oxyhémoglobine de — : Le sang est recueilli dans l'hématoscope à l'aide d'une piqûre au doigt. On détermine, au spectroscope, l'épaisseur de la couche sanguine à laquelle on voit le phénomène des deux bandes se produire et une échelle, calculée sur cette épaisseur, donne la quantité p. 100 d'oxyhémoglobine contenue dans le sang. Le dosage peut aussi se faire directement, à la surface des tissus, sans prise de sang, au moyen de l'analyseur chromatique.

Mode d'étude de l'activité de la réduction de l'oxyhémoglobine de — : Basée sur ce fait que, lorsqu'on examine la surface de l'ongle du pouce, après avoir fait une ligature autour de la première phalange, on aperçoit d'abord dans le spectre la première bande de l'oxyhémoglobine qui, peu à peu, s'efface et disparaît lorsque l'oxyhémoglobine du sang renfermé dans le pouce est réduite. On peut ainsi calculer, en secondes, la durée de la réduction. Cette durée est en rapport avec la quantité d'oxyhémoglobine du sang et aussi l'activité de la consommation de l'oxygène par les éléments des tissus. L'activité est calculée par la formule suivante :

$$\text{activité} = \frac{\text{quantité d'oxyhémoglobine °/\textsubscript{o}}}{\text{durée de la réduction en secondes}} \times 5.$$

Le chiffre 5 est le coefficient nécessaire pour ramener à l'unité de consommation normale la quantité consommée par chaque seconde chez l'individu observé, parce que, dans l'état de santé, les tissus consomment par seconde 2 dixièmes de la quantité centésimale de l'oxyhémoglobine du sang, et que c'est cette quantité qu'on prend pour unité d'activité. On devrait diviser le quotient par 2 dixièmes ; on multiplie par 5, ce qui est la même chose : la quantité d'oxyhémoglobine étant, par exemple, 14 ; la durée de la réduction, 70, on a :

$$\text{activité} = \frac{14}{70} : \frac{2}{10} = \frac{14}{70} \times \frac{10}{2} = \frac{14}{70} \times 5 = 1 \text{ (activité normale)}.$$

Hématoscope de — : Appareil pour doser l'oxyhémoglobine à des épaisseurs variables. Se compose de deux lames de verre formant entre elles un angle dièdre très aigu ; en contact à une extrémité, elles s'écartent de 3oo micra (3 dixièmes de millimètres) à l'autre extrémité, distante de la première de 6o millimètres. La lamelle inférieure est divisée en millimètres : à 1 millimètre correspond une épaisseur de 5 millièmes de millimètre. Les deux plaques forment une sorte de cuvette prismatique, presque capillaire, dans laquelle quelques gouttes de sang, déposées, forment une couche d'épaisseur et de coloration progressivement constantes. On détermine avec cet appareil, placé sous le spectroscope, l'épaisseur à laquelle on aperçoit le phénomène caractéristique des deux bandes qui sert pour l'analyse quantitative de l'oxyhémoglobine.

Méthode de (1885) — : Pour l'analyse spectrale du sang. Caractérisée par ce fait que l'analyse est pratiquée directement dans les tissus vivants, ou *in vitro*, sans dilution, sous des épaisseurs progressivement variables. Se fait au moyen de l'hématoscope de Hénocque. Repose sur la détermination du phénomène spectroscopique caractéristique des deux bandes également obscures, c'est-à-dire sur l'apparition, dans le spectre, de deux bandes situées entre les raies D et E du spectre, soit dans le jaune orangé et le vert, séparées par un intervalle jaune-vert.

Hensen (Victor), physiologiste allemand de Kiel, né à Slesvig, en 1835.

Bouton de — : Petit renflement situé à l'extrémité antérieure de la ligne primitive, et au niveau duquel existe souvent un canal neurentérique (fig. 188).

Canal de — : Canal vertical qui réunit la portion initiale du canal cochléaire au saccule (fig. 60, 9, p. 91).

Ligne de — : Strie qui divise le disque épais des fibres musculaires en deux demi-disques.

Stries de — : Se trouvent dans l'oreille, dans la portion externe de la membrane basilaire.

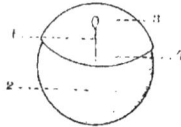

Fig. 188. — Bouton de Hensen. Ligne primitive dans l'œuf de poule. schématique, (d'après Testut).

1. ligne primitive ; 2. jaune de l'œuf ; 3. bouton de Hensen, au niveau duquel existe le canal neurentérique ; 4. blastoderme.

Hensing.

Ligament colique gauche supérieur de — : Petit repli séreux, horizontal ou oblique que l'on rencontre quelquefois entre l'extrémité supérieure du côlon descendant et la paroi abdominale latérale gauche.

Hépatalgie (ἧπαρ, foie ; ἄλγος, douleur). Douleur au foie.

Hépatectomie (ἧπαρ, foie ; ἐκτομή, excision). Résection du foie.

Hépatico-entérostomie (ἡπατικός, hépatique ; ἔντερον, intestin ; στόμα, bouche). Anastomose du canal hépatique à l'intestin.

Hépaticolithothripsie (ἡπατικός, hépatique ; λίθος, pierre ; θρίψις, broiement). Broiement des calculs biliaires situés dans le canal hépatique, après laparotomie ; ce broiement est ordinairement suivi de l'expulsion des calculs, soit dans le duodénum, soit à l'extérieur, par la vésicule préalablement ouverte. Proposée par Kocher, de Berne (1890).

Hépaticorrhaphie (ήπατικός, hépatique; ραφή, suture). Suture du canal hépatique.

Hépaticotomie (ήπατικός, hépatique; τομή, section) (Kocher, de Berne, 1889). Incision du canal hépatique.

Hépaticostomie (ήπατικός, hépatique; στόμα, bouche) (Courvoisier). Fistulation, à la paroi abdominale, du canal hépatique ou d'une de ses branches. Synon. hépatotomie (Robson).

— SOUS-HÉPATIQUE (Nicolaysen, 1899). Hépaticostomie portant sur la portion extra-hépatique des canaux hépatiques.

— TRANS-HÉPATIQUE (Thornton, 1888). Hépaticostomie faite à travers le tissu hépatique.

Hépatique (ήπαρ, foie). Qui a trait au foie.

CANAL — : Canal excréteur de la bile, résultant de la réunion de tous les canaux biliaires. Il naît dans la partie droite du sillon transverse du foie et, après un trajet de 3 centimètres, se réunit au canal cystique pour constituer le canal cholédoque.

VEINE — : Nom donné quelquefois par les anciens à la veine basilique droite, parce qu'on pratiquait sur elle la saignée dans les affections du foie.

Hépatisation (ήπαρ, foie). Aspect que prend le poumon au cours de la pneumonie, et qui est ainsi dénommé, parce que le tissu pulmonaire présente des caractères macroscopiques rappelant ceux du tissu hépatique. Comme ce dernier, il est compact et friable.

— ROUGE : Hépatisation avec coloration rouge du tissu pulmonaire (2e période de la pneumonie).

— GRISE : Hépatisation avec coloration gris-ardoisé, gris-jaunâtre (3e période de la pneumonie).

Hépatisme (ήπαρ, ήπατος, foie). « Doctrine de pathologie générale localisant dans le foie, et non, comme l'arthritisme, dans les humeurs et le système nerveux, le principe morbide (diathèse) qui préside, chez un même sujet, à la succession des maladies de la nutrition. — Hépatisme toxique, auto-toxique, infectieux, émotif, traumatique. — Hépatisme puerpéral, paludéen, alcoolique. — Hépatisme lithiasique, goutteux, dyspeptique, neurasthénique, stéatogène, diabétique, etc. » (Glénard, 1888).

Hépatite (ήπαρ, foie). Inflammation du foie.

Hépatocèle (ήπαρ, foie; κήλη, hernie). Hernie du foie.

Hépatomphale (ήπαρ, foie; ὀμφαλός, ombilic). Hépatocèle au niveau de l'ombilic.

Hépatonéphroptose (ήπαρ, ήπατος, foie; νεφρός, rein; πτῶσις, chute). (Glénard, 1885). Prolapsus simultané du foie et du rein.

Hépatopexie (ήπαρ, foie; πήγνυμι, πήξω, fixer). Opération qui consiste à fixer un foie mobile aux cartilages costaux ou à la paroi abdominale.

Hépatoptose (ἧπαρ, foie; πτῶσις, chute). Prolapsus du foie (foie mobile), ayant pour caractères : bord inférieur abaissé, accessible à la palpation (« procédé du pouce »), souple, aminci, déjeté en arrière; bord supérieur abaissé (Glénard, 1885).

Hépatorrhaphie (ἧπαρ, foie; ῥαφή, suture). Suture d'une plaie du foie.

Hépatotomie (ἧπαρ, foie; τομή, section). Incision du foie.

Hérapath.

ANNEAU D' — : Anneau fibreux que franchit la saphène interne à son point d'abouchement dans la veine fémorale.

PROCÉDÉ D' — : Dans le traitement des varices. Consiste à débrider l'orifice que traverse la saphène interne au niveau du fascia cribriformis, la saphène externe au niveau de l'aponévrose poplitée, dans le but de lever l'étranglement que subiraient les veines au niveau de ces orifices.

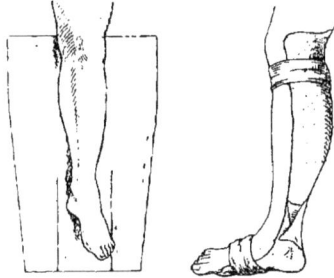

FIG. 189.   FIG. 190.

Gouttière d'HERGOTT.

Hergott, chirurgien de Nancy.

GOUTTIÈRE D' — : Gouttière plâtrée employée dans le traitement des fractures, et en particulier des fractures de jambe (fig. 189, 190).

Hermann.

LOTION DE — :

Amandes blanchies....................	30^{gr}
Eau de fleur d'oranger...............	60^{gr}
Eau de roses.........	250^{gr}

Faire une émulsion et ajouter :

Chlorhydrate d'ammoniaque...........	4^{gr}
Teinture de benjoin........	8^{gr}

Hermaphrodisme (Ἑρμῆς, Mercure; Ἀφροδίτη, Vénus). Existence, chez un même individu, soit de l'ensemble des organes génitaux des deux sexes (hermaphrodisme vrai), soit seulement de quelque portion des organes de l'un des sexes, avec les glandes séminales de l'autre (pseudo-hermaphrodisme).

— VRAI : Hermaphrodisme dans lequel on trouverait, sur le même sujet, les organes génitaux des deux sexes. N'existe pas, d'après Pozzi.

— VRAI BILATÉRAL (Klebs) ou VERTICAL : Hermaphrodisme dans lequel il existe des deux côtés un testicule et un ovaire.

— VRAI, LATÉRAL (Klebs) : Hermaphrodisme dans lequel il existe un testicule d'un côté, et, de l'autre, un ovaire.

— VRAI, UNILATÉRAL (Klebs) : Hermaphrodisme dans lequel il existe un testicule et un ovaire d'un seul côté.

PSEUDO — : Hermaphrodisme caractérisé par l'existence, sur un même sujet, de quelques portions des organes génitaux d'un sexe, avec les glandes séminales de l'autre.

Hermaphrodite. Sujet atteint d'hermaphrodisme.

PSEUDO — GYNANDROÏDE : Femme dont l'habitus général paraît masculin et chez laquelle il existe, du côté des organes génitaux externes, des malformations plus ou moins accentuées, pouvant aller jusqu'à l'absence du vagin, l'occlusion de la vulve ; le clitoris peut s'hypertrophier en même temps et faire croire à l'existence d'une verge ; les ovaires peuvent être herniés dans la grande lèvre et simuler ainsi les testicules.

PSEUDO — ANDROGYNOÏDE : Homme ayant ordinairement l'habitus extérieur d'une femme, et dont les organes génitaux sont atrophiés, les testicules n'étant pas descendus dans les bourses, la verge étant peu développée et, d'autre part, les mamelles étant souvent volumineuses.

PSEUDO — ANDROGYNOÏDE RÉGULIER (S. Pozzi) : « Pseudo-hermaphrodite dont les organes génitaux internes sont régulièrement conformés selon le type féminin, et avec les proportions normales de leurs diverses parties : clitoris, petites lèvres, grandes lèvres et même vagin. La présence des testicules, au lieu d'ovaires, soit dans l'abdomen, soit dans les hernies inguinales, constitue ici le trait dominant de l'hermaphrodisme. Du reste, il existe toujours un développement incomplet de l'utérus, des trompes et souvent du vagin. Mais, au point de vue de la morphologie générale, ces particularités passent inaperçues, et les individus de cette sorte sont déclarés femmes à leur naissance et en conservent durant toute leur vie le nom, comme ils en ont l'apparence. »

PSEUDO — ANDROGYNOÏDE IRRÉGULIER (S. Pozzi) : « Pseudo-hermaphrodite chez lequel les organes génitaux externes ont bien le type féminin, mais avec un développement disproportionné de leurs divers éléments, un pénis clitoridien énorme, à côté d'une vulve rudimentaire. Les faits de cet ordre comprennent la grande majorité des cas observés.

« Il s'agit là d'hommes ayant un *hypospadias scrotal* ou, pour mieux dire, *périnéo-scrotal*, et de nombreuses autopsies ont pu en déterminer l'exacte signification. Ces individus sont, en règle générale, regardés à leur naissance comme du sexe féminin, enregistrés comme filles, et ils en reçoivent le costume et l'éducation. Un très grand nombre ont été mariés ; presque tous ont des rapports avec les hommes par l'orifice de l'urèthre qui se creuse en infundibulum, bien plus encore que par la dépression vulvaire qui existe au-dessous de lui ; mais, en même temps, beaucoup ont du goût pour les femmes et pratiquent un coït plus ou moins incomplet ».

Herniaire. Qui a trait à la hernie.

BANDAGE — : Bandage servant à la contention d'une hernie. Voyez bandage anglais et bandage français (fig. 21 et 22, p. 45).

BANDAGE — EN BEC-DE-CORBIN : Bandage inguinal dont la pelote présente à son extrémité interne et inférieure une sorte de bec recourbé, de manière à mieux obturer l'orifice herniaire (fig. 191).

SAC — : Portion de péritoine qui a franchi l'orifice herniaire avec les viscères qu'elle enveloppe. On lui distingue un *fond*, qui est la portion terminale, superficielle, renflée ; un *collet*, qui est la portion profonde et rétrécie par où le sac se continue avec le péritoine

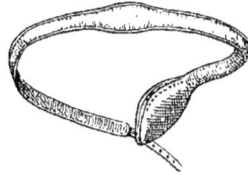

FIG. 191. — Bandage en bec-de-corbin.

et un *corps*, qui est la portion intermédiaire aux deux précédentes.

Hernie (*hernia* ; hernie, descente). « On appelle *hernie* toute tumeur formée par le déplacement d'un viscère ou d'une portion d'un viscère qui, échappée de sa cavité naturelle par une ouverture quelconque, vient faire saillie au dehors ; mais on entend plus communément par hernies les tumeurs produites par le déplacement et la sortie d'une anse intestinale, d'une portion d'épiploon, ou d'une partie d'un viscère abdominal. » (Littré et Robin).

— ADOMBILICALE (Gosselin) : Hernie à travers un orifice voisin, distinct de l'anneau ombilical.

— CONGÉNITALE : Hernie survenue dès la naissance ou à l'âge adulte, mais survenue par suite de la préexistence, dès la naissance, d'une malformation (ex. : persistance du canal vagino-péritonéal).

— CRURALE : Hernie à travers l'anneau crural.

— CRURALE EXTERNE : Hernie crurale située soit en avant des vaisseaux fémoraux, soit en dehors de l'artère fémorale.

— CRURO-PROPÉRITONÉALE : Hernie crurale ordinaire présentant un diverticule sous-péritonéal profond qui plonge presque toujours dans l'excavation pelvienne.

— DE FAIBLESSE : Hernie développée par suite d'une atonie manifeste des parois abdominales.

— DE FORCE : Hernie apparue brusquement à l'occasion d'un effort ou d'un traumatisme violent.

— DE RETOUR : Réapparition d'une hernie qui semblait guérie soit chirurgicalement, soit spontanément.

— EN BISSAC OU EN SABLIER : Hernie présentant un rétrécissement vers sa portion moyenne.

— EN CHAPELET : Hernie présentant plusieurs points rétrécis.

— ENKYSTÉE DE LA TUNIQUE VAGINALE (Astley Cooper, 1837) : Variété de hernie inguinale faisant saillie dans la séreuse vaginale, distendue par du liquide. Le premier cas en a été observé par Méry, en 1701 (fig. 192).

— EXTRA-FUNICULAIRE : Hernie inguinale chez l'homme, dans laquelle le sac est en dehors de la fibreuse commune du cordon.

— FUNICULAIRE : Hernie scrotale.

— GRAISSEUSE : Lipome herniaire.

— INCOERCIBLE : Hernie non adhérente au sac et qu'on ne peut maintenir dans la cavité abdominale, par suite de son volume, d'une part, et, d'autre part, des larges dimensions de l'orifice herniaire.

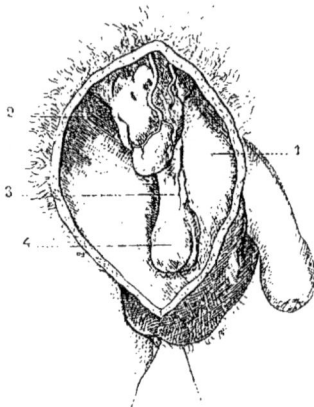

FIG. 192. — Hernie enkystée de la tunique vaginale. (D'après BOURGUET, d'Aix.)

1, cavité vaginale ; 2, sac herniaire faisant saillie dans la cavité vaginale, au travers duquel se dessine son contenu ; 3, cordon spermatique ; 4, testicule.

— INGUINALE : Hernie à travers le canal inguinal.

— INGUINALE DIRECTE : Hernie inguinale passant par la fossette inguinale moyenne.

— INGUINALE OBLIQUE INTERNE : Hernie passant par la fossette inguinale interne. Elle siège au-dessus de l'anneau inguinal externe, près du bord externe du grand droit.

— INGUINALE OBLIQUE EXTERNE : Hernie se faisant au niveau de la fossette inguinale externe et parcourant le canal inguinal.

— INGUINO-INTERSTITIELLE : Hernie développée dans l'épaisseur de la paroi abdominale, entre l'aponévrose du grand oblique en avant, le petit oblique et le transverse ou simplement le fascia transversalis en arrière, au-dessus de l'arcade de Fallope. Le testicule ectopié est contenu dans la cavité du sac et peut obturer l'anneau externe du canal inguinal. L'anneau interne de ce canal constitue l'orifice de la hernie. Celle-ci tend à se développer de bas en haut, en dédoublant la paroi abdominale et en gagnant l'épine iliaque antérieure et supérieure.

— INGUINO-SUPERFICIELLE (Küster) : Hernie préinguinale.

— INTERNE : Hernie de l'intestin dans une poche ou un diverticule situé à l'intérieur même de la cavité abdominale. Ex. : Hernie de l'hiatus de Winslow.

— INTRA-FUNICULAIRE : Hernie inguinale chez l'homme, dans laquelle le sac se trouve compris dans la fibreuse commune du cordon. La plus fréquente.

— MARRONNÉE : Nom donné aux petites hernies crurales, dont le volume et la forme rappellent ceux d'un marron.

— PECTINÉALE : Hernie de J. Cloquet. V. Cloquet, p. 114.

— PRÉINGUINALE (Le Fort) : Hernie dans laquelle le testicule ectopié est situé dans le pli de l'aine, sous les téguments, plus ou moins en dehors de l'anneau inguinal, en avant de l'arcade de Fallope, et est accompagné d'une hernie qui vient s'étaler sous la peau de l'aine.

— PROPÉRITONÉALE : Variété de hernie à double sac : il existe un sac diverticulaire situé entre le péritoine et les couches profondes de la paroi abdominale, et communiquant avec le sac principal, qui occupe le trajet herniaire.

— SCROTALE : Hernie inguinale descendant jusque dans les bourses. Syn. : Hernie funiculaire.

— VAGINALE. Hernie se produisant entre la partie inférieure de la grande lèvre, la marge de l'anus et l'ischion ; constituée par la vessie ou même des anses intestinales.

— VAGINO-LABIALE. Hernie vaginale.

— VENTRALE : V. Laparocèle, p. 332.

— VÉSICO-PUBIENNE : Hernie inguinale oblique interne.

— VULVAIRE. Hernie vaginale.

Héroïne. Éther diacétique de morphine. Se présente sous forme d'une poudre blanche, cristalline, très soluble dans l'éther, lentement soluble dans l'eau. Succédané de la morphine.

Hérophile (335-280 avant J.-C.), médecin et anatomiste grec d'Alexandrie, né à Chalcédoine, en Bithynie.

PRESSOIR D' — ou TORCULAR : Réservoir veineux situé au niveau de la protubérance occipitale interne, dans lequel aboutissent, d'après les classiques, le sinus longitudinal supérieur, le sinus droit, les sinus latéraux et les sinus occipitaux postérieurs. Cette confluence n'existe que dans la minorité des cas.

Le terme pressoir n'a pas été créé par Hérophile, qui employa le mot ληνός, dont la signification était celle de cuve ou de réservoir. Plus tard, l'acception de ce terme fut restreinte, et ληνός désigna spécialement une cuve de pressoir. Les Latins le traduisirent par *torcular* qui avait exactement le sens de cuve de pressoir, et Ambroise Paré pense qu'il est ainsi nommé parce que « d'icelui est exprimé le sang qui nourrit le cerveau ». Ainsi fut complètement altéré le sens primitif de ληνός donné par Hérophile, qui employa aussi celui de σωλήν, signifiant canal, gouttière (J. Dumont).

Herpès (ἕρπης, dartre, de ἕρπω, serpenter, ramper). Lésion cutanée caractérisée par la présence de petites vésicules transparentes, réunies en groupe, du volume d'une tête d'épingle, reposant sur une base enflammée et entourées d'une zone rougeâtre.

— CIRCINÉ : Herpès dans lequel l'éruption (trichophytie cutanée) forme un cercle avec centre intact.

— DU NIL : Bouton d'Orient.

— GESTATIONIS : Dermatite polymorphe, prurigineuse, récidivante, de la grossesse (Brocq).

— TONSURANS. Teigne tondante, causée par le Tricophyton tonsurans.

— ZOSTER (ζωστήρ, ceinture, éruption de boutons autour du corps). Zona.

Herpétisme. « Diathèse identifiée aujourd'hui à l'arthritisme » (H. Roger).

Hersage (herse, instrument aratoire muni de longues pointes servant à briser les mottes de terre d'un champ labouré). Opération que l'on pratique sur les nerfs, au moyen d'instruments à pointes mousses, afin de dilacérer, de séparer, d'écarter les fibres nerveuses.

Hesselbach (Adam-Kaspar), (1788-1856), chirurgien allemand, de Bamberg.

HERNIE DE — (1838) : Hernie crurale, caractérisée par ce fait que le sac, situé dans le canal crural, envoie des diverticules à travers les orifices du fascia cribriformis.

LIGAMENT DE — : Plan fibreux, rubané, situé à la face profonde de la paroi abdominale, entre l'artère épigastrique, et l'anneau inguinal interne. Il s'attache en bas sur l'arcade crurale, et peut remonter en haut, quand il est très développé, jusqu'à l'arcade de Douglas, dont il serait le pilier externe. Il peut être considéré comme une dépendance du transverse, de même que le ligament de Henle.

Hétéracéphale (ἕτερος, autre ; κεφαλή, tête). Monstre à deux têtes inégales.

Hétéradelphe (ἕτερος, autre ; ἀδελφός, frère) (I. Geoffroy Saint-Hilaire). Variété de monstre double dans laquelle l'un des corps est plus ou moins complètement atrophié, privé de tête et parfois de thorax, et vient s'implanter sur la face antérieure du corps du sujet principal.

Hétérodyme (ἕτερος, autre ; δίδυμος, jumeau), (I. Geoffroy St-Hilaire). Monstre double dont le sujet accessoire est non totalement développé et parfois réduit à une simple tête que porte le sujet principal.

Hétérocinésie (ἕτερος, autre ; κίνησις, mouvement). Trouble du mouvement. Exécution d'un mouvement inverse de celui qui a été ordonné.

Hétérogène (ἕτερος, autre ; γεννάω, j'engendre). Qui est d'une autre nature.

Hétérophrasie (ἕτερος, autre ; φράσις, locution, style) (Moore). Paraphasie.

Hétérophtalmie (ἕτερος, autre ; ὀφθαλμός, œil). Différence de coloration des deux iris.

Hétol. V. Cinnamate de soude, p. 112.

Hewitt (William-Morse-Graily), (1828-1893), gynécologue anglais de Londres, né à Badbury.

PESSAIRE DE — OU PESSAIRE EN BERCEAU : Pessaire destiné à combattre l'antéversion (fig. 193).

Hexacanthe (ἕξ, six ; ἄκανθα, épine).

EMBRYON — : Embryon de vers cestoïdes, dont la tête est munie de six crochets.

Hexadactylie (ἕξ, six ; δάκτυλος, doigt). Anomalie de la main, caractérisée par la présence d'un sixième doigt.

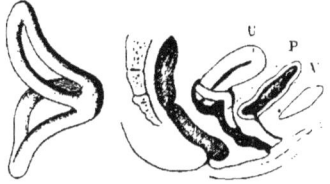

FIG. 193. — Pessaire de HEWITT.

Hexadactyle (ἕξ, six ; δάκτυλος, doigt). Qui a six doigts.

Hey (William), (1736-1819), chirurgien anglais de Leeds, né près de Leeds.

LIGAMENT DE — : Ligament d'Allan Burns. V. p. 13.

Heynsius.

EXPÉRIENCE DE — : Démontre l'origine globulaire du fibrinogène et par suite de la fibrine du sang. Débarrasser de leur plasma des globules sanguins vivants par lavages successifs avec une solution glacée de sel marin à 2 °/₀. Ajouter du sérum à ce sang privé de plasma ; à 40° et en quelques minutes se forme un caillot analogue à celui qu'aurait donné le sang primitif.

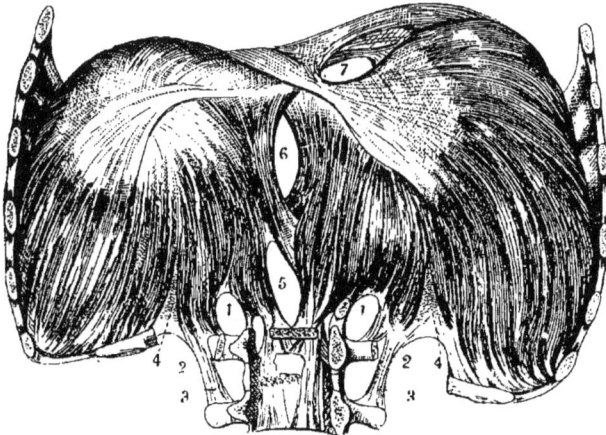

FIG. 194. — Hiatus costo-diaphragmatique. (D'après BOURGERY et JACOB.)

1. arcade du psoas ; 2. arcade du carré des lombes ; 3. ligament cintré du diaphragme ; 4. hiatus costo-diaphragmatique ; 5. orifice aortique ; 6. orifice œsophagien ; 7. orifice de la veine cave inférieure.

Hiatus costo-diaphragmatique (Farabeuf). Espace triangulaire à base inférieure formée par le ligament cintré du diaphragme, et dont les bords latéraux sont constitués : l'interne, par le bord externe du faisceau musculaire diaphragmatique s'insérant sur l'arcade du psoas ; l'externe, par le bord interne des faisceaux musculaires diaphragmatiques s'insérant sur le ligament cintré du diaphragme, ou, quand ceux-ci manquent, par le bord interne du faisceau costal diaphragmatique le plus postérieur. Par cet hiatus, le tissu cellulaire péri-rénal communique largement avec le tissu cellulaire sous-pleural (fig. 194).

Highmore (Nathanaël), (1613-1685), anatomiste anglais de Shaftsburg, né à Fordingbridge, dans le Hampshire.

ANTRE D' — : Sinus du maxillaire supérieur.

CORPS D' — : Épaississement de l'albuginée siégeant à la partie moyenne du bord postéro-supérieur du testicule, de forme pyramidale, dont la base, périphérique, a de 5 à 6 millimètres de large et dont le sommet s'enfonce en coin dans le testicule.

Hildenbrand (Jean-Valentin), (1763-1818), médecin autrichien de Vienne, né à Vienne (Autriche).

MALADIE DE — : Typhus exanthématique.

Hile (*hilum*, hile). Point de pénétration et de sortie des vaisseaux, des nerfs et des conduits propres d'un organe. Exemple : hile du rein.

Hillairet (Jean-Baptiste), (1815-1882), médecin de Paris, né à Angoulême.

LOTION DE — :

Borate de soude..	15 à 30ᵍʳ
Éther sulfurique camphré....	10 à 30ᵍʳ
Eau distillée................	250ᵍʳ

Hippocrate (vᵉ siècle avant J.-C.), médecin grec de l'île de Chios.

FACIES D' — : Facies agonique.

DOIGT HIPPOCRATIQUE : On désigne sous ce nom la déformation en massue des doigts qu'on observe chez les phtisiques, caractérisée par une hypertrophie de la phalangette que recouvre un ongle bombé.

SUCCUSSION HIPPOCRATIQUE : Signe pathognomonique de l'hydro ou pyo-pneumothorax. Sorte de glou-glou, de bruit hydro-aérique qui naît du conflit de l'air avec le liquide, quand on imprime au tronc du malade des secousses rapides.

Hippurie (Bouchardat). Excès d'acide hippurique dans l'urine.

His (Wilhelm), anatomiste, né à Bâle (Suisse) en 1831.

CANAL DE — OU CANAL THYRÉO-GLOSSE (1885) : Persistance du conduit thyréo-glosse de l'embryon. Canal allant du foramen cæcum à la peau du cou, au-dessous du corps thyroïde. Il comprend un premier segment ou conduit lingual, perméable à sa partie supérieure et qui va du foramen cæcum à l'os hyoïde ; un second segment ou conduit thyroïdien, réduit à l'état de cordon fibreux, qui va de l'os hyoïde à l'isthme du corps thyroïde, et enfin un troisième segment qui va du corps thyroïde à la peau et qui peut être perméable.

Cordons de — (1868) : Cordons vasculaires primitifs de l'embryon : ce sont des cordons cellulaires pleins, anastomosés entre eux, que l'on constate, chez l'embryon de poulet, vers la 20e heure de l'incubation ; ils se fissurent au centre : leurs cellules intérieures dissociées deviennent des globules sanguins (îlots de Wolff), leurs cellules extérieures forment la paroi vasculaire.

Espaces de — (1865) ou espaces lymphatiques péri-adventitiels : Espaces compris entre 1e la gaine adventitielle qui entoure les vaisseaux sanguins de la pie-mère, décrite par Virchow et Robin, et 2° une seconde gaine concentrique à celle-là et décrite par His.

Histogenèse (ἱστός, tissu ; γέννάω, j'engendre). Étude de l'origine et de la formation des tissus organiques.

Histologie (ἱστός, tissu ; λόγος, étude), (Ch. Mayer de Bonn, 1819). Étude des tissus organiques, au point de vue de leur structure (nature de leurs éléments composants) et de leur texture (mode d'agencement de ces éléments composants). Syn. : Anatomie générale.
Anatomie microscopique n'est pas synonyme d'histologie (Mathias Duval). V. Anatomie microscopique, page 20.

Hoang-Nan. Strychnée de la famille des Loganiacées ; renferme de la strychnine et surtout de la brucine. Son extrait alcoolique, jaune-orange, très amer, est usité en Asie, au Tonkin en particulier, contre la lèpre et la rage.

Hodge (Hugh Lenox), chirurgien et gynécologue américain, né à Philadelphie en 1836.

Pessaire de — : Pessaire à double courbure employé contre les rétrodéviations de l'utérus (fig. 195, 196).

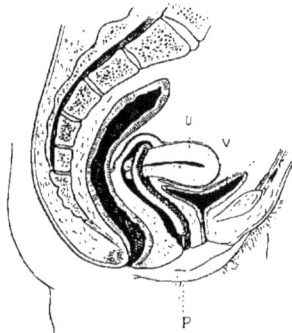

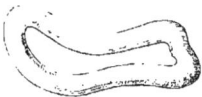

Fig. 195.   Fig. 196.
Pessaire de Hodge.

Hoffa (Albert), chirurgien de Wurzbourg, né à Richmond (Afrique du Sud), en 1859.

Opération de — : Création d'une nouvelle cavité cotyloïde et réduction de la tête fémorale, après la désinsertion systématique de tous les muscles qui s'insèrent à l'extrémité supérieure du fémur, après « la mise à nu » du squelette à l'extrémité supérieure du fémur ; contre la luxation congénitale.

Hoffmann.

LIQUEUR D' — (Codex) : Éther sulfurique alcoolisé.

Éther rectifié........................ 100gr
Alcool à 90°........................ 100gr

SIGNE D' — (1878) : Apparition des spasmes dans la tétanie, par la percussion des nerfs qui répondent à des territoires cutanés atteints de paresthésie. Peut se rencontrer en dehors de la tétanie.

Hogdkin (1798-1866), chirurgien anglais.

MALADIE DE — : Adénie. V. Maladie de Bonfils. page 68.

Hogdson (1788-1869), médecin anglais.

MALADIE DE — (1819) : Insuffisance aortique par lésion de l'aorte.

Hohenhonnef (Allemagne, sur les bords du Rhin, près de Bonn, 256 mètres d'altitude).

SANATORIUM DE — (1892) : Sanatorium pour tuberculeux.

Holocaïne. Diéthoxyéthényldiphénylamidine. Base soluble dans l'alcool et l'éther, insoluble dans l'eau. Anesthésique local, toxique.

CHLORHYDRATE D' — : Sel cristallisé, soluble dans l'eau chaude. Anesthésique de l'œil, succédané de la cocaïne.

Holocrine (ὅλος, entier; κρίνω, sécréter).

GLANDE — : Glande dont la cellule, après avoir élaboré les matériaux de sécrétion, tombe en déhiscence complète, lors de l'acte sécrétoire. La cellule disparaît ainsi en totalité, à chaque sécrétion.

Holtz (Wilhelm), physicien allemand de Greifswald, né à Saatel en 1836.

MACHINE ÉLECTRIQUE DE — : Machine classique à frottement, basée sur un principe analogue à celui de l'électrophore.

Homœopathie (ὅμοιος, semblable ; πάθος, maladie). Système doctrinal opposé à l'allopathie. V. Allopathie, page 14.

Hordéiforme (*hordeum*, orge; *forma*, forme). En forme de grain d'orge.

Horion. Nom donné à la grippe en Normandie.

Horner (Johann-Friedrich), ophtalmologiste, né à Zurich en 1831.

MUSCLE DE — (1827) OU LACRYMAL POSTÉRIEUR : Va de l'os unguis aux canalicules lacrymaux.

Horse-pox (expression anglaise). Affection des chevaux, de nature éruptive, pustuleuse, analogue au cow-pox. V. Cow-pox. Syn. : Eaux aux jambes.

Hôtel-Dieu, hôpital de Paris, fondé au vIIᵉ siècle.

VIN DIURÉTIQUE DE L' — (Codex) :

Feuilles sèches de digitale, en poudre demi-fine.	5ᵍʳ
Squames de scille....	7ᵍʳ50
Baies de genièvre...........................	7ᵍʳ5
Acétate de potasse sec......................	50ᵍʳ
Vin blanc..................................	900ᵍʳ
Alcool à 90°...............................	100ᵍʳ

Housemaid's knee (expression anglaise : genou des servantes). Hygroma prérotulien.

Houston (John), (1802-1845), médecin irlandais de Dublin.

MUSCLE DE — : Faisceau du muscle bulbo-caverneux remontant en écharpe jusque sur la face dorsale de la verge, s'y insérant sur la ligne médiane et s'entrecroisant avec celui du côté opposé.

VALVULES DE — (1830) : Plis transversaux inconstants, revêtant la forme semi-lunaire, que l'on rencontre sur la muqueuse du rectum.

Howse (Henry-Greenway), chirurgien de Londres, contemporain, né à Londres en 1841.

PROCÉDÉ DE — (1879) : Dans la gastrostomie. L'opération se fait en deux temps, à 5 jours d'intervalle. Le premier temps consiste dans la fixation de l'estomac à la paroi abdominale, au moyen d'une double couronne de sutures ; la première comprend 7 à 8 points à la soie et se trouve à un pouce des bords de la plaie, chaque point comprenant la paroi abdominale et les tuniques séro-musculaires de l'estomac. Puis, on diminue la plaie cutanée par quelques sutures et on place le deuxième cercle de sutures, faites au fil d'argent ou à la soie, et comprenant toute l'épaisseur de la paroi stomacale et la peau. Le deuxième temps consiste à inciser la paroi stomacale avec un fin ténotome et à placer dans la bouche ainsi créée un petit tube de caoutchouc.

Howship (John), (....-1841), chirurgien et anatomo-pathologiste anglais de Londres.

LACUNES DE — : Petites fossettes que l'on rencontre à la surface des régions osseuses en voie de résorption ; c'est à leur niveau qu'on trouve les ostéoclastes.

Hueck (Alexander-Friedrich), (1802-1842), anatomiste allemand de Dorpat, né à Reval.

LIGAMENT PECTINÉ DE — : Fibrilles qui émanent de l'anneau de Dœllinger, contournent l'angle irido-cornéen et viennent se perdre sur la face antérieure de l'iris.

Huevel (Jean-Baptiste von), (1822-1883), accoucheur belge de Bruxelles, né à Bruxelles.

MANŒUVRE DE — : Dans l'accouchement d'un hydrocéphale, tête dernière. De chaque côté de la colonne vertébrale, au niveau de la région scapulaire, on enfonce profondément la lame d'un bistouri; par cette double plaie, on introduit les lames d'une paire de ciseaux, afin de sectionner la colonne vertébrale; par le canal rachidien ainsi ouvert, on introduit une sonde pour pénétrer dans la cavité cranienne et donner ainsi issue au liquide céphalo-rachidien : la tête se réduit et son extraction devient plus aisée. Cette manœuvre a été utilisée, pour la première fois, par Tarnier; elle avait été signalée également par Lacoux.

Hufeland (Christoph-Wilhelm), (1762-1836), médecin allemand de Berlin, né à Langenalza.

DÉCOCTION DIURÉTIQUE DE — :

Squames de scille..........................	2ᵍʳ
Eau.................................	q. s.

Réduire par coction à 150 grammes. Ajouter :

Racine de valériane....................	8ᵍʳ

Laisser refroidir, filtrer et ajouter :

Mucilage de gomme arabique...........	12ᵍʳ
Résine de gaïac........................	⎞ āā 8ᵍʳ
Teinture alcaline......................	⎠
Laudanum de Sydenham...............	20 gouttes
Esprit éthéré de nitre.................	8 —
Sirop d'écorces d'orange..............	2ᵏʳ

Hufner.

FERMENT PEPTOGÈNE DE — : Ferment salivaire; extrait des glandes salivaires du porc, hachées et épuisées par la glycérine étendue d'eau, d'où on le précipite par l'alcool.

Hughlings-Jakson, médecin anglais, contemporain.

SCHOK DE — : Schok traumatique.

Huguier (Pierre-Charles), (1804-1874), chirurgien de Paris, né à Sézanne.

CANAL DE — (1834) : Canal long de 8 à 10 millimètres, conduisant la corde du tympan de la caisse à l'extérieur. Il côtoie le côté externe de la trompe d'Eustache et vient s'ouvrir dans l'angle rentrant que forment la portion pierreuse et la portion écailleuse du temporal, immédiatement en arrière de l'épine du sphénoïde.

CAVITÉ SOUS-PYRAMIDALE DE — OU SINUS TYMPANI : Fossette située entre la fossette de la fenêtre ovale et la fossette de la fenêtre ronde.

CERCLE ARTÉRIEL DE — : Anastomose autour de l'isthme de l'utérus, entre les deux artères utérines droite et gauche.

ECDERMOPTOSIS VULVAIRE DE — : Molluscum contagiosum de la vulve.

OPÉRATION DE — : Amputation conoïde du col de l'utérus pour prolapsus.

THÉORIE DE — (1860) : Dans l'étiologie du prolapsus génital de la femme. Dans l'immense majorité des cas, le prolapsus de

l'utérus est dû à *l'allongement primitif de la portion sus-vaginale du col,* qui vient faire saillie dans le vagin et l'entraîne
avec les organes voisins.

Huile camphrée : Employée comme stimulant par voie hypodermique.

Huile d'olive stérilisée..........	100^{gr}
Camphre....................	25^{gr}

Huile de Dippel. Huile animale obtenue par la distillation de
corne de cerf.

Huile grise.

Onguent mercuriel.	1^{gr}
Mercure.....................	19^{gr},50
Vaseline solide...............	9^{gr},50
Huile de vaseline...	20^{gr}

Ce mélange contient 40 °/₀ de mercure. On en injecte, en
général, 2/10 de centimètre cube par semaine.

Huile lourde de pétrole. Excipient inaltérable servant à dissoudre
l'eucalyptol, le menthol, la terpine, etc., pour les administrer
par voie hypodermique. Synonyme : vaseline liquide.

Hunter (John), (1728-1793), chirurgien écossais, né à Long
Calderwood.

Canal de — : Nom donné au tiers inférieur de la gaine des
vaisseaux fémoraux. C'est un canal triangulaire, prismatique,
limité en arrière par le grand adducteur, en avant par un
ensemble de fibres transversales, étendues entre le tendon du
grand adducteur et le vaste interne, en dehors par l'aponévrose d'origine du vaste interne.

Méthode de — : Traitement des anévrysmes par la ligature
de l'artère, *à une certaine distance* au-dessus du sac, en
laissant une ou plusieurs collatérales entre le sac et la ligature.

Huntington, médecin américain de Long Island (île de l'Amérique
du Nord).

Chorée héréditaire de — (1872) : Chorée chronique, progressive, héréditaire, pouvant s'étendre à plusieurs membres
d'une même famille pendant plusieurs générations ; se montre
surtout chez l'adulte entre 30 et 55 ans.

Huschke (Emil), (1797-1858), anatomiste d'Iéna, né à Weimar.

Cartilages de — ou de Jacobson ou cartilages vomériens :
Petites lamelles cartilagineuses qui occupent le bord postéro-
inférieur de la cloison du nez.

Ligament gastro-pancréatique de — : Ligament profond de
l'estomac, ou cloison médiane de l'arrière-cavité des épiploons ;
s'étend de la partie supérieure de la petite courbure de l'estomac à la face antérieure du pancréas, un peu à droite de la
ligne médiane. Ce ligament est le résultat d'un soulèvement
du péritoine par l'artère coronaire stomachique dans son trajet
du tronc cœliaque à la petite courbure de l'estomac.

Petite bourse épiploïque de : — Prolongement droit de l'arrière-cavité des épiploons comprenant l'espace situé en arrière de l'épiploon gastro-hépatique. Syn. : Vestibule de l'arrière-cavité des épiploons.

Protubérance de — : Constituée par la lame spirale osseuse doublée de son périoste.

Valvule de — : V. Rosenmüller, page 510.

Hutchinson (Jonathan), médecin anglais, contemporain, né à Selby (Yorkshire) en 1828.

Facies de — : Facies d'ophtalmoplégique externe : le malade a l'air endormi, les paupières sont demi-tombantes, couvrant à moitié la cornée ; les yeux regardent en face avec une fixité particulière et ne peuvent être portés dans aucun sens, le malade étant obligé de tourner la tête pour regarder de côté.

Dent de — : Dent syphilitique, caractérisée par une échancrure semi-lunaire de son bord libre : considérée comme stigmate de dystrophie syphilitique.

Triade de — : Échancrure dentaire ; kératite interstitielle ; otite : trois symptômes de syphilis héréditaire.

Huxley (Thomas-Henry), anatomiste anglais de Londres, né à Ealing (Middlesex).

Couche de — : Couche moyenne de la tunique interne du follicule pileux, constituée par une rangée unique de cellules.

Hyalin (ὑαλός, verre). D'aspect transparent.

Hyaloplasma (ὑαλός, verre ; πλάσμα, substance). Partie liquide du protoplasma.

Hydarthrose (ὕδωρ, eau ; ἄρθρον, articulation). Épanchement articulaire séreux.

Hydatide (ὑδατίς, poche remplie d'eau, développée sous la paupière supérieure). Vésicule enkystée, contenant un liquide aqueux et transparent. Ce nom a d'abord signifié une petite tumeur enkystée de la paupière supérieure. « Les termes hydatide et acéphalocyste sont actuellement synonymes ; ces vésicules qu'ils désignent sont des produits morbides renfermant ou non des animaux parasites, les échinocoques, adhérents non pas à l'hydatide, mais à une mince membrane qui la tapisse ou flotte dans sa cavité ». (Littré et Robin.)

Hydatiforme. En forme d'hydatide.

Môle — : V. Môle, page 387.

Hydragogue (ὕδωρ, eau, ἀγωγός, qui chasse).

Purgatif — : Purgatif drastique.

Hydramnios (ὕδωρ, eau ; ἄμνιον, membrane qui entoure le fœtus). Abondance considérable du liquide amniotique.

Hydrargyrisme (ὑδράργυρος, mercure). Intoxication mercurielle.

Hydrastis canadensis. Plante de la famille des Renonculacées, dont la racine est employée en teinture ou en extrait contre les hémorrhagies utérines et hémorrhoïdaires. Synonyme : Sceau d'or.

Hydrémie (ὕδωρ, eau; αἷμα, sang). Augmentation relative de la partie aqueuse du sang, par suite de la diminution considérable des globules.

Hydrencéphale (ὕδωρ, eau; ἐγκέφαλος, encéphale). Méningite tuberculeuse (Yeats, Coindet).

Hydrencéphalique (ὕδωρ, eau; ἐγκέφαλος, encéphale).

> Cri —: Cri bref, perçant, inconscient, que poussent les enfants atteints de méningite tuberculeuse, dès le début de la 2ᵉ période, vers le 8ᵉ jour. La première indication de ces cris est attribuée à Coindet, mais « ils avaient déjà été signalés par Robert Whytt (1768) et par Fothergil (1771), qui dit que les enfants crient par intervalles et de la manière la plus lamentable » : « Oh, ma tête! Oh, j'ai mal au cœur ! » (Rilliet et Barthez), (1771).

Hydrencéphalocèle (ὕδωρ, eau; ἐγκέφαλος, encéphale; κήλη, tumeur). Tumeur de la base du crâne chez les nouveau-nés. Elle est constituée par du liquide céphalo-rachidien et de la substance cérébrale.

Hydroa (ὕδωρ, eau). Variété d'érythème polymorphe.

Hydrocèle (ὕδωρ, eau; κήλη, tumeur). Épanchement séreux dans la tunique vaginale du scrotum.

> — communiquante : V. Hydrocèle en bissac.

> — en bissac : Hydrocèle constituée par deux poches, l'une scrotale, l'autre abdominale, communiquant ensemble par le conduit péritonéo-vaginal non oblitéré.

> — tubulaire : Hydrocèle en bissac.

Hydrocéphale (ὕδωρ, eau; κεφαλή, tête). Atteint d'hydrocéphalie.

Hydrocéphale aiguë ou active (Bricheteau). Méningite tuberculeuse.

Hydrocéphale interne (Sauvages, 1763). Méningite tuberculeuse.

Hydrocéphalie (ὕδωρ, eau; κεφαλή, tête). Épanchement de sérosité à l'intérieur du crâne, soit dans les ventricules cérébraux, soit dans la cavité arachnoïdienne. Elle peut être aiguë ou chronique. L'aiguë n'est autre que la méningite tuberculeuse; la chronique est, soit spontanée (congénitale, si elle se développe pendant la vie intra-utérine; acquise, si elle survient quelques mois ou quelques années après la naissance), soit secondaire (tumeur intra-cranienne, dyscrasie).

Hydrocéphalique (ὕδωρ, eau; κεφαλή, tête).

> Apoplexie — (Cullen) : Méningite tuberculeuse.

> Cri — : Cri hydrencéphalique.

> Fièvre — (Macbride) : Méningite tuberculeuse.

Hydrocéphalite (Brachet). Méningite tuberculeuse.

Hydro-épiplocèle (Duplay). Épiplocèle compliquée d'épanchement, le collet étant oblitéré d'une manière transitoire ou définitive par l'épiploon lui-même.

Hydromètre, hydrométrie (ὕδωρ, eau; μήτρα, utérus). Accumulation de liquide séreux dans la cavité utérine.

Hydromphale (ὕδωρ, eau; ὀμφαλός, ombilic). Distension, par le liquide ascitique, de la cicatrice ombilicale.

Hydromyélie (ὕδωρ, eau; μυέλος, moelle). Distension du canal de l'épendyme par un épanchement séreux.

Hydronéphrose (ὕδωρ, eau; νεφρός, rein). Dilatation du bassinet et des calices distendus par de l'urine aseptique; suivant le degré de dilatation, la substance rénale est plus ou moins refoulée et amincie à la périphérie de la tumeur liquide ainsi constituée.

— TRAUMATIQUE : Hydronéphrose consécutive à une contusion.

Hydropéricarde (ὕδωρ, eau; περικάρδιον, péricarde). Épanchement séreux dans le péricarde.

Hydrophobie (ὕδωρ, eau; φόβος, crainte). Rage.

Hydropisie (ὕδωρ, eau; ὄψις, aspect). Présence de sérosité dans le tissu conjonctif et plus particulièrement dans le tissu sous-cutané et dans les cavités séreuses.

Hydropisie de l'amnios. Hydramnios.

Hydro-pneumopéricarde (ὕδωρ, eau; πνεῦμα, souffle; περικάρδιον, péricarde). Épanchement de sérosité et de gaz dans le péricarde.

Hydro-pneumothorax (ὕδωρ, eau; πνεῦμα, souffle; θώραξ, poitrine). Épanchement de liquide séreux et de gaz dans la plèvre.

Hydrops tuberculosus. Hydarthrose tuberculeuse.

Hydro-pyopneumothorax (ὕδωρ, eau; πύον, pus; πνεῦμα, souffle; θώραξ, poitrine). Épanchement de liquide séreux, de pus et de gaz dans la plèvre.

Hydrorachis (ὕδωρ, eau; ῥάχις, colonne vertébrale). Spina bifida.

Hydrorrhée (ὕδωρ, eau; ῥεῖν, couler). (Nægelé). Écoulement abondant de liquide limpide provenant de l'utérus.

— AMNIOTIQUE : Écoulement de liquide amniotique survenant pendant la grossesse.

— DÉCIDUALE : Écoulement de liquide survenant pendant la grossesse et qui serait dû à l'inflammation des glandes de la caduque.

— NASALE : Écoulement très abondant de mucosités nasales.

— PÉRITONÉALE (Monod) : Écoulement considérable de liquide clair, par une fistule péritonéale consécutive à une intervention intra-abdominale.

Hydro-adénite (ὕδωρ, eau; ἀδήν, glande), (Verneuil). Petit abcès supposé développé dans une glande sudoripare; se rencontre plus particulièrement à l'aisselle. Synonyme : Adénite sudoripare.

Hydrothorax (ὕδωρ, eau ; θώραξ, thorax). Épanchement pleural séreux sans inflammation de la plèvre.

Hydrosalpinx (ὕδωρ, eau ; σάλπιγξ, trompe). Distension, par du liquide séreux, de la trompe utérine oblitérée à ses deux extrémités.

Hydrothérapie (ὕδωρ, eau ; θεραπεία, traitement). Méthode thérapeutique basée sur l'emploi externe de l'eau (ablutions, bains, douches, etc.).

Hydrotomie (ὕδωρ, eau ; τομή, dissection). Procédé de dissection par œdème artificiel du tissu cellulaire obtenu en injectant de l'eau dans les capillaires, par les artères et les veines (Lacauchie).

Hygide (ὑγιής, sain). Concernant la santé.

Hygroma (ὑγρός, mou, fluide). Inflammation des bourses séreuses.

Hyo-glosse (ὑοειδής, hyoïde ; γλῶσσα, langue). Muscle de la langue s'insérant sur l'os hyoïde par cinq faisceaux : cérato-glosse, basio-glosse, cérato-glosse accessoire, chondro-glosse, triticéo-glosse.

Hypémie (ὑπό, *préfixe* d'infériorité ; αἷμα, sang). Anémie localisée à une région.

Hyperchlorhydrie. Exagération de l'acidité du suc gastrique, qui contient après les repas 4 à 6 % d'acide chlorhydrique, au lieu de 1 à 2 %. S'observe surtout dans l'ulcère de l'estomac.

Hypercrinie (ὑπέρ, *préfixe* de supériorité ; κρίνειν, sécréter). Sécrétion exagérée.

Hyperémie (ὑπέρ, *préfixe* de supériorité ; αἷμα, sang). Congestion localisée à une région.

Hyperesthésie (ὑπέρ, *préfixe* de supériorité ; αἴσθησις, sensibilité). Exagération de la sensibilité.

Hypergenèse (ὑπέρ, *préfixe* de supériorité ; γέννάω, j'engendre). Hyperplasie.

Hyperidrose (ὑπέρ, *préfixe* de supériorité ; ἱδρώς, sueur). Exagération de la sécrétion sudorale.

Hyperinose (ὑπέρ, *préfixe* de supériorité ; ἴς, ἰνός, fibre). Excès de fibrine dans le sang.

Hyperkinésie (ὑπέρ, *préfixe* de supériorité ; κίνησις, mouvement). Agitation, mouvements désordonnés, exagérés.

Hypermastie (ὑπέρ, *préfixe* de supériorité ; μαστός, mamelle). Hypertrophie mammaire.

Hypermétropie (ὑπέρ, *préfixe* de supériorité ; μέτρον, mesure ; ὤψ, œil). Anomalie de la vision cliniquement caractérisée par ce

fait, que la vue à grande distance est confuse. La cause en est
dans un défaut de convergence des rayons lumineux qui, après
réfraction à travers le cristallin, viennent tomber en un point
situé au delà de la rétine. L'hypermétropie est corrigée par
un verre convexe.

Hyperostose (ὑπὲρ, *préfixe* de supériorité; ὀστεόν, os). Hypertrophie
osseuse.

Hyperplasie (ὑπὲρ, *préfixe* de supériorité; πλάσσειν, former).
Exagération de la prolifération des cellules.

Hyperpyrexie (ὑπὲρ, *préfixe* de supériorité; πύρεξις, fièvre). Fièvre
très intense.

Hyperthermie (ὑπὲρ, *préfixe* de supériorité; θέρμη, chaleur).
Surélévation exagérée de la température.

Hyperthyroïdation. Présence d'un excès de suc thyroïdien dans
l'organisme.

Hypertrichose (ὑπὲρ, *préfixe* de supériorité; θρίξ, τριχός, poil).
Exagération du nombre ou du volume des poils.

Hypinose (ὑπό, *préfixe* d'infériorité; ἰνός, fibre). Défaut de quantité
de fibrine dans le sang.

Hypnal (ὕπνος, sommeil). Préparé par mélange du chloral et de
l'antipyrine. Hypnotique.

Hypnone. Liquide incolore rappelant l'odeur des amandes amères,
soluble dans alcool, éther, glycérine, huile : insoluble dans
l'eau. Hypnotique. Synon. : Acétophénone.

Hypnose (ὕπνος, sommeil). Suggestion avec sommeil.

Hypoacousie (ὑπό, *préfixe* d'infériorité; ἀκούειν, entendre). Diminution de l'ouïe.

Hypochlorhydrie. Diminution de l'acidité du suc gastrique; s'observe surtout dans le cancer de l'estomac.

Hypochondre (ὑπό, sous; χόνδρος, cartilage). Partie latérale de la
zone épigastrique limitée en dedans par une ligne verticale
passant par le milieu de l'arcade crurale.

Hypochondrie (de hypochondre). État habituel d'anxiété morale,
caractérisé essentiellement par ce fait que le malade se croit
atteint d'une maladie qui n'existe pas, ou qu'il exagère et
regarde comme graves certains symptômes morbides vrais
qu'il présente, mais qui ne sont d'aucun pronostic fâcheux.
Ce nom vient de hypochondre parce qu'on croyait que cette
affection était une maladie des organes situés dans les
hypochondres.

Hypodermoclyse (ὑπό, sous; δέρμα, peau; κλύζω, inonder, laver).
Injection massive de sérum artificiel.

Hypoesthésie (ὑπό, *préfixe* d'infériorité; αἴσθησις, sensibilité). Diminution de la sensibilité.

Hypofonction (ὑπό, *préfixe* d'infériorité). Défaut de fonctionnement d'un organe par insuffisance.

Hypogastre (ὑπό, sous; γαστήρ, estomac). Portion médiane de la zone hypogastrique, limitée latéralement par les lignes verticales passant par le milieu des arcades crurales.

Hypogastrique. Qui tient à l'hypogastre.

ARTÈRE — : Artère iliaque interne.

ZONE — : Portion de la cavité abdominale sous-jacente à la ligne sus-iliaque.

Hypoglobulie (ὑπό, *préfixe* d'infériorité; *globulus*, globule). Diminution du nombre des globules rouges du sang. Incorrect.

Hypoglosso-hyoïdien (ὑπό, sous; γλῶσσα, langue; ὑοειδής, hyoïde).

TRIANGLE — : Triangle situé dans la région sus-hyoïdienne latérale et limité en haut par le grand hypoglosse, en avant par le bord postérieur du mylo-hyoïdien, en arrière et en bas par le tendon du digastrique. L'aire en est occupée par le muscle hyoglosse qui cache l'artère linguale située au-dessous de lui à ce niveau. Syn. : Triangle de Pirogoff.

Hypognathie (ὑπό, sous; γνάθος, mâchoire, bouche). Polygnathie dans laquelle la tumeur s'insère sur la mâchoire inférieure.

Hyponarthécie (ὑπό, sous; νάρθηξ, attelle). Méthode de traitement des fractures au moyen d'appareils à attelle et dans laquelle le membre reste à découvert.

Hyponarthécique (ὑπό, sous; νάρθηξ, attelle).

APPAREIL — : Appareil amovible, se composant essentiellement d'une attelle servant de support au membre fracturé qui reste à découvert dans la majeure partie de son étendue.

Hypophyse (ὑπό, sous; φύσις, production), (Chaussier). Glande pituitaire. Par opposition à épiphyse ou glande pinéale.

Hypopyon (ὑποπυος qui a du pus par-dessous, qui suppure). Épanchement de pus dans la chambre antérieure de l'œil.

Hypospadias (ὑπό, sous; σπαδών, tiraillement). Vice de conformation caractérisé par une division plus ou moins étendue de la paroi inférieure de l'urèthre : la verge est en même temps tirée en bas.

Hypostase abdominale (Glénard, 1885). Diminution de tension, d'origine pariétale ou viscérale, de l'abdomen.

Hypostatique (ὑπό, sous; στάσις, position).

CONGESTION — : Congestion pulmonaire due à des troubles circulatoires chez certains sujets, à la suite d'un décubitus dorsal prolongé.

Hyposthénie (ὑπό, *préfixe* d'infériorité; σθένος, force). Affaiblissement.

Hypothermie (ὑπό, *préfixe* d'infériorité; θέρμη, chaleur). Abaissement de la température du corps.

Hypothyroïdation. Insuffisance de la sécrétion thyroïdienne.

Hyrtl (Joseph), (1811-1894), anatomiste autrichien, de Vienne, né à Eisenstadt (Hongrie).

> Anse sus-hyoidienne de l'hypoglosse de — (1866) : Anastomose médiane de l'hypoglosse droit avec l'hypoglosse gauche, située entre le génio-hyoïdien et le génio-glosse, ou dans l'épaisseur même du génio-hyoïdien. Existe une fois sur dix.
>
> Recessus epi-tympanicus de — : Aditus ad antrum.

Hystéralgie (ὑστέρα, utérus, ἄλγος, douleur). Névralgie utérine.

Hystérectomie (ὑστέρα, matrice; ἐκτομή, ablation). Ablation de l'utérus.

> — abdominale : Hystérectomie pratiquée après laparotomie.
>
> — partielle : Ablation du corps de l'utérus, sans la totalité du col.
>
> — sacrée : Hystérectomie pratiquée par la voie sacrée.
>
> — sub-totale : Hystérectomie abdominale sus-vaginale.
>
> — sus-vaginale : Hystérectomie abdominale partielle, la portion intra-vaginale du col restant en place.
>
> — totale : Ablation de l'utérus en entier (ne signifie pas que les annexes ont été enlevées).
>
> — vaginale : Hystérectomie pratiquée par la voie vaginale.

Hystérocèle ombilicale (ὑστέρα, matrice; κήλη, hernie). Hernie de l'utérus gravide dans la cavité d'une hernie ombilicale ancienne.

Hystérocléisis (ὑστέρα, utérus; κλείσις, action de fermer). Suture des deux lèvres du col utérin.

Hystéromètre (ὑστέρα, utérus; μέτρον, mesure). Sonde pleine et de petit diamètre en métal, généralement malléable, portant des graduations centimétriques ayant une extrémité légèrement boutonnée et munie d'un manche; sert au cathétérisme de l'utérus.

Hystérométrie (ὑστέρα, matrice; μέτρον, mesure). Cathétérisme de l'utérus pratiqué à l'aide de l'hystéromètre.

Hystéropexie (ὑστέρα, utérus; πήγνυμι, πήξω, fixer). Opération qui a pour but de fixer l'utérus prolabé.

> — abdominale. Consiste dans la fixation de l'utérus à la paroi abdominale antérieure préalablement incisée.
> Synon. : Gastro-hystéropexie, ventro-fixation, gastro-hystéro-synaphie, gastro-hystérorraphie, laparo-hystérorraphie.
>
> — vaginale. Opération désignée aussi sous le nom de colpo-hystéropexie. Consiste à fixer l'utérus, par la face antérieure de la portion sus-vaginale du col ou du corps lui-même, à la paroi antérieure du vagin.

Hystérophore (ὑστέρα, utérus; φέρειν, porter). Pessaire à tige soutenu par une cein-
ture; employé contre
le prolapsus utérin.
(Fig. 197-198.)

Hystérotomie (ὑστέρα, utérus; τομή, section).
Section de l'utérus.
Jadis, signifia d'a-
bord le débridement
du col, puis l'opéra-
tion césarienne, puis
l'hystérectomie.

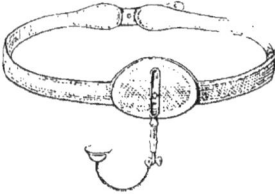

FIG. 197. — Hystérophore.   FIG. 198. — Hystérophore ancien (1671).

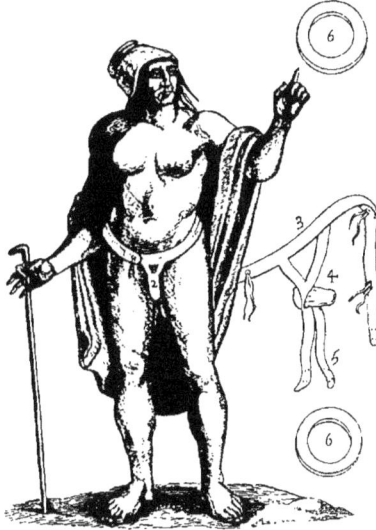

Hystéro-traumatisme. Accidents d'ordre nerveux rapportés à
l'hystérie, qui surviennent à la suite d'un traumatisme
violent.

I

Ialta (Crimée, Russie d'Europe). Station climatérique marine, d'été et d'hiver.

Iatraliptique (ἰατρεία, cure; ἄλειπτος, enduit, graisse; de ἀλείφειν, frotter). Mode de traitement des maladies par l'application des médicaments à la face externe de la peau.

Ichor (ἰχώρ, sang corrompu). Sérosité sanguino-purulente, qu'excrètent les plaies ulcéreuses.

Ichthalbine. Nouvelle combinaison albuminoïde de l'ichthyol.

Ictère (ἴκτερος, jaunisse). Jaunisse.

— ACHOLURIQUE (Gilbert) : V. Acholurie, page 4.

— BILIPHÉIQUE OU VRAI : Ictère dû à la résorption intra-hépatique des pigments biliaires normaux.

— HÉMAPHÉIQUE DE GUBLER OU FAUX : Ictère méta-pigmentaire.

— HÉMATIQUE : Ictère dû à la transformation intra-sanguine de l'hémoglobine.

— HÉPATIQUE : Ictère dû à la résorption de pigments fabriqués par le foie.

Syn. : Ictère vrai, ictère ordinaire, biliphéique, bilirubique.

— MÉTA-PIGMENTAIRE : Ictère dû à la résorption de pigments biliaires modifiés.

Syn. : Ictère faux, hémaphéique (Gubler), hématique, urobilique (Gerhardt), urobilinique (Hanot), bilirubidique (Tissier).

— ORTHO-PIGMENTAIRE : Ictère par résorption de pigments biliaires normaux.

Icthyocolle (ἰχθύς, poisson). Colle de poisson.

Icthyose (ἰχθύς, poisson). État particulier des téguments consistant en une sécheresse et une desquamation de la peau sous forme d'écailles, donnant à cette dernière une certaine analogie avec la peau des poissons.

Ictus (*ictus*, coup). Brusque apparition de certains phénomènes, le plus souvent d'ordre nerveux.

Idiopathie (ἴδιος, propre; πάθος, affection). Affection dont le développement, l'évolution et la terminaison sont et restent indépendants de toute autre maladie antérieure ou concomitante.

Idiosyncrasie (ἴδιος, propre; σύν, avec; κρᾶσις, tempérament). État particulier de l'organisme de chaque individu qui explique la réaction spéciale de celui-ci vis-à-vis de la maladie.

Ignoti nulla curatio morbi. Adage ancien : Pas de diagnostic, pas de traitement.

Iléo-colostomie (*ileum*, iléon; κῶλον, gros intestin; στόμα, bouche). Abouchement de l'iléon au côlon.

Iléo-iléostomie (*ileum*, iléon; στόμα, bouche). Anastomose d'une anse intestinale grêle à une autre anse intestinale grêle.

Iléus (*ileum*, iléon). Variété d'occlusion intestinale, l'obstacle portant sur l'intestin grêle.

Illusion de fausse reconnaissance. Illusion consistant en ce fait, que le sujet qui en est l'objet croit voir pour la seconde fois, et partant reconnaître un fait ou un ensemble de faits qu'il connaît en réalité, pour la première fois.

Ilots de Langerhans. V. Langerhans, page 331.

Impetigo. « Dermatose caractérisée par la formation rapide de vésico-pustules de volume variable, superficielles, auto-inoculables, dont le contenu se concrète en croûtes jaunâtres, mélitagreuses, caractéristiques, et qui se terminent en peu de temps par une guérison complète sans cicatrices consécutives. » (Brocq).

Incandescence. État d'un corps qui a été chauffé jusqu'au point de devenir lumineux.

LAMPE A — : Lampe électrique dans laquelle la lumière est produite par l'incandescence d'un fil formé généralement par un filament de charbon, dans une ampoule de verre vide d'air.

Incision en 8 de chiffre. Manœuvre opératoire qui s'exécutait autrefois à l'aide d'un couteau à double tranchant et à laquelle on avait recours pour couper toutes les parties molles à la jambe et à l'avant-bras. Avec le couteau à double tranchant, on faisait, sans déraper, tout le tour du squelette des deux os, en effoudrant, au passage, le ligament interosseux. Cette manœuvre s'exécute aujourd'hui avec un couteau à simple tranchant, et, par suite, on fait une reprise.

Inclusion (*includo, inclusum*, renfermer). Procédé qui consiste à incorporer un corps non résistant, dont on veut faire des coupes, dans une substance molle, capable de durcir.

Inclusion abdominale.

THÉORIE DE L' — : Explication de la formation des kystes dermoïdes de l'ovaire : V. Théorie de la Diplogenèse, page 153.

Indican. Éther sulfurique de l'indoxyle, composé peu stable qui est lui-même une oxydation de l'indol. L'urine normale renferme peu d'indican. Mais il y en a des proportions notables dans le choléra, l'anémie pernicieuse et chaque fois qu'il y a obstruction de l'intestin grêle. — Pour rechercher l'indican, on met l'urine en contact avec 2 fois son poids d'acide chlorhydrique concentré à froid. Au bout de 10 minutes, il s'est développé une teinte bleue manifeste.

Indicanurie. Présence en assez grande quantité de l'indican dans l'urine.

Indol. L'indol est un produit dû à la décomposition des matières albuminoïdes, résultant des fermentations intestinales (trouvé en 1826 par Tiedmann et Gmelin dans l'intestin). L'indol subit son oxydation soit dans le tube digestif, soit après avoir été résorbé.

Induction.

COURANTS D' — : Courants qui se produisent par le déplacement d'un circuit conducteur dans un champ magnétique, ce champ magnétique pouvant être produit par un courant, ou un aimant. Un courant d'induction dure le même temps que le déplacement qui lui donne naissance.

Induit. Qui est le siège de courants d'induction.

Infantilisme (*infans*, enfant). État dans lequel l'organisme conserve totalité ou partie des caractères de l'enfance.

Infarctus (*in*, dans ; *farcire*, farcir). Infiltration limitée d'un parenchyme dont la circonscription répond au territoire d'une artère terminale (infarctus splénique, rénal, etc.).

Infection urineuse. Ensemble des accidents septiques ou toxiques survenant chez des sujets porteurs d'une lésion de l'appareil urinaire.

Influence. En terminologie électrique, phénomène qui consiste en ce qu'un corps placé dans le voisinage d'un corps électrisé s'électrise lui-même.

Ingesta (*ingesta*, choses introduites). Aliments.

Ingrassias ou **Ingrassia** (Giovanni-Filippo). (1510-1580), anatomiste sicilien, né à Recalbuto, près de Palerme.

APOPHYSES D' — : Petites ailes du sphénoïde.

Inhibition (*inhibere*, arrêter). Phénomène actif de cause nerveuse et dont l'effet est d'amener brusquement la suppression ou la diminution de l'activité ou des propriétés d'une partie de l'organisme.

Inion (ἰνίον, derrière de la tête ou du cou, nuque). Point correspondant, sur la surface externe du crâne, à la protubérance occipitale externe.

Iniope (ἰνίον, nuque ; ὤψ, œil), (I. Geoffroy Saint-Hilaire). Monstre caractérisé par l'existence de deux corps distincts au-dessous de l'ombilic, soudés intimement au-dessus, et dont les deux têtes soudées présentent d'un côté une double face plus ou

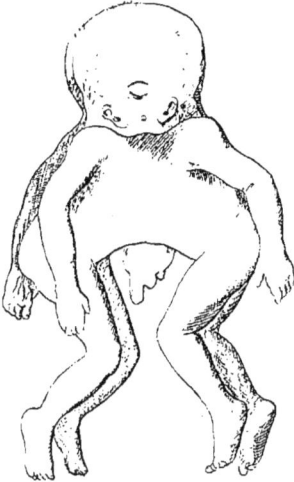 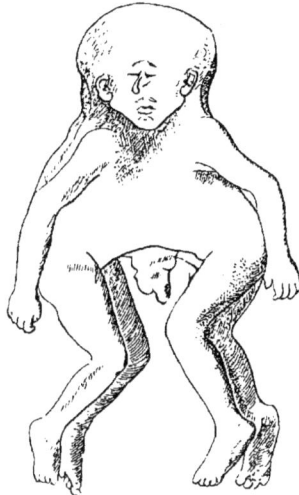

Fig. 199.   Fig. 200.
Iniope.

moins parfaite, et de l'autre côté une double face incomplète
(fig. 199, 200).

Innéité. Idiosyncrasie congénitale.

Inodulaire (ἰνώδης. fibreux).

Tissu — : Tissu fibreux de cicatrice.

Inopexie (ἴς, ἰνός. fibre ; πῆξις. action de coaguler). Exagération de
la coagulabilité du sang.

Inosculation (in, dans ; osculari, baiser). Abouchement à plein
canal de deux vaisseaux.

Inosite ($C^6H^{12}O^6 + 2 H^2O$), (ἴς, ἰνός, fibre). Matière sucrée, constituée
par un alcool hexatomique dérivé de l'hexahydrure de ben-
zine. Découverte par Schérer dans le jus de viande. Existe
dans les muscles, le poumon, le foie, les reins et la rate du
bœuf, dans les haricots verts, les petits pois, les lentilles,
les pousses de pomme de terre, les feuilles du noyer, de la
vigne, etc. On la retire de préférence des feuilles du noyer
que l'on épure par l'eau après les avoir pulvérisées et mélan-
gées à un lait de chaux. La liqueur est traitée par l'acétate
de plomb, filtrée, puis précipitée par un excès d'ammoniaque.
Le précipité est traité par l'acide sulfurique étendu. La
liqueur obtenue est concentrée en consistance sirupeuse et
versée dans de l'alcool. Il se forme un précipité que l'on
redissout dans de l'eau. Par concentration et refroidissement,
cette dernière laisse déposer l'inosite.

Inosurie. Présence de l'inosite dans l'urine.

Inosurique. Qui a trait à l'inosurie.

DIABÈTE — : Diabète compliqué d'inosurie (la piqûre du 4ᵉ ventricule peut provoquer l'inosurie au lieu de la glycosurie).

Insula (*insula*, île).

CIRCONVOLUTION OU LOBE DE L' — (Reil) : Circonvolution située

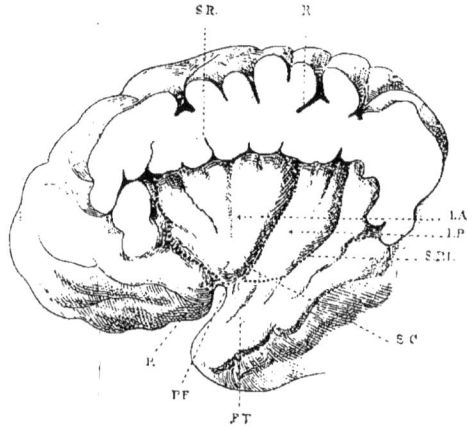

FIG. 201. — Circonvolution de l'insula.

IA, Insula antérieur ; IP, insula postérieur ; P, pôle de l'insula ; R, scissure de Rolando ; PF, pli falciforme ; PT, pli transverse antérieur ; SPI, sillon postéro-inférieur de l'insula ; SP, sillon central.

dans le fond de la scissure de Sylvius, entre le lobe frontal et le lobe temporal (fig. 201).

Intensité d'un courant électrique. Quantité d'électricité qui passe dans l'unité de temps. Les phénomènes d'électrolyse ou d'électromagnétisme permettent de la mesurer. L'unité industrielle d'intensité est *l'ampère*. En médecine, où l'on n'utilise que des courants relativement faibles, l'unité pratique est le *milliampère*.

Interrupteur. Appareil permettant d'interrompre ou de rétablir à volonté le courant électrique dans un conducteur.

Intertrigo (*intertrigo*, écorchure, excoriation). Érythème observé surtout chez les personnes grasses au niveau des divers replis cutanés et plus particulièrement à la partie interne et supérieure des cuisses et aux parties génitales.

Intima-pia. Couche interne de la pie-mère.

Intra-dermique. Qui est dans l'épaisseur du derme.

SUTURE — : Recommandée par Kendal Franks, de Dublin,

en 1890, vulgarisée en France par Pozzi (1894). Suture pratiquée au moyen d'un seul fil (soie, crin de Florence ou catgut)
que l'on passe dans l'épaisseur du derme de chaque lèvre de
la plaie, d'une façon analogue à la suture à points passés.
V. Suture.

Invagination (*in*, dans; *vagina*, gaine). Introduction d'une portion
d'intestin dans la portion qui lui fait suite, de telle sorte que
la première est engainée dans la seconde à la manière d'un
doigt de gant (Cruveilhier).

Inversion antérieure du testicule ou **de l'épididyme**. Anomalie
de situation du testicule et de l'épididyme : testicule et épididyme ont tourné de 180° autour d'un axe vertical passant
par leur centre, le bord postérieur est devenu antérieur,
l'épididyme est en avant et le canal déférent devient sous-
cutané.

Inversion latérale de l'épididyme. Anomalie de situation dans
laquelle l'épididyme occupe l'un des côtés du testicule, et,
suivant le côté, l'inversion latérale est dite interne ou externe.

Inversion supérieure du testicule et de l'épididyme. Anomalie de
situation dans laquelle le testicule est horizontalement situé
d'avant en arrière, de même que l'épididyme.

Inversion en fronde ou en anse. Anomalie de situation du canal
déférent dans l'inversion antérieure. Le canal déférent, au
lieu de remonter directement en haut, se réfléchit par-dessous
le testicule, formant ainsi une sorte de fronde ou d'anse dans
laquelle ce dernier organe se trouve placé.

Inversion de l'utérus. Accident de délivrance consistant en une
invagination de l'utérus dont le fond se déprime, arrive au
niveau du col, et peut même s'engager dans le vagin ou la
vulve.

Involution utérine. Retour progressif de l'utérus à l'état normal,
après la délivrance.

Iodisme. Empoisonnement par l'iode.

Iodothyrine. Substance active de la glande thyroïde.

Ionisée.

EAU — : Eau minérale considérée comme dissociée en ions,
c'est-à-dire contenant des principes *dissociés* (acides libres,
métaux libres, etc.) au lieu de les contenir associés sous
forme de sels ou de bases.

Ions (Faraday). Molécules des corps organisés ou non qui sont
mises en mouvement par le courant électrique. Les molécules
qui se portent vers l'anode sont appelées anions ; celles qui
se portent vers la cathode sont appelées cathions.

Iridectomie (ἴρις, iris ; ἐκτομή, ablation). Ablation chirurgicale
d'une portion de l'iris.

Iridocèle (ἴρις, iris ; κήλη, hernie). Hernie de l'iris.

Irido-choroïdite. Inflammation simultanée de l'iris et de la cornée.

Iridodésis (ἴρις, iris; δεῖν, lier). Déplacement chirurgical de l'ouverture pupillaire.

Iridodialysis (ἴρις, iris; διάλυειν, détacher). Rupture chirurgicale des synéchies postérieures.

Iridorhexis (ἴρις, iris; ῥήγνυμι, arracher). Arrachement chirurgical de l'iris, adhérent au cristallin.

Iridotomie (ἴρις, iris; τομὴ, section). Section de l'iris.

Iritis (ἴρις, iris). Inflammation de l'iris.

Ischémie (ἴσχειν, arrêter; αἷμα, sang). Diminution de l'arrivée du sang artériel dans un organe ou une région donnée.

Ischia (Italie, golfe de Naples), île, près de Naples. Eaux chlorurées sodiques; plusieurs sources variant de 35° à 72°.

Ischiocèle (ἰσχίον, hanche; κήλη, hernie). Hernie ischiatique.

Ischio-pubiotomie ou **opération de Farabeuf**. Dans le bassin de Nægelé, consiste à pratiquer, du côté rétréci, les sections suivantes : section de la branche ascendante de l'ischion et de la branche horizontale du pubis; section des parties fibreuses (arcade crurale et membrane obturatrice) qui s'opposeraient à l'écartement des os. Il reste à tenir la cuisse de manière à ce que les muscles adducteurs relâchés permettent l'écartement. V. Farabeuf.

Ischl (Autriche). Eaux chlorurées sodiques fortes.

Ischochymie. Symptôme précoce et commun à toutes les dilatations de l'estomac, s'accompagnant de stase des aliments.

Ischurie (ἴσχειν, diminuer; οὖρον, urine). Difficulté d'uriner.

Itard (Jean-Marc-Gaspard), médecin auriste de Paris, né à Oraison (Basses-Alpes).

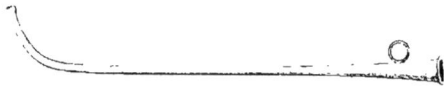

FIG. 202. — Sonde d'ITARD.

SONDE D' — : Sonde destinée au cathétérisme de la trompe d'Eustache (fig. 202).

J

Jaccoud (Sigismond), médecin de Paris, contemporain, né à Genève en 1830.

SIGNE DE — : Translation partielle du thorax, dans la symphyse cardiaque.

Jackson (John Hughlings), médecin anglais, contemporain.

ÉPILEPSIE JACKSONIENNE : V. Épilepsie Bravais-jacksonienne.

Jacob (Arthur), 1790-1874), médecin irlandais de Dublin, né à Knoofkin, près Maryborough.

MEMBRANE DE — : Couche des bâtonnets et des cônes de la rétine.

PLAIE DE — : Ulcère cancroïdal.

ULCÈRE DE — : Ulcère cancroïdal.

Jacobi (Carl-Wigaud-Maximilian), (1775-1858), médecin psychiâtre allemand, né à Düsseldorf.

POUDRE HYPNOTIQUE DE — : V. Sulfure noir de mercure.

Jacobson (Ludvig-Levin), (1783-1843), anatomiste, né à Copenhague.

CANAL DE — : Canal creusé dans l'épaisseur du rocher, s'ouvrant en bas, sur la crête qui sépare la fosse jugulaire de l'orifice inférieur du canal carotidien, et débouchant en haut à la partie inférieure de la caisse du tympan ; donne passage au nerf de Jacobson, et à une petite branche artérielle provenant de la pharyngienne ascendante, branche elle-même de la carotide externe.

CARTILAGES DE — : V. Huschke, page 293.

ORGANE DE — (1809) : Espèce de sac long et étroit qu'on trouve chez les mammifères à la partie antérieure et inférieure de la cloison du nez. Son orifice s'ouvre dans les fosses nasales ou dans le canal de Stenson. Cet organe, qui paraît se rattacher à la fonction olfactive, est atrophié chez l'homme et représenté par le tube de Ruysch.

RAMEAU DE — (1818) : Branche du glosso-pharyngien, déjà signalée par Andersch en 1792.

Jacquemier (Jean-Marie), (1806-1879), médecin-accoucheur de Paris, né à Tutagny (Ain).

MANŒUVRE DE — : Destinée à réduire le diamètre bis-acromial, lorsque, après l'expulsion de la tête, il y a dystocie par suite de la longueur exagérée de ce diamètre : la tête fœtale étant relevée sous le pubis, on introduit la main jusque dans la cavité utérine pour aller chercher le bras postérieur que l'on extrait en totalité, ce qui diminue d'autant le diamètre bis-acromial ; si la dystocie persiste encore, on va à la recherche du bras antérieur de la même manière, ce qui est plus difficile ; l'extraction est dès lors possible.

Jactation ou **jactitation** (*jactare*, jeter çà et là). Agitation, anxiété.

Jaffé (Max), médecin de Königsberg, né à Grünberg en 1841.

PROCÉDÉ DE — : Sert à reconnaître l'indican dans l'urine. On met 10 centimètres cubes d'urine dans un tube à essai, on y ajoute une quantité égale d'HCl et on mélange en retournant le tube. On y ajoute 1 à 2 centimètres cubes d'une solution faible de chlorure de calcium et enfin 3 à 4 centimètres cubes de chloroforme. On retourne plusieurs fois le tube et si l'urine contient de l'indican, les gouttelettes de chloroforme qui se rassemblent à la partie inférieure du tube sont d'un bleu quelquefois violacé.

Jalaguier, chirurgien de Paris, contemporain.

PROCÉDÉ DE — (1897). Procédé de section de la paroi dans l'opération de l'appendicite à froid. Incision de 8 à 10^{cm}, parallèle au bord externe du droit de l'abdomen, sur le milieu de l'espace qui sépare l'épine iliaque antéro-supérieure de l'ombilic : le tiers supérieur de l'incision est au-dessus de la ligne ilio-ombilicale, les deux tiers inférieurs sont au-dessous. Mise à nu de l'aponévrose du grand oblique, qui est fendue de haut en bas, dans toute la longueur de la plaie. Recherche du bord externe du muscle droit, enfermé dans sa gaine que l'on découvre en réclinant en dedans la lèvre interne de l'incision aponévrotique. Incision de la gaine du droit, sur toute la hauteur de la plaie, à 1^{cm} environ de son bord externe. Dissection de dedans en dehors de la lèvre externe de la gaine du droit, pour dégager le bord externe du muscle. Dégagement et écartement en dedans du bord externe du muscle droit, ce qui permet d'apercevoir la paroi postérieure de la gaine : on voit une artériole, une veinule et un filet nerveux qui traversent obliquement le champ opératoire à sa partie moyenne. Incision du feuillet postérieur de la gaine, puis du péritoine, à 1^{cm} environ en dedans du bord externe de la gaine.

Pour reconstituer la paroi, premier surjet sur le péritoine et le feuillet postérieur de la gaine du droit, relâchement du muscle qui était maintenu en dedans par un écarteur : deuxième surjet sur le feuillet antérieur de la gaine du droit ; troisième surjet sur l'aponévrose du grand oblique et suture de la peau.

Ce procédé a l'avantage de ne pas sectionner les muscles obliques et transverse, et d'obtenir des sections aponévrotiques non superposées : le grand droit, en particulier, séparant la suture de sa gaine postérieure, de la suture de sa gaine antérieure.

Jambes en X. Difformité qui consiste dans un croisement des cuisses dû à l'adduction exagérée de l'un ou des deux membres inférieurs (Ollier).

Jambes en ciseaux. Jambes en X.

Janiceps (JANUS, divinité à deux faces ; *caput*, tête). Monstre double formé de deux corps distincts au-dessous de l'ombilic, confondus au-dessus et surmontés d'une tête à deux faces complètes, diamétralement opposées l'une à l'autre.

Jargonaphasie. Paraphasie.

Jarvis, chirurgien anglais de Portland.

> Ajusteur de — : Appareil employé dans la réduction des luxations.

Jean des Romains.

> Taille de — : Taille médiane.

Jeannel, chirurgien de Toulouse, contemporain.

> Procédé de — (1890) : Dans l'opération de Kraske. Résection temporaire du sacrum à double volet.

Jendrassik (Ernst), médecin hongrois, né à Klausenburg en 1858.

> Procédé de — ou manœuvre de — : Moyen de faire apparaître le réflexe tendineux rotulien aboli : on fait exécuter au malade un effort

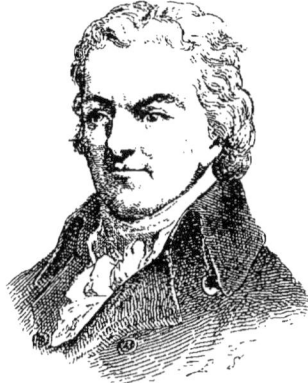

Fig. 203. — Jenner (1749-1823).

musculaire des membres supérieurs pendant qu'on percute le tendon rotulien et le réflexe, qui semblait aboli, paraît.

Jenner (Edward), (1749-1823), médecin anglais, né à Berkeley ; inventeur de la vaccine (1796), (fig. 203). V. Cow-pox.

> Vaccination jennérienne — : Vaccination humaine pratiquée d'homme à homme.

Jetage. Écoulement nasal formé par une matière muco-purulente, striée de sang, parfois brunâtre, d'odeur infecte, visqueuse, gluante, irritante au point d'excorier le nez, les lèvres et le naso-pharynx.

Jobert de Lamballe (Antoine-Joseph), (1799-1867), chirurgien de Paris, né à Matignon (Côtes-du-Nord) (fig. 204).

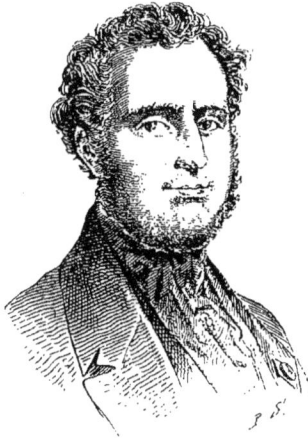

Fig. 204.
Jobert de Lamballe (1799-1867).

> Opération de — : On appelle ainsi l'opération de la fistule vésico-vaginale par autoplastie. Cystoplastie par glissement, ou autoplastie vaginale par locomotion ont la même signification.

Jœger.

> Débridement de — : Section horizontale de toutes les parties

molles de la joue, de la commissure au bord antérieur du maxillaire.

Jolyet, physiologiste de Bordeaux, contemporain.

HÉMODROMOMÈTRE DE — (αἷμα, sang; δρόμος, course; μέτρον, mesure) : Instrument de physiologie destiné à mesurer la vitesse du sang dans les artères.

Jonnesco (Thomas), chirurgien de Bucarest, contemporain.

FOSSETTE DE — : V. Fossettes duodénales, page 211.

PROCÉDÉ DE — DANS L'EXTIRPATION DES TUMEURS DE L'AMYGDALE (1899) : Consiste essentiellement dans les temps suivants : 1° Trachéotomie ; 2° incision cutanée, d'abord verticale du maxillaire inférieur ; puis horizontale, et parallèle à la branche horizontale du maxillaire ; 3° ligature de la carotide externe qu'on trouve dans la plaie ; 4° section du maxillaire inférieur vers le milieu de la branche horizontale ; luxation du fragment postérieur avec la branche verticale ; 5° extirpation de l'amygdale et de la paroi pharyngienne envahie ; 6° fermeture de la plaie pharyngienne ; 7° introduction d'une sonde œsophagienne par une des narines ; 8° réapplication du lambeau osseux et suture du maxillaire ; 9° suture de la plaie cutanée. — La cavité bucco-pharyngienne est bourrée avec de la gaze iodoformée pendant tout le temps nécessaire à la cicatrisation des plaies pharyngienne et cutanée. Ensuite la canule trachéale est enlevée et la perméabilité de la cavité bucco-pharyngienne rétablie.

PROCÉDÉ DE — DANS L'HYSTÉRECTOMIE ABDOMINALE TOTALE (1897) : Les points principaux de ce procédé sont les suivants : 1° Libération des annexes et destruction des adhérences épiploïques ou intestinales ; 2° dissection et section des vaisseaux utéro-ovariens, des vaisseaux du ligament rond, des artères utérines, entre deux ligatures, sans pinces ni temporaires, ni permanentes ; 3° décollement de la vessie ; 4° ouverture sans conducteur du cul-de-sac vaginal antérieur ; 5° circoncision du col ; 6° ablation, en un seul bloc, de l'utérus et des annexes ; 7° réfection parfaite du plancher péritonéal du pelvis ; 8° suppression de tout drainage abdominal ; 9° établissement d'un drainage vaginal dans trois cas : rupture de poches suppurées dans le pelvis ; asepsie incomplète du canal vaginal ; persistance, après la destruction des adhérences, de surfaces dénudées impossibles à recouvrir et dont le suintement extérieur doit trouver une voie facile d'écoulement. Dans ces cas, on sépare le pelvis en deux étages, en suturant le péritoine péri-vésical à celui du côlon pelvien et à celui de la paroi postérieure et latérale du petit bassin. L'étage supérieur, en communication directe avec l'abdomen, sera fermé et non drainé ; l'inférieur est drainé avec des mèches stérilisées et iodoformées par le canal vaginal avec lequel il communique librement ; 10° emploi de ligatures au catgut ou au fil métallique fin ; 11° suture abdominale avec des fils métalliques temporaires et en étages.

PROCÉDÉ DE — DANS LA RÉSECTION DU GANGLION DE MECKEL (1898) :

Consiste essentiellement dans les temps suivants : 1° Incision cutanée : commence au-dessus de la queue du sourcil sur la racine de l'apophyse orbitaire du frontal, descend verticalement sur la face externe du malaire, contourne le tubercule malaire, remonte le long du bord inférieur de l'arcade zygomatique et finit à un travers de doigt en dessous de l'oreille. Dissection d'un lambeau triangulaire, en respectant l'insertion supérieure du grand zygomatique et en suivant le squelette et le plan de l'aponévrose temporale ; 2° incision de l'aponévrose temporale le long du bord postérieur de l'apophyse orbitaire externe et du bord supérieur du zygomatique ; 3° section, à la scie de Farabeuf, de l'arcade zygomatique ; 4° résection de la paroi externe de l'orbite. Après avoir décollé et écarté le muscle temporal de l'orbite, avoir déchiré la bandelette fibreuse sphéno-tubérositaire, écarté le globe oculaire et les parties molles de l'orbite, avec une pince coupante, on réséque la partie de la paroi externe de l'orbite qui se trouve au-devant de la fente sphéno-maxillaire ; 5° résection du nerf. On dénude le nerf sous-orbitaire de sa gouttière, on le suit en arrière jusqu'à l'orifice du trou grand rond où on le charge sur un crochet, on le saisit dans les mors d'une pince hémostatique et, d'un coup sec, on l'arrache. On coupe le nerf au point où il pénètre dans le conduit sous-orbitaire. Le bouquet antérieur du nerf est découvert sous la lèvre externe de l'incision, au niveau du bord inférieur de l'orbite, on le saisit, on le tire hors du conduit osseux et on le coupe le plus bas possible ; 6° suture de l'arcade zygomatique et suture de la peau.

Procédé de — dans la néphropexie : Consiste essentiellement dans l'emploi de fils métalliques temporaires qu'on place de la manière suivante : avec une aiguille courbe tubulée, trois fils métalliques en U sont passés à travers le tissu rénal et la capsule fibreuse plicaturée ; deux fils traversent chaque pôle rénal, le troisième son milieu ; l'anse de chaque fil embrasse la 12ᵉ, et la 11ᵉ côte si la douzième est courte ; les chefs libres des fils sortent sur la peau de la lèvre inférieure de la plaie et sont tendus sur un rouleau de gaze stérilisée (suture enchevillée).

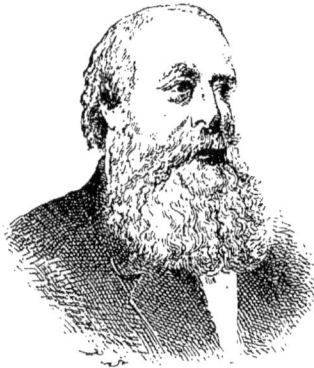

Fig. 205. — Joule (1818-1889).

Joule (James-Prescott), (1818-1889), physicien anglais, né à Salford (fig. 205).

Loi de — : La quantité de chaleur dégagée dans un conducteur traversé par un courant électrique est proportionnelle au produit de l'intensité du courant par la différence de potentiel qui existe entre ses deux extrémités.

Unité pratique de travail de — : C'est le travail nécessaire pour faire passer dans un fil 1 coulomb, sous une différence de potentiel de 1 volt.

Juan-les-Pins (France, sur le littoral de la Méditerranée). Station hivernale.

Jumenteuse (*jumentum*, bête de somme).

Urine — : Urine trouble, contenant un précipité d'urates alcalins ou de phosphate et de carbonate de chaux, semblable à celle des juments.

Jumping (*Jump*, sauter) ou **latah**. Sorte de tic : le malade répète sans raison et machinalement les mouvements qu'il voit exécuter.

Jung.

Microtome de — : Microtome pour coupes histologiques.

Junker.

Appareil de — : Appareil destiné à la chloroformisation.

Junod (Victor-Théodore), (1809-1881), médecin de Paris, né en Suisse, à Bonvillars (Vaud).

Ventouse — : Cylindre de métal qui s'adapte exactement sur un membre, et dans lequel on fait le vide pour produire une révulsion considérable.

Jurine, chirurgien de Genève.

Appareil de — : Contre l'exstrophie de la vessie. Se compose essentiellement d'une sorte de cupule qui s'applique autour de la vessie exstrophiée, et qui est munie d'un conduit de dégagement, dont une portion renflée forme réservoir.

K

Kader.

PROCÉDÉ DE — (1896) : Dans la gastrostomie.
1° Incision de 7 à 10 centimètres de la peau et des parties
molles, parallèle au bord costal gauche ; dissociation verticale du droit sur 6 à 8 centimètres d'étendue ; incision de la
gaine postérieure du droit et du péritoine ; 2° ponction sur
un pli de l'estomac, attiré hors de la plaie, et introduction
d'une sonde en caoutchouc à 5 ou 6 centimètres de profondeur ; fixation de la sonde aux bords de l'orifice par un
point de catgut ; 3° formation par invagination, au niveau de
la sonde, de deux bourrelets parallèles, circonscrivant une
gouttière médiane, au fond de laquelle se trouve, par suite,
l'orifice de ponction, avec la sonde qui y est fixée ; suture
séro-séreuse des bords libres des bourrelets, de manière
à former une sorte d'entonnoir profond, légèrement évasé à
sa surface ; 4° fixation de l'estomac à la paroi ; suture des
muscles et de la peau.
Entre ce procédé et celui de Witzel il y a la différence
suivante : dans le procédé de Witzel, le canal séreux qui
contient la sonde est parallèle à la surface stomacale ; dans
le procédé de Kader, il est perpendiculaire.

Kaltenbach (Rudolf), (1842-1893), gynécologue allemand, né à
Fribourg, en Brisgau.

AIGUILLE DE — : A été employée pour la ligature des pédicules
d'hystérectomie extra-péritonéale.

MÉTHODE DE — (1887) : Dans le traitement de la rétention des
membranes. Consiste à réséquer le plus possible les portions
qui pendent.

Kaolin. Mélange de silicate de potasse naturel pur (terre à porcelaine) et de silicate d'alumine.

Kaposi (Moriz-Kohn), dermatologiste de Vienne, né à Kaposvar
(Hongrie) en 1837.

MALADIE DE — : Xeroderma pigmentosum.

POMMADE DE — :

> Naphtol *b*.............. 5 ou 10 grammes.
> Alcool................ Qs.
> Eau................... 100 grammes.

Employée contre la gale.

Karabé ou **Succin**. Résine jaune, dure et cassante, inodore et
insipide, que l'on rencontre principalement sur les bords de
la Baltique. Syn. : Ambre jaune.

Karyokinèse ou **Caryocinèse** (κάρυον, noyau ; κίνησις, mouvement).
Division indirecte et tout à fait spéciale du noyau dans un
des modes de la multiplication cellulaire.

Syn. : Division indirecte, division cynétique, cynèse, division mitosique, mitose, karyomitose (fig. 206).

Karyomitome (κά-ρυον, noyau ; μί-τος, filament). Filament formant le noyau cellulaire, et présentant une grande affinité pour les colorants.

Kédani.

MALADIE DU — : Produite par un acarien, le kédani, qui, déposant des

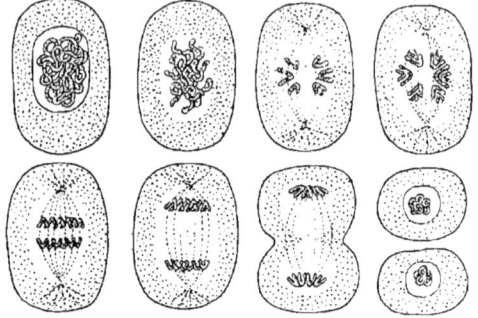

FIG. 206. — Karyokinèse (MATHIAS DUVAL).

germes par morsure, donne lieu à une symptomatologie rappelant le typhus abdominal. Commune au Japon.

Kéfir ou **képhyr**. Lait de vache qui a subi une fermentation particulière ; boisson acidulée, gazeuse, légèrement alcoolique.

Dans du lait de vache frais, on met les grains de kéfir, dans la proportion de 2 cuillerées à bouche de ferment par litre de liquide. Le récipient n'est pas bouché ; on l'agite de temps en temps. Au bout de 8 heures, on décante le lait et on le met dans des bouteilles bien bouchées. La fermentation continue ; après 24 heures, on a le kéfir faible, — après 48 heures, le kéfir moyen, — le troisième jour, le kéfir fort. Après 3 jours, le kéfir n'est plus supportable.

— N° 1, n° 2, n° 3 : kéfir ayant subi la fermentation durant un, deux, trois jours.

FERMENTS DU — : « Pour obtenir le kéfir, on met dans du lait de vache une quantité suffisante de « Millet du Prophète » qu'on appelle parfois assez improprement « le champignon » du kéfir et qui est constitué par une agglomération de ferments figurés spécifiques. Le champignon ou mieux le grain de kéfir se vend à l'état sec ; il suffit de le mettre dans l'eau pour qu'il se gonfle et devienne apte à revivre. » Hallion.

Les ferments figurés du kéfir sont les saccharomyces kéfir, le bacillus caucasicus, un gros streptocoque, un petit streptocoque. L'association de ces microorganismes est nécessaire pour la production du kéfir.

GRAINS DU — : « Qu'on imagine une multitude de grains de millet, conglomérés en de petites masses du volume d'un pois et ces petites masses elles-mêmes soudées en des masses plus grosses : on obtiendra en définitive un corps finement grenu, lobulé, rappelant un débris de choux-fleur. Tel est le grain de kéfir. Placé dans du lait qu'on renouvelle il grandira à la façon d'une plante. Desséché, il conservera ses propriétés végétatives et fermentatives pendant plusieurs mois et même plusieurs années. » (Hallion).

Saccharomyces — (Kern) : « Levure spéciale du Kéfir : bâtonnets orientés en tous sens, unis par une substance amorphe et formant une sorte de feutrage, ensuite des cellules de levure logées dans des lacunes du feutrage bacillaire. » (Hallion).

Kéloïde (γηλή, griffe, serre, pince des écrevisses ; εἶδος, apparence). Chéloïde.

Kelly (Howard A.), chirurgien américain, de Baltimore, contemporain.

Cystoscope de — : Cylindre de métal nickelé, mesurant 8 centimètres de long, dont l'extrémité externe est munie d'un orifice en entonnoir; le cylindre reçoit un embout qui facilite l'introduction. Le diamètre varie de 5 à 20 millim. (fig. 207). S'emploie exclusivement chez la femme.

Dilatateur uréthral conique de — : Instrument de forme conique, à bout arrondi, mesurant 7 centimètres de long,

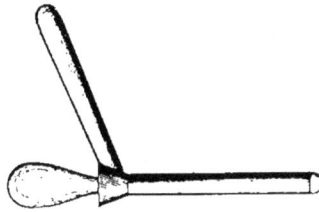

Fig. 207. — Cystoscope de Kelly.

ayant 4 millimètres à son extrémité et 16 millimètres à sa base, portant les divisions dans le sens de sa longueur; muni d'un manche, sert à mesurer ou à dilater l'urèthre de la femme (fig. 208).

Méthode de — : Pour l'examen de la vessie et la découverte des orifices des uretères. Les points principaux sont les suivants : 1° Introduction du cystoscope dans l'urèthre; 2° dilatation atmosphérique de la vessie, produite par la position inclinée du bassin (position génu-pectorale, par exemple); 3° examen de la cavité vésicale et découverte des orifices urétéraux, au moyen de la lumière renvoyée d'un miroir concave dans la vessie, à travers le spéculum.

Kélotomie (κήλη, hernie ; τομή, section). Opération de la hernie étranglée.

Kent County (Angleterre).

Sanatorium de — : Sanatorium pour tuberculeux.

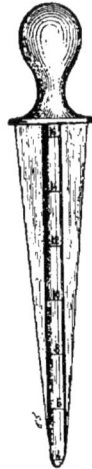

Fig. 208. — Dilatateur uréthral de Kelly.

Képhyr. Kéfir.

Kératectomie (κέρας, corne, cornée; ἐκτομή, excision). Ablation de la cornée.

Kératine (κέρας, corne). Substance organique, non attaquable par la potasse faible, élaborée par le protoplasma des cellules de l'épiderme, donnant aux ongles et aux poils une consistance dure.

Kératite (κέρας, corne, cornée). Inflammation de la cornée.

Kératocèle (κέρας, corne, cornée ; κήλη, tumeur). Staphylome cornéen.

Kératocome (κέρας, corne, cornée). Staphylome antérieur.

Kératodermie (κέρας, corne ; δέρμα, peau). Hypertrophie des couches cornées de l'épiderme. Synonyme : Kératose.

Kératomalacie (κέρας, corne, cornée ; μαλακία, mollesse). Ramollissement de la cornée.

Kératome (κέρας, corne, cornée). Tumeur de la cornée.

Kératoplastie (κέρας, corne, cornée ; πλάσσειν, former). Restauration de la cornée.

Kératose (κέρας, corne). Dermatose caractérisée par la présence de plaques dures et cornées. Synonyme : Kératodermie.

— PILAIRE : Petites élevures de la grosseur d'une tête d'épingle, sèches, cornées, formées autour des orifices des follicules pileux dont le poil est presque toujours atrophié, s'accompagnant d'un certain état de sécheresse des téguments, plus particulièrement développées à la partie postérieure des bras, à la face externe des cuisses (Brocq).

Kératosis (κέρας, corne). Leucoplasie buccale.

Kératotome (κέρας, corne, cornée ; τομή, section). Instrument destiné à pratiquer la kératotomie.

Kératotomie (κέρας, corne, cornée ; τομή, section). Incision de la cornée.

Kérauno-paralysie (κεραυνός, foudre) (Charcot). Paralysie provoquée par la foudre.

Kerckring (Theodorus), (1640-1693), anatomiste allemand, né à Hambourg.

OSSELET DE — : Neuvième point d'ossification de l'occipital, complémentaire et inconstant, apparaissant vers le quatrième mois de la vie intra-utérine (Rambaud et Renault).

Kermès. Mélange de sulfure et d'oxyde d'antimoine avec un peu d'antimonite de sodium. Expectorant.

Dose : 5 à 20 centigrammes.

Kernig (Woldemar), médecin de St-Pétersbourg, né en 1840 à Saint-Pétersbourg.

SIGNE DE — (1882) : Pathognomonique de la méningite. Dans le décubitus dorsal, le genou peut être amené facilement en extension complète ; le malade étant assis, les genoux se fléchissent et ne peuvent jamais être étendus complètement, malgré tous les efforts ; le malade étant recouché, l'extension redevient aisée.

Kiastre (χιάζειν, croiser). Bandage pour fracture de la rotule, uniquement formé par une bande roulée dont les tours se croisent en X dans le creux du jarret, de manière à ne pas comprimer les vaisseaux poplités (son nom dérive de sa forme qui représente la lettre grecque χ). (N'est plus utilisé.)

Kiernan (Francis), (1800-1874), médecin anglais.

ESPACE DE — (1833) : Espace interlobulaire du foie.

Kinésithérapie (χίνησις, mouvement; θεραπεία, traitement). Procédé de gymnastique thérapeutique, consistant à provoquer la contraction volontaire des muscles, pendant qu'on s'oppose à leur raccourcissement (Ch. Robin).

— GYNÉCOLOGIQUE (Stapfer). « La kinésithérapie gynécologique se compose de mouvements par lesquels on agit sur la circulation du ventre, sur la circulation générale, sur le système musculo-ligamentaire et sur tous les viscères de la cavité pelvienne par la *gymnastique* et par le *massage*. »

Kirchhoff (Gustav-Robert), (1824-1887), physicien allemand, né à Kœnigsberg.

LOI DE — (1859) : A une température donnée, le rapport entre le pouvoir émissif et le pouvoir absorbant, définis convenablement et relatifs à une radiation déterminée, est le même pour tous les corps.

Kirstein (Alfred), médecin allemand, né à Berlin en 1863.

MÉTHODE DE — : Procédé d'examen de la cavité du larynx sans laryngoscope. La tête du patient est fortement renversée en arrière. Au moyen d'un abaisse-langue spécial, on déprime la langue et on redresse l'épiglotte. Il en résulte que la langue s'incline en avant et que sa partie postérieure devient visible directement.

Kissengen (Bavière, vallée de la Saale). Eaux chlorurées mixtes, froides. Altitude : 180 mètres.

Kjeldahl-Henninger.

PROCÉDÉ DE — : Pour doser l'azote total dans l'urine.

Klebs (Edwin), médecin allemand, contemporain, né à Kœnigsberg en 1834.

Klebs-Löffler. V. Klebs, Löffler.

BACILLE DE — (1883-1884) : Bacille de la diphtérie, droit ou rond, immobile, isolé ou groupé par deux, « souvent bien alignés et, comme on dit, placés en rangs de bataille. » (Roger).

Klein (Salomon), oculiste autrichien, né en 1845.

MUSCLE DE — (1869) : Muscle compresseur des lèvres.

Kleinenberg.

ACIDE PICRO-SULFURIQUE DE — : Obtenu en mélangeant :

Acide sulfurique concentré............ 1 vol.
Solution aqueuse saturée d'acide picrique......................... 100 vol.

Il se forme un précipité abondant; après 24 heures, filtrer, et additionner le liquide filtré de deux fois son volume d'eau.

Kleptomanie (κλέπτειν, voler ; μανία, manie). Manie du vol.

Kluge.

PROCÉDÉ DE — : Procédé d'accouchement prématuré, artificiel, par la dilatation du col, au moyen d'éponges préparées.

Kneipp (Sebastien), (1821-1897), empirique allemand, curé de Wœrishofen, né à Ottobeuren (Souabe).

MÉTHODE DE — : Hydrothérapie appliquée sous des formes multiples : lotions, bains totaux et partiels, compresses et maillots humides, bains de vapeur et bains aromatiques. Un régime et des vêtements spéciaux complétaient la méthode. Kneipp employait surtout les affusions froides et défendait de s'essuyer.

AFFUSIONS DE — : Application d'eau courante, froide ou tempérée, sur une partie du corps. L'eau est versée de préférence avec un arrosoir (sans pomme), lentement et de peu de hauteur, de manière à ce que la partie irriguée soit recouverte d'une nappe d'eau courante.

Koch (Robert), médecin allemand, contemporain, né à Clausthal, en 1843.

BACILLE DE — (1882) : Bacille de la tuberculose.

LYMPHE DE — (1890) : V. Tuberculine.

VIBRION DE — (1883) : Bacille virgule : bacille du choléra indien ou Komma-bacille.

Koch (Wilhelm), chirurgien allemand, né à Dantzig, en 1842.

PROCÉDÉ DE — (1888) : Dans la taille vésicale sous-pubienne. Analogue au procédé de Langenbuch ; le siège de l'incision est le même, mais on résèque, dans l'arcade pubienne, un fragment osseux de 4 à 5 centimètres pour obtenir plus de jour.

Kocher (Theodor), chirurgien suisse, de Bâle, né en 1841 à Berne.

PINCE DE — : Pince à forcipressure à mors allongés, dont l'un est terminé par une sorte de dent ou croc qui s'emboîte dans une mortaise correspondante de l'autre mors.

PROCÉDÉ DE — (1890) : Dans la pylorectomie. Excision de la tumeur, fermeture du bout stomacal, et implantation, sur une des faces de l'estomac, du bout duodénal.

PROCÉDÉ DE — OU PROCÉDÉ DE TRANSPOSITION : Dans la cure radicale de la hernie inguinale.
La caractéristique de ce procédé consiste dans le traitement du sac. Celui-ci étant isolé, on fait une petite incision en dehors de l'anneau inguinal interne, sur l'aponévrose du grand oblique, et par cette incision, une pince est introduite dans le trajet inguinal, saisit le sac et l'attire au dehors. Après avoir été tordu sur lui-même, le sac est fixé à ce niveau par une suture. Il reste à faire quelques points profonds, sur le trajet inguinal, pour le rétrécir.

PROCÉDÉ DE — : Dans la réduction des luxations de l'épaule.

Le malade est assis ; un aide maintient l'omoplate ; le chirurgien se met en dehors du membre luxé.

1er temps : Flexion de l'avant-bras sur le bras à angle droit et application du coude au corps.

2e temps : Rotation en dehors de l'avant-bras, d'un quart de cercle, le coude étant toujours maintenu solidement contre le tronc (fig. 209).

3e temps : Mouvement du coude en avant, en haut et un peu

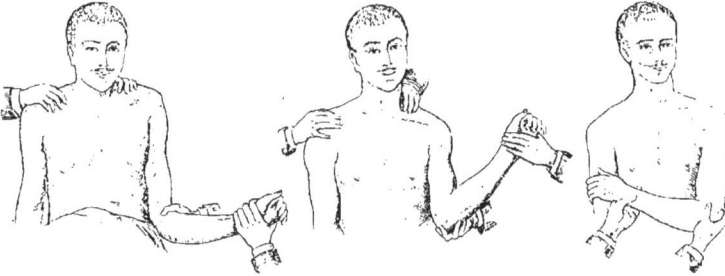

Fig. 209.   Fig. 210.   Fig. 211.

Procédé de Kocher.

en dedans, jusqu'à ce que le bras soit presque perpendiculaire au plan antérieur du corps (fig. 210).

4e temps : Rotation du bras en dedans, jusqu'à ce que la main du côté malade touche l'épaule saine (fig. 211).

Kocks (Joseph), médecin de Bonn, contemporain, né en 1846.

Opération de — (1896) : Raccourcissement de la base des ligaments larges par le vagin. Contre le prolapsus et la rétroversion.

Kœberlé (Eugène), chirurgien alsacien, né à Schlettstadt en 1828.

Pince de — : Pince hémostatique ordinaire.

Kœnig, chirurgien allemand, né à Rotenburg en 1832.

Opération de — : Dans le traitement de la luxation congénitale de la hanche. Consiste essentiellement à tailler sur l'os iliaque, au-dessus de la tête fémorale, un lambeau ostéo-périostique, qu'on rabat au-devant d'elle. Ainsi se trouve déterminé un relief osseux s'opposant à l'ascension de la tête du fémur.

Kœnigsberg (Allemagne, près de Goslar).

Sanatorium de — : Sanatorium pour tuberculeux.

Kölliker (Rudolf-Albert), anatomiste suisse, né à Zurich en 1817.

Cellules de — : Petites cellules du tube séminipare, groupées par 2, 4, 8, etc., et qui se transforment en spermatozoïdes. Elles paraissent provenir des cellules de Henle.

Les spermatoblastes seraient des cellules de Kölliker à un stade de leur développement.

Ostéoclaste de — : V. Myéloplaxe de Robin, p. 396 et 507.

Komma-bacillus ou **Komma-bacille** (κόμμα, virgule). Vibrion de Koch : bacille du choléra indien.

Kopiopie (κόπος, fatigue ; ὤψ, œil). Asthénopie.

Koplik (Henry), médecin contemporain de New-York.

Signe de — (1897) : Pendant la période prodromique de la rougeole, du premier au deuxième jour, apparaissent à la face interne des joues, des lèvres ou même sur la langue, de petites efflorescences blanc-bleuâtre, lenticulaires, de 2 à 6 millimètres de diamètre, entourées d'une aréole inflammatoire, de nombre variable (6 à 20 de chaque côté). Cet exanthème augmente jusqu'au jour de l'éruption et disparaît au bout de 3 ou 4 jours, lorsque l'exanthème de la peau commence à pâlir. Ce signe ne se retrouve que dans la rougeole. Valeur pronostique nulle.

Kopp (Johann-Heinrich), (1877-1858), médecin allemand.

Asthme de — : Nom donné au spasme idiopathique de la glotte, dans la première enfance ; apparaît, en général, entre le quatrième mois et la fin de la deuxième année.

Köster (Karl), anatomo-pathologiste allemand, né à Dürkheim en 1843.

Nodule de — : Noyau tuberculeux, formé d'une cellule géante centrale, qu'entoure une double couronne de cellules épithélioïdes et embryonnaires.

Koumis ou **Koumys**. Lait de jument fermenté.

Kraske (Paul), chirurgien allemand de Fribourg-en-Brisgau, né en 1851 à Berg.

Opération de — (1885) : Résection du segment moyen du rectum atteint de cancer ou de rétrécissement, après extirpation du coccyx et résection d'une portion de l'aile gauche du sacrum (la ligne qui circonscrit le fragment enlevé est courbe, à concavité externe ; elle passe au-dessous du troisième trou sacré, contourne en dedans le quatrième et vient se terminer sur la partie tout inférieure du bord du sacrum, tout près du corps vertébral de la cinquième sacrée). Les deux bouts rectaux étaient primitivement suturés l'un à l'autre par Kraske ; plus tard, l'auteur ne les sutura plus que par leur partie antérieure, établissant de parti pris, un anus sacré.

Krause (Wilhem), médecin allemand, né à Hanovre en 1833.

Corpuscule de — (1860) : Corpuscule du tact, situé dans le chorion de la conjonctive, chez l'homme. Histologiquement, analogue au corpuscule de Meissner et de Grandry.

Glandes de — : Glandes acineuses de la conjonctive.

Valvule de — : V. Béraud, page 58.

Kraurosis vulvæ (ξραυρόω, je dessèche), (Breisky, 1885). Atrophie spéciale, localisée aux organes génitaux externes de la femme.

Kraux.

Pince de — : Pince servant à l'extirpation des polypes durs du larynx.

PROCÉDÉ DE — : Procédé d'accouchement prématuré artificiel, consistant dans l'introduction et dans le maintien à demeure, dans la cavité utérine, d'une sonde molle ou d'une bougie n° 16 à 18.

Kreysig, médecin allemand.

SIGNE DE — : V. Heim, page 267.

Krishaber (Maurice), (1836-1883), médecin de Paris, né à Feketehegy (Hongrie).

CANULE DE — : Canule à trachéotomie.

Kronecker (Hugo), anatomo-pathologiste de Berne, né à Liegnitz en 1839.

LIQUIDE DE — : Pour la conservation des pièces anatomiques fraîches.

Eau distillée..............................	100^{gr}
Chlorure de sodium....................	6^{gr}
Carbonate de soude....................	0^{gr}06

Krönig (Georg), histologiste allemand, né en 1856 à Potsdam.

LAQUE DE — : Substance qui sert à border les coupes microscopiques.

Cire...............................	2 parties

Faire fondre et ajouter en agitant :

Colophane......................	7 à 9 parties

Krönlein (Rudolf-Ulrich), chirurgien allemand, né en 1847 à Stein.

HERNIE DE — : Hernie inguino-propéritonéale.

OPÉRATION DE (1889) — : Résection temporaire, ostéoplastique, de la paroi ou mieux du bord orbitaire externe, dans le but d'enlever une tumeur située dans l'orbite, en arrière du globe oculaire. Le volet ostéo-cutané est replacé après l'ablation de la tumeur : il ne persiste pas de déformation notable.

PROCÉDÉ DE — : Dans le traitement des hémorragies de l'artère méningée moyenne. Sur une horizontale partant du rebord supérieur de l'orbite, placer une couronne de trépan, à 3 ou 4 centimètres en arrière de l'apophyse orbitaire du frontal. Si on ne découvre rien, faire une seconde application du trépan, au point de rencontre de la précédente horizontale avec une ligne verticale, menée immédiatement en arrière de l'apophyse mastoïde.

Küchenmeister (Gottlab-Friedrich-Heinrich), (1821-1890), médecin allemand, né à Buchheim (Saxe).

CISEAUX DE — : Ciseaux longs, dont une des lames porte un crochet qui permet de bien fixer l'instrument avant de pratiquer la section. Recommandés surtout pour l'incision bilatérale complète du col utérin.

Kühne (Willy), histologiste allemand, né à Hambourg en 1837.

BLEU DE — :

Bleu de méthylène........	1^{gr},50
Alcool absolu.............	10 centimètres cubes.

Faire dissoudre et ajouter :

Eau phéniquée à 5 p. 100. q. s. pour 100 centimètres cubes.

Fibre de — : Fibre musculaire artificielle, créée en remplissant un intestin d'insecte de protoplasma de myxomycète et destinée à démontrer expérimentalement la contractilité du protoplasma.

Paraglobuline de — : Nom donné par cet auteur à la globuline du sérum.

Kupressow.

Centre de — : Centre médullaire du sphincter vésical, situé au niveau de la troisième et de la cinquième vertèbre lombaire.

Küss (Émile), (1815-1871), médecin physiologiste français de Strasbourg, né à Strasbourg.

Expériences de — : Pour démontrer l'imperméabilité de l'épithélium vésical : Une solution de belladone, des solutions opiacées injectées dans la vessie saine ne déterminent pas la mort par empoisonnement. — Dans la vessie on injecte du ferrocyanure ; si on dépose un sel ferrique à sa surface externe, on n'obtient pas la formation du bleu de Prusse.

Globule de — : Cellule. Ce terme est tombé en désuétude et n'est plus appliqué qu'aux cellules sanguines dénommées globules rouges du sang.

Kélectome de — : Trocart spécial destiné à retirer un petit fragment d'une tumeur solide, dans le but d'établir, par l'examen histologique, un diagnostic clinique.

Théorie de — : Sur le rôle de la bile. La bile est un liquide qui s'oppose à la fermentation putride du contenu intestinal.

Théorie de : — Sur la contraction ventriculaire. Les valvules auriculo-ventriculaires agissent non comme des soupapes, mais comme des pistons creux descendant dans la cavité ventriculaire.

Théorie de — : Sur le rôle des fibres obliques de l'estomac. Les fibres obliques de l'estomac auraient le pouvoir d'établir dans certains cas une communication directe entre les orifices cardiaque et pylorique.

Théorie de — : Sur l'absorption intestinale. L'intestin n'a pas de bouches absorbantes ; c'est l'épithélium intestinal qui est l'organe essentiel de la digestion. La cellule épithéliale n'est donc pas un organe de revêtement; elle possède la propriété métabolique.

Théorie de — : Sur le rôle des intercostaux. Les intercostaux ne sont ni inspirateurs ni expirateurs ; ils se contractent pour résister pendant les mouvements de l'inspiration et de l'expiration, soit à la pression de l'extérieur, soit à la pression de l'intérieur.

Théorie de la sécrétion urinaire de — : Le liquide filtré dans le glomérule est du sérum complet, contenant, par conséquent, de l'albumine. Dans les tubes urinifères, il se convertit en urine, par la résorption de l'albumine qu'effectue précisément l'épithélium de ces tubes.

Théorie de l'inflammation de — : Toute inflammation s'accuse par une prolifération exagérée des cellules des tissus enflammés. Les éléments du pus auraient cette prolifération pour origine ; les petits vaisseaux se dilatent, le courant sanguin se ralentit, les globules blancs traînent le long de la membrane interne et semblent y adhérer. Cette théorie est antérieure aux recherches de Virchow et de Cohnheim.

Küssmaul (Adolf), médecin allemand, né à Graben (Bade) en 1822.

CANCER DE — : Cancer diabétique, décelé par la réaction de Gerhardt ou de Legal.

POULS PARADOXAL DE — : Pouls dans la symphyse cardiaque, caractérisé par une diminution de force à l'inspiration, contrairement à ce qu'on observe normalement.

Küssmaul et Kein.

RESPIRATION DE — : Dyspnée spéciale dans le coma diabétique.

Küster (Ernst-Georg-Ferdinand), chirurgien de Marburg, né en 1839.

OPÉRATION DE — : Procédé de trépanation de l'apophyse mastoïde ; le pavillon et la paroi postérieure membraneuse du conduit auditif sont décollés et réclinés en avant ; la paroi postérieure osseuse du conduit auditif est alors attaquée à la gouge et enlevée, ainsi que la paroi supérieure et la paroi externe de l'attique. Ainsi l'antre, l'attique et la caisse sont largement ouverts.

Küster (Otto-Ernst), gynécologue allemand, né à Trossin en 1850.

SYMPTÔME DE — : Les kystes dermoïdes de l'ovaire, à l'inverse des kystes ordinaires, viennent se placer au-devant de l'utérus ; ils y reviennent assez vite, si on les chasse. Küster a insisté sur ce symptôme qui a pris son nom.

Kwas. Boisson russe. Se prépare en faisant fermenter une dilution de farine de seigle.

Kymographe ou **Kymographion** (κῦμα, flot ; γράφω, j'écris). V. Ludwig.

Kyste (κύστις, vessie). « Espèce de poche ou de sac sans ouverture, ordinairement membraneux, qui se développe accidentellement par dilatation des culs-de-sac, ou des conduits excréteurs de diverses espèces de glandes dont l'orifice finit souvent par s'oblitérer » (Littré et Robin).

— BRANCHIAL. Kyste dermoïde du cou, développé en un point correspondant à une fente branchiale.

— DERMOÏDE. V. Dermoïde, p. 146.

— GARTNERIEN. Kyste développé aux dépens d'un débris du canal de Gartner.

— HUILEUX. Stéatome.

— HYDATIQUE : Kyste produit par le développement dans un tissu de la larve du tænia echinococcus.

— SANGUIN. Kyste contenant du sang.

— SÉBACÉ. Petite tumeur développée aux dépens d'une glande sébacée et renfermant de la graisse et des cellules épithéliales.

— SYNOVIAL : Kyste développé aux dépens d'une synoviale articulaire ou d'une bourse séreuse.

— WOLFLIEN. Kyste développé aux dépens du corps de Wolff.

L

Labarraque (1777-1850), chimiste de Paris.

> LIQUEUR DE — : Chlorure de soude liquide. Hypochlorite de soude.

> Chlorure de chaux sec.................... 100^{gr}
> Carbonate de soude cristallisé............ 200^{gr}
> Eau distillée........................... 4 500^{gr}

> Faire les solutions séparées, les réunir et filtrer.

Labbé (Léon), chirurgien de Paris, contemporain, né en 1832.

> TRIANGLE DE — : Petite région triangulaire, limitée en bas par une horizontale passant par le bord inférieur du cartilage de la neuvième côte ; à gauche, par le rebord des fausses côtes ; à droite, par le bord antérieur du foie. A son niveau, la face antérieure de l'estomac vient ordinairement prendre contact avec la paroi abdominale.

> VEINE DE — OU PETITE ANASTOMOTIQUE DE — : Veine inconstante, allant du sinus longitudinal supérieur au sinus latéral, en décrivant une courbe à convexité antérieure, sur la face externe de l'hémisphère cérébral.

Labiales (*labium*, lèvre).

> CONSONNES — : Consonnes dans la prononciation desquelles les lèvres jouent le principal rôle. Ce sont : B, P, labiales pures ; V, F, labio-dentales ; M, labio-nasale.

Laborde.

> BAUME DE — : Baume de Fourcroy. Longue digestion de racine d'angélique, racine de scorsonère, fleur de millepertuis, baies de laurier, thériaque, safran, aloès, extrait de gentiane dans l'huile d'olive, à laquelle on ajoute térébenthine, oliban, styrax, benjoin.
> Employé jadis contre les gerçures, engelures, ulcères, etc.

Labyrinthe. Partie de la substance rénale apparaissant, à la coupe, rose-jaunâtre, comblant, dans la substance corticale du rein, les espaces situés entre les pyramides de Ferrein.

Lacs sanguins (Trolard). Cavités lacunaires, creusées dans l'épaisseur de la dure-mère, et annexées aux sinus. Leur rôle paraît être celui de réservoirs chargés de régulariser la circulation veineuse du cerveau.

Lactés (*lac*, lait).

> VAISSEAUX — : Chylifères.

Lactoscope (*lac*, lait ; σκοπεῖν, examiner). Instrument destiné à évaluer la teneur du lait en principes nutritifs. (Incorrect.)

Lactose (*lac*, lait). Sucre de lait. Diurétique.

> Dose : 60 à 100 gr. en 24 heures.

Ladrerie. Maladie du porc, causée par le cysticercus cellulosæ, dû lui-même à l'ingestion d'œufs de tænia.

Laënnec (René-Théophile-Hyacinthe), (1781-1826), médecin de Paris, né à Quimper (fig. 212). Inventeur de l'auscultation.

> CATARRHE SUFFOCANT DE — : Bronchite capillaire.
>
> CIRRHOSE DE — : Cirrhose atrophique, alcoolique, du foie. « Dès le commencement du troisième siècle avant notre ère, dit Delpeuch, Erasistrate put montrer à ses élèves les lésions de la cirrhose de Laënnec, comme nous disons assez injustement... . Dans le livre des maladies chroniques, au chapitre des hépatiques et des spléniques, Soranus dit que ces malades sont ainsi désignés du nom de la partie affectée, « qu'elles le soient par suite d'une inflammation, d'une suppuration ou d'une induration, de cet état pierreux que l'on appelle *scirrhose*. (Cœlius Aurélianus.) »

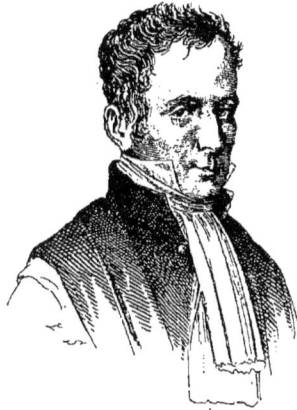

FIG. 212. — LAËNNEC (1781-1826).

> CLIQUETIS MÉTALLIQUE DE — : Bruit spécial perçu dans la région du cœur, probablement d'origine extra-cardiaque et dont le timbre paraît dû à une résonance gastro-intestinale.

Lafargue (Baptiste-Eugène), (1817-1895), chirurgien de Bordeaux, né à Lestiac.

> APPAREILS DE — : Appareils pour fractures, faits avec un mastic composé d'amidon et de plâtre pulvérisé.

Lagophtalmie (λαγὼς, lièvre ; ὀφθαλμός, œil). Impossibilité de clore les paupières.

Lagostome (λαγὼς, lièvre ; στόμα, bouche). Bec-de-lièvre.

Lahs.

> STRICTURE DU DÉTROIT SUPÉRIEUR DE — : Anneau de Bandl. V. page 46.

Laïose. Isomère de la dextrose et de la lévulose.

Lait (*lac*, lait). Produit de sécrétion de la glande mammaire.

> — CONDENSÉ OU CONCENTRÉ : Lait concentré par évaporation, auquel on ajoute du sucre de canne.
>
> — D'ANESSE : Composition : beurre 3.10 %, lactose 6.93 %, albuminoïdes et caséine 1.23 %, sels 0.45 %, résidu sec 11.8 %. Par sa composition chimique et par sa digestibilité, se rapproche le plus du lait de femme.

— DE CHÈVRE : Composition : beurre 4.20 %, lactose 4 %, albuminoïdes et caséine 3.7 %, sels 0.56 %, résidu sec 12.4 %. Préconisé pour remplacer le lait de femme, comme préférable au lait de vache ou d'ânesse, en raison de la rareté de la tuberculose caprine.

— DE FEMME : Composition : beurre 3.38 %, lactose 7.23 %, albuminoïdes et caséine 1.34 %, sels 0.20 %, résidu sec 12.30 %.

— DE VACHE : Composition : beurre 4.35 %, lactose 5.35 %, albuminoïdes et caséine 3.60 %, sels 0.6 %, résidu sec 13.30 %.

— HUMANISÉ : Lait maternisé.

— MATERNISÉ : Lait de vache auquel on ajoute de l'eau et de la lactose, en proportions déterminées et variables avec chaque lait, de manière à ce que sa composition chimique se rapproche de celle du lait de femme.

— PASTEURISÉ : Lait ayant subi la pasteurisation. La pasteurisation, c'est-à-dire le chauffage en une seule fois à une température voisine de 60 degrés, est insuffisante pour détruire les germes nuisibles contenus dans le lait. Le lait vendu sous le nom de pasteurisé est habituellement chauffé à 100 degrés. En été, la plupart des laits vendus dans les villes sont pasteurisés.

— STÉRILISÉ : Lait porté, comme les divers milieux de culture, à une température de 120°. A ce degré, les principes du lait sont altérés. Les industriels fabriquant le lait stérilisé ont chacun des procédés variés qui tendent à empêcher l'altération du lait sous l'influence de la chaleur : leurs laits sont portés, avec des alternatives de refroidissement, à une température qui va de 105° à 110°.

La commission parisienne d'études de l'alimentation par le lait a adopté la proposition suivante de Roux : quand le lait doit être consommé dans les 24 heures, il suffit qu'il soit chauffé à 100°, pourvu qu'il soit conservé dans le vase où il a été chauffé et mis au frais.

Le lait destiné aux nourrissons doit être réparti en flacons clos, contenant la quantité qui sera consommée en une fois. Les flacons seront chauffés au bain-marie et maintenus pendant trois quarts d'heure dans l'eau bouillante.

Quand le lait doit être conservé plus de 24 heures, il ne doit contenir aucun microbe vivant. On obtient ce résultat, soit par un chauffage en une fois et suffisamment prolongé à 110°, soit par un chauffage discontinu au-dessous de cette température. Le chauffage du lait dans ces conditions ne lui fait pas perdre ses qualités nutritives.

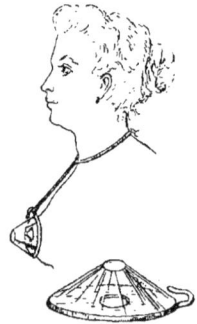

FIG. 213. — Garde-lait.

GARDE — : Petit appareil destiné à recueillir le trop-plein de la sécrétion lactée (fig. 213).

Lait de chaux. Chaux délayée dans l'eau.

Lait médicamenteux. Liquide dont la couleur se rapproche de celle du lait.

— AMMONIACAL :

Gomme ammoniaque	4^{gr}
Eau	500^{gr}

— D'AMANDE : Émulsion simple :

Amandes douces	50^{gr}
Sucre	50^{gr}
Eau	1 000^{gr}

— DE MAGNÉSIE :

Magnésie calcinée	10^{gr}
Eau	80^{gr}
Eau de fleurs d'oranger	10^{gr}

— DE POULE : Émulsion faite avec de l'eau chaude ou du lait, du sucre, un jaune d'œuf et de l'eau de fleurs d'oranger.

— DE SOUFRE : Soufre précipité. Action d'un acide sur un sulfure alcalin.

— VÉGÉTAL : Suc d'un grand nombre de végétaux.

Lalopathie (λάλος, bavard ; πάθος, maladie). Trouble de la parole, en général ; se divise en dysarthries et en dysphasies.

Lalouette (Pierre), (1711-1742), médecin de Paris, né à Paris.
PYRAMIDE DE — OU LOBE MÉDIAN DU CORPS THYROÏDE : Prolongement cylindro-conique, inconstant, du corps thyroïde, qui se détache du bord supérieur de l'isthme, à gauche de la ligne médiane, et monte verticalement jusqu'à l'os hyoïde.

Lambda (λ, lambda). Point de rencontre de la suture sagittale et de la suture lambdoïde. V. Suture lambdoïde.

Lambdacisme. Vice de prononciation, portant sur l'L.

Lambdoïde (λ ; εἶδος, forme).
SUTURE — : Suture pariéto-occipitale, ainsi dénommée à cause de sa forme qui se rapproche de celle d'un λ. V. Suture.

Lamblin, médecin de Paris, contemporain.
AIGUILLE DE — : Aiguille à suture (fig. 214) : Le chas est

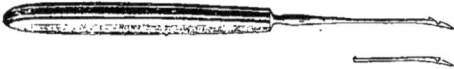

FIG. 214. — Aiguille de LAMBLIN (ouverte et fermée).

ouvert ou fermé au moyen d'un clapet mobile, dépourvu d'angle qui se lève lors de l'introduction de l'aiguille dans les tissus (chas ouvert) et se baisse (chas fermé) dans le retrait.

Lame criblée ou **lame horizontale.** Lamelle horizontale osseuse, percée de trous, qu'on voit à la partie moyenne de l'étage antérieur de la base du crâne sur la face endo-cranienne, répond à la face supérieure de l'ethmoïde, qu'elle forme. Ses trous donnent passage aux filets du nerf olfactif (fig. 215).

Lame sous-trochantinienne (Rodet, 1844). Lame de tissu compacte, située sous le petit trochanter, se continuant en bas avec le cylindre diaphysaire et se terminant en haut, vers la tête fémorale ou, plus exactement à la face postérieure du col. Sa direction générale est oblique de haut en bas et d'arrière en avant; on lui a fait jouer un rôle dans la pathogénie des fractures du col. Syn. Éperon de Merkel (1873).

Lamina fusca (*lamina*, lame; *fuscus*, fauve). Nappe de tissu cellulaire lâche, située entre la choroïde et la sclérotique.

Laminaire. Genre d'algues du groupe des phéosporées, dont les tiges desséchées peuvent augmenter de volume à l'humidité. S'emploie pour dilater des orifices naturels ou accidentels.

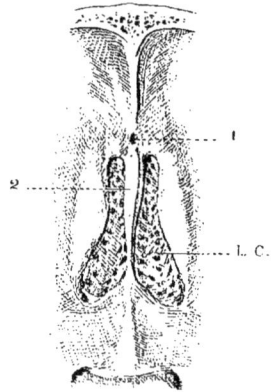

Fig. 215. — Lame criblée de l'ethmoïde.

1. trou borgne ; 2. apophyse crista-galli ; LC lame criblée.

La Motte-les-Bains (France, Isère). Eaux salines, bromo-chlorurées, sodiques, thermales (altitude : 600 mètres).

La Mouillière (France ; Doubs, près de Besançon). Eaux chlorurées sodiques fortes, bromurées, froides. Altitude : 254 mètres.

Lancereaux (Étienne), médecin de Paris, contemporain, né en 1829.

DIABÈTE DE — : Diabète maigre.

Lancisi (J.-M.), (1654-1720), anatomiste italien, né à Rome.

NERF DE — : Faisceau de fibres de couleur blanchâtre, à direction antéro-postérieure, large de 1 millimètre, qu'on voit sur la face supérieure du corps calleux, de chaque côté du sillon médian.

TRACTUS GRIS DE — : Traînées grises de cellules nerveuses qui côtoient les nerfs de Lancisi. Très inconstants.

Landouzy (Louis), médecin de Paris, contemporain.

MALADIE DE — : Typhus hépatique. Syn. Maladie de Mathieu, maladie de Weil.

PURPURA DE — : Typhus angio-hématique.

Landouzy-Déjerine. V. Landouzy, Déjerine.

PARALYSIE GÉNÉRALE SPINALE DE — : Caractérisée par la paralysie et l'atrophie de tous les muscles du corps à l'exception de ceux de la face; par l'intégrité de la sensibilité, des sphincters et de la motricité; enfin, par une évolution rapide, en quelques mois, aboutissant habituellement à la guérison des troubles paralytiques et atrophiques.

TYPE — (1884) : Myopathie atrophique, progressive, de l'enfance, débutant par les muscles de la face (notamment par l'orbiculaire des paupières), de l'épaule et du bras, d'où : type facio-scapulo-huméral.

Landouzy-Grasset. V. Landouzy, Grasset.

LOI DE — : V. Grasset, p. 251.

Landry (Jean-Baptiste-Octave), (1826-1865), médecin français de Paris, né à Limoges.

MALADIE DE — (1859) : Paralysie ascendante aiguë.

Landzert.

FOSSETTE DE — (1871) : Fossette duodénale, formée par deux plis séreux, l'un que détermine l'artère colique gauche, d'une part, l'autre transversal et interne que commande la veine mésentérique inférieure, d'autre part. V. page 214, fig. 143.

Lang.

LIQUIDE DE — :

Eau distillée	100^{gr}
Chlorure de sodium	10^{gr}
Bichlorure de zinc	5^{gr}

Langenbeck (Conrad-Johann-Martin), (1776-1851), anatomiste et chirurgien allemand, né à Horneburg (Hanovre).

Langenbeck (Bernhard-Rudolf-Konrad, von), (1810-1887), chirurgien allemand, né à Padingbüttel.

TRIANGLE DE — : Triangle isocèle dont le sommet répond à l'épine iliaque antéro-supérieure ; la base au col anatomique et le côté externe à la face externe du grand trochanter. Les plaies pénétrantes, comprises dans l'aire de ce triangle peuvent être articulaires.

Langenbuch (Karl-Johann), chirurgien allemand, né à Kiel en 1846.

PROCÉDÉ DE — (1890) : Dans la taille sous-pubienne. Incision en λ, dont la branche supérieure remonte jusqu'au milieu de la symphyse pubienne et dont les branches inférieures sont parallèles à l'arcade du pubis. Libération du ligament suspenseur de la verge et des corps caverneux de leurs attaches pubiennes. Incision de la vessie au-dessous du col, en écartant le plexus de Santorini.

Langerhans (Robert), histologiste allemand, né à Berlin en 1859.

CELLULES DE — (1868) : Cellules ramifiées, situées dans le stratum malpighien, se terminant par des prolongements de nature nerveuse. Considérées par Langherans comme des cellules nerveuses ; ce ne seraient que des cellules migratrices, en rapport étroit avec des fibrilles nerveuses terminales.

ÎLOTS DE — OU POINTS FOLLICULAIRES DE J. RENAUT : Petits amas cellulaires, situés dans le tissu conjonctif interstitiel du pancréas, encore différemment interprétés. Pour J. Renaut, ce seraient des sortes de follicules clos, cet auteur regardant le pancréas comme un organe lympho-glandulaire. D'après Laguesse, les îlots de Langerhans représenteraient un mode d'accroissement de la glande.

Langhans (Theodor), anatomo-pathologiste allemand, né à Usingen en 1839.

CELLULE GÉANTE DE — : Masse irrégulière de protoplasma

grenu, contenant 20 à 30 noyaux, qu'on trouve au centre du follicule tuberculeux.

Langlebert.

> OUATAPLASME OU CATAPLASME-OUATE DE — : V. Ouataplasme.

Langue-de-carpe. Instrument employé pour l'arrachement des dents, particulièrement pour l'extraction de la dernière molaire (fig. 216).

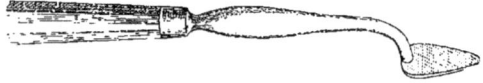

FIG. 216. — Langue-de-carpe.

Langue de perroquet. Aspect spécial de la langue qui est devenue sèche, dure, ratatinée ; on l'observe dans les états typhiques.

Langue rénale. Langue sèche, rouge sur les bords, de couleur brunâtre au milieu, qu'on observe dans l'insuffisance rénale.

Langue scarlatineuse. Aspect spécial que prend la langue vers le quatrième ou cinquième jour de la scarlatine : c'est un aspect *framboisé* d'un rouge sombre, dû à la saillie exagérée des papilles turgescentes sur une langue complètement dépouillée de tout enduit saburral.

Lannelongue (Odilon), chirurgien de Paris, contemporain.

> MÉTHODE DE — OU MÉTHODE SCLÉROGÈNE : Injection de chlorure de zinc dans les tissus, dans le but de provoquer la formation de tissu fibreux.
>
> TIBIA DE — : Tibia syphilitique.

Lantermann.

> INCISURES DE — : V. Schmidt.

Laparocèle (λάπαρον, flanc ; κήλη, hernie). Hernie lombaire se produisant à travers la paroi latérale de l'abdomen, en dehors des anneaux inguinaux et cruraux.

Laparotomie (λάπαρον, flanc ; τομή, section). Ouverture de la cavité abdominale.

> — EXPLORATRICE : Laparotomie destinée à explorer la cavité abdominale pour constater l'état des organes.
>
> — ITÉRATIVE : Réouverture du ventre quelques jours après la première laparotomie, dans le but de compléter la première intervention, ou de parer à des complications immédiates.
>
> — SECONDAIRE. Réouverture du ventre longtemps après la première laparotomie, faite dans le but de compléter la première intervention.

Laqué.

> SANG — : Coloration particulière du sang, qui prend l'aspect d'un sirop. Elle est due à ce que l'hémoglobine a quitté les globules et s'est dissoute dans le sérum.

Lardacé.

> TISSU — : Tissu qui, par sa consistance et son aspect macroscopique, rappelle vaguement le tissu du lard.

Largine. Combinaison d'albumine et d'argent. Antiblennorhagique.

Laroyenne, chirurgien de Lyon, contemporain.

> Opération de — (1886) : Ouverture des collections du cul-de-sac de Douglas au moyen d'un trocart explorateur spécial, suivie du drainage de la cavité.
>
> Sonde-trocart de — : Destinée à l'ouverture d'abcès pelviens par le cul-de-sac postérieur.

Larrey (Alexis), (1750-1827), chirurgien de Toulouse, né à Baudéan, près de Bagnères-de-Bigorre.

Larrey (Jean-Dominique), (1766-1842), chirurgien en chef de la Grande-Armée, né à Baudéan, près de Bagnères-de-Bigorre, neveu du précédent (fig. 217).

Larrey (Hippolyte), (1808-1895), chirurgien militaire français, fils du précédent.

> Pelote compressive de — : Pelote supportée par un lacs et qu'on applique sur un gros vaisseau pour en obtenir la compression ; le lacs est serré et l'hémostase est obtenue. Usité seulement en chirurgie de guerre.

Laryngectomie (λάρυγξ, larynx ; ἐκτομή, excision). Ablation du larynx partielle ou totale.

Laryngisme (λάρυγξ, larynx). Contraction spasmodique du larynx provoquant l'asphyxie.

Laryngite stridulente. Faux croup.

Laryngofissure (λάρυγξ, larynx ; fissura, fente). Laryngotomie totale. (Incorrect.)

Laryngoscope (λάρυγξ, larynx ; σκοπεῖν, examiner). Instrument servant à l'examen du larynx et essentiellement constitué par un petit miroir monté sur une longue tige.

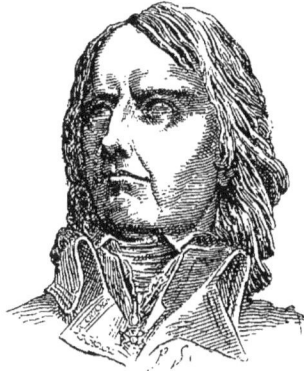

Fig. 217. — Larrey (Jean-Dominique) (1766-1842).

Laryngotomie (λάρυγξ, larynx ; τομή, section). Ouverture chirurgicale du larynx.

Laryngotomie sous-hyoïdienne. Pharyngotomie antérieure.

Laryngotyphus. Laryngite ulcéro-nécrosante de la fièvre typhoïde.

Lasègue (Ernest-Charles), (1816-1883), médecin de Paris, né à Paris.

> Amplexation bimanuelle de — : Procédé de mensuration thoracique à l'aide des deux mains, dont l'une est sur la paroi antérieure, l'autre sur la paroi postérieure du thorax.
>
> Bronchite albuminurique de — : Sous ce terme, on a décrit les différentes complications allant de l'œdème jusqu'à la broncho-pneumonie et à la pleurite, qui intéressent le système pulmonaire, dans le mal de Bright.

SIGNE DE — : Chez un sujet atteint de névralgie sciatique, on peut, sans douleur, fléchir la cuisse sur le bassin, si la jambe est fléchie sur la cuisse ; au contraire, si la jambe est en extension, la flexion de la cuisse sur le bassin provoque une vive douleur, parce que le nerf est fortement tendu. Ce signe est pathognomonique de la sciatique.

Lassaigne (Jean-Louis), (1800-1859), chimiste français de Paris, né à Paris.

PROCÉDÉ DE — : Pour extraire la cystine des calculs qui en renferment. Pulvériser finement les calculs, filtrer et précipiter la cystine dissoute dans l'alcali par l'acide acétique. On la purifie ensuite par des cristallisations dans l'ammoniaque.

Lassar (Oskar), dermatologiste allemand, né à Hambourg en 1849.

PÂTE DE :

Acide salicylique................... 2 grammes.
Vaseline jaune..................... 50 —
Oxyde de zinc.................... ⎰
Talc de Venise. .... ⎱ ãã 24 grammes.

Employée contre l'eczéma.

Latah (des îles Malaises). Tic convulsif.

Latérocèle (*latus*, flanc ; κήλη, hernie). Laparocèle. (Incorrect.)

Lathyrisme. Intoxication provoquée par la gesse ou jarousse (papilionacées) (*Lathyrus sativus*).

Laubbach (Bad-), (Allemagne, vallée du Rhin, près de Coblentz ; Laubbach est le nom d'une montagne).

SANATORIUM DE — (1897) : Sanatorium pour tuberculeux, ouvert toute l'année (30 lits).

Lauenstein (Karl), chirurgien allemand, né à Fellersleben en 1850.

SUTURE DE — : Suture de Lembert, appliquée à la peau.

Laugier (Stanislas), (1799-1872), chirurgien de Paris, né à Paris.

APPAREIL DE — : Appareil pour fractures de la rotule (fig. 218).

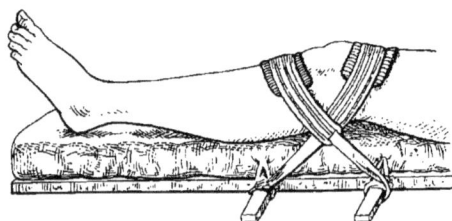

FIG. 218. — Appareil de LAUGIER.

HERNIE DE — : Hernie crurale à travers ligament de Gimbernat.

SIGNE DE — : Dans les fractures de l'extrémité inférieure du radius. Les deux apophyses styloïdes du radius et du cubitus sont sur le même plan, l'apophyse radiale, qui normalement descend plus bas que la cubitale, se trouvant remontée à son niveau.

Laurentides (Canada). Groupe de montagnes.

Sanatorium des — (1898) : Sanatorium pour tuberculeux, dans les Laurentides, à 100 kilomètres de Montréal.

Lavage du sang. Injection intra-veineuse de sérum artificiel à dose massive.

Laveran (Charles), médecin de Paris, contemporain, né en 1845.

Hématozoaire de — (αἷμα, sang ; ζῶον, animal) : Corps découvert (Constantine, novembre 1880) dans le sang des paludiques, affectant quatre formes principales :
corps sphériques, chargés de granulations élémentaires ;
corps en rosaces, faits des corps sphériques segmentés en secteurs ;
flagella, filaments mobiles sur les bords des corps sphériques (se détachant des corps sphériques pour vivre d'une vie indépendante) ;
corps en croissant : Éléments cylindriques, effilés à leurs extrémités et recourbés en croissant.
On l'appelle aussi *Plasmodium malariæ.*

Lavoisier (Antoine-Laurent), (1743-1794), chimiste de Paris, né à Paris.

Théorie de la combustion directe de — : La décomposition des substances azotées et hydrocarbonées des tissus est un simple phénomène de combustion, analogue à la combustion par oxydation directe du carbone ou de l'hydrogène à l'air. Cette théorie n'est plus admise.

Lawson-Tait (1845-1899), chirurgien anglais de Birmingham, né à Édimbourg.

Nœud de — (*Staffordshire knot*) : Nœud spécial pour pratiquer la ligature en masse : Un fil double en anse est monté sur une aiguille, puis est passé au milieu et au travers du pédicule qui doit être lié ; l'anse est saisie avec la main pendant que l'aiguille est enlevée, elle est suffisamment tirée afin qu'elle soit assez grande pour que la tumeur à enlever puisse

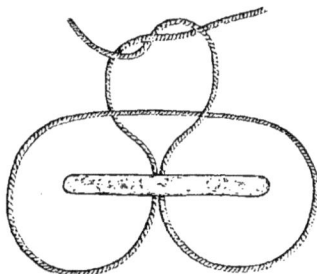

Fig. 219. — Nœud de Lawson-Tait.

passer à travers elle ; de cette manière, l'anse du fil est ramenée du côté des chefs ; il suffit alors qu'un des chefs passe par-dessus elle et l'autre par-dessous pour que la ligature se fasse et soit solide (fig. 219).

Opération de — : Ablation des annexes utérines enflammées.

Procédé de — dans la périnéorrhaphie : Consiste essentiellement dans le dédoublement de la cloison recto-vaginale, sans

aucune excision de tissu. L'incision est variable suivant qu'il
s'agit d'une rupture complète (fig. 220) ou incomplète (fig. 221).

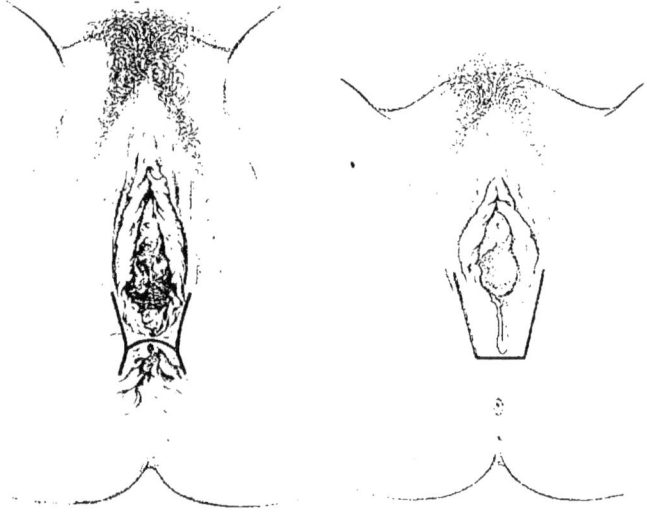

FIG. 220.   FIG. 221.

Procédé de LAWSON-TAIT dans la périnéorrhaphie.

Leber (Theodor), médecin allemand de Heidelberg, né en 1840 à
Karlsruhe.

MALADIE DE — : Atrophie optique héréditaire.

PLEXUS VEINEUX DE — : Nom donné aux petits vaisseaux que
l'on trouve dans l'œil, en avant du canal de Schlemm, et
communiquant avec lui.

Le Boulou (France, Pyrénées-Orientales). Sources bicarbonatées
sodiques, ferrugineuses et arsenicales, de 16°,5 à 19°5. Altitude : 84 mètres.

Lécithe (λέκιθος, jaune d'œuf). Matériaux nutritifs, renfermés dans
l'ovule sous forme de gouttelettes de graisse, de granulations
ou de sphères ou plaquettes albuminoïdes (tablettes vitel-
lines) (Mathias Duval).

Lécithines (λέκιθος, jaune d'œuf). Les lécithines sont des graines
phosphorées très répandues dans les règnes animal et
végétal.

La lécithine ou ovo-lécithine est extraite du jaune d'œuf ;
elle s'y trouve contenue à l'état de combinaison albuminoïde ;
c'est un puissant agent de la médication phosphorée.

Leclanché, ingénieur de Paris, du XIXᵉ siècle.

PILE — : Cet élément se compose d'un cylindre de zinc, plongé dans une dissolution de sel ammoniac (chlorure d'ammonium). Dans celle-ci plonge également un vase poreux contenant un mélange de charbon et de bioxyde de manganèse.

Leeuwenhoek. V. Leuwenhoek, p. 340.

Le Fort (Léon-Clément), (1829-1893), chirurgien de Paris, né à Lille.

Appareil de — : Appareil pour fracture de la rotule (fig. 222).

Signe de — : Formation, au niveau du genou, d'un angle ouvert en dehors quand les ligaments internes sont rompus dans l'entorse ; immobiliser la cuisse et porter la jambe en dehors : il se

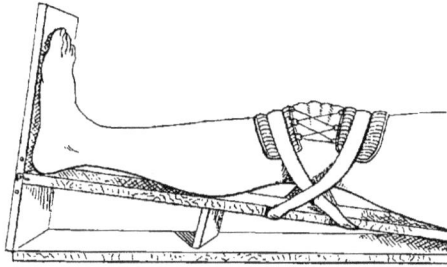

Fig. 222. — Appareil de Le Fort.

forme un angle ouvert en dehors, ayant pour sommet la saillie du condyle interne et mesurant de 149° à 167° ; le doigt placé au niveau de l'angle, sur l'interligne articulaire permet de refouler les téguments dans l'entrebâillement articulaire produit.

Legal.

Réactif de — : S'emploie pour déceler l'acétone. Le liquide est traité par quelques gouttes de lessive de soude ou de potasse caustique, puis additionné de deux ou trois gouttes d'une solution fraîchement préparée de nitro-prussiate de soude. Il se colore en rouge, puis en jaune. On fait alors tomber doucement le long du tube quelques gouttes d'acide acétique, et, à la limite de séparation, on voit se former un anneau rouge carmin ou pourpre, caractéristique de l'acétone.

Legueu (Félix), chirurgien de Paris, contemporain.

Écarteur de — : Valve coudée pour la taille hypogastrique. Agit comme dépresseur du bas-fond de la vessie.

Procédé d'hystéropexie de — : L'utérus est fixé par trois fils doubles, qui sont accrochés à la paroi abdominale. L'utérus est ainsi suspendu par trois échelons.

Procédé d'hépatopexie de — : Un seul fil de soie double passe en anse sous la face inférieure du foie, en contournant la vésicule biliaire, et est fixé aux côtes ou à la paroi.

Procédé d'urétrotomie externe chez la femme de — : Voie sous-symphysaire. L'urètre est séparé de la symphyse, et fendu dans toute la longueur de sa paroi supérieure.

Lehrecke, médecin allemand contemporain.

Sanatorium de — (1886) : Sanatorium pour tuberculeux fondé en 1886 par Kaatzer, dirigé par Lehrecke depuis 1896. Près de Rehburg (Allemagne, Harz). Altitude : 150 mètres.

Leiser.

PANÉLECTROSCOPE DE — : Instrument servant à pratiquer l'endoscopie des cavités naturelles.

Leiter.

APPAREIL DE — : Appareil formé d'une série d'anses de tube en caoutchouc, où circule constamment de l'eau glacée, destiné à obtenir aux points sur lesquels il est appliqué une réfrigération continue.

Lejars (Félix), chirurgien de Paris, contemporain.

SEMELLE VEINEUSE DE — (1888) : Réseau veineux superficiel de la plante du pied.

Lelièvre.

CATAPLASME — : Feuilles d'ouate sèches qui, à l'eau bouillante, se ramollissent et se gonflent, et sont applicables instantanément.

Lembert (Antoine), (1802-1851), chirurgien de Paris, né à Nancy.

SUTURE DE — (1826) : Suture séro-séreuse, applicable à toutes les solutions de continuité de l'estomac et de l'intestin. Le point capital de cette suture est qu'elle n'est pas perforante, qu'elle respecte toujours la muqueuse et qu'elle ne comprend la musculeuse

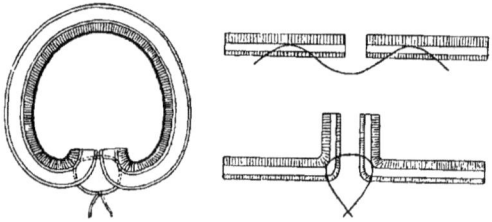

FIG. 223. — Suture de LEMBERT.

que pour rendre solide l'affrontement séro-séreux (fig. 223).

Lénigallol. Poudre blanche, insoluble dans l'eau, soluble sous l'influence de solutions aqueuses concentrées d'alcalis. — Employé en dermatologie.

Lente (*lens, lentis,* lentille). Œuf du pou.

Lentigo (*lentigo,* taches de rousseur de *lens, lentis,* lentille). Éphélide.

Lenz (Henri-Frédéric-Émile), physicien russe, né à Dorpar (Livonie).

LOI DE — : Dans le voisinage d'un circuit conducteur fermé, si on rapproche ou si on éloigne un courant ou un aimant, il se développe dans ce circuit un courant induit inverse par rapport au mouvement produit : ce courant induit repousse l'aimant que l'on rapproche et attire l'aimant que l'on écarte.

Léontiasis lépreux (λέων, lion). V. Masque léonin, p. 369.

Léontiasis ossea (λέων, lion ; *osseus,* osseux). Ostéopathie hypertrophiante systématisée, exclusivement limitée aux os de la face et du crâne.

Léontiasis syphilitique. Aspect difforme de la face, causé par l'existence de syphilomes diffus que viennent compliquer des poussées infectieuses.

Lépothrix (λέπος, écaille ; θρίξ, cheveu). Affection parasitaire des poils.

Lèpre ou **léprose** (λέπρα, lèpre). Maladie générale, spéciale à l'homme, d'évolution lente et paroxystique, due à un microbe pathogène, le bacille de Hansen, et dont les manifestations sont extrêmement variées (D\r Dom Sauton). Se présente sous deux formes principales : la forme tuberculeuse, ainsi nommée à cause du développement au niveau de la peau et des muqueuses de nodules de grosseur variable, et la forme anesthésique ou nerveuse, à cause des troubles névritiques qui l'accompagnent. Synonymes : Lèpre des Arabes, éléphantiasis des Grecs.

— ANESTHÉSIQUE (λέπρα, lèpre). Lèpre nerveuse.

— ANTONINE (λέπρα, lèpre). Lèpre nerveuse.

— APHYMATODE (λέπρα, lèpre ; α, privatif ; φυμα, tubercule). Lèpre nerveuse.

— LISSE (λέπρα, lèpre). Lèpre nerveuse.

— NERVEUSE (λέπρα, lèpre). Lèpre sans éléments néoplasiques tuberculeux, caractérisée seulement par des phénomènes d'ordre tropho-neurotique.

— TUBERCULEUSE (λέπρα, lèpre). Lèpre avec éléments néoplasiques tuberculeux.

Léprome (λέπρα, lèpre). Tubercule spécifique de la lèpre.

Leptoméningite (λεπτός, grêle ; μήνιγξ, membrane). Inflammation de la pie-mère.

Leptorrhine (λεπτός, mince ; ῥίς, nez). Qui a le nez mince et effilé.

Leroux (1730-1792), accoucheur de Dijon, né à Dijon.

MÉTHODE DE — (1776) : Tamponnement très serré contre les hémorrhagies du placenta prævia, pendant le travail.

Lesage, médecin de Paris, contemporain.

BACILLE DE — : Bacille chromogène spécial qui donne aux selles une couleur verdâtre.

Lesshaft.

TRIANGLE DE — (1870) : Triangle de Grynfelt. V. Grynfelt, p. 254.

Lessive des savonniers. Solution concentrée de soude caustique : entre dans la composition de certaines pommades.

Lesteurs. Porte-faix.

Léthargie (λήθη, oubli ; ἀργία, engourdissement). Sommeil pathologique accompagné d'hyperexcitabilité neuro-musculaire telle que toute excitation sur les nerfs ou les muscles détermine une contracture durable.

— D'AFRIQUE ou DES NÈGRES : Maladie affectant exclusivement les gens de race noire : essentiellement caractérisée par des accès de sommeil ; pronostic fatal ; durée moyenne, 3 mois.

Leucémie (λευκός, blanc). Maladie caractérisée par l'augmentation considérable du nombre des globules blancs avec ou sans hypertrophie des organes lymphoïdes.

Leucine (λευκός, blanc). Alcali qui se forme dans la putréfaction de certaines matières animales. Très répandu dans l'organisme et dans certains végétaux. Substance blanche, légère, cristalline, ayant la saveur du bouillon, soluble dans l'eau, formant avec l'acide azotique un composé acide particulier.

Leucocyte (λευκός, blanc ; κύτος, cavité). Globule blanc du sang.

Leucocyte éosinophile. Leucocyte contenant des éosinophiles.

Leucocythémie. Leucémie.

Leucokératose (λευκός, blanc ; κέρας, corne). Aspect blanc corné des muqueuses buccale, linguale, vaginale.

Leucolyse (λευκός, blanc ; λυω, dissoudre). Dissolution des globules blancs sous l'influence de l'injection dans l'organisme de sérums antileucocytaires, ou de substances anticoagulantes.

Leucomaïnes (λεύκωμα, blanc d'œuf, albumen), (A. Gautier.) Corps azotés, produits basiques du dédoublement des matières albuminoïdes.

Leucome (λευκός, blanc). Tache blanche, épaisse, de la cornée.

Leucomyélite (λευκός, blanc ; μυελός, moelle). Inflammation des cordons blancs de la moelle.

Leucopathie (λευκός, blanc ; πάθος, maladie). Albinisme.

Leucoplasie (λευκός, blanc ; πλάξ, plaque). Affection caractérisée par le développement de plaques nacrées, psoriasiformes (d'où l'expression de psoriasis gingival, lingual), développées particulièrement à la face interne des joues (leucoplasie buccale, génienne), près la commissure labiale, sur la face dorsale et les bords de la langue (leucoplasie linguale), sur la vulve vers la fourchette (leucoplasie vulvaire).

Leucorrhée (λευκός, blanc ; ῥεῖν, couler). Pertes blanches des femmes.

Leucose (λευκός, blanc). Albinisme.

Leudet (Théodore-Émile), (1825-1887), médecin de Rouen, né à Rouen.

> BRUIT DE — : Bruit sec et spasmodique que perçoit soit le malade, soit le médecin (au moyen de l'otoscope), dans l'inflammation de la trompe d'Eustache. Se réduit à un spasme réflexe du muscle péristaphylin externe.

Leusser.

> ESPACE SUS-PUBIEN DE — OU CAVUM SUPRA-PUBICUM DE — : Espace triangulaire prévésical, dont la base est formée par la symphyse ; la paroi antérieure par la face postérieure du muscle droit ; la paroi postérieure par le feuillet postérieur de la gaine propre du droit (fig. 313, 1. page 498).

Leuwenhoek ou **Leeuwenhoek** (Antoine), (1632-1723), naturaliste hollandais, né à Delft.

ANIMALCULES SPERMATIQUES OU PETITS VERS DE — : Spermatozoïdes. Découverts indépendamment par Hartsœker (1674) et
Ham (1677), pu-
bliquement dé-
crits à la So-
ciété royale de
Londres par
Leeuwenhoek.

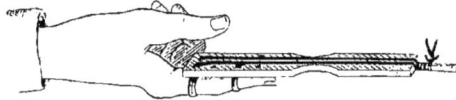

FIG. 224. — Appareil de LEVIS.

Levis.

APPAREIL DE — : Appareil pour réduire les luxations des
doigts sur les métacarpiens (fig. 224).

Lèvre fendue de nativité (Franco). Bec-de-lièvre.

Levret (André), (1703-1780), accoucheur de Paris, né à Paris.

FORCEPS DE — (1747) : Modification du forceps des Chamberlen. La modifi-
cation consiste
en ce que les
bords de l'ins-
trument pré-
sentent une
courbure sui-
vant les bords,
permettant au

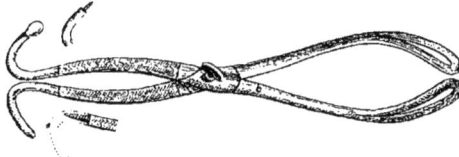

FIG. 225. — Forceps de LEVRET.

forceps de mieux s'adapter à la courbure de la filière pelvi-
génitale (fig. 225).

LOI DE — : Insertion marginale du cordon dans le placenta
prævia.

MANŒUVRE DE — : Dans la version par manœuvres internes.
Au deuxième temps de la version, qui consiste dans l'évolution
du fœtus, la partie fœtale, située au détroit supérieur, est fixe
et ne remonte pas : on soulève le fœtus et on lui imprime un
mouvement de rotation sur le grand axe de son corps. Il
devient alors plus aisé de pratiquer la version.
Syn. : Manœuvre de Deutsch.

Lévurine. Produit sec, extrait de la levure de bière.

Leyden (Ernst-Victor), médecin de Berlin, contemporain, né à
Dantzig, en 1832.

ATAXIE AIGUE DE — : Pseudo-tabes.

CRISTAUX DE CHARCOT — : V. Charcot, page 104.

VOMISSEMENT DE — (1882) OU VOMISSEMENT PÉRIODIQUE : Vomissement survenant périodiquement, par accès, sans aucune
lésion des centres nerveux ni de l'estomac.

Leyden-Möbius. V. Leyden, Möbius.

TYPE DE — : Myopathie primitive, progressive, dont les caractères cliniques sont identiques à ceux de la paralysie pseudo-
hypertrophique.

Leydig (Franz von), zoologiste et anatomiste allemand, né à Rothenburg en 1821.

CYLINDRES PRIMITIFS DE — OU COLONNETTES MUSCULAIRES : Fais-

ceaux de fibres musculaires séparés par des cloisons protoplasmiques.

Leysin (Suisse, canton de Vaud. 1 450 mètres d'altitude).

SANATORIUM DE — (1891) : Sanatorium pour tuberculeux.

Lichen. « Groupe de dermatoses caractérisées à leur période
d'état par des papules agglomérées ou discrètes, plus ou moins
prurigineuses, et s'accompagnant à une certaine période de
leur évolution d'un épaississement de la peau avec exagération
de ses plis naturels » (Brocq).

Lichénification (Brocq). Altération consécutive au grattage et
caractérisée par l'exagération des plis naturels de la peau qui
dessinent une sorte de quadrillage, l'infiltration et la consistance ferme des téguments.

Lichteim (Ludwig), médecin allemand, né à Breslau en 1845.

SIGNE DE — : Possibilité, pour un aphasique, d'indiquer à
l'aide des doigts le nombre des syllabes que contient un mot
qu'il lui est impossible de prononcer. Si le malade parvient à
donner cette indication, on dit que l'aphasie est sous-corticale.

Lieben (Adolf), chimiste de Vienne (Autriche), contemporain.

RÉACTION DE — : Pour déceler la présence de l'acétone dans
l'urine. Distiller l'urine ; verser de la solution iodo-iodurée
et y ajouter de la lessive de soude ou de potasse jusqu'à
décoloration ; s'il y a de l'acétone, on voit se former un précipité jaune d'iodoforme, dont l'odeur caractéristique est perçue
en même temps.

Lieberkühn (Johann-Nathanael), (1711-1756), anatomiste allemand
de Berlin, né à Berlin.

GLANDES DE — : Glandes en tube de l'intestin grêle. Découvertes par Malpighi en 1688.

Liebig (Justus, baron de), (1803-1873), chimiste allemand, né à
Darmstadt.

EXTRAIT DE VIANDE — : Extrait aqueux de viande, servant à
faire du bouillon.

LIQUIDE DE — :

Solution saturée de baryte............. 2 parties.
— de chlorure de baryum. 1 partie.

THÉORIE DE — (1842) : Les hydrates de carbone qui s'oxydent
facilement et brûlent sont les aliments qui produisent
spécialement la chaleur animale.

Lienal (*lien*, rate). De la rate.

Liencéphale (λεῖος, lisse ; ἐγκέφαλος, encéphale). Qui ne possède pas
de circonvolutions cérébrales.

Liénine (*lien*, rate). Substance qu'on trouve dans la rate avec
l'hypoxanthine.

Liénite (*lien*, rate). Splénite.

Lientérie (λεῖος, poli, glissant ; ἔντερον, intestin). Selles formées
d'aliments incomplètement digérés.

Lieutaud (Joseph), (1703-1780). médecin de Paris, né à Aix, en Provence.

TRIGONE DE — : Petite surface triangulaire qu'on remarque à la base de la face interne de la vessie. Ses deux angles latéraux répondent à l'embouchure des uretères ; son angle antérieur marque le point d'origine de l'urèthre.

Ligament (*ligamentum*, ligament).

— ARTÉRIEL : Vestige du canal artériel.

— CINTRÉ DU DIAPHRAGME : Arcade aponévrotique, qui s'étend en avant du carré des lombes. Elle s'insère en bas, sur les apophyses transverses des deux premières vertèbres lombaires, en haut au bord inférieur et au sommet de la douzième côte. De cette arcade naissent des faisceaux du muscle diaphragme qui relient les faisceaux vertébraux (piliers et arcade du psoas) aux faisceaux costaux à proprement parler. Ces faisceaux sont plus ou moins développés et peuvent manquer en totalité. V. p. 287, fig. 188, 3.

— COCCYGIEN : Filum terminale.

— CRICO-CORNICULÉ OU CRICO-SANTORINIEN : Tractus fibreux, étendu du sommet du cartilage de Santorini au milieu du bord supérieur du cartilage cricoïde.

— CRICO-SANTORINIEN : Ligament crico-corniculé.

— EN V : Ligament antérieur du tarse.

— GLOSSO-ÉPIGLOTTIQUE : Lame élastique médiane, verticale, unissant la face antérieure du cartilage épiglottique à la base de la langue. Elle fait saillie sous la muqueuse et détermine le pli glosso-épiglottique qui contribue lui-même à former les fosses glosso-épiglottiques.

— INTER FOVÉOLAIRE : Ligament d'Hesselbach. V. Hesselbach. p. 286.

— JAUNES : Ligaments de couleur jaune clair, essentiellement composés de fibres élastiques, unissant entre elles les lames vertébrales.

— JUGAL : Ensemble des deux ligaments crico-corniculés.

— ORBICULAIRE DE L'ARTICULATION DE LA HANCHE : Ligament annulaire de Weber.

— POSTÉRIEURS DE LA VESSIE : Replis de Douglas.

— PTÉRYGO-ÉPINEUX (Civinini) : Trousseau fibreux, parfois ossifié, étendu de l'épine du sphénoïde à l'épine du bord postérieur de l'aile ptérygoïde externe. Forme le trou ptérygo-épineux qu'il délimite en bas et par où passent les vaisseaux et les nerfs du ptérygoïdien interne.

— PUBIEN : Ligament de Cooper.

— ROND DU FOIE : Cordon fibreux de la veine ombilicale.

— SCROTAL DU TESTICULE : Lame musculo-fibreuse, qui relie la partie postérieure du testicule à la région correspondante du scrotum.

— TYMPANO-MALLÉOLAIRE : Cordon fibreux, étendu de chacune des cornes du cercle tympanal à la base de la courte apophyse du marteau ; se continue au niveau des cornes du cercle tympanal avec le bourrelet de Gerlach.

— VEINEUX : Canal veineux d'Arantius, oblitéré et devenu fibreux après la naissance.

Ligamentum cruciatum. Ligament annulaire antérieur du tarse.

Ligature apophysaire. Opération qui a pour but d'immobiliser les vertèbres, par ligature des apophyses épineuses correspondant à la région lésée (Chipault).

Ligature en cadre (Lejars). Ligature osseuse pour maintenir des fragments d'os fracturé : forer deux trous perpendiculaires au plan de la fracture et très rapprochés de ses extrémités, prendre une anse de fil d'argent et faire passer dans chaque trou l'un des bouts ; couder l'anse, la recourber sur l'os et la ramener jusqu'au point d'émergence des deux bouts libres du fil ; faire passer ces deux bouts libres dans l'anse, de manière à la charger et à la maintenir, par suite, à leur point d'émergence. Reprendre ces bouts, les recourber au contact de l'os, sur la face opposée et les amener jusqu'à leur point primitif de pénétration ; les engager enfin sous les coudures que forme l'anse à ce niveau et les lier l'un à l'autre.

Ligne blanche. Raphé fibreux étendu sur la ligne médiane de la paroi abdominale antérieure du pubis au sternum et constitué par l'entrecroisement des fibres tendineuses des muscles obliques et transverses de l'abdomen.

LOSANGE DE DILATATION DE LA — (Glénard, 1876) : Forme de l'écartement des muscles droits antérieurs de l'abdomen, dans la dilatation de la paroi abdominale antérieure (Grossesse, ascite, fibrome).

Ligne brune abdominale. Ligne brunâtre, constituée par un dépôt de pigment dans la peau, médiane, répondant à la ligne blanche, se développant surtout pendant la grossesse, pouvant exister en dehors d'elle, s'observant parfois avant la puberté, généralement ombilico-pubienne, exceptionnellement xyphoïdo-pubienne.

Ligne naso-basilaire. Du point nasal au basion.

Ligne primitive. Petite crête rectiligne ou à peine coudée qui traverse, suivant son axe, l'aire transparente, dont elle occupe environ les 3/4 postérieurs. Elle est parcourue par un sillon médian : le sillon primitif. La ligne primitive se forme de la façon suivante : en un point du bord d'accroissement du blastoderme, correspondant à l'endroit où se formera la région postérieure du corps de l'embryon, on voit se produire une invagination spéciale, qui crée une petite échancrure. A mesure que le blastoderme s'étend, l'échancrure s'allonge jusqu'à former comme une entaille linéaire dans le bord postérieur du blastoderme. Puis, les deux bords de l'échancrure se réunissent et se soudent en formant un raphé longitudinal qui reste, pendant un certain temps, continu avec le bord d'enveloppement. Le raphé se détache ensuite du bord d'enveloppement et se trouve isolé au sein

du blastoderme : la ligne primitive est constituée. A son
extrémité antérieure, les deux bords de l'échancrure ne se
sont pas soudés, et ainsi se trouve formé un petit canal qui
traverse toute l'épaisseur du blastoderme, s'ouvre en dehors,
à la surface de l'ectoderme, et en dedans, à celle de l'endoderme. Comme, dans la suite du développement, l'ouverture
externe de ce canal est englobée dans la formation du système
nerveux central, il en résulte qu'il conduit alors de la cavité neurale de
l'embryon dans
sa cavité diges-
tive, d'où le
nom de *canal
neurentérique*
(νεῦρον, nerf;
ξντερον, intes-
tin). (Testut.)
(Fig. 226).

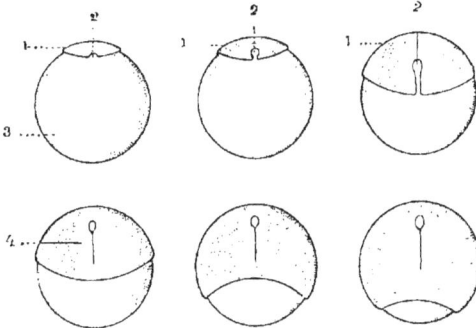

Fig. 226. — Ligne primitive (d'après Testut).
1, blastoderme ; 2, échancrure primitive ; 3. jaune de l'œuf ;
4. ligne primitive.

Ligne sous-costale.
Ligne fictive,
horizontale,
passant immé-
diatement au-
dessous des
fausses côtes.

Ligne sus-iliaque.
Ligne fictive, horizontale, passant par la partie la plus élevée
des crêtes iliaques.

Limitante interne ou **limitante élastique.** Lame élastique située
dans la paroi des artères, entre la paroi interne et la tunique
moyenne.

Lindemann-Landau.
Incision de — : Dans le traitement des kystes hydatiques du
foie. Incision de la paroi, ponction du kyste, incision du
kyste et suture des lèvres de section aux bords de la plaie
abdominale.

Lindenhof (Finlande).
Sanatorium de — : Sanatorium pour tuberculeux.

Ling (Per-Henrik), (1776-1839), fondateur de la gymnastique
suédoise, né à Ljunga.
Méthode de — : Gymnastique sans appareils. V. Gymnastique
suédoise sans appareils, p. 257.

Linguales (*lingua*, langue).
Consonnes — : Consonnes dans la prononciation desquelles
la langue joue le principal rôle. Ce sont : Z, S, la pointe de
la langue en bas ; 1, CH, L, N, R, la pointe de la langue
en haut ; Gue, K, avec la racine de la langue.

Liniment (*linimentum*, de *linire*, oindre doucement). « Topique
onctueux, de consistance moyenne entre celle de l'huile et de

l'axonge, destiné à être employé en frictions » (Littré et Robin).

— OLÉO-CALCAIRE : Utile contre les crevasses et les brûlures.

Eau de chaux saturée................. 1 partie
Huile d'amandes douces............... 1 partie

Linitis plastique. Nom donné par Brinton à la sclérose sous-muqueuse hypertrophique de l'estomac. Syn. : Cirrhose de l'estomac.

Lint (*lint*, filasse). Tissu blanc, pelucheux sur une de ses faces, dont on se sert pour les pansements.

Liomyome (λεῖος, lisse ; μῦς, muscle). Myome à fibres lisses.

Lipases (de λίπος, graisse). Expression appliquée, comme terme générique (Em. Bourquelot, 1896), aux ferments solubles capables d'opérer le dédoublement des corps gras en leurs constituants, glycérine et acides gras.
Un tel ferment a été signalé d'abord par Cl. Bernard dans la sécrétion pancréatique. Green (1889) constata la lipase dans les graines de ricin en germination ; Sigmund dans les graines de colza, pavot, chanvre, lin, maïs, à l'état de repos et de germination ; on l'a trouvé dans certaines moisissures, *aspergillus niger, penicillium glaucum*. La lipase n'est pas moins répandue dans le règne animal ; Henriot l'a découverte dans le sérum de plusieurs vertébrés.
Étudiant l'action de la lipase sur un glycéride simple, la monobutyrine, Henriot a constitué une méthode de recherches qui permet de déterminer les conditions favorables à l'activité du ferment, en même temps qu'il introduisait dans la question la notion de l'activité des lipases. Il a étudié ainsi comparativement les lipases de diverses origines, celle du sérum sanguin, par exemple, et celle du pancréas.
Les lipases jouent un rôle important dans l'assimilation ; elles agissent, d'une part, sur une catégorie entière de matières alimentaires, sur les graisses ; si, d'autre part, on admet la théorie séduisante de la réversibilité de leur action, on est amené à les considérer comme les régulateurs de la quantité de matières grasses contenues dans l'organisme animal.

Lipémie (λίπος, graisse ; αἷμα, sang). Présence de graisse dans le sang.

Lipocèle (λίπος, graisse ; κήλη, hernie). Hernie constituée par du tissu adipeux.

Lipoma pendulum caudiforme (Bartels). Tumeur molle, souvent graisseuse, de dimension variable, siégeant au niveau du coccyx, et constituant une fausse tumeur caudale. (La vraie tumeur caudale, ou appendice caudiforme vrai, est due à l'augmentation de nombre et de volume des vertèbres coccygiennes.)

Lipomatose (λίπος, graisse). Adipose.

Lipome (λίπος, graisse). Tumeur formée de tissu adipeux.
— HERNIAIRE : Hernie constituée par un paquet graisseux développé aux dépens de la graisse sous-péritonéale. Le lipome herniaire peut être primitif et entraîner le développe-

ment d'une hernie vraie ; il peut être secondaire, et succéder à une hernie préexistante ; dans ce cas il contribue, par son développement, à diminuer l'étendue du sac, à le conduire à l'oblitération, et, par suite, il devient la cause de la disparition spontanée de la hernie.

— SOUS-PÉRITONÉAL : Lipome herniaire.

Lipothymie (λείπειν, manquer ; θυμός, cœur). Syncope cardiaque.

Lippmann (Gabriel), physicien de Paris, né à Hollerich (grand duché de Luxembourg), en 1845.

ÉLECTROMÈTRE DE — : V. Électro-capillaire, p. 172.

Lipurie (λίπος, graisse ; οὖρον, urine). Présence de graisse dans l'urine.

Lisfranc (Jacques), (1790-1847), chirurgien français, né à Saint-Paul-en-Jarret (Loire).

ARTICULATION DE — : Articulation tarso-métatarsienne.

LIGAMENT DE — : Ligament interosseux, formé par un trousseau fibreux extrêmement résistant, s'insérant, d'une part, sur la partie inférieure de la face externe du premier cunéiforme, et, d'autre part, sur les deux tiers inférieurs de la face interne de la base du deuxième métatarsien.

OPÉRATION DE — : Désarticulation tarso-métatarsienne (fig. 227-228).

TUBERCULE DE — OU DU SCALÈNE ANTÉRIEUR : Saillie osseuse, située sur la surface supérieure de la première côte, à 2 ou 3 centimètres de son extrémité antérieure, et donnant insertion au scalène antérieur ; point de repère dans la ligature de la sous-clavière.

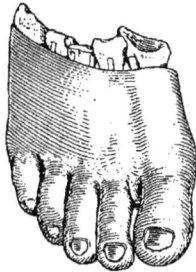

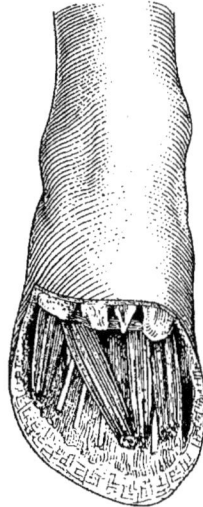

FIG. 227 et 228. — Opération de LISFRANC.

Lissauer (Heinrich), anatomiste allemand, né à Neidenburg, en 1861.

ZONE MARGINALE DE — (1885) : Lamelle mince de substance blanche de la moelle, répondant au groupe externe des racines postérieures. Elle est limitée en avant par la partie externe de la substance de Rolando ; en dehors par le cordon latéral ; en dedans par le faisceau de Burdach ; en arrière par la périphérie de la moelle (fig. 329, page 508).

Lissencéphale (λισσός, lisse, uni ; ἐγκέφαλος, encéphale). Liencéphale.

Lister (Lord Joseph), chirurgien anglais, contemporain, né en 1827 à Upton Essex.

Méthode de — (1865-1874) : Méthode générale de chirurgie basée sur cette idée que les plaies sont infectées par des germes apportés par les mains, les instruments ou l'air, et que ces germes sont détruits par l'acide phénique. La conséquence est de tremper les mains et les instruments dans une solution phéniquée, d'opérer dans un milieu phéniqué obtenu par la pulvérisation d'une solution phéniquée dans l'air (ou spray), de recouvrir les plaies d'un pansement phéniqué. Dans sa lettre à Pasteur (18 février 1874) Lister dit : « Voulez-vous me permettre de vous offrir une brochure que je vous envoie par le même courrier et qui rend compte de quelques recherches sur ce sujet que vous avez entouré de tant de lumière : la théorie des germes et la fermentation… J'ignore si les annales de la chirurgie britannique ont jamais passé sous vos yeux. Dans le cas où vous les auriez lues, vous avez dû y trouver, de temps à autre, des nouvelles du système antiseptique, que depuis ces neuf dernières années je tâche d'amener à la perfection. » De 1867 à 1869 Lister avait obtenu 34 guérisons sur 40 amputations.

Pansement de — : Pansement antiseptique à base d'acide phénique. Ce pansement a subi de nombreuses modifications.

Le pansement primitif consistait dans l'application sur la ligne de suture d'un emplâtre, composé de craie et d'huile de lin bouillie renfermant 1/5 d'acide phénique, étendu entre deux linges à l'instar d'un cataplasme. Un tissu imperméable recouvrait le tout.

A cet emplâtre fut substitué une toile sur laquelle était étalé un emplâtre simple auquel était ajouté de l'acide phénique : c'était une sorte de diachylon phéniqué. Puis fut fait un autre emplâtre composé de laque et d'acide phénique, et doublé, d'un côté, de gutta-percha et, de l'autre, d'une feuille d'étain (côté externe).

Un troisième pansement fut fait avec l'antiseptic gauze, sorte de coton lâche imprégné de résine phéniquée et de paraffine destinée à empêcher l'adhérence. Sept ou huit couches de cette gaze étaient appliquées et, par-dessus, une toile imperméable.

L'acide phénique irritant la peau, on la préserva d'abord par des feuilles d'étain placées entre la plaie et le pansement, puis par le *protective plaster*, tissu de soie huilée, vernissée au vernis copal et enduite légèrement de dextrine.

Finalement, le pansement se faisait ainsi : sur la plaie, *protective* trempé dans la solution phéniquée faible, quelques morceaux d'antiseptic gauze trempés dans la solution faible, sept feuilles d'antiseptic gauze, une toile imperméable dite mackintosh, dont la face lisse était tournée du côté de la plaie, une huitième feuille d'antiseptic gauze ; le pansement débordait largement la région opérée et était maintenu par des bandelettes de gaze antiseptique. Le pansement était fait tous les jours, les premiers jours, sous la pulvérisation d'acide phénique ; la plaie ne devait jamais rester à découvert et était, au besoin, recouverte de *lint* trempé dans de l'huile phéniquée.

PINCE DE — : Pince à pansement, sans arrêt, à mors effilés.

Listing.

ŒIL SCHÉMATIQUE DE — : Appareil dioptique centré, qui est la représentation schématique des milieux transparents de l'œil et qui réfracte les rayons lumineux comme l'œil adapté à la vision à l'infini.

Liston (Robert), (1794-1847), chirurgien anglais d'Édimbourg, puis de Londres, né à Ecclesmachan (comté de Linlithgow).

CISAILLE COUDÉE DE — : Pince coupante servant à sectionner les appareils plâtrés.

COUP DE — ou MANŒUVRE DE — : Procédé pour séparer les parties molles d'un métacarpien qu'elles entourent. Consiste à faire passer la lame du couteau à phalange tout autour de cet os ; pour cela, on l'applique, par exemple, à droite du métacarpien et le long de cet os, puis on lui fait contourner la face palmaire, et enfin on dégage sa pointe entre le

FIG. 229. — Pince ostéotome de LISTON.

flanc gauche de l'os et les muscles adjacents que l'on coupe en terminant.

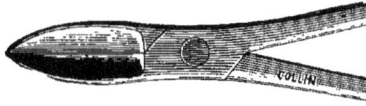

PINCE DE — : Pince ostéotome (fig. 229).

Lit de l'ongle. Portion du derme sous-unguéal répondant à la partie rosée du corps de l'ongle.

Lithiase (λίθος, pierre). Affection caractérisée par la formation de calculs dans un viscère : lithiase urinaire, lithiase biliaire, etc.

— APPENDICULAIRE (Dieulafoy). Variété de lithiase intestinale localisée à l'appendice.

— INTESTINALE : Formation, dans le tube digestif, de sable, de graviers et même de calculs, composés de matière organique stercorale et de matière inorganique dans laquelle les sels de chaux et de magnésie ont la place prépondérante ; elle est très souvent accompagnée d'entérocolite muco-membraneuse ; elle fait souvent partie de la diathèse goutteuse, mais peut ne pas en relever ; elle peut être latente, donner naissance à quelques légers symptômes, ou à de véritables *coliques intestinales lithiasiques* dont la durée et l'intensité sont variables (Dieulafoy).

Lithiolabe (λίθος, pierre ; λάμβανειν, prendre). Pince à 3 branches pour extraire les calculs vésicaux (Civiale).

Litholapaxie (λίθος, pierre ; λάπαξις, évacuation). Broiement et évacuation des calculs vésicaux. Est actuellement synonyme de lithotritie, la lithotritie sans évacuation immédiate n'étant plus pratiquée.

Lithontriptique (λίθος, pierre ; τρίϐειν, broyer). Qui dissout les calculs.

Lithopædion (λίθος, pierre ; παιδίον, enfant). Fœtus intra ou extra-utérin mort, ayant subi ou non la dégénérescence graisseuse, enveloppé d'une gangue plus ou moins épaisse de sels calcaires.

Lithotomie (λίθος, pierre ; τομή, section). Taille vésicale.

Lithotriteur (λίθος, pierre ; τρίϐειν, broyer). Instrument servant à pratiquer la lithotritie.

Lithotritie (λίθος, pierre ; τρίϐειν, broyer). Opération consistant à broyer les calculs vésicaux.

Little (William-John), (1810-1894), médecin anglais, né à Londres.

MALADIE DE — (1846) : Tabes dorsal spasmodique infantile. Déjà décrite par Heine en 1840.

Littre (Alexis), (1658-1726), anatomiste français de Paris, né à Cordes (Tarn-et-Garonne).

GLANDES DE — : Glandes en grappe de l'urèthre membraneux.

HERNIE DE — : Hernie diverticulaire.

OPÉRATION DE — (1710) : Création d'un anus iliaque.

Lobstein (Jean-Frédéric), (1736-1784), médecin de Strasbourg, né à Lampertheim, près Strasbourg.

Lobstein (Jean-Georges), (1777-1835), chirurgien et anatomo-pathologiste de Strasbourg, né à Giessen, cousin du précédent.

GANGLION DE — : Renflement situé sur le grand nerf splanchnique, un peu au-dessus du diaphragme ; inconstant.

MALADIE DE — ou OSTÉOPSATHYROSE (ὀστέον, os ; ψαθυρός, friable) : Fragilité constitutionnelle des os.

PLACENTA DE — : Placenta avec insertion vélamenteuse du cordon, les vaisseaux gagnant le placenta sans se diviser. Syn. : Placenta de Benckiser ; dans celui-ci, les vaisseaux se ramifient dès leur arrivée aux membranes.

Lochies (λοχεῖα, lochies, arrière-faix). Écoulement vaginal successivement sanguinolent, puis séro-sanguinolent et séreux, qui se fait pendant les suites de couches, et qui contient des débris de la caduque et des produits de segmentation épithéliale.

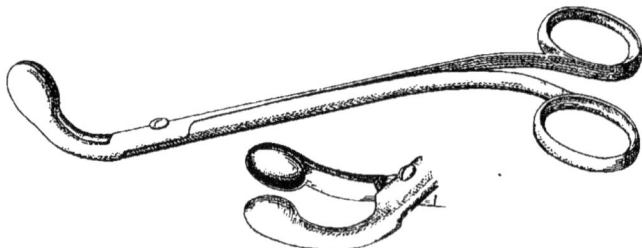

FIG. 230. — Pince de LŒWENBERG.

Lœwenberg (Benjamin-Benuo), laryngologiste de Paris, né à Sonneuburg (Brandebourg), en 1836.

PINCE DE — : Pince servant à l'extirpation des végétations adénoïdes du pharynx (fig. 230).

PINCE COUPANTE DE — : Pince destinée à l'ablation des tumeurs adénoïdes du pharynx.

RONDS DE — : Ronds que l'on voit systématiquement disposés à la surface de la membrane réticulaire de l'organe de Corti, et qui répondent à l'extrémité ciliée des cellules auditives.

Löffler (Friedrich-August-Johannes), né à Francfort, en 1852, médecin allemand.

BACILLE DE — ou de KLEBS-LÖFFLER : Bacille de la diphtérie.

BLEU DE — :

Solution alcoolique de bleu de méthylène.	30 cent. cubes.
Eau distillée.....	100 —
Potasse caustique.....	1 centigramme.

Looch (mot arabe). Préparation médicamenteuse mucilagineuse, destinée à contenir une huile ou une résine.

— BLANC DU CODEX.

Amandes douces......................	30^{gr}
Amandes amères................	2^{gr}
Sucre blanc.........................	30^{gr}
Gomme adragante....................	0^{gr},50
Eau................................	120^{gr}
Eau distillée de fleurs d'oranger........	20^{gr}

— HUILEUX.

Huile d'amandes douces..............	15^{gr}
Gomme arabique pulvérisée...........	15^{gr}
Sirop de gomme....................	30^{gr}
Eau...............................	100^{gr}
Eau de fleurs d'oranger..............	15^{gr}

Lordose (λορδός, courbé). Courbure exagérée de la colonne vertébrale, à convexité dirigée en avant.

Lorenz (Adolf), chirurgien de Vienne, né à Weidenau en 1854.

OPÉRATION DE — : Dans la luxation congénitale de la hanche. Consiste essentiellement dans les temps suivants :

1° Incision de la peau et du tissu cellulaire sous-cutané suivant une ligne commençant à l'épine iliaque antéro-supérieure, et se prolongeant en bas et en dehors sur une longueur de 6 à 7 centimètres (ne pas blesser le nerf fémoro-cutané) ;

2° Incision de l'aponévrose en bas, le long du bord externe du tenseur du fascia lata ; réclination en avant du tenseur des muscles couturier et droit antérieur ; réclination en arrière du moyen fessier ; en suivant l'interstice ainsi créé, on tombe sur la face antérieure de la capsule articulaire que l'on met à nu ;

3° Abaissement de la tête fémorale obtenu par l'extension immédiate (déjà préparée dans les cas anciens par une extension continue préalable) ;

4° Ouverture de la capsule articulaire, lorsque la tête est

suffisamment abaissée, pour que la face antérieure de la capsule puisse être incisée sur la tête elle-même ;

5° Si la tête est par trop déformée, lui donner une nouvelle conformation, aussi convenable que possible ;

6° Creusement de la cavité cotyloïde ;

7° Emboîtement de la tête fémorale dans la nouvelle cavité ;

8° Suture des parties molles, drainage de l'articulation, application d'un appareil plâtré, s'étendant des malléoles aux aisselles. Quatre à cinq semaines après l'opération, massage et gymnastique.

Loreta (Pietro), (1831-1889), chirurgien italien de Bologne, né à Ravenne.

OPÉRATION DE — (1884) : Dilatation digitale du pylore rétréci à l'aide des index droit et gauche introduits dans ce canal, et écartés l'un de l'autre jusqu'à ce qu'on obtienne un élargissement de 8 centimètres environ.

Loslau (Silésie).

SANATORIUM DE — : Sanatorium pour tuberculeux.

Louable.

PUS — : Se disait du pus des abcès chauds.

Louèche (Suisse, Valais). Eaux sulfatées calciques.

Louis (Antoine), (1723-1792), chirurgien de Paris, né à Metz.

ANGLE DE — : Angle plus ou moins saillant en avant que forment parfois en s'unissant le corps du sternum et la face antérieure du manubrium.

CISEAUX DE — : Ciseaux courbes sur les plats.

COUTEAU DE — : Couteau droit pour amputation.

Louis (Pierre-Charles-Alexandre). (1787-1872), médecin de Paris, né à Ay, (Champagne) (fig. 231).

LOI DE — : La tuberculose pulmonaire débute le plus souvent par le poumon gauche. Toute tuberculose s'accompagne de tuberculose pulmonaire.

Loupe. Kyste sébacé.

FIG. 231. — LOUIS (PIERRE.) (1787-1872).

Lower (Richard), (1630-1691), anatomiste anglais, né à Trenière ou Trems (Cornouailles).

CERCLES TENDINEUX DE — : Nom donné aux quatre anneaux fibreux qui entourent les orifices du cœur dont ils forment le squelette.

TUBERCULE DE — : Petite saillie inconstante, située dans l'oreillette droite, à la jonction de la paroi interne avec la paroi postérieure, entre l'embouchure des deux veines caves.

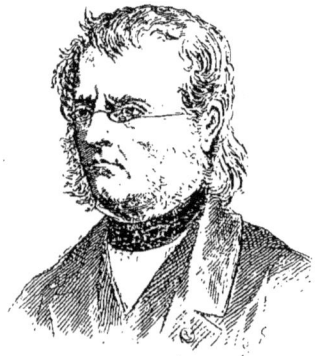

Lucas-Championnière (Just), chirurgien de Paris, contemporain.

> BANDAGE DE — : Bandage appliqué après la cure radicale de la hernie. Sa caractéristique est que la pelote du bandage est appliquée juste au-dessus de la cicatrice (fig. 232).
>
> DRAIN DE — : Drain perforé en aluminium.
>
> POUDRE DE — :
>
> Poudre d'iodoforme.............. $\left.\begin{array}{l}\\\\\\\end{array}\right\}$
> — de quinquina.............. $\left.\right\}$ āā 100^{gr}
> — de benjoin..............
> — de carbonate de magnésie.
> Essence d'eucalyptus............ 12^{gr},50

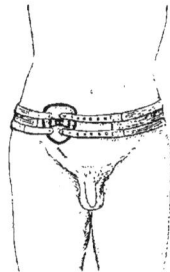

FIG. 232. — Bandage de LUCAS-CHAMPIONNIÈRE.

> PROCÉDÉ DE — DANS LA CURE RADICALE DE LA HERNIE INGUINALE : Consiste essentiellement dans les temps suivants :
> 1° Incision cutanée oblique, dirigée de haut en bas, suivant la direction du canal inguinal, sur le trajet de ce canal, par conséquent, beaucoup plus haut que son orifice externe ;
> 2° Incision de la paroi antérieure du canal inguinal entre deux pinces clamp qui en repèrent les bords de section ;
> 3° Recherche du sac ; dégagement et ouverture de ce sac ;
> 4° Réduction des parties contenues dans le sac, avec ou sans résection ;
> 5° Dissection du sac et dégagement *très haut*, jusqu'à la graisse sous-péritonéale de son pédicule ; ligature du pédicule, résection et refoulement du moignon dans le ventre ;
> 6° Reconstitution du canal inguinal par des sutures profondes et perdues qui sont appliquées sur sa paroi et sur toutes les parties molles qui peuvent y être ramassées. Ces sutures doivent être particulièrement soignées ;
> 7° Réunion de la peau.
>
> PROCÉDÉ DE BROCA — DANS LA TRÉPANATION : V. Broca, pp. 78 et 79.
>
> PULVÉRISATEUR DE — : Pulvérisateur ordinaire à vapeur.

Lucca ou **Lucques** (Italie, Toscane). Eaux sulfatées calciques et sodiques, de 35° à 53°.

Ludwig (C.-F.), (1757-1820), anatomiste de Leipzig, né à Leipzig.

Ludwig, chirurgien de Stuttgard.

> ANGINE DE — (1836) : Phlegmon infectieux du plancher de la bouche, déjà décrit avant Ludwig par Gensoul en 1830. Camerer décrivit, en 1837, ce phlegmon sous le nom d'*angina Lodovici*.

Ludwig (Karl-Friedrich-Wilhelm), (1816-1895), physiologiste allemand, né à Witzenhausen (Hesse électorale).

> GANGLIONS DE — : Amas de cellules nerveuses disséminés le long des nerfs cardiaques, sur leur trajet, dans la cloison inter-auriculaire.
>
> KYMOGRAPHE DE — : Sorte de manomètre pour mesurer la tension artérielle.

POMPE A MERCURE DE — : Appareil de physiologie.

STROMUHR DE — : Modification de l'hémodromomètre de Volkmann.

THÉORIE DE — : Théorie de l'excrétion urinaire qui fait jouer à la pression sanguine le rôle principal. Le liquide qui filtre dans les glomérules de Malpighi est le sérum sanguin, moins les albuminoïdes, mais contenant les sels et les matières extractives du sang. Ce liquide se convertit en urine pendant son parcours dans les tubes du rein dont l'épithélium ne serait qu'une membrane endosmométrique et non un organe glandulaire.

Luette (*uva*, luette). « Appendice charnu qui pend au milieu du bord libre du voile du palais » (Littré et Robin).

— VÉSICALE (Lieutaud) : Petite saillie conoïde ou arrondie, située à la face inférieure de l'orifice vésical de l'urèthre, et déterminée par le développement du lobe moyen de la prostate.

Lugol (J.-G.-A.), (1786-1851), médecin de Paris, né à Montauban (Tarn-et-Garonne).

SOLUTION DE — :

Iode.............................. 1gr,20
Iodure de potassium................... 2gr,40
Eau distillée................. .... 2 1gr

Lumbago (*lumbi*, lombes). Douleur des muscles de la région lombaire survenant soit à la suite d'un effort, soit à la suite d'un coup de froid sur les reins.

Lunule (*lunula*, lunule). Portion blanche de la racine de l'ongle, en forme de croissant.

Lupus (*lupus*, loup). Tuberculose cutanée à marche envahissante et destructive habituelle à la face.

— ÉRYTHÉMATEUX : Variété de lupus caractérisée par une rougeur avec ou sans granulations et tendance à des cicatrices superficielles de la peau.

— TUBERCULEUX : Variété de lupus caractérisée par le développement de nodules pouvant aboutir à l'ulcération et par suite à des pertes de substances (narines, lèvres, paupières).

Luschka (Hubert, von), (1820-1875), anatomiste allemand de Tubingue, né à Constance (duché de Bade).

CRÈTE ARQUÉE DE — : Crête curviligne, limitant en bas la fossette qu'on trouve sur la face antéro-externe du cartilage aryténoïde.

GLANDE COCCYGIENNE DE — (1866) : Petit organe médian, du volume d'une lentille, situé au niveau et en avant du sommet du coccyx, de coloration brune, essentiellement formé de tissu conjonctif, dans lequel viennent se terminer des rameaux de la sacrée moyenne et des rameaux du sympathique coccygien.

GLANDE DE — (1857) : Amygdale pharyngienne.

LIGAMENT STERNO-PÉRICARDIQUE INFÉRIEUR DE — : Ligament étendu de la face antérieure du péricarde à la face postérieure du sternum. Il s'insère en arrière sur l'extrémité inférieure de la face antérieure du péricarde, et en avant à la base de l'appendice xiphoïde.

LIGAMENT STERNO-PÉRICARDIQUE SUPÉRIEUR DE — : Ligament triangulaire étendu de la face antérieure du péricarde à la face postérieure du sternum. Il s'insère en arrière à la partie supérieure du péricarde ; en avant sur le manubrium et sur l'articulation sterno-costale de la première côte, à droite et à gauche. Synonyme : Ligament cervico-péricardique de Richet.

NERF SINU-VERTÉBRAL DE — : Petit rameau récurrent, que chaque nerf rachidien émet au sortir du trou de conjugaison. et qui, après avoir reçu une anastomose du grand sympathique, retourne dans le canal rachidien.

NERF SPHÉNO-ETHMOÏDAL DE — : Nerf sphéno-ethmoïdal, filet du nasal, qui passe par le trou ethmoïdal postérieur, et va à la muqueuse du sinus sphénoïdal et à la muqueuse des cellules ethmoïdales postérieures.

TROU DE — : Orifice bilatéral semi-lunaire, situé à la face inférieure du cervelet, par où émerge le plexus choroïde latéral du quatrième ventricule. Il établit une communication directe entre la cavité de ce ventricule et l'espace sous-arachnoïdien.

Lusk (William-T.), (1838-1897), accoucheur américain, né à Norwich.

ANNEAU DE RÉTRACTION DE — : Anneau de Bandl. V. Bandl, p. 46.

Luxation (*luxare*, déboîter). Déplacement permanent de deux surfaces articulaires.

Luxeuil (France, Haute-Saône). Eaux chlorurées sodiques, ferrugineuses, chaudes. Altitude : 404 mètres.

Luys (1828-1898), médecin de Paris, né à Versailles.

CENTRE MÉDIAN DE — : Petit noyau gris, situé à la partie inférieure et postérieur du noyau interne de la couche optique.

CORPS DE — (1865) OU BANDELETTE ACCESSOIRE DE L'OLIVE SUPÉRIEURE : Petit corps de couleur café au lait, de la forme d'une lentille biconvexe de 7 mil-

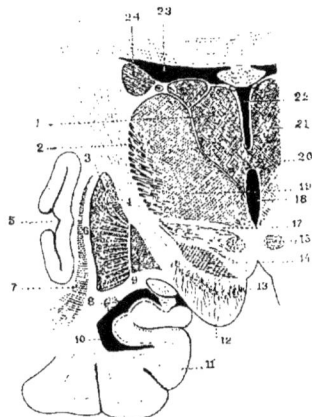

FIG. 233. — Coupe de la couche optique (corps de Luys), d'après TESTUT.

1, lame médullaire interne de la couche optique ; — 2, lame médullaire externe et couche grillagée ; — 3, noyau lenticulaire (*putamen*) ; — 4, capsule interne ; — 5, scissure de Sylvius ; — 6, capsule externe ; — 7, avant-mur ; — 8, portion réfléchie du noyau caudé ; — 9, noyau lenticulaire *globus pallidus*) ; — 10, portion sphénoïdale du ventricule latéral ; — 11, circonvolution de l'hippocampe ; — 12, pied du pédoncule ; — 13, locus niger ; — 14, corps de Luys ; — 15, extrémité antérieure du noyau rouge de la calotte ; — 17, couche dorsale de la région sous-thalamique ; — 18, ventricule moyen ; — 19, noyau externe de la couche optique ; — 20, commissure grise ; — 21, noyau interne de la couche optique ; — 22, ventricule moyen ; — 23, portion frontale du ventricule latéral ; — 24, noyau caudé.

limètres de large, sur 10 à 12 de longueur, et 3 à 4 d'épaisseur, situé dans la région sous-optique (fig. 233)

Lycétol. Poudre de saveur agréable, soluble dans l'eau ; comme la pipérazine, dissoudrait l'acide urique : antigoutteux. Tartrate de diméthylpipérazine.

Lycorexie (λύκος, loup ; ὄρεξις, désir). Boulimie.

Lymphadénome (*lympha*, eau ; ἀδήν, glande, ganglion). Tumeur formée de tissu adénoïde. (Incorrect.)

Lymphangiectasie (*lympha*, eau ; ἀγγεῖον, vaisseau ; ἔκτασις, dilatation). Dilatation des vaisseaux lymphatiques.

Lymphangiome (*lympha*, eau ; ἀγγεῖον, vaisseau). Tumeur formée de vaisseaux lymphatiques de nouvelle formation. (Incorrect.)

Lymphangite (*lympha*, eau ; ἀγγεῖον, vaisseau). Inflammation des vaisseaux lymphatiques. (Incorrect.)

Lymphatisme (*lympha*, eau). État organique et fonctionnel caractérisant un terrain prédisposé à la tuberculose, particulièrement à la tuberculose des ganglions des os et des articulations.

Lymphatocèle (*lympha*, eau ; κήλη, tumeur). Tumeur lymphatique. (Incorrect.)

Lymphe (*lympha*, eau). Liquide contenu dans les vaisseaux lymphatiques, de coloration blanc-jaunâtre, inodore, de saveur salée, alcalin, contenant surtout une grande quantité de globules blancs et un petit nombre de globules rouges, de la graisse et de la fibrine.

Lymphocyte (*lympha*, lymphe ; κύτος, cavité). Petit leucocyte possédant un gros noyau. (Incorrect.)

Lymphorrhagie (*lympha*, eau ; ῥαγή, rupture). Écoulement de lymphe. (Incorrect.)

Lypémanie (λύπη, tristesse ; μανία, manie). Mélancolie.

Lysis (λύσις, délivrance, solution ; de λύω, délier). Défervescence progressive et régulière de la fièvre.

Lysol. Corps mal défini, de couleur brune, de consistance de savon mou, soluble dans l'eau, résultant de la coction d'un mélange de goudron, de graisse, de résine et d'alcali. Antiseptique surtout employé en Allemagne.

Lysses (λύσσα, rage). « On donne ce nom aux pustules qui, suivant quelques auteurs, se développent sous la langue des individus mordus par un chien enragé » (Littré et Robin).

M

µ. Micron.

Mac Burney, chirurgien américain, contemporain.

POINT DE — : Point situé à égale distance de l'épine iliaque antéro-supérieure droite et de l'ombilic. La douleur à la pression en ce point est un des signes de l'appendicite.

Macération ou **macéré**. Se fait en laissant en contact à froid la substance avec le liquide : alcool, eau, etc...

Mac Ewen (William), chirurgien écossais de Glasgow, contemporain.

OPÉRATION DE — (1877) : Ostéotomie supra-condylienne du fémur.

PROCÉDÉ DE — DANS LA CURE RADICALE DE LA HERNIE INGUINALE (1887) : La caractéristique de ce procédé consiste à plisser le sac et à restaurer le trajet du canal inguinal. Le sac n'est pas extirpé, mais pelotonné, replié sur lui-même un certain nombre de fois, au moyen d'un fil qui le traverse de son fond vers son collet (fig. 234). L'extrémité supérieure du fil est ensuite passée d'arrière en avant, à travers la paroi, à 3 centimètres environ au-dessus de l'anneau inguinal pro-

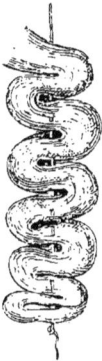
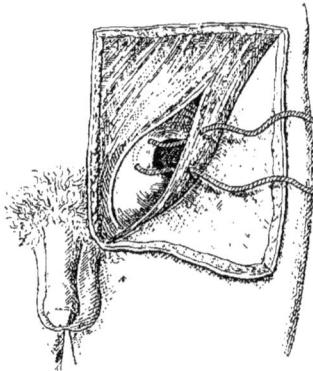

FIG. 234.   FIG. 235.

Procédé de MAC EWEN.

fond. En tirant sur le fil, on réduit le sac qui vient former bouchon (fig. 235).

Machine électrique (souvent appelée *machine statique*). Appareil producteur d'électricité, dans lequel l'électricité est produite, soit par frottement (machines à frottement), comme dans la machine de Ramsden, soit par influence (machines à influence), comme dans l'électrophore, les machines de Holz, de Woss, de Wimshurst, etc. On produit ainsi de très petites quantités d'électricité, mais la différence de potentiel est considérable.

Mackintosh (mot anglais : manteau en caoutchouc). Toile rose recouverte d'un côté d'une couche de caoutchouc, ce qui la rend imperméable. Faisait partie du pansement de Lister. Est encore employé comme pièce de pansement imperméable.

Maclaren, chirurgien d'Édimbourg, contemporain.

Procédé de — (1889) : Dans le traitement des varices. Consiste à exciser une bande de la peau du mollet sur une étendue de 3o centimètres de long sur 3 de large, dans le but d'amener une tension de la peau qui comprimerait les veines comme une sorte de bas élastique naturel.

Macrobie (μακρός, grand ; βίος, vie). Longévité.

Macrocéphalie (μακρός, grand ; κεφαλή, tête). Développement exagéré de la tête.

Macrocheilie (μακρός, grand ; χεῖλος, lèvre). Hypertrophie labiale.

Macrochirie (μακρός, grand ; χείρ, main). Développement exagéré de la main.

Macrodactylie (μακρός, grand ; δάκτυλος, doigt). Malformation caractérisée par l'hypertrophie d'un ou de plusieurs doigts.

Macrogastre (μακρός, grand; γαστήρ, estomac). Développement excessif, dilatation de l'estomac.

Macroglossie (μακρός, grand ; γλῶσσα, langue). Hypertrophie linguale.

Macromélie (μακρός, grand ; μέλος, membre). Hypertrophie des membres.

Macromère (μακρός, grand ; μέρος, partie). Gros blastomère.

Macrophages (μακρός, grand ; φαγεῖν, manger). Gros leucocytes, agents de la phagocytose.

Macropie (μακρός, grand ; ὄψις, vue). Macropsie.

Macropodie (μακρός, grand ; πούς, pied). Hypertrophie du pied.

Macroprosopie (μακρός, grand ; πρόσωπον, visage). Développement exagéré de la face.

Macropsie (μακρός, grand ; ὄψις, vue). Vision des objets plus volumineux qu'ils ne sont en réalité.

Macroskélie (μακρός, grand ; σκέλος, jambe). Hypertrophie des jambes.

Macrosomatie (μακρός, grand ; σῶμα, corps). Développement exagéré du corps.

Macrostomie (μακρός, grand ; στόμα, bouche). Malformation congénitale, caractérisée par une fissure de la commissure labiale.

Macula flava (*macula*, tache; *flavus*, jaune). Petite tache blanc-jaunâtre, située près de l'extrémité antérieure de la corde vocale inférieure et due à la présence d'un petit nodule cartilagineux.

Macula lutea (*macula*, tache ; *luteus*, jaune). Petite tache jaune ovale occupant exactement le pôle postérieur de l'œil, située par conséquent un peu en dehors et au-dessus de la papille et qui est la partie de la rétine la plus sensible aux rayons lumineux.

Macule (*macula*, tache). Lésion cutanée caractérisée par une tache non surélevée, disparaissant momentanément par la pression des doigts.

Madelung (Otto-Wilhelm), chirurgien allemand, né à Gotha en 1846.
 Procédé de — : Dans l'établissement de l'anus iliaque. Section complète de l'intestin, fixation dans la plaie abdominale du bout supérieur. Suture et réintégration dans le ventre du bout inférieur.

Madura, ville de l'Inde anglaise, province de Madras.
 Pied de — : Affection parasitaire : granulose du pied (Le Dentec). V. Pied de Madura.

Magendie (François), (1783-1855), physiologiste de Paris, né à Bordeaux.
 Loi de — (1822) : Les racines antérieures de la moelle sont motrices, les postérieures sont sensitives. Cette loi est désignée souvent sous le nom de Loi de Bell.
 Trou de — : Orifice percé dans la voûte du quatrième ventricule, à son angle postérieur, faisant communiquer celui-ci avec les espaces sous-arachnoïdiens.

Magma (μάσσειν, piler). Matière épaisse restant après expression des parties liquides d'une matière animale ou végétale (Ch. Robin). Syn. : Coagulum.

Magnan, médecin aliéniste de Paris, contemporain.
 Mouvement de trombone de — : Mouvement involontaire, d'avant en arrière et d'arrière en avant, de la langue, dès que celle-ci est tirée hors de la bouche ; se produit dans la paralysie générale progressive.

Magnéto-électriques.
 Machines — : Machines basées sur le même principe que les dynamo, mais dans lesquelles l'électro-aimant est remplacé par un aimant. Telle est la machine de Clarke.

Maier.
 Sinus de — : Fossette infundibuliforme, sur la surface interne du sac lacrymal, au niveau de l'ouverture des conduits lacrymaux.

Maillechort. Alliage de cuivre, zinc et nickel, très employé pour la construction des rhéostats. On l'emploie également pour les manches des instruments de chirurgie.

Main bote. Déformation congénitale ou acquise, caractérisée par la flexion permanente de la main sur l'avant-bras.

Main de fer. Forceps primitif, inventé par Jean Palfyn de Gand (1721). V. Palfyn, p. 431.

Main succulente. Déformation d'origine trophique (syringomyélie) de la main, qui est tuméfiée, lisse et luisante.

Main de prédicateur. Déformation spéciale du membre supérieur, le plus souvent symptomatique de myélite cervicale.

Maisonneuve (Jacques-Gilles) (1809-1897), chirurgien de Paris, né à la Roche-Hervé, près de Nantes.

ATTELLES DE — : Attelles plâtrées, faites jadis avec des serviettes ou des pièces de linge, aujourd'hui avec des bandes de tarlatane, trempées dans du plâtre liquide (eau et plâtre à parties égales).

OPÉRATION DE — (1845) : Entéro-anastomose.

URÉTHROTOME DE — (1863) : Uréthrotome ordinaire. « L'uréthrotome exigea dix ans de recherches. En 1863, il était parfait tel qu'il est aujourd'hui »; à propos du prix d'Argenteuil, décerné à celui qui aurait trouvé le meilleur traitement du rétrécissement de l'urèthre, l'Académie « commit un déni de justice; elle ne décerna pas le prix; elle accorda 6000 francs à Bourguet d'Aix, et à titre de récompense 1500 francs à Dolbeau, à Mathieu, à Thompson et enfin à Maisonneuve. Il eut été plus digne de le passer sous silence » (P. Reclus).

Maissiat, anatomiste de Paris.

BANDELETTE DE — (1842) OU LIGAMENT ILIO-TIBIAL : Partie externe, épaissie du fascia lata. Syn. : Bande ilio-trochantéro-tibiale (Poirier).

Makintosh. V. Mackintosh.

Mal. Maladie.

— AMÉRICAIN : Neurasthénie.

— DES ASTURIES : Pellagre.

— BLANC : Tourniole.

— CADUC (*caducere*, tomber) : Épilepsie.

— COMITIAL : Épilepsie. Ainsi dénommé parce que les comices ou assemblées du peuple romain étaient suspendus dès qu'un épileptique était pris de sa crise, qui était regardée comme un présage funeste.

— DE BICHO : Accidents observés chez les noirs, à la suite de la dysenterie.

— DE DENTS, MAL D'AMOUR : Dicton populaire. « Il est probable que le mal en question est celui que provoque si souvent l'apparition des dents de sagesse, « de prudence ou de discrétion », comme disaient nos pères, « dents qui poussent hors des gencives au temps que l'homme commence d'entrer en la gaillardise. »

— DE MONTAGNE : Ensemble de symptômes morbides observés dans l'ascension des hautes montagnes et dus à la diminution de la pression atmosphérique.

— DE WALCHEREN : Paludisme.

— DE BASSINE OU — DE VERS : Éruption vésiculo-purulente se développant sur la main des ouvrières employées dans les fabriques à dévider les cocons de soie.

— DU ROI : Écrouelles. Dénommées mal de roi, parce que les rois de France avaient la prérogative de passer pour les guérir par l'apposition des mains, spécialement le jour de leur sacre, à Reims.

— NAPOLITAIN : Syphilis. Ainsi dénommée par les Français, parce que les soldats de Charles VIII et de Louis XII l'auraient rapportée de Naples en France.

— PERFORANT PLANTAIRE : Ulcération d'ordre trophique, à processus chronique et envahissant, creusant des parties molles vers la profondeur jusqu'au squelette ; siège de préférence à la face plantaire, au niveau des articulations métacarpo-phalangiennes du gros et du petit orteil. Signalée par Marjolin et Boyer, cette affection a été décrite d'abord par Nélaton sous le nom d' « affection singulière des os du pied ».

— DE POTT : Tuberculose vertébrale. V. Pott.

— ROUGE : Rouget du porc.

— SAINT-ANTOINE : Érysipèle.

— SAINT-FIACRE : Nom donné jadis aux hémorrhoïdes.

— SAINT-LOUIS : Écrouelles. V. Mal du roi, ci-dessus.

— SAINT-MAIN : Gale ou lèpre.

— VERTÉBRAL SOUS-OCCIPITAL : Tuberculose des deux premières vertèbres cervicales.

Mal bien connu est à demi guéri : Vieil adage.

Malacarne (Michele-Vincenzo-Giacintos) (1744-1816), chirurgien italien de Padoue, né à Saluce.

PYRAMIDE OU ÉMINENCE CRUCIALE DE — : Lobule du cervelet situé à sa face inférieure et qui n'est autre chose que la partie postérieure du vermis inférieur.

Malacie (μαλαξία, mollesse). Ramollissement. V. Ostéomalacie, p. 425.

Malaire (*mala*, joue). Qui a rapport à la joue.

APOPHYSE — : Éminence rugueuse située à la partie interne du maxillaire supérieur, s'articulant avec l'os malaire.

Os — : Os irrégulièrement quadrilatère qui forme la saillie de la pommette, à la face. Il s'articule, d'une part, avec le frontal, et, d'autre part, avec l'apophyse zygomatique du temporal.

Maladie.

— BLEUE. Cyanose congénitale.

— DE DITMAR. Maladie syphiloïde endémique, observée dans le pays de Ditmar.

— DE SAINT-ANTOINE : Nom donné jadis aux hémorrhoïdes.

— DES CHIFFONNIERS. Charbon pulmonaire.

— DES MINEURS : Anémie.

— DES SCYTHES. Dépérissement général accompagné d'impuissance. Signalée par Hérodote et Hippocrate.

— KYSTIQUE DU TESTICULE (Cooper, 1804) : Tumeur du testicule due à la formation, au sein du parenchyme glandulaire de cavités nombreuses, de nature, de volume et de contenu variés ; étudiée histologiquement par Malassez.

— KYSTIQUE DE LA MAMELLE : V. Reclus, p. 492.

Malaria (*mala*, mauvais; *aria*, air). Fièvre paludéenne.

Malassez (Louis-Charles), physiologiste de Paris, né à Nevers.

MALADIE DE — : Maladie kystique du testicule, étudiée histologiquement par Malassez, antérieurement étudiée au point de vue clinique par Cooper.

MÉTHODE DE — : Pour la coloration de la névroglie. 1° coupe colorée au picrocarmin peu ammoniacal; 2° passer dans solution de potasse à 40 p. 100, 10 minutes; 3° laver dans eau distillée; 4° traiter par acide acétique concentré; 5° monter dans la glycérine.

Malécot (Étienne) (1851-1894), médecin de Paris.

SONDE DE — (1892) : Sonde uréthrale en caoutchouc rouge, portant à son extrémité une sorte de renflement ou de plicature qui lui permet de rester à demeure quand elle a été introduite.

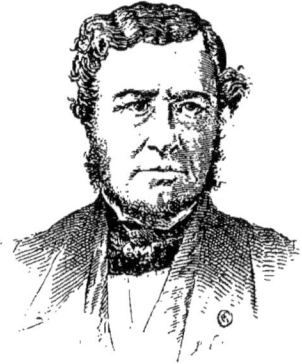

FIG. 236. — MALGAIGNE (1806-1865).

Malgaigne (Joseph-François) (1806-1865), chirurgien de Paris, né à Charmes (Vosges) (fig. 236).

APPAREIL DE — : Appareil à double plan incliné pour fracture de cuisse.

GRIFFES DE — : Appareil de contention pour les fractures de la rotule, essentiellement composé d'une double paire de griffes, destinées à rapprocher l'un de l'autre les deux princi-

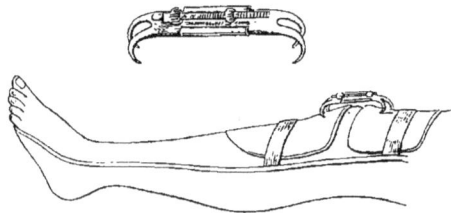

FIG. 237. — Griffes de MALGAIGNE.

paux fragments. Était appliquée sur les fragments à travers la couche cutanée (fig. 237).

POINTE MÉTALLIQUE DE — : Appareil destiné à assurer la coaptation des fragments osseux après fracture, lorsqu'un de ces fragments, même après réduction, ne reste pas maintenu en bonne position. A été presque exclusivement employé dans les fractures de jambe et appliqué sur le segment supé-

rieur, faisant saillie sous la peau. Se compose essentiellement
d'une sorte d'arc en forte tôle, embrassant les 3/4 antérieurs
de la jambe et ne touchant pas la peau dont il reste distant
d'un travers de doigt, muni à ses deux extrémités de deux
mortaises horizontales recevant un lac destiné à fixer l'appareil, et portant en son centre un écrou solide à travers lequel
passe une vis de pression à pointe très aiguë perforant la peau
et reposant directement sur l'os (fig. 238).

Ollier a modifié la pointe de Malgaigne, de manière à en

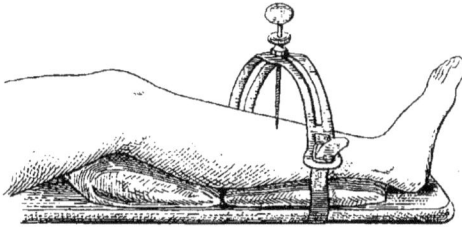

FIG. 238. — Pointe de MALGAIGNE.

généraliser l'emploi; il l'a appliquée dans un cas de fracture
du fémur.

PROCÉDÉ DE — : Dans le traitement de l'anus contre nature,
Dissection du pourtour intestinal sur une étendue de
quelques millimètres seulement, de manière à ne pas franchir
la zone préservatrice des adhérences. Suture des deux lèvres
de l'intestin détaché, qui sont adossées par leur surface
externe, suture des plans de la paroi.

Malléine (*malleus humidus* — de μάλις, maladie des chevaux —).
nom sous lequel Vegèce (Vegecius Renatus), hippiâtre du
IVe siècle, avait, parmi les 7 maladies du cheval, distingué
et décrit la morve). Extrait stérile de culture de bacille
morveux provoquant un ensemble de phénomènes généraux
et locaux chez les animaux atteints de morve; employé comme
moyen de diagnostic de la morve en médecine vétérinaire au
même titre que la tuberculine comme moyen de diagnostic
de la tuberculose.

— DE CHARKOFF, DE FOTH, DE HÖFFLICH, DE JOHNE, DE ROUX, etc.
Malléine préparée selon les procédés recommandés par ces
différents auteurs.

Malléoles (*malléolus*, petit marteau). Petites saillies osseuses, au
nombre de deux, situées l'une au côté interne (malléole interne).
l'autre au côté externe (malléole externe) de la partie inférieure de la jambe.

Malléole externe. Extrémité inférieure du péroné.

FRACTURE LONGITUDINALE OBLIQUE DE LA — (Raymondaud, 1883) :
V. Wagstaffe. Fracture de Wagstaffe.

FRACTURE VERTICALE DE LA — PAR ARRACHEMENT (Le Fort, 1886) :
V. Wagstaffe. Fracture de Wagstaffe.

FRACTURE MARGINALE ANTÉRIEURE DE LA — (Le Roy, 1887) :
V. Wagstaffe. Fracture de Wagstaffe.

Malpighi (Marcello), (1628-1694), anatomiste italien, né à Creval-
cuore, près de Bologne.

CAPSULE DE — : Enveloppe mince et fibreuse de la rate qui,
au niveau du hile, se réfléchit sur les vaisseaux et pénètre
avec eux dans l'épaisseur de la substance splénique, leur
constituant tout autant de gaines cylindriques ou prolongements tubuleux.

CORPS MUQUEUX DE — : Couche profonde, non kératinisée, de
l'épiderme.

CORPUSCULES DE — : Corpuscules blanchâtres, ovoïdes ou
sphériques de 1/2 ou 1/4 de millimètre de diamètre, de
nature lymphoïde, essen-
tiellement constitués par un
réseau conjonctif réticulé,
dont les mailles sont occupées par des cellules lymphatiques. Ils sont appendus
aux dernières terminaisons
des artérioles de la rate.

COUCHE DE — : Couche de
l'épiderme comprise entre
la couche basilaire et la
couche granuleuse.

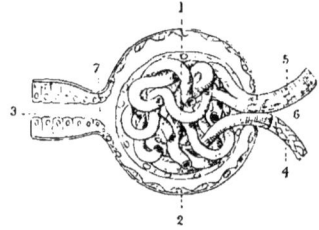

FIG. 239. — Glomérule de MALPIGHI.
(d'après TESTUT).

1, paquet glomérulaire ; — 2, cellule épithéliale de la capsule de Bowmann ; — 3, tube urinifère ; — 4, vaisseau efférent ; — 5, vaisseau
afférent ; — 6, pôle vasculaire ; — 7, pôle urinaire.

GLOMÉRULE DE — : Petit élément constitutif du rein, au
niveau duquel se fait la filtration urinaire ; il com-
prend une enveloppe de forme sphérique, et un contenu.
Le contenu est
composé d'un
bouquet de ca-
pillaires arté-
riels. L'enve-
loppe est la
capsule de
Bowmann (fig.
239).

PYRAMIDE DE —:
Élément cons-
titutif du rein,
de forme pyra-
midale à base
périphérique,
contiguë à la

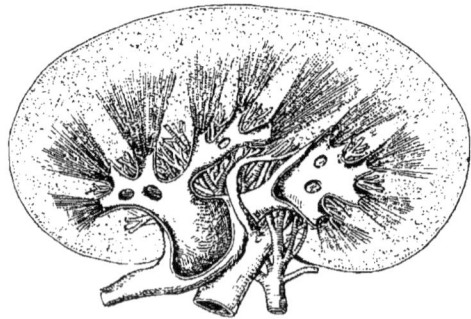

FIG. 240. — Pyramide de MALPIGHI (d'après TESTUT).

couche corticale, à sommet central, formant la papille. Les

pyramides sont au nombre de 10 à 12 pour un rein, et représentent la substance médullaire (fig. 240).

Utricule de — : Cellule. V. Utricule, p. 597.

Maly.

Procédé de — : Pour reconnaître la présence de l'acide chlorhydrique, dans les liquides de l'estomac en particulier. Le violet de méthyle, en présence de HCl, bleuit, puis verdit et finalement se décolore ; il ne s'altère pas au contact de l'acide lactique.

Mamillaplastie (*mamilla*, mamelle ; πλάσσειν, façonner), (Kehrer). Opération qui a pour but de remédier à l'ombilication du mamelon. On excise, sur le bourrelet saillant qui limite la dépression au fond de laquelle est le mamelon, deux croissants cutanés à concavité dirigée du côté du mamelon. On rapproche ensuite les deux lèvres de chaque incision et, par suite de la traction ainsi exercée, le mamelon sort de la dépression où il était logé (Incorrect).

Mammite (*mamma*, mamelle). Mastite.

Manne (des Hébreux). Cryptogame grisâtre de la grosseur d'un petit pois : lichen esculentus. Pousse spontanément en Perse, en Arabie, en Mésopotamie et dans tout le Sahara.

Mannkopf (Emil-Wilhelm), médecin allemand, né à Pasewalk en 1836.

Signe de — : Accélération du pouls par la douleur.

Manchette. Manchon de peau que l'on retrousse, au cours de l'amputation d'un membre, avant de pratiquer la section des muscles et des os.

Manioc. Genre de plante de la famille des Euphorbiacées dont le suc sert à fabriquer le tapioca.

Manteau de l'ongle. V. Derme sus-unguéal.

Manubrium (*manubrium*, manche). Première pièce du sternum. Synonyme : poignée.

Manz (Wilhelm), oculiste allemand, né à Fribourg-en-Brisgau en 1833.

Glandes de — ou glandes utriculaires : Glandes de la conjonctive signalées chez les animaux par Manz, près de la circonférence cornéenne. Pour Waldeyer, elles ne seraient que de simples paquets de cellules épithéliales.

Maquignon.

Signe du — (Marjolin) : V. Signe, p. 542.

Marasme (μαρασμός, marasme ; de μαραίνειν, dessécher). Cachexie avancée.

Marche.

Appareils de — : Appareils ambulatoires. V. Ambulatoire, p. 15.

Marckwald (Max), chirurgien allemand, contemporain.

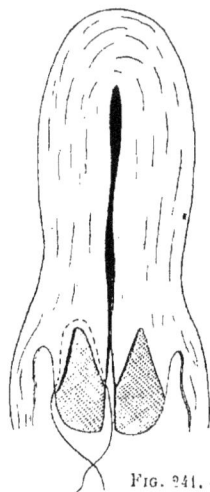

OPÉRATION DE — (1875) : Amputation du col de l'utérus par la méthode à deux lambeaux ou par excision conique à lambeaux coniques (fig. 241). Synonyme : Opération de Simon, qui l'avait indiquée avant la description minutieuse de Marckwald.

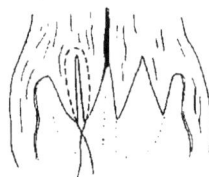

FIG. 241. — Opération de MARCKWALD.

Marey (Étienne-Jules), physiologiste de Paris, né à Beaune (Côte-d'Or) en 1830.

APPAREIL ENREGISTREUR DE — : Type des appareils de ce genre; essentiellement composé d'un cylindre mû par un mouvement d'horlogerie.

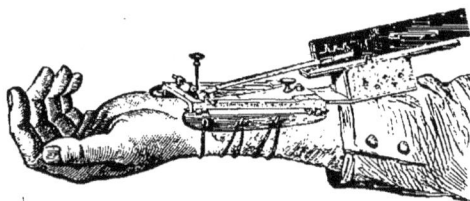

FIG. 242. — Sphygmographe de MAREY.

Sur le cylindre viennent appuyer de petits stylets qui sont mus eux-mêmes par des instruments enregistrant. le tambour, par exemple.

PNEUMOGRAPHE DE — : Cet appareil, destiné à mesurer l'ampliation thoracique, est fait d'un tambour à levier porté sur une plaque d'acier flexible qu'on fixe au thorax. Les mouvements du tambour sont transmis à un tambour récepteur qui porte un stylet enregistreur.

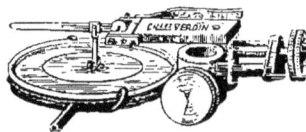

FIG. 242 bis. — Tambour de MAREY.

SPHYGMOGRAPHE DE — (σφυγμός, pouls ; γράφω, j'écris) : Appareil enregistreur du pouls (fig. 242).

TAMBOUR DE — : Instrument enregistreur essentiellement composé 1° d'un petit récipient en forme de casserole sur lequel est tendu une membrane de caoutchouc ; le récipient communique à l'extérieur par une tubulure latérale destinée à recevoir un tube de caoutchouc ; 2° d'un levier inscripteur que peut actionner par l'intermédiaire d'un disque en aluminium la membrane de caoutchouc (fig. 242 *bis*). Chaque fois qu'il pénètre de l'air dans le récipient la membrane de caoutchouc se soulève et communique son mouvement au disque d'aluminium qui le transmet lui-même au levier inscripteur. Sert, par exemple, à prendre un tracé respiratoire.

Margination des leucocytes. Sous l'influence du ralentissement du courant sanguin, les globules blancs s'accumulent contre les parois vasculaires des veines (et, à un plus faible degré, des capillaires). Il en résulte un triage entre les globules rouges et les leucocytes, un contraste entre la colonne centrale des globules rouges courant avec une allure continue et la bande *marginale* des leucocytes à peu près immobiles ; on dirait que la face interne des veines est tapissé d'un pavage ininterrompu de globules blancs (Cohnheim). Déjà signalé par Waller, Spallanzani, Poiseulle, Dutrochet, Kuss, ce phénomène a été surtout décrit par Cohnheim.

Marie (Pierre), médecin de Paris, né à Paris en 1853.

MALADIE DE — (1885) : Acromégalie.

Marie (Sainte-). (France, Cantal).

Eaux bicarbonatées ferrugineuses faibles, carboniques fortes.

Marié-Davy.

PILE DE — : Composée des mêmes éléments que la pile de Bunsen, avec cette différence que l'acide azotique est remplacé par une dissolution de sulfate de mercure.

Marienbad (Bohème). Eaux sulfatées ferrugineuses, chlorurées sodiques.

Marine lint (expression anglaise). Oakum. V. Oakum, p. 412.

Mariotte (1620-1684), physicien français, né à Dijon.

EXPÉRIENCE DE — : Expérience de physique qui démontre que les images formées sur la papille ne sont pas perçues.

LOI DE — (1670) : A température constante, les volumes occupés par une même masse de gaz sont inversement proportionnels aux pressions.

TACHE DE — : Papille du nerf optique.

VASE DE — : Appareil de physique qui permet d'obtenir un écoulement de liquide dont la vitesse reste invariable pendant un certain temps.

Marisque (*marisca*, espèce de figue sauvage). Petite tumeur molle, indolore, due à la transformation fibreuse d'une hémorrhoïde.

Marmorek, médecin autrichien, contemporain, à Paris.

SÉRUM DE — : Sérum anti-streptococcique.

Marsh (James), (1794-1846), chimiste anglais, né à Woolwich.

APPAREIL DE — : Sert à la recherche de l'arsenic. Il produit de l'hydrogène pur au moyen de zinc fondu et d'acide sulfurique pur. Le gaz dégagé passe dans un tube de verre effilé et pouvant être chauffé sur une partie de sa longueur. Si l'on allume l'hydrogène, au bout effilé du tube, il brûle avec sa flamme pâle caractéristique. Quelques gouttes d'une solution arsenicale étant versées dans le récipient, la flamme devient bleuâtre et donne, écrasée sur une soucoupe, des taches d'arsenic d'un brun-noirâtre. Si l'on chauffe le tube de dégagement de l'appareil chargé, l'hydrogène arsénié se décompose, et l'arsenic libre se dépose sous forme d'un anneau noir, miroitant dans la partie froide du tube.

Marsh (Sir Henry), (1790-1860), médecin irlandais de Dublin, né Longhrea, comté de Galway.

MALADIE DE — : Goitre exophtalmique, d'après Tapret.

Marshall (André), (1742-1813), médecin anglais, né à Park-Hill (Écosse).

VEINE DE — OU VEINE OBLIQUE DE L'OREILLETTE GAUCHE : Un des affluents de la grande veine coronaire ; elle descend obliquement sur la face postérieure de l'oreillette gauche, depuis les veines pulmonaires gauches jusqu'à l'entrée du sinus coronaire. Ce serait, pour Marshall, un reste fœtal, parfois ligamenteux, de la partie correspondante de la veine cave supérieure gauche.

Marshall Hall (1790-1857), médecin anglais, né à Bashford (Nottinghamshire).

MALADIE HYDRENCÉPHALOÏDE DE — : Syndrome clinique relevé chez les enfants, caractérisé par des phénomènes de dépression cérébrale, pouvant se terminer par la mort et dont la cause paraît être une anémie cérébrale.

Marsupialisation (*marsupiaux:* de μαρσύπιον, bourse ; mammifères qui ont la paroi abdominale repliée de manière à former une poche, dans laquelle sont placés les petits). Fixation à la peau d'une poche kystique, préalablement évacuée de son contenu, et qu'on n'extirpe pas, par suite d'adhérences trop multiples. S'est appliquée tout d'abord, en particulier, aux kystes de l'ovaire adhérents.

Marteau. Nom d'un des osselets de l'oreille.

Martigny-les-Bains (France, Vosges). Eaux sulfatées calciques, lithinées froides. Utilisées en boisson.

Martin (Henry-A.), chirurgien américain, de Massachusetts.

BANDE DE — : Bande élastique, destinée à entourer la jambe et à faire de la compression dans les cas d'ulcère de jambe.

MALADIE DE — : Inflammation périosto-arthritique du pied, chez certains marcheurs.

Martin (August), gynécologue allemand, né à Iéna, en 1847.

TUBE DE — : Tube en caoutchouc dont une des extrémités est en forme de croix et qui est spécialement destiné à assurer le drainage du cul-de-sac de Douglas par le vagin. Les deux branches latérales sont repliées au moyen d'une pince le long de la branche longitudinale au moment de l'introduction ; la pince retirée, les branches latérales reviennent à leur situation primitive, et comme elles sont d'une longueur supérieure à la largeur de l'orifice créé dans le cul-de-sac vaginal postérieur, on conçoit que le tube reste en place et ne puisse spontanément être rejeté hors de la cavité qu'il draine (fig. 243).

Martinotti.

CELLULES DE — OU CELLULES A CYLINDRAXE ASCEN-DANT : Cellules de l'écorce cérébrale, occupant la couche des cellules polymorphes, caractérisées par la direction ascendante de leur cylindraxe qui monte en ligne droite jusque dans la couche la plus superficielle, s'y divise en deux grosses branches et s'y termine par une arborisation étendue dans le sens horizontal.

Marwedel, chirurgien d'Heidelberg, contemporain.

PROCÉDÉ DE — (1896) DANS LA GASTROSTOMIE : L'estomac communique avec l'extérieur par l'intermédiaire d'un canal musculo-muqueux creusé, en quelque sorte, dans l'épaisseur de la paroi antérieure de l'organe préalablement fixé aux lèvres de la plaie opératoire.

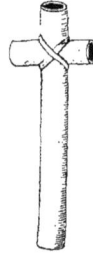

FIG. 243. — Tube de MARTIN.

1° Incision oblique sous le rebord costal gauche, et section des plans de la paroi ;

2° Suture du péritoine à la peau par des points de catgut ;

3° Un ou deux jours après, incision longitudinale de 4 à 5 centimètres de la paroi stomacale, n'intéressant que la séreuse et la musculeuse ;

4° Décollement de la muqueuse et section transversale de cette dernière à la partie inférieure de l'incision précédente.

5° Introduction dans l'orifice ainsi formé d'une sonde qu'on fixe par un point de catgut ;

6° Réunion, par-dessus la sonde, de la tunique séro-musculaire de l'estomac.

Mascagni (Paul), (1752-1815), anatomiste italien, né au Castellet, près de Sienne.

THÉORIE DE — : Les lymphatiques forment la base de tous les tissus et les matières étrangères suivent toujours la voie lymphatique pour parvenir dans le système sanguin.

Masius, médecin de Liège (Belgique), contemporain.

Masius et **Vanlair**. V. Masius, Vanlair.

MICROCYTES DE — : On appelle ainsi les petites boules arrondies et colorées qui résultent de la segmentation du globule rouge.

Masque léonin ou **léontiasis lépreux.** Aspect de la face défigurée rappelant grossièrement la face du lion, que l'on rencontre dans la lèpre et qui est dû au développement de tubercules lépreux confluents. La face est glabre et bouffie, la peau lisse et bronzée, tous les traits sont accentués. Les régions sourcilières et intersourcilières sont infiltrées et occupées par un bourrelet qui surplombe les yeux et la racine du nez. Celui-ci est épaté, boursouflé au niveau des ailes. Les lèvres sont épaisses, ectropionnées. Le menton et les joues sont hypertrophiés, bosselés, de même que les oreilles et les paupières. Le masque s'arrête toujours à la racine des cheveux et respecte ordinairement les tempes (fig. 244).

Massage (μάσσειν, frotter). Mode de traitement basé sur l'emploi des frictions et des malaxations des parties molles.

— VIBRATOIRE : Sismothérapie. (Incorrect.)

Masselon (Michel-Julien), médecin de Paris, né à Rouen en 1844.

LUNETTES DE — (1893) : Lunettes munies d'un petit cadre métallique à bords mousses, de 15 millimètres de côté, adapté horizontalement au milieu du bord supérieur de l'une des enchâssures d'une

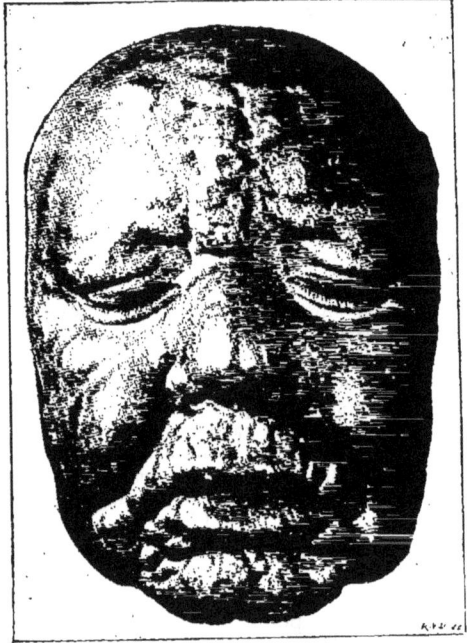

FIG. 244. Masque léonin.

paire de lunettes ; le petit cadre déprime en arrière la paupière supérieure et la refoule doucement au-dessus du globe de l'œil en découvrant la pupille contre le ptosis paralytique.

Massicot. Protoxyde de plomb.

Mastite (μαστός, mamelle). Inflammation de la mamelle.

Mastodynie (μαστός, mamelle ; ὀδύνη, douleur). Douleur de la mamelle.

Mastoïde (μαστός, mamelle ; εἶδος, forme).

APOPHYSE — : Saillie osseuse, à sommet inférieur, située à la partie postéro-inférieure de l'os temporal, immédiatement en arrière du conduit auditif externe.

Mastoïdien. Qui a trait à l'apophyse mastoïde.

CANAL — : Canal endo-exocranien obliquement creusé dans l'épaisseur de l'apophyse mastoïde. Son orifice externe est situé à la base de l'apophyse mastoïde, au voisinage de son bord postérieur, tout près de la suture occipito-mastoïdienne ; son orifice interne s'ouvre dans la gouttière du sinus transverse.

Mastoïdite. Inflammation des cellules mastoïdiennes du temporal.

Mastzellen (Ehrlich). Grosses cellules gorgées de granulations qui
ne se colorent bien que par les couleurs basiques d'aniline.
Leur noyau, au contraire, ne prend pas les couleurs basiques.
Pour les mettre en évidence : préparer une solution de violet
dahlia presque saturée dans l'alcool au tiers; ajouter, au
moment de s'en servir, de l'acide acétique cristallisable en
proportion variable suivant la nature et l'épaisseur des coupes
(de $7\frac{1}{2}$ à 12 $\frac{1}{2}$ en volume); laisser séjourner la coupe
12 à 24 heures dans cette solution acétique de violet dahlia;
traiter la coupe par l'alcool absolu au sortir du bain, en bien
surveiller l'action; passer au xylol; monter dans le baume
au xylol. Les granulations des mastzellen apparaissent d'un
beau violet bleu foncé.
On obtient encore d'excellentes préparations avec la safranine
après un séjour prolongé des coupes dans un bain composé,
selon la méthode de Cornil, de mi-partie de safranine à l'eau, et
mi-partie de safranine en solution alcoolique. Le bleu phéniqué
de Kühne donne également de très belles préparations (Letulle).

Matelas hydrostatique. Matelas d'eau.

Maté. Plante de la famille des Ilicinées, possédant les mêmes propriétés que le thé et le café. Se prend sous forme d'infusion
faite avec les feuilles sèches ou grillées; riche en caféine.
Syn. : thé du Paraguay.

Mathieu, médecin de Paris, contemporain.
MALADIE DE — : Typhus hépatique. V. Maladie de Landouzy,
p. 330, et maladie de Weil, p. 616.

Matière médicale. Partie des sciences médicales traitant des corps
naturels organisés ou inorganiques, matières premières des
médicaments.

Matrice de l'ongle. Partie moyenne, transversale, de la gouttière
unguéale. On tend à désigner sous ce nom, non seulement la
partie moyenne de la gouttière unguéale, mais encore la
partie du derme sous-unguéal, répondant à la racine et à la
lunule.

Mauriceau (François), (1637-1709), accoucheur de Paris, né à Paris.
MANŒUVRE DE — : Procédé de dégagement de la tête fœtale
retenue dans le bassin mou ou dans l'excavation pelvienne dans
l'accouchement par le siège, lorsque les membres et le tronc
sont déjà sortis. La manœuvre consiste à mettre le fœtus à
cheval sur l'avant-bras, en même temps qu'on introduit deux
doigts dans la bouche pour amener la flexion de la tête en
avant sur le tronc et en provoquer ainsi le dégagement.

Mauthner (Ludwig). (1840-1894), médecin allemand, né à Prague.
GAINE DE — : Lame protoplasmique entourant le cylindraxe
et qui serait un prolongement de la gaine de Schwann, se
détachant de celle-ci, au niveau des étranglements annulaires.

Maydl (Karel), chirurgien de Prague (Bohème), contemporain.
PROCÉDÉ DE — : Dans la cure de l'exstrophie vésicale. Il consiste à isoler du reste de la vessie toute la portion qui

contient les orifices urétéraux et à l'implanter dans l'S iliaque pour dériver le cours de l'urine dans l'intestin (cystocolostomie).

PROCÉDÉ DE — : Dans l'établissement de l'anus iliaque. L'anus contre nature est établi en deux temps : l'anse intestinale est d'abord fixée à la paroi, puis au bout de 5 à 6 jours, quand les adhérences sont formées, elle est ouverte.

Mayer (Sigmund), histologiste allemand, né à Bechteim en 1842.

ACIDE PICRO-NITRIQUE DE — :

Solution concentrée d'acide picrique	100^{cc}
Acide nitrique officinal	2^{cc}

Il se forme un précipité et le liquide obtenu par filtration est prêt à être employé.

LIGAMENT DE — : Nom donné parfois au petit trousseau fibreux qui relie l'extrémité inférieure du ganglion intercarotidien à la carotide primitive.

PARACARMIN DE — :

Acide carminique	1^{gr}
Chlorhydrate d'aluminium	0^{gr},50
Chlorhydrate de chaux	4^{gr}
Alcool à 70°	100^{cc}

Mayor (Mathias-Louis), (1776-1846), chirurgien suisse de Lausanne, né à Cudrefin (canton de Vaud).

APPAREIL OU ÉCHARPE DE — : Bandage employé en cas de fracture de la clavicule (fig. 245).

BANDAGES DE — : Système de bandages préconisé par Mayor, généralisé pour tous les pansements et qui n'était jamais composé que d'un bandage plein, soit d'une seule pièce de toile dont la conformation variait quelque peu avec le membre ou le segment de membre qu'il s'agissait de panser, et qui était ordinairement maintenu par des nœuds, quelquefois avec des épingles.

MARTEAU DE — (1829) : Marteau qu'on trempe dans l'eau bouillante et qu'on applique ensuite sur les téguments pour pratiquer une vésication intense et immédiate.

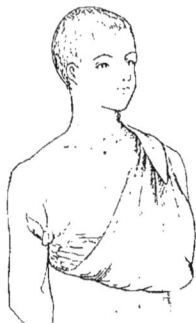

FIG. 245. — Appareil de Mayor.

M. Boundou ou **Icaya**. Arbuste du Gabon (Loganiacées) dont l'écorce possède des propriétés convulsivantes.

Méat (*meare*, couler). Orifice d'un canal ou d'un conduit.

— AUDITIF : Conduit auditif.

Mécanothérapie (μηχανή, machine ; θεραπεία, traitement). Médication qui se propose, au moyen de machines (celles de Zander, par exemple), de faire exécuter passivement ou activement des mouvements généraux ou partiels, en vue de modifications nutritives et fonctionnelles à produire sur tout ou parties de l'organisme. Les instituts mécanothérapiques (instituts Zander), nombreux en Allemagne, se développent en France : Paris, Aix-en-Savoie, Bourbon-Lancy, Bordeaux, Vichy, etc.

Meckel (J.-F.), (1724-1774), anatomiste de Berlin, né à Wetzlar.

Meckel (P.-F.-T.), (1756-1803), accoucheur de Saint-Pétersbourg, né à Berlin.

Meckel (J.-F.), (1781-....), anatomiste et chirurgien de Halle, né à Halle, fils du précédent.

> Cavité de — ou cavum Meckelii : Loge fibreuse aplatie, destinée à loger le ganglion de Gasser, constituée par un dédoublement de la dure-mère et située sur la face antérieure du rocher, près de son sommet.
>
> Diverticule de — : Vestige du canal omphalo-mésentérique reliant, chez l'embryon, l'intestin primitif à la vésicule ombilicale. Appendice creux de 3 à 9 centimètres de long, terminé en cul-de-sac, de largeur égale en général, souvent supérieure, à celle du segment intestinal situé au-dessous de lui, que l'on trouve parfois sur la partie inférieure de l'iléon, à une distance variable du cæcum ; fréquence 2 %.
>
> Ganglion de — (1749) ou ganglion sphéno-palatin : Ganglion nerveux, situé dans la fosse ptérygo-maxillaire au-dessous du nerf maxillaire supérieur auquel il est annexé.
>
> Cartilage de — : Cartilage temporaire, qui représente la mâchoire inférieure. Ce cartilage est constitué par la pièce terminale de l'arc maxillaire.

Méconarcéine. Méconate de narcéine. Calmant.

Méconium (μηκώνιον, suc du pavot). Matières fécales du fœtus, expulsées le ou les premiers jours après la naissance ; ainsi dénommées à cause de leur couleur brunâtre assez semblable à celle de l'opium.

Médagues (France, Puy-de-Dôme). Eaux bicarbonatées calciques, froides.

Médecine noire.

Feuilles de séné	10^{gr}
Rhubarbe	5^{gr}
Sulfate de soude	15^{gr}
Manne en sorte	60^{gr}
Eau distillée bouillante	100^{gr}

Purgatif.

Médiane basilique.

> Veine — : Branche de bifurcation interne de la veine médiane, au pli du coude, se terminant dans la veine basilique.

Médiane céphalique.

> Veine — : Branche de bifurcation externe de la veine médiane, au pli du coude, se terminant dans la veine céphalique. (Veine dite de la saignée, parce qu'elle est le plus souvent choisie dans la phlébotomie).

Médiastin. Espace correspondant à la partie moyenne de la cavité thoracique, limité en arrière par la colonne vertébrale, en avant par le sternum et sur les côtés par la portion des plèvres qui tapisse la face interne des poumons, en bas par le diaphragme, communiquant en haut avec le cou.

— ANTÉRIEUR : Portion du médiastin comprise entre la face postérieure du sternum en avant, le pédicule pulmonaire et les ligaments du poumon, en arrière.

— POSTÉRIEUR : Portion du médiastin comprise entre la face postérieure du pédicule pulmonaire en avant et la colonne vertébrale en arrière.

Médiastinite. Inflammation du tissu cellulaire du médiastin.

Médine, ville sainte d'Arabie.

FILARIOSE DE — OU DRACONCULOSE : Affection, fréquente en Arabie, causée par la vie dans le tissu cellulaire sous-cutané de l'homme d'un parasite (femelle), variant en longueur de 0,50 à 4 mètres, et ayant en moyenne 1 millimètre de large.

VER DE — : Parasite provoquant la filariose. Syn. : Ver de Guinée, à cause de sa fréquence dans le golfe de Guinée ; Dragonneau.

Médullite (*medulla*, moelle). Inflammation de la moelle des os.

Médullocèle (*medulla*, moelle ; *cella*, cellule), (Robin). Élément figuré de la moelle osseuse.

Méga. En électrothérapie, préfixe qui signifie un million. Exemple : un méga-ohm ou mégohm vaut un million d'ohms.

Mégacaryocyte (μέγας, grand ; κάρυον, noyau ; κύτος, cellule), Cellule géante à noyau bourgeonnant ; plus particulièrement les anciens myéloplaxes de Ch. Robin.

Mégalocéphalie (μέγας, grand ; κεφαλή, tête). Macrocéphalie.

Mégalomanie (μέγας, grand ; μανία, manie). Délire des grandeurs.

Méglin (1756-1824), médecin français de Colmar, né à Sultz (Alsace).

PILULE DE : Pilules calmantes.

Oxyde de zinc.................... ⎞
Extrait de jusquiame.............. ⎬ ãā 0ᵍʳ,05
— valériane.............. ⎠

Méhu, pharmacien de Paris, du XIXᵉ siècle.

MÉTHODE DE — : Employée pour révéler l'urobiline dans l'urine. On traite l'urine par le sulfate d'ammoniaque en solution acide ; il se produit un précipité ; on filtre et on épuise le précipité par le chloroforme, qui dissout l'urobiline et qui, traité par le chlorure de zinc ammoniacal, fait apparaître la fluorescence.

Meibomius (Henry), (1638-1700), médecin hollandais, de Helmstadt, né à Lübeck.

GLANDES DE — : Glandes en grappe, situées dans les paupières, analogues aux glandes sébacées.

Méïopragie. Myopragie.

Meissner (Georg), histologiste allemand, né à Hanovre en 1829.

CORPUSCULES DE — (1852) : Corpuscules du tact, de forme olivaire, logés dans le derme, exclusivement aux extrémités terminales des membres : main et pied ; histologiquement analogues aux corpuscules de Grandry (fig. 246).

PLEXUS DE — : Plexus nerveux situé dans l'épaisseur de la sous-muqueuse de l'intestin.

Mélæna (μέλας, noir). Expulsion par l'anus de sang noir ayant l'aspect du marc de café.

Mélampyrisme (μέλας, noir ; πυρός, blé). Intoxication provoquée par le mélampyre des champs de blé (scrofulariées).

Mélanémie (μέλας, noir ; αἷμα, sang). Altération du sang dans le paludisme. Au microscope, le sang présente du pigment à l'état libre ou inclus dans les globules blancs et dans les parasites. Affection d'origine parasitaire.

FIG. 246. — Corpuscule de MEISSNER.

1. noyau d'une cellule tactile refoulée à la périphérie ; — 2, cylindraxe nu ; — 3, nerf afférent revêtu de myéline ; — 4, gaine fibreuse du corpuscule.

Mélanique (μέλας, noir).

TUMEUR — : Tumeur cancéreuse d'aspect noirâtre.

Mélanodermie (μέλας, noir ; δέρμα, peau). Pigmentation de la peau.

Mélanome (μέλας, noir). Nom donné aux tumeurs mélaniques.

Mélanose (μέλας, noir). Tumeur mélanique. Ce mot sert aujourd'hui à désigner l'accumulation dans les tissus de matière noire.

Mélanurie (μέλας, noir ; οὖρον, urine). Coloration noirâtre de l'urine.

Mélasme (μέλας, noir). Tache noire qu'on observe chez les vieillards, sur les jambes surtout.

Méléda (île de l'Adriatique).

MALADIE DE — : Kératodermie familiale, congénitale, observée d'abord par Ehlers, dans l'île de Méléda.

Meliceris (μελικηρίς, tumeur donnant issue à un pus semblable à du miel, μελίκηρον). Stéatome.

Mellite ou **Miel de mercuriale.**

Miel..................................	1 000gr
Eau distillée........................	1 000gr
Mercuriale sèche....................	125gr

Mélomèle (μέλος, membre), (I. G. Saint-Hilaire). Monstre caractérisé par l'existence de membres accessoires s'implantant sur la racine des membres.

Membrane anale. Nom donné chez l'embryon à la partie postérieure de la ligne primitive, constituée, à ce niveau, par

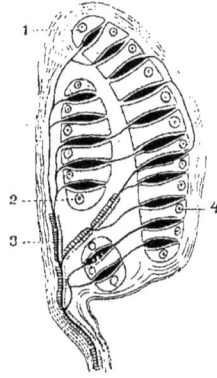

l'accolement de l'ectoderme et de l'entoderme, et qui contribue à la formation de l'anus.

Ménagogue (μὴν, mois ; αγωγὸς, qui chasse). Emménagogue.

Ménière (Prosper), (1799-1862), médecin de Paris, né à Angers.

MALADIE DE — : Syndrome clinique caractérisé par des vertiges, des bourdonnements d'oreille, de la surdité ; dû d'ordinaire à une hémorrhagie labyrinthique.

VERTIGE DE — : Maladie de Ménière.

Méningée (μήνιγξ, membrane, méninge).

ARTÈRE PETITE — : Branche ascendante de la maxillaire interne qui, après avoir fourni quelques rameaux au ptérygoïdien externe et au voile du palais, pénètre dans le crâne par le trou ovale, et s'épuise dans le ganglion de Gasser et la dure-mère avoisinante.

— MOYENNE OU SPHÉNO-ÉPINEUSE : Branche de la maxillaire interne qui pénètre dans le crâne par le trou petit rond, et se divise en deux branches, antérieure et postérieure, cheminant entre la surface interne cranienne et la dure-mère, et recouvrant toute la face latérale externe de cette dernière.

— POSTÉRIEURE : Branche de la pharyngienne inférieure, branche elle-même de la carotide externe ; elle pénètre dans le crâne par le trou déchiré postérieur et s'épuise dans la dure-mère des fosses occipitales inférieures. Fréquemment encore, par le trou condylien antérieur et par le trou déchiré antérieur, à travers la substance fibro-cartilagineuse qui le comble, pénètrent de petits rameaux destinés à la dure-mère et qui proviennent pour les uns, du tronc même de la pharyngienne inférieure (Poirier), pour les autres, de sa branche terminale, dite branche méningienne (Sappey), ou méningée postérieure.

Méningisme (μήνιγξ, membrane, méninge). Accidents rappelant ceux de la méningite, se terminant par la guérison, qui seraient d'origine toxique plutôt qu'inflammatoire et d'ordre fonctionnel plutôt qu'organique.

Méningite. Inflammation des méninges.

— TUBERCULEUSE : Méningo-encéphalite tuberculeuse aiguë. Était désignée autrefois sous différents noms, notamment celui d'hydrocéphalie aiguë. Le nom de méningite a.été donné par Senn en 1825. L'épithète de tuberculeuse a été donnée pour la première fois par Papavoine (1830), qui a décrit l'arachnitis tuberculeuse. La nature tuberculeuse de la méningite a été déterminée, d'abord par Gherhard et Rulz (1835) et principalement par Fabre et Constant (1835), dont le mémoire, capital en l'espèce, déposé à l'Institut, ne paraît pas avoir été publié.

— CÉRÉBRO-SPINALE : Maladie épidémique, infectieuse, microbienne, caractérisée par l'inflammation des méninges rachidiennes et cérébrales.

Méningocèle (μήνιγξ, membrane, méninge ; κήλη, hernie). Hernie de l'arachnoïde.

Méningo-encéphalite. Inflammation du cerveau et des méninges.

Ménisque (μηνισχός, croissant). Fibro-cartilage ayant souvent la forme d'un croissant, situé entre deux surfaces articulaires.

Ménopause (μήν, mois; παῦσις, cessation). Cessation de la menstruation.
— ARTIFICIELLE : Cessation de la menstruation par castration ovarienne ou utérine.
— NATURELLE : Cessation naturelle de la menstruation.

Ménorrhagie (μήν, mois; ραγή, rupture). Règles d'une abondance exagérée, occasionnant un affaiblissement de l'organisme.

Menstruation. Écoulement mensuel de sang par la voie vaginale.

Menstrues (*menstrua*, menstrues). Règles.

Mentagre (*mentagra*, mentagre, de *mentum*, menton; ἄγρα, proie, de ἀγρέω, prendre). Éruption tuberculeuse parasitaire développée dans les poils de la barbe, particulièrement localisée au menton. (Incorrect.)

Menthoforme. Mélange de formol, menthol et glycérine. Contient 1 gramme de formol pur par 5 grammes. Topique.

Menthol. Obtenu de l'huile tirée de la menthe du Japon. Employé comme topique.

Méralgie (μηρός, cuisse; ἄλγος, douleur). (Roth, 1895). Névrite du nerf fémoro-cutané ou de la branche cutanée du crural.
— ANTÉRIEURE : Névrite de la branche cutanée du crural.
— ANTÉRO-EXTERNE : Névrite du nerf fémoro-cutané.
— PARESTHÉSIQUE : Méralgie.

Mercier (Auguste), (....-1882), médecin spécialiste des voies urinaires, Français, né au Plessy-Saint-Jean (Yonne).
SONDE — (1836) : Sonde rigide en gomme ou en métal, coudée et bicoudée. V. Sonde.

Merkel.
ÉPERON DE — : (1773). Lame sous-trochantinienne.

Merkel (Carl-Ludwig), (1812-1876), physiologiste et laryngologiste allemand de Leipzig, né à Leipzig.
FOSSETTE CENTRALE DE — : Petite dépression inconstante de la surface interne du larynx, située dans l'angle du cartilage thyroïde et dans laquelle s'ouvrent les ventricules de Morgagni.
FILTRUM VENTRICULI DE — : V. Filtrum ventriculi.

Mérocèle (μηρός, cuisse; χήλη, hernie). Hernie crurale.

Mérocrine (μέρος, partie; χρίνω, sécréter).
GLANDE — : Glande dont la cellule, après avoir élaboré les matériaux de sécrétion, les évacue, lors de l'acte sécrétoire, sans disparaître elle-même. Après chaque sécrétion, la cellule peut élaborer de nouveaux matériaux de sécrétion.

Mérotomie (μέρος, partie; τομή, section). Section d'une cellule vivante destinée à permettre l'étude des transformations ultérieures des divers fragments.
Par extension, se dit de la division expérimentale d'amibes, d'infusoires, etc.

Méry (Jean), (1645-1722), anatomiste français de Paris, né à Vatan, en Berry.

GLANDES DE — (1684) : Glandes de Cowper.

Mérycisme (μηρυκάομαι, ruminer) ou **rumination**. Dans certaines affections de l'estomac, les aliments remontent après les repas, sans nausées et sans effort, de l'estomac dans la bouche, où ils sont soumis à une nouvelle mastication, puis de nouveau déglutis.

Mésartère (μέσος, milieu). Tunique moyenne de l'artère.

Mésaticéphale (μέσατος, pour μέσος, moyen, κεφαλή, tête). Crâne de volume normal.

Mésenchyme. Tissu conjonctif embryonnaire.

Mésoblaste (μέσος, milieu ; βλαστός, germe). Mésoderme.

Mésoderme (μέσος, milieu ; δέρμα, peau). Feuillet moyen du blastoderme. Naît, par prolifération, des flancs latéraux de la ligne primitive.

Mésologie (μέσος, milieu ; λόγος, étude). Étude des milieux.

Mésonéphros ou **corps de Wolff** ou **rein primitif**. Succède au pronéphros. « L'extrémité antérieure et l'ouverture correspondante du canal de Wolff s'atrophient, disparaissent, et ce canal ne subsiste plus que depuis le commencement de la future région dorso-lombaire, jusqu'à son ouverture postérieure. Mais, en même temps, de nouvelles et nombreuses communications s'établissent entre lui et la cavité pleuro-péritonéale ; de cette cavité, c'est-à-dire de son épithélium, partent, sous forme de tubes, des diverticules qui marchent vers le canal de Wolff et viennent s'ouvrir dans sa lumière ; ces tubes (*tubes du corps de Wolff*), disposés en séries, d'avant en arrière, s'implantent sur le canal de Wolff comme les dents d'un peigne sur le dos du peigne : par une extrémité ouverte (*néphrostome*), ils communiquent avec la cavité pleuro-péritonéale ; par l'autre, ils s'ouvrent dans le canal de Wolff. Le corps de Wolff fonctionne donc, à ce premier moment, comme le pronéphros, c'est-à-dire forme un ensemble de voies d'excrétion de la sérosité répandue dans la cavité pleuro-péritonéale. Mais bientôt les néphrostomes s'oblitèrent (chez les oiseaux et les mammifères ; il en reste d'ouverts chez les batraciens), et le corps de Wolff n'a plus de communication avec la cavité pleuro-péritonéale. Or, en même temps que s'oblitérait le néphrostome de chaque tube du corps de Wolff, ce tube a émis un diverticule creux qui se dirige vers le plan

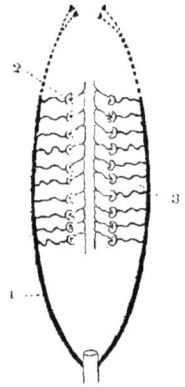

FIG. 247. — Mésonéphros (d'après MATHIAS-DUVAL). [Schématique.]

1. canal de Wolff ; — 2. glomérule ; — 3. tube de Wolff.

médian du corps, à la rencontre d'une artériole émanée de l'aorte : artériole et extrémité du diverticule en voie de croissance arrivent au contact et forment le glomérule du *corps de Wolff* ». (Mathias Duval). Ainsi, le corps de Wolff est composé d'une série de glomérules dont chacun se combine avec un tube de Wolff qui va s'ouvrir dans le canal de Wolff, lequel se jette dans la portion initiale de l'allantoïde, qui formera la vessie (fig. 247).

Mésorhinien (μέσος, milieu ; ῥίς, nez), (Broca). Individu dont l'indice nasal est moyen (48 à 52).

Mester (Bruno), médecin allemand, né à Brême en 1863.

Procédé de — (1889) : Pour doser la cystine dans l'urine. Doser le soufre total et le soufre complètement oxydé (sulfates et phénolo-sulfates); la différence entre ces deux résultats donne le *soufre incomplètement oxydé total* (cystine et autres éléments sulfurés). Or, le soufre incomplètement oxydé normal est égal à 17 °/₀ du soufre total. La différence entre le soufre incomplètement oxydé total et le soufre incomplètement oxydé normal (c'est-à-dire 17 °/₀) donne le soufre correspondant à la cystine, et, par suite, cette cystine même. Ce procédé ne donne que des résultats approximatifs.

Mesures (absolues, relatives). Les mesures *absolues* donnent directement, par le calcul, la valeur d'une grandeur sans la comparer à une grandeur de même espèce. Dans les mesures *relatives*, au contraire, on compare entre elles deux grandeurs de même espèce. Dans le premier cas, les appareils de mesure prennent le nom d'appareils *absolus*.

Métabolisme (μεταβάλλειν, transformer). Ensemble des changements biologiques et chimiques qui s'opèrent au sein de l'organisme.

Métacarpe (μετά, après, à la suite de ; καρπός, carpe). Partie du squelette de la main articulé, d'une part, avec le carpe et, d'autre part, avec les phalanges.

Métalloscopie. Étude des effets de l'application à la surface cutanée de plaques de métal.

Métallothérapie. Nom donné à un mode de traitement des affections du système nerveux et des accidents nerveux dans le cours de certaines maladies; traitement reposant sur la fausse hypothèse d'un fluide nerveux analogue au fluide électrique, et dont l'action serait modifiée par des applications métalliques à l'extérieur et par l'emploi des préparations de cuivre à l'intérieur » (Littré et Robin).

Métamérie (μετά, préfixe qui indique le changement ; μέρος, partie). Division segmentaire de la corde dorsale primitive commandant une division semblable des tissus environnants. Il en résulte une série de segments ayant chacun pour centre un segment de la corde dorsale. Ces segments portent le nom de métamères. Ils constituent un tout (centre nerveux, nerfs périphériques, centripètes et centrifuges, parties molles correspondantes).

Chez l'homme, des neuropathologistes admettent la métamérie pour l'explication de certains faits cliniques (fig. 248).

Métanéphros ou **rein définitif**. Succède au mésonéphros. « De la partie toute postérieure du canal de Wolff, près de son embouchure dans l'origine de l'allantoïde, naît un bourgeon creux qui s'accroît sous forme de tube, en marchant d'arrière en avant dans le mésoderme qui est sur les côtés de la colonne vertébrale en voie de formation ; ce tube, qui n'est autre chose que l'uretère, s'allonge donc en remontant le long de la colonne vertébrale, jusqu'à ce qu'il atteigne la région où sera situé le rein ; là, son extrémité, terminée en cul-de-sac, se bifurque, puis se divise en un grand nombre de ramifications à trajets rectilignes (tubes droits) ; en même temps, dans le mésenchyme où s'irradient ces bifurcations, les cellules mésodermiques se tassent par place, formant des cordons cellulaires, qui se creusent bientôt d'une cavité : il en résulte la production de tubes flexueux (tubes contournés), sur l'une des extrémités de chacun desquels se forme un glomérule, exactement

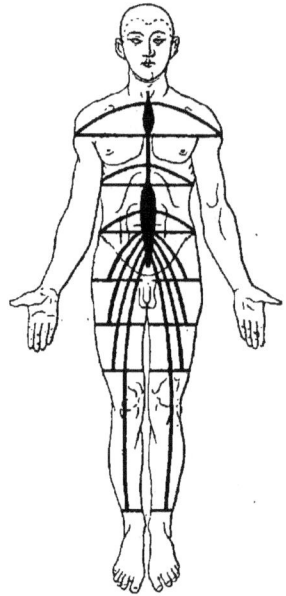

Fig. 248. — Métamérie (Brissaud).

par le même procédé que celui qui préside à la production des glomérules du corps de Wolff, tandis que l'autre extrémité se soude et se met en communication avec la lumière d'un tube droit (bifurcation rectiligne de l'uretère). Ainsi se trouve constituée la substance propre du rein, c'est-à-dire les glomérules, les tubes contournés, les tubes droits et l'uretère ; ce dernier représentant le canal collecteur de l'appareil. » (Mathias-Duval). (Fig. 249.)

Métastase (μετάστασις, déplacement). Apparition, sur un point de l'organisme, d'un processus morbide qui existait auparavant sur un autre.

Métatarsalgie (μετά, après ; ταρσός, rangée des doigts au bout du pied ; ἄλγος, douleur). Maladie de Morton.

Métatarse (μετά, après, à la suite de ; ταρσός, rangée des doigts au bout du pied). Squelette du pied articulé d'une part avec le tarse, d'autre part avec les orteils.

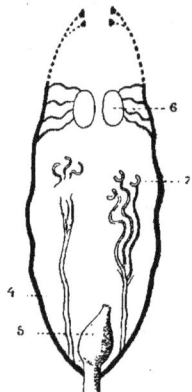

Fig. 249. — Métanéphros (d'après Math.-Duval).
4, uretère ; — b. vessie ; — 6. glande génitale ; — 7, rein.

Métatarsiens (μετά, après ; ταρσός, rangée des doigts au bout du pied).

Ostéo-périostite des — : V. Busquet.

Métatrophique (μετὰ, après ; τροφή, nourriture).

Méthode — : Méthode thérapeutique consistant à modifier la nutrition par l'alimentation, en vue d'administrer une substance thérapeutique. Ainsi Richet et Toulouse, pour renforcer l'action du bromure sur les épileptiques, suppriment le chlorure de sodium de l'alimentation.

Métavanadate de soude. Sel de vanadium. Médicament oxydant. Succédané du fer.

Metchnikoff, médecin à Paris, contemporain.

Théorie de — ou de la phagocytose : Les microbes qui pénètrent dans l'organisme, ou qui s'y développent, sont attaqués par des cellules et, en particulier les leucocytes, qui les absorbent d'abord et les détruisent ensuite.

Météorisme (μετεωρισμός, gonflement). Distension du tube digestif par des gaz, donnant lieu au gonflement de l'abdomen.

Méthode.

— alsacienne : Méthode de traitement des anévrysmes. V. Procédé de Delmas.

— de Bretonneau et Trousseau : Dans le paludisme. La quinine est prise en une fois, après la fin de l'accès.

— de Sydenham ou méthode anglaise : Dans le paludisme. La quinine est prise de quatre heures en quatre heures, après la fin de l'accès.

— de Torti ou méthode italienne : Dans le paludisme. La quinine est administrée en une fois avant l'accès ou à son déclin.

— du pinceau : Procédé d'étude du tissu adénoïde. Les coupes pratiquées sur des ganglions lymphatiques sont étendues sur un porte-objet, dans une petite quantité de liquide. On les touche alors délicatement avec un pinceau fin. Les leucocytes adhèrent, en partie, au pinceau et on peut voir les réseaux adénoïdes qu'on colore en bleu par l'hématoxyline. Par ce procédé, on clarifie les coupes.

— sclérogène (Lannelongue) : Méthode de traitement des fongosités tuberculeuses par des injections interstitielles de chlorure de zinc au 1/10.

Métis (*mixtus*, mêlé). Produit engendré par deux êtres d'espèce différente.

Métopages (I. Geoffroy Saint-Hilaire), (μέτωπον, front ; παγείς, uni). Monstres dont les têtes sont réunies par le front (fig. 250).

Métopique (μέτωπον, front).

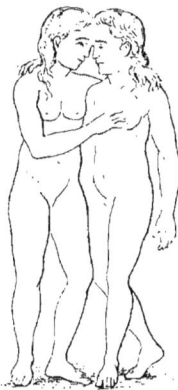

Fig. 250. — Métopages.

Suture — : Suture médio-frontale.

Métrite (μήτρα, utérus). Inflammation de l'utérus.

Métro-élytrorrhaphie (μήτρα, utérus ; έλυτρον, vagin ; ραφή, suture).

Opération qui a pour but d'unir la paroi vaginale antérieure ou la face antérieure du col de l'utérus, avec la paroi postérieure du vagin.

Métroptose (μήτρα, utérus; πτῶσις, chute), (Glénard, 1886). Prolapsus de l'utérus.

Métrorrhagie (μήτρα, utérus; ῥαγή, rupture). Hémorrhagie utérine, en dehors des périodes menstruelles.

Métrorrhée (μήτρα, utérus; ῥεῖν, couler). Écoulement aqueux ou muqueux de l'utérus.

Meung-sur-Loire (France, Loiret).

SANANORIUM DE — : Sanatorium de plaine (entouré au nord et à l'ouest de terrains boisés) pour tuberculeux.

Meyer (Georges-Hermann), (1815-1892), anatomiste de Zurich, né à Francfort-sur-le-Mein.

LIGNE DE — : Ligne allant du milieu du corps de la troisième vertèbre sacrée, au milieu de l'espace compris entre les deux épines pubiennes.

ORGANE DE — : Ensemble des glandules et replis muqueux situés à la partie supérieure des bords de la langue, qui se voient surtout chez certains animaux.

Meynert (Théodor), anatomiste de Vienne (Autriche), né à Dresde en 1833.

COMMISSURE DE — : Faisceau de substance blanche, réunissant les corps de Luys et les noyaux lenticulaires.

COUCHE EXTERNE D'ASSOCIATION DE — : (Küss et Bechterew). Couche des fibres tangentielles profondes de l'écorce cérébrale.

FAISCEAU DE — : Faisceau nerveux qui naît dans le lobe temporal, passe dans le pédoncule cérébral où il est en dehors du faisceau pyramidal, s'engage dans la protubérance et se termine dans ses noyaux ganglionnaires antérieurs. Syn. Faisceau occipital. Faisceau sensitif.

Meynet (Paul-Claude-Hyacinthe), (1831-1892), médecin français.

NODOSITÉ DE — : Nodosité rhumatismale sous-cutanée.

Miasme (μίασμα, miasme). Substance organique, volatile, que répandent les matières animales ou végétales en décomposition, les marais, etc.

Michaëlis (Gustav-Adolph), (1798-1848), accoucheur de Kiel, né à Marbourg.

LOSANGE DE — : Quadrilatère facilement appréciable à la vue au niveau de la région sacrée, chez une femme bien conformée et bien musclée; limité aux quatre angles par quatre fossettes; l'angle inférieur est formé par le point où s'unissent les deux fesses en haut; l'angle supérieur par une fossette placée sous la fossette épineuse de la 5e lombaire; les angles latéraux, par deux légères fossettes au niveau des épines iliaques postéro-supérieures. Pour bien voir le losange, placer le tronc en extension et de telle façon que la lumière tombe sur lui obliquement et latéralement.

Microbe (μικρός, être microscopique), (Sédillot). « On peut admettre des microbes végétaux dont les plus importants sont représentés par les bactéries, et des microbes animaux, dont les protozoaires sont les plus intéressants au point de vue médical. » (Roger).

Microbilogie (μικρός, être microscopique; λόγος, étude). Étude des microbes.

Microbiologie (μικρός, petit; βίος, vie; λόγος, étude). Étude des êtres à vie courte.

Microbisme. Présence dans l'organisme d'éléments pathogènes.

— LATENT : État dans lequel l'organisme contient des éléments pathogènes inactifs, prêts à devenir offensifs à la faveur d'une série de circonstances favorables.

Microcéphalie (μικρός, petit; κεφαλή, tête). Petit volume de la tête.

Microcidine. Naphtolate de soude, ou naphtol alcalin. Recommandée, en 1891, par Berlioz, de Grenoble. Antiseptique puissant à 4 p. 1 000.

Microcoque ou **coque** (μικρός, petit; κοκκός, graine). Bactérie sphérique, généralement immobile et dépourvue de cils vibratiles, ne donnant pas de spores, mais se multipliant par scissiparité ; constitue un des deux grands groupes des bactéries, le second groupe étant formé par les bacilles.
Comprend les monocoques, les diplocoques, les streptocoques, les tétracoques, les sarcines, les zooglées, les staphylocoques.

Microcythémie (μικρός, petit; κύτος, globule; αἷμα, sang). Diminution de volume des globules sanguins.

Microdontisme (μικρός petit; ὀδούς, ὄντος, dent). Arrêt de développement des dents qui présentent un volume beaucoup moindre que normalement.

Microglossie (μικρός, petit; γλῶσσα, langue). Petitesse de la langue.

Micrognathie (μικρός, petit; γνάθος, mâchoire). Petit volume de la mâchoire inférieure.

Micrographie (μικρός, petit, γράφω, j'écris). Description des êtres microscopiques.

Micromélie (μικρός, petit; μέλος, membre). Malformation par exiguïté des membres.

Micromère (μικρός, petit; μέρος, partie). Petit blastomère.

Micromètre (μικρός, petit; μέτρον, mesure). Instrument de micrographie servant à mesurer.

Micron. Mesure microscopique correspondant à un millième de millimètre. Désignée par la lettre μ.

Micro-organisme. Microbe.

Microphone (μικρός, petit; φωνή, voix). Appareil dont la résistance électrique varie quand on le soumet à de petites actions mécaniques, telles que les vibrations produites par la parole sur une planche de sapin. L'organe essentiel en est un morceau de charbon taillé en pointe à ses deux extrémités, toutes deux en contact avec un bloc de charbon. Cet appareil permet de substituer, dans le téléphone, le courant d'une pile aux courants d'induction toujours très faibles. Appliqué au téléphone, il amplifie considérablement le son.

Microphtalmie (μικρός, petit; ὀφθαλμός, œil). Petit volume de l'œil.

Micropolyadénie (μικρός, petit; πολύς, nombreux; ἀδήν, glande). Hypertrophie légère et généralisée des ganglions.

Micropsie (μικρός, petit; ὄψις, vue). Vision des objets plus petits qu'ils ne sont en réalité.

Microrchidie (μικρός, petit; ὄρχις, testicule). Petit volume du testicule.

Microsomatie (μικρός, petit; σῶμα, corps). Petit volume du corps.

Microsome (μικρός, petit; σῶμα, corps). Granulation du filament protoplasmique.
Syn. : Cytomicrosome, plastidule (de plastide, cellule).

Microsporum Audouini. V. Audouin, p. 40.

Microsporon furfur (Eichstedt, 1846). Champignon du pityriasis versicolor.

Microstomie (μικρός, petit; στόμα, bouche). Étroitesse de la bouche.

Microtome (μικρός, petit; τέμνειν, couper). Instrument servant à faire des coupes microscopiques.

Miction (*mingere*, uriner). Action d'uriner.

Miction par regorgement. Écoulement involontaire d'urine par le méat, simulant une incontinence, et dû en réalité au rejet du trop-plein de la vessie, par suite du relâchement du sphincter vésical. S'observe surtout chez les prostatiques.

M I D A. Présentation de la face en mento-iliaque droite antérieure.

M I D P. Présentation de la face en mento-iliaque droite postérieure.

M I D T. Présentation de la face en mento-iliaque droite transverse.

M I G A. Présentation de la face en mento-iliaque gauche antérieure.

M I G P. Présentation de la face en mento-iliaque gauche postérieure.

M I G T. Présentation de la face en mento-iliaque gauche transverse.

Migraine ophtalmique. Migraine accompagnée de symptômes oculaires accentués.

Migrainine. Mélange d'antipyrine, de caféine et d'acide citrique.

Mikulicz (Johann von Radecki), chirurgien de Breslau, né à Czernowitz en 1850.
DRAINAGE DE — : Drainage obtenu par le pansement de Mikulicz.
OPÉRATION DE — : Extirpation totale ou partielle du sterno-cléido-mastoïdien, en cas de torticolis musculaire.
PANSEMENT DE — : Pansement intra-abdominal, destiné à assurer le drainage de la cavité péritonéale, et à faire une certaine compression; se compose essentiellement d'un sac de gaze, que l'on introduit, en général, au fond du petit bassin et dans lequel on tasse des bandes de gaze en nombre variable.
PROCÉDÉ DE — : Procédé de suture des nerfs analogue à celui de Tillmanns, consistant, par conséquent, en une suture d'appui et une suture d'affrontement. Le fil d'appui est passé à la Nélaton, mais *transversalement*. Les sutures d'affrontement sont des points complémentaires comprenant le névrilème, et au besoin le nerf.
RÉSECTION DE WLADIMIROFF — : Résection ostéoplastique comprenant l'extrémité inférieure des os de la jambe, le tarse postérieur et parfois une partie du tarse antérieur; les parties

molles sont largement enlevées en arrière, au niveau du talon, mais elles sont conservées au niveau du cou-de-pied. Par suite de l'ablation de toute la partie postérieure du pied, le sujet arrive à marcher uniquement sur la face plantaire des orteils.

Miliaire (*milium*, grain de millet). Offrant un aspect sphérique et du volume d'un grain de millet.

ANÉVRYSME — : Anévrysme siégeant sur les petites artérioles du cerveau, offrant les dimensions d'un grain de millet, et dont la rupture détermine l'hémorrhagie cérébrale.

ÉRUPTION — : Éruption cutanée, d'origine sudorale, et caractérisée par l'existence, à la surface de la peau, de petites vésicules miliaires entourées d'une aréole dorée.

GRANULATION — : Granulation tuberculeuse de la dimension d'un grain de millet.

Milieu intérieur (Claude Bernard). Milieu liquide interstitiel, dans lequel naissent et vivent les cellules de l'organisme.

Millar (John), médecin anglais du XVIIIᵉ siècle.

ASTHME DE — (1769) : Laryngite striduleuse. On l'appelle aussi asthme de Wichmann.

Millard (Auguste-Louis-Jules), médecin de Paris, né à Paris en 1830.

Millard-Gubler. V. Millard, Gubler.

SYNDROME DE — (1856) : Paralysie homonyme d'un (moteur oculaire externe) ou de plusieurs nerfs craniens (moteur oculaire et hypoglosse) avec paralysie croisée des membres ; signe de lésion de la protubérance annulaire.

Syn. : Paralysie alterne.

Millet du Prophète. Ferment du Kéfir. « Depuis un temps immémorial, les Tartares qui peuplent les sommets du Caucase se transmettent de génération en génération, de famille à famille, le ferment du Kéfir. Ils l'appellent le « millet du Prophète », car ils prétendent le tenir de Mahomet, qui lui-même l'aurait reçu d'Allah. » (Hallion). V. Kéfir, p. 316.

Millon (Auguste-Nicolas-Eugène), (1812-1867), chimiste français de Paris, né à Châlons-sur-Marne.

RÉACTIF DE — : Azotate acide de mercure, employé pour la recherche des albuminoïdes.

Mimétisme (μιμέομαι, imiter). Faculté qu'ont certains animaux de prendre une apparence conforme aux objets qui les entourent. (Littré.)

Minderer (Raymond), (....-1621), médecin bavarois, d'Augsbourg.

ESPRIT DE MINDERERUS — : Acétate d'ammoniaque.

Acide acétique.........................	300ᵍʳ
Eau distillée.........................	700ᵍʳ
Sesquicarbonate d'ammoniaque..........	160ᵍʳ

Miner's elbow (expression anglaise : coude de mineur). Hygroma olécranien, ainsi nommé dans certains districts houillers de l'Angleterre.

Minerve. Appareil orthopédique destiné à maintenir la tête et le cou immobiles, en position droite (ainsi appelé parce qu'il rappelle un casque de Minerve).

Minkowski (Oscar), médecin allemand, né à Alexoten en 1858.
    Méthode de Naunyn et — : V. Naunyn, p. 400.

Minor, médecin russe, contemporain.
    Maladie de — : Hématomyélie centrale.

Minoratif (*minorare*, amoindrir). Laxatif doux qui purge sans provoquer de coliques.

Miopragie (Potain, 1888). (μειόω, diminuer; πράσσω, faire, fonctionner; d'où απραγία, inefficacité). Aptitude fonctionnelle restreinte physiologique ou pathologique.
    Ex. : 1° Un jeune conscrit fait des exercices violents; son cœur ne peut suffire à la tâche et se dilate; l'aptitude fonctionnelle du cœur ne répond pas à l'aptitude fonctionnelle des autres muscles : le jeune conscrit est en état de miopragie cardiaque physiologique.
    2° Un homme atteint d'athérome coronaire, lui permettant de vaquer à ses occupations ordinaires, est obligé de monter un escalier raide et meurt au terme de l'ascension; la circulation cardiaque était devenue insuffisante pour le travail que le cœur avait eu à fournir : le cœur de cet homme était en état de miopragie pathologique.

Mirault, chirurgien d'Angers.
    Procédé de — : Dans le traitement du bec-de-lièvre.
    Consiste essentiellement en : 1° la résection de la muqueuse jusqu'à la peau, le long d'une des lèvres du bec-de-lièvre; 2° la taille d'un petit lambeau à base inférieure sur la lèvre

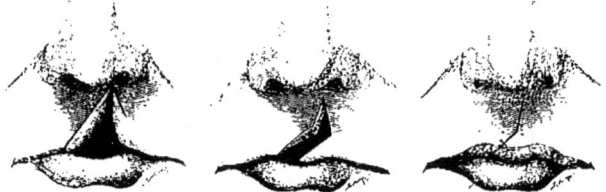

FIG. 251.   FIG. 252.   FIG. 253.
Procédé de Mirault.

opposée, et 3° la suture de ce lambeau à la lèvre du côté opposé (fig. 251, 252 et 253).

Miringite (*miringa*, tympan). Inflammation de la membrane du tympan.

Miroir (Écriture). V. Écriture en miroir, p. 170.

Miserere.
    Colique de — : Occlusion intestinale. « La violence des douleurs a fait donner vulgairement à la maladie le nom de *miserere* (*miserere*, ayez pitié). » (Littré et Robin).

Misogynie (μισεῖν, haïr; γυνή, femme). Névropathie caractérisée par l'aversion pour les rapprochements sexuels et les femmes.

Mithridatisme (Mithridate, roi du Pont (125 ans av. J.-C.), qui, par crainte d'être empoisonné, s'était habitué aux poisons). État d'immunisation à l'égard des poisons minéraux, végétaux, animaux : — *acquis* par ingestion à doses progressivement croissantes ; — *héréditaire* par transmission à l'engendré des qualités acquises par le générateur.

Mitome (μίτος, filament). Nom donné au filament (ou aux filaments), qui constitue le réseau du protoplasma.

Mitose (μίτος, filament). Karyokinèse.

Mitscherlich (Eilhard), (1794-1863), chimiste allemand de Berlin, né à Neuende.

PROCÉDÉ DE — : Procédé de recherche du phosphore dans l'organisme. On acidifie légèrement les organes avec une goutte d'acide sulfurique et on les porte à l'ébullition, dans un ballon muni d'un tube à dégagement entouré d'un réfrigérant de Liebig. Dans ce tube, les vapeurs se condensent, puis sont recueillies dans un flacon contenant une solution de nitrate d'argent. Dès que l'ébullition a lieu, la vapeur d'eau entraîne du phosphore et l'on voit apparaître au voisinage de la portion refroidie du tube une lueur pâle et tremblottante ; de plus, au contact du phosphore, la solution de nitrate d'argent est réduite, et il se forme de l'acide phosphorique.

Mode des fesses. En obstétrique, présentation du siège, dans laquelle les membres inférieurs sont relevés au-devant du tronc, les fesses se présentant directement à l'orifice du col.

Mode des genoux. En obstétrique, présentation du siège, dans laquelle les jambes sont fléchies sur les cuisses, les genoux se présentant directement à l'orifice du col.

Mode des pieds. En obstétrique, présentation du siège, dans laquelle les membres inférieurs restent étendus, les pieds se présentant directement à l'orifice du col.

Mœbius (Paul Julius), médecin allemand, né à Leipzig, en 1853.

AKINÉSIA ALGERA DE — (α, privatif; κίνησις, mouvement; ἀλγηρός, douloureux) : Inactivité douloureuse dans la compression de la moelle.

MALADIE DE — : Paralysie oculo-motrice périodique ou récidivante. Syn. : Migraine ophtalmique de Charcot.

SIGNE DE — : Difficulté de la convergence des yeux dans la maladie de Basedow.

TYPE DE LEYDEN : V. Leyden, p. 341.

Môle (μύλη, avorton, faux germe). Dénomination appliquée d'abord à toutes les tumeurs se développant dans l'intérieur de l'utérus; on distinguait alors les môles fausses (polypes, myomes pédiculés, etc.) et les môles vraies ou légitimes (tumeurs d'origine fœtale). Isolé, ce terme n'est plus usité.

— VÉSICULAIRE OU HYDATIQUE, OU HYDATIDE : Tumeur utérine constituée par une dégénérescence kystique des villosités choriales et dont l'aspect microscopique rappelle celui des hydatides (fig. 254).

Molette (*mola*, meule). Cône de marbre, destiné au broiement de certains corps solides.

    Scie a — : Scie terminée par un disque denté.

Molimen menstruel (*molimen*, masse, montage d'eau). Règles.

Molitg (France, Pyrénées-Orientales). Eaux minérales sulfurées sodiques, de 21° à 37°. Altitude : 450 mètres.

Moll.

    Glandes de — (1857) : Glandes sudoripares, présentant la forme d'un canal simple, contourné. Elles occupent l'épaisseur des paupières et s'ouvrent entre les cils.

Möller (1859-1862), chirurgien de Kœnisberg.

    Maladie de — : Rachitisme aigu, considéré par Barlow comme un scorbut infantile.

Möller-Barlow. V. Möller, Barlow.

    Maladie de — : Maladie de Möller.

Molluscum. Tumeur de la peau, molle, peu sensible, d'une consistance souvent élastique, de nature fibreuse. Synonyme : Fibroma molluscum.

    — contagiosum (Bateman). Acné varioliforme. « Lésion constituée par une tumeur minuscule, globuleuse, plus rarement aplatie, semblable à une petite perle comme volume, comme forme et presque en relief sur les téguments, sans inflammation ni tuméfaction périphérique du derme, souvent comme translucide, d'un blanc mat ou d'un blanc rose, et portant à son sommet un ombilic. » (Brocq).
Les éléments éruptifs sont d'abondance variable et leur durée peut être indéfinie.

    — pendulum. Molluscum pédiculisé.

Monard.

    Pilules des frères :

Ipéca	0gr,60
Calomel	0gr,30
Extrait d'opium	0gr,10
Gomme	0gr,09

pour 9 pilules.

Monneret (Jules-Auguste-Édouard), (1810-1868), médecin de Paris, né à Paris.

    Pouls hépatique de — : Pouls lent dans l'intervalle des accès congestifs du foie.

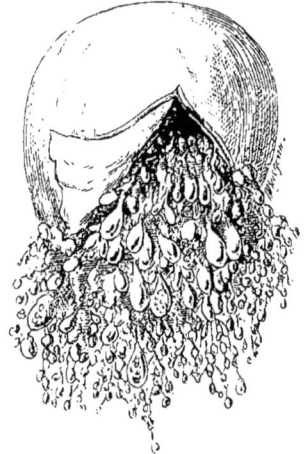

Fig. 254. — Môle hydatiforme (Mme Boivin).

Monocoques (μόνος, seul ; κόκκος, graine). Variété de microcoques qui offrent l'aspect d'une petite sphère isolée.

Monod (Frédéric-Clément-Constant-Gustave), (1803-1891), chirurgien français de Paris, né à Copenhague.

PROCÉDÉ DE — DANS LE TRAITEMENT DE L'ONYXIS : Destruction du bourrelet fongueux par des cautérisations énergiques au nitrate d'argent, répétées deux ou trois fois en 5 ou 6 jours.

PROCÉDÉ DE — DANS LE TRAITEMENT DES COLLECTIONS SÉREUSES (1871) : Retirer de la collection une petite quantité de liquide (quelques grammes), et la remplacer par une quantité moindre d'alcool à 40°.

Monod (Charles-Edmond), chirurgien de Paris, contemporain, né à Paris.

PROCÉDÉ DE — DANS LA RÉSECTION DU NERF DENTAIRE INFÉRIEUR DANS LE CANAL DENTAIRE (1884) : Incision du bord antérieur du masséter à 2 centimètres de la symphyse, le long du bord inférieur du maxillaire ; sur l'extrémité interne de cette incision, en tracer une seconde verticale, s'arrêtant à 2 centimètres environ du bord de la lèvre. Relever le lambeau, voir le trou mentonnier et à sa hauteur et à 2 centimètres en arrière, trépaner l'os : on ouvre le canal dentaire, on aperçoit le nerf que l'on charge sur un crochet pour l'attirer le plus possible au dehors et le sectionner ; saisissant ensuite son extrémité au niveau du trou mentonnier, on arrache le bout périphérique.

PROCÉDÉ — DANS LA CURE DES HÉMORRHOÏDES : Résection des pédicules ou des bourrelets hémorrhoïdaires avec ou sans clamp compresseur, parallèlement à l'axe du rectum, sans jamais intéresser la peau ; sutures séparées au catgut des deux lèvres de la muqueuse.

Monomphaliens (μόνος, unique ; ὀμφαλός, nombril). Monstres doubles ayant un ombilic commun.

Monoplégie (μόνος, seul ; πλήσσειν, frapper). Paralysie limitée à un membre ou à un groupe de muscles.

Monopodie (μόνος, unique ; πούς, pied). Absence d'un pied.

Monopsie (μόνος, unique ; ὄψ, œil). Absence d'un œil.

Monosomiens (μόνος, unique ; σῶμα, corps). Monstres doubles intimement unis.

Monorchidie (μόνος, unique ; ὄρχις, testicule). Absence d'un testicule dans les bourses.

Monro (Alexander), (1697-1767), anatomiste anglais d'Édimbourg, né à Londres.

SILLON DE — : Sillon divisant en deux parties les parois latérales du troisième ventricule. Il part de l'orifice de l'aqueduc de Sylvius et aboutit au trou de Monro.

TROU DE — : Orifice ovalaire, pair et symétrique, faisant communiquer le ventricule latéral avec le ventricule moyen.

Monro et Cellie.

THÉORÈME DE — (1783) : A cause de l'inextensibilité des parois craniennes et de l'incompressibilité du contenu, il n'est pas possible qu'il y ait des variations dans la quantité du sang contenu dans le cerveau. (Théorème inexact et abandonné.)

Mont-Dore (France, Puy-de-Dôme). Eaux minérales faiblement bicarbonatées, ferrugineuses, arsenicales et fortement siliceuses, de 38° à 47°. Altitude : 1050 mètres.

Mont de Vénus. Pénil.

Montgomery (William-Fetherston-H.), (1797-1859), accoucheur irlandais de Dublin.

TUBERCULES DE — : Petites élevures semi-hémisphériques de l'aréole du mamelon, particulièrement développées et saillantes pendant la grossesse; sont dues au développement des glandes sébacées de l'aréole.

Montmirail (France, Vaucluse). Eaux minérales sulfatées magnésiques et sodiques, et sulfurées calciques, de 16°. Altitude : 180 mètres.

Morand (1697-1773), chirurgien de Paris, né à Paris.

PIED DE — (1770) : Pied à huit orteils.

ERGOT DE — (1744) OU PETIT HIPPOCAMPE OU CALCAR : Saillie conoïde, blanche, située sur la paroi inférieure de l'extrémité postérieure ou occipitale des ventricules latéraux.

TROU BORGNE OU FORAMEN CÆCUM DE — : Dépression médiane sur la face dorsale de la langue, au niveau du sommet du V lingual.

Morbus coxæ senilis. Arthrite sèche de la hanche.

Morel (Benoît-Augustin), (1809-1873), médecin aliéniste français, né à Vienne (Autriche).

DÉLIRE DE — : Délire émotif.

Morel.

GARROT DE — : Instrument hémostatique.

Morgagni (Giovanni-Battista), (1682-1771), médecin anatomopathologiste de Padoue, né à Forli.

APPENDICE DE — : Pyramide de Lalouette.

CARTILAGE DE — OU CARTILAGE CUNÉIFORME : Petit cartilage inconstant, pair, symétrique, en forme de bâtonnet irrégulièrement cylindrique, presque vertical, situé dans l'épaisseur de chaque repli aryténo-épiglottique, en dehors des cartilages aryténoïdes.

COLONNES DE — : Plis verticaux et parallèles, permanents, de la muqueuse rectale, au voisinage de l'anus.

FORAMEN SINGULARE DE — : Orifice isolé, situé sur la paroi postérieure du conduit auditif interne, donnant passage au nerf ampullaire inférieur.

GLANDE DE — : Paquet de tissu cellulo-adipeux compris entre le cartilage épiglottique en arrière, l'os hyoïde et la membrane thyro-hyoïdienne en avant. (Dénomination incorrecte.)

HUMEUR DE — : Petite masse liquide, décrite au centre du cristallin. N'existe pas à l'état normal.

HYDATIDES DE — : 1° *chez l'homme* : Petites saillies verticales, situées à l'extrémité antérieure du testicule au-dessous de la tête de l'épididyme. Au nombre de deux, l'une est pédiculée et rattachée à la tête même de l'épididyme; l'autre est sessile et s'implante sur le testicule ou sur la tête de l'épididyme ou à leur angle de réunion. L'hydatide pédiculée serait le vestige d'un canalicule aberrant du corps de Wolff. L'hydatide sessile ou non pédiculée serait le vestige de l'extrémité péritonéale du canal de Müller, l'homologue du pavillon de la trompe chez la femme. V. fig. 165, 1 et 2, p. 239.

2° *chez la femme :* Petite vésicule piriforme ou arrondie, pédiculée, grosse comme un grain de millet, de chènevis, ou même une noisette, appendue soit à l'une des franges du pavillon, soit au bord externe de l'aileron supérieur du ligament large, ou méso-salpinx. V. fig. 330, 4, p. 510.

LACUNES DE — (1706) : Dépressions situées sur la surface intérieure de l'urèthre spongieux, presque exclusivement à sa partie supérieure, et répondant à des cavités tubuleuses, terminées en cæcum.

NODULE DE — : Nodule d'Arantius.

TUBERCULE DE — : Saillie sur le bord libre de chaque repli aryténo-épiglottique, située à l'union des 3/4 antérieurs avec le 1/4 postérieur de ce bord ; elle est formée par l'extrémité supérieure du cartilage de Morgagni.

VALVULES SEMI-LUNAIRES DE — : Replis en forme de nids de pigeon à concavité supérieure, que l'on trouve à la face interne de la partie inférieure du rectum, immédiatement au-dessus de l'anus.

VENTRICULE DE — ou VENTRICULE DU LARYNX : Diverticule latéral du larynx, situé entre les deux cordes vocales supérieure et inférieure. Galien l'avait découvert chez le porc.

Morrhuol. Produit extrait de l'huile de foie de morue ; a l'avantage de pouvoir se prendre en capsules.

Morphée (*vitiligo morphea*). Affection cutanée. caractérisée par l'apparition de placards blancs nacrés.

Morse (Samuel-Finley-Breese), (1791-1872), électricien américain. né à Charlestown.

CLEF DE — : Sorte d'interrupteur disposé sur un circuit électrique.

Morton (Samuel-George), (1799-1851), médecin américain. né à Philadelphie.

MALADIE DE — ou NÉVRALGIE DE — : Névralgie siégeant le plus souvent à la quatrième articulation métatarso-phalangienne.

PROCÉDÉ DE — : Traitement du spina-bifida par l'injection dans la poche, après évacuation de 4 à 12 grammes de liquide, de quelques gouttes à quelques grammes, en moyenne 2 à 4 grammes, de solution iodo-glycérinée de Morton. Les injections sont. en général, répétées plusieurs fois, avec des intervalles de 3 à 4 semaines.

SOLUTION IODO-GLYCÉRINÉE DE — :

Iode...................................... 0ᵍʳ6
Iodure de potassium.................... 1ᵍʳ8
Glycérine................................ 30ᵍʳ

A été très employée dans le traitement du spina-bifida.

Morula (*morula*, de *morum*, mûre). Nom donné à l'œuf alécithe segmenté ; les sphères de segmentation sont
égales entre elles et donnent à la surface
de l'œuf un aspect mamelonné, rappelant
celui d'une mûre (fig. 255). V. œuf alécithe,
p. 415.

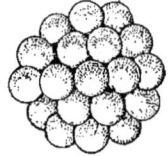

FIG. 255. — Morula.

Morvan (....-1897), médecin français de Lan-
nilis, Finistère.

CHORÉE DE — : Chorée fibrillaire ; pseudo-
chorée.

MALADIE DE — (1883) : Parésie analgésique à panaris ou
paréso-analgésie des extrémités supérieures.

Mosetig-Moorhof (Albert Ritter von), chirurgien autrichien de
Vienne, né à Trieste en 1838.

ÉMULSION DE — :

Glycérine.............. 20 gr.
Eau.................... 80 gr.
Iodoforme pulvérisé.... 20 gr.
Gomme adragante..... 0 gr. 20

LOI DE — (1856) : Le tissu qui forme une tumeur a toujours
son type dans un tissu de l'organisme, à l'état embryonnaire,
ou à l'état de développement complet.

TRAITEMENT DE — (1891) : Injection d'une solution de couleur
d'aniline (violet de méthyle à 1/500), dans les cancers. On
emploie 3 à 6 grammes de cette solution à 1/500. La pyoctanine a été employée à la même dose.

Mosso (Angelo), physiologiste de Turin, né à Turin en 1846.

RESPIRATION PÉRIODIQUE DE — : Sorte de rythme respiratoire
analogue à celui de Cheyne-Stokes, qui se produit à l'état
normal, pendant le sommeil.

Mothe (fin du XVIIIᵉ siècle, début du XIXᵉ), chirurgien de Lyon.

PROCÉDÉ DE — : Procédé de réduction des luxations de l'épaule
par la traction sur le bras mis en position horizontale,
l'avant-bras étant maintenu fléchi. On aide à la manœuvre
en pressant avec les doigts sur la tête déplacée et en impri-
mant au bras, pendant l'extension, des mouvements de rotation en dedans et en dehors.

Mouche.

— D'ESPAGNE : Cantharide.

— DE MILAN : Petit vésicatoire très chargé en cantharidine, de
forme circulaire et dont le diamètre varie de 0ᵐ,025 à 0ᵐ,040.

— VOLANTE : Opacité temporaire et mobile du corps vitré, qui
donne la sensation de mouches passant devant les yeux.

Mouches. Douleurs courtes du début de l'accouchement, correspondant à la période d'effacement du col. Rappelleraient la sensation éprouvée par une piqûre de mouche.

Moucheture. Scarification superficielle.

Moulin (bruit de). Bruit rappelant le bruit de la roue du moulin à eau; perçu au niveau du cœur dans certains cas d'hydropneumopéricarde.

Moustiques. Diptères-Némocères. Les adultes femelles expulsent dans leurs piqûres des filaments germes nés des hématozoaires de Laveran pompés dans le sang de l'homme.

Les œufs et larves de moustiques avalés dans l'eau peuvent eux aussi propager l'hématozoaire de Laveran.

Mouvement brownien. V. Brown.

Moxa. Mode de cautérisation pratiquée autrefois au moyen d'un petit cylindre de matière combustible, peu usité.

— FARADIQUE : Procédé d'application du courant faradique; consiste à laisser en place, de quelques secondes à une minute, le pinceau faradique effleurant à peine la peau, de façon que de petites étincelles éclatent continuellement entre celle-ci et le pinceau.

Moyropuama. Arbuste des forêts vierges du Brésil, classé dans les Oléacées par certains auteurs et dans les Acanthacées par d'autres.

EXTRAIT FLUIDE DE — : Considéré au Brésil comme tonique du système nerveux et comme aphrodisiaque très énergique. Regardé comme talisman précieux; très peu toxique.

Muguet ou **Stomatite crémeuse.** Affection parasitaire caractérisée par la présence de plaques blanches contenant une myco-levure (*oidium albicans*).

Muguet. Nom vulgaire du *convallaria maialis* (Iliacées). V. Convallamarine, p. 123.

Mucus (*mucus*, morve, mucus nasal). Sécrétion ordinaire des muqueuses.

Mules, chirurgien de Manchester.

OPÉRATION DE — : Éviscération du globe oculaire, suivie de l'introduction dans la coque scléroticale d'une petite sphère en argent.

Müller (Johannes), (1801-1858), médecin de Berlin, né à Coblentz. CANAL DE — : Canal situé tout le long de la face externe du corps de Wolff et développé aux dépens de l'épithélium péritonéal qui se déprime à ce niveau en une longue gouttière, bientôt fermée en canal par rapprochement de ses bords. Son extrémité antérieure s'ouvre dans la cavité péritonéale, son extrémité postérieure aboutit dans le sinus uro-génital, près de l'embouchure des canaux de Wolff. Les canaux de Müller forment, chez la femme, les trompes par leur partie supérieure, l'utérus et le vagin par leur partie moyenne et inférieure qui se fusionnent.

Chez l'homme, le canal de Müller s'atrophie, mais il en persiste deux vestiges répondant, l'un, à sa partie supérieure : c'est l'hydatide non pédiculée ou sessile de Morgagni que Lœwe a vu présenter la forme d'un orifice évasé et à bords frangés ; l'autre à son extrémité inférieure : c'est l'utricule prostatique ou utérus mâle (Weber), le vagin mâle (Testut). Les canaux de Müller peuvent persister dans toute leur étendue, et dans deux cas rapportés, l'un par Petit et l'autre par Franque, la portion avoisinant l'urèthre s'était développée de façon à constituer une sorte de petit utérus, qui était surmonté de deux trompes, dont le pavillon était placé près d'un organe rappelant l'ovaire, mais qui, en réalité, était un testicule. Il existait, d'ailleurs, un épididyme, un canal déférent, des vésicules séminales. Il y a quelques observations ayant trait à des hommes perdant tous les mois du sang par l'urèthre, et il serait possible d'interpréter ce molimen menstruel par l'existence d'un utérus masculinus.

CAPSULE DE — : Capsule de Bowmann.

Müller (Heinrich), (1820-1864), anatomiste allemand, né à Würzburg.

FIBRES RADIÉES DE — (1856) : Cellules de soutènement de la rétine.

MUSCLE DE — (1857) : V. Rouget.

TRIGONE CENDRÉ DE — : Portion du tuber cinereum qui se reploie au-dessus du chiasma des nerfs optiques et adhère à sa face supérieure.

Müller (Hermann-Franz), (1866-1898), histologiste allemand, né à Oberdöbling.

LIQUIDE DE — :

Bichromate de potasse	2 à 2gr,5
Sulfate de soude	1gr
Eau	100ccm

Pour obtenir une pièce bien fixée, mettre des petits fragments dans une grande quantité de liquide ; durant la première semaine, renouveler le liquide tous les deux jours, et plus tard, deux fois par semaine (durant environ 6 à 8 semaines, pour des fragments de moyenne grosseur).

Müller (Koloman), médecin contemporain, né à Budapesth en 1849.

SIGNE DE — : Alternatives de rougeur et de pâleur de l'isthme pharyngien qui s'accompagnent de pulsations véritables et de mouvements oscillatoires de la luette.

Murchison (Charles), (1830-1879), médecin de Londres, né à la Jamaïque.

THÉORIE PYTHOGÉNIQUE (πύθω, putréfier) DE — (1858) : L'élément infectieux de la fièvre typhoïde provient de la fermentation de matières organiques. Cette théorie soutient l'origine autochtone de la fièvre typhoïde.

Murexide (murex, coquillage dont on tirait la pourpre). Purpurate d'ammoniaque.

RÉACTION DE — : Destinée à déceler la présence d'acide urique : le liquide qui le contient est évaporé à siccité ; on ajoute deux gouttes d'acide azotique, on chauffe de nouveau jusqu'à évaporation et l'on a un petit résidu sec, jaune ou brun. Sur les bords du creuset, on laisse couler une goutte d'ammoniaque et on détermine immédiatement la production d'un liséré rouge pourpre.

Murphy (John B.), chirurgien américain de Chicago, contemporain.

> Bouton de — (1892) : Petit instrument en métal servant à pratiquer rapidement une suture intestinale. Il se compose de deux pièces, dont l'une (pièce mâle) s'engage dans l'autre (pièce femelle), où elle est maintenue fortement, grâce à un ressort (fig. 256).

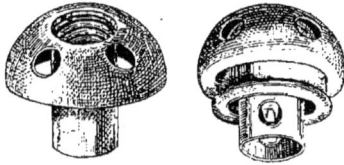

Fig. 256. — Bouton de Murphy.

Muscarine. Alcaloïde retiré des champignons non comestibles : à son absorption seraient dus les accidents observés dans les empoisonnements par les champignons vénéneux.

Muscle thyro-adénoïdien. Petit faisceau musculaire allant de la face postérieure du cartilage thyroïde à l'isthme du corps thyroïde.

Muscle thyro-glandulaire. Muscle thyro-adénoïdien.

Musculus levator glandulæ thyroïdæ ou de **Sœmmering.** V. Sœmmering.

Museau de tanche. Portion vaginale du col de l'utérus.

Museux, chirurgien français.

> Pince de — : Longue pince formée de deux branches articulées à la manière des ciseaux, dont une extrémité porte un anneau de préhension et dont l'autre se termine par deux crochets. Les crochets des deux branches sont disposés de manière à s'emboîter l'un dans l'autre, et il existe d'autre part, près des anneaux, des crans d'arrêt qui permettent de maintenir la pince fermée.

Musset (Alfred de), (1810-1857), poète français, né à Paris.

> Signe de — (Delpeuch, 1900) : Secousses régulières de la tête, à oscillations antéro-postérieures brusques, parfaitement isochrones aux pulsations radiales, qu'on observe chez des malades atteints d'une affection aortique. Comme Alfred de Musset, prématurément emporté par une insuffisance aortique, avait présenté ce signe, Delpeuch a proposé de l'appeler : *signe de Musset.*

Mussitation (*mussitare,* murmurer). Mouvement d'articulation des lèvres, comme pour parler à voix basse. Espèce de murmure que font entendre certains malades dans le délire.

Mutacisme (*mutus,* muet). Difficulté de prononcer les lettres labiales : *m, b, p, v, f.*

Myalgie (μῦς, muscle; ἄλγος, douleur). Douleur musculaire.

> — puerpérale. Douleurs musculaires dans le mollet, après l'accouchement, quand les malades se lèvent pour la première fois.

Mycélium (μύκης, champignon). Assemblage de filaments plus ou moins ramifiés provenant de la végétation des spores, qui sert de support ou de racine aux champignons.

Mycétome (μύκης, champignon). Pied de Madura.

Mycocète (μύκης, champignon). Champignon.

Mycomyringite (μύκης, champignon). Otomycose.

Mycose (μύκης, champignon) ou **Leptothrix mycosis**. Affection causée par un leptothrix et caractérisée par un semis de petites taches ou élevures coniques d'un blanc nacré, situées sur les amygdales, la base de la langue, le voile du palais, le pharynx et quelquefois l'œsophage.

Mycose intestinale (μύκης, champignon). Charbon gastro-intestinal.

Mycosis fongoïde (μύκης, champignon). Dermatose caractérisée par la présence de nombreuses tumeurs lymphoïdes.

Mydriase (μυδρίασις mydriase, maladie des yeux; de ἀμυδρός, obscur). Dilatation pupillaire, se produisant physiologiquement dans l'obscurité.

Mydrol. Iodométhylphénylpyrazolone. Poudre blanche, amère, inodore, insoluble dans l'éther, soluble dans l'eau et l'alcool. Ralentit les battements cardiaques et dilate la pupille.

Myélencéphale (μυελός, moelle; ἐγκέφαλος, encéphale). Ensemble du cerveau et de la moelle épinière.

Myéline (μυελός, moelle). Substance graisseuse qui entoure le cylindraxe des nerfs.

Myélite (μυελός, moelle). Inflammation de la moelle.

Myélocyte (μυελός, moelle; κύτος, cellule) (Ch. Robin, 1853). Petit élément cellulaire d'origine ectodermique, de 6 μ de diamètre, formé d'un noyau arrondi, entouré d'une très mince couche de protoplasma, que Robin considérait comme un noyau libre. Se nomme aujourd'hui neuroblaste.

Myéloïde (μυελός, moelle; εἶδος, forme). Qui a l'aspect de la moelle, et particulièrement la moelle osseuse.

Myélopathie (μυελός, moelle; πάθος, maladie). Affection de la moelle.

Myéloplaxe (μυελός, moelle; πλάξ, plaque). Cellule de la moelle osseuse essentiellement caractérisée par le grand nombre de ses noyaux (fig. 257).

FIG. 257. — Myéloplaxe.

Mylo-hyoïdienne (μύλοι, dents molaires; ὑοειδής, os hyoïde). LIGNE — : Ligne oblique de la face interne du maxillaire inférieur. Elle va des apophyses géni à la dernière molaire.

Mynsicht.
ÉLIXIR DE — : Alcoolé sulfurique aromatique. Employé comme stomachique et hémostatique.

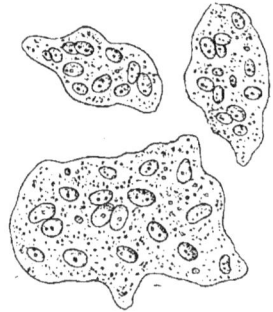

Myoblastes (μῦς, muscle ; βλαστός, germe). Cellules d'origine mésodermique, qui donnent naissance aux fibres musculaires striées.

Myocarde (μῦς, muscle ; καρδία, cœur). Tissu musculaire du cœur.

Myocardite. Inflammation du myocarde.

Myoclonie ou **Myoclonus** (μῦς, muscle ; κλόνος, agitation). Contraction musculaire, clonique, involontaire, rappelant les secousses
  musculaires provoquées par le courant électrique.

Myodopsie (μυιώδης, en forme de mouche ; ὄψις, vue). Mouches volantes.

Myodynie (μῦς, muscle ; ὀδύνη, douleur). Myalgie.

Myognathie (μῦς, muscle ; γνάθος, mâchoire), Polygnathie dans laquelle la tumeur s'implante seulement sur les parties molles.

Myographe (μῦς, muscle ; γράφω, j'écris). Appareil enregistreur servant à étudier les contractions musculaires qu'il amplifie.

Myoïdème (μῦς, muscle ; οἴδημα, gonflement). Myœdème.

Myolemme (μῦς, muscle ; λέμμα, enveloppe). Sarcolemme.

Myologie (μῦς, muscle ; λόγος, étude). Étude des muscles.

Myome (μῦς, muscle). Tumeur formée de tissu musculaire.

Myomectomie (myome ; ἐκτομή, excision). Ablation d'un myome utérin.

Myoœdème (μῦς, muscle ; οἴδημα, gonflement). Contraction musculaire localisée apparaissant brusquement au point percuté.

Myopathie (μῦς, muscle ; πάθος, mal). Affection du système musculaire.

Myopie (μύειν, cligner ; ὤψ, œil). Trouble de la vue caractérisé par
  ce fait que les sujets ne voient les objets que de très près. Il
  est dû à un défaut de convergence des rayons lumineux qui se
  réunissent en un point situé en avant de la rétine.

Myosalgie (μῦς, muscle ; ἄλγος, douleur). Douleur musculaire.

Myosine (μῦς, muscle). Albuminoïde retiré du tissu musculaire.

Myosis (μύειν, cligner les yeux). Rétrécissement de la pupille.

Myosite (μῦς, muscle). Inflammation des muscles.

Myringomycosis (μύκης, champignon). Otomycose.

Myrtiforme (*myrtus*, myrte ; *forma*, forme). En forme d'une feuille
  de myrte.
> Fossette — : Dépression située à la face externe du maxil-
> laire supérieur, en dedans de la fosse canine.
> Muscle — : Muscle situé au-dessus de l'aile du nez.

Myrtol. Huile essentielle provenant des feuilles du Myrtus communis. Sédatif et antiputride.

Mythylotoxine. Substance toxique trouvée par Brieger dans le foie
  des moules malades.

Myxodermie (μύξα, mucus ; δέρμα, peau). Ramollissement de la peau.

Myxœdème (μύξα, mucosité ; οἴδημα, œdème). Œdème dur, résistant, des téguments avec teinte jaune cireuse de la peau qui
  est sèche et se desquame en furfures ou en lamelles.
> — opératoire : Myxœdème consécutif à la thyroïdectomie.

Myxome (μύξα, mucosité). Tumeur composée de tissu muqueux.

Myxomycète (μύξα, mucosité ; μύκης, champignon). Organisme
  inférieur du genre champignon.

N

Nabeul (Tunisie, ville de la côte, à 60 kilomètres de Tunis).

> BOUTON OU CLOU DE — : Affection furonculeuse, de longue durée. Serait due à l'inoculation d'un microbe spécial, d'un diplocoque (DUCLAUX).
>
> Synonymes : Bouton d'Orient, herpès du Nil, bouton de Delhi, clou de Biskra, bouton d'Alep, clou de Gafsa, bouton des pays chauds, maladie des dattes, bouton d'un an, bouton tunisien.

Naboth, anatomiste saxon du commencement du XVIII° siècle.

> ŒUFS DE — : Petits kystes dus à la distension des glandes de la muqueuse du col utérin.

Nægele (Franz-Carl), (1777 ou 78-1851), accoucheur de Heidelberg, né à Dusseldorf.

> BASSIN DE — : Bassin oblique ovalaire, ayant, d'après Nægele, les caractères suivants : Ankylose d'une des symphyses sacro-iliaques ; arrêt de développement ou développement défectueux de la moitié latérale du sacrum ; largeur moindre de l'os iliaque ; déviation du sacrum du côté de l'ankylose et de la symphyse pubienne du côté opposé ; apla-

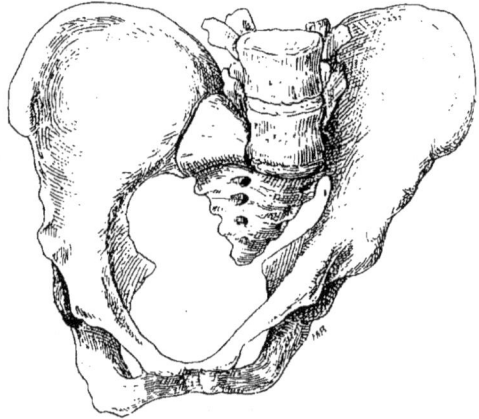

FIG. 258. — Bassin de NÆGELE.

> tissement de la face interne de l'os iliaque du côté ankylosé ; rétrécissement oblique du bassin du côté ankylosé et agrandissement du côté opposé (fig. 258).

Nævus (*nævus*, tache de rousseur). Altération congénitale de la couleur ou de la texture de la peau, ordinairement permanente et limitée à une région du corps (Rayer). On distingue deux variétés de nævi : les nævi pigmentaires et les nævi vasculaires.

Nairne, physicien anglais du XVIII° siècle.

> MACHINE ÉLECTRIQUE DE — : Machine électrique à frottement, destinée à fournir soit l'électricité positive, soit l'électricité négative, soit enfin les deux à la fois.

Nanisme (νάνος, nain). État caractérisé par la petitesse des organes et particulièrement de la taille.

Nanocéphalie (νάνος, nain ; κεφαλή, tête). Microcéphalie.

Nanomélie (νάνος, nain ; μέλος, membre). Micromélie.

Napelline. Alcaloïde tiré de l'Aconit Napel ; analgésique.

Naphtol α et β. Antiseptiques de l'intestin.

Napoléon (MÉDECINE DE).

Crème de tartre soluble......	30 grammes.
Émétique.................	0ᵍʳ,025
Sucre.................	60 grammes.
Eau.................	1 litre.

A prendre par verres. Formulée par Corvisart.

Narcéine (νάρκη, assoupissement). Alcaloïde de l'opium ; antinévralgique ; narcotique.

Narcolepsie (νάρκη, assoupissement ; λαμβάνειν, prendre). Tendance au sommeil.

Narcose (νάρκη, assoupissement). Assoupissement ; signifie surtout le sommeil provoqué (chloroforme, éther, etc.).

Narcotique (νάρκη, assoupissement). Qui fait dormir.

Narcotisme (νάρκη, assoupissement). Anesthésie et sommeil provoqués par un agent médicamenteux.

Nasal (*nasus*, nez). Qui concerne le nez.

BOSSE — : Saillie de la face externe de l'os frontal, située entre les deux arcades sourcilières.

CANAL — : Dernière portion du canal lacrymal.

ÉPINE — INFÉRIEURE : Saillie osseuse située au milieu de la partie inférieure de l'orifice nasal.

ÉPINE — POSTÉRIEURE : Saillie osseuse située à l'extrémité postérieure de la voûte palatine sur la ligne médiane.

ÉPINE — SUPÉRIEURE : Saillie osseuse située au milieu de l'échancrure nasale de l'os frontal.

INDICE — : Rapport entre la largeur maximum de l'orifice nasal antérieur et sa longueur maximum prise de l'épine nasale à la suture naso-frontale (*Dictionnaire usuel des Sciences médicales*).

Nasales (*nasus*, nez).

CONSONNES — : Consonnes dans lesquelles le timbre de la voix prend un caractère nasal. Ce sont : M, N.

Nasillement (*nazille*, nez ; ancienne forme du mot nariné). Modification anormale du timbre de la voix qui prend un son nasal.

Nasmyth.

CUTICULE DE — (1839) : Mince couche formée de squames accolées, qu'on observe sur la couronne des dents de sujets jeunes ; disparaît par l'usure.

Naso-lobaire (*nasus*, nez).

NERF — : Rameau terminal du nasal qui se ramifie dans la peau du lobe du nez.

Nates (*nates*, fesses). Tubercules quadrijumeaux antérieurs, dont la saillie a été comparée à celle des deux fesses, au-dessous desquelles les tubercules quadrijumeaux postérieurs semblent former deux saillies scrotales (*testes*).

Natiforme (*nates*, fesses).

CRANE — : V. Crâne natiforme, p. 130.

Naturam morborum ostendunt curationes. Adage ancien.

Nauheim (ville de Hesse-Darmstadt). Eaux minérales chlorurées, sodiques, fortes.

EXERCICES OU GYMNASTIQUE DE — : V. Gymnastique suédoise sans appareils, p. 257.

Naunyn (Bernhard). médecin allemand de Strasbourg, né à Berlin en 1839.

Naunyn et *Minkowski*. V. Naunyn, Minkowski.

MÉTHODE DE — : Procédé d'exploration du rein après distension du côlon par un lavement gazeux.

Naupathie (ναῦς, vaisseau ; πάθος, maladie). Mal de mer.

Nausée (*nausea*, nausée, mal de mer, de ναῦς, vaisseau). Envie de vomir.

Naviculaire (*navicula*, petite barque). En forme de nacelle.

FOSSE — : Chez l'homme, dilatation que présente le canal de l'urèthre, à 5 ou 6 millimètres en arrière du méat. Chez la femme, petite dépression située en arrière de la commissure qui unit les extrémités inférieures des grandes lèvres.

Néarthrose (νέος, nouveau ; ἄρθρον, articulation). Pseudarthrose.

Nécrobiose (νεκρός, mort ; βίος, vie). Diminution de la vitalité fonctionnelle et organique d'un tissu ou d'une partie de l'organisme, par suite de la suppression de l'apport sanguin (infarctus cérébral, infarctus rénal).

Nécrophobie (νεκρός, mort ; φόβος, crainte). Crainte exagérée de la mort.

Nécropsie (νεκρος, mort ; ὄψις, vue). Autopsie.

Nécrose (νεκρός, mort). Mortification des tissus, particulièrement des tissus osseux et articulaires.

Neisser (Albert), médecin allemand, de Breslau, né à Schweidnitz en 1855.

MICROBE DE — (1879) : Gonocoque. V. p. 247.

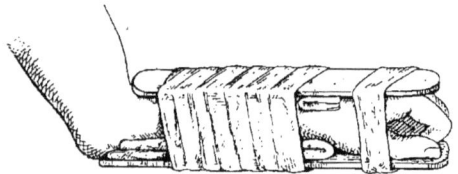

FIG. 259. — Appareil de NÉLATON.

Nélaton (Auguste), (1807-1873), chirurgien de Paris, né à Paris.

APPAREIL DE — : Appareil pour fracture du radius (fig. 259).

ENTÉROTOMIE DE — : Création d'un anus contre nature, portant sur l'intestin grêle, au cours de l'occlusion intestinale. Nélaton incisait de préférence à droite la paroi abdominale, au-dessus de l'arcade crurale et parallèlement à elle; il prenait la première anse qui se présentait, la fixait et l'ouvrait ensuite.

Ligne de — : Ligne reliant l'épine iliaque antéro-supérieure, au sommet de la tubérosité ischiatique. A l'état normal, dans la demi-flexion de la cuisse, le grand trochanter passe au niveau de cette ligne. En cas de luxation iliaque, le grand trochanter remonte au-dessus de cette ligne.

Pince a échappement de — : Instrument permettant d'obtenir la détente brusque d'un membre mis en extension forcée. (fig. 287, p. 455.) Employée dans la réduction des luxations. V. Pince à échappement, p. 455.

Procédé de — : Dans le traitement du bec-de-lièvre. On transfixe un des bords du bec-de-lièvre d'avant en arrière à la limite exacte de la peau et de la muqueuse, on coupe en montant vers la narine, et on fait redescendre l'instrument dans le bord opposé jusqu'au point correspondant au point de transfixion. On réunit ensuite verticalement les deux lèvres de la section ainsi faite.

Procédé de — : Dans la suture des nerfs. Consiste à traverser par un fil, d'avant en arrière, le bout supérieur à 1 centimètre ou 1 centimètre 1/2 de la section, puis le bout inférieur, d'arrière en avant à une distance égale de la section, et à lier en avant les deux bouts du fil ainsi passés. On passe un ou deux fils.

Sonde de — : Sonde molle et flexible, en caoutchouc rouge.

Taille prérectale de — : Taille bilatérale, dans laquelle on arrive sur le col de la vessie par une incision transversale, prérectale, dans le triangle recto-uréthral.

Nématode ou **nématoïde** (νῆμα, fil; εἶδος, forme). Ver rond qu'on trouve dans l'intestin (ascaris lombricoïde, oxyure vermiculaire, ankylostome duodénal).

Néomembrane (νέος, nouveau; *membrana*, membrane). Membrane de nouvelle formation ayant une structure analogue aux autres membranes de l'organisme et un réseau vasculaire habituellement abondant. (Incorrect.)

Néoplasie (νέος, nouveau; πλάσις, formation). Nom générique des productions morbides de l'économie, des tumeurs en particulier.

Néoplasme (νέος, nouveau; πλάσσειν, former). Tumeur due à la prolifération d'un tissu.

Néphélion (νεφέλη, nuage). Tache de la cornée.

Néphralgie (νεφρός, rein; ἄλγος, douleur). Douleur rénale.

Néphrectomie (νεφρός, rein; ἐκτομή, excision). Ablation du rein.

Néphrétiques (νεφρός, rein).

Coliques — : Accès de douleurs violentes, au niveau du rein, dues au passage d'un corps étranger dans l'urétère, le plus souvent d'un calcul.

Néphrine (νεφρός, rein). Extrait organique de tissu rénal.

Néphrite (νεφρός, rein). Inflammation du rein.

Néphrocèle (νεφρός, rein; κήλη, hernie). Hernie du rein.

Néphrolithe (νεφρός, rein; λίθος, pierre). Calcul rénal.

Néphrolithotomie (νεφρός, rein; λίθος, pierre; τομή, section). Incision d'un rein calculeux.

Néphropexie (νεφρός, rein; πήγνυμι, fixer). Fixation d'un rein mobile.

Néphroptose (νεφρός, rein; πτῶσις, chute), (GLÉNARD, 1885). Prolapsus du rein (rein mobile). Il existe quatre degrés de ptose, appréciables, le premier (rein mobile de l'hypocondre ou pointe de néphroptose), le deuxième et le troisième degré, par le procédé néphroleptique ou de pincement, v. p. 476 ; le quatrième (rein mobile classique, rein mobile du flanc), par la palpation classique ou le ballottement.

Néphrorrhagie (νεφρός, rein; ῥαγή, rupture). Hémorrhagie du rein.

Néphrorrhaphie (νεφρός, rein; ῥαφή, suture). Fixation d'un rein mobile. Syn. : Néphropexie.

Néphrostome (νεφρός, rein; στόμα, bouche). V. Mésonéphros, p. 378.

Néphrostomie (νεφρός, rein; στόμα, bouche). Incision du rein et établissement d'une fistule urinaire en cas d'anurie.

Néphrotomie (νεφρός, rein; τομή, section). Incision du rein.

Nerf carotico-tympanique. Filet antérieur du nerf de Jacobson qui, par un conduit osseux spécial, arrive dans le canal carotidien, pour se perdre dans le plexus sympathique carotidien.

Nerf diaphragmatique. Nerf phrénique.

Nerf facial. Nerf de la VIIᵉ paire innervant les muscles de la face.

ARTÈRE DU — : Nom donné parfois à la petite artère pétreuse, branche de la méningée moyenne, qui pénètre par l'hiatus de Fallope dans l'aqueduc de Fallope, où elle s'anastomose avec la stylo-mastoïdienne, branche de l'auriculaire postérieure (ou de l'occipitale), branche elle-même de la carotide externe.

Nerf respiratoire interne. Nerf phrénique.

Nerf sinu-vertébral de Luschka. V. LUSCHKA, p. 354.

Nerf vago-spinal. Nerf constitué par les fibres d'origine du pneumogastrique et les fibres d'origine bulbaire du spinal. Ce dernier serait alors uniquement constitué par des fibres médullaires et ne serait plus un nerf cranien.

Nerf vertébral (François-Franck). Branches ascendantes du ganglion cervical inférieur qui entourent l'artère vertébrale et l'accompagnent jusque dans le crâne, sur toute l'étendue du canal que forment à cette artère les apophyses transverses des vertèbres cervicales.

Nerfs.

SUTURE A DISTANCE DES — : Suture qui consiste à interposer, entre les deux bouts sectionnés, un corps étranger organique (catgut, fragment de muscle, bandelette de peau ou de cuir), qui favorise la régénération.

Suture des — : V. Procédé de Baudens, de Mikulicz, de Nélaton, de Tillmanns.

Suture des — par croisement : Suture des nerfs qui consiste à réunir les deux bouts de nerfs différents. Ce procédé est basé sur la loi de conductibilité indifférente des nerfs.

Suture des — par dédoublement (Létiévant, 1872) : Suture dans laquelle, pour réunir les deux bouts trop distants d'un nerf sectionné, on les dédouble de la manière suivante : à 1 centimètre 1/2 de la section, on plonge d'arrière en avant et dans l'axe du nerf la lame étroite d'un bistouri que l'on fait remonter à une hauteur de 2 à 3 centimètres, suivant la brèche à combler, puis que l'on fait ressortir transversalement : ainsi se trouve taillé un lambeau comprenant la moitié de l'axe nerveux, qui tient, par sa base, au niveau du point de section du nerf. On rabat ce lambeau en bas, ce qui allonge d'autant le bout du nerf. La même manœuvre est répétée pour le bout inférieur. Les deux lambeaux ainsi rabattus arrivent à se rejoindre et il ne reste plus qu'à les suturer.

Suture tubulaire des — (Vanlair) : Suture à distance, dans laquelle on enferme les fils de catgut dans un tube décalcifié, dont les orifices reçoivent les extrémités des bouts sectionnés.

Nerfs sinusiens de Luschka. Nerfs des sinus crâniens.

Nervosisme (*nervosus*, nerveux). État pathologique caractérisé par une hyperexcitabilité du système nerveux.

Neubauer (1742-1777), anatomiste allemand d'Iéna, né à Giessen.

Artère thyroïdienne de — : Artère inconstante, destinée au corps thyroïde naissant de la convexité de la crosse aortique.

Neumann (Ernst), médecin allemand, né à Königsberg en 1834.

Cellules de — : Cellules colorées à noyau qu'on trouve dans la moelle osseuse rouge chez le mammifère adulte; destinées à former des globules rouges.

Loi de — : Dans les corps composés, de constitution chimique analogue, le produit de la chaleur spécifique par le poids atomique est toujours le même.

Neural (νεῦρον, nerf).

Arc — : En embryologie, arc formé par la face postérieure du corps vertébral et les lames, entourant l'axe nerveux.

Neurasthénie (νεῦρον, nerf; ἀσθένεια, faiblesse). Névrose se manifestant de préférence chez les surmenés et caractérisée surtout par la céphalée, la rachialgie, une sensation générale de fatigue, l'insomnie, des troubles dyspeptiques, de l'hypotonus, etc.

Neuroblaste (νεῦρον, nerf; βλαστός, germe). Élément formateur de la cellule nerveuse.

Neuro-fibromatose. Affection cutanée de nature inconnue, caractérisée par une pigmentation anormale de la peau, la présence de tumeurs de la peau et des nerfs.

Neurologie (νεῦρον, nerf; λόγος, étude). Partie de l'anatomie qui traite du système nerveux.

Neurone. Le neurone se compose : 1° d'une portion centrale (protoplasma et noyau) ; 2° de prolongements protoplasmiques ou *dendrites*, qui se mettent en contact avec des prolongements cylindraxiles d'un autre neurone (articulation des neurones) ; 3° d'un prolongement cylindraxile unique ou multiple, qui naît soit du corps cellulaire, soit d'un des dendrites.

Neurotripsie (νεῦρον, nerf; τρίψις, broiement). Écrasement chirurgical d'un nerf.

Neusehmecks (Hongrie).

SANATORIUM DE — : Sanatorium pour tuberculeux.

Neutrophiles (*neuter*, neutre ; φιλεῖν, aimer).

LEUCOCYTES — : Leucocytes dont le protoplasma contient des granulations qui ne se colorent bien que par les matières colorantes neutres (bleu de méthyle, violet de gentiane, fuchsine).

Névralgie (νεῦρον, nerf; ἄλγος, douleur). Douleur spontanée ou provoquée d'un nerf.

— SPINALE : (Gordon Brodie). Douleur superficielle du rachis de nature hystérique.

Névrasthénie (νεῦρον, nerf; ἀσθένεια, faiblesse). Neurasthénie.

Névraxe (νεῦρον, nerf; ἄξων, axe). Nom donné à l'ensemble de l'encéphale et de la moelle.

Névrilème (νεῦρον, nerf; εἴλημα, enveloppe). Gaine de tissu cellulaire entourant le nerf.

Névrite (νεῦρον, nerf). Inflammation ou dégénération d'un nerf.

Névrodermite circonscrite. Lichen simplex chronique, caractérisé par 1° le nervosisme des sujets atteints; 2° l'antériorité du prurit à l'éruption; 3° l'aspect de l'éruption qui est circonscrite en placards et sèche; 4° la chronicité et la tendance aux récidives. (Brocq et Jacquet.)

Névroglie (νεῦρον, nerf; γλία, glu). Tissu de soutien des centres nerveux.

Névroglique. Qui appartient à la névroglie ou qui en a l'aspect.

Névrokératine (νεῦρον, nerf; κέρας, corne). Substance spéciale possédant les propriétés de la substance cornée, épidermique, qui se rencontre dans la gaine médullaire des fibres nerveuses; elle occuperait toute l'épaisseur de l'enveloppe médullaire, engainant d'une part le cylindraxe (gaine interne) et tapissant d'autre part la face interne de la gaine de Schwann (gaine externe), les deux gaines étant reliées l'une à l'autre par des travées ramifiées très nombreuses.

Névrologie (νεῦρον, nerf; λόγος, étude). Étude du système nerveux.

Névrome (νεῦρον, nerf). Tumeur formée par du tissu nerveux.

Névropathie (νεῦρον, nerf; πάθος, affection). Affection nerveuse. Désigne plus particulièrement un état morbide dans lequel prédominait les troubles nerveux psychiques.

Névrose. Nom générique de certaines affections relevant d'un trouble d'ordre nerveux sans lésions appréciables.

Névrotomie (νεῦρον, nerf; τομή, section). Section chirurgicale d'un nerf.

Newton (Sir Isaac), (1642-1726), physicien de Londres, né à Whoolstorpe, dans le Lincolnshire.

DISQUE DE — : Disque de carton porté sur un axe central, divisé en secteurs colorés ayant des étendues proportionnelles aux espaces qu'occupent dans le spectre les couleurs fondamentales de la lumière blanche. Mis en rotation, ce disque paraît blanc.

Nez en lorgnette. Nez effondré au niveau de sa racine et relevé au niveau du lobule, que l'on rencontre dans la syphilis héréditaire ou dans la syphilis acquise, à la période tertiaire; déformation d'origine osseuse.

Niaouli. Arbre de la Nouvelle-Calédonie donnant une essence qui posséderait des propriétés antipaludéennes.

ESSENCE DE — : Liquide d'odeur agréable, tiré du Melaleuca viridis (myrtacées); succédané de l'essence d'eucalyptus.

Nicaise (Jules-Édouard), (1838-1896), chirurgien de Paris, né à Port-à-Binson (Marne).

APPAREIL DE — OU BANDE DE — : Bande d'Esmarch modifiée, élastique, large, portant une série d'anneaux et terminée par un crochet, permettant de régler la compression (fig. 260).

Nicol (William), (1768-1851), physicien d'Édimbourg, né à Édimbourg.

PRISME DE — (1828) : Spath d'Islande rhomboédrique possédant la double réfraction, séparé suivant une diagonale du prisme en deux moitiés qui sont ensuite réunies par du baume du Canada, dans leur position primitive.

FIG. 260.
Appareil de NICAISE

Nicolaïer (Arthur), médecin allemand, contemporain, né à Cosel en 1862.

MICROBE DE — (1884) : Microbe du tétanos; anaérobie, se trouve dans la terre, est mobile, présente la forme dite en « baguette de tambour », en « clou de fer à cheval »; se cultive en particulier sur sérum. Sa spécificité fut démontrée par Kitasato.

Nicolle (Maurice-Eugène), médecin français, fixé à Constantinople.

MÉTHODE DE — : Pour la coloration des microbes réfractaires au Gram. 1° Durcir les pièces à l'alcool; 2° les passer au bleu de Löffler ou de Kuhne pendant 1 à 3 minutes; 3° lavage à l'eau; 4° solution de tanin au 1/10 (séjour presque instantané); 5° lavage à l'eau; 6° alcool absolu; 7° essence de girofle ou de bergamote; 8° xylol; 9° baume au xylol.

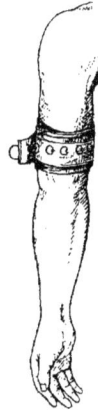

Nicotine. Alcaloïde contenu dans les feuilles et les graines du tabac.

Nicotinisme. Intoxication tabagique.

Nidoreux (*nidor*, odeur de brûlé). Qui a la saveur et l'odeur de brûlé, de pourri.

Nissl (Franz), médecin allemand, contemporain.

    Méthode de — : Méthode de coloration des éléments nerveux.

Nitot, médecin de Paris, contemporain.

    Glande sous-maxillaire accessoire de — : Petit amas glandulaire, isolé de la glande sous-maxillaire, situé à une assez grande distance d'elle, de forme ovoïde, à grosse extrémité antérieure, situé sur le plancher buccal, accolé au muscle génio-glosse, muni d'un canal excréteur qui part de son angle postérieur, et s'ouvre toujours dans le canal de Warthon. Inconstante.

    D'après Sébileau, ce serait un simple amas de glandules sublinguales, connu depuis longtemps.

Nitrite d'amyle. Liquide jaune, d'odeur pénétrante, employé en inhalations ; accélère les battements du cœur.

Nobili.

    Pile de — : Imaginée par cet auteur et perfectionnée par Melloni, cette pile thermo-électrique se compose de barreaux de bismuth et d'antimoine soudés et repliés en zigzag, de manière que les soudures paires soient d'un côté, les soudures impaires de l'autre. La moindre différence de température se traduit au galvanomètre que l'on relie à la pile.

Nodosité (*nodus*, nœud). Production pathologique d'un tissu, donnant, au toucher, la sensation d'un corps dur, bien circonscrit et plus ou moins arrondi.

Nodule (*nodulus*, nœud). Petite nodosité.

Nœud du chirurgien. Double nœud à ligature (fig. 261).

Fig. 261.

Nœud du chirurgien.

Noli me tangere ! Se dit d'une variété d'épithélioma cutané de la face, parce qu'il ne faut pas le cautériser ; se dit aussi des tumeurs qu'il vaut mieux ne pas opérer.

Noma (νομή, action de ronger). Gangrène de la bouche.

Nombril. Ombilic.

Nona. Nom donné en Suisse à une forme atténuée de la maladie du sommeil.

Nordrach (Allemagne, dans la Forêt-Noire).

    Sanatorium de — : Sanatorium pour tuberculeux.

No restreint (expression anglaise : no, pas ; restreint, contraint). Méthode de traitement des aliénés contraire aux procédés de contention jadis employés dans les asiles.

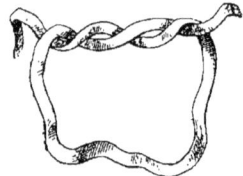

Norris.

CORPUSCULE INVISIBLE DE — : Globule rouge décoloré, dont le
stroma ne reste appréciable que par ce fait qu'il écarte, par
sa présence, les autres hématies circonvoisines.

Nosencéphale (νόσος, maladie ; ἐγκέφαλος, encéphale) (I. Geoffroy St-
Hilaire). Monstre chez lequel l'encéphale est remplacé par une
tumeur vasculaire, le crâne étant largement ouvert dans les
régions frontale et pariétale, et le trou occipital distinct.

Nosochtonologie (νόσος, maladie ; χθών, terre ; λόγος, étude). Étude
des régions, au point de vue des maladies qui s'y développent.

Nosocomial (νόσος, maladie ; κομέω, je soigne). Qui a trait aux
hôpitaux.

FIÈVRE — : Typhus exanthématique.

GANGRÈNE — : Pourriture d'hôpital.

Nosographie (νόσος, maladie ; γράφειν, écrire). Classification des
maladies.

Nosologie (νόσος, maladie ; λόγος, étude). Histoire naturelle des
maladies.

Nosomanie (νόσος, maladie ; μανία, manie). État de l'hypocon-
driaque qui n'a d'autre préoccupation que celle de sa santé
et qui se croit atteint de maladies.

Nosophéne. Poudre jaune, inodore, contenant 60 p. 100 d'iode ;
antiseptique.

Nosophobie (νόσος, maladie ; φόβος, crainte). Crainte exagérée de
contracter des maladies.

Nosophore (νόσος, maladie ; φέρω, je porte ; νοσοφόρος veut dire qui
cause une maladie et non qui porte un malade). Appareil

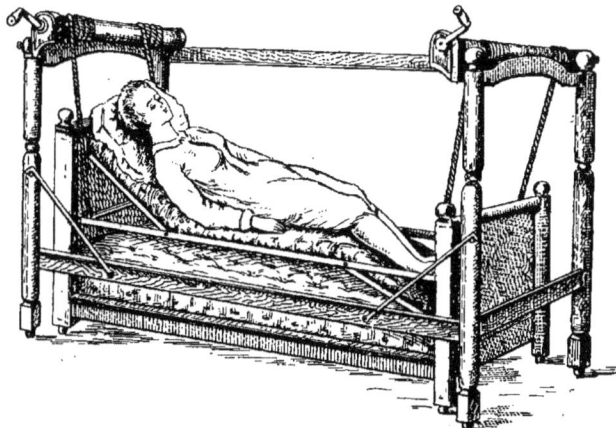

FIG. 262. — Nosophore RABOT.

mécanique pouvant s'adapter à un lit, et qui permet de soulever un malade impotent (fig. 262). (Incorrect.)

Nostalgie (νόστος, retour ; ἄλγος, maladie). Désir impérieux de revoir sa patrie.

Nostras (*nostras*, de notre pays).

CHOLÉRA — : « Gastro-entérite, rappelant par certains symptômes le choléra vrai (le choléra indien), mais n'étant pas due au même microbe : elle paraît sous la dépendance du coli-bacille. » (H. Roger).

Notalgie (νῶτος, dos ; ἄλγος, douleur). Douleur dans la région du dos.

Notencéphale (νῶτος, dos ; ἐγκέφαλος, encéphale). Monstre dont le cerveau fait hernie et s'appuie sur les vertèbres dorsales ouvertes postérieurement (fig. 263).

Notochorde (νῶτος, dos ; χορδή, boyau, corde). V. Corde dorsale, p. 124.

Notomèle (νῶτος, dos ; μέλος, membre) (I. Geoffroy Saint-Hilaire). Monstre présentant un ou deux membres surnuméraires implantés sur le dos.

Noueux.

ERYTHÈME — : Dermatose inflammatoire, aiguë ou subaiguë que caractérise une éruption de nodosités érythémateuses ou pourprées, arrondies ou

FIG. 263. — Notencéphale.

ovalaires, de dimensions variables, le plus souvent localisées aux membres inférieurs (Brocq).

Nourrisson. Nom donné à l'enfant pendant le temps que le lait est son aliment exclusif ou principal, c'est-à-dire pendant les 9 ou 13 premiers mois de la vie.

DENTITION DU — : La première dentition commence à 7 mois et s'effectue dans l'ordre suivant :

7e mois, incisives centrales inférieures.
10e — — — supérieures.
16e — — latérales inférieures.
20e — — — supérieures.
24e — prémolaires antérieures inférieures.
26e — — — supérieures.
28e — — postérieures inférieures.
30e — canines inférieures.
du 30e au 33e — — supérieures.

Nes dents de lait sont au nombre de 20.

NOURRITURE DU — : Le lait est l'aliment exclusif des 7 à 9 premiers mois ; il devient ensuite l'aliment principal à mesure que d'autres substances (bouillies, panades) lui sont associées. Mais le sevrage définitif, c'est-à-dire la cessation

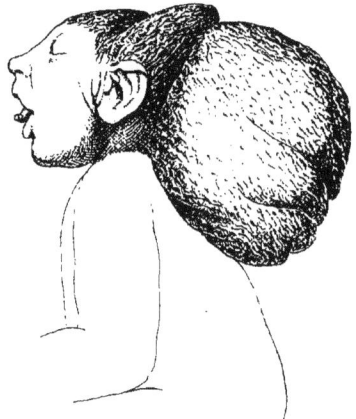

du lait comme base de l'alimentation, ne doit être effectué que vers 13 à 15 mois. L'allaitement est naturel (mère, nourrice) ou artificiel (lait d'ânesse, lait de vache stérilisé ou bouilli). Les tétées doivent être réglées : le nombre des tétées sera pendant les 2 premiers mois de 8 à 10 par 24 heures, données toutes les 2 heures pendant la journée et 2 fois la nuit ; à partir de 3 mois de 6 à 8 tétées par 24 heures, données toutes les 3 heures dans la journée et 1 fois la nuit.

Poids du — : Tout étant normal, l'augmentation en poids est environ de 25 grammes par jour ; elle devient plus tard moins sensible.

Tableau résumant le poids moyen, l'accroissement et la quantité de nourriture d'un nourrisson (d'après E. Périer).

MOIS	Poids moyen. Kilogrammes.	Accroissement en poids		Taille.	Accroissement de la taille par mois.	Quantité de lait par jour.
		par mois.	par jour.			
Naissance.	3,250	»	»	50	»	»
1	4,000	750	25	53	4	600
2	4,750	750	25	56	3	650
3	5,450	700	23	58	2	700
4	6,100	650	22	60	2	750
5	6,700	600	20	62	2	800
6	7,250	550	18	63	1	850
7	7,750	500	17	64	1	900
8	8,200	450	15	65	1	950
9	8,600	400	13	66	1	950
10	8,950	350	12	67	1	1000
11	9,250	300	10	67,50	0,5	1000
12	9,500	250	8	68	0,5	1000

Nouures. Expression vulgaire désignant les gonflements épiphy-saires du rachitisme.

Nouveau-né. Nom donné à l'enfant pendant les premiers jours de sa vie.

Allaitement du — : Doit être commencé dans les premières 24 heures qui suivent la naissance, qu'il s'agisse d'allaitement artificiel ou naturel. Dans ce dernier cas, la montée laiteuse peut quelquefois tarder à se faire et la sécrétion du lait n'a lieu qu'au bout de 3 à 4 jours ; il faut alors mettre l'enfant en attendant au lait stérilisé et ne pas se contenter d'eau sucrée.

Poids du — : Quand il est normalement développé et à terme son poids oscille entre 3300 grammes (fille) et 3450 grammes (garçon). Dans les deux premiers jours, par suite de l'expulsion du méconium, le poids tombe de 150 grammes en moyenne, puis sous l'influence de l'allaitement il se relève pour atteindre le chiffre de naissance entre le 6ᵉ et le 10ᵉ jour.

Taille du — : 45 à 50 centimètres en moyenne.

Température centrale du — : 37°; s'il s'agit d'un enfant né avant terme, elle peut s'abaisser jusqu'à 35° et au-dessous.

Noyau. Amas différencié de protoplasme, de forme généralement arrondie, situé dans la cellule, dont il constitue la partie essentielle.

— AMYGDALIEN : Noyau de substance grise qui occupe l'extrémité antérieure de la circonvolution de l'hippocampe.

— EN COUPE : Noyau semi-lunaire de Flechsig.

— VITELLIN : Noyau de l'œuf fécondé.

Nück (Anton), (1650-1692), anatomiste hollandais de Leyde, né à Harderwyk.

Canal de — : Diverticule du péritoine chez le fœtus, qui accompagne le ligament rond jusqu'à l'épine du pubis. N'existe pas normalement, à la naissance.

Nucléole (*nucleus*, noyau). Corpuscule situé dans le noyau cellulaire.

Nuel.

Cordes de — : V. Stries de Hensen, p. 279.

Nullipare (*nullus*, aucun ; *parere*, engendrer). Qui n'a pas engendré.

Nummulaire (*nummularius*, nummulaire de *nummus*, pièce de monnaie). En forme de pièce de monnaie.

Crachat — : Crachat large, compact, arrondi, à bords nets. Se rencontre surtout dans la tuberculose pulmonaire avancée.

Nüssbaum (Moritz), histologiste allemand, né à Hörde en 1850.

Cellules de — : Cellules renfermant de nombreuses granulations, que l'on trouve dans les glandes pyloriques.

Expérience de — : Démontre le rôle sécrétoire de l'épithélium rénal.

Nutrition (*nutrire*, nourrir). Ensemble des échanges qui se font entre l'organisme vivant et le milieu qui l'entoure (Mathias-Duval).

Nyctalopie (νύξ, nuit ; ὤψ, ὀπός, visage, regard). Impossibilité de supporter la lumière du jour. La vue ne redevient bonne qu'avec le crépuscule ; elle est parfois très nette dans l'obscurité.

Pour certains auteurs anciens, et pour Galien (*De oculis*, part. IV, chap. XI), le mot νυκτάλωψ, en grec, servirait à désigner les individus qui ne peuvent plus distinguer, le soir et la nuit, les objets qu'ils voient encore, le jour. Nyctalopie prendrait ainsi le sens que l'on donne généralement à héméralopie et *vice versa*.

Nycthémére (νὺξ, nuit; ἡμέρα, jour). Ensemble d'un jour et d'une nuit (24 heures).

Nymphe (νύμφη, nymphe). Petite lèvre (vulve).

Nymphomanie (νύμφη, nymphe ; μανία, manie). Onanisme chez la femme.

Nymphotomie (νύμφη, nymphe ; τομή, section). Section des lèvres vulvaires.

Nystagmus (νυσταγμός, de νυστάζω, pencher ou branler la tête en dormant). Oscillations involontaires, continuelles, lentes ou rapides des deux globes oculaires dans le sens horizontal et parfois dans le sens vertical.

O

Oakum. Sorte d'étoupe provenant de vieux cordages, employée autrefois en Angleterre et en Amérique pour les pansements.

O'Beirn ou ***O'Beirne*** (James), (1786-1862), chirurgien irlandais.

> EXPÉRIENCE DE — 1839 : Expérience destinée à établir la pathogénie de l'étranglement herniaire. Dans une feuille de carton épais, on pratique un orifice de 16 à 17 millimètres de diamètre. On y introduit une anse intestinale dont les deux bouts restent pendants sur l'une des faces de la feuille de carton ; par l'un des bouts, on insuffle l'anse : l'air traverse l'anse tant que l'insufflation est pratiquée lentement, mais il cesse brusquement de sortir par l'autre bout, et ne peut même ressortir par le bout insufflé, dès qu'il est projeté dans l'anse avec force. L'expérience peut aussi se faire avec du liquide.

Obélion (ὀὃελός, épieu, trait), (Broca). Partie de la suture sagittale près du lambda, caractérisée par la disparition des dentelures, la suture devenant un trait sur une longueur de 2 à 3 centim. V. Lambda. Correspond au tourbillon des cheveux

Obermeier (Otto-Hugo-Franz), (1843-1873), médecin allemand, né à Berlin.

> SPIRILLE ou SPIROCHÆTE D' — : Parasite végétal de la fièvre récurrente.

Obésité (*obesus*, gras). Développement exagéré du tissu adipeux.

Obex (*obex*, verrou). Lamelle nerveuse impaire et médiane, située à l'angle inférieur du quatrième ventricule.

Obitoire (*obire*, mourir). Dépôt mortuaire.

Objectif. Portion du microscope dont l'extrémité est en rapport avec l'objet à examiner. Chaque constructeur numérote sa série d'objectifs d'une manière spéciale, soit par des chiffres (constructeurs français ; Leitz en Allemagne), soit par des lettres (Zeiss). — Suivant leur puissance, on distingue les objectifs en faibles, moyens et forts. — Enfin, il existe l'objectif à immersion ; entre la lentille de l'objectif et le couvre-objet, on met une goutte d'huile à immersion, pour éviter la réfraction de la lumière. Ces objectifs portent, gravés : *Objectifs à immersion.*

> — ACHROMATIQUE (α, priv. ; χῶμα. couleur) : Objectif ordinaire, c'est-à-dire composé d'une lentille frontale donnant le grossissement, et d'un système de deux ou trois lentilles corrigeant les aberrations de réfrangibilité et de sphéricité.

> — A IMMERSION : Les rayons sortis du couvre-objet pour aller dans l'objectif subissent à leur passage dans l'air une réfraction violente. Pour éviter cette réfraction, Amici (1844) interposa une goutte d'eau entre le couvre-objet et l'objectif, mais l'indice de réfraction de l'eau est plus faible que celui des lentilles (Eau 1.336, Crown 1.500) ; on se sert donc d'huiles. N'employer pour un objectif donné que le liquide

indiqué par le constructeur : Zeiss se sert d'essence de cèdre épaissie par une longue exposition à l'air (indice 1.515); d'autres emploient l'huile de ricin, ou des huiles essentielles pures.

— APOCHROMATIQUE (ἀπό, sans; χρῶμα, couleur) : Objectif spécialement construit pour réduire à l'extrême minimum l'aberration et de sphéricité des lentilles. V. Réfrangibilité et sphéricité.

— PHOTOGRAPHIQUE : Objectif permettant de photographier les préparations dans le champ du microscope.

Objectifs.

SYMPTOMES — : Symptômes perçus par le médecin, par opposition aux phénomènes subjectifs, perçus par le malade qui les fait connaître au médecin.

Obstétrique (*ob*, devant; *stare*, se tenir). Art des accouchements.

Obstruction (*obstruere*, boucher). Obstacle à la circulation dans un conduit naturel.

— INTESTINALE : Accumulation des matières intestinales sur un segment, plus ou moins étendu, de l'intestin (plus particulièrement du gros). L'obstruction peut être telle que l'occlusion en résulte.

Occlusion (*occludere*, fermer). Fermeture d'un conduit ou orifice naturel.

— INTESTINALE : Arrêt permanent du cours des matières dans l'intestin.

Oculaire. Portion du microscope dont la lentille est directement en rapport avec l'œil. Zeiss a construit pour ses objectifs apochromatiques des oculaires spéciaux, dits compensateurs. Ces oculaires s'emploient aussi avec les anciens objectifs de ce constructeur, numérotés 1, 2, 4, 8, 12, 18. En multipliant le grossissement de l'objectif par celui de l'oculaire, on a le grossissement total du microscope.

Ocytocique (ὠκύς, prompt; τόκος, accouchement).

MÉDICAMENT — : Qui accélère l'accouchement.

Odontalgie (ὀδούς, ὀδόντος, dent; ἄλγος, douleur). Douleur dentaire.

Odontoblaste (ὀδούς, dent; βλαστός, germe). Cellule de la pulpe dentaire dont les fibres de Tomes, ou fibres de la dentine, sont les prolongements. Les odontoblastes sont assimilés aux ostéoblastes, et l'ivoire en serait la sécrétion, comme l'os est la sécrétion de la cellule osseuse.

Odontogénie (ὀδούς, dent; γένεσις, génération). Développement des follicules dentaires et des dents.

Odontologie (ὀδούς, ὀδόντος, dent; λόγος, étude). Étude des dents.

Odontome (ὀδούς, dent). Tumeur due à une prolifération des tissus dentaires.

O' Dwyer (Joseph), (1841-1898). médecin de New-York, né à Cleveland.

MÉTHODE DE — : Tubage du larynx (V. Tubage.)

TUBE DE — : V. Tube laryngé.

Œdème (οἴδημα, gonflement). Infiltration séreuse dans le tissu cellulaire.

— AIGU ANGIOLEUCITIQUE (Quinquaud) : Variété de lymphangite funiculaire et réticulaire.

— BLEU HYSTÉRIQUE : Œdème dur, avec coloration violacée des téguments survenant sur un membre paralysé ou contracturé, chez les hystériques.

— MALIN : Œdème des paupières, s'étendant parfois à la face, à la poitrine, accompagné de phlyctènes sanguinolentes, s'observant parfois au début du charbon.

Œnilisme (οἶνος, vin). Forme d'alcoolisme provoquée par l'abus du vin.

Œniope. Iniope (fig. 264).

Œrster, physicien danois.

EXPÉRIENCE D' — : Expérience qui montre qu'une aiguille aimantée placée dans le voisinage d'un courant est déviée par ce courant.

PIEZOMÈTRE D' — (1828) : Appareil de physique inventé par cet auteur pour démontrer la compressibilité des liquides.

Œsophagisme (οἰσοφάγος, œsophage). Rétrécissement spasmodique de l'œsophage.

Œsophagite (οἰσοφάγος, œsophage). Inflammation de l'œsophage.

Œsophago-entérostomie (οἰσοφάγος . œsophage ; ἔντερον, intestin : στόμα, bouche). Abouchement du cardia dans le jéjunum.

Œsophagoscope (οἰσοφάγος, œsophage ; σκοπεῖν, examiner). Instrument dont on se sert pour examiner l'intérieur de l'œsophage.

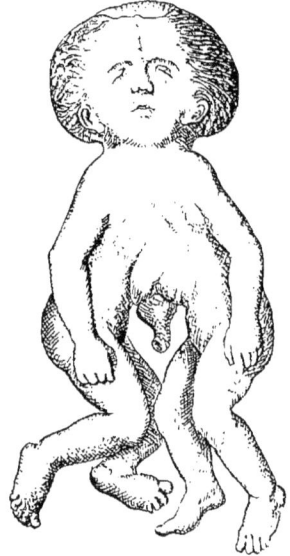

FIG. 264. — Œniope.
(I. GEOFFROY SAINT-HILAIRE).

Œsophagoscopie (οἰσοφάγος, œsophage ; σκοπεῖν, examiner). Endoscopie de l'œsophage.

Œsophagotomie (οἰσοφάγος, œsophage ; τομή, section). Incision de l'œsophage.

— EXTERNE : Œsophagotomie pratiquée des téguments vers le conduit alimentaire.

— INTERNE : Œsophagotomie pratiquée de dedans en dehors, à l'aide d'un instrument (œsophagotome) introduit dans l'œsophage.

Œsophagostomie (οἰσοφάγος, œsophage ; στόμα, bouche). Création d'un orifice au niveau de l'œsophage.

Œuf (ὠόν, ovum). « On nomme vulgairement ainsi une masse qui se forme dans les ovaires et les oviductes d'un grand nombre d'animaux, et qui, sous une enveloppe commune, renferme le

germe d'un animal futur, avec des liquides destinés à le nourrir
pendant un certain laps de temps, lorsque l'impulsion vitale lui
a été communiquée par la fécondation et l'incubation. Les phy-
siologistes prennent le mot œuf dans un sens plus général, et
désignent par là tout rudiment d'un nouvel être organisé qui
donne naissance au produit de la génération à l'aide du concours de deux sexes ou fécondation. Chez les mammifères, on
donne, par extension, le nom d'œuf au produit de la conception, quand il est parvenu dans la matrice; car jusque-là il
porte celui d'ovule » (Littré et Robin).
Œuf est souvent pris dans le sens d'ovule, bien que la synonymie ne puisse être complète, l'œuf étant un ovule auquel se
sont surajoutés des éléments protecteurs et nutritifs.
— ALÉCITHE (α, privatif; λέκιθος, jaune d'œuf) : Ovule ne renfermant pour ainsi dire pas de lécithe. Exemple : Ovule des
mammifères.
— A SEGMENTATION PARTIELLE : Œuf dans lequel la segmentation ne s'opère que sur le vitellus formatif; le vitellus nutritif
forme une masse indivise, sous-jacente au germe, dans
laquelle les cellules de celui-ci puisent les matériaux indispensables à leur développement.
— A SEGMENTATION TOTALE ET ÉGALE : Œuf qui se segmente

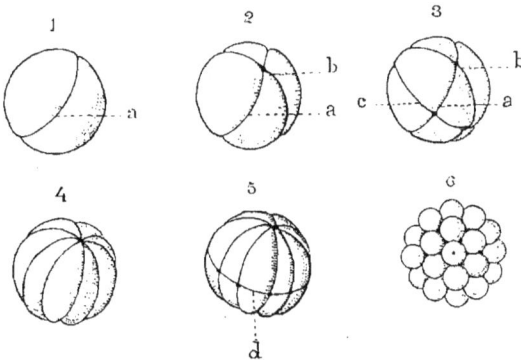

Fig. 265. — Segmentation de l'œuf alécithe. (Schéma d'après Testut.)

1, 2, 3, 4, 5, 6. Différentes phases de la segmentation dans leur ordre de succession
a, premier sillon méridien; b, second sillon méridien; c, troisième sillon méridien
d, sillon équatorial.

dans sa totalité et dont les segments (cellules) sont égaux.
Ex. : Œuf alécithe (fig. 265).
— A SEGMENTATION TOTALE ET INÉGALE : Œuf qui se segmente
dans sa totalité, mais dont les segments (cellules) sont petits
dans la région du vitellus formatif, volumineux au contraire
dans la région riche en vitellus nutritif.
— DOUBLE : Se dit d'une grossesse gémellaire dans laquelle
chaque fœtus est entouré de ses trois membranes propres,
ayant une circulation indépendante.
— HOLOBLASTIQUE (ὅλος, seul, entier; βλαστός, germe) : Œuf

constitué presque uniquement par du protoplasma formatif. Ex. : Œuf alécithe.

— MÉROBLASTIQUE (μέρος, partie; ὅλαστός, germe) : Œuf à segmentation partielle.

— OLIGOLÉCITHE (ὀλίγος, peu abondant; λέκιθος, jaune d'œuf) : Ovule contenant très peu de lécithe. Ex. : Ovule des mammifères. Syn. : Œuf alécithe.

— PANLÉCITHE (πᾶς, entier; λέκιθος, jaune d'œuf) : Ovule renfermant une grande provision de matériaux nutritifs, répartis dans la totalité de l'œuf, mais de préférence vers le pôle opposé au noyau.

— TÉLOLÉCITHE (τέλος, loin; λέκιθος, jaune d'œuf) : Ovule comprenant deux parties nettement divisées : l'une, petite, est le vitellus formatif avec le noyau (l'ensemble constitue le germe ou la cicatricule du jaune de l'œuf d'oiseau); l'autre, très volumineuse, constituée par le vitellus nutritif (ainsi mis à part, éloigné du vitellus formatif, d'où le nom de télolécithe). Ex. : Œuf des oiseaux, des reptiles, des poissons.

Ogston (Alexander), chirurgien écossais d'Aberdeen, né en 1844.
OPÉRATION D' — (1884) : Enchevillement de l'articulation astragalo-scaphoïdienne pratiqué au moyen d'une cheville d'ivoire, après abrasion des surfaces articulaires.

Ohm (Georges-Simon), (1787-1854), physicien allemand, né à Erlangen.
LOI DE — : Dans un fil parcouru par un courant, l'intensité du courant, exprimée en ampères, est égale au quotient de la force électromotrice exprimée en volts par la résistance exprimée en ohms.

Ohm (ω) (du nom du physicien allemand). Unité pratique de résistance électrique. Un ohm est la résistance d'un fil de cuivre recuit, de 50 mètres de long et de 1 millimètre de diamètre.

Oïdium albicans (Robin). Parasite du muguet.

O I D A. Présentation du sommet en occipito-iliaque droite antérieure.

O I D P. Présentation du sommet en occipito-iliaque droite postérieure.

O I D T. Présentation du sommet en occipito-iliaque droite transverse.

O I G A. Présentation du sommet en occipito-iliaque gauche antérieure.

O I G P. Présentation du sommet en occipito-iliaque gauche postérieure.

O I G T. Présentation du sommet en occipito-iliaque gauche transverse.

Oken (Lorenz), (1779-1851), naturaliste allemand, né à Bohlsbachle.
CORPS D' — : V. Corps de Wolff.

Oligocythémie (ὀλίγος, peu; κύτος, globule; αἷμα, sang). Diminution du nombre des globules du sang.

Oligurie (ὀλίγος, peu ; οὖρον, urine). Diminution de la sécrétion urinaire.

Ollier (Léopold-Louis-Xavier-Édouard), (1830-1901), chirurgien de Lyon, né aux Vans (Ardèche).

GREFFE D' — (1872) : Greffes dermo-épidermiques. « En transplantant de larges lambeaux cutanés et en les multipliant, je puis recouvrir, en une seule séance, la plus grande étendue de la surface d'une plaie, et la guérison a lieu par un processus tout autre que dans les greffes appliquées jusqu'ici. » V. Thiersch.

INCISION D' — OU INCISION EN BAÏONNETTE DANS L'ARTHROTOMIE DU COUDE : « Cette incision arrive sur l'humérus en suivant la cloison intermusculaire externe et en passant entre le triceps d'une part, le long supinateur et le premier radial de l'autre ; puis, pour aller rejoindre le cubitus, elle se dirige en dedans en suivant approxi-

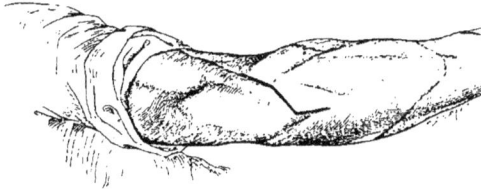

FIG. 266. — Procédé d'OLLIER dans l'arthrotomie du coude.

mativement l'interstice, souvent peu appréciable, qui existe entre le triceps et l'anconé ; arrivée sur l'olécrâne, elle redevient longitudinale et suit le bord postérieur du cubitus. »

PROCÉDÉ D' — OU PROCÉDÉ A TABATIÈRE DANS LA RÉSECTION DE LA HANCHE : Incision en fer à cheval, semi-lunaire, à concavité supérieure, dont la partie moyenne répond à quarante-cinq millimètres au-dessous du bord supérieur du sommet du trochanter. Le trochanter mis à nu est incisé de dehors en dedans avec la scie ou de dedans en dehors avec le couteau ostéotome ; une fois détaché, on le soulève comme un couvercle et l'on a sous les yeux le col du fémur ; après

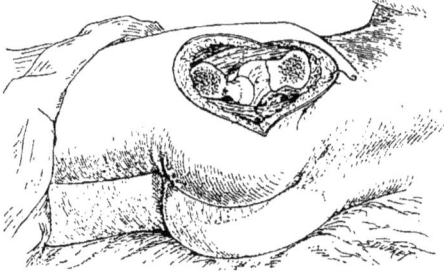

FIG. 267. — Procédé d'OLLIER dans la résection de la hanche.

résection de la tête et du col, on voit la cavité cotyloïde. On termine soit en rabattant le trochanter, s'il est sain (d'où le nom de procédé à tabatière), soit en le réséquant, s'il est malade (fig. 267).

Procédé d' — dans la résection de l'épaule : Incision des parties molles ayant pour but principal d'éviter la blessure du nerf circonflexe et par suite l'atrophie du deltoïde. Elle part du milieu de l'apophyse coracoïde ou de son bord interne, se dirige en bas dans le sens des faisceaux deltoïdiens, de manière à laisser en dedans environ 5 millimètres de ces faisceaux. Section de la capsule et du périoste dans le sens de l'incision des parties molles, et dénudation de l'os en évitant de blesser le tendon du biceps.

Faire saillir la tête, dénuder le col et sectionner (fig. 268).

Résection d' — : Résection sous-périostée.

Théorie de l'accroissement compensateur d' — : Après la résection d'une extrémité osseuse chez un sujet jeune, en voie de développement, le cartilage de conjugaison de l'extrémité opposée devient le siège d'une hyperplasie compensatrice. « Après avoir implanté un clou de plomb à la partie moyenne des deux humérus d'un jeune lapin, à égale distance des deux extrémités de l'os, nous pratiquons une résection du coude

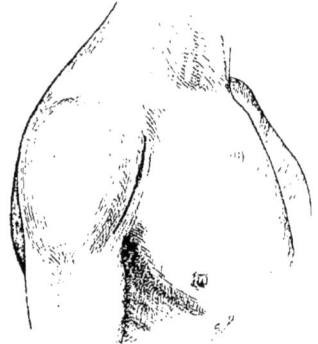

Fig. 268. — Procédé d'Ollier dans la résection de l'épaule.

d'un côté. Nous laissons ensuite vivre l'animal pendant un temps suffisant pour que son squelette ait notablement grandi. Si alors on sacrifie l'animal, on trouve que le clou de plomb est, du côté sain, sensiblement plus près de la tête humérale. Or, comme ce clou n'a pu varier, on est obligé d'en conclure que l'os, du côté opéré, s'est accru, par son extrémité supérieure, plus que le même os du côté sain. »

Olympien.

Front — : Signe de syphilis héréditaire, caractérisé par un développement anormal du front, en hauteur et en largeur.

Ombilic (*umbilicus*, nombril). Petite dépression cicatricielle, située au milieu de la région ombilicale, ayant généralement l'aspect d'une fossette circulaire ou elliptique, d'un diamètre de 10 à 15^{mm} et d'une profondeur variant avec l'âge et les sujets. Pris dans un sens plus large, ombilic devient synonyme de région ombilicale, en anatomie topographique.

Ombilical (*umbilicus*, nombril). Qui a rapport à l'ombilic.

Cordon — : Tige longue et flexible qui unit le fœtus au placenta maternel. Il se compose des deux artères et de la veine ombilicales, de tissu cellulaire, de la gélatine de Warthon et d'une double gaine formée par le chorion et l'amnios.

Région — : Portion médiane de la zone ombilicale, limitée latéralement par des lignes verticales, passant par le milieu des arcades crurales, p. 183, fig. 121, O.

Vésicule — : Portion de la vésicule blastodermique de

l'embryon placée en dehors de lui et ne communiquant avec son intestin que par le conduit omphalo-mésentérique.

ZONE — : Portion de la cavité abdominale comprise entre la ligne sous-costale et la ligne sus-iliaque.

Ombilication du mamelon. Anomalie d'aspect du mamelon qui se trouve situé au fond d'une dépression des téguments en forme de cupule, au lieu de saillir comme normalement.

Omental (*omentum*, épiploon). Qui a trait à l'épiploon.

Omentofixation (de *omentum*, épiploon) ou opération de Talma d'Utrecht. Opération préconisée contre l'ascite produite au cours de la cirrhose veineuse du foie.

L'opération consiste, par laparotomie médiane, à extraire l'épiploon et à le fixer entre les muscles de la paroi abdominale en dehors du péritoine. Le but est de créer des anastomoses entre les vaisseaux épiploïques et les branches d'origine de la veine cave.

Omne vivum ex ovo. Aphorisme de Harvey.

Omnis cellula e cellula. Aphorisme de Virchow.

Omphalocèle (ὀμφαλός, nombril ; κήλη, hernie). Hernie ombilicale.

Omphalectomie (ὀμφαλός, nombril ; τομή, section). Résection de l'ombilic.

Omphalite (ὀμφαλός, nombril). Inflammation de l'ombilic pendant ou après la chute du cordon.

Omphalorrhagie (ὀμφαλός, ombilic ; ῥαγή, rupture). Hémorrhagie au niveau de l'ombilic.

Omphalotomie (ὀμφαλός, nombril ; τομή, section). Section du cordon ombilical.

Onanisme (*Onan*, personnage de la Bible). Ensemble des manœuvres employées pour provoquer l'organisme génésique en dehors du coït.

Ondulatoire (*undulatus*, ondulé).

COURANT — : Courant électrique variable, dont l'intensité, d'abord nulle, va en augmentant jusqu'à une valeur maxima, pour diminuer ensuite jusqu'à redevenir nulle ; à partir de ce moment, elle augmente de nouveau pour diminuer ensuite. On voit que, contrairement au courant alternatif, il ne change pas de sens. Il peut donc produire de l'électrolyse. Les courants ondulatoires sont employés depuis quelque temps en médecine, notamment en gynécologie.

Ongle. Lame cornée, dure, demi-transparente, qui revêt l'extrémité dorsale des doigts et des orteils.

SIGNE DE L' — : Couleur gris-noirâtre de l'ongle, permettant d'annoncer un accès paludéen.

Onglet. Ptérygion.

Onguent. Nom donné aux médicaments mous, composés de corps gras et de résines. Cette même dénomination a été conservée, par l'usage, à certaines pommades, à quelques emplâtres (Codex).

Oniomanie (ὀνή, achat ; μανία, manie). Manie d'acheter.

Onirique (ὄνειρος, songe). Qui se rapporte aux songes.

Onomatomanie (ὄνομα, nom ; μανία, manie). Obsession caractérisée par la recherche angoissante d'un mot.

Ontogénie (ὄν, ὄντος, être ; γενεά, naissance, origine). Genèse de l'être.

Ontogénique (ὄν, ὄντος, être ; γενεά, naissance, origine).
DÉVELOPPEMENT — : Développement de l'individu, par opposition au développement phylogénique.

Onychauxis (ὄνυξ, ongle ; αὔξη, accroissement). Hypertrophie des ongles.

Onychogrypose (ὄνυξ, ongle ; γρυπός, recourbé). Nom générique donné aux hypertrophies et anomalies de l'ongle.

Onychomycose (ὄνυξ, ongle ; μύκης, champignon).
— FAVIQUE, TRICHOPHYTIQUE : Affection produite au niveau des ongles par des champignons parasites.

Onychophagie (ὄνυξ, ongle ; φαγεῖν, manger). Action de se ronger les ongles.

Onychorrhexis (ὄνυξ, ongle ; ῥῆξις, rupture). Fragilité et amincissement des ongles, qui sont parcourus par de fines cannelures longitudinales.

Onyxis (ὄνυξ, ongle). Inflammation des parties molles péri-unguéales.
TRAITEMENT CHIRURGICAL DE L' — : Procédé de Follin. V. Follin.
Procédé de Th. Anger. V. Anger, p. 23.
Procédé de Baudens. V. Baudens, p. 50.
Procédé de Dardignac. V. Dardignac, p. 138.
Procédé de Guyon. V. Guyon, p. 257.
Procédé de G. Monod. V. Monod, p. 388.
Procédé de Quénu. V. Quénu, p. 484.

Oophoralgie (ὠόν, œuf ; φέρειν, porter ; ἄλγος, douleur). Ovaralgie.

Oophorectomie (ὠόν, œuf ; φέρειν, porter ; ἐκτομή, excision). Ablation de l'ovaire.

Oophorite (ὠόν, œuf ; φέρειν, porter). Ovarite.

Oophoro-salpingectomie (ὠόν, œuf ; φέρειν, porter ; σάλπιγξ, trompe ; ἐκτομή, excision). Ablation simultanée de la trompe et de l'ovaire.

Oophoro-salpingite (ὠόν, œuf ; φέρειν, porter ; σάλπιγξ, trompe). Inflammation concomitante de la trompe et de l'ovaire.

Open-door (expression anglaise : porte ouverte).
SYSTÈME DE L' — : Mode d'assistance qui laisse un certain nombre d'aliénés libres, sur parole, de circuler dans ou hors de leurs asiles dont les portes sont ouvertes (open-door). Par extension, ensemble de mesures laissant une assez grande liberté aux aliénés.

Opération césarienne. Hystérotomie abdominale, pratiquée dans le but d'extirper de l'utérus un fœtus à terme.
« Chez les Romains, une loi de Numa Pompilius défendait d'enterrer une femme en état de grossesse sans avoir, au préalable, extrait l'enfant par une ouverture faite au bas-ventre. Plusieurs Césars n'auraient vécu que grâce à cette opération. C'est une des explications fournies pour expliquer la dénomination d'opération césarienne » (Ribemont-Dessaignes et Lepage).

Ophryon (ὀφρύς, sourcil). Point séparant la région cérébrale du front de sa région faciale ; il est situé au milieu de la ligne sus-orbitaire qui est tangente à la face supérieure des voûtes orbitaires.

Ophtalmie (ὀφθαλμός, œil). Inflammation de l'œil.

Ophtalmologie (ὀφθαλμός, œil ; λόγος, étude). Partie de la médecine qui a trait à l'étude des maladies de l'œil.

Ophtalmométrie (ὀφθαλμός, œil ; μέτρον, mesure). Détermination et mensuration de l'indice de réfraction des milieux de l'œil.

Ophtalmoplégie (ὀφθαλμός, œil ; πληγή, coup). Paralysie des muscles de l'œil.
— EXTERNE : Paralysie des muscles moteurs de l'œil et du releveur de la paupière.
— INTERNE : Paralysie des muscles intrinsèques de l'œil (muscle ciliaire et sphincter pupillaire).
— NUCLÉAIRE : Paralysie des muscles de l'œil provoquée par la lésion des noyaux des nerfs moteurs de l'œil.

Ophtalmoscope (ὀφθαλμός, œil ; σκοπεῖν, examiner). Instrument servant à éclairer l'œil et à en faire l'examen.

Ophtalmostat (ὀφθαλμός, œil ; στατός, arrêté). Instrument servant à écarter les paupières et à immobiliser le globe de l'œil.

Opiat. Électuaire, et plus spécialement électuaire contenant de l'opium.

Opisthion (ὀπίστιος, situé par derrière). Point médian sur le bord postérieur du trou occipital.

Opisthotonos (ὄπισθεν, par derrière ; τόνος, tension). Attitude du corps dans le tétanos, due à la contracture des muscles extenseurs. Le dos est incurvé en arrière, la tête renversée sur la nuque, les membres inférieurs sont étendus. Le torse et la tête forment un arc à concavité postérieure.

Opium (ὀπός, suc). Suc concrété du pavot, somnifère. L'opium brut renferme en moyenne 10 pour 100 de morphine, mais cette proportion n'est pas constante. Syn. : μήκων (méconium) des Grecs, *Amsion* des Arabes, *Affium* en Asie Mineure.

Opodidyme (ὤψ, visage ; δίδυμος, double). Opodyme.

Opodyme (ὤψ, visage ; δίδυμος, double). Nom donné par I. Geoffroy Saint-Hilaire à des monstres qui n'ont qu'un seul corps, mais dont la tête, unique par derrière, se sépare en deux faces distinctes à partir de la région oculaire (fig. 269) (Littré et Robin).

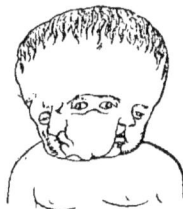

FIG. 269. — Opodyme.

Opothérapie (ὀπός, suc ; θεραπεία, traitement), (L. Landouzy, 1895). Méthode thérapeutique basée sur l'emploi des sucs ou extraits des tissus organiques, et qui a pour but de suppléer à un organe absent ou en état d'hypofonction par l'introduction dans l'organisme (voie hypodermique, voie stomacale) d'extraits du même organe pris sur des animaux.

Orchidopexie (ὄρχις, testicule ; πήγνυμι, fixer). Fixation, dans les bourses, d'un testicule ectopié.

Orchidothérapie (ὄργις, testicule : θεραπεία, traitement). Emploi thérapeutique du suc testiculaire.

Orchite (ὄργις, testicule). Inflammation du testicule.

Orchitine. Préparation de suc testiculaire. Syn. : Séquardine.

Oreille en anse. Oreille très détachée de la tête, dont le pavillon est orienté dans le sens frontal, formant avec la tête un angle céphalo-auriculaire atteignant ou dépassant 90 degrés.

Oreillons. Maladie infectieuse, épidémique, caractérisée surtout par le gonflement des glandes parotides ; gonflement pouvant se porter sur d'autres glandes (mammaire, testiculaire, ovariennes, lacrymale).

Orexine ou **dihydrophénylquinazoline.** Base dérivée du goudron de houille. Favorise la sécrétion de l'acide chlorhydrique de l'estomac.

Orfila (Mathieu-Joseph-Bonaventure), (1787-1853), médecin de Paris, né à Mahon (île Minorque), (fig. 270).

MUSÉE — (1845) : Musée anatomique créé et doté par lui, à la Faculté de médecine de Paris.

Organicisme (ὄργανον, organe). Système médical (opposé au vitalisme) d'après lequel chaque maladie est causée par une lésion matérielle des organes.

Organogénie (ὄργανον, organe ; γεννάω, j'engendre). Étude du développement des organes.

FIG. 270. — ORFILA (1787-1853).

Organoleptique (ὄργανον, organe ; ληπτός, propre à recevoir). PROPRIÉTÉ — : On a désigné, sous ce nom, l'impression produite par les corps sur les sens, et toutes les actions qu'ils peuvent exercer sur les organes intérieurs.

Organothérapie (ὄργανον, organe ; θεραπεία, traitement). Opothérapie.

Orgasme (ὀργασμός, de ὀργᾶν, être en rut). Dernier degré de l'excitation génésique.

Orgelet. Petite tumeur de nature inflammatoire qui se développe près du bord libre des paupières et, de préférence, à l'angle interne de l'œil.

Orient.

BOUTON D' — : Syn. : Bouton de Biskra, d'Alep, bouton tunisien, etc.

Orpiment. Trisulfure d'arsenic. Sulfure jaune d'arsenic.

Orteil. Doigt du pied.

— EN COU DE CYGNE : Orteils en marteau

— EN MARTEAU. Déformation d'un orteil, caractérisée par l'extension forcée de la première phalange avec flexion des deux autres.

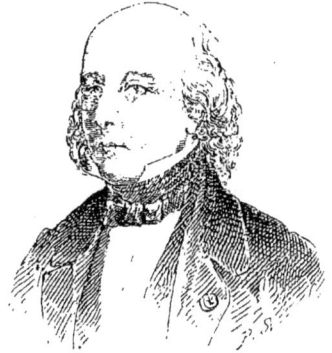

— EN ZIGZAG : Orteil en marteau.

PHÉNOMÈNE DES — (Babinski) : Les orteils se mettent en extension au lieu d'être en flexion, quand on excite la plante du pied. Ce phénomène est l'indice ordinaire d'une lésion du système pyramidal.

Orth (Johannes), anatomo-pathologiste allemand, né à Wallmerod en 1847.

CARMIN AU LITHIUM D' — :

Carmin............................ 2ᵍʳ 1/2
Solution saturée de carbonate de lithium. 97ᵍʳ

Employé pour colorer les cellules nerveuses et leurs prolongements. Excellent carmin.

Orthoépie (ὀρθός, droit; ἔπος, parole). Art de prononcer d'une manière correcte.

Orthoforme. Poudre cristalline, blanche, inodore, insipide; antiseptique et anesthésique local.

Orthognathes (ὀρθὸς, droit; γνάθος, mâchoire). Nom donné aux individus chez qui la ligne de profil, menée du front au menton, se rapproche de la verticale.

Orthomorphie ou **orthomorphisme** (ὀρθὸς, droit; μορφή, forme). « Art de prévenir et de corriger les difformités du corps» (Delpech).

— MENTALE : Orthophrénopédie.

— MORALE : Orthophrénopédie.

Orthopédie (ὀρθὸς, droit; παῖς, enfant). Partie de la médecine qui a trait à l'étude du redressement des os et des articulations atteints de vice de conformation ou de développement.

Orthophrénie (ὀρθὸς, droit; φρήν, esprit). Orthophrénopédie.

Orthophrénopédie (ὀρθὸς, droit; φρήν, esprit; παῖς, enfant). Traitement médico-pédagogique des dégénérés. Syn. : Orthophrénie, orthopédie mentale, orthopédie morale.

Orthophonie (ὀρθὸς, droit; φωνή, voix). Art de prévenir et de corriger les troubles de la parole, à l'aide d'exercices méthodiques et raisonnés.

Orthopnée (ὀρθὸς, droit; πνεῖν, respirer). Dyspnée dont l'intensité force le malade à rester assis ou debout.

Orthoscope (ὀρθὸς, droit; σκοπεῖν, examiner). Appareil laryngoscopique essentiellement composé de deux miroirs inclinés l'un sur l'autre et permettant d'obtenir une image directe et non renversée du larynx.

Orthoscopie (ὀρθὸς, droit; σκοπεῖν, examiner), (Katzenstein). Examen à l'orthoscope.

Orthostatique (ὀρθοστάτης, qui se tient debout).

ALBUMINURIE — : Albuminurie intermittente dans laquelle l'albumine apparaît après une station debout. Survient en particulier chez les jeunes gens de souche névropathique.

Orthotonos (ὀρθὸς, droit; τόνος, tension). Attitude rigide du corps dans le tétanos, due à la contraction énergique des muscles fléchisseurs et extenseurs du tronc.

Ortiée (*urtica*, ortie).

    Fièvre — : Urticaire.

Orviétan. Électuaire à base de thériaque.

Oschéocèle (ὀσχέον, scrotum; κήλη, hernie). Hernie scrotale.

Oschéotomie (ὀσχέον, scrotum ; τέμνειν, couper). Extirpation du scrotum.

Oscillations électriques. Lorsque l'on fait décharger un condensateur, sa décharge se produit suivant le mode oscillatoire (oscillations électriques), ce qui veut dire que la couche d'air située entre les deux armatures de ce condensateur est traversée par des courants extrêmement rapides et extrêmement fréquents, dont les ondes sont à amplitude décroissante (en fait ils sont représentés par l'étincelle électrique de décharge). On peut obtenir, de la sorte, suivant la grandeur de la force électromotrice employée, suivant la capacité du condensateur, des courants alternatifs pouvant présenter plusieurs millions d'interruptions par seconde. Tel est le principe des courants alternatifs dits à haute fréquence. Pour charger le condensateur qui se décharge ainsi à chaque instant, on peut employer une machine statique ou de préférence une bobine de Ruhmkorff.

Oscillatoire.

    Décharge — : Décharge obtenue dans le cas des oscillations électriques. V. Oscillations électriques.

Os cribriforme (*cribrum*, crible ; *forma*, forme). Ethmoïde.

Os des îles. Ilion.

Os haversien. Os exclusivement composé de systèmes de Havers.

Osmidrose (ὀσμή, odeur; ἱδρώς, sueur). Bromidrose. V. p. 79.

Ossifluent (*os, ossis*, os; *fluere*, couler).

    Abcès — : Abcès froid d'origine osseuse.

Ostéite (ὀστέον, os). Inflammation du tissu osseux.

Ostéo-arthropathie hypertrophiante pneumique (1889). Syndrome décrit par P. Marie, caractérisé par des déformations ostéo-articulaires, plus ou moins généralisées, surtout marquées au niveau des dernières phalanges des doigts, souvent symétriques, et liées à l'existence de lésions pleuro-pulmonaires.

Ostéoblastes (ὀστέον, os; ἔλαστός, germe). Ostéoblastes de Gegenbaur. V. Gegenbaur, p. 234.

Ostéoclasie (ὀστέον, os; κλάσις, action de briser). Opération qui consiste à fracturer un os, par des manœuvres externes, pratiquées soit avec les mains (ostéoclasie manuelle), soit avec des instruments (ostéoclasie instrumentale).

Ostéoclaste (ὀστέον, os; κλάειν, briser). Instrument pour pratiquer l'ostéoclasie.

Ostéoclastes (ὀστέον, os; κλάειν, briser). Éléments cellulaires polynucléés, de forme très variable, dont le rôle serait d'amener la résorption du tissu osseux.

Ostéocope (ὀστέον, os ; κόπτειν, briser).

DOULEUR — : Douleur osseuse profonde, survenant surtout la nuit, d'origine presque toujours syphilitique.

Ostéogène (ὀστέον, os ; γεννάω, j'engendre).

COUCHE — : Couche la plus profonde du périoste, qui contribue à la formation de l'os.

Ostéologie (ὀστέον, os ; λόγος, étude). Étude des os.

Ostéomalacie (ὀστέον, os ; μαλακός, mou). Affection caractérisée par un ramollissement plus ou moins complet des os pouvant déterminer des déformations bizarres.

Ostéome (ὀστέον, os). Tumeur formée de tissu osseux.

Ostéome ostéogénique. Exostose de développement.

Ostéomyélite (ὀστέον, os ; μυελός, moelle). Inflammation de l'os, du périoste et de la moelle, due au staphylocoque doré, survenant chez les jeunes sujets et s'accompagnant de phénomènes généraux graves. Syn. : Périostite phlegmoneuse diffuse.

Ostéo-périostite. Inflammation simultanée du tissu osseux et du périoste correspondant.

Ostéophyte (ὀστέον, os ; φύειν, croître). Production osseuse, se développant à la face externe des os.

Ostéoplastes (ὀστέον, os ; πλάστης, formateur). Cavités osseuses du tissu osseux, remarquables par leurs prolongements canaliculés.

Ostéoplastie (ὀστέον, os ; πλάσσειν, façonner). Restauration d'un os.

Ostéoporose (ὀστέον, os ; πόρος, pore). Raréfaction du tissu osseux.

Ostéopsathyrose (ὀστέον, os ; ψαθυρός, friable), (Löbstein). Affection osseuse, essentiellement constituée par la fragilité de la totalité du squelette, pouvant s'accompagner de fractures.

Ostéosarcome. Sarcome des os.

Ostéostéatome (ὀστέον, os ; στέαρ, graisse). Tumeur de la moelle osseuse.

Ostéotomie (ὀστέον, os ; τομή, section). Section directe d'un os, au moyen d'instruments.

— ANAPLASTIQUE : Ostéotomie avec résection des fragments chevauchants.

Ostium exitus. Petit orifice situé dans la fissure tympano-mastoïdienne, et qui répond au canal dans lequel chemine la branche auriculaire du nerf vague, qui est un rameau anastomotique unissant le facial au pneumogastrique.

Ostium introitus. Petit orifice situé sur la paroi externe de la fosse jugulaire et par lequel s'engage le rameau auriculaire du pneumogastrique, qui va s'anastomoser avec le facial (rameau auriculaire du pneumogastrique d'Arnold, ou rameau de la fosse jugulaire de Cruveilhier), après être sorti par l'ostium exitus.

Ostium umbilicale. Orifice extérieur du canal de Wharton.

Otalgie (οὖς, ὠτός, oreille ; ἄλγος, douleur). Douleur d'oreille.

Othématome (οὖς, ὠτός, oreille; αἷμα, sang). Tumeur sanguine de l'oreille.

Otiatrique (οὖς, ὠτός, oreille; ἰατρεία, traitement). Traitement des affections d'oreilles.

Otique (οὖς, ὠτός, oreille).
GANGLION — : Ganglion d'Arnold. V. Arnold, p. 34.

Otite (οὖς, ὠτός, oreille). Inflammation de l'oreille.

Otoconie (οὖς, ὠτός, oreille; κόνις, poussière). Substance organique (carbonate de chaux), d'aspect poussiéreux, qu'on rencontre sur les différentes portions du labyrinthe membraneux.

Otologie (οὖς, ὠτός, oreille; λόγος, étude). Étude de l'oreille.

Otomycose (οὖς, ὠτός, oreille; μύκης, champignon). Otite parasitaire, due au développement de différentes variétés d'aspergillus (penicillatus, glaucus, flavescens).

Otoplastie (οὖς, ὠτός, oreille; πλάσσειν, façonner). Restauration de l'oreille externe.

Otorrhagie (οὖς, ὠτός, oreille; ῥαγὴ, rupture). Écoulement d'un liquide par l'oreille.

Otorrhée (οὖς, ὠτός, oreille; ῥεῖν, couler) Écoulement auriculaire.

Otoscope (οὖς, ὠτός, oreille; σκοπεῖν, examiner). Petit instrument servant à l'examen du conduit auditif et de la membrane du tympan.

Ottawa. Rivière du Canada, affluent du Saint-Laurent, ayant donné son nom à la région qu'elle traverse, à plusieurs villes, à une tribu indienne.
MALADIE D' — : Affection syphiloïde observée au Canada.

Ouataplasme ou **cataplasme-ouate** de E. Langlebert. Topique essentiellement constitué par une feuille de tarlatane imbibée de substance mucilagineuse, une couche de coton hydrophile d'environ 1/2 centimètre d'épaisseur et une feuille de papier fort, superposées et adhérentes l'une à l'autre. Trempé dans l'eau et recouvert d'un imperméable, il constitue un pansement humide.

Oulome (οὐλή, cicatrice). Chéloïde.

Ourles. Oreillons.

Ourlien. Qui a trait aux oreillons.
FIÈVRE OURLIENNE : Oreillons.
ORCHITE OURLIENNE : Inflammation testiculaire au cours des oreillons.

Ovairine. Ovarine.

Ovaradène (ὠόν, œuf; ἀδήν, glande). Préparation à base d'ovaire frais.

Ovaralgie (ovum de ὠόν, œuf; ἄλγος, maladie). Névralgie de l'ovaire.

Ovariectomie (ὠάριον, ovaire; ἐκτομή, ablation). Ablation d'un ovaire.

Ovarien (ovum, œuf).
FACIES — : Aspect amaigri, tiré, pâle, de la face que présentent parfois les femmes atteintes de grosses tumeurs abdominales. N'est ni constant, ni pathognomonique.

INSUFFISANCE — (Jayle, 1900) : Ensemble de troubles d'ordre nerveux, congestifs, nutritifs, reconnaissant pour cause un défaut de fonctionnement de la glande ovarienne et démontrant que cette glande est atteinte de troubles physiologiques et transitoires ou anatomiques et durables.

Ovarine (*ovum*, œuf), (Jayle, 1896). Ovaire desséché et réduit en poudre.

Ovariocèle (ὠάριον, ovaire ; κήλη, hernie). Hernie de l'ovaire.

Ovarioncie (ὠάριον, ovaire ; ὄγκος, grosseur). Hernie de l'ovaire.

Ovariotomie (ὠάριον, ovaire ; τομὴ, section). Section de l'ovaire. A été et est encore pour quelques auteurs synonyme d'ovariectomie. A même longtemps signifié : ablation d'un kyste de l'ovaire.

Ovarique (*ovum*, œuf). De l'ovaire.

EXTRAIT — ou LIQUIDE — : Extrait glycériné d'ovaire, préparé suivant la méthode de Brown-Séquard-d'Arsonval.

Ovarite (ὠάριον, petit œuf). Inflammation de l'ovaire.

Overbech.

EXPÉRIENCE D' — : Ligature temporaire de l'artère rénale : La sécrétion urinaire s'arrête dès que la ligature est posée ; on lève cette ligature au bout d'un temps très court, insuffisant pour amener des lésions des cellules du rein : la sécrétion rénale ne reprend que quelques heures plus tard et la première urine qui passe est albumineuse. Heidenhain pense que cette suspension et cette perversion de la sécrétion urinaire sont dues à l'anoxhémie des cellules glomérulaires, d'où résulte une diminution temporaire de leur vitalité.

Ovigène (*ovum*, œuf ; γεννάω, j'engendre).

COUCHE — : Couche corticale de l'ovaire, dans laquelle se forment les ovules.

Ovigénine (ovigène). Ovarine.

Ovigère (*ovum*, œuf ; *gerere*, porter).

DISQUE — : V. Disque proligère.

Ovillées (*ovis*, brebis).

MATIÈRES — : Matières fécales qui, par leur dureté et leur forme arrondie, se rapprochent de celles des brebis.

Ovipare (*ovum*, œuf ; *parere*, engendrer). Se dit d'un animal se reproduisant par des œufs.

Ovisac (*ovum*, œuf). Vésicule de de Graaf. V. de Graaf, p. 250.

Ovovivipare (*ovum*, œuf ; *vivus*, vivant ; *parere*, engendrer), (ANIMAL). Animal reproduisant ses petits vivants.

Ovulation (*ovum*, œuf). Phénomène physiologique caractérisé, au niveau de l'ovaire, par la rupture de l'ovisac et la libération de l'ovule.

Ovules (*ovum*, œuf). Produit cellulaire excrété par l'ovaire, qui après fécondation devient l'embryon.
En pharmacologie, médicaments de consistance molle, en formes d'olives ayant pour base la glycérine et la gélatine.

On incorpore aux ovules diverses substances : acide borique, tanin, ichthyol, iodoforme, etc.

Ovules primordiaux. Cellules différenciées de l'épithélium germi-

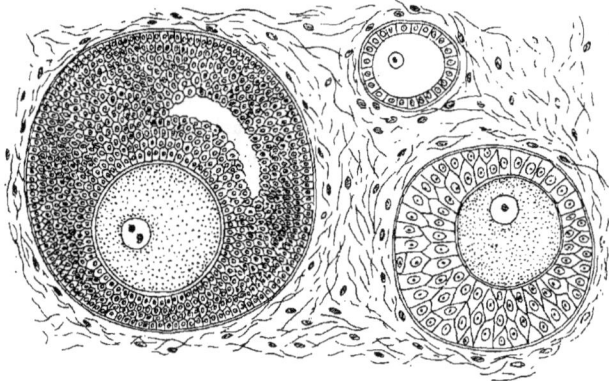

FIG. 271. — Ovules primordiaux (Mathias-Duval).

natif de l'ovaire, à forme sphérique, avec un gros noyau, et reconnaissables comme ovules (fig. 271).

Oxalurie. Abondance d'oxalate de calcium dans l'urine.

Oxydases (Bertrand, 1895).

Ferments (?) solubles, trouvés dans le plasma des éléments anatomiques, excitant les phénomènes de nutrition, principalement de combustion, et probablement les dédoublements.

L'alcool, les sels des métaux lourds (en grande quantité), la glycérine, les solutions très concentrées entravent ou annihilent plus ou moins complètement leur action.

Oxyhémoglobine. Combinaison de l'hémoglobine avec l'oxygène de l'air.

Oxytuberculine (Hirschfelder, de San-Francisco). Hirschfelder a cherché à rendre moins nocive la tuberculine, en l'oxydant. Pour préparer l'oxytuberculine, on met une culture virulente de bacilles tuberculeux au contact d'une quantité de peroxyde d'hydrogène telle qu'ajoutée à dix reprises successives, toutes les douze heures, elle double le volume primitif.

Oxyure. Genre de ver de l'ordre des nématodes.

Ozène (ὄζειν, sentir mauvais). Affection de la membrane pituitaire se manifestant principalement par l'exhalaison au niveau des narines d'une odeur fétide, infecte.

Synon. : Punaisie. Rhinite chronique fétide. Rhinite atrophine.

Ozonateur. Appareil destiné à produire de l'ozone.

Ozone. Oxygène condensé (O^3) existant en faible proportion dans l'air atmosphérique et qui possède certaines propriétés thérapeutiques. On l'obtient en faisant passer dans l'oxygène des décharges électriques. Il possède une odeur forte, caractéristique, et colore en bleu la teinture de gaïac.

P

Pacchioni (Antonio), (1665-1726), anatomiste de Rome, né à Reggio (Italie).

GRANULATIONS DE — (1721) OU GLANDES DE — : Petites saillies de couleur blanc-grisâtre ou rougeâtre, piriformes, qu'on trouve dans certaines régions des méninges cérébrales et particulièrement le long du sinus longitudinal supérieur.

TROU OVALE DE — OU TROU OCCIPITAL SUPÉRIEUR : Large orifice situé entre le bord antérieur de la tente du cervelet et la gouttière basilaire; fait communiquer la cavité cérébelleuse avec la cavité cranienne.

Pachydermie (παχύς, épais; δέρμα, peau). Épaississement de l'épiderme.

Pachyméningite (παχύς, épais; μήνιγξ, membrane). Inflammation de la dure-mère, déterminant son épaississement et la production de néo-membranes.

Pachyvaginalite (παχύς, épais). Inflammation chronique de la vaginale.

Pacini (Filippo), (1812-1883), anatomiste de Florence, né à Pistoie.

CORPUSCULES DE — (1836) OU CORPUSCULES DE VATER : Petits corps ovoïdes, opalins et nacrés, situés dans le tissu cellulaire sous-cutané, surtout sur le trajet des nerfs collatéraux des doigts, sur les nerfs intercostaux, dans le tissu conjonctif péri-articulaire, dans le périoste, dans les tendons, etc., dans lesquels se

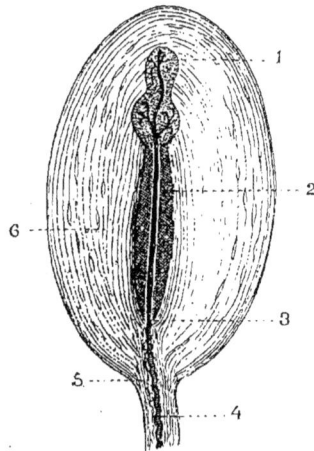

FIG. 272. — Corpuscules de PACINI.
(D'après TESTUT.)

1, bouton terminal; 2, massue centrale avec ses éléments cellulaires; 3, nerf afférent entrant dans la massue centrale; 4, nerf afférent du corpuscule; 5, son périnèvre; 6, enveloppe conjonctive du corpuscule.

terminent les ramuscules nerveux sensitifs. Déjà observés par Vater en 1741. Histologiquement, les corpuscules de Pacini sont formés de nombreuses lamelles concentriques, disposées autour d'une cavité centrale, dans laquelle se termine le cylindraxe, au milieu d'une substance granuleuse (fig. 272).

Pædiatrie ou **pédiatrie** (παῖς, enfant ; ἰατρεία, traitement). Science et art de soigner et traiter les enfants.

Pædiométre (παῖς, enfant ; μέτρον, mesure), (Siebold). Instrument pour mesurer les jeunes enfants.

Paget (James), (1814-1899), chirurgien de Londres, né à Greath-Yarmouth.

MALADIE DE — (1874) : Affection spéciale et encore mal connue du mamelon, débutant par des lésions d'aspect eczémateux, continuant par l'apparition d'une ulcération, et se terminant souvent par le développement du cancer.

OSTÉITE HYPERTROPHIQUE DÉFORMANTE DE — (1876) : Maladie caractérisée par l'augmentation de volume et la déformation du squelette.

Paires craniennes.

    Ire paire = Nerf olfactif.

Ire paire = Nerf olfactif.
IIe paire = Nerf optique.
IIIe paire = Nerf moteur oculaire commun.
IVe paire = Nerf pathétique.
V^e paire = Nerf trijumeau.
VIe paire = Nerf moteur oculaire externe.
VIIe paire = Nerf facial.
VIIIe paire = Nerf auditif.
IXe paire = Nerf glosso-pharyngien.
X^e paire = Nerf pneumogastrique.
XIe paire = Nerf spinal.
XIIe paire = Nerf grand hypoglosse.

Pajot (Charles), (1816-1896), accoucheur de Paris, né à Paris.

CROCHET DE — : Crochet métallique employé dans la décollation du fœtus. Il est creusé d'un canal à rainure dans lequel passe une ficelle de fouet. Le crochet sert principalement à placer l'anse de la ficelle sur le cou ; c'est en réalité la ficelle qui sert à scier le cou en quelques secondes par un mouvement de va-et-vient rapide.

FORCEPS DE — : Forceps à branches croisées dont les manches des cuillers sont en bois.

Pal.

FAISCEAUX DE — (1887) : Faisceaux de fibres transversales myélinées ; sont au nombre de deux : le premier existe à la région de passage dorso-lombaire, et le second à la région cervico-dorsale.

Palatales.

CONSONNES — : Consonnes dans la prononciation desquelles le palais joue un rôle important de concert avec la langue. Ce sont : N, L, D, T, R.

Palette. Attelle ayant la forme de la main et destinée à la soutenir. Récipient métallique, gradué intérieurement, muni d'un manche, servant à recueillir le sang, dans la saignée.

Palfyn (Jean), (1650-1730), anatomiste, chirurgien et accoucheur belge, né à Courtrai.

MAIN DE FER OU TIRE-TÊTE DE — (1721) : Forceps droit, postérieur au forceps des Chamberlen, présenté à l'Académie des sciences de Paris (1721); cette présentation valut à son auteur le titre injustifié d'inventeur du forceps. V. Main de fer, p. 360.

Palladium. Métal.

Paludisme (*palus*, marais). Toxiinfection provoquée par l'hématozoaire de Laveran.

Pambotano. Arbre de la famille des légumineuses, qu'on trouve au Mexique et en Cochinchine, et dont les racines, en décoction ou en élixir, auraient des vertus anti-paludéennes (Crespin).

Panaris. Phlegmon des doigts.

— ANALGÉSIQUE : Maladie de Morvan. (V. Morvan, p. 391).

— ANTHRACOÏDE : Variété de panaris sous-cutané, caractérisé par un petit furoncule. Il siège de préférence sur la face dorsale et les parties latérales des doigts.

— OSTÉO-PÉRIOSTIQUE : Ostéomyélite des phalanges.

— PHLYCTÉNOÏDE : Panaris superficiel, essentiellement caractérisé par le développement d'une phlyctène purulente.

Paneth.

CELLULES A GRAINS DE — (1887) : Variété de cellules des glandes de Lieberkühn, caractérisées surtout par la présence dans leur protoplasma d'un certain nombre de grains. On les trouve entre les cellules épithéliales ordinaires, dans le fond des glandes de Lieberkühn.

Pannus (*pannus*, lambeau). Épaississement de la cornée.

Panum (Peter-Ludwig), (1820-1885), physiologiste danois de Copenhague, né à Rönne (Bornholm).

CASÉINE DU SÉRUM DE — : Nom donné par cet auteur à la globuline du sérum.

Papier.

— ALBESPEYRES : Épispastique ; serait la pommade du Codex étendue sur du papier.

— ARSENICAL : Papier trempé dans une solution de 1 gr. d'arséniate de soude pour 20 grammes d'eau.

— DE BERZÉLIUS : Papier à filtrer.

— RÉACTIF : Bandelettes de papier imprégnées d'un réactif en solution, puis séchées, employées pour déceler l'acidité, l'alcalinité, etc., des liquides. Il en existe plusieurs variétés : papier de tournesol rouge ou bleu, de curcuma, de dahlia, etc.

Papille rénale. Sommet des pyramides de Malpighi faisant saillie dans le bassinet.

Papilles dermiques. Petites éminences, de forme conique, qui hérissent la face superficielle du derme, renfermant à leur centre soit des vaisseaux (papilles vasculaires), soit un corpuscule du tact (papilles nerveuses) (fig. 273).

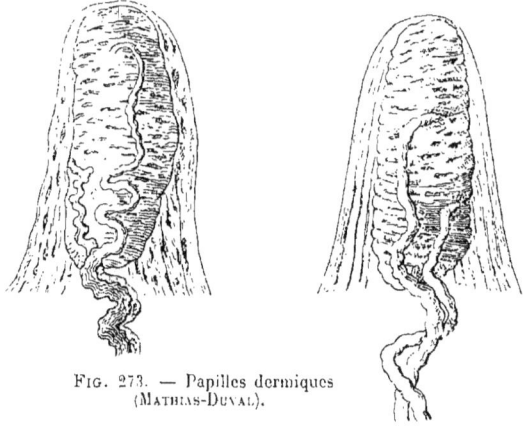

Fig. 273. — Papilles dermiques
(Mathias-Duval).

Papin (Denis), (1647-1714), physicien français, né à Blois.

Marmite de — : Appareil de physique inventé par cet auteur, pour montrer que, lorsqu'on élève progressivement la pression sur un liquide, la température de son ébullition est retardée et que la température du liquide s'élève.

Papyraceus (*papyrus*, papier).

Fœtus — : Fœtus mort au delà du 3e mois et ayant subi une régression particulière (momification) : racornissement et amincissement des tissus, prenant une coloration jaunâtre (fig. 274 et 275).

Paquelin (Claude-André), médecin de Paris, contemporain, né en 1836.

Couteau de — : Modèle ordinaire du cautère de forme aplatie du thermocautère (permet la section des parties molles, comme le ferait un couteau).

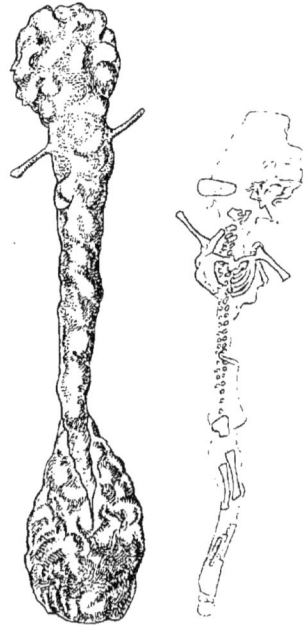

Fig. 274 et 275. — Fœtus papyraceus
(Brindeau et Bouchacourt).

Thermocautère de — ou Paquelin : Thermocautère ordinaire.

Para-appendicite (παρὰ, à côté). Inflammation du tissu cellulaire
iliaque consécutive à l'appendicite ; se dit aussi des lésions
des organes voisins de l'appendice simulant l'appendicite.

Paracentèse (παρακέντησις, de παρὰ, à travers ; κεντεῖν, piquer). Opération ayant pour but d'évacuer un liquide épanché dans
l'une des cavités de l'économie.

— DU TYMPAN : Incision de la membrane du tympan, destinée
à évacuer une collection liquide formée dans la caisse.

Paracolibacille. Variété de colibacille ne faisant pas fermenter la
lactose ou ne produisant pas d'indol.

Paracousie (παρακούειν, entendre mal). Bourdonnement d'oreille ou
anomalie dans la perception des sons.

— DE WILLIS : V. Willis.

Paradidyme (παρὰ, à côté ; de δίδυμος, double), (Waldeyer). Corps
de Giraldès. V. Giraldès, p. 238.

Paragammacisme (παρὰ, préfixe indiquant un défaut, un vice).
Permutation du G ou du K avec une autre lettre.

Paragraphie (παρὰ, préfixe indiquant un vice, un défaut ; γράφω,
j'écris). Trouble de l'écriture caractérisé par des confusions
dans l'emploi des mots, et consistant en ce fait, que le malade
écrit des mots sans le moindre sens et inconnus dans le langage.

Para-infectieux (παρὰ, à côté).

ACCIDENTS — : Causés indirectement par une maladie infectieuse.

Parakinésie (παρακινεῖν, exécuter des mouvements désordonnés).
Désordre des mouvements.

Parakyésie (παρὰ, préfixe indiquant un défaut, un vice : κύησις, grossesse). Grossesse pathologique.

Paralalie (παρὰ, préfixe indiquant un défaut, un vice ; λαλεῖν, parler), (Lordat). Trouble de la parole caractérisé par la substitution d'un son ou d'un mot à un autre, substitution par cause
extérieure mécanique ou par mauvaise habitude. V. Paraphasie.

Paralambdacisme (παρὰ, préfixe indiquant un défaut, un vice). Permutation de l'L avec une autre lettre.

Paralexie (παρὰ, préfixe indiquant un défaut, un vice, λέξις, mot,
expression). Confusion des mots écrits. Les malades pronon-
cent des mots altérés, soit qu'ils confondent entre elles les
syllabes des mots imprimés ou qu'ils remplacent les mots
par d'autres mots semblables par leur sens, leur forme ou
leur écriture.

Paralogie (παρὰ, préfixe indiquant un défaut, un vice ; λόγος, parole).
Confusion dans la parole par ralentissement de la pensée.

Paramètre. Ligament large.

Paramétrite (παρὰ, auprès ; μήτρα, utérus). Inflammation du tissu
cellulaire péri-utérin, du tissu cellulaire des ligaments larges,
appelés parfois paramètres.

Paramimie (παρὰ, préfixe indiquant un défaut, un vice ; μιμοῦμαι,
imiter). Confusion dans l'exécution des gestes : le sujet faisant,
par exemple, un geste négatif pour un geste affirmatif.

Paramnésie (παρὰ, préfixe indiquant un défaut, un vice; μνῆσις, mémoire), (Lordat). V. Paraphasie.

Paraphasie (παρὰ, préfixe indiquant un vice, un défaut; φάσις, parole), (Armand de Fleury, 1865). Perturbation de l'émission des langages par le fait de laquelle certains malades, d'ailleurs intelligents et sachant parfaitement ce qu'ils voudraient exprimer, emploient volontairement, pour revêtir leurs pensées, des signes inappropriés ; de telle sorte que, leurs idées restant justes, leur langage est cependant incorrect ou incohérent au point de devenir parfois inintelligible (Pitres). Syn. : Paralalie, paramnésie, hétérophrasie, amnésie incoordonnée, aphasie choréique, aphasie incohérente, jargonaphasie.

Paraphémie (παρὰ, préfixe indiquant un défaut, un vice; φημί, parler). Paraphasie.

Paraphimosis. Complication du phimosis : par suite de manœuvres diverses, l'orifice trop étroit du prépuce a été reporté en arrière de la couronne du gland. Ce dernier est étranglé, se congestionne et ne peut plus être recouvert à nouveau par le prépuce qui avait pu le découvrir, alors que la verge était à l'état de flaccidité ou de demi-érection.

Paraphonie (παρὰ, préfixe indiquant un défaut, un vice; φωνή, voix). Voix rauque et enrouée passant quelquefois brusquement des tons bas aux tons élevés.

Paraphrasie (παρὰ, préfixe indiquant un défaut, un vice; φράσις, locution). Trouble de la parole caractérisé par l'impossibilité de relier convenablement les images de mots avec leurs idées, de telle façon qu'à la place des images répondant au sens, il en surgit d'autres contraires ou incompréhensibles.

Paraplégie (παραπληγίη ou παραπληξία, paralysie d'une partie du corps). Paralysie plus ou moins complète des parties sous-diaphragmatiques du corps, et plus particulièrement des membres inférieurs.

— CERVICALE : Paralysie des deux membres supérieurs.

Parapluie de Fergusson. V. Fergusson, p. 200.

Paraproctite (παρὰ, à côté; πρωκτός, anus). Inflammation péri-rectale.

Pararhotacisme (παρὰ, préfixe indiquant un défaut, un vice). Défaut de prononciation caractérisé par la permutation de la lettre R avec une autre.

Parasigmatisme (παρὰ, préfixe indiquant un défaut, un vice). Défaut de prononciation caractérisé par la permutation de la lettre S avec une autre.

Parasite (παράσιτος, qui mange avec quelqu'un). Être naissant et vivant sur un corps organisé vif ou mort.

Parasiticide (parasitus, parasite; cædere, tuer). Qui détruit les parasites.

Paraspadias (παρὰ, à côté; σπαδόν, tiraillement). Ouverture de l'urèthre sur un des côtés de la verge.

Parasyphilitique (παρά, à côté).

AFFECTIONS — (Fournier) : Série de manifestations morbides n'ayant pas les caractères anatomo-pathologiques classiques de la syphilis, mais apparaissant d'origine syphilitique, semblant nées de la syphilis, produite de son fait. Exemple : Tabes, paralysie générale, etc.

Paratyphlite (παρά, à côté de; τυφλός, cæcum). Phlegmon iliaque.

Paré (Ambroise), (1510-1590), chirurgien de Paris, né à Laval (fig. 276).

LIGATURE DE — : Ligature des artères après l'amputation (vers 1563) : « Je conseille au jeune chirurgien de suyvre ceste mienne façon de practiquer, de laquelle il a pleu à Dieu m'adviser, sans que jamais l'eusse veu faire à aulcun, ouy dire, ne leu, sinon en Gal, au 5ᵉ livre de sa Méthode, où il escrit qu'il faut lier les vaisseaux vers leurs racines, qui sont le foye et le cœur, pour estancher le grand flux de sang. Or ayant plusieurs fois usé de ceste manière de couldre les veines et les artères aux playes récentes, esquelles se faisoit une hémorrhagie, j'ay pensé qu'il s'en pouvoit bien autant faire en l'extirpation d'un membre ».

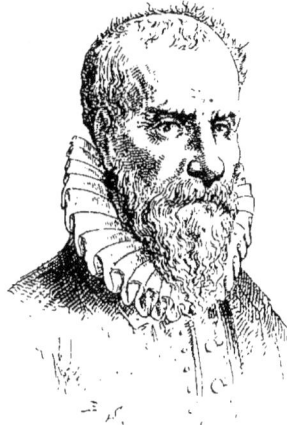

FIG. 276. — AMBROISE PARÉ (1510-1590).

ŒUVRES DE — (1575) : Les Œuvres DE M. AMBROISE PARÉ, *conseiller et premier chirurgien du roy, avec les figures et portraicts tant de l'anatomie que des instruments de chirurgie et de plusieurs monstres.*

Le tout divisé en vingt-six livres, comme il est contenu en la page suyvante.

A Paris, chez Gabriel Buon. — 1575. Avec privilège du roy. Il y a 14 éditions de ces Œuvres, la 13ᵉ, de 1685, « la plus détestable de toutes » (Malgaigne); la dernière, par Malgaigne, de 1840.

SUTURE SÈCHE D' — : Mode de suture sèche utilisée pour les plaies du visage : deux fragments de toile étaient collés par un adhésif vers chaque bord de la plaie et réunis l'un à l'autre par suture. Les lèvres de la plaie se trouvaient ainsi accolées.

Parégorique (*paregoricus*, de παρηγορέω, je calme).

ÉLIXIR — : Teinture d'opium camphrée (Codex).

Acide benzoïque.....	3ᵍʳ
Extrait d'opium.....................	3ᵍʳ
Essence d'anis......................	3ᵍʳ
Camphre............................	2ᵍʳ
Alcool à 60°........................	650ᵍʳ

10 grammes renferment 0,05 centigrammes d'extrait d'opium.

Parenchyme (παρὰ, auprès de ; ἔγγυμα, effusion). Tissu sécréteur des organes glandulaires.

Parépididyme (παρὰ, auprès ; ἐπιδίδυμος, épididyme). Corps de Giraldès.

Parésie (πάρεσις, faiblesse). Légère paralysie avec conservation de la sensibilité, caractérisée surtout par l'affaiblissement de la contractilité musculaire.

Paresthésie (παρὰ, préfixe indiquant un défaut, un vice ; αἴσθησις, sensibilité). Trouble de la sensibilité caractérisé par une légère anesthésie ou par des hallucinations des organes des sens.

Paresthésie du nerf fémoro-cutané externe, (Bernhardt, 1895). Méralgie.

Park (Henry), (1744-1831), chirurgien anglais de Liverpool, né à Liverpool.

CAS DE — (1793) : Anévrysme artérioso-veineux du pli du coude, dans lequel l'artère humérale communiquait d'une part avec la veine médiane basilique, et d'autre part, avec la veine humérale. Celle-ci, perforée de part en part, était située entre l'artère et la médiane basilique, sur laquelle siégeait un sac assez développé.

Parkinson (....-1835), médecin de Hoxten, près de Londres.

MALADIE DE — (1817) : Paralysie agitante.

Parodynie (*pario*, enfanter ; ὀδύνη, douleur). Douleur de l'enfantement.

Parolives ou **olives accessoires**. Petits noyaux, au nombre de deux de chaque côté, accompagnant l'olive bulbaire dont ils représentent des parties aberrantes.

Paromphalocèle (παρὰ, auprès ; ὀμφαλός, nombril ; κήλη, hernie). Hernie ombilicale.

Paroophoron ou **paroophore** (Waldeyer). Parovarium.

Parosmie (παρὰ, préfixe indiquant un défaut, un vice ; ὀσμή, odorat). Perversion du sens de l'odorat.

Parotidite (παρὰ, auprès ; οὖς, ὠτός, oreille). Inflammation de la glande parotide.

Parovarium ou **paroophoron** ou **paroophore de Waldeyer**. Petit organe granuleux, de couleur jaune ordinairement, situé dans l'épaisseur du ligament large, au niveau de l'aileron moyen, ou méso-salpinx, un peu en dedans de l'organe de Rosenmüller. Fréquent chez le fœtus et l'enfant ; n'existerait pas chez l'adulte (Tourneux). Représente la portion inférieure ou urinaire du corps de Wolff et répond chez l'homme au corps de Giraldès (fig. 332, 5, p. 510).

Paroxysme (παροξυσμός, exagération). État pendant lequel les symptômes d'une affection ou d'un état morbide revêtent le maximum d'intensité.

Parrot (Jules-Marie), (1829-1883), médecin français, né à Excideuil (Dordogne)

ACHONDROPLASIE DE — : Affection intra-utérine du fœtus, distincte du rachitisme fœtal. Caractérisée par une maladie du cartilage primordial, aboutissant au ramollissement et à l'incurvation de l'os qui procède de ce cartilage.

MALADIE DE — : Pseudo-paralysie syphilitique.

MURMURE ASYSTOLIQUE DE — : Murmure sourd et doux, qui remplace les bruits du cœur dans l'asystolie.

SIGNE DE — : Dilatation de la pupille quand on pince la peau, en cas de méningite.

Parry (Caleb-Hillier), (1756-1822), médecin anglais, né à Bath.

MALADIE DE PARRY-GRAVES. Nom donné par Guéneau de Mussy au goitre exophtalmique, Parry ayant la priorité de la publication d'une observation de cette maladie (« le premier cas que j'ai observé est celui d'une femme de 37 ans, au mois d'août 1786 »), qui ne s'appelle plus que maladie de Graves ou de Basedow.

Parthénogenèse (παρθένος, vierge ; γένεσις, génération). Production d'œufs fertiles, sans fécondation immédiate du mâle ; il s'agit d'une fécondation héréditaire et latente qui peut se transmettre d'œuf à œuf pendant plusieurs générations successives, mais en s'affaiblissant au point que les produits sont de plus en plus mal conformés et souvent monstrueux.

Parthénogénétique (παρθένος, vierge ; γένεσις, génération).

ŒUF — : Œuf possédant la faculté d'évoluer sans fécondation.

THÉORIE — : Explication de la formation des kystes dermoïdes de l'ovaire. (Répin). Le kyste dermoïde est un ovule parthénogénétique, anormalement développé et dégénéré ; c'est un produit de conception parthénogénétique.

Pascal (Blaise), (1623-1662), savant français, né à Clermont-Ferrand.

PRINCIPE DE — : Un liquide entièrement libre étant enfermé dans une enveloppe, toute pression exercée sur un élément plan de sa surface se transmet intégralement à tout élément plan égal.

Pasquier, chirurgien français.

Pasquier-Le Fort. V. Pasquier, Le Fort.

PROCÉDÉ DE — : (décrit et figuré par Pasquier 1871, vulgarisé par Le Fort). Procédé d'amputation du pied avec conserva-

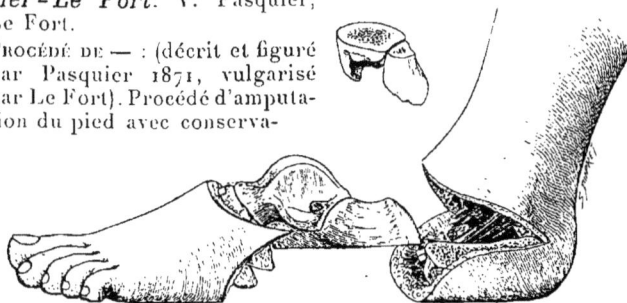

FIG. 277. — Opération de PASQUIER-LE FORT.

tion de la partie inférieure du calcanéum. Dérivé du procédé de Pirogoff (fig. 277).

Pasteur (Louis) (1822-1895), chimiste français, né à Dôle (Jura), (fig. 278).

BALLON DE — (1860) : Ballon de
verre stérilisé, fermé et contenant un milieu de culture
stérile. Les premiers ballons
furent inventés par Pasteur
pour prouver l'existence des
germes dans l'air; c'étaient de
petits ballons munis d'un long
col de cygne, remplis d'un
liquide altérable, mais rendu
stérile par l'ébullition; le contenu du ballon était en rapport
direct avec l'air, mais par l'intermédiaire du col qui arrêtait
les poussières. Ensuite Pasteur
effila le col en pointe verticale et le ferma à la lampe
au moment de l'ébullition du

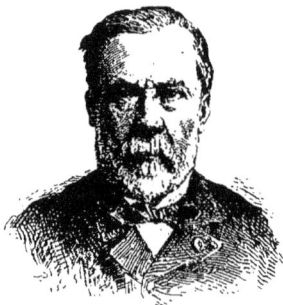

FIG. 278. — PASTEUR (1822-1895).

liquide contenu. Il emporta de ces ballons au Montanvert
(Chamonix), pour prouver que l'air des hautes altitudes est
dénué de germes, ce qui le rend infermentescible. Vingt
ballons furent apportés sur la Mer de glace. Pasteur fit la
prise d'air avec des précautions infinies. Ces détails, il aimait
à les rappeler à ceux qui croient tout facile et ne doutent de
rien. Après avoir tracé avec une lame d'acier un trait sur le
verre, se défiant des poussières qui auraient été une cause
d'erreur, il commença par chauffer assez fortement le col et
la pointe effilée du ballon dans la flamme de la petite lampe
à alcool. Élevant alors le ballon au-dessus de sa tête, dans une
direction opposée au vent, il brisa la pointe avec une pince
en fer dont les longues branches avaient été, elles aussi,
passées dans la flamme pour brûler les poussières qui pou-
vaient être à leur surface et qui auraient été en partie chassées
par la brusque rentrée de l'air. De ces vingt ballons refermés
aussitôt, un seul fut altéré. « Si l'on rapproche les résultats
auxquels je suis arrivé jusqu'à présent, écrivait-il le 5 novembre 1860, en faisant à l'Académie des sciences la relation
de ce voyage, on peut affirmer, ce me semble, que les poussières en suspension dans l'air sont l'origine exclusive, la
condition première et nécessaire de la vie dans les infusions.
Ce qu'il y aurait de plus désirable serait de conduire assez
loin ces études pour préparer la voie à une recherche sérieuse
de l'origine des diverses maladies. » (Valéry-Radot).

THÉORIE DE — DE LA GÉNÉRATION NON SPONTANÉE (1860) : La
génération spontanée n'existe pas : « Gaz, fluide, électricité,
magnétisme, ozone, choses connues ou choses occultes, il n'y
a quoi que ce soit dans l'air, hormis les germes qu'il charrie,
qui soit une condition de la vie. »

THÉORIE DE — SUR L'INFECTION DES PLAIES (1878) : L'infection

des plaies est provoquée par l'apport à leur surface de germes
infectieux. « Si j'avais l'honneur d'être chirurgien, pénétré
comme je le suis des dangers auxquels exposent les germes
des microbes répandus à la surface de tous les objets, particulièrement dans les hôpitaux, non seulement je ne me ser-
virais que d'instruments d'une propreté parfaite, mais, après
avoir nettoyé mes mains avec le plus grand soin et les avoir
soumises à un flambage rapide, ce qui n'expose pas à plus
d'inconvénients que n'en éprouve le fumeur qui fait passer un
charbon ardent d'une main dans l'autre, je n'emploierais que
de la charpie, des bandelettes, des éponges préalablement
exposées dans un air porté à la température de 130° à 150°, je
n'emploierais jamais qu'une eau qui aurait subi la température
de 110° à 120°. Tout cela est pratique. De cette manière, je n'au-
rais à craindre que les germes en suspension dans l'air autour
du lit du malade ; mais l'observation nous montre chaque jour
que le nombre de ces germes est pour ainsi dire insignifiant, à
côté de ceux qui sont répandus dans les poussières à la surface
des objets ou dans les eaux communes les plus limpides. »

Vaccination pastorienne : Méthode de vaccination qui
consiste à inoculer un virus modifié accidentellement ou expérimentalement.

Vibrion de — : Agent microbien de la septicémie gangreneuse.

Pasteurisation. V. Lait pasteurisé, p. 328.

Pathogénie (πάθος, affection ; γενεά, origine). « Étude du mécanisme
mis en œuvre par les causes morbidiques pour troubler la
santé et abolir la vie. » (Roger).

Pathognomonique (πάθος, maladie ; γνωμονικός, de γνῶμα, signe dis-
tinctif). Caractéristique d'une affection. « Est signe pathognomonique, celui qui montre clairement le caractère propre de
la maladie. » (Galien, cité par Delpeuch).

Pathologie (πάθος, affection ; λόγος, étude). Étude des maladies.

Paulowski.

Bacille de — : Bacille considéré par cet auteur comme le
microbe spécifique de la lymphadénie.

Pauzat (Jean-Eugène), médecin français, contemporain.

Maladie de — : Périostite ostéoplasique des métatarsiens.

Pavimenteux (*pavimentum*, carrelage).

Épithélium — : Épithélium dans lequel les cellules basses
et plates sont placées côte à côte.

Épithélium — simple : Épithélium pavimenteux formé d'une
seule couche de cellules.

Épithélium — stratifié : Épithélium pavimenteux formé de
plusieurs couches de cellules.

Pavy (Frederick-William), médecin anglais, contemporain.

Maladie de — : Albuminurie intermittente.

Pawlik (C.-I.), chirurgien de Prague, contemporain.

Sonde de — : Sonde urétérique métallique, de 25 centimètres
de longueur, terminée par une extrémité courbe, boutonnée,

ou bec, qui porte un œil à sa base. A 1 centimètre 1/2 du pavillon, est placée une poignée octaédrique de 4 à 5 centimètres, avec une marque correspondant à la courbure terminale.

TRIANGLE OU TRIGONE VAGINAL DE — : Région triangulaire, située sur la paroi antérieure du vagin, à l'union de ses 2/3 antérieurs avec son 1/3 postérieur, correspondant au triangle de Lieutaud. Son angle antérieur répond à l'extrémité vésicale de l'urèthre. Ses deux angles postérieurs correspondent aux points d'abouchement des uretères dans la vessie.

P. C. N. (Études physiques, chimiques et naturelles). Enseignement préparatoire des sciences physiques, chimiques et naturelles, donné par les Facultés des sciences et, à leur défaut, par les Écoles de médecine, durant une année, terminé par un examen conférant, en cas de succès, le « certificat d'études physiques, chimiques et naturelles ». Ce certificat est de rigueur pour l'inscription à une Faculté de médecine.

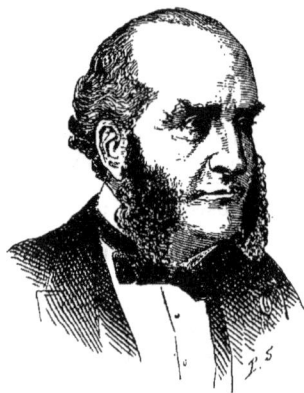

Fig. 279. — PÉAN (1830-1898).

Péan (Jules), (1830-1898), chirurgien de Paris, né près de Châteaudun (fig. 279).

OPÉRATION DE — : Hystérectomie vaginale, avec pinces à demeure, pour suppurations pelviennes.

PINCE DE — : Pince à forcipressure. Péan n'a pas inventé la pince à forcipressure, mais l'a systématiquement employée, l'a généralisée, l'a appliquée temporairement ou à demeure, lui a donné des formes très variées.

PROCÉDÉ DU MORCELLEMENT DE — (1881) : Procédé qui consiste à morceller une tumeur pour l'extraire par une voie plus étroite que son diamètre. Ex. : morcellement d'un fibrome pour l'extraire par la voie vaginale.

Pearson (George), (1751-1828), médecin anglais, né à Rotterham (Yorkshire).

LIQUEUR DE — : (Codex)

Arséniate de soude cristallisé. 1 gramme.
Eau distillée................ 600 grammes.

12 gouttes contiennent un milligramme d'arséniate de soude.

Peau ansérine (*anser*, oie). Aspect de la peau désigné sous le nom de chair de poule.

Pébrine (*pébrat*, poivre, en languedocien). Maladie des vers à soie, due au développement de sporospermies apparaissant comme autant de corpuscules comparés à des grains de poivre.

Peccante (*peccare*, être défectueux).

Matière — : Matière nuisible des humeurs, dans la théorie humorale des maladies.

Pecquet (Jean), (1622-1674), anatomiste de Paris, né à Dieppe.

Citerne de — : Renflement situé à la naissance du canal thoracique, au niveau de la 2ᵉ vertèbre lombaire.

Pectoriloquie (*pectus*, poitrine ; *loqui*, parler). Nom donné par Laënnec à une modification de la voix perçue à l'auscultation dans les cas de cavernes pulmonaires. La voix semble sortir directement de la poitrine à travers le stéthoscope.

Pectoriloquie aphone (Bacelli). Sensation particulière perçue à l'auscultation en cas d'épanchement pleural. Le malade parlant à voix basse, l'oreille qui ausculte perçoit très distinctement les paroles qui semblent nettement chuchotées.

Pédiatrie (παῖς, enfant ; ιατρεία, cure). Pædiatrie.

Pelade. « Affection caractérisée par une alopécie à marche rapide, le plus souvent circonscrite sous forme de plaques arrondies ou ovalaires, plus ou moins larges et nombreuses, mais pouvant parfois déterminer une chute totale, ou presque totale, des cheveux et des poils des autres régions velues du corps ». (Brocq).

Pélikan (Eugen), (....-1884), médecin, de Saint-Pétersbourg.

Appareils de — : Appareils pour fracture, faits d'un mastic composé de plâtre et de dextrine.

Péliose (πελίωσις, lividité). Nom donné par Schönlein au purpura rhumatismal exanthématique.

Peliose rhumatismale. Érythème polymorphe, purpurique.

Pellagre (*pellis*, peau ; *ægra*, maladie). Maladie attribuée à l'ingestion du maïs atteint de verdet, et caractérisée par un érythème des parties découvertes, avec troubles digestifs et nerveux ; découverte en France, dans les Landes, par Hameau, médecin de la Teste-de-Buch (Gironde).

Pelletiérine. Alcaloïde de l'écorce de grenadier (tiges et racines). Employée comme tœnifuge.

Pellicule (*pellicula*, peau). Petite lamelle épidermique détachée de la surface cutanée. Se dit surtout des lamelles furfuracées qui se détachent du cuir chevelu dans le pityriasis.

Pelvien (*pelvis*, bassin). Du bassin.

Pelvimètre (*pelvis*, bassin ; μέτρον, mesure). Instrument usité pour la pelvimétrie. (Incorrect.)

Pelvimétrie (*pelvis*, bassin ; μέτρον, mesure). Mensuration du bassin. (Incorrect.)

Pelvi-péritonite. Péritonite localisée au bassin. Synon. : Pelvi-métro-salpingite (Pozzi).

Pelvi-support. Appareil servant à soutenir le bassin des malades au cours de certaines interventions ou de certains pansements.

Pemphigus. « Une éruption de pemphigus est constituée par la formation rapide en un point quelconque des téguments, de bulles arrondies ou ovalaires, distendues par un liquide séreux, transparent, du moins au début. — Par abus de langage, on a peu à peu étendu le mot de pemphigus à toutes les affections bulleuses, de telle sorte que ce nom ne sert plus à désigner une dermatose bien déterminée, mais une simple lésion cutanée élémentaire (Brocq).

Pénicillés (*penicillum*, pinceau).

Vaisseaux — : Nom donné à des vaisseaux artériels se terminant en ramifications nombreuses, disposées comme les poils d'un pinceau.

Penicillium glaucum. Parasite végétal très commun, champignon du groupe des mucidinées, pouvant déterminer une affection générale.

Pénien (*penis*, queue). Qui appartient au pénis.

Pénières, chirurgien de Toulouse, contemporain.

Procédé de — dans la gastrostomie (1893) : Procédé dans lequel on crée une valvule muqueuse, destinée à empêcher l'issue spontanée du contenu de l'estomac.

Pénil. Saillie arrondie, plus ou moins proéminente, située au-dessus et en avant de la vulve, au-devant de la symphyse pubienne, limitée à droite et à gauche par le pli de l'aine, se continuant en haut avec l'hypogastre, en bas avec les grandes lèvres, sans ligne de démarcation définie ; recouverte de poils à l'âge de la puberté.

Pénis (*penis*, queue, de *pendeo*, pendre). Organe mâle de la copulation, essentiellement formé par les deux corps caverneux et parcouru par l'urèthre.

Pénitis (*penis*, queue). Inflammation totale de la verge.

Pennès, pharmacien de Paris, contemporain.

Vinaigre de — :

Acide salicylique......................	30gr
Acétate d'alumine.....................	30gr
Alcoolé d'eucalyptus.................	
— de verveine...................	
— de lavande.................. āā 100gr
— de benjoin..................	
Acide acétique.......................	

Pepsine. Ferment soluble sécrété par des glandes spéciales de la muqueuse stomacale des mammifères. Retirée de la caillette des ruminants et du suc gastrique ; transforme les matières albuminoïdes en peptone.

Peptogène (πεπτός, digéré ; γεννάω, j'engendre), (Schiff). Substance (bouillon, soupe, etc.) dont l'ingestion détermine la production du suc gastrique actif, c'est-à-dire renfermant de la pepsine.

Peptone. Matière albuminoïde, rendue assimilable par la pepsine.

Peptoxine (peptotoxine). Substance non protéique, extraite des produits de digestion des albuminoïdes et en particulier de la fibrine. Se rencontre encore dans la caséine, les muscles, le foie, abandonnés 4 ou 5 jours aux ferments putrides. Il est probable qu'il s'en forme dans les cas d'indigestion, ce qui contribue à l'empoisonnement.

En injections hypodermiques, o, 5 à 1 gramme de peptoxine tuent un lapin, avec paralysie du train postérieur, coma.

Perce-membranes. Instrument destiné à perforer la poche des eaux. C'est une tige d'environ 25 centimètres, munie d'une pointe à son extrémité.

Perényi.

LIQUIDE DE — : Liquide fixateur pour coupes histologiques.

Acide nitrique à 10 o/o.................... 40 cent. cubes.
Alcool absolu............................. 30 cent. cubes.
Solution aqueuse d'acide chromique à 0,5 o/o 30 cent. cubes.

Périadénite (περί, autour ; ἀδήν, glande, ganglion). Inflammation du tissu cellulaire périganglionnaire.

Périangiocholite (περί, autour ; ἀγγεῖον, vaisseau ; χολή, bile). Inflammation des cellules hépatiques voisines des canaux biliaires enflammés, pouvant aller jusqu'à la suppuration.

Périartérite (περί, autour ; ἀρτήρια, artère). Inflammation de la tunique externe des vaisseaux artériels.

Périarthrite (περί, autour ; ἄρθρον, articulation). Inflammation des bourses séreuses situées autour d'une articulation.

Péricardite (περί, autour ; καρδία, cœur). Inflammation du péricarde.

Périchondrite (περί, autour ; χόνδρος, cartilage). Inflammation de la membrane fibreuse (périchondre) qui entoure les cartilages.

Périencéphalite (περί, autour ; ἐγκέφαλος, encéphale). Inflammation de la substance corticale du cerveau.

— CHRONIQUE, DIFFUSE : Paralysie générale progressive.

Périhépatite (περί, autour ; ἧπαρ, ἥπατος, foie). Inflammation du péritoine qui entoure la glande hépatique.

Périmétrite. Inflammation péri-utérine.

Périmétro-salpingite (περί, autour ; μήτρα, utérus ; σάλπιγξ, trompe), (Pozzi). Pelvi-péritonite.

Périnéorrhaphie (περίνεος, périnée ; ῥαφή, suture). Opération qui a pour but de réparer les déchirures du périnée ou de refaire le périnée insuffisant et relâché.

Périnéphrite (περί, autour ; νεφρός, rein). Inflammation de la capsule adipeuse du rein.

Perinèvre (περί, autour ; νεῦρον, nerf). Gaine du nerf, formée de lamelles conjonctives.

Périœsophagite (περί, autour ; οἰσοφάγος, œsophage). Inflammation du tissu cellulaire qui environne l'œsophage.

Périoste (περί, autour ; ὀστεόν, os). Membrane fibreuse, résistante, de coloration blanchâtre, entourant les os, excepté au niveau des zones cartilagineuses et des points d'implantation des tendons. Sert à la nutrition et au développement de l'os.

Périostique.

PONT ou SAUTOIR — (Ollier) : Fragment du périoste qui réunit encore les deux fragments d'un os fracturé.

Périostite. Inflammation du périoste.

— PHLEGMONEUSE, DIFFUSE : Ostéomyélite aiguë des adolescents.

— ALBUMINEUSE : Périostite produite par des infections atté-
nuées (microbes de l'ostéomyélite ou de la tuberculose, bacillus cereus citreus de Dor). (Poncet).

Périphlébite (περί, autour; φλὲψ, veine). Inflammation du tissu cellulaire voisin d'une veine.

Péripleurite (περί, autour; πλευρά, côté, flanc). Phlegmon sous-pleural.

Péripneumonie (περί, autour; πνεύμων, poumon). Maladie infectieuse
et contagieuse des bovidés, à localisations pleuro-pulmonaires. A été synonyme jadis, chez l'homme, de pneumonie.

Périsplénite (περί, autour; σπλήν, rate). Inflammation du péritoine
qui entoure la rate.

Peristaltiques (περί, autour; στέλλειν, resserrer).

MOUVEMENTS — : Mouvements ondulaires des parois intestinales, dus aux contractions propagées de haut en bas des
fibres circulaires de l'intestin.

Périthélium d'Eberth. V. Eberth, p. 168.

Péritoine (περί, autour; τείνειν, étendre). Membrane séreuse tapissant
les parois de l'abdomen et les organes contenus dans sa cavité.

Péritonéoplastie. Réfection de la séreuse péritonéale dans sa
continuité, par glissement du feuillet péritonéal, par adossement d'organes revêtus de ce feuillet, au niveau des surfaces
cruentées résultant de l'extirpation d'un organe sain, enflammé ou atteint de tumeur.

Péritonisation. Péritonéoplastie.

Péritonisme. Ensemble des symptômes de la péritonite, survenant
chez un sujet sans qu'il y ait inflammation péritonéale.

Péritonite. Inflammation du péritoine.

Péritonite herniaire. Inflammation du sac herniaire et de son contenu.

Pérityphlite (περί, autour; τυφλός, aveugle, cæcum). Inflammation
du péritoine qui enveloppe le cæcum.

Perméabilité rénale.

DIAGNOSTIC DE LA — PAR LE BLEU DE MÉTHYLÈNE (Achard et
Castaigne) : Injection sous-cutanée de 1 centimètre cube de
solution de bleu de méthylène à 1/20, soit 0,05 centigrammes.
Le malade, qui a préalablement vidé sa vessie, urine après
l'injection de bleu à intervalles réguliers (1/2 heure, 1 heure);
normalement, les urines se colorent en bleu 1/2 heure après
l'injection; la coloration augmente jusqu'à la 3ᵉ heure et diminue ensuite pour disparaître entre la 35ᵉ et la 50ᵉ heure. Le
retard, dans l'élimination du bleu ou une élimination prolongée
et irrégulière, atteste une diminution de la perméabilité rénale.

Pernio (*pernio*, mule, engelure aux talons).

ÉRYTHÈME — ou PERNION : Engelure, plus particulièrement
des pieds ou du talon (pernio, nucle).

Pérocéphalie (πηρός, mutilé; κεφαλή, tête). Malformation caractérisée
par un développement incomplet de l'encéphale.

Péronine. Chlorhydrate d'un éther benzylique de la morphine.
Succédané de la codéine.

Per se.

PRÉCIPITÉ — : Bioxyde rouge de mercure.

Pertérébrante (*perterebro*, transpercer).

DOULEUR — : V. Térébrante.

Pertik (Otto), anatomo-pathologiste hongrois, né à Budapest, en
1852.

DIVERTICULE DE — : Nom donné à la fossette de Rosenmüller
anormalement développée en profondeur.

Pertussine. Extrait sucré de thym, obtenu en ajoutant à un extrait
fluide de thym, du sirop de sucre; calme la toux.

Pessaire (*pessarium*, pessaire). Instrument que l'on place à demeure dans le vagin, pour maintenir en position normale
l'utérus déplacé.

— A AIR : Pessaire constitué soit par un anneau creux en caout-

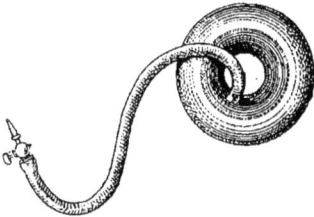

FIG. 280. — Pessaire à air.   FIG. 281. — Pessaire à levier.

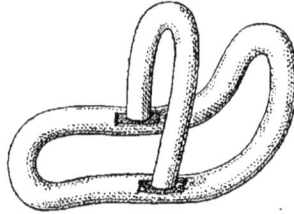

chouc (fig. 280), soit par un petit ballon (fig. 160, p. 229) également en caoutchouc, dans lequel on insuffle
de l'air pour lui donner de la consistance.
V. Gariel, p. 229.

— A LEVIER : Pessaire en caoutchouc durci
analogue à un pessaire de Hodge sur lequel
est adapté un demi-anneau mobile (fig. 281).

— A TIGE : Pessaire intra-utérin, constitué
par un pavillon surmonté d'une tige droite
ou légèrement recourbée, perforée ou non
latéralement, et qui est destinée à être introduite dans la cavité utérine pour la redresser,
le pavillon s'adaptant au col (fig. 282).

— DE HODGE : V. Hodge.

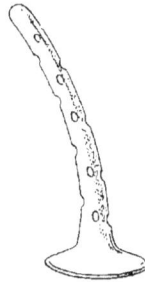

Peste bubonique. Maladie fébrile, contagieuse,
épidémique, caractérisée par l'apparition

FIG. 282.
Pessaire a tige.

de bubons (particulièrement aux aines), d'anthrax, d'hémorrhagies (hématurie, pétéchie, etc.), et causée par le développement du bacille de Yersin, coccobacille, bâtonnet court
à bouts arrondis.

Pétéchiale.

FIÈVRE — : Typhus exanthématique.

Pétéchie. Petite tache rouge, du volume d'une lentille, résultant
d'une hémorrhagie sous-cutanée.

Petersen (Christian-Ferdinand), chirurgien allemand, né en 1845.

BALLON DE — : Ballon de caoutchouc que l'on dilate après
l'avoir introduit dans l'ampoule
rectale. A été préconisé en particulier dans la taille hypogastrique pour refouler la vessie en
haut et en avant (fig. 283).

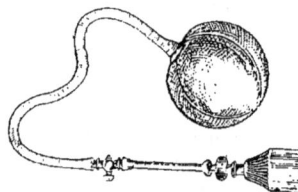

FIG. 283. — Ballon de PETERSEN.

Petit (Jean-Louis), (1674-1750), chirurgien de Paris, né à Paris.

HERNIE DE — : Hernie lombaire.

TRIANGLE DE — : Petit triangle
lombaire, non constant, dont
la base est formée par la crête iliaque, le côté interne par
le bord externe du grand dorsal, et le côté externe par le
bord postérieur du grand oblique.

PANTOUFLE DE — : Petit appareil pour maintenir rapprochés
les deux bouts du tendon d'Achille après rupture.

TOURNIQUET DE — (1716) : Appareil destiné à obtenir la compression continue d'une grosse artère (fig. 284). V. Tourniquet.

Petit (1664-1741), médecin de Paris.

CANAL GODRONNÉ DE — OU ESPACE LYM-
PHATIQUE POST-ZONULAIRE. Canal circulaire, situé autour du cristallin, entre
l'humeur vitrée et la zone de Zinn.

Pétrequin (Théodore-Joseph-Éléonore),
(1810-1876), chirurgien de Lyon, né à
la Tête-d'Or (Isère).

LIGAMENT DE — : Portion antérieure
épaissie de la capsule de l'articulation
temporo-maxillaire.

LIGAMENT DE — : Ensemble des tractus
fibreux qui s'étendent du derme au
fascia superficialis, dans les deux tiers
externes de l'arcade crurale, et qui
marquent le pli de l'aine.

Pétro-squameuse (*petra*, rocher; *squama*,
écaille).

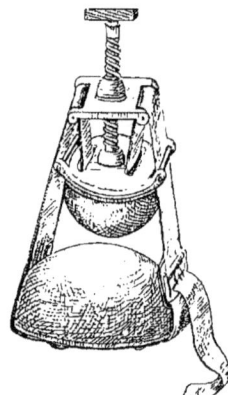

FIG. 284. — Tourniquet
de PETIT.

FISSURE — : Fissure située immé-
diatement en avant de la scissure de Glaser ou pétro-tympanique, et due à ce que, au fond de la cavité glénoïde, le rocher
vient se souder directement à la portion écailleuse du temporal, séparant ainsi cette portion de la portion tympanale.

Pétro-tympanique (*petra*, rocher; *tympanum*, tympan).

FISSURE — OU SCISSURE DE GLASER : Fissure située au fond
de la cavité glénoïde, et séparant la portion tympanale du
rocher, de l'écaille d'abord, et plus loin, du rocher.

Pettenkofer (Max, von), (1818-1901), médecin et chimiste allemand,
né à Lichtersheim (Bavière).

RÉACTION DE — : Réaction très sensible pour déceler les sels
biliaires en solution dans un liquide, l'urine en particulier.
L'acide cholalique et les substances qui en contiennent, comme

la bile, prennent une coloration rouge pourpre, vers 60°, en ajoutant, à la solution qui les contient un peu de sucre de canne et d'acide sulfurique. On ajoute à l'urine ictérique quelques gouttes d'une solution de sucre au cinquième environ, et quelques autres gouttes d'acide sulfurique; on chauffe un peu, si la combinaison de l'acide sulfurique à l'eau ne suffit pas pour obtenir la température de 60°. On peut encore saturer, dans une capsule en porcelaine, un morceau de sucre en y versant une goutte d'acide sulfurique. Au spectroscope, on voit deux bandes d'absorption auprès de E et de F.

THÉORIE DE — DANS LA FIÈVRE TYPHOÏDE : L'éclosion et la propagation de la fièvre typhoïde sont en rapport direct avec les oscillations de la nappe d'eau souterraine. « Les recrudescences se produisent chaque fois que la nappe d'eau souterraine s'abaisse. » Cette loi, vraie pour Munich, n'a pas pu être vérifiée dans d'autres localités.

Peuhl.

SIGNE DE — : Variation de la pression vasculaire dans la périhépatite suppurée.

Peyer (Johann-Conrad), (1653-1712), médecin anatomiste allemand, de Schaffhouse, né à Schaffhouse.

PLAQUE DE — (1682) : Amas de follicules clos disposés en forme de plaque, occupant en général le bord libre de l'intestin grêle et plus particulièrement, la partie inférieure du jéjuno-iléon. Leur forme est circulaire ou elliptique, et dans ce dernier cas, leur grand diamètre, qui atteint 6 à 8 centimètres, est parallèle à l'axe intestinal. La muqueuse intestinale les recouvre : tantôt elle s'étale très régulièrement à leur surface et les plaques sont dites : *plaques lisses*, tantôt elle se soulève sur certains points, se déprime sur d'autres, décrit ainsi des replis plus ou moins contournés, et les plaques sont dites : *plaques gaufrées* (Sappey).

Peyrot (Jean-Joseph), chirurgien de Paris, né à Périgueux, en 1843.

THORAX OBLIQUE OVALAIRE DE — : Déformation du thorax en cas d'épanchement pleural très abondant.

Pezzer (Michel, de), médecin français, de Paris, contemporain, né à Smyrne en 1853.

SONDE DE — (1891) : Sonde en caoutchouc destinée à rester à demeure dans la vessie de l'homme et de la femme. Antérieure à la sonde de Malécot (1892). V. Sonde.

Pfeiffer (Richard, Friedrich, Johannes), médecin allemand, né à Zduny, en 1858.

BACILLE DE — (1892) : Microbe de la grippe. Se rencontre dans les produits d'expectoration de la grippe, pas dans le sang. Bacille petit, très court et très mince, extra ou intracellulaire, souvent accouplé, difficilement colorable par les couleurs d'aniline, décoloré par le Gram. Le liquide de Ziehl, à chaud, est le moyen de choix pour le trouver. Donne sur gélose recouverte d'une goutte de sang un très fin semis de points transparents, très brillants, difficiles à voir, plus ténus que les colonies de pneumocoques.

PHÉNOMÈNE DE — : Immobilisation, agglutination en amas et transformation granuleuse du vibrion de Koch en présence du sérum d'un animal vacciné.

Pflüger (Eduard-Friedrich-Wilhelm), physiologiste de Berlin, né à Hanau en 1829.

THÉORIE DE L'AVALANCHE DE — : Dans un filet nerveux, la vibration moléculaire se propage de proche en proche, en s'accroissant de plus en plus.

TUBES OU CORDONS DE — (1863) : Bourgeons de forme cylindrique de l'épithélium germinatif pénétrant dans le mésoderme sous-jacent, où ils se ramifient ; comme l'épithélium germinatif, les tubes de Pflüger sont formés de cellules épithéliales au milieu desquelles sont situés de place en place des ovules primordiaux.

Suivant le sexe, les ovules primordiaux ou les cellules épithéliales prendront un développement inverse. Les ovules primordiaux s'atrophient, si la glande génitale doit être mâle ; au contraire, ils persistent et grossissent de plus en plus, si la glande doit être femelle. Les cellules épithéliales, dites encore pariétales, subissent un développement inversement proportionnel. En outre, les tubes de Pflüger s'étranglent en chapelet, si la glande doit être femelle ; puis les grains de ce chapelet se séparent, formant chacun un ovisac. Au contraire, l'étranglement ne se produit pas, si la glande doit être mâle, les tubes de Pflüger deviendront les tubes séminipares.

Phagédénisme (φαγεῖν, manger ; ἀδήν, glande, ganglion). Processus ulcératif des parties molles à marche rapide, progressive et difficile à entraver. Complication autrefois très fréquente des chancres mous et des bubons chancreux (d'où le nom).

Phagocytes (φαγεῖν, manger ; κύτος, cellule). Nom donné aux cellules de l'organisme capables d'englober et de détruire des particules solides et spécialement les microbes. S'applique surtout aux leucocytes qui jouent un rôle important dans la phagocytose.

Phagocytose (Metchnikoff). Théorie de la destruction, par les globules blancs, des microbes introduits dans l'organisme.

Phagothérapie (φαγεῖν, manger ; θεραπεία, traitement). Médication qui emprunte ses agents et ses moyens à l'alimentation.

Phakoscopie (φακός, lentille ; σκοπεῖν, examiner). Procédé permettant de voir dans son œil à travers le cristallin et de juger de la transparence de ses milieux oculaires.

Phallus (φαλλός, pénis). Pénis.

Phantasme verbal. Conception délirante dans laquelle les aliénés créent des mots nouveaux et donnent aux mots usuels un sens nouveau.

Pharmacologie (φάρμακον, médicament ; λόγος, étude). Partie des sciences médicales qui traite des médicaments pour en donner la description, pour en étudier l'action sur l'économie animale (pharmaco-dynamique), pour étudier la manière de les préparer, de les employer, de les doser (cette dernière étude ressortit spécialement à l'Art de formuler, à la Posologie).

Pharyngien (φάρυγξ, gosier). Qui a trait au pharynx.

Fossette — : Petite fossette inconstante, située immédiatement en avant du tubercule pharyngien.

Tubercule — ou crête basilaire des Allemands : Tubercule médian, situé à la face exocranienne de l'apophyse basilaire de l'occipital, et donnant insertion au faisceau antérieur du ligament occipito-atloïdien antérieur.

Pharyngisme (φάρυγξ, gosier). Contraction spasmodique du pharynx.

Pharyngite (φάρυγξ, gosier). Inflammation du pharynx.

Pharyngophonie (φάρυγξ, gosier, φωνή, voix). Parler guttural.

Pharyngotomie (φάρυγξ, gosier; τομή, section). Opération qui a pour but d'ouvrir le pharynx, en passant par les parties molles du cou. Suivant le siège et le tracé de l'incision cutanée, elle porte les dénominations suivantes :

— Antérieure ou laryngotomie sous-hyoïdienne : Section transversale de toutes les parties molles jusqu'au pharynx, de l'os hyoïde au cartilage thyroïde. Opération revendiquée par Malgaigne (1835), Vidal de Cassis; attribuée en Allemagne à Langenbeck, dont elle porte le nom.

— Latérale supérieure : Incision courbe, allant d'une commissure buccale à l'apophyse mastoïde du même côté en descendant jusqu'à l'os hyoïde; section du maxillaire et relèvement en haut de la branche montante et des parties molles (Krönlein).

— Latérale sus ou sous-hyoïdienne : Incision transversale, légèrement courbe, passant soit au-dessus, soit au-dessous de l'os hyoïde et commençant un peu au-dessus de l'angle de la mâchoire, pour gagner la ligne médiane (Krönlein).

— Sus-hyoïdienne transversale : Grande incision commençant derrière un des angles des maxillaires et se terminant derrière l'autre, après avoir traversé en cravate toute la région sus-hyoïdienne; les carotides externes sont dans les angles et tout le pharynx buccal est à découvert (Jérémich, Morestin).

Phébus.

Parler — : Zézaiement, par analogie avec le style phébus, obscur, ampoulé.

Phelps.

Opération de — (1884) : Dans le traitement du pied bot varus. Consiste à sectionner, sur le bord interne du pied, toutes les parties molles, y compris les tendons des muscles jambiers antérieur et postérieur, et les ligaments de l'articulation médio-tarsienne.

Phénacétine. Poudre blanche, sans saveur ni odeur, peu soluble; antithermique et analgésique.

Phénégol. Antiseptique. Poudre rouge-brun, soluble dans l'eau froide, inodore, insipide, non caustique, non irritante, de toxicité très faible.

Phénol (Acide phénique). Antiseptique employé en solution.

— SULFORICINÉ : Solution d'acide phénique (faible ou forte) dans le sulforicinate de soude. Liquide jaunâtre, de consistance huileuse, se mêlant bien à l'eau ; antiseptique, ni caustique, ni toxique, très employé en badigeonnage de la gorge dans la diphtérie.

Philomimésie (φιλεῖν, aimer ; μίμησις, imitation). Propension à l'imitation.

Phimateux (φύμα, excroissance). Adjectif employé comme synonyme de tuberculeux.

Phimatoïde (φύμα, excroissance ; εἶδος, forme). Qui rappelle l'aspect d'un tubercule ; d'apparence tuberculeuse.

Phimosis (φίμωσις, phimosis, de φιμός, muselière, bride). Exagération de développement du prépuce avec étroitesse de son orifice, telle que le prépuce ne peut être ramené en arrière de la couronne du gland.

Phlébartérie simple (Broca). Anévrysme artérioso-veineux, constitué par une simple communication de la veine avec l'artère, sans poche anévrysmale.

Phlébectasie (φλὲψ, veine ; ἔκτασις, dilatation). Dilatation veineuse.

Phlébectomie (φλὲψ, veine ; ἐκτομή, excision). Résection d'une veine.

Phlébite (φλὲψ, veine). Inflammation d'une veine.

Phléboclyse (φλὲψ, veine ; κλύζω, laver). Injection intra-veineuse.

Phlébolite (φλὲψ, veine ; λίθος, pierre). Concrétion calcaire des parois veineuses altérées.

Phlébotome (φλὲψ, veine ; τομή, section). Instrument employé jadis pour la phlébotomie ; c'était une lancette enfermée dans une boîte métallique, dont elle sortait brusquement sous la pression d'un ressort.

Phlébotomie (φλὲψ, veine ; τομή, section). Incision d'une veine.

Phlegmasie (φλεγμασία, inflammation). Inflammation.

Phlegmatia alba dolens (œdème blanc, douloureux). Variété de phlébite d'origine infectieuse ou toxique, caractérisée par un œdème blanc et douloureux du membre atteint (le plus souvent le membre inférieur).

Phlegme (φλέγμα). Autrefois une des quatre humeurs de l'organisme.

Phlegmon (φλεγμονή, inflammation). Inflammation locale ou diffuse du tissu cellulaire, aboutissant presque toujours à la suppuration.

Phlogistique (φλόγιζω, enflammer). Dans la théorie de Stahl, principe idéal, qui fait partie de tous les corps, et lorsqu'il est mis en liberté, se manifeste sous forme de feu. La combustion n'est que le dégagement du phlogistique.

Phlogose (φλόγωσις, inflammation sans tumeur). Inflammation.

Plhoridzine (on devrait dire phloorrhizine, de φλόος, écorce et ῥίζα, racine). Glycoside extrait de la racine de certains arbres

fruitiers, principalement du pommier : se présente sous forme
de petites aiguilles soyeuses d'un blanc satiné, se réunissant
en sphères de quelques millimètres de diamètre. Employé
comme fébrifuge, provoque la glycosurie, vraisemblablement
par action de la phloridzine sur la glande rénale (?). Le fonctionnement de la glande rénale ayant grande influence sur la
quantité de sucre éliminé, on se sert de la phloridzine (comme
on le fait du bleu de méthylène), pour explorer cliniquement
les fonctions rénales.

Phloridzique (Glycosurie). Glycosurie expérimentale, déterminée
par l'administration de la phloridzine; appliquée à l'exploration clinique des fonctions rénales.

Phlyctène (φλύκταινα, pustule, phlyctène). Petite ampoule remplie
de sérosité transparente et due au soulèvement de l'épiderme.

Phlycténoïde (φλύκταινα, phlyctène; εἶδος, apparence). Qui a l'aspect
d'une phlyctène ou qui est caractérisé par la présence de
phlyctènes.

Phocomélie (φώκη, phoque; μέλος, membre). Malformation caractérisée par un arrêt de développement d'un membre portant
sur ses segments supérieur et moyen
et n'intéressant jamais le segment
inférieur (pied ou main), (fig. 285).

Phonalité (φωνή, voix). Caractère des sons
d'une langue.

Phonascie (φωνασκία, art d'exercer la voix).
Orthophonie.

Phonasque (φωνασκός, maître de chant ou
de déclamation). Maître de chant ou
de déclamation; celui qui exerce la
voix.

Phonation (φωνή, voix). Production de la
voix et de la parole.

Phonéentallaxie (Schmalz). Manière vicieuse de parler, consistant à substituer dans un mot une voyelle ou une
diphtongue à une autre.

Phonendoscope (φωνή, son; ἔνδον, à l'intérieur; σκοπεῖν, examiner), (Bianchi).
Appareil servant à la phonendoscopie, sorte de stéthoscope.

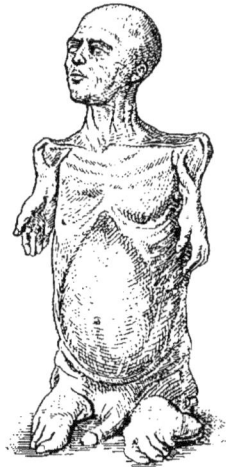

Fig. 285. — Phocomélie.

Phonendoscopie (φωνή, son; ἔνδον, à l'intérieur; σκοπεῖν, examiner). Méthode d'exploration qui est une
combinaison de l'auscultation et de la percussion, consistant
essentiellement à déterminer la situation et le volume d'un
organe, en provoquant dans cet organe des vibrations qu'un
appareil récepteur, phonendoscope, transmet aux oreilles.

Phonème (φώνημα, son, parole). Son articulé, voyelle ou consonne.

Phonétique (φωνή, voix). Ensemble des sons d'une langue. — Qui se rapporte à la voix.

Phonique. Art de combiner les sons d'après les lois de l'acoustique.

Phonocamptique (φωνή, voix; κάμπτειν, réfléchir). Partie de la physique qui se rapporte à la réflexion du son. Le centre phonocamptique est le lieu où doit se placer l'oreille pour recevoir les sons réfléchis.

Phonographe (φωνή, voix; γράφειν, écrire). Appareil enregistreur des sons.

Phonologie (φωνή, voix; λόγος, étude). Science de la phonétique.

Phonospasmie (φωνή, voix; σπασμός, spasme). Spasmes ou convulsions se produisant à l'émission de la voix.

Phosote. Phosphate de créosote.

Phosphate de créosote. Liquide sirupeux, incolore à l'état de pureté, ayant l'odeur et la saveur de la créosote.

Phosphaturie. Exagération de la quantité de phosphates dans l'urine

Phosphène (φῶς, lumière; φαίνειν, paraître). Sensation lumineuse provoquée par la pression du globe oculaire.

Phosphergot. Mélange de phosphate de soude et d'ergot de seigle; tonique.

Phosphotal. Phosphate neutre de créosote. Contient 90 p. 100 de créosote et 9 p. 100 de phosphore.

Photophobie (φῶς, lumière; φόβος, crainte). Sensibilité excessive de l'œil à la lumière.

Photophore (φῶς, lumière; φέρειν, porter). Nom donné à tout appareil permettant d'obtenir un faisceau lumineux, que l'on dirige sur un point donné. Ex. : Miroir frontal laryngoscopique, photophore de Stein, de Clar, etc.

Photopsie (φῶς, lumière; ὄψις, vue). Trouble de la vue caractérisé par la vision de cercles ou d'étincelles lumineuses.

Photothérapie (φῶς, lumière; θεραπεία, traitement). Traitement par la lumière, celle-ci représentant l'agent de matière médicale.

Phrénique (φρήν, diaphragme). Qui appartient au diaphragme.

Nerf — : Nerf du plexus cervical innervant le diaphragme.

Phtiriase (φθείρ, pou). Présence de poux sur le corps.

Phtisie (φθίσις, consomption). Tuberculose pulmonaire dans ses formes avancées.

Phtisiothérapie (φθίσις, consomption, phtisie; θεραπεία, traitement). Ensemble des médications antiphtisiques.

Phycomicète (φῦκος, algue; μύκης, champignon). Champignon comprenant un certain nombre d'espèces pathogènes.

Phylogénie (φῦλον, genre, espèce; γένεσις, développement). Genèse des phylums, c'est-à-dire des groupes naturels : espèces, genres, familles, ordres.

Phylogénique (φῦλον, espèce, γένεσις).

DÉVELOPPEMENT — : Développement de l'espèce, par opposition au développement ontogénique.

Phyma (φῦμα, excroissance). Synonyme de tubercule.

Phymatose (φῦμα, excroissance tubercule). Tuberculose.

Physiologie (φύσις, nature; λόγος, étude). Étude des propriétés biologiques et des fonctions des organes et des tissus de l'être vivant.

— CELLULAIRE : Étude des phénomènes vitaux de la cellule.

— GÉNÉRALE : Étude de l'acte intime d'une fonction.

— PATHOLOGIQUE : Étude des réactions morbides de l'organisme sous l'action des causes pathogènes.

Physiothérapie (φύσις, nature; θεραπεία, traitement). Science et art des médications qui empruntent leur agent à la matière médicale naturelle : air, eau, lumière, froid, etc., etc.).

Pian. « Maladie cutanée endémique des pays chauds, caractérisée par la formation, sur la peau et les muqueuses, de tumeurs d'aspect charnu, mamelonné, qui ressemblent à des framboises ou à des fraises » (Roux). « On a décrit sous ce nom un grand nombre d'affections disparates, depuis l'impétigo jusqu'aux éruptions les plus nettement syphilitiques. » (Le Dantec).

Piazza.

LIQUEUR DE — :

Eau distillée.................	60 grammes.	
Perchlorure de fer...........	25	—
Chlorure de sodium..........	15	—

Pica. Perversion du goût caractérisée par le dégoût des aliments ordinaires et le désir de manger des substances non alimentaires : craie, charbon, etc.

Picote. Nom de la variole, dans certains pays.

Picrique (πικρός, amer).

ACIDE — : Liquide de coloration jaune intense, antiseptique, employé notamment dans le traitement des brûlures.

Picrocarmin.

— DE RANVIER : V. Ranvier, p. 488.

— DE WEIGERT : V. Weigert, p. 615.

Pièce intermédiaire. Portion du tube urinifère fluxueuse, faisant suite à la branche ascendante de Henle et se continuant par le canal d'union.

Pied (PHÉNOMÈNE DU). Le pied étant brusquement fléchi sur la jambe, il se produit des secousses rythmiques, dans le sens de l'extension et de la flexion, tant qu'on maintient le pied.

Pied antérieur. Dans l'accouchement par le siège, se dit du pied appartenant au membre le plus rapproché de la symphyse pubienne.

Pied postérieur. Dans l'accouchement par le siège, se dit du pied appartenant au membre le plus éloigné de la symphyse pubienne.

Pied bot. « Attitude vicieuse et permanente du pied sur la jambe, telle que le pied ne repose plus sur le sol, par ses points d'appui normaux ». (Kirmisson).

— ÉQUIN : (*equus*, cheval). Le pied est en extension forcée, et repose seulement, par son extrémité antérieure, sur le sol.

— TABÉTIQUE : Pied bot varus équin, observé au cours du tabès.

— TALUS (*talus*, talon). Le pied est en flexion forcée et repose sur le sol par le talon.

— VALGUS : (*valgus*, tourné en dehors). Le pied est dévié en dehors et renversé sur son bord interne.

— VARUS : (*varus*, tourné en dedans). Le pied est dévié en dedans et renversé sur son bord externe.

— VARUS ÉQUIN : Combinaison du varus et de l'équin.

Pied-de-biche. Levier dont une des extrémités est creusée en gouttière ; employé pour extraire des débris de dents (fig. 286).

Pied de Madura. Affection de l'Inde, de l'Algérie, de l'Amérique, due, d'après Vincent, au streptothrix maduræ, parasite végétal voisin de l'actinomycès. Syn. : Fongus du pied. ulcère grave du pied, dégénérescence endémique des os du pied. V. Madura, p. 359.

Pied plat. Difformité du pied, caractérisée par la diminution de la concavité de la voûte plantaire et, par suite, l'aspect aplati de la plante du pied.

Pielicke et Canon.

MICROBE DE — : Microbe prétendu spécifique de la rougeole, trouvé dans le sang, surtout au moment de la défervescence. Bacille de dimensions variables, plus long ou plus court que les globules rouges, uniformément colorable ou non, souvent recourbé, se présentant isolé ou en amas de huit à dix parallèles entre eux. Valeur pathogénique très contestée.

Pie-mère. La plus interne des méninges de l'axe cérébro-spinal.

Pierre.

— D'ARMÉNIE : Carbonate de cuivre.

— A CAUTÈRE : Potasse caustique à la chaux, employée en pastilles, en cylindres et en morceaux.

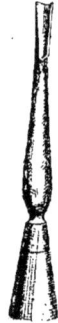

FIG. 286.
Pied-de-biche.

— DIVINE : (Codex)

  Azotate de potasse........................   100gr

  Sulfate de cuivre........................   100gr

  Sulfate d'alumine et de potasse..........   100gr

  Camphre pulvérisé........................   5gr

S'obtient par fusion. Employée comme collyre.

— INFERNALE : Nitrate d'argent.

Pierrefonds (France, Oise). Eau sulfurée calcique froide. Altitude : 84 mètres.

Pietrowski.

> RÉACTION DE — OU DU BIURET : Les peptones du suc gastrique donnent à la liqueur de Fehling une coloration rose pourpre caractéristique.
>
> RÉACTIF DE — :
>
>   Sulfate de cuivre en solution saturée. II gouttes.
>
>   Solution décinormale de soude....... 20 gr.
>
> Colore les albuminoïdes en violet et les peptones et propeptones en rose, puis en rouge-pourpre.

Pile électrique. Appareil producteur d'électricité dans lequel l'énergie nécessaire à la production du courant est fournie par les actions chimiques. Une pile électrique est caractérisée par sa résistance intérieure et sa force électromotrice. On emploie, surtout en médecine, la pile Leclanché (zinc, charbon de cornue, bioxyde de manganèse, chlorhydrate d'ammoniaque) et la pile au bichromate (zinc, charbon de cornue, bichromate de potasse et acide sulfurique). Le zinc et le charbon de cornue sont les pôles de la pile. Le charbon est le pôle positif, le zinc le pôle négatif.

Pile secondaire. V. Accumulateur.

Pile thermo-électrique. Appareil donnant naissance à un courant électrique quand on chauffe la soudure de deux métaux différents. Si on mesure l'intensité du courant produit, cet appareil peut servir à la mesure des températures.

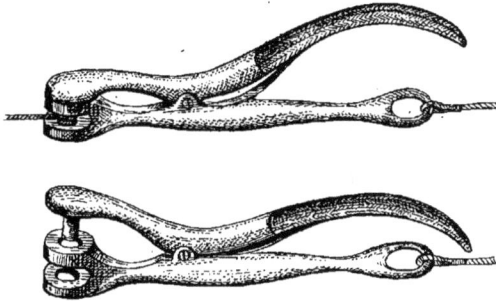

FIG. 287. — Pince à échappement.

Pilocarpine. Alcaloïde du jaborandi, employé comme sudorifique, sous forme de chlorhydrate de pilocarpine.

Pilier apophysaire du diaphragme. V. Arcade fibreuse du psoas, p. 32.

Pince à échappement (Nélaton), (fig. 287). Pince permettant, au cours de la réduction d'une luxation, de faire brusquement cesser l'extension ; fixée par une corde à un point immobile, elle retient entre·ses mors les lacs faisant l'extension ; par un mécanisme facile, les lacs peuvent être lâchés instantanément.

Pince tire-langue. Pince destinée à tirer la langue au cours de l'anesthésie et qui a été construite suivant des modèles multiples.

Pinceau galvanique. Procédé d'application du courant galvanique. L'un des pôles correspond à une électrode indifférente, l'autre est relié à un pinceau métallique que l'on promène sur la surface cutanée.

Pincement latéral de l'intestin. Étranglement, à travers l'orifice d'une hernie, d'une portion limitée de la surface d'une anse intestinale.

Pinéale (*pinea*, pomme de pin).

GLANDE — : Petite masse de substance grise, située dans l'encéphale, en arrière du troisième ventricule, au-dessus des tubercules quadrijumeaux.

Pinel (Philippe), (1745-1826), aliéniste de Paris, né à Saint-André d'Alayrac (Tarn) (fig. 288).

SYSTÈME DE — : Suppression, dans le traitement des aliénés, de tous les procédés de force employés jusqu'à lui.

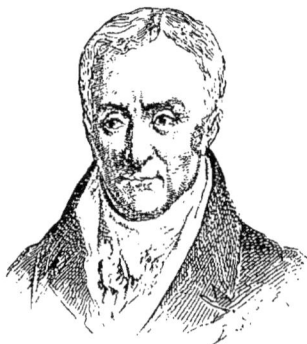

FIG. 288. — PINEL (1745-1826).

Pingaud.

PROCÉDÉ DE — : Dans la réduction de la luxation du coude en arrière. Extension forcée de l'avant-bras sur le bras, traction sur le poignet, refoulement de l'olécrâne en avant par le chirurgien.

TRIANGLE DE — : Triangle hypoglosso-hyoïdien.

Pinte. Mesure de capacité anglaise ou américaine. Vaut en Angleterre o^{lit},518 ; en Amérique, o^{lit},473.

Pipérazine ou **diéthylénimine.** Base cristallisée, non caustique, non toxique, existant à l'état de phosphate dans certaines humeurs, se présente en aiguilles brillantes, dissout puissamment l'acide urique (d'où son emploi dans la lithiase rénale).

Pirogoff ou *Pirogow* (Nicolaï-Iwanowitsch), (1810-1881), chirurgien russe, de Moscou, né à Moscou.

OPÉRATION DE — : (1853). Procédé d'amputation du pied dans lequel on conserve la partie postérieure du calcanéum qui

vient s'adapter sur les os de la jambe avivés par un trait de
scie (fig. 289).

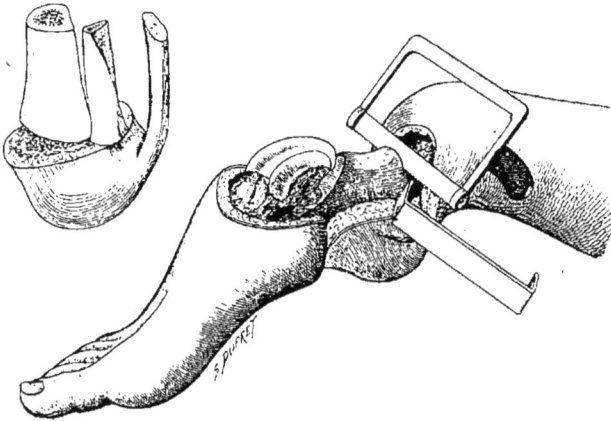

FIG. 289. — Opération de PIROGOFF.

TRIANGLE DE — : Triangle hypoglosso-hyoïdien.

Pisiforme (*pisum*, pois; *forma*, forme).

Os — : Petit os arrondi, situé à la partie antéro-externe de
la première rangée du
carpe.

Pithécanthropus erectus (πίθη-
κος, singe; ἄνθρωπος, hom-
me). Espèce d'homme de
l'âge tertiaire, décrite par
Dubois, de la Haye (1891-
92) à la suite de la découverte d'une calotte crâ-
nienne, de deux molaires et
d'un fémur trouvés à Java.
Cet ancêtre de l'homme aurait été un bipède marcheur.

Pitois, médecin français.

OPÉRATION DE — (1831): Bi-
pubiotomie, la section des
corps pubiens étant faite en

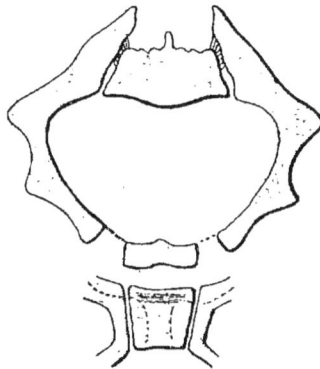

FIG. 290. — Opération de PITOIS.

dedans tout près du trou obturateur (fig. 281).

Pitres (Albert), médecin de Bordeaux, contemporain.

SIGNE DU CORDEAU DE — : Pour constater les déformations du
thorax, on dessine sur la poitrine l'axe du sternum, puis on
étend un cordeau entre le milieu de la fourchette sternale et
la symphyse pubienne. Normalement, ces deux lignes se confondent. L'angle qu'elles forment dans certains cas patho-

logiques indique la déviation du sternum. C'est le « signe du cordeau ».

Pituite (*pituita*, mucosité). Vomiturition de matières muqueuses et filantes, le matin, au réveil.

Pituitaire (*pituitaris*, de *pituita*, mucosité).

CORPS — : Petit corps de substance cérébrale, logé dans la selle turcique.

FOSSE — : Dépression de forme quadrilatère, située à la face endocranienne du sphénoïde, sur la ligne médiane, immédiatement en avant de la partie supérieure de la lame quadrilatère; loge le corps pituitaire.

MEMBRANE — : Muqueuse olfactive. — Repli de la dure-mère qui recouvre la selle turcique.

TIGE — : Petite tige de substance nerveuse qui porte appendu à elle le corps pituitaire.

Pityriasis (πίτυρον, son). « Affection cutanée, caractérisée par une fine desquamation » (Brocq).

Pixii.

MACHINE DE — (1832) : Machine d'induction dans laquelle le champ magnétique est produit par un aimant en forme de fer à cheval et le courant se manifeste dans deux bobines. Les bobines sont fixes, et le champ magnétique est déplacé par le mouvement de l'aimant.

Placenta (*placenta*, gâteau). Le placenta, qui forme la grande partie du délivre, est une masse charnue, rougeâtre, très vasculaire, en forme de disque où les vaisseaux du fœtus et de la mère viennent se mettre en contact intime, sans pourtant ni se confondre ni s'aboucher.

— PRÆVIA (placenta; *prævius*, qui va au-devant). Variété d'insertion du placenta sur le segment inférieur de l'utérus, caractérisée par ce fait que le placenta se trouve presque complètement en avant du fœtus, sur le chemin qu'il doit parcourir pour sortir des organes génitaux.

Plan horizontal du crâne. Plan tangent à la face inférieure des condyles de l'occipital et au point alvéolaire (V. Point alvéolaire, p. 462).

Planum (*planus*, plat).

Os — : Lame osseuse, très mince, qui limite en dehors les cellules ethmoïdales.

Plaque muqueuse. Syphilide papuleuse développée, soit au niveau des muqueuses bordant les orifices naturels, ou tapissant les cavités naturelles accessibles à la vue, soit sur les régions cutanées humides (plis génitaux, aisselle).

Plasma (πλάσμα, de πλάσσειν, façonner). Partie liquide du sang.

Plasmodium malariæ. Hématozoaire de Laveran.

Plastide. Nom donné par Hœckel à la cellule (inusité).

Plastidule. Granulation du protoplasma (dénomination donnée par Hœckel).

Plastron. Zone d'induration doublant la paroi abdominale, faisant corps avec elle, de forme variable, d'étendue large comme la main en moyenne, et qui répond à un foyer de péritonite localisée.

Platode (πλάτος, largeur). Vers plat ou tænia.

Platycéphalie (πλατὺς, large ; κεφαλή, tête). Malformation caractérisée par l'aplatissement de la voûte du crâne.

Platyrhiniens (πλατὺς, large ; ῥίν, nez). Individus dont l'indice nasal est grand (53 à 58).

Pléïade ganglionnaire. Adénite multiple.

Pléiomazie (πλεῖος, plein, abondant ; μαζίον, petite mamelle). Polymastie.

Plessimètre (πλήσσειν, frapper ; μέτρον, mesure). Appareil dont on se sert pour percuter. C'est une plaque d'ivoire sur laquelle on frappe avec le doigt ou un marteau.

Pléthore (πληθώρα, plénitude). Surabondance des humeurs, en particulier, du sang. Signifie aussi tempérament sanguin, dû à un excès de sang dans le système circulatoire.

Pléthysmographie (πληθυσμός, grand nombre ; γράφω, j'écris). Méthode de mesure de la circulation capillaire.

Pleurésie (πλευρα, plèvre). Inflammation de la plèvre, pouvant s'accompagner d'un épanchement.

Pleurite (πλευρά, plèvre). Synonyme de pleurésie ; s'emploie de préférence pour les inflammations sèches.

Pleurocœnadelphe (πλευρόν, flanc ; κοινός, commun ; ἀδελφός, frère). Monstres doubles, unis par les faces latérales du tronc.

Pleurodynie (πλευρόν, flanc ; ὀδύνη, douleur). Douleur des muscles de la paroi thoracique.

Pleurosthotonos ou pleurothotonos (πλευρόθεν, de côté ; τόνος, tension). Attitude du corps observée dans le tétanos et due à la contracture unilatérale des muscles du tronc et du cou. La tête est inclinée de côté sur l'épaule, le tronc est incurvé latéralement, l'épaule et la hanche tendent à se rapprocher.

Pleurotomie (πλευρά, plèvre ; τομή, section). Ouverture chirurgicale de la plèvre.

Pleuro-typhoïde. Fièvre typhoïde commençant par une pleurésie typhique.

Plèvre (πλευρά, plèvre). Membrane séreuse qui enveloppe le poumon.

Plexiforme (plexus, entrelacé ; forma, forme).

GANGLION — : Ganglion du pneumogastrique, situé au-dessous du trou déchiré postérieur.

Plexus (plectere, plexum, entrelacer). Entrelacement de filets nerveux ou de petits vaisseaux.

— CAVERNEUX : Riche plexus formé par le sympathique autour de l'artère carotide interne, au niveau de son trajet dans le sinus caverneux. On l'appelle encore plexus artérioso-nerveux

(Walther), parce que les mailles nerveuses s'enchevêtrent à ce niveau de nombreuses et fines ramifications artérielles.

— CHOROÏDES : Nom donné aux prolongements intra-craniens de la pie-mère.

— PAMPINIFORME OU — SPERMATIQUE DE LA FEMME : Plexus veineux formé par les veines ovariennes à la partie supérieure du ligament large, parallèlement à la trompe.

Plicotomie (Politzer, 1871). Section du pli postérieur du tympan. Contre certains symptômes de l'otite sèche, en particulier les bourdonnements et la surdité.

Pli falciforme. Petite crête qui sépare l'espace perforé antérieur de la scissure de Sylvius, et qui manque chez la plupart des animaux.

Pli glosso-épiglottique. Repli formé par le ligament glosso-épiglottique.

Plombières (France, Vosges). Eau silicatée sodique, entre 12" et 70°, très faiblement minéralisée. Altitude : 430 mètres.

BAIN DE — : Bain médicinal artificiellement préparé. On verse successivement dans la baignoire 100 grammes de gélatine pulvérisée, dissous préalablement dans 500 grammes d'eau chaude, et ensuite le mélange des sels suivants :

Carbonate de soude pur cristallisé.......	100^{gr}.
Chlorure de sodium purifié.............	20^{gr}.
Sulfate de soude.....................	60^{gr}.
Bicarbonate de soude.................	20^{gr}.

Plumasseau. Petit amas de charpie.

Pneumatocèle (πνεῦμα, air ; κήλη, tumeur). Tumeur gazeuse, siégeant entre le crâne et le périoste, et consécutive à une perforation traumatique (pneumatocèle traumatique) ou spontanée (pneumatocèle spontanée) des sinus frontaux, ou des cellules mastoïdiennes.

— FRONTALE : Pneumatocèle siégeant au niveau du front.

— MASTOÏDIENNE : Pneumatocèle siégeant au niveau et au-dessus de la mastoïde.

Pneumectomie (πνεύμων, poumon ; ἐκτομὴ, excision). Ablation d'un fragment du poumon.

Pneumique (πνεύμων, poumon).

ACIDE — : Principe contenu dans le tissu pulmonaire.

Pneumobacille. Bacille de Friedländer. (V. Friedländer, p. 221.)

Pneumocèle (πνεύμων, poumon ; κήλη, hernie). Hernie du poumon.

Pneumococcie (Landouzy). « Maladie infectieuse, causée par le pneumocoque. Ensemble des troubles organiques ou fonctionnels, localisés ou diffus, développés dans l'économie humaine par la pullulation du pneumocoque agissant, tant *in situ*, par action de présence ou de contact, que par toxémie, du fait de ses sécrétions, par ses toxines. La pneumonie est le mode symptomatique le plus commun de l'infection pneumococcique localisée. Les autres localisations sont les pleurésies, arthrites, otites, méningites à pneumocoques, qui surviennent quelquefois secondairement après la défervescence de la pneumonie ».

Pneumocoque (πνεύμων, poumon ; κόκκος, graine). Microbe en forme de grain lancéolé, isolé ou groupé en diplocoque, entouré d'une capsule ; agent causal de la pneumonie et de bien d'autres affections : arthrite, péritonite, méningite, etc. Synon. : microbe de Talamon-Fraenkel.

Pneumographe. V. Marey, p. 366.

Pneumolithe (πνεύμων, poumon ; λίθος, pierre). Concrétion calcaire du poumon.

Pneumonie (πνεύμων, poumon). Inflammation du poumon, due au pneumocoque.

Pneumokoniose (πνεύμων, poumon ; κόνις, poussière). (Zenker). Ensemble des lésions chroniques provoquées par l'introduction dans les poumons d'un air surchargé de parcelles organiques (charbon, silice, etc.), qui s'y fixent et deviennent le point de départ d'une inflammation lente.

Pneumonomycose (πνεύμων, poumon ; μύκης, champignon) (Arkle et Hindes). Lésions pulmonaires causées par un aspergillus.

Pneumopéricarde (πνεῦμα, souffle ; περικάρδιον, péricarde). Épanchement d'air dans le péricarde.

Pneumothorax (πνεῦμα, souffle ; θώραξ, poitrine). Présence dans la cavité pleurale soit de l'air introduit par une plaie intéressant ou la plèvre pariétale, ou la plèvre viscérale, soit de gaz développés dans cette cavité, à la suite de phénomènes de putréfaction.

Pneumotomie (πνεύμων, poumon ; τομή, section). Incision du poumon.

Pneumotoxine. Toxine du pneumocoque.

Pneumo-typhoïde ou **pneumo-typhus.** Fièvre typhoïde débutant par une pneumonie typhique, qui souvent domine l'état gastro-intestinal.

Poche des eaux. Portion des membranes de l'œuf que l'orifice utérin met à découvert en se dilatant au cours du travail.

— PLATE : Poche des eaux à peine marquée, non saillante. Pronostic favorable. Se rencontre surtout dans la présentation du sommet. Syn. : Eaux plates.

Podagre (πούς, pied ; ἄγρα, mal). Goutte localisée au pied.

Podalique (πούς, ποδός, pied).

VERSION — : En obstétrique, version par manœuvres internes dans laquelle on ramène les pieds du fœtus à l'orifice de l'utérus.

Podophyllin. Extrait alcoolique desséché du rhizome du Podophyllum : poudre légère, d'un jaune verdâtre, de saveur amère, soluble dans l'alcool, l'éther, insoluble dans l'eau.

Podophyllum. Herbe vivace de l'Amérique du Sud, dont la tige est un rhizome.

Podres, (....-1900), chirurgien.

PROCÉDÉ DE — : Procédé spécial de gastro-entérostomie.

Poikilocytose (ποικίλος, varié ; κύτος, globule), (Quincke). Dans l'anémie extrême, les globules nains peuvent évoluer anormalement et, au lieu de présenter une forme circulaire, prendre les formes les plus irrégulières.

Point (*punctum*, point).

— ALVÉOLAIRE : Point médian sur le bord inférieur de l'arcade alvéolaire.

— APOPHYSAIRE : Point douloureux, ainsi dénommé par Trousseau, siégeant au niveau de l'apophyse épineuse de la vertèbre au-dessous de laquelle sort le nerf atteint de névralgie.

— AURICULAIRE : Point situé au niveau du conduit auditif, immédiatement au-dessus de la racine postérieure de l'apophyse zygomatique.

— DE MAC BURNEY : V. Mac Burney, p. 357.

— FOLLICULAIRE DE RENAULT : V. Langerhans, p. 331.

— JUGAL : Point situé au niveau de l'angle formé par l'inflexion du bord postérieur de l'os malaire.

— LACRYMAL : Petit pore situé à la commissure interne de l'œil, au centre d'un petit tubercule arrondi, représentant l'orifice du conduit lacrymal. Les points lacrymaux sont au nombre de deux : l'un sur la paupière supérieure, l'autre sur la paupière inférieure.

— MÉTOPIQUE (μέτωπον, front). Point médian, situé entre les deux bosses frontales.

— NASAL : Point situé à la racine du nez, au milieu de la suture fronto-nasale.

— SPINAL : Point médian, situé au niveau du bord inférieur de l'échancrure nasale.

— STÉPHANIQUE (στέφανος, couronne ; στεφανιαία ῥαφή, suture coronale) : Point situé au croisement de la crête temporale et de la suture coronale ; à ce niveau, la suture coronale change d'aspect : les dentelures disparaissent et sont remplacées par une suture linéaire.

Pointes.

POUVOIR DES — : En électrologie, propriété qu'ont les pointes métalliques de laisser échapper, dans l'air ambiant, l'électricité, quand on établit entre elles et cet air une grande différence de potentiel.

Poireau (terme populaire). Papillome. (Cette dénomination tiendrait, d'après Brissaud, à ce que les lamelles de l'épiderme sont quelquefois imbriquées et rappellent ainsi la disposition du bulbe du poireau).

Poirier (Paul), anatomiste et chirurgien de Paris, contemporain.

LIGNE DE — OU LIGNE NASO-LAMBDOÏDIENNE : Ligne fictive allant du fond de l'angle naso-frontal à un point situé un peu au-dessus du lambda, à 5 millimètres.

PROCÉDÉ DE — : Pour déterminer la ligne rolandique. Mener une ligne horizontale passant par l'arc zygomatique. Élever sur cette ligne une perpendiculaire passant au-devant du tragus, dans la dépression préauriculaire. Le point inférieur de la scissure de Rolando se trouve sur cette perpendiculaire, à 7 ᶜᵐ au-dessus du point d'entrecroisement des deux lignes. Pour trouver le point supérieur de la scissure, on mesure sur la ligne médiane de la voûte cranienne, la distance qui sépare l'angle naso-frontal de la protubérance occipitale externe. Le point supérieur se trouve à 2 ᶜᵐ environ en arrière du milieu de cette distance.

Poiseuille (Jean-Marie), (1797-1869). Médecin et physicien de Paris, né à Paris.

APPAREIL DE — : Appareil de physiologie qui a démontré irréfutablement la dilatation artérielle. Il consiste en une boîte allongée, percée d'un trou à chaque extrémité, et portant un tube capillaire gradué. On la place sur le trajet d'une artère dénudée et on la remplit d'eau. Les mouvements d'expansion de l'artère se traduisent par l'élévation du liquide dans le tube capillaire.

COUCHE ADHÉSIVE DE — (1845) : Couche formée par des globules blancs à la paroi interne des capillaires.

Poix de Bourgogne. Poix blanche provenant de l'Abies excelsa, employée en emplâtres.

Polarisation. Partie de la physique qui traite des vibrations de la lumière.

Pôles. Points où entre et où sort le courant d'un générateur. Le courant sort toujours par le pôle positif et rentre au pôle négatif.

Pôles (d'un aimant). On désigne ainsi les extrémités d'un barreau aimanté.

Policlinique (πόλις, ville ; κλίνη, lit). Synonyme, surtout dans les pays allemands, de consultation ou de visites faites en ville par un médecin accompagné d'élèves.

Poliencéphalite (πολιός, gris ; ἐγκέφαλος, encéphale). Lésion des noyaux bulbo-protubérantiels.

— INFÉRIEURE : Lésions des noyaux bulbaires inférieurs.

— SUPÉRIEURE : Lésions des noyaux bulbaires supérieurs.

Poliomyélite (πολιός, gris ; μυελός, moelle). Affection de la substance grise de la moelle épinière.

Poliose (πολιός, gris). Décoloration des poils.

Politzer (Adam), otologiste autrichien de Vienne, né à Alberti, en 1835.

CÔNE LUMINEUX DE — OU TRIANGLE LUMINEUX DE WÖLDE : Portion triangulaire, située dans le segment inférieur de la membrane du tympan, qui apparaît plus lumineuse que le reste de la membrane.

Douche de — : Insufflation d'air dans la trompe d'Eustache.

Poire de — : Instrument en caoutchouc, muni d'un tube, qui sert à insuffler de l'air par le nez dans la trompe d'Eustache (fig. 291).

Procédé de — : Procédé d'aération de la trompe et de la caisse : le malade met dans sa bouche une gorgée de liquide, puis introduit dans une narine l'embout de la poire de Politzer, pendant qu'il obture l'autre narine avec un doigt ; il doit en même temps et déglutir le liquide qu'il a mis dans sa bouche et exprimer rapidement le contenu de la poire : au moment précis où le malade déglutit, les trompes d'Eustache s'entrouvrent et permettent à l'air chassé de la poire à insufflation d'y pénétrer.

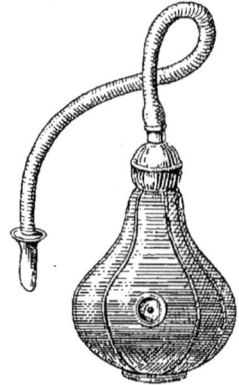

Pollakiurie (πολλάκις, souvent ; οὖρον, urine) (Diculafoy, 1884). Fréquence des mictions.

Fig. 291. — Poire de Politzer.

Polyarthrite (πολύς, nombreux ; ἄρθρον, articulation). Arthrite de plusieurs jointures.

Polycholie (πολύς, beaucoup ; χολή, bile). Sécrétion biliaire exagérée.

Polyclinique (πολύς, nombreux ; κλίνη, lit). Clinique consacrée à plusieurs maladies. Syn. : Consultation, en matière hospitalière.

Polydactylie (πολύς, nombreux ; δάκτυλος, doigt). Malformation caractérisée par l'existence de plusieurs doigts surnuméraires.

Polydipsie (πολύς, beaucoup ; δίψα, soif). Exagération de la soif.

Polygnathie (πολύς, nombreux ; γνάθος, mâchoire). Malformation congénitale, caractérisée par une tumeur complexe sortant de la bouche. Dans un sens plus restrictif et conformément à l'étymologie, on désigne sous ce nom la monstruosité caractérisée par la présence, sur une mâchoire normale, d'une tumeur qui n'est autre chose qu'une mâchoire supplémentaire plus ou moins altérée dans sa forme.

Polymastie (πολύς, nombreux ; μαστός, mamelle). Présence, sur le corps, de mamelles accessoires.

Polymélien (πολύς, nombreux ; μέλος, membre) (I. Geoffroy Saint-Hilaire). Monstre possédant un ou plusieurs membres rudimentaires insérés sur le tronc.

Polymorphisme ou **polymorphie** (πολύς, nombreux ; μορφή, forme). État particulier d'un corps inorganique ou vivant (cellule) pouvant, sans changer de nature, revêtir des formes différentes.

Polynévrite (πολύς, nombreux ; νεῦρον, nerf). Névrite portant sur plusieurs nerfs.

Polynucléaire (πολύς, beaucoup; *nucleus*, noyau). Leucocyte à plusieurs noyaux; en fait, le noyau est unique; son aspect multiple est dû aux bourgeons irréguliers qu'il présente.

Polyopie (πολύς, beaucoup; ὄψις, vue). Polyopsie.

Polyopse (πολύς, beaucoup; ὄψις, vue). Atteint de polyopsie.

Polyopsie (πολύς, beaucoup; ὄψις, vue). Vision de plusieurs objets, bien qu'il n'en existe qu'un en réalité.

— MONOCULAIRE : Polyopsie qui se produit avec un seul œil.

Polyorchidie (πολύς, nombreux; ὄρχις, testicule). Anomalie caractérisée par la présence de plus de deux testicules.

Polype (πολύπους, polype). Tumeur s'implantant sur la muqueuse des cavités naturelles, par un pédicule.

Polyphagie (πολύς, beaucoup; φαγεῖν, manger). Exagération de la faim.

Polypharmacie (πολύς, beaucoup; φάρμακον, médicament). Pratique d'un grand nombre de médicaments.

Polypotome (πολύπους, polype; τομή, section). Instrument destiné à l'ablation des polypes.

Polysialie (πολύς, beaucoup; σίαλον, salive). Sécrétion salivaire exagérée.

Polythélie (πολύς, beaucoup; θηλή, mamelon). Existence de mamelons surnuméraires.

Polytrichie ou **polytrichose** (πολύς, beaucoup; θρίξ, poil). Développement exagéré du système pileux.

Polytritome (Péan). Instrument puissant, mû par un mécanisme, pour la trépanation des os.

Polyurie (πολύς, beaucoup; οὖρον, urine). Exagération de la sécrétion urinaire.

Pommades. Médicaments d'une consistance ordinairement molle, et qui ont pour base soit l'axonge simple ou benzoïnée, soit un mélange de corps gras, soit des carbures d'hydrogène désignés sous le nom de : pétroléine, vaseline, etc. (Codex).

— AU CHLOROFORME :

Chloroforme	10^{gr}.
Cire blanche	10^{gr}.
Axonge	85^{gr}.

— BELLADONÉE :

Extrait de belladone	4^{gr}.
Eau distillée	2^{gr}.
Axonge	24^{gr}.

— CAMPHRÉE :

Camphre râpé	30^{gr}.
Cire blanche	10^{gr}.
Axonge	10^{gr}.

— MERCURIELLE DOUBLE : Onguent napolitain.

— MERCURIELLE FAIBLE OU SIMPLE : Onguent gris.

Pomme d'Adam. Saillie médiane anguleuse, située à la face antérieure du cou, répondant à l'angle du cartilage thyroïde. Cette
dénomination, dit Brissaud, est une réminiscence biblique
embellie par la légende : « Adam aurait avalé de travers et
la pomme se serait arrêtée en route. »

Pommelière. Tuberculose des bovidés.

Poncet (Antonin), chirurgien de Lyon, contemporain.

> Canules de — : Longues canules spéciales à trachéotomie, de
> 12 à 16 cent., avec courbure particulière, pour les goitres, le
> cancer thyroïdien, etc., lorsque le rétrécissement trachéal est
> très bas situé.

> Cystostomie sus-pubienne de — ou création d'un méat hypo-
> gastrique. Opération ayant pour but d'assurer, par une voie
> artificielle, la miction uréthrale devenue impossible, dange-
> reuse, chez les prostatiques. V. Cystostomie, p. 136.

> Enucléation massive des goitres de — : Ablation en bloc de
> masses goitreuses, par décortication, sans ligatures vascu-
> laires, sans tentatives d'énucléation intra-glandulaire.

> Exothyropexie de — (1894) : V. Exothyropexie, p. 194.

> Opération de — : Cystostomie sus-pubienne.

> Pelvi-cuvette de — : Appareil spécial pour la désinfection et
> les lavages des plaies siégeant sur la partie inférieure du
> tronc.

> Procédé d'allongement des tendons rupturés de — : Incision
> en zigzag dans la continuité pour faciliter le rapprochement
> des deux bouts.

> Procédé de — dans la suture du tendon d'Achille rupturé :
> Calcanéotomie avec glissement pour permettre le rapproche-
> ment et la suture des deux bouts du tendon d'Achille rupturé.

> Uréthrostomie périnéale ou périnéostomie de — : Création
> au périnée d'un méat artificiel, contre nature, dans les rétré-
> cissements incurables de l'urèthre.

Ponction (*pungere, punctum, piquer*). Opération qui consiste à
introduire la pointe d'un bistouri ou d'un trocart dans une
cavité soit naturelle, soit accidentelle, pour en évacuer le
contenu.

> — exploratrice : Ponction faite dans le but de préciser un
> diagnostic.

Pongitive (*pungere, punctum, piquer*).

> Douleur — : Douleur comparable à celle d'une pointe péné-
> trant dans les chairs.

Pontareuse (Suisse, canton de Neufchâtel).

> Asile de — : Asile de buveurs, ouvert en 1897, pour le trai-
> tement des alcooliques. Peut recevoir huit pensionnaires.

Poor-house (expression anglaise : *poor*, pauvre ; *house*, maison).
Asiles-ouvroirs.

Populeum (*populeus*, peuplier).

ONGUENT — : (Codex)

Bourgeons de peuplier récemment séchés.....	800ᵍʳ.
Feuilles fraîches de pavot..................	500ᵍʳ.
— belladone...............	500ᵍʳ.
— jusquiame..............	500ᵍʳ.
— morelle................	500ᵍʳ.
Axonge.....................................	4 000ᵍʳ.

Porencéphalie (πόρος, conduit, pore ; ἐγκέφαλος, encéphale), (Heschl, de Cracovie, 1859). Altération cérébrale caractérisée par la disparition d'une partie des circonvolutions et de la substance blanche sous-jacente qui se creuse de cavités ; paraît, dans certains cas au moins, relever d'une encéphalite chronique.

Pores urinaires. Orifices situés à la surface des papilles du rein et qui représentent la terminaison des tubes urinaires.

Porracés (*porrum*, poireau).

VOMISSEMENTS — : Vomissements verdâtres, rappelant la couleur du poireau.

Porrigo (*porrigo*, dartre).

— DECALVANS : Pelade.

Porro (Eduardo), accoucheur italien de Milan, contemporain, né en 1842.

OPÉRATION DE — (1876) : Amputation supra-vaginale de l'utérus gravide.

Porte-attelle. Drap fanon. V. page 160.

Porte-objet. Lame de verre sur laquelle on place les préparations pour les examiner au microscope.

Position.

Se dit : 1° des diverses attitudes du corps ; 2° des diverses

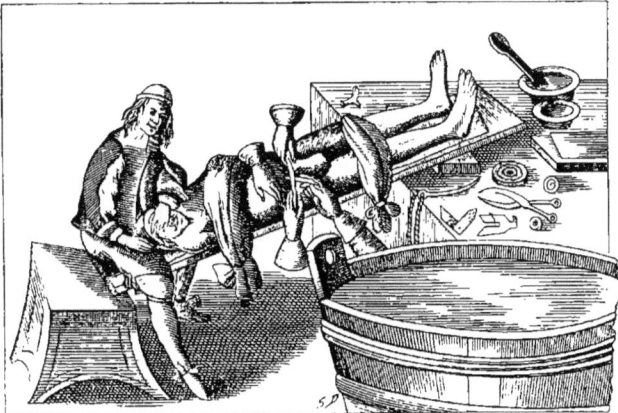

FIG. 292. — Position de SCULTET (vers 1630).

situations qu'on peut faire prendre à un malade pour un

examen ou une opération ; 3° des rapports qui existent entre la partie fœtale qui se présente au détroit supérieur et les parois du bassin maternel.

— A LA RENVERSE (Scultet) : A propos « de l'appareil nécessaire pour la castration, ou curation de l'entérocèle, avec déperdition du testicule et de sa curation, tant pharmaceutique que chirurgique », Scultet dit : « Le patient sera placé à la renverse sur une longue ais, en sorte que les pieds soient en haut et la tète en bas » (vers 1630) (fig. 292). Galien, dans le traitement des plaies de l'abdomen avec issue des intestins, recommande, pour réduire l'intestin, d'incliner le malade de façon à ce que « toujours la plaie occupe le lieu le plus élevé ». PEYRILHE, *Histoire de la Chirurgie*, Paris, 1780, t. II, p. 662.

— DEBOUT : Station verticale.

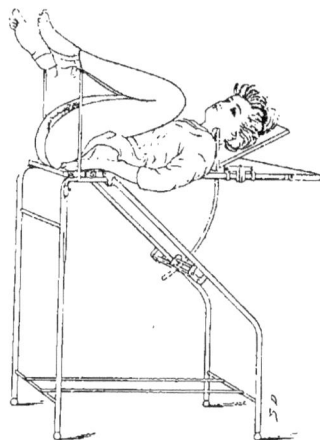

FIG. 293. — Position de la taille.

— DE BOZEMAN : V. Bozeman, page 73.

— DE LA TAILLE : Position dans laquelle le tronc étant en décubitus dorsal, les cuisses sont fléchies complètement sur le tronc et les jambes sur les cuisses (fig. 293).

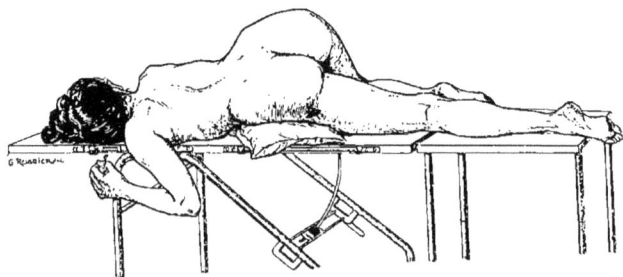

FIG. 294. — Position de SIMS.

— DE SIMS : Position gynécologique, dans laquelle la femme est couchée en décubitus latéral gauche, le bassin élevé ; le membre inférieur gauche reposant sur la table est étendu, l'autre est en double flexion de la jambe sur la cuisse, de la cuisse sur le bassin et en rotation interne complète (fig. 294).

— DE TRENDELENBURG (1885): Position élevée du bassin (fig. 295).

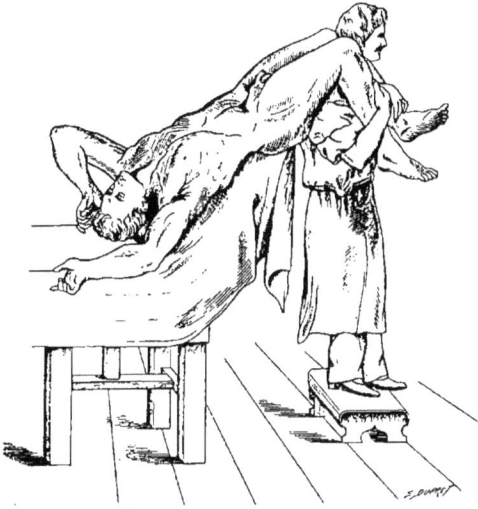

FIG. 295. — Position de TRENDELENBURG.

— DORSO-SACRÉE : Position dans laquelle le tronc est en décubitus dorsal ; les cuisses et les jambes sont légèrement fléchies. Syn. : Chez la femme : Position du spéculum.

— DORSO-SACRÉE DÉCLIVE (Jayle, 1898) : Position dorso-sacrée, le tronc étant renversé comme dans la position élevée du bassin, la tête étant fléchie ou non sur le tronc. L'écartement des jambes combiné à la déclivité du tronc est la caractéristique de cette position (fig. 296).

— DU SPÉCULUM : Position dorso-sacrée.

— ÉLEVÉE DU BASSIN (Trendelenburg, 1885) : Position dans laquelle le corps, en décubitus dorsal, est renversé de manière que la tête soit en bas, le bassin en haut, suivant une ligne formant un angle de 45° environ avec l'horizontale. Ap-

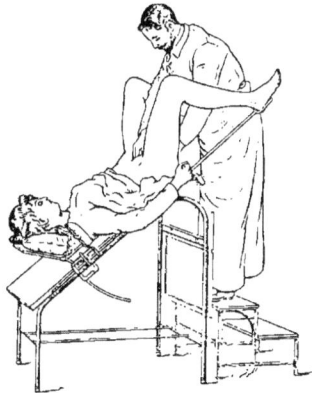

FIG. 296. — Position dorso-sacrée déclive (F. JAYLE).

pliquée d'abord aux opérations vésicales, elle a été ensuite généralisée à toutes les opérations qui se pratiquent sur les organes pelviens. Était recommandée par Scultet, vers 1630.

— ÉTENDUE : Décubitus dorsal.

— GÉNU-CUBITALE : Position dans laquelle le malade repose sur les genoux et sur les coudes.

— GÉNU-PECTORALE : Position dans laquelle le sujet prend point d'appui sur les genoux et la poitrine ; la région lombaire étant cambrée au maximum.

— HANCHÉE : Position dans laquelle le sujet, debout, fait porter le poids du corps sur une seule jambe. Il en résulte une inclinaison du tronc du côté correspondant, et, de l'autre côté, une saillie de la hanche qui est sur un plan plus élevé que celle du côté opposé.

Posologie (ποσόν, quantité ; λόγος, étude). Étude des doses thérapeutiques des médicaments.

Posthite (πόσθη, prépuce). Inflammation du prépuce.

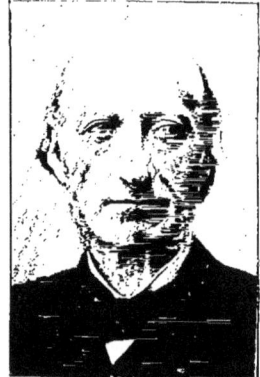

FIG. 297. — POTAIN (1825-1901).

Potain (Pierre-Carl-Édouard), (1825-1901), médecin de Paris, né à Paris (fig. 297).

APPAREIL DE — : Appareil à aspiration (fig. 298).

MALADIE DE — : Fluxion pleuro-pulmonaire.

SOLUTION DE — : Solution de digitaline cristallisée, au millième.

Potasse caustique. Oxyde de potassium hydraté. Hydrate de potasse.

— A LA CHAUX OU PIERRE A CAUTÈRE : Hydrate de potasse impur obtenu avec les éléments suivants :

Carbonate de potasse purifié.... 1000^{gr}
Chaux vive....... 500^{gr}
Eau distillée...... 12 000^{gr}

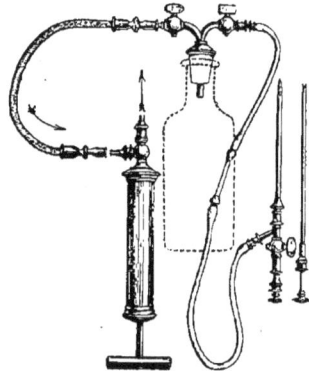

FIG. 298. — Appareil de POTAIN.

— A L'ALCOOL : Hydrate de potasse pur, obtenu en traitant par l'alcool la potasse caustique à la chaux.

Potentiel. Dans l'étude de l'électricité, on ne fait intervenir que des différences de potentiel. V. Différence, page 153.

Pot fêlé.

BRUIT DE — (Laënnec) : Bruit particulier obtenu par la percussion, le malade ayant la bouche ouverte, au niveau d'une caverne pulmonaire.

Potion. Préparation magistrale liquide, de composition très variable, s'administrant par cuillerées.

— GOMMEUSE OU JULEP GOMMEUX :

Poudre de gomme....................	10^{gr}
Sirop simple........................	30^{gr}
Eau distillée de fleurs d'oranger.......	10^{gr}
Eau distillée.............	100^{gr}

— SIMPLE OU JULEP SIMPLE :

Sirop simple..................... ..	30^{gr}
Eau distillée de fleurs d'oranger......	20^{gr}
Eau distillée................	100^{gr}

— DE RIVIÈRE : V. Rivière, page 512.

— DE TODD : V. Todd, page 600.

Pott (Percival), (1713-1788), chirurgien anglais, né à Londres.

ANÉVRYSME DE — : Anévrysme par anastomose.

FRACTURE DE — : Fracture du péroné par divulsion.

FRACTURE DE — : Fracture de Dupuytren. V. p. 164.

MAL DE — : Ostéite tuberculeuse vertébrale.

Poudre de Dower. Poudre d'ipécacuanha composée :

Poudre d'azotate de potasse..........	40^{gr}
— de sulfate de potasse........ .	40^{gr}
— d'ipécacuanha...............	10^{gr}
Opium officinal séché et pulvérisé....	10^{gr}

Un gramme renferme 10 centigrammes d'opium sec, correspondant à 5 centigrammes d'extrait d'opium environ.

Poudre de la Comtesse. Poudre de quinquina, introduite en Europe en 1640, par la comtesse El-Cinchon.

Poudre des Jésuites. Poudre de quinquina.

Poulie de renvoi (Mauriceau). Manœuvre d'extraction du placenta. « Deux doigts d'une main, l'index et le médius, sont introduits dans le vagin, immédiatement derrière le pubis, le cordon est logé dans le sinus formé par la juxtaposition de ces deux doigts ; les extrémités de ceux-ci repoussent le cordon en arrière ; l'autre main saisit solidement, et près de la vulve, la tige funiculaire et exerce des tractions. Si on éprouve de la résistance, on attend, sans cesser de tendre le cordon (Pajot). »

Pouls capillaire visible. Symptôme caractérisé par l'apparition de pulsations visibles, plutôt que tangibles, au niveau des capillaires sanguins de diverses régions du corps (ongles, front).

Pouls lent permanent ou maladie d'Adams Stokes. Affection caractérisée par la diminution permanente du nombre des battements cardiaques et des pulsations artérielles, diminu-

tion associée à certains troubles nerveux survenant d'une
manière intermittente, mais dont l'existence est intimement
liée à la constitution de ce type morbide. V. Adams, p. 7.

Pouls paradoxal de Küssmaul. Symptôme observé dans les épanchements péricardiques et les médiastinites, consistant en
affaiblissement et même en disparition du pouls pendant
l'inspiration. V. Küssmaul, p. 324.

Pouls quadrigéminé.
On appelle ainsi
le pouls quand un
groupe de quatre
pulsations est sé-
paré périodique-
ment d'un groupe
semblable par un
intervalle plus ou
moins long.

Poupart (François),
anatomiste de Pa-
ris, né au Mans,
en 1616.

Ligament de — :
Arcade de Fal-
lope.

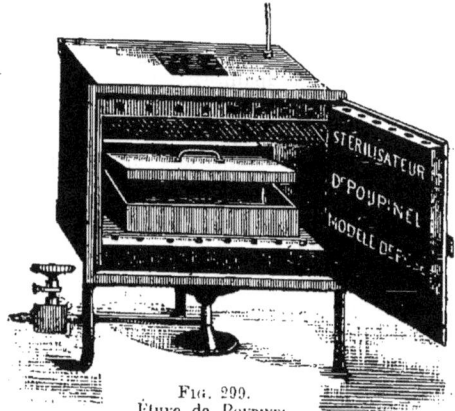

Fig. 299.
Étuve de Poupinel.

Poupinel, médecin de Paris, contemporain.
Étuve de — : Étuve à stérilisation par la chaleur sèche
(fig. 299).

Pourriture d'hôpital. Complication locale des plaies, contagieuse
et certainement parasitaire, caractérisée par la production
d'exsudats membraneux et de ramollissements gangreneux,
se produisant dans les couches superficielles des plaies et des
cicatrices (Ricard).

Pouteau (Claude), (1725-1775), chirurgien français, né à Lyon.
Fracture de — : Fracture de l'extrémité inférieure du radius.
Théorie de — : Pour expliquer la pathogénie des fractures
de l'extrémité inférieure du radius. La contraction subite des
muscles pronateurs et supinateurs, celle du carré pronateur
en particulier, aurait pour effet de redresser la courbe naturelle que forme le radius en s'appuyant sur le cubitus à ses
deux extrémités, et d'en amener la fracture au niveau de sa
partie inférieure. Théorie non admise.

Pozzi (Samuel), chirurgien de Paris, contemporain, né à Bergerac
en 1846.
Bride masculine de — : V. Bride masculine, page 77.
Ligateur élastique de — (1883) : Appareil qui était destiné
à maintenir, au cours de l'opération, la ligature élastique que
l'on appliquait sur le pédicule, pendant l'hystérectomie abdominale partielle.

OPÉRATION DE — DANS LA RÉFECTION DU COL UTÉRIN STÉNOSÉ OU
STOMATOPLASTIE (1893) : Incision bi-
latérale du col, taillage d'un coin
musculaire sur les quatre faces
cruentées, suture des surfaces
cruentées au moyen de fils d'argent
qui unissent la muqueuse utérine
à la muqueuse vaginale (fig. 300).

PORTE-AIGUILLE DE — : Porte-aiguille
pour les aiguilles de Hagedorn.

PROCÉDÉ DE — DANS LE TRAITEMENT DE
LA FISTULE URÉTÉRO-VAGINALE (1887) :
Au niveau de la fistule, incision en
H ; dissection des bords de l'incision transversale de l'H, de manière
à obtenir deux petits lambeaux
par dédoublement de la cloison.
La fistule est au centre de l'espace
creusé. Adossement des deux lambeaux et suture.

PROCÉDÉ DE — DANS LA PÉRINÉOR-
RHAPIE : Modification du procédé

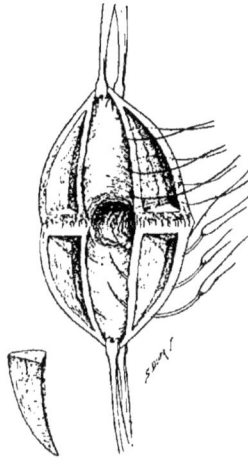

FIG. 300. — Opération de Pozzi.

de Lawson Tait ; l'avivement est plus large et les sutures
sont spéciales : deux ou trois fils d'argent pénètrent et sortent
à un demi-centimètre des bords de la plaie, après avoir che-
miné sous toute l'étendue de l'avivement ; avant de les serrer,
on fait au catgut une suture des plans profonds, et, au catgut
ou aux crins de Florence, la suture de la peau.

PROCÉDÉ DE — POUR DISSÉQUER LES TUMEURS KYSTIQUES SUPER-
FICIELLES (1878) : « On ponctionne le kyste avec un trocart à
hydrocèle, on l'évacue, on lave à l'eau chaude pour enlever
tout le liquide filant qu'il contient, puis on y fait pénétrer du
spermaceti dissous au bain-marie, à une température relativement basse. Quand la poche est ainsi distendue, on l'entoure
de glace pilée et, au bout de quelques minutes, on obtient
une masse dure qu'il est très facile d'extirper rapidement
avec la simple anesthésie par le froid ou les injections de
cocaïne. » (S. Pozzi.)

PROCÉDÉ DE — DANS LE VAGINISME (1894) : Débridement bilatéral de la vulve au bistouri, à l'union de la fourchette et des
petites lèvres : il en résulte de chaque côté une plaie quadrilatère. Suture en sens inverse du tracé de l'incision, soit de
haut en bas, de manière à éverser la muqueuse vaginale et à
agrandir l'orifice vulvaire.

Pratiques.

UNITÉS — : Les unités pratiques d'électricité sont les unités
couramment employées dans le langage médical et industriel.
Ce sont des multiples et des sous-multiples des unités dites
« unités électromagnétiques », lesquelles sont déterminées par
des considérations théoriques. Les principales unités pratiques

sont : l'ohm, le volt, l'ampère, le coulomb, le joule, le watt, etc.
(V. Ampère, Coulomb, Joule, Ohm, Volt, Watt, etc.).

Pravaz (Charles-Gabriel), (1791-1853), médecin de Lyon, né à
Pont-de-Beauvoisin (Isère).

MÉTHODE DE — (1847) : Méthode de traitement de la luxation
congénitale de la hanche : extension continue pendant 8 ou
10 mois; réduction non sanglante.

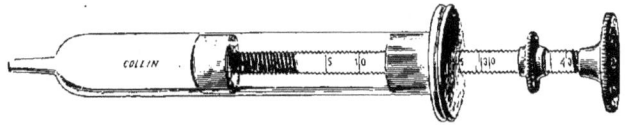

FIG. 301. — Seringue de PRAVAZ.

SERINGUE DE — : Modèle de seringue le plus ordinairement
employée pour les injections hypodermiques (fig. 301).

Préchacq (France, Landes). Eaux sulfureuses et bains de boue.

Précirrhose (Glénard, 1888). État morbide du foie précédant la
dégénérescen-
ce scléreuse de
cet organe.

Prédiastolique. Qui
précède la
diastole car-
diaque.

**Préhenseur-levier-
mensurateur**
(Farabeuf) .
Instrument
qui sert à ai-

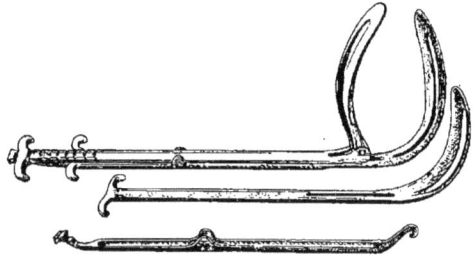

FIG. 302. — Préhenseur-levier-mensurateur de FARABEUF.

der la tête fœtale à franchir le détroit supérieur et à en
mesurer les diamètres (fig. 302).

Prélithiase (Glénard, 1888). État morbide précédant la formation
de calculs soit dans le foie, soit dans le rein (prélithiase
biliaire, prélithiase urique).

Prématuré.

— ACCOUCHEMENT. L'accouchement est dit prématuré quand il
s'opère entre le 180ᵉ et le 270ᵉ jour de la grossesse.

Premier lait du nouveau-né. Écoulement de liquide lactescent
plus ou moins épais, que l'on observe chez un certain nombre
d'enfants nouveau-nés des deux sexes, et qui est dû à la congestion de la glande mammaire.

Préparantes (*parere*, enfanter).

DOULEURS — : Douleurs de l'accouchement, répondant à la
période de dilatation de l'orifice du col.

Préparate (*præ*, devant; *paratus*, préparé), (VEINE). Veine frontale.

Prépuce (*præputium*, prépuce). Portion des téguments de la verge
recouvrant le gland.

Presbytie (πρεσβύς, vieillard). Difficulté de voir distinctement les objets rapprochés. Elle est due le plus souvent à une diminution de la convergence des rayons lumineux, et s'observe surtout chez les vieillards. On y remédie par l'emploi de verres convexes.

Présentation. Mot employé en obstétrique pour désigner la partie du fœtus qui tend à s'engager la première dans la filière pelvienne.

Présure. Liquide sécrété par le quatrième estomac du veau et qui contient un ferment (lab-ferment) coagulant le lait. La présure est employée pour la fabrication des fromages.

Présystolique. Qui précède la systole cardiaque.

Prévost (Jean-Louis), médecin suisse, contemporain.

Loi de Vulpian et — : V. Vulpian, page 645.

Priapisme (Πρίαπος, Priape, verge). Érection de la verge, continuelle et douloureuse.

Prichard (James-Cowles), (1785-1848), médecin anglais, né à Ross.

Solution de - :

Alcool amylique...................	1 partie
Acide formique....................	1 partie
Eau distillée......................	98 parties

Priessnitz (Vincent, François), (1799-1851), hydrothérapeute allemand, né à Gräfenberg (Silésie).

Compresse échauffante de — : Compresse trempée dans l'eau chaude et essorée immédiatement avant d'être appliquée sur la peau.

Cure de — : Emploi plus ou moins bien réglé de moyens hydrothérapiques multiples : lotions, douches, bains partiels ou complets, froids, tièdes ou chauds; compresses, maillot sec de sudation, emmaillotement humide, frictions, eau prise en boisson. Cette méthode se distingue par la force (douches d'eau froide versée de 3 à 4 mètres de hauteur, absorption de 12, 16 et même 30 et 40 verres d'eau froide par jour) et la durée de ses applications (maillot humide pendant plusieurs heures).

Primipare (*primus*, premier; *parere*, enfanter). Qui accouche pour la première fois.

Private Dwelling (expression anglaise : demeure privée). Maison particulière qui reçoit en traitement un ou plusieurs (4 au maximum) aliénés.

Procédé.

— américain dans l'hystérectomie abdominale totale pour fibrome (1892-1896). Suivi par la majorité des chirurgiens américains. Consiste essentiellement dans les temps suivants :
1° Chercher le bord supérieur du ligament large gauche, en dehors des annexes, et lier l'artère utéro-ovarienne, puis l'artère du ligament rond ;
2° Sectionner le ligament large de haut en bas, jusqu'à l'artère utérine ;

3º Rechercher l'artère utérine et la lier, puis la sectionner,
entre la ligature et une pince ;

4º Ouvrir le vagin au-dessous de l'utérus et prendre le col;
le renverser en haut et à droite, en le libérant jusqu'à la
découverte de l'utérine droite, qui est liée à son tour ;

Ou bien sectionner le col au ras du vagin sans ouvrir ce dernier et chercher l'utérine droite pour la lier (fig. 3o3).

5º Sectionner le ligament large droit;

6º Lier le ligament rond, l'artère du ligament rond et enfin
l'utéro-ovarienne (fig. 3o3).

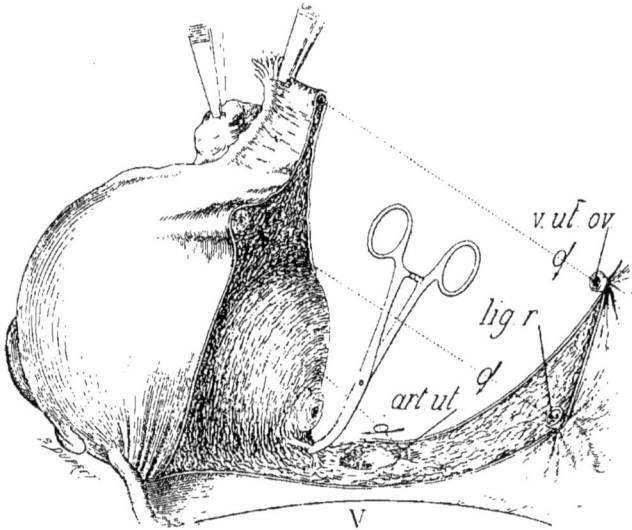

FIG. 303. — Procédé américain.

art. ut., artère utérine ; *lig. r.*, ligament rond ; *v. ut. ov.*, vaisseaux utéro-ovariens. V. vagin.

— DES 3 VERRES (Guyon) : Procédé destiné à examiner les
caractères de l'urine, au début, au milieu et à la fin de la
miction. Pour ce faire, le malade urine successivement dans
3 verres.

— DU GLISSEMENT (Glénard, 1885) : Procédé de palpation pour
déceler la ptose de l'estomac et la sténose des divers segments du gros intestin.

— DU POUCE (Glénard, 1885) : Procédé de palpation du foie et
de la rate qui a pour but de rechercher, avec la pulpe du
pouce, le bord inférieur de ces organes et la crête caractéristique de ce bord, lorsque leur perception échappe aux
modes classiques d'investigation. Il consiste à faire basculer
en avant le bord inférieur de ces organes, par une pression
simultanée et en sens contraire de la région lombaire en

arrière, et en avant de la masse intestinale sous-jacente, puis à faire « sauter » ce bord en passant le pouce sur lui d'arrière en avant et de bas en haut pendant un mouvement de profonde inspiration. A ce procédé on doit l'introduction en séméiologie hépatique de types cliniques nouveaux, le « foie ptosé », le « foie à ressaut » derrière la côte, le foie à siège normal, mais hyperesthésié, types méconnus par les procédés classiques de palpation ; enfin le « foie déformé », jusque-là confondu avec le foie hypertrophié ; à ce procédé on doit la détermination possible des localisations lobaires ; on lui doit enfin, dans les cas de tuméfaction complète de l'hypocondre, des caractères objectifs pathognomoniques pour le diagnostic différentiel, soit entre les divers types objectifs du foie, soit entre le foie et les organes ou tumeurs avec lesquels on pouvait le confondre. De même, en séméiologie splénique, on doit à ce procédé la connaissance de la rate « à ressaut », de la rate à siège normal mais hyperesthésiée.

Le malade doit être placé dans le décubitus dorsal (jambes étendues) ; le médecin doit faire face au malade et s'asseoir sur le bord du lit, indifféremment d'un côté ou de l'autre, qu'il s'agisse du foie ou de la rate ; seule, la position des mains sera intervertie. Supposons qu'il s'agisse du foie, le « procédé du pouce », appliqué à la recherche du bord du foie, comprend quatre temps :

Premier temps. Avec la main gauche, soulever la région lombaire droite.

Deuxième temps. Avec la main droite, déprimer la paroi antérieure de l'hypogastre et de la fosse iliaque droite par leur partie la plus déclive, pour refouler du côté de l'hypocondre droit, sous le foie, la masse intestinale sous-jacente.

Troisième temps. Avec le pouce gauche, déprimer la paroi antérieure du flanc droit au-dessous du siège présumé du bord du foie (ou en dedans ce bord si l'on soupçonne une élongation du lobe droit).

Quatrième temps. Les mains étant solidement en place, commander au malade un mouvement de profonde inspiration et, pendant ce mouvement, glisser la pulpe du pouce gauche de bas en haut ou en dehors et d'arrière en avant.

— NÉPHROLEPTIQUE (νεφρός, rein ; ληπτέον, de λαμβάνειν, prendre à l'improviste), (Glénard, 1885) : Procédé de palpation du rein mobile (néphroptose) qui consiste à utiliser l'action infra-propulsive d'un profond mouvement d'inspiration pour dépister, rendre accessible aux doigts le rein lorsqu'il est mobile, et le « saisir au piège » pendant sa descente, grâce à une *disposition spéciale des mains* sur la trajectoire qu'il doit suivre.

A ce procédé on doit la connaissance des trois premiers degrés (rein mobile de l'hypocondre) de la ptose du rein, dont le rein mobile classique (rein mobile du flanc) n'est que le quatrième degré, le plus rare, et la suppression des erreurs de diagnostic jusque-là si fréquentes.

Ce procédé de palpation comprend trois temps, désignés sous les noms de : affût, capture, échappement.

Le malade doit être placé dans le décubitus dorsal (jambes étendues); le médecin doit faire face au malade et s'asseoir sur le bord du lit, indifféremment d'un côté ou de l'autre, quel que soit le rein examiné; seule, la position des mains sera intervertie. Supposons qu'il s'agisse du rein droit.

Premier temps : affût. Placer les mains « à l'affût » et, pour cela : 1° avec la main gauche, soulever la région lombaire; 2° avec la main droite, déprimer la paroi abdominale antérieure au-dessous du siège présumé du rein mobile; 3° avec le pouce gauche, déprimer la paroi antérieure de l'abdomen au-dessous du siège présumé du rein mobile; les doigts sont « à l'affût ».

Deuxième temps : capture. Saisir (pincer) le rein à la fin de l'inspiration et pour cela, les mains étant solidement en place, commander au malade un mouvement de profonde inspiration et, à la fin de ce mouvement, augmenter subitement la pression exercée à travers la taille par les doigts de la main gauche placés en opposition, la main droite restant immobile dans la pression qu'elle exerce.

1° Les doigts de la main gauche ne perçoivent, pendant l'inspiration, aucun changement de consistance dans le flanc : il n'y a pas de ptose.

2° Les doigts de la main gauche perçoivent, dès le début de l'inspiration, une tuméfaction qui descend entre eux : il y a une ptose.

a. La pression subite des doigts ne peut retenir entre eux le rein, qui glisse en haut : ptose du 1er degré.

b. La pression subite des doigts saisit le rein et le retient immobile entre eux : ptose de 2e degré.

c. La pression subite des doigts dépasse le rein qui glisse en bas au-dessous d'eux : ptose du 3e degré.

3° Les doigts de la main gauche ne perçoivent rien, mais la main droite trouve dans la fosse iliaque le rein qu'elle peut faire remonter entre les doigts de la main gauche, puis au-dessus d'eux. Ce rein, ainsi refoulé, peut être de nouveau, comme dans la ptose du 3e degré, abaissé par l'inspiration entre les doigts de la main gauche, puis au-dessous d'eux : ptose du 4e degré. Dans les 2e, 3e et 4e degrés, la ptose « est captive ».

Troisième temps : échappement. Faire échapper le rein et, pour cela : au début du mouvement d'expiration, pincer entre les doigts de la main gauche l'extrémité inférieure du rein, soit que cette extrémité inférieure ait été le seul point perçu (ptose du 1er degré), soit qu'il ait fallu écarter légèrement les doigts de la main gauche pour que le rein remontât entre eux (2e et 3e degrés), soit enfin qu'on ait dû les écarter et en outre les abaisser (4e degré), pour que l'extrémité inférieure du rein, perçue au premier temps de la palpation, passât de nouveau entre les doigts.

Le rein glisse en haut entre les doigts, on perçoit un ressaut, caractéristique de la néphroptose ; le rein « s'échappe ».

Procidence (*procidere*, tomber). Abaissement d'un organe.

Proctalgie (πρωκτός, anus ; ἄλγος, douleur). Névralgie anale.

Proctite (πρωκτός, anus). Rectite.

Proctologie (πρωκτός, anus ; λόγος, étude). Partie de la médecine qui traite spécialement des maladies du rectum. (Peu usité.)

Proctoplastie (Friedberg) (πρωκτός, anus ; πλάσσειν, façonner). Création d'un anus périnéal.

Prodigiosus (*prodigiosus*, prodigieux).
BACILLUS — : Petit bacille donnant à l'air, à environ 15 ou 20°, aux milieux de culture sur lesquels il se développe, une belle coloration rouge.

Prodrome (πρό, devant ; δρόμος, course). Signe précurseur d'une maladie ou état de malaise intermédiaire entre la santé et la maladie confirmée.

Prodromique. Qui a rapport aux prodromes.

Prognathisme (πρό, en avant ; γνάθος, mâchoire). Disposition de la face chez certains individus dont la ligne de profil, par suite de la propulsion en avant de la mâchoire inférieure, est oblique en bas et en avant. Le prognathisme est un des caractères ethniques de la race nègre.

Prolabé (*prolabi*, glisser en avant). Se dit d'un organe en état de prolapsus.

Prolapsus (*prolabi*, glisser en avant). Abaissement ou chute d'un organe, par suite du relâchement plus ou moins considérable de ses moyens de soutien.

Promontoire. Saillie osseuse de la paroi interne de la caisse du tympan, correspondant à la rampe externe du limaçon.
Saillie formée par l'union de la dernière vertèbre lombaire et la base du sacrum.

Pronateur (*pronus*, penché en avant). Qui détermine la pronation.
CARRÉ — : Muscle profond de l'avant-bras, de forme quadrilatère, inséré sur l'extrémité inférieure de la face antérieure du radius et du cubitus.
ROND — : Muscle de la face antérieure de l'avant-bras, inséré d'une part sur l'épitrochlée, et d'autre part sur le milieu de la face externe du radius.

Pronation (*pronus*, penché en avant). Position de la main et de l'avant-bras dans laquelle la face dorsale est dirigée en avant.

Pronéphros, ou **rein céphalique**, ou **rein antérieur**, ou **rein précurseur**, ou **rein cervical** (à cause de son origine, vers la région qui sera le cou). Canal longitudinal, étendu depuis le cœur en avant, jusqu'au cloaque en arrière. En avant, le canal présente de 1 à 5 tubes ciliés, placés à angle droit sur son trajet, s'ouvrant librement dans la cavité pleuro-péritonéale, et répondant à un bouquet vasculaire qui porte le nom de glomérule du pronéphros. Le pronéphros est un diverticule de l'épithélium de la cavité pleuro-péritonéale, qui vient se placer de chaque côté de la ligne médiane, dans un espace triangulaire, limité du côté dorsal par l'ectoderme; en dedans, par la prévertèbre; en dehors, par la cavité pleuro-péritonéale. Le canal que forme le pronéphros est le canal de Wolff (fig. 304).

Pronucléus. Portion de l'ovule et du spermatozoïde qui se fusionnent lors de la fécondation.

— FEMELLE : Noyau situé au centre de l'ovule qui va être fécondé; c'est le reste de la vésicule germinative qui a subi deux divisions karyokinétiques successives (fig. 305).
A la suite de la première division, la moitié de la vésicule est sortie de l'ovule, constituant ainsi le premier globule polaire, ou globule de rebut. A la suite de la seconde, la moitié du restant de la vésicule est éliminée de la même façon, constituant le second globule polaire. Réduite au quart de son volume, la vésicule germinative gagne de la périphérie le centre de l'ovule et prend dès lors le nom de pronucléus femelle.

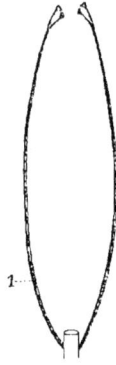

FIG. 304. — Pronéphros.
1, canal de Wolff.

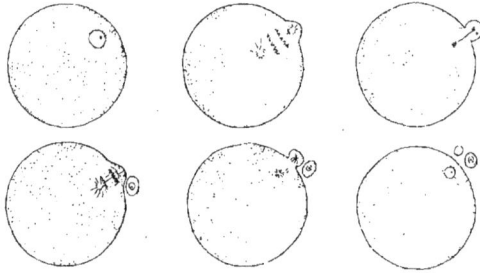

FIG. 305. — Pronucléus femelle.

— MÂLE OU NOYAU SPERMATIQUE DE L'ŒUF : Corpuscule de l'ovule en voie de fécondation, formé par la tête du spermatozoïde et qui, s'unissant au pronucléus femelle, va constituer le noyau de l'œuf fécondé ou noyau vitellin.

Propeptone ou **hémialbumose**. État intermédiaire par lequel passe l'albumine avant de devenir peptone.

Prophylaxie (προφυλάσσειν, garantir). Prévention des maladies.

Prosopalgie (πρόσωπον, visage ; ἄλγος, douleur). Névralgie du trijumeau.

Prosphysectomie (πρόσφυσις, appendice ; ἐκτομή, ablation). (Guinard). Ablation de l'appendice du cæcum.

Prostate (*pro*, devant; *stare*, se tenir). Glande impaire, médiane, de l'homme, située au-dessous de la vessie et traversée par la première portion de l'urèthre.

Prostatectomie (prostate; ἐκτομή, excision). Excision de la prostate.

Prostatite. Inflammation de la prostate.

Prostatotomie (prostate; τομή, section). Section de la prostate.

Prostome (πρό, pour πρῶτος, premier; στόμα, bouche). Blastopore. V. page 64.

Prostration (*prosternere*, renverser). Abattement extrême des forces, tant physiques que morales.

Protargol. Combinaison d'argent avec des substances protéiques, employée comme antiseptique et comme antigonococcique par Neisser. Poudre fine, de couleur jaune-clair, soluble dans l'eau, la glycérine, le sérum sanguin et les solutions d'albumine.

Prothèse (*prothesis*, de πρό, au lieu de; τίθημι, je place). Partie de la chirurgie qui a pour but l'étude des appareils artificiels destinés à suppléer à un organe, à un membre, ou à un segment de membre.

Protoblaste (πρῶτος, premier; βλαστός germe). Nom donné par Kölliker à la cellule (Inusité).

Protoneurone centripète (Brissaud, E. de Massary.)
Le protoneurone centripète constitue le premier échelon de toutes les voies sensitives, c'est cependant un organe à part : son origine, son développement, son anatomie le prouvent. Le protoneurone centripète radiculaire spinal, le protoneurone optique, le protoneurone acoustique, le protoneurone olfactif, tous ces neurones sont des organes homologues. Malgré leurs diversités morphologiques apparentes, ces protoneurones centripètes sont réductibles à un seul type : cellule bipolaire dont les prolongements sont : l'un central, cylindraxile; l'autre périphérique, protoplasmique. Ils reconnaissent tous la même origine et naissent de la crête ganglionnaire de Sagemehl, ou cordon ganglionnaire de His. Cette origine paracentrale fait du protoneurone centripète un organe nettement individualisé et lui donne une autonomie originelle certaine. L'étude tératologique vient encore confirmer cette manière de voir.
De la différenciation, dès le début de la formation embryonnaire, des différents protoneurones centripètes, découlent des aptitudes morbides spéciales, héréditaires ou acquises. Ainsi se trouve expliqué le rôle pathogénique des infections, de la syphilis en particulier, qui frappent cet organe prédisposé, le protoneurone centripète. La dégénérescence du protoneurone centripète se traduit cliniquement par la maladie de Duchenne, le tabès. Syn. : protoneurone sensitif, premier neurone de la chaîne sensitive, neurone sensitif périphérique.

Protoplasma (πρῶτος, premier; πλάσμα, substance). Substance vivante qui entoure le noyau de la cellule (Mathias Duval). Syn. Corps cellulaire, plasma cellulaire, bioplasma, cytoplasme, sarcode.

Proust (Adrien-Achille), médecin de Paris, né en 1834 à Illiers (Eure-et-Loir).

BYSSINOSIS DE — (βύσσος, duvet) : Pneumononiose des cotonniers.

Prurigo (*prurire*, démanger). Éruption de papules, donnant lieu à des démangeaisons vives, et recouvertes d'une petite croûte noirâtre due aux excoriations que produit le grattage.

— DE HÉBRA : Prurigo vrai idiopathique. V. Hébra, page 266.

Prurit (*prurire*, démanger). Trouble fonctionnel des nerfs, donnant lieu à des démangeaisons vives, et ne dépendant pas de lésions apparentes de la peau.

Prussack (Alexander), otologiste de Saint-Pétersbourg, né en 1839.

POCHE DE — OU POCHE SUPÉRIEURE DE LA MEMBRANE DU TYMPAN : Petite excavation que l'on voit sur la face interne de la membrane du tympan, immédiatement au-dessus du segment de Rivinus et qui répond à la membrane flaccide de Schrapnell.

Psammome (ψάμμος, sable), (Virchow). Endothéliome. Nom donné à cause des nodules calcifiés qui existent dans la trame des endothéliomes.

Psellisme (ψελλισμὸς, bégaiement). Balbutiement, bégaiement.

Pseudarthrose (ψευδὴς, faux; ἄρθρον, articulation). Articulation accidentelle, jouissant de mouvements plus ou moins étendus, développée au point de contact de deux surfaces osseuses.

Pseudopodes (ψευδὴς, faux; πούς, pied). Expansions protoplasmiques qu'émettent un grand nombre de *protozoaires* pour se déplacer.

Psittacose (ψιττακός, perroquet). Maladie infectieuse, générale, transmise à l'homme par des perruches ou des perroquets; les manifestations pulmonaires dominent presque toujours la symptomatologie.

Psoïte. Psoïtis.

Psoïtis. Inflammation du muscle psoas.

Psoriasis. Affection de la peau et des muqueuses, plus fréquente sur la peau, caractérisée par des squames d'un blanc-nacré, plus épaisses à leur centre que vers leurs bords, recouvrant une surface rouge, luisante, plus ou moins étendues, plus ou moins saillantes, et saignant facilement quand on enlève complètement les squames par le grattage.

Psorospermies (ψώρα, gale; σπέρμα, semence). Parasites animaux unicellulaires dont on a décrit, dans le *molluscum contagiosum*, la maladie de Paget et certains épithéliomes superficiels, une variété : les coccidies ou psorospermies oviformes.

Psorospermose (Darier). Affection provoquée par les psorospermies et caractérisée par l'épaississement de l'épiderme et
la prolifération des papilles.

Psychiatrie (ψυχή, âme ; ἰατρεία, médecine). Médecine mentale.

Psychothérapie (ψυχή, esprit ; θεραπεία, traitement). Ensemble des
procédés permettant d'exercer, par la seule direction
imprimée au système nerveux central, une action souvent
extrêmement puissante soit sur les troubles psychiques,
soit sur les troubles physiques.

Ptérion (πτερόν, aile). Ensemble des sutures qui unissent à la grande
aile du sphénoïde, ou ptère, les os voisins : frontal, pariétal,
et l'écaille du temporal. L'ensemble affecte d'ordinaire la
forme d'un H.

Pternalgie (πτέρνα, talon ; ἄλγος, douleur), (Duplay). Douleur siégeant à la face inférieure du talon en un point circonscrit,
répondant à la tubérosité de la face plantaire du calcanéum, et
due à l'inflammation de la bourse séreuse sous-calcanéenne.

Ptérygion ou **onglet**. Épaississement partiel de la conjonctive
oculaire, prenant l'aspect d'un pli de forme triangulaire dont
la base est périphérique et le sommet dirigé vers la cornée
transparente dont il peut envahir le centre.

Ptomaïne (πτῶμα, cadavre), (Selmi). Base analogue aux alcaloïdes,
prenant naissance dans les matières pu-
tréfiées ; par extension, tous les produits alcaloïdes d'origine microbienne
(H. Roger).

Ptose (πτῶσις, chute). Déplacement, dans le
sens de la pesanteur, d'un organe, par
suite du relâchement de son appareil
de fixation, atteint de laxité dystro-
phique, de parésie ou de paralysie.
Dans un sens restrictif, se dit souvent
du relâchement de la paroi abdominale
et de tous les moyens de fixité des
organes abdominaux.

Ptosique. Se dit d'une femme atteinte de
ptose abdominale généralisée.

    Ceinture antiptosique — (Jayle, 1900) :
Ceinture destinée à soutenir la paroi
abdominale, en particulier dans le cas
de ptose, essentiellement caractérisée
par l'existence d'une plaque formée
de lamelles courbes d'acier flexibles

Fig. 305 *bis*. — Ceinture
antiptosique (Jayle).

dont la convexité s'applique sur la paroi pour mieux la
soutenir (fig. 305 *bis*.)

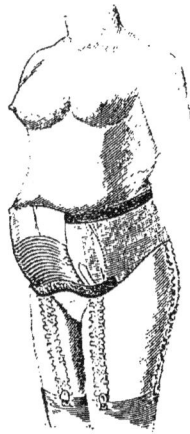

Ptosis (πτῶσις, chute). Chute de la paupière supérieure.

Ptyaline (πτύαλον, crachat). Substance propre à la salive parotidienne, peu visqueuse, coagulable par l'alcool.

Ptyalisme (πτύαλον, crachat). Sécrétion exagérée de salive.

Pubiotomie (pubis ; τομή, section). Section du pubis.

Pudendal hernia (expression anglaise). Hernie vaginale.

Puériculture (*puer*, enfant). Partie de l'hygiène concernant tout ce qui se rapporte à l'art de faire et d'élever les enfants.

Puerpéral (*puerpera*, accouchée). Qui a trait à la puerpéralité.

Puerpéralité (*puerpera*, accouchée). État de la femme à la suite d'un accouchement ou d'une fausse couche.

Puissance. En terminologie électrique, nombre d'unités de travail qu'une machine peut fournir pendant une seconde (Watt).

Pulmonine. Suc pulmonaire.

Pulsation du pied. Mouvement du pied, isochrone au pouls, qui survient dans la position assise, quand on croise d'une certaine façon une jambe sur l'autre.

Pultacé (*pultis*, bouillie).

Exsudat — : Enduit ayant la consistance molle d'une bouillie et se dissolvant facilement dans l'eau.

Pulvinar (*pulvinar*, coussin). Saillie postéro-externe de la couche optique.

Punaisie (punaise). Ozène.

Punctum cæcum (*punctum*, point ; *cæcum*, aveugle). Papille du nerf optique.

Purkinje (Johannes-Evangelista von), (1787-1869), physiologiste tchèque, né à Libochowitz.

Cellules de — (1837) : Cellules nerveuses de grande taille, qu'on trouve disposées sur une seule rangée dans l'écorce du cervelet. Le corps de la cellule est aplati, ovalaire ou piriforme ; il mesure 40 pouces de long sur 30 de large et possède un gros noyau rond avec un nucléole distinct. De son pôle supérieur, dirigé vers l'extérieur, émane une arborisation protoplasmique très caractéristique. De son pôle inférieur, part le prolongement nerveux cylindraxile, très délicat, qui va se perdre dans la substance blanche.

Figures de — ou arbre vasculaire de — : En faisant pénétrer très obliquement des rayons lumineux dans l'œil, on peut arriver à obtenir la perception de l'ombre projetée par les vaisseaux de la rétine sur la couche postérieure de cette membrane.

Images de — (1825) : Images reflétées sur les deux faces du cristallin.

Plexus de — : Plexus nerveux renfermé dans la couche externe de la pie-mère.

Vésicule de — (1825) ou vésicule germinative : Nom donné au noyau de l'ovule.

Purmann (Matthæus-Gottfried), (1648-1721), chirurgien allemand, né à Lüben (Silésie).

MÉTHODE DE — (1699) : Méthode de traitement des anévrysmes par l'extirpation du sac. Aurait déjà été employée par Philagrius.

Purpura (*purpura*, pourpre). « Lésion élémentaire de la peau, constituée par des taches plus ou moins arrondies et régulières, toujours multiples, mais plus ou moins nombreuses, pouvant être confluentes, d'un rouge vif ou bleuâtre, parfois noirâtres, ne disparaissant pas par la pression du doigt, et subissant ensuite les diverses transformations d'épanchements sanguins. Ce ne sont, en effet, que de petites extravasations sanguines » (Brocq).

Purpurine (*purpura*, pourpre). Uroérythrine. V. p. 623.

Pustule « Soulèvement d'ordinaire circonscrit et arrondi de l'épiderme, contenant un liquide purulent » (Brocq).

— MALIGNE : Charbon.

Puzos (Nicolas), (1686-1753), accoucheur de Paris, né à Paris.

MÉTHODE DE — (1759) DANS LE PLACENTA PRÆVIA : Rupture des membranes.

Pyélite (πύελος, bassin). Inflammation du bassinet du rein.

Pyélo-néphrite (πύελος, bassin ; νεφρός, rein). Inflammation du rein et du bassinet.

Pyélotomie (πύελος, bassin ; τομή, section). Incision du bassinet.

Pyléphlébite (πύλη, porte ; φλὲψ, veine). Inflammation de la veine porte.

Pylorectomie (πυλωρός, pylore ; ἐκτομή, excision). Résection du pylore.

Pylorocolique (πυλωρός, pylore ; κῶλον, gros intestin).

LIGAMENT — (Glénard), (1885) : Point de connexion de la partie moyenne du côlon transverse avec la région prépylorique de la grande courbure de l'estomac.

Pyloroplastie (πυλωρός, pylore ; πλάσσειν, façonner). Opération d'Heineke-Mikulicz. V. Heineke, p. 268.

Pyoctanine. Couleur d'aniline, antiseptique.

Pyocyanique (πῦον, pus ; κυανός, bleu).

BACILLE — : Bacille donnant au pus et aux milieux de culture une coloration bleu-verdâtre.

Pyocolpos (πῦον, pus ; κόλπος, vagin). Collection de pus développée dans le vagin oblitéré.

Pyodermie (Marfan). Lésions cutanées diverses de la peau du nourrisson, causées surtout par le staphylocoque (folliculites, abcès, impétigo, etc.).

Pyogénique (πῦον, pus; γεννάω, engendrer).

MEMBRANE — : Couche de tissu cellulaire induré qui entoure
les abcès.

Pyoktanin ou **pyoktanine** (πῦον, pus; κτείνειν, tuer). Couleur d'aniline ayant une propriété bactéricide très active.

Pyomètre ou **pyométrie** (πῦον, pus, μήτρα, utérus). Rétention de pus
dans la cavité utérine.

Pyonéphrose (πῦον, pus; νεφρός, rein). Dilatation des bassinets et du
rein par un liquide purulent.

Pyopneumothorax (πῦον, pus; πνεῦμα, souffle; θώραξ, poitrine).
Épanchement purulent et gazeux dans la plèvre.

Pyosalpinx (πῦον, pus; σάλπιγξ, trompe). Épanchement enkysté de
pus dans la trompe de Fallope, formant tumeur.

Pyramidon. Diméthyl-amido-antipyrine. Poudre cristalline blanc-
jaunâtre, soluble dans 10 fois son poids d'eau, de peu de
saveur. Analgésique, antithermique.

Pyrantine. Combinaison de phénacétine et d'acide succinique.
Produit cristallisé. Antipyrétique, succédané de la phénacétine.

Pyridine. Substance basique, obtenue chimiquement par la distillation des matières organiques au moyen de l'acide sulfurique.
Liquide incolore, très mobile, d'odeur pénétrante, facilement
miscible avec l'eau. Antiseptique.

Pyrosal. Salicylacétate d'antipyrine. Antinévralgique.

Pyrosis (πῦρ, feu). Sensation de chaleur le long de l'œsophage.

Pyurie (πῦον, pus; οὖρον, urine). Émission de pus dans l'urine.

Q

Quadriceps. Nom donné souvent au triceps fémoral, ce muscle ayant quatre chefs d'insertion.

Quadrijumeau (*quadrigeminus*, quadruple).

TUBERCULES — : Quatre petites saillies situées à la face supé-rieure de l'isthme de l'encéphale, de chaque côté de la ligne médiane, symétriques deux par deux : les deux antérieures portent le nom de *nates* (fesses), les postérieures de *testes* (testicules). Pour les découvrir, écarter les deux hémisphères, sectionner le bourrelet du corps calleux, relever la pie-mère.

Quarantaine. Ensemble de mesures sanitaires (isolement, désin-fection) prescrites en vue de s'opposer à l'introduction dans un pays sain de personnes ou de choses provenant d'un pays atteint d'une maladie épidémique et contagieuse.

Quatrefages de Bréau (Jean-Louis-Armand de), (1810-1892), naturaliste français, né à Berthezème (Gard).

ANGLE PARIÉTAL DE — : V. Angle, p. 26.

Quebracho (Aspidosperma quebracho). Arbre du Chili dont les racines contiennent des alcaloïdes, dont la québrachine et l'aspidospermine. Antithermique ; tonique ; diurétique. Succé-dané du quinquina, dans l'Amérique du Sud.

Quénu, chirurgien de Paris, contemporain.

PROCÉDÉ DE — DANS L'EXTIRPATION DU RECTUM CANCÉREUX PAR LA VOIE PÉRINÉALE (1898) : Le principe est d'enlever le rectum comme un kyste à contenu septique ; l'anus est donc fermé au début de l'intervention et le rectum ne doit jamais être ouvert pour les besoins de la dissection. L'opération, précédée de la création d'un anus iliaque, comprend les temps suivants :
1° Fermeture de l'anus par une suture en bourse ;
2° Incision cutanée de la racine des bourses à la base du coccyx, circonscrivant l'anus en son milieu.
3° Incision du tissu cellulaire et des faisceaux moyens et postérieurs des releveurs : le rectum est libéré sur les côtés ; il tient toujours en avant.
4° Incision du raphé ano-bulbaire, après laquelle le rectum, séparé du bulbe, ne tient plus au périnée que par les faisceaux antérieurs du releveur et son aponévrose supérieure que l'on sectionne à leur tour. Le rectum est libéré en avant.
5° Libération du rectum en arrière et désarticulation du coccyx ; on remonte, en décollant, jusqu'au promontoire. Le rectum est alors très abaissé : 12 à 14 centimètres dépassent le plan périnéal ; l'organe n'est plus retenu que par ses attaches péritonéales et le méso-rectum.

6° Section du péritoine et incision du méso-rectum de manière à abaisser le rectum jusqu'à un point supérieur à la limite des lésions.

7° Restauration partielle des différents plans incisés, amputation du rectum et fixation du bout supérieur un peu en avant de l'angle postérieur de la plaie.

Procédé de — : Dans le traitement chirurgical de l'onyxis latérale (fig. 306 à 310).

Suppression totale de la matrice unguéale.

1° Arrachement de l'ongle.

2° Incision transversale, immédiatement en avant de la lunule, ne s'arrêtant sur les côtés qu'en peau saine ;

3° Incision antéro-postérieure, de 20 à 22 millimètres de long, branchée sur chacune des extrémités de cette incision transversale et

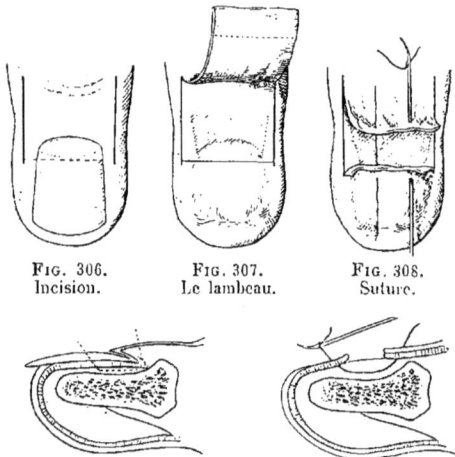

FIG. 306.
Incision.

FIG. 307.
Le lambeau.

FIG. 308.
Suture.

FIG. 309. — Coupe montrant la partie excisée.

FIG. 310. — Coupe montrant la suture.

Procédé de Quénu.

atteignant ou dépassant l'articulation des phalanges entre elles.

4° Dissection d'avant en arrière du lambeau ainsi circonscrit, dissection comprenant le derme de la lunule et de la gouttière rétro-unguéale et les ligaments de la face dorsale de la phalangette.

5° Résection de la portion antérieure du lambeau (portion qui répond au 1/3 post. du lit de l'ongle).

6° Suture par traction du lambeau flottant au derme unguéal respecté.

Quincke (Heinrich-Irenaeus), médecin allemand, né à Francfort en 1842.

Ponction de — (1891) : Ponction lombaire, faite dans un but thérapeutique : l'aspiration d'une certaine quantité du liquide céphalo-rachidien devait avoir pour effet d'amener une décompression cérébro-spinale et par suite la disparition des phénomènes pathologiques causés par une surproduction de ce liquide, telle qu'on l'observe dans les inflammations méningées. Employée ensuite comme moyen de diagnostic pour l'examen du liquide et enfin comme procédé de thérapeutique et d'analgésie étendue (A ce dernier point de vue, V. Tuffier, p. 616).

Quinicine. Isomère de la quinine et de la quinidine ; employée comme fébrifuge.

Quinidine (Henry et Delondre, 1833). Isomère de la quinine ; employée comme fébrifuge.

Quinine (Pelletier et Caventou, 1820). Alcaloïde tiré d'abord du quinquina jaune, puis des autres quinquinas. Substance amorphe, blanche, pulvérulente, insoluble dans l'eau, soluble dans l'alcool, l'éther, les huiles.

Quinisme. Intoxication par la quinine.

Quinosol. Composé neutre d'oxyquinoline. Antiseptique.

Quinquina. (Appellation par La Condamine [du mot des Indiens du Pérou, kinakina, quinquina, écorce par excellence] du genre Cinchona de Linné, du nom du comte de Chinchon, vice-roi du Pérou). (Ch. Robin). Écorce d'arbres de la famille des Rubiacées, tribu des Cinchonées.

VIN DE — :

Quinquina gris officinal..........	50ᵍʳ
Alcool à 60°.....................	100ᵍʳ
Vin rouge.......................	1000ᵍʳ

Quintane. Fièvre dont les accès reviennent tous les 4 jours.

Quinte. Accès de toux prolongé. La toux du matin, ou toux de la cinquième heure, très fréquente chez les phtisiques, s'appelait autrefois la quinte. Le sens de ce mot s'est généralisé (Brissaud).

R

Rabel, pharmacien français du début du dix-septième siècle.

Eau de — (Codex) : Acide sulfurique alcoolisé.

Acide sulfurique officinal............... 100gr
Alcool à 90°...................... .... 300gr
Pétales de coquelicots................. 4gr

Laisser macérer et filtrer. Astringent, antiseptique, hémostatique.

Rachialgie (ῥάχις, colonne vertébrale; ἄλγος, douleur). Douleur dans la colonne vertébrale.

Rachis (ῥάχις, colonne vertébrale). Colonne vertébrale.

Rachischisis (ῥάχις, colonne vertébrale ; σχίσις, fente). Fissure congénitale de la colonne vertébrale.

Rachitisme (ῥάχις, colonne vertébrale). Trouble de la nutrition, plus spécialement localisé sur le système osseux (rachis, crâne, sternum, tibia, etc,), et dû à la mauvaise nutrition du nourrisson.

Rachitome (ῥάχις, rachis ; τέμνειν, couper). Instrument employé pour ouvrir le canal rachidien.

Racine de l'ongle. Partie de l'ongle, molle, flexible, enchâssée dans le repli que lui forme le derme cutané.

Racines.

Sirop des 5 — (Codex) :

Racine d'ache............ ⎫
Racine d'asperge.......... ⎪
Racine de fenouil........ ⎬ ãã   100 grammes.
Racine de persil.......... ⎪
Racine de petit houx...... ⎭
Eau distillée bouillante..... 3 000   —
Sucre blanc.............. 2 000   —

Diurétique.

Radiographie. V. Rayons Rœntgen, p. 513.

Radioscopie. V. Rayons Rœntgen, p. 513.

Rage tanacétique. Affection analogue à la rage, provoquée chez le chien par l'inoculation d'essence de tanésie (Peyraud).

Raie méningitique (Trousseau). Ligne rouge qui apparaît sur la peau rayée avec l'ongle chez des sujets atteints de méningite tuberculeuse.

Raie scarlatineuse. Sur la peau d'un malade atteint de scarlatine, en pleine éruption, ou même peut-être avant l'apparition franche de l'éruption, une raie tracée avec l'ongle détermine une traînée blanche au milieu de laquelle paraît une strie plus étroite.

Railway brain (expression anglaise : *railway*, chemin de fer; *brain*, cerveau). Troubles cérébraux d'ordre nerveux, observés à la suite de traumatismes, des accidents de chemin de fer en particulier, et pouvant faire croire à une lésion du cerveau.

Railway spine (expression anglaise : *railway*, chemin de fer; *spine*, colonne vertébrale). Troubles médullaires d'ordre nerveux observés à la suite de traumatismes, des accidents de chemin de fer en particulier, et pouvant faire croire à une lésion de la colonne vertébrale et de la moelle.

Rainure unguéale. Gouttière unguéale. V. p. 249.

Raisin.

CURE DE — : Cure consistant à manger, en trois fois par jour, avant le repas, 1, 2 ou 3 kilos de raisins. Cette cure se fait à domicile avec des raisins exportés ou sur lieux.

Ramaugé, chirurgien de Buenos-Ayres.

ENTÉROPLEXE DE — (1893) : V. Entéroplexe, p. 181.

Ramon y Cajal, médecin espagnol, de Madrid, contemporain.

MÉTHODE DE — : Procédé de coloration des éléments nerveux. Plonger les fragments pendant 3 jours dans la solution suivante :

Solution de bichromate de potasse à 3 o/o.   4 vol.
Solution d'acide osmique à 1 o/o.........   1 vol.

puis, pendant 1 ou 2 jours, dans une solution de nitrate d'argent à 75 °/₀.

Ramsden (Jesse). (1735-1800), constructeur anglais, né à Halifax (Nouvelle-Écosse, Amérique du Nord).

MACHINE ÉLECTRIQUE DE — : Machine électrique classique à frottement.

Ranine (*rana*, grenouille).

ARTÈRE — : Terminaison de l'artère linguale accompagnée de veines qui ne sont pas les veines ranines.

VEINES — : Veines linguales superficielles inférieures, situées sous la muqueuse, de chaque côté du frein.

Ranvier (Louis-Antoine), histologiste de Paris, contemporain, né à Lyon en 1835.

CHAMBRE HUMIDE DE — : Appareil semblable à la cellule à rigole de Hayem.

CROIX LATINES DE — : Images noires ou brunes, en forme de croix, qui se dessinent au niveau des étranglements annulaires des tubes nerveux, sous l'influence de l'imprégnation au nitrate d'argent (fig. 311).

ÉTRANGLEMENT DE — (1871) OU ÉTRAN-GLEMENT ANNULAIRE : Rétrécissement annulaire que présente, d'espace en espace, la fibre nerveuse à myéline.

IODURE DE POTASSIUM IODURÉ DE — :

Eau................... 100gr
Iodure de potassium... 2gr
Iode jusqu'à saturation.

MEMBRANE BASALE DE — OU BASE-MENT-MEMBRANE : Mince couche hya-line limitant le derme cutané du côté de l'épiderme, et qu'on ren-contre sans interruption sur toute l'étendue du tégument externe.

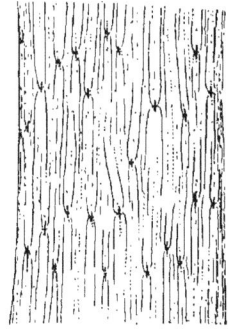

FIG. 311. — Croix de RANVIER.

MÉTHODE DE — : Pour l'étude des nerfs. Fendre la gaine du nerf, le dissocier. Mettre le nerf dans une solution d'acide osmique à 1 %, où on le laisse séjourner quelques heures ; colorer ensuite au picro-carmin, monter enfin la préparation dans la glycérine.

PICRO-CARMIN DE — : Verser jusqu'à saturation du carmin ammoniacal dans une solution saturée d'acide picrique ; évaporer au bain-marie jusqu'à ce que le volume soit réduit au cinquième ; refroidir. Le carmin se précipite en partie, et on s'en débarrasse en filtrant. On soumet la solution à l'évaporation prolongée et le picro-carmin se dépose à l'état solide, sous forme d'une poudre cristallisée rouge d'ocre. La solution de picro-carmin est à 1 %.
Dissoudre 1 gramme de carmin pur dans un mélange de 50 cen-tigrammes d'eau distillée et de 5 centimètres cubes d'eau picriquée saturée. Laisser deux jours à l'air libre ; filtrer. Les moisissures n'affaiblissent pas le pouvoir colorant.

PROCÉDÉ DE — : Procédé d'étude des terminaisons nerveuses intra-musculaires. On traite des fragments de muscle avec du jus de citron fraîchement exprimé et filtré sur de la flanelle pendant quelques minutes, jusqu'à ce qu'ils soient transparents. On les porte dans une solution de chlorure d'or à 1 %, où ils restent 20 minutes. Après lavage à l'eau distillée, ces fragments sont plongés pendant 24 ou 48 heures à la lumière, dans de l'eau légèrement acidulée (1 goutte d'acide acétique pour 30 grammes d'eau). En général, les préparations ont une couleur foncée.

SEGMENTS DE — OU SEGMENTS INTERANNULAIRES : Espaces de la fibre nerveuse, compris entre deux étranglements annulaires ; ont une longueur qui varie de 1/10 de millimètre à 1 millimètre et plus.

Tache motrice de — : Petit renflement qui termine le cylindraxe à l'intérieur de la fibre musculaire, au voisinage du noyau.

Raoult (François-Marie), (1830-1899), physicien de Grenoble, né à Fournes-en-Weppes (Nord).

Loi de — : Loi d'après laquelle la dissolution, dans 1 000 grammes d'eau, du poids de la molécule-gramme de toute substance, amène un abaissement de 1°,85 C. du point de congélation de cette eau ; l'abaissement observé étant proportionnel au nombre des molécules dissoutes. V. Cryoscopie.

Raoult-Deslongchamps.

Appareil de — : Appareil pour fracture, recommandé en chirurgie de guerre, essentiellement composé d'une plaque de zinc laminée, en forme de gouttière, taillée suivant le membre atteint, matelassée d'ouate et fixée au moyen de bandes ou de lacs.

Raphanie. Intoxication produite par le raphanus raphanistrum qui est souvent mélangé au seigle ; elle se traduit par des phénomènes convulsifs. La forme convulsive de l'ergotisme serait la raphanie.

Raphé (ραφή, suture). Ligne apparente résultant de la soudure au cours du développement embryonnaire de 2 parties latérales et symétriques du corps. Ex. : raphé ano-scrotal. Se dit, par extension, de l'entrecroisement sur la ligne médiane de diverses fibres. Ex. : raphé bulbaire.

Raptus hémorragique. Afflux du sang suivi d'hémorragie.

Rash (mot anglais : *rash*, éruption). Éruption fugace que l'on rencontre dans beaucoup de maladies infectieuses.

Rasmüssen (Fritz-Waldemar), (1834-1881), médecin danois.

Anévrysme de — : Dilatation siégeant sur les ramifications de l'artère pulmonaire, dont la rupture est une des causes d'hémoptysie.

Rasori (Giovanni), (1766-1837), médecin italien, né à Parme.

Rasorisme. A l'état normal, il y a équilibre entre les stimulants externes et l'incitabilité du corps. Le défaut d'équilibre donne la maladie. Pour Rasori, la maladie tient à ce que les stimulants sont trop puissants ; il faut donc en diminuer l'importance, et on y parvient par une thérapeutique déprimante : saignées, évacuations, etc.

Rathke (Martin-Heinrich), (1793-1860), anatomiste allemand, né à Dantzig.

Poche de — : Diverticule hypophysaire.

Poutres de — ou poutres du crâne : Portions osseuses solides qui soutiennent la voûte cranienne en la reliant à la base et à la face : crête frontale interne, en avant ; crête et protubérance occipitale, en arrière ; apophyse orbitaire externe et os malaire, sur les côtés et en avant ; apophyse mastoïde, éminences jugulaires, condyles occipitaux, sur les côtés et en arrière.

TRABÉCULES CRANIENNES DE — : Cartilages primitifs et temporaires que l'on voit se différencier au début du développement du crâne, à la base et en avant.

Rauber (Auguste), histologiste allemand, né en 1841.

COUCHE DE — OU COUCHE RECOUVRANTE : Assise périphérique de cellules épithéliales qui apparaît dans l'ovule, à la suite de la segmentation. On l'appelle ectoderme primaire.

Raulin (Joseph), (1708-1784), médecin de Paris, né à Auch.

ÉLIXIR DE — : Formule de l'élixir de Stoughton avec, en plus, des follicules de séné.

Raw.

APOPHYSE DE — : Apophyse longue ou grêle du marteau (Oreille).

Raynaud (Maurice), (1834-1881), médecin de Paris, né à Paris.

MALADIE DE — (1862) : Asphyxie locale et gangrène symétrique des extrémités.

Réaction agglutinante. Séro-diagnostic. V. p. 541 et 542.

Réaction de Bence Jones (1848). Destinée à la recherche de l'albumose (variété d'albumine).
Chauffer dans un tube à essai l'urine filtrée : à 60°, le liquide se trouble ; à 100°, le liquide se clarifie pour s'opacifier de nouveau par le refroidissement.

Réaction de dégénérescence. On comprend, sous cette dénomination, tout un ensemble de variations d'excitabilité quantitative et qualitative qui se présentent sous l'influence de certaines causes pathologiques, déterminées, dans les nerfs et les muscles, et qui sont en rapport avec un processus histologique de dégénérescence, se développant simultanément dans les nerfs et les muscles.
Elle consiste dans la diminution ou la perte de l'excitabilité faradique et galvanique des nerfs et de l'excitabilité faradique des muscles, pendant que l'excitabilité galvanique des muscles reste stationnaire ou est augmentée.
Elle s'indique par le signe DR.

Réaction d'Haycraft. Lorsqu'on fait tomber de la fleur de soufre dans un vase contenant de l'urine fraîche, si cette urine contient des principes biliaires, et cela même en quantité très minime, on voit se détacher de la surface du liquide des particules de soufre et gagner le fond ; si l'urine ne contient pas de principes biliaires, la fleur de soufre ne tombe pas au fond du vase.

Réaction de l'indol. Dans une culture en bouillon de bacille-virgule, verser quelques gouttes d'acide chlorhydrique ou sulfurique pur ; il se produit une coloration rose-violet brunissant par l'exposition à l'air.

Réaction de Jacquemet (de Grenoble), (1898). Destinée à la recherche de l'albumose (variété d'albumine).

L'urine à analyser doit être tout *récemment* émise et filtrée.
Avant de soumettre l'urine à la réaction par l'éther, il faut
s'assurer qu'elle ne contient ni albumine, ni mucine, ni phosphates, corps qui, donnant aussi le coagulum par l'éther,
pourraient prêter à des erreurs d'interprétation. Pour cela,
agiter l'urine avec du chlorure de sodium en excès, la filtrer,
l'acidifier légèrement avec l'acide acétique, la chauffer à
l'ébullition, la laisser refroidir et la filtrer de nouveau.

L'urine ainsi acidifiée et refroidie est alors mêlée à l'éther
sulfurique dans un tube à essai. La quantité d'éther à
employer est égale au tiers du volume à examiner. On
imprime au tube, fermé, un mouvement de va-et-vient, de
façon à mélanger intimement éther et urine. Puis le tube est
abandonné au repos, dans une position verticale.

« Au cours de cette opération, si l'urine soumise à l'analyse
renferme des albumoses, il apparaît sur les parois du tube,
pendant le mouvement de va-et-vient, des gouttelettes d'aspect
gélatineux ou graisseux. En outre, quand le tube est placé en
position verticale, ces gouttelettes montent comme des bulles
à travers l'urine et viennent à la surface de séparation des
deux liquides former une sorte de pellicule. Plus ou moins
rapidement, tout l'éther traverse la masse urinaire, la dépasse, et se transforme en un coagulum, plus ou moins
foncé selon la coloration de l'urine analysée, d'une consistance telle qu'il est possible de renverser le tube couché sans
que l'urine tombe (Labatut et Testevin). » C'est un véritable
bouchon d'éther-albumose qui l'emprisonne.

Pour doser l'albumose :

1° Prendre un tube à essai ordinaire de 15 centimètres de
longueur et de 1 cent. 1/2 de diamètre, fermé d'un bouchon
plein en caoutchouc ;

2° Inscrire à 2 centimètres de l'ouverture une graduation en
millimètres de haut en bas, sur une étendue de 3 centimètres
(la graduation peut être très simplement établie en collant sur
le tube une échelle inscrite sur papier transparent) ;

3° Verser l'urine (après les opérations préalables) jusqu'à la
base de la graduation (soit 10 centimètres de hauteur) ;

4° Compléter avec de l'éther jusqu'au sommet de la graduation (soit 3 centimètres) ;

5° Enfoncer de 1 centimètre le bouchon de caoutchouc. Il
reste donc un espace libre de 1 centimètre entre ce dernier et
le niveau du liquide. Ce volume d'air est le plus favorable à
la bonne marche de l'opération (Jacquemet) ;

6° Éviter d'agiter violemment, mais, au contraire, saisir le
tube entre le pouce et l'index de chaque main, qu'on abaisse
et élève alternativement, d'un mouvement lent et continu,
durant 3 minutes ;

7° Tout en roulant le tube entre les doigts, placer le tube
verticalement et le laisser 15 minutes immobile.

Au bout de ce temps, si l'urine est albumosurique, il se produit un coagulum soit peu prononcé, soit très épais. Dans le

premier cas, on doit admettre que l'albumose est en petite proportion ; dans le second, qu'elle existe en quantité importante. Lorsque le coagulum se produit nettement, il forme bouchon et s'oppose, si on renverse le tube, à la chute de l'urine pendant un temps plus ou moins long, au cours duquel il va se désagrégeant à sa partie supérieure. Le bouchon s'effrite ainsi peu à peu et, à un moment donné, s'effondre.

Si l'on a pris soin de noter, grâce à la graduation, la hauteur en millimètres du coagulum, et, en secondes, son temps de désagrégation, et si l'on répète, dans les mêmes conditions, cet examen chaque jour, on peut construire un graphique qui permet d'apprécier la marche de l'élimination des albumoses durant tout le cours d'une maladie (Sicard).

Réaumur (René-Antoine Ferchault de), (1683-1757), physicien français, né à La Rochelle.

THERMOMÈTRE DE — : Thermomètre dans lequel le zéro représente la température de la glace fondante, tandis que le point d'ébullition de l'eau est à 80 degrés. Un degré centigrade vaut 4/5 d'un degré Réaumur.

Rebouteur (*re* et *bouter*, bouter de nouveau, remettre). Empirique faisant métier de remettre les os démis, les membres disloqués, de traiter les entorses ; surtout répandu dans les campagnes.

Récamier (Joseph-Claude-Anthelme), (1774-1852), médecin de Paris, né à Cressin, près de Bellay (Ain).

CURETTE DE — : Curette mousse destinée au curettage utérin.

OPÉRATION DE — (1849) : On désigne sous ce nom le curettage ou curage de la muqueuse utérine.

PROCÉDÉ DE — : Procédé de traitement des collections kystiques du foie consistant essentiellement dans l'application de caustiques sur la paroi abdominale au niveau de la collection, de façon à obtenir la destruction de cette paroi et surtout la production d'adhérences protectrices entre la collection à ouvrir et le péritoine pariétal. L'incision de la collection était faite secondairement.

PROCÉDÉ DE — (1829) DANS L'HYSTÉRECTOMIE VAGINALE POUR CANCER : « Abaisser jusqu'à la vulve l'utérus malade... ; inciser le vagin et le péritoine en avant et en arrière du col, en suivant la surface de l'utérus. Avec le bistouri caché, porté sur l'extrémité du doigt qui le conduit, on ouvre le vagin et le péritoine en avant de la partie moyenne du col et du corps de l'utérus, en le rasant de très près, afin d'éviter les uretères et le fond de la vessie ; cela fait, on place dans l'ouverture le bout de l'index gauche, qui sert de conducteur au bistouri boutonné, avec lequel, en suivant transversalement la surface de la matrice, on prolonge, à droite et à gauche, la première ouverture jusque vers les ligaments larges. On procède de même en arrière... L'utérus ne tient plus que par ses parties latérales ; alors on place au-dessus de chaque ligament une ligature qu'on fixe avec un petit nœud au moyen d'une sonde

de Belloc. Les ligatures étant serrées, on termine l'opération
en réséquant l'utérus de manière à ne laisser de chaque côté
qu'un petit moignon pour les soutenir. » Récamier ne liait
que le tiers inférieur du ligament large, mais il avait prévu,
comme le fait remarquer Pichevin, l'hémorrhagie de l'artère
utéro-ovarienne qu'il aurait liée ou serrée et tordue ; il a
même proposé d' « embrasser le ligament coupé avec une
lame de plomb recourbée comme une pince qui serait serrée
et laissée en place ».

Recessus (*recessus*, cavité).

— DUODENO-JEJUNALIS : Fossette de Grüber-Landzert. V. p. 213.

— INTERMESOCOLICUS TRANSVERSUS : Fossette duodénale inter-
mésocolique. V. p. 213.

— PARA-COLICUS (Toldt) : Fossette paracolique, située sur le
bord droit du côlon ascendant. V. Fossettes péritonéales
paracoliques, p. 217.

— VEINEUX : Fossette duodénale veineuse. V. p. 216.

Rechute. Réapparition des symptômes d'une maladie qui paraissait
en voie de terminaison.

Récidive. Réapparition d'une maladie terminée par la guérison.
— Se dit aussi de la réapparition, sur place, immédiate ou
lointaine, d'une néoplasie déjà extirpée.

Recklinghausen (Friedrich-Daniel), médecin allemand, contemporain, né à Gütersloh (Westphalie) en 1833.

MALADIE DE — : Neurofibromatose généralisée. C'est un syndrome clinique essentiellement caractérisé par des taches
pigmentaires cutanées, des fibromes multiples sous-cutanés,
des nævi vasculaires.

Reclus (Paul), chirurgien de Paris, contemporain, né en 1847.

MALADIE KYSTIQUE DE — OU MALADIE KYSTIQUE DES MAMELLES :
Sous ce nom, on a décrit : 1° Des épithéliomas du sein, se
rattachant à la variété papillaire ou dendritique ; 2° des
mammites chroniques. On tend aujourd'hui à considérer la
maladie kystique comme une variété de mammite chronique.
Avait déjà été en partie décrite par Astley-Cooper, sous le
nom de maladie hydatique de la mamelle.

POMMADE DE — :

Salol...................	}	
Résorcine.............	} āā 12 grammes.	
Analgésine.............	}	
Acide borique...........	20 grammes.	
Iodoforme..............	1 gramme.	
Vaseline...............	160 grammes.	

PROCÉDÉ DE — DANS L'ÉTABLISSEMENT DE L'ANUS ILIAQUE : Modification du procédé de Maydl. L'anse intestinale est attirée
au dehors et le mésocôlon est traversé, près du bord mésentérique de l'intestin, par une sonde en gomme, que retiennent
contre la paroi des bandelettes de gaze collodionnées. Quand

les adhérences sont constituées, l'intestin est ouvert au thermocautère. L'opération est faite avec analgésie locale à la cocaïne.

Rectite. Inflammation du rectum.

— VERMICULAIRE : Inflammation du rectum provoquée par les oxyures.

Rectocèle (*rectum*, rectum ; κήλη, hernie). Prolapsus, à travers la vulve, de la cloison recto-vaginale.

Recto-coccypexie (*rectum*, rectum ; *coccyx*, coccyx ; πήγνυμι, fixer), (Gérard-Marchant, 1891). Opération contre le prolapsus du rectum, consistant essentiellement dans la fixation, à la face antérieure du coccyx, de la paroi postérieure du rectum, plissé transversalement.

Recto-périnéorrhaphie (*rectum*, rectum ; περίνεον, périnée ; ῥαφή, suture). Opération dirigée contre le prolapsus du rectum, et analogue à la colpo-périnéorrhaphie. Consiste essentiellement dans l'ablation d'un triangle de la muqueuse rectale, à base anale et à sommet supérieur, et dans l'ablation d'un triangle cutané, à sommet coccygien et à base anale. L'étendue de la plaie avivée se trouve avoir ainsi la forme d'un losange, dont le petit diamètre répond à l'anus.

— ANTÉRIEURE (Schwartz) : Recto-périnéorrhaphie symétrique à la périnéorrhaphie postérieure.

— POSTÉRIEURE (Duret) : Recto-périnéorrhaphie.

Rectopexie (*rectum*, rectum ; πήγνυμι, fixer), (Verneuil, 1889). Opération destinée à fixer le rectum prolabé. Incision ano-coccygienne ; découverte de la tunique musculeuse du rectum ; passage de fils non résorbables à travers cette tunique, étagés les uns au-dessus des autres, de l'anus à la pointe du coccyx ; faire ressortir les fils, au moyen d'une grande aiguille à travers les tissus, jusqu'à la peau. Le fil supérieur doit être à la hauteur de l'articulation sacro-coccygienne, à 4 centimètres de la ligne médiane ; les autres sont situés au-dessous. Les plis sont unis deux par deux, de chaque côté de la ligne médiane.

Rectoplastie (*rectum*, rectum ; πλάσσειν, façonner), (Schwartz). Incision verticale de la paroi postérieure du rectum, au niveau d'un rétrécissement, et réunion transversale des lèvres de la plaie.

Rectotome (*rectum*, rectum ; τέμνειν, couper). Instrument usité dans la rectotomie.

Rectotomie (*rectum*, rectum ; τομή, section). Incision du rectum.

Récurrent (*recurrere*, retourner sur ses pas).

ARTÈRES — : Nom donné à cause de leur trajet rétrograde, à des artères fournies par la radiale et la cubitale.

FIÈVRE — : Maladie infectieuse, épidémique, contagieuse, existant en Russie et en Irlande, provoquée par le spirille d'Obermeier, caractérisée cliniquement par deux accès fébriles brusques, durant 5 à 7 jours et séparés par une période d'apyrexie d'égale durée. Syn. : Typhus récurrent.

NERF — : Nerf laryngé inférieur, branche de pneumogastrique.

SENSIBILITÉ — (Magendie) : Sensibilité que possèdent les racines rachidiennes antérieures et due à des filets nerveux provenant des racines postérieures. Les nerfs périphériques possèdent également une sensibilité récurrente.

TYPHUS — : Fièvre récurrente.

Recurrent appendicitis (expression anglaise). Appendicite à répétition.

Redressement du mal de Pott (Chipault, Calot). Réduction sous chloroforme en un temps des gibbosités pottiques non ankylosées.

Réduction. Opération consistant à remettre en place des os fracturés, des surfaces articulaires luxées, ou des organes accidentellement déplacés (intestin, utérus, etc.).

Réduction en masse. Réduction à travers l'orifice herniaire, et, par conséquent, dans le tissu cellulaire sous-péritonéal ou dans l'épaisseur de la paroi abdominale, du sac herniaire avec son contenu.

Rééducation des muscles. Méthode de Frenkel. V. Frenkel, p. 221.

Réflexe.

ACTE OU PHÉNOMÈNE — : Acte par lequel, sans le concours de la volonté, une excitation se transmet par l'intermédiaire du névraxe, particulièrement aux muscles ou aux glandes.

— PATELLAIRE (*patella*, rotule) : Mouvement involontaire en vertu duquel la jambe, abandonnée à angle droit sur la cuisse, est projetée brusquement en avant quand on frappe sur le tendon rotulien.

Réfrangibilité (*refringo*, je brise). Propriété que possèdent les rayons lumineux de se réfracter en passant d'un milieu transparent dans un autre milieu transparent et de densité différente.

ABERRATION DE — : Les lentilles dissocient les rayons simples d'une lumière composée, par suite de la réfrangibilité différente de ces rayons. Il en résulte qu'un faisceau lumineux de lumière blanche, après son passage dans une lentille, ne sera plus parfaitement blanc, les sept rayons élémentaires du spectre se réfractant inégalement et donnant naissance à sept foyers situés sur l'axe ; un objet donnera une image dont les contours seront irisés par suite du manque de convergence des divers rayons. Par des dispositifs spéciaux (en particulier l'emploi de plusieurs lentilles dont la substance, la forme et la position sont spécialement étudiées), on corrige en majeure partie ce défaut d'irisation et l'on obtient des images achromatiques.

Régénération autogénique des nerfs. Restauration sur place du tronçon nerveux isolé des centres.

Régent.

POMMADE DU — (Codex) :

Vaseline...................................... 18ᵍʳ
Oxyde rouge de mercure.................... 1ᵍʳ
Acétate de plomb cristallisé............... 1ᵍʳ
Camphre pulvérisé......................... o 10ᶜˢ

Région sous-optique ou **sous-thalamique.** Région de l'encéphale de forme quadrilatère, limitée en haut par la face inférieure de la couche optique, en bas par le locus niger de Sœmmering, en dehors par le pied du pédoncule cérébral, qui se prolonge dans la capsule interne, en dedans par la substance grise du 3ᵉ ventricule. Elle se continue en arrière avec la calotte des pédoncules cérébraux et en avant avec la substance innominée de Reichert.

Régression. Retour à l'état normal.

— UTÉRINE : Retour à l'état normal de l'utérus après l'expulsion du produit de conception.

Régurgitation (*regurgitare*, regorger). Rejet, hors de la bouche, des aliments passés dans l'œsophage ou dans l'estomac, se faisant sans effort de vomissement.

Reiboldsgröm (Saxe, près de Dresde).

SANATORIUM DE — : Sanatorium pour tuberculeux.

Reichert (Karl-Bogislaus), (1811-1883), anatomiste allemand, né à Rastenburg.

SUBSTANCE INNOMINÉE DE — : Partie postérieure de l'espace perforé antérieur.

TACHE CRIBLÉE DE — OU TACHE CRIBLÉE COCHLÉAIRE : Située dans la fossette cochléaire, donne passage à un petit rameau que la branche cochléenne de l'auditif envoie à l'extrémité postérieure du canal cochléaire.

Reichmann, médecin allemand, contemporain.

MALADIE DE — (1882) OU GASTRO-SUCCORRHÉE : Gastrite avec hypersécrétion continue, se manifestant par les symptômes suivants : dyspepsie ; clapotage stomacal, surtout le matin ; amaigrissement ; crises gastriques douloureuses ; hypersécrétion gastrique permanente. Pour Hayem, ces symptômes seraient sous la dépendance d'une sténose pylorique.

Reid (Walter), chirurgien anglais.

MÉTHODE DE — (1875) : Méthode de traitement des anévrysmes par la compression élastique générale, suivie de la compression indirecte ; se compose de deux temps :

1° Application de la bande d'Esmarch sur le membre, au-dessous et au-dessus de l'anévrysme, sans comprimer l'anévrysme lui-même qui reste plein de sang. Le tube d'Esmarch est ensuite placé à la racine du membre pour maintenir l'arrêt de la circulation. Ce premier temps est fait sous chloroforme et dure une heure environ.

2° On enlève le tube et la bande, après avoir préalablement commencé la compression indirecte continue, digitale ou instrumentale. La compression indirecte doit toujours être commencée avant l'ablation du tube et de la bande d'Esmarch.

Reil (Johann-Christian), (1759-1813), anatomiste de Halle, né à Rauden (Frise orientale).

COURONNE RAYONNANTE DE — : Épanouissement, dans le centre

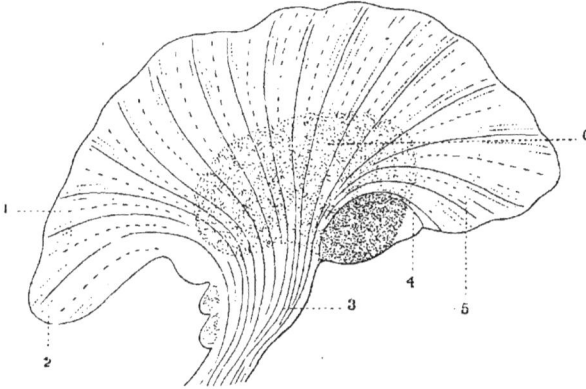

FIG. 312. — Couronne rayonnante de REIL (schématique).
1, fibres calleuses ; 2, lobe occipital ; 3, pédoncule cérébral ; 4, pied ; 5, couronne ; 6, capsule interne.

ovale, des fibres blanches du pédoncule cérébral ou de la capsule interne (fig. 312).

INSULA DE — OU LOBULE DE L'INSULA, OU LOBULE DU CORPS STRIÉ : Petit lobule conique du cerveau, constitué le plus souvent par trois plis radiés que l'on aperçoit en écartant les lèvres de la scissure de Sylvius.

RUBAN DE — OU LEMNISQUE, OU LAQUENS. Faisceau bulbo-pédonculaire comprenant l'ensemble des fibres sensitives, à l'exception du nerf acoustique.

SILLON DE — : Sillon circulaire qui entoure le lobe de l'insula.

TRIANGLE DE — : Espace triangulaire, situé sur la face externe du pédoncule cérébral, limité en avant par le tubercule quadrijumeau postérieur, en arrière par le pédoncule cérébelleux supérieur, en bas par le sillon latéral. Il est occupé par une lame de substance blanche le plus souvent fasciculée, dépendant du ruban de Reil.

VALLÉE DE — : Scissure médiane de la face inférieure du cervelet.

Rein (ren, renis, rein). Organe glandulaire, destiné à sécréter l'urine.

— ANTÉRIEUR : Pronéphros. V p. 479.

— CÉPHALIQUE : Pronéphros. V. p. 479.

— CERVICAL : Pronéphros. V. p. 479.

— DÉFINITIF : Métanéphros. V. p. 380.

— PRÉCURSEUR : Pronéphros. V. p. 479.

— PRIMITIF : Mésonéphros. V. p. 378.

— PRIMORDIAL : Corps de Wolff. V. Wolff, p. 654.

— SUCCENTURIÉ (Cassérius). Capsule surrénale.

Reissessen (François-Daniel), (1773-1828), anatomiste de Berlin, né à Strasbourg.

MUSCLES DE — (1808) : Ensemble des fibres musculaires lisses, groupées en faisceaux, qui constituent la couche musculaire des fines divisions bronchiques.

Reissner (Ernst), (1824-1878), anatomiste allemand, né à Riga.

MEMBRANE DE — (1851) : Membrane conjonctive qui forme la paroi antérieure ou vestibulaire du canal cochléaire.

Relapsing appendicitis (expression anglaise). Appendicite à répétition.

Remak (Robert), (1815-1865), anatomiste allemand, né à Posen.

FIBRE DE — OU FIBRE NERVEUSE GRISE : Fibre nerveuse non pourvue de myéline.

GANGLIONS DE — (1844) : Amas de cellules nerveuses, situés sur le sinus veineux cave, à son abouchement avec l'oreillette droite.

PLEXUS DE — : Plexus de Meissner. V. Meissner, p. 375.

TYPE ANTIBRACHIAL DE — : Paralysie localisée aux muscles extenseurs des doigts et du poignet.

Rénadène (*ren*, rein ; ἀδήν, glande). Préparation à base de rein frais.

Renaut (Joseph-Louis), médecin français de Lyon, né en 1844.

COUCHE VITRÉE DE — : Membrane basale de Ranvier. V. p. 492.

Reniflement.

MALADIE DU — : Fréquente chez le porc : analogue au point de vue anatomique et bactériologique au rhinosclérome de l'homme tel qu'il a été décrit par Cornil et Alvarez. Il est vraisemblable que le rhinosclérome de l'homme vient, par contagion, du porc atteint de « maladie du reniflement ».

Renversé. Pli oblique, formé dans le sens de la longueur sur une bande, lorsqu'on l'enroule sur une région qui n'est pas cylindrique.

Repas d'épreuve (Ewald). Repas spécial que fait un malade en vue de l'analyse de son suc gastrique. V. Ewald, p. 193.

Résection (*resecare*, retrancher). Opération consistant à enlever un fragment d'un organe et particulièrement d'un os.

Résistance. En terminologie électrique, circuit métallique, formé d'alliages peu conducteurs, comme le maillechort, et destiné à être intercalé dans un circuit pour diminuer l'intensité du courant qui le traverse. Cet appareil prend aussi le nom de rhéostat. Propriété qu'ont les corps de s'opposer au passage du

courant électrique. Cette propriété est susceptible d'être
mesurée ; l'unité de résistance est l'ohm. V. Ohm, p. 416.
La résistance des corps bons conducteurs est très faible ;
celle des corps réputés mauvais conducteurs est considérable.
V. Loi d'Ohm, p. 416.

Résolution. Terminaison d'une inflammation par le retour des
tissus phlegmasiés à l'état normal, sans suppuration.

— MUSCULAIRE : Absence de contractilité volontaire ou réflexe
des muscles.

Résorcine. Dioxybenzine, soluble dans l'eau, dans l'alcool, insoluble dans le chloroforme, s'obtient sous forme d'aiguilles
blanches, fines. Antiputride.

Restiformes (*restis*, corde ; *forma*, forme).

CORPS — : Nom donné à la partie supérieure des cordons postérieurs de la moelle, qui représentent les pédoncules cérébelleux inférieurs.

Restitutio ad integrum. Retour à l'état normal de tissus lésés.

Rete testis (réseau du testicule). Réseau de Haller. V. Haller, p. 260.

Rétention (*retinere*, retenir). Conservation ou accumulation, dans
un réservoir, un canal excréteur, une cavité naturelle ou
pathologique, d'un liquide ou d'un solide où il ne devrait
séjourner que momentanément.

— PLACENTAIRE : Rétention, dans la cavité utérine, au delà du
temps normal, d'une partie ou de la totalité du placenta.

Rétinite. Inflammation de la rétine.

Rétinol. Liquide huileux, jaunâtre, fluorescent, provenant de la
distillation de la colophane.

Retour.

RÂLE CRÉPITANT DE — : Râle crépitant plus fort et moins sec
que celui du début dans la pneumonie, et qu'on observe au
moment de la défervescence.

Retour d'âge. Ménopause naturelle.

Rétroflexion utérine. V. Utérus, p. 625.

Rétropulsion. Phénomène observé surtout dans la maladie de
Parkinson et l'atrophie musculaire progressive, et caractérisé par ce fait, que les malades ont tendance à marcher avec
rapidité en arrière, quand ils ont commencé à reculer.

Rétroversion utérine. V. Utérus, p. 625.

Retzius (Anders-Adolphe), (1796-1860), anatomiste suédois, de
Stockholm, né à Lund.

CAVITÉ DE — : Espace prévésical, virtuel, comblé par du
tissu graisseux plus ou moins abondant, et sur la situation
exacte duquel on a beaucoup discuté :
Pour Retzius : Elle est limitée en haut par les arcades de
Douglas, en avant par un feuillet aponévrotique qui double la
face postérieure des droits et descend vers la symphyse où il

se fixe ; en arrière par un second feuillet aponévrotique passant derrière la vessie et allant s'insérer au plancher pelvien.
Pour Bouilly : Elle est comprise dans un dédoublement du fascia propria du péritoine. A partir des arcades de Douglas, le fascia transversalis tapisse la face postérieure des droits; le fascia propria se dédouble en deux feuillets, dont l'un antérieur, prévésical, va au pubis; et l'autre, postérieur, rétrovésical, double le péritoine
(fig. 313).

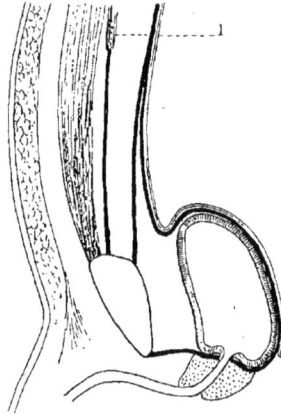 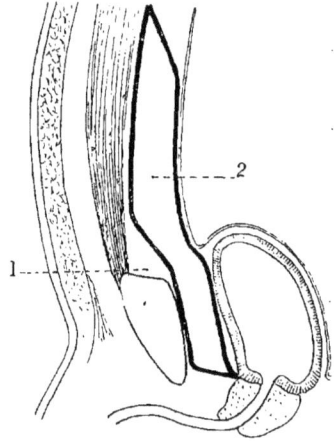

FIG. 313. — Cavité de RETZIUS, d'après BOUILLY.

1, arcade de Douglas.

FIG. 314. — Cavité de RETZIUS, d'après CHARPY et PIERRE DELBET.

1, cavum suprapubienm ; 2. cavité de Retzius.

Pour Charpy et Pierre Delbet : Elle est comprise entre la face postérieure du feuillet cellulo-fibreux qui tapisse les droits et un second feuillet dépendant du fascia propria, fixé à l'ombilic en haut, s'insérant en bas sur l'aponévrose pelvienne, adhérant à la face antérieure de la vessie en arrière et, sur les côtés, au péritoine en dehors des artères ombilicales. Ce feuillet est appelé feuillet prévésical par Charpy, aponévrose ombilico-vésicale par Pierre Delbet (fig. 314).
Pour Testut : Elle comprend une portion abdominale et une portion pelvienne. La portion abdominale s'étend de l'ombilic au pubis : elle est successivement limitée en avant par le feuillet postérieur de la gaine du droit jusqu'à l'arcade de Douglas, puis par le fascia transversalis; en arrière, elle est limitée par l'aponévrose ombilico-prévésicale qui va s'insérer et se confondre avec l'aponévrose pelvienne supérieure. Sur les côtés, l'espace n'est fermé qu'en haut, de l'ombilic à 3 ou 4 centimètres au-dessous des arcades de Douglas, l'aponévrose n'adhérant pas plus bas à la paroi. — La portion pelvienne comprend : 1° la portion rétro-pubienne. fermée en avant par la face postérieure du corps du pubis et la symphyse, en bas par les ligaments pubo-vésicaux et

l'aponévrose pelvienne, en arrière par l'aponévrose ombilico-vésicale ; 2° deux portions latérales qui se prolongent le long des faces latérales de la vessie jusqu'à la partie antérieure de la grande échancrure sciatique, comme le fait elle-même l'aponévrose ombilico-vésicale, qui suit ainsi le trajet des artères ombilicales (fig. 315).

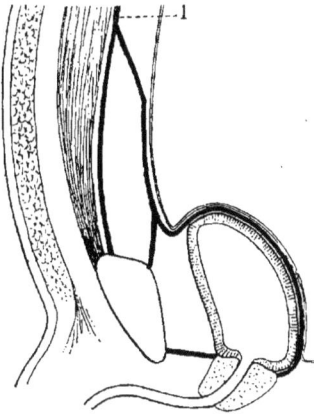

FIG. 315. — Cavité de RETZIUS,
d'après TESTUT.

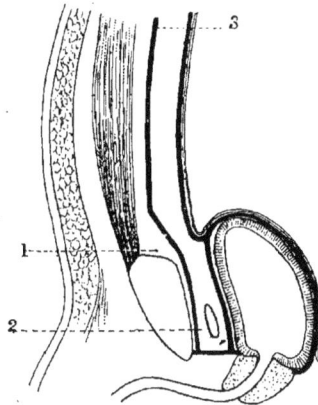

FIG. 316. — Cavité de RETZIUS,
d'après PAUL DELBET.
1, cavum suprapubicum ; 2, bourse séreuse
inconstante ; 3, feuillet postérieur de la
gaine du droit.

Pour Paul Delbet : Elle est limitée en avant par le feuillet postérieur de la gaine du droit, en arrière par l'aponévrose ombilico-vésicale qui se dédouble pour englober la vessie ; en bas « par le méso de l'artère ombilicale, prolongement de l'aponévrose allantoïdienne ou ombilico-vésicale qui unit cette artère à la vessie et au plancher pelvien ». En haut, la cavité est ouverte et communique avec l'espace sous-péritonéal (fig. 316).

VEINES OU SYSTÈME DE — : Veines qui naissent de l'intestin et vont, non pas aux branches de la veine porte, mais à celles de la veine cave. Déjà signalées par Haller, sous le nom de veines ruys-chiennes.

Reverdin (Auguste), chirurgien de Genève, contemporain.

GREFFE DE — : Greffe épidermique.

FIG. 317. — Aiguille latérale courbe
de A. REVERDIN.

AIGUILLE DE — :
Aiguille dérivée de l'aiguille de J. Reverdin. L'aiguille est perpendiculaire au manche ; le manche a la forme d'un dyna-

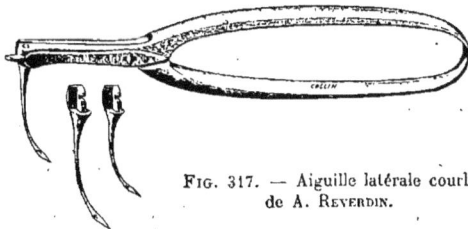

momètre ; quand on le serre, ou actionne un ressort qui fait ouvrir le chas (fig. 317).

DILATATEUR POUR IRRIGATIONS ' INTRA-UTÉRINES DE — (1889) : Sorte de grande pince dont les mors sont courbés sur le plat, et dont l'un est en gouttière pour recevoir l'autre près de l'extrémité. Une des branches de la pince est creuse et se termine par deux orifices : le liquide arrive par elle ; l'écartement des deux branches assure le retour de l'eau (fig. 318).

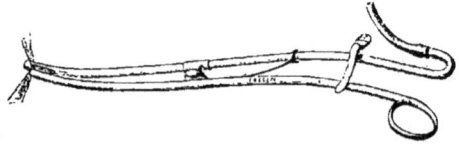

FIG. 318. — Dilatateur de A. REVERDIN.

Reverdin (Jacques), chirurgien de Genève, contemporain.

AIGUILLE DE (1879) — : Aiguille à manche dont une des parois latérales du chas est mobile et peut, au moyen d'une tige, être tirée ou poussée à volonté (fig. 319).

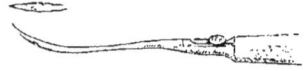

FIG. 319. — Aiguille de J. REVERDIN.

Révulsif. Nom donné à tous les agents qui produisent la révulsion.

Révulsion (*revellere*, ôter avec effort). Production en un point des téguments, d'un afflux sanguin, au voisinage d'un organe dont on veut provoquer la décongestion.

Reybard (Jean-François), (1790-1863), chirurgien de Lyon, né à Croysiat (Jura).

CANULE DE — : Canule terminée par un sac de baudruche, employée autrefois dans le traitement de l'empyème et dont le but était, le sac de baudruche immergeant dans l'eau d'une cuvette, d'empêcher l'entrée de l'air dans la plèvre, au moment de l'expiration. Inusité depuis la méthode aspiratrice.

PROCÉDÉ DE — DANS L'EMPYÈME : Trépanation de la sixième côte ; conseillée par Hippocrate.

Rhabdomyôme (ῥάϐδος, strie ; μύς, muscle), (Zenker.) Myome à fibres striées.

Rhabilleur. Rebouteur.

Rhagade (ῥαγὰς, rupture). Gerçure ou crevasse.

Rhéophores (ῥέος, courant ; φέρω, je porte). Cordons conducteurs unissant les piles aux électrodes.

Rhéostat (ῥέος, courant ; στάτης, qui arrête). Résistance étalonnée, placée dans un circuit. — C'est un conducteur dont la résistance peut être modifiée à chaque instant. Les uns sont en fil long et fin ; les autres sont constitués par des liquides.

Rhinalgie (ῥίς, nez ; ἄλγος, douleur). Douleur dans le nez.

Rhinencéphale (ῥίς, nez; ἐγκέφαλος, encéphale). Rhinocéphale.

Rhinite (ῥίς, ῥινός, nez). Inflammation de la muqueuse pituitaire.

Rhinocéphale (ῥίς, nez; κεφαλή, tête), (Geoffroy Saint-Hilaire). Monstre caractérisé par l'anomalie de situation et la forme du nez qui rappelle une trompe (fig. 320).

Rhinolalie (ῥίς, ῥινός, nez; λαλεῖν, parler). Trouble de la parole, caractérisé par une modification anormale du timbre de la voix qui prend un son nasal. Syn. : Nasillement.

Rhinolithe (ῥίς, nez; λίθος, pierre). Calcul nasal.

Rhinophonie (ῥίς, ῥινός, nez; φωνη, voix). Résonance nasale de la voix; nasillement.

Rhinophyma (ῥίς, ῥινός, nez; φῦμα, excroissance). Grosse acné hypertrophique.

Rhinoplastie (ῥίς, nez; πλάσσειν, façonner). Restauration du nez.

Rhinorrhée (ῥίς, nez; ῥεῖν, couler). Écoulement nasal de mucosités.

Rhinosclérome (ῥίς, nez; σκληρός, dur) (Hébra, 1870). Sclérose progressive des différentes parties du nez.

Rhinoscopie (ῥίς, nez; σκοπεῖν, examiner). Examen des cavités nasales.

Rhoncus (ῥέγχειν, ronfler). Gros râle bruyant, râle trachéal.

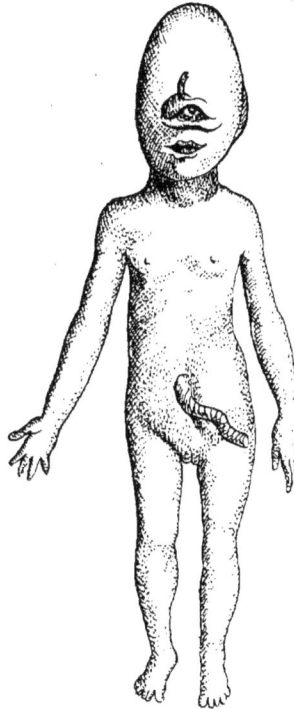

Fig. 320. — Rhinocéphale.
(J. Geoffroy Saint-Hilaire.)

Rhotacisme. Prononciation vicieuse de la lettre R.

Ribemont-Dessaignes, accoucheur de Paris, contemporain.

    Embryotome de — : Instrument destiné à pratiquer la décollation fœtale. Se compose de : 1° un crochet métallique destiné à porter la ficelle-scie autour du cou de l'enfant, et à protéger en partie les organes maternels contre l'action de cette scie; 2° un tube destiné à compléter l'appareil protecteur des organes maternels, qui s'articule avec le crochet; 3° un ressort d'acier, muni à l'une de ses extrémités d'une petite pièce, percée d'un trou, pour fixer la ficelle-scie, et portant à l'autre un anneau métallique mobile; 4° une ficelle-scie de Thomas.

Insufflateur de — (1877) : Instrument destiné à pratiquer l'insuf-flation pulmonaire chez le nouveau-né ; essentiellement composé d'un tube insufflateur et d'une poire d'insufflation (fig. 321).

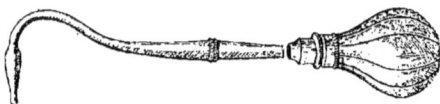

Fig. 321. — Insufflateur de Ribemont-Dessaignes.

Ribéri (Alessandro), (1794-1861), chirurgien italien, né à Stroppo (Piémont).

Méthode de — : Dans le traitement des fractures de l'extré-mité supérieure de l'humérus. Consiste à imprimer de bonne heure des mouvements destinés à provoquer la forma-tion d'une pseudarthrose, regardée comme préférable à une ankylose complète.

Richardson (Sir Benjamin-Ward), (1828-1896), médecin de Lon-dres, né à Somerby (Leicestershire).

Appareil de — : Pulvérisateur à éther, destiné à l'anesthésie locale (fig. 322).

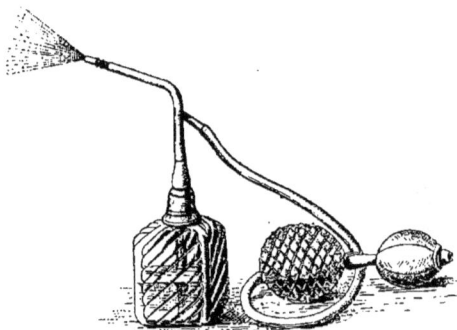

Fig. 322. — Appareil de Richardson.

Richelot (Louis-Gustave), chirurgien de Paris, contemporain, né à Paris en 1844.

Procédé de — dans l'hystérectomie abdominale totale pour fibrome (1897) : Consiste essentiellement dans les temps sui-vants :
1° Renversement de l'utérus en arrière et dissection d'un lambeau péritonéal, sur la face antérieure de l'utérus, de manière à séparer la vessie du col, et à dénuder plus ou moins les artères utérines ;
2° Section des ligaments larges, au ras de l'utérus, sur des pinces ;
3° Section circulaire du vagin aux ciseaux, en commençant par le cul-de-sac antérieur ;

4° Suture du vagin, hémostase des ligaments larges ;
5° Suture péritonéale en rabattant le lambeau taillé au début de l'opération ;
6° Fermeture de l'abdomen sans drainage.

PROCÉDÉ DE — DANS L'HYSTÉRECTOMIE ABDOMINALE POUR SUPPURATIONS PELVIENNES : Consiste dans les temps suivants.

1° Dissection d'un lambeau péritonéal antérieur ;
2° Recherche des utérines, qui sont pincées ;
3° Ouverture du vagin, en commençant par le cul-de-sac antérieur ;
4° Libération du col, que l'on renverse en haut, pour séparer les ligaments larges *de bas en haut*, et décortiquer les annexes purulentes, toujours *de bas en haut*.

Richet (Didier-Dominique-Alfred), (1816-1891), chirurgien de Paris, né à Dijon.

ANÉVRYSME CIRCONFÉRENTIEL DE — : Anévrysme fusiforme. V. p. 22.

APPAREILS DE — : Appareils pour fracture, faits d'un mélange de plâtre et de gélatine.

THÉORIE DE — : Le caillot actif est le résultat de la transformation du caillot passif. Cette transformation peut même s'opérer après arrêt de la circulation artérielle dans l'anévrysme, sous l'influence d'un travail d'inflammation adhésive.

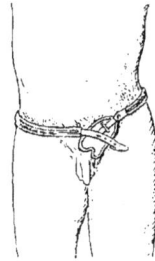

FIG. 323.
Bandage de RICHTER.

Richet (Charles) *et* **Héricourt**, médecins de Paris, contemporains.

SÉRUM ANTICANCÉREUX DE —
(1895) : Sérum provenant d'un âne ou d'un chien, préalablement injecté avec le liquide filtré, obtenu par le broiement d'une tumeur néoplasique.

Richter (Aug. Gott), (1742-1812), chirurgien allemand.

HERNIE DE — : Entérocèle pariétale.

BANDAGE DE — : Bandage inguinal pour homme, dont la plaque présente une échancrure à sa partie inférieure (fig. 323).

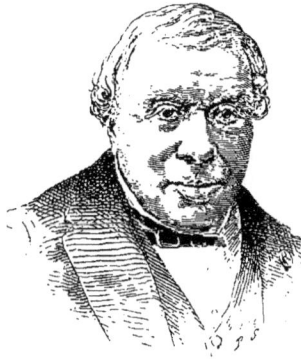

FIG. 324. — RICORD (1800-1889).

Ricord (Philippe), (1800-1889), chirurgien de Paris, né à Baltimore (fig. 324).

PILULES DE — :

Protoiodure de mercure......... ......
Thridace................... .... (ãã 5ᵍʳ
Poudre de feuilles de belladone........ \
Extrait thébaïque...................... 1ᵍʳ

Pour 100 pilules. Chaque pilule contient 5 centigrammes de protoiodure.

PRÉFET DE L'AINE DE — : Gros ganglion interne de l'adénite polyglandulaire iliaque syphilitique.

SPÉCULUM DE — : Spéculum à valves muni d'un manche. Les valves vont en se rétrécissant vers leur extrémité libre et reçoivent un embout qui facilite l'introduction de l'instrument (fig. 325).

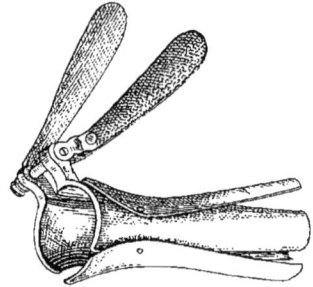

Rictus (*rictus*, contour de la bouche). Rire forcé, ou contracture involontaire des muscles intervenant dans le rire.

FIG. 325. — Spéculum de RICORD.

Riegel (Franz), médecin allemand, contemporain, né en 1843.

SYNDROME DE — : Association de la tachycardie avec des troubles respiratoires simulant l'asthme.

Riehl (Gustav), dermatologiste allemand, né en 1857.

Riehl et Paltauf.

TUBERCULOSE VERRUQUEUSE DE — (1885-1886) : Variété de tuberculose cutanée, ayant pour siège habituel la face dorsale des mains et des doigts et les espaces interdigitaux.

Riga, médecin italien, contemporain.

MALADIE DE — : Ulcération papillomateuse du frein de la langue, d'origine traumatique probable et causée par le frottement de la langue sur le bord tranchant des deux incisives inférieures, survenant surtout chez des enfants cachectiques. Synon. : Néo-membrane de couleur perlée due à une infection interne (Riga) ; Nécrose par compression (Ridola) ; Petit néoplasme fibrineux perlé (Pandolfi) ; Production sub-linguale (Fédé).

Rigal (Joseph-Jean-Antoine), (1797-1865), chirurgien de Gaillac, né à Gaillac.

SYSTÈME DÉLIGATOIRE DE — : Système de bandage analogue à celui de Mayor, mais dans lequel les nœuds ou les épingles sont remplacés par des tissus ou des fils de caoutchouc.

Rigor (ῥῖγος, froid). Frisson.

Rimule (*rimula*, légère fissure). Fente inter-aryténoïdienne.

Rindfleisch (Georg-Eduard), médecin allemand, né à Kothen, en 1836.

PLIS SEMI-LUNAIRES DE — : Plis de la séreuse péricardique, en forme de croissant, qui embrassent dans leur concavité la convexité de l'aorte.

Rinne (Friedrich-Heinrich), otologiste allemand, contemporain.

ÉPREUVE DE — : A l'état normal, le diapason est perçu plus longtemps au niveau du méat auditif que sur l'apophyse mastoïde ; dans l'épreuve de Rinne, un diapason est approché du méat, et, dès qu'il n'est plus perçu, est appliqué par son pied sur l'apophyse mastoïde ; si le malade perçoit encore un reste de vibrations, c'est que la caisse est atteinte. Le Rinne est dit : « positif » (Rinne +) à l'état normal, et négatif (Rinne —) à l'état pathologique.

Riolan (Jean), (1580-1657), anatomiste de Paris, né à Paris.

BOUQUET DE — : Nom donné à l'ensemble des 3 muscles et des 2 ligaments qui se détachent de l'apophyse styloïde du temporal. Les 3 muscles (fleurs rouges) sont : le stylo-hyoïdien, le stylo-glosse et le stylo-pharyngien ; les 2 ligaments (fleurs blanches) sont : le stylo-hyoïdien et le stylo-maxillaire.

MUSCLE DE — : Faisceaux de l'orbiculaire des paupières qui avoisinent la fente palpébrale.

Ripart et Petit.

LIQUIDE DE — :

Chlorure de cuivre....................	0.3ᵍʳ
Acétate de cuivre.......................	0.3ᵍʳ
Eau camphrée..........................	75ᶜᶜᵐ
Eau distillée...........................	75ᶜᶜᵐ
Acide acétique.........................	1ᶜᶜᵐ

Rire sardonique. Expression du visage dans le tétanos, due à la contracture des muscles de la face : tous les traits sont relevés en haut et en arrière, les commissures relevées, les lèvres minces, les ailes du nez remontées, le front plissé, les yeux rétrécis à demi fermés.

Risorius de Santorini. V. Santorini, p. 527.

Riva.

MÉTHODE DE — (1894) : Destinée à assurer la réaction du chlorure de zinc ammoniacal : lavage de l'urine à l'alcool amylique pur et réaction du chlorure de zinc ammoniacal dans l'alcool décanté et très limpide. On obtient une belle fluorescence rose vert.

PROCÉDÉ DE — (1894) : Employé pour débarrasser l'urine des pigments biliaires qui empêchent de reconnaître l'urobiline. On verse du liquide de Liebig (V. Liebig), dans l'urine jusqu'à ce qu'on n'ait plus de précipité et on filtre. Le liquide filtré contient presque toute l'urobiline ; un lavage du filtre avec une nouvelle quantité de liquide Liebig l'entraînerait en totalité.

Rivalta (Sébastiano), vétérinaire italien, contemporain.

MALADIE DE — : Actinomycose.

Rivière (Lazare), (1589-1655), médecin français, né à Montpellier.

POTION DE — : (Codex) : Potion double contenue dans deux flacons numérotés : N°ˢ 1 et 2.

N° 1. Potion alcaline.	Bicarbonate de potasse.	2 grammes.
	Sirop de sucre........	15 —
	Eau..................	50 —
N° 2. Potion acide.	Acide citrique........	2 —
	Sirop de limon........	15 —
	Eau..................	50 —

Contre l'état nauséeux, les vomissements. Prendre en 24 heures ; 1 cuillerée à soupe de chaque potion par heure. On prend d'abord une cuillerée de la potion N° 1, puis immédiatement après une cuillerée de la potion N° 2.

Rivinus (Auguste-Quirin), (1652-1723), anatomiste allemand, né à Leipzig.

CANAL DE — (1679) : Canal excréteur de la glande sublinguale principale. On l'appelle aussi canal de Bartholin.

SEGMENT DE — : Portion interrompue, mesurant 5 à 6 millimètres d'étendue, du cercle tympanal. V. fig. 65, page 100.

TROU DE — : Orifice décrit par Rivinus au niveau de la membrane flaccide de Schrapnell et faisant communiquer la caisse du tympan avec le conduit auditif externe. Cet orifice est artificiel et pathologique.

Rizzoli (Francesco). (1809-1880). chirurgien italien, né à Milan.

MÉTHODE DE — : Ostéotomie avec résection d'un fragment d'os.

Robert (César-Alphonse), (1801-1862), chirurgien de Paris, né à Marseille.

BASSIN DE — (1842) : Bassin aplati transversalement, par suite d'une absence presque totale des deux ailerons du sacrum (fig. 326).

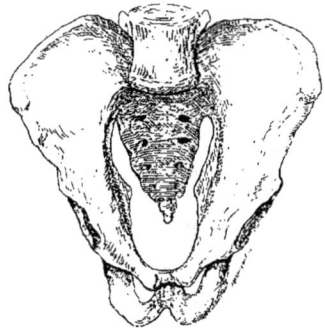

FIG. 326. — Bassin de Robert.

Robertson (John, Argyll), médecin anglais contemporain.

SIGNE DE — : V. Signe d'Argyll Robertson, p. 33.

Roberval (Gilles, Persome ou Personier de), (1602-1675), géomètre français, né à Roberval, dans le Beauvaisis.

BALANCE DE — : Balance ordinaire du commerce.

Robin (Charles-Philippe), (1821-1885), médecin de Paris, né à
Jasseron (Ain), (fig. 327).

SYMPEXION DE — : V. Sym-
pexion, p. 582.

MYÉLOPLAXE DE — : Cellule
à noyaux multiples de la
moelle osseuse. On l'appelle
aussi ostéoclaste de Kolliker.

Rocher. Nom donné à une des
trois portions de l'os temporal dont les deux autres sont
l'écaille et l'apophyse mastoïde.

Rodet (H.-J.-Alexandre), (1814-
1884), chirurgien de Lyon,
né à Mirmande.

LAME SOUS-TROCHANTINIENNE
DE — (1844) : V. Lame sous-
trochantinienne, p. 330.

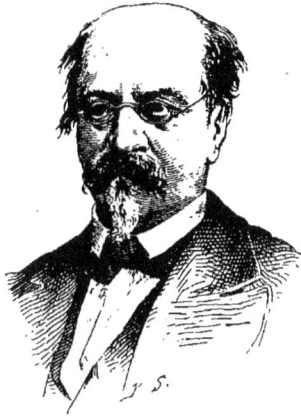

FIG. 327. — ROBIN (1821-1885).

Rodrigues.

ANÉVRYSME DE — : Anévrysme artério-veineux enkysté artériel ;
Rodrigues en a publié un cas observé sur les vaisseaux
fémoraux.

Rœntgen, physicien allemand contemporain.

RAYONS — : Radiations spéciales produites par l'ampoule de
Crookes. Elles traversent un grand nombre de corps opaques
pour les rayons lumineux ; elles possèdent aussi la curieuse
propriété de rendre fluorescents certains corps tels que
le platinocyanure de baryum.
Pour faire une *radiographie*, on dispose au-dessus d'une
plaque photographique enveloppée de papier noir l'objet à
radiographier, puis, au-dessus de cet objet, un tube de
Crookes, de façon que les rayons viennent impressionner la
plaque après avoir traversé le corps. Après une pose suffisante, on développe comme un cliché ordinaire. Si on veut
faire un simple *examen radioscopique*, on remplace la plaque
photographique par un écran recouvert de platinocyanure de
baryum. Dans l'un et l'autre cas, on obtient une silhouette
de l'objet. Les os sont opaques relativement aux autres tissus
de l'organisme.

Roger (Henri-Louis), (1811-1892), médecin de Paris, né à Paris.

MALADIE DE — : Vice de développement du cœur consistant
en une communication interventriculaire, par perforation de
la cloison.

Roger (H.), médecin de Paris, contemporain.

BACILLE DE — (1899) : Bacille de l'entérite dysentériforme ;
bacille en bâtonnet assez long et assez large, rappelant dans
le sang des animaux l'aspect de la bactéridie charbonneuse,

donnant dans les milieux artificiels des éléments de dimensions très variables. Se colore facilement, mais se décolore
par la méthode de Gram. Pousse rapidement sur les différents
milieux de culture, en leur communiquant une odeur très
fétide ; liquéfie la gélatine ; est facultativement anaérobie et
donne à l'abri de l'air un abondant dégagement de gaz. Pathogène pour le lapin et le cobaye.

Sérum de — : V. Sérum antistreptococcique, p. 544.

Rolandique.

Ligne — : Ligne tracée à la surface du crâne au niveau et le
long de la scissure de Rolando.

Point — inférieur : Point de la surface cranienne qui correspond à l'extrémité inférieure de la scissure de Rolando. -{

Point — supérieur : Point de la surface cranienne répondant
à l'extrémité supérieure de la scissure de Rolando.

Rolando (Louis), (1773-1831), anatomiste italien de Turin.

Faisceau de — : Bande étroite, différenciée, située dans le
corps restiforme, immédiatement en arrière du sillon des
nerfs mixtes ; visible chez l'enfant (Schwalbe).

Scissure de — (1829) : Fente oblique de bas en haut et d'avant

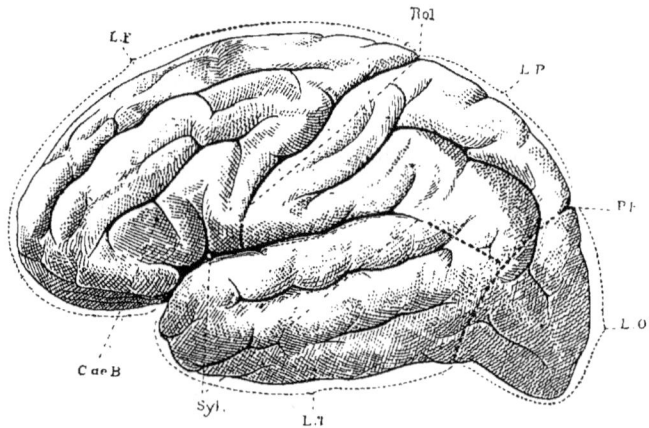

Fig. 328. — Sillons et circonvolutions de la face externe du cerveau.

C. de B., Circonvolution de Broca ; LF, lobe frontal ; LP. lobe pariétal ; LO. lobe occipital ; Rol, scissure de Rolando ; Syl., scissure de Sylvius ; Pe, scissure perpendiculaire
externe.

en arrière, située à la face externe de l'hémisphère cérébral,
séparant le lobe frontal du pariétal (fig. 328).

Substance gélatineuse de — (1828) : Substance transparente, d'apparence gélatineuse, en forme de croissant, qui

constitue la bordure de la corne postérieure de la moelle
(fig. 329).

TUBERCULE CENDRÉ DE — : Petite saillie grisâtre, oblongue, qu'on trouve sur la
face externe et inférieure
du corps restiforme, au-
dessous et en arrière de la
pointe de l'olive.

Roller (Christian - Friedrich -
Wilhelm), (1802-1878), médecin aliéniste allemand.

NOYAU DE — : Petit noyau
bulbaire, situé immédiatement en avant du noyau
principal de l'hypoglosse ;
serait un noyau accessoire
de l'hypoglosse.

Rollett (Alexander), histologiste
allemand, né en 1834.

STROMA DE — : Substance
protéique incolore, en forme

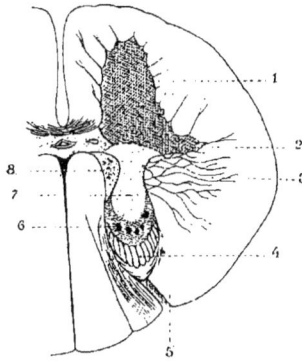

FIG. 329. — Schéma de la corne postérieure de la moelle.

1, corne antérieure ; 2, corne latérale ;
3, formation réticulaire ; 4, substance de Rolando ; 5, zone marginale ; 6, noyaux de la
corne postérieure ; 7, corne postérieure ;
8, colonne de Clarke.

de trame spongieuse, constituant avec l'hémoglobine les deux
substances fondamentales du globule rouge.

Romberg (Moritz, Heinrich), (1795-1873), médecin allemand, né à
Meiningen.

MALADIE DE — (1846) : Trophonévrose faciale ou hémiatrophie
de la face.

SIGNE DE — : Dans le tabès. Le malade debout ne peut réunir les deux pieds et fermer les yeux sans immédiatement
chanceler et menacer de tomber.

Romberg.

SYMPTÔME DE — : Symptôme pathognomonique de la hernie
obturatrice. Il est caractérisé par une douleur dans la partie
interne de la cuisse jusqu'au genou et même au pied. Cette
douleur est lancinante, constante, accompagnée d'engourdissement, d'hyperesthésie de la région, de crampes douloureuses des adducteurs ; les mouvements de la cuisse l'exa-
gèrent. La cuisse est fléchie et les adducteurs sont contracturés
ou paralysés. Signe dû à la compression du nerf obturateur
par la hernie dans le canal sous-pubien.

Rosacique.

ACIDE — : Purpurate d'ammoniaque ou murexide, $C^8H^6Az^6O^6$;
découvert par Proust, en 1818. Se forme quand on fait agir
l'acide azotique sur l'acide urique en présence de l'ammoniaque (réaction employée pour la recherche de l'acide urique
dans les urines). Cristaux peu solubles à froid, davantage à
chaud en donnant une liqueur pourpre.

Employé dans la teinture sur soie. Résiste bien à l'action de la lumière mais se décolore par les réducteurs.

Rose (Edmund), chirurgien allemand de Berlin, né en 1836.

TÉTANOS CÉPHALIQUE DE — (1870) : V. Tétanos céphalique, p. 594.

POSITION DE — (1879) : Position chirurgicale dans laquelle le corps est étendu et la tête en extension extrême sur le cou et débordant la table ; dans cette position tête en bas, on cherche, dans les opérations portant sur le pharynx, à éviter l'introduction du sang dans les voies aériennes.

Rosen de Rosenstein (Nicolas), (1706-1773), médecin suédois, né près de Gottenbourg.

LINIMENT DE — : (Codex)

Esprit de genièvre....................	90gr
Huile volatile de girofle..........	ãã 5gr
Beurre de muscade....................	

Rosenbach (Ottomar), médecin allemand, contemporain, né en 1851 à Krappitz (Silésie).

PROCÉDÉ DE — : Destiné à reconnaître dans l'urine les pigments biliaires. On imbibe d'urine un papier-filtre, et sur ce papier qui se teint en jaune, on dépose une goutte d'acide nitrique. Il se forme alors un cercle de couleurs concentriques, vert, bleu, violet, jaune.

SIGNE DE — : Abolition du réflexe abdominal.

Rosenmüller (Johann-Christian), (1771-1820), médecin de Leipzig, né à Hessberg.

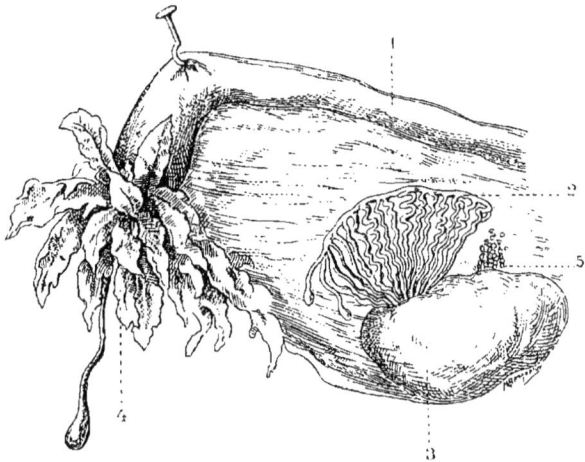

FIG. 330. — Organe de ROSENMÜLLER (schéma).
1, trompe ; 2, canal de l'époophore ; 3, ovaire ; 4, hydatide pédiculée de Morgagni ; 5, parovarium.

FOSSETTE DE — : Dépression profonde, située sur la paroi

latérale du pharynx, en arrière de l'orifice de la trompe d'Eustache.

ORGANE OU CORPS DE — OU EPOVARIUM DE HIS OU EPOOPHORON OU ÉPOOPHORE DE WALDEYER : Organe situé dans l'épaisseur du ligament large, au niveau de l'aileron moyen ou mésosalpinx, formé par une série de 12 à 20 canalicules verticaux, à direction ascendante, à trajet flexueux, d'aspect moniliforme, terminés en cæcum à leur extrémité inférieure, s'ouvrant en haut dans un canal collecteur perpendiculaire à leur direction, c'est-à-dire horizontal. Ce canal collecteur porte le nom de *canal de l'époophore*. L'organe de Rosenmüller mesure en moyenne 3 à 4 centimètres de long sur 1 à 2 de haut chez la femme adulte. Il représente la portion sexuelle du corps de Wolff et son canal collecteur n'est autre chose que la partie supérieure du canal de Wolff. Répond, chez l'homme, au canal de l'épididyme, aux cônes efférents, au réseau de Haller, aux canaux droits (fig. 330).

VALVULE DE — OU DE HUSCHKE : Repli de la muqueuse du canal lacrymal situé au point d'abouchement des conduits lacrymaux dans la partie externe du sac.

Rosenthal (Isidor), physiologiste allemand, né à Labischin en 1836.

CANAL SPIRAL DE — : Canal cylindrique qui contourne en spirale la partie corticale de la columelle, en suivant exactement la ligne de soudure de cette partie corticale avec la lame spirale. Contient le ganglion spiral ou ganglion de Corti.

Roséole. Éruption de taches rosées, non saillantes ou légèrement surélevées, qu'on rencontre dans certains états morbides (typhoïde, syphilis, etc.) et certaines intoxications (copahu, etc.). — PUDIQUE : Érythème pudique. V. p. 188.

Roser (Wilhelm), (1817-1888), chirurgien allemand, né à Stuttgart.

SIGNE DE — (1886) : Au cours d'une trépanation, après l'enlèvement de la rondelle osseuse, la dure-mère peut n'offrir aucun battement ; on en conclut qu'il existe une lésion sous-jacente et on doit inciser l'enveloppe méningée. Braun a insisté sur l'importance de ce signe d'où le nom de *Signe de Roser-Braun*.

Rot (*ructus*, rot). Éructation.

Rotation du pied. Pour les anatomistes, mouvement de rotation du pied autour de son axe antéro-postérieur. La rotation peut être en dedans : le bord interne s'élève et la face plantaire regarde en dedans. (C'est l'adduction du pied des chirurgiens.)

La rotation peut être en dehors : le bord externe s'élève et la face plantaire regarde en dehors. (C'est l'abduction du pied des chirurgiens.)

Rotatoire.

MURMURE — : Bruit dû à la contraction musculaire.

Rot blanc. Maladie de la vigne, causée par le charimia diploella.

Roth (Moritz), anatomiste allemand, né à Basel en 1839.

VAS ABERRANS DE — (1876) : Canalicule borgne qui se détache le plus souvent de la partie moyenne du *rete testis*, immédiatement en arrière du dernier cône efférent.

Rouanet (1797-1865), médecin français, né à Saint-Pons (Hérault).

THÉORIE DE — OU THÉORIE DU CLAQUEMENT VALVULAIRE : Les deux bruits du cœur sont dus à la tension brusque des valvules du cœur qui se ferment à des moments précis du jeu régulier du muscle cardiaque.

Roue révulsive (Mathieu). Instrument formé d'un cylindre muni d'aiguilles saillantes d'un millimètre et demi ; et portant un manche qui permet de le faire rouler sur la peau, au point où l'on veut faire de la révulsion (fig. 331).

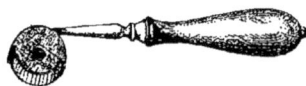

Rouget, médecin-physiologiste de Montpellier, puis de Paris, du xixᵉ siècle.

FIG. 331. — Roue révulsive.

MUSCLE DE — (1856) : Ensemble des fibres circulaires du muscle ciliaire. Les Allemands lui donnent le nom de muscle de Müller.

Rougnon (1724-1799), médecin français.

Rougnon-Heberden. V. Rougnon, Heberden.

MALADIE DE — (1768) : Angine de poitrine.

Roulement présystolique (Durosiez). Bruit roulé présystolique que l'on trouve dans le rétrécissement mitral.

Rousseau (Louis-Fr.-Emmanuel), (1788-1868), médecin de Paris, né à Paris.

DENSIMÈTRE DE — : Sorte d'aréomètre employé en physiologie pour connaître la densité d'un liquide. Il est gradué de manière que la quantité dont il s'enfonce dans l'eau indique la densité cherchée.

LAUDANUM DE — :

Opium officinal	200ᵍʳ
Miel blanc	600ᵍʳ
Eau distillée	3 000ᵍʳ
Alcool à 60°	200ᵍʳ
Levure de bière fraîche	40ᵍʳ

4 grammes de ce laudanum représentent 1 gramme d'opium brut et 50 centigrammes d'extrait.

Roussel (Théophile), médecin de Paris, contemporain, né à Saint-Chély-d'Apcher (Lozère) en 1816.

LOI DE — : Loi de protection des enfants en bas âge : votée par la Chambre en 1874 ; organisée par décret-règlement du 27 février 1877.

Rousselot.

POUDRE DE — :

    Cinabre................................. 16
    Acide arsénieux.........................   1
    Sang-dragon............................   8

Caustique arsenical.

Roux (Philibert-Joseph), (1780-1854), chirurgien de Paris, né à
Auxerre.

PROCÉDÉ DE — : Dans l'ablation du cancer de la langue. Le
maxillaire est divisé sur la ligne médiane et ses deux moitiés
écartées latéralement permettent d'aborder franchement et
facilement la base de la langue.

PROCÉDÉ DE — (1846) DANS LA DÉSARTICULATION TIBIO-TARSIENNE
ET SOUS-ASTRAGALIENNE : Procédé de désarticulation, essentiellement caractérisé par la confection d'un lambeau interne et
postérieur : « Du bord externe du tendon d'Achille, ou, si on
l'aime mieux, de l'extrémité postérieure de la face externe du
calcanéum, part une incision qui passe au-dessous de la malléole externe, à un centimètre au-devant de l'articulation tibio-
tarsienne, et aboutit à quelques millimètres au-devant de la
malléole interne ; de ce point, elle descend transversalement
au-dessous du pied, parvient à la face externe du calcanéum
et remonte obliquement jusqu'au point de départ. Cette incision ovalaire, ou en raquette, doit partout diviser les parties
molles jusqu'aux os ».

Roux (Pierre-Paul-Émile), médecin de Paris, contemporain, né à
Confolens (Charente) en 1853.

BLEU COMPOSÉ DE — :

    Solution aqueuse à 1 °/₀ de violet dahlia......   1 partie.
    Solution aqueuse à 1 °/₀ de vert de méthyle...   3 parties.

Eau distillée, q. s. pour obtenir une teinte bleue pas trop
foncée.

DISPENSAIRE — (1901) : Dispensaire antituberculeux de Lille
(Nord).

MALLÉINE DE — : Malléine préparée de la façon suivante : on
fait un bouillon glycériné de culture avec un bacille morveux,
dont la virulence maxima est entretenue par des injections
intra-veineuses chez le lapin. Des ballons ensemencés contenant 250 centimètres cubes de bouillon sont laissés un mois
à l'étuve ; les cultures sont ensuite stérilisées à l'autoclave
par un chauffage à 100°, 110° pendant 30 minutes. La culture
stérile est concentrée par évaporation au bain-marie jusqu'au 10ᵉ de son volume primitif, puis le résidu est filtré sur
papier Chardin. Ainsi est obtenu un liquide sirupeux, brun
foncé, qui est la malléine brute. Celle-ci est diluée au 10ᵉ
dans l'eau phéniquée à 5/000. On a ainsi un liquide jaune
qui, conservé à l'abri de la lumière et de la chaleur, garde
ses propriétés pendant plusieurs mois.

Pour éprouver le cheval suspect, on injecte sous la peau
2 centimètres cubes 1/2 de solution de malléine à 1/10. Si le

cheval est atteint de morve, il se fait, au point d'inoculation, une réaction intense, accompagnée d'un état général des plus graves.

SÉRUM DE — : Sérum antidiphtérique. V. Behring, p. 57.

Roux, chirurgien de Lausanne, contemporain.

SIGNE DE — (1890) : Signe de l'appendicite suppurée. « Si, le cæcum étant démontré vide de matières fécales soit par l'existence de selles spontanées, soit à la suite de purgatifs ou de lavements, on constate, au niveau de cette partie du gros intestin, une sensation de résistance mollasse, comparable à celle que donnerait un cylindre de carton très mou et trempé dans l'eau chaude, on peut garantir qu'il existe du pus. Cette résistance spéciale, accompagnée parfois d'une légère submatité, est en rapport avec l'infiltration inflammatoire des parois cæcales, infiltration qui les rend quelque peu rigides, et en tout cas palpables. »

INCISION DE — DANS L'APPENDICITE : Incision parallèle à l'arcade de Fallope et à la crête iliaque, longue de 15 à 18 centimètres en dedans et à environ 1 centimètre et demi de l'épine iliaque antéro-supérieure.

PROCÉDÉ DE — DANS LA GASTRO-ENTÉROSTOMIE : Gastro-entérostomie en Y. V. p. 232.

Royan (Charente-Inférieure). Station maritime sur le littoral atlantique.

Royat (France, Puy-de-Dôme, 450 mètres d'altitude). Eaux thermales, alcalines, gazeuses, chlorurées sodiques, ferro-arsénicales et lithinées:

Rubéfiant (*rubefaciens*, rougissant). Capable de faire rougir la peau.

Rubéole. Fièvre éruptive à évolution brève, à pronostic bénin, affectant l'allure clinique de la rougeole atténuée.

Rubéolique. Qui a rapport à la rougeole.

Rubidium. Métal découvert par Kirchhoff et Bunsen ; très répandu dans la nature.

SELS DE — : Moins toxiques et mieux digérés que les sels de potassium.

Rufus d'Éphèse, médecin grec du II° siècle après J.-C. (fig. 332).

FIG. 332. — RUFUS D'ÉPHÈSE.

BANC DE — : Banc pour la réduction des fractures ; modification du banc d'Hippocrate.

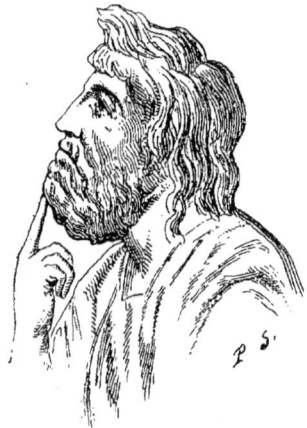

Rugine. Instrument de chirurgie servant à racler les os et à en détacher le périoste. Il est formé d'une petite lame d'acier, épaisse et résistante, à bords taillés en biseau, et munie d'un manche.

Ruhmkorff (Heinrich-Daniel), (1823-1877), électricien allemand, né à Hanovre.

BOBINE DE — : Transformateur d'électricité, composé essentiellement d'un circuit *primaire*, et d'un *induit*.

Le primaire est constitué par un fil relativement gros et court, enroulé autour d'un noyau de fer doux et parcouru par le courant (courant inducteur ou primaire) d'une pile de quelques éléments ; l'induit n'est autre chose qu'un fil long et fin enroulé autour du primaire. On produit des interruptions dans le courant primaire, et on obtient ainsi, aux deux extrémités de l'induit, des différences de potentiel suffisantes pour donner des étincelles qui peuvent avoir, avec les grosses bobines, une longueur de 50 centimètres et même plus.

Les interruptions sont produites, soit par un *trembleur* automatique, actionné par le courant primaire, soit par un petit moteur indépendant.

Runeberg (Johan-Wilhelm), médecin finlandais, né à Borga.

TYPE DISCONTINU DE — : Type clinique de l'anémie pernicieuse chronique et progressive, caractérisé par l'existence d'améliorations passagères et trompeuses.

Rupia (Bateman), (ῥύπος, crasse). « Lésion bullo-pustuleuse que caractérise au début un soulèvement aplati de l'épiderme par un liquide jaune-brunâtre, mélangé de sérosité, de pus et de sang : elle est entourée d'une aréole rouge inflammatoire. Bientôt il se forme une croûte centrale, tandis que le processus morbide s'étend par la périphérie. A mesure que la lésion s'élargit, il s'ajoute à la première croûte centrale de nouvelles croûtes concentriques, d'un brun noirâtre, qui se superposent de telle sorte que le revêtement croûteux prend l'aspect d'une écaille d'huître » (Brocq).

Ruysch (Frederik), (1638-1731), anatomiste d'Amsterdam, né à La Haye.

MEMBRANE DE — : Couche des capillaires de la choroïde. On l'appelle aussi couche chorio-capillaire.

TUBE DE — : Homologue de l'organe de Jacobson. Petite cavité en forme de tube, peu apparente chez l'adulte, très nette chez le fœtus (Testut), qui fait suite à un petit orifice circulaire, situé à la partie antérieure et inférieure de la paroi interne de chaque fosse nasale, un peu en avant et au-dessus du cul-de-sac naso-palatin, correspondant au conduit naso-palatin du fœtus.

VEINES RUYSCHIENNES — : Veines de Retzius. V. Retzius, p. 503.

S

S iliaque. Nom donné à la portion du gros intestin intermédiaire au colon descendant et au rectum, à cause de son aspect recourbé.

Sabatier (Raphaël-Bienvenu), (1732-1811), anatomiste de Paris, né à Paris.

Sabatier et Blandin. V. Sabatier, Blandin.

Veine fronto-ethmoïdale de — : Veine inconstante, passant dans le trou borgne et se jetant dans la partie antérieure du sinus longitudinal supérieur.

Saburral (*saburra*, gravier).

Langue — : Langue recouverte d'un enduit épais, grisâtre, formée de cellules épithéliales desquamées.

Saburres (*saburra*, lest de navire). « Matières que l'on a supposé retenues et amassées dans l'estomac à la suite des mauvaises digestions. » (Littré).

Sac.

— a appendice renversé (J. Cloquet) : Sac herniaire communiquant, au niveau de son fond, par un orifice, avec un ancien sac déshabité ; ce dernier sac est resté adhérent par son fond à l'orifice herniaire ; au fur et à mesure du développement du nouveau sac, par suite de cette adhérence du fond, il a basculé sur lui-même, et sur la nouvelle hernie développée, il se trouve renversé de haut en bas. On a donc ainsi une hernie à double sac : le premier, habité, est dirigé de haut en bas ; le second, vide, dirigé en sens inverse (renversé), de bas en haut.

— épiploïque : Sac constitué par l'épiploon autour d'une hernie intestinale ; ce sac est indépendant du sac propre de la hernie ; il est situé à son intérieur, et lui adhère d'ailleurs souvent.

— herniaire : Membrane enveloppante de la hernie, essentiellement formée par un prolongement du péritoine.

— lacrymal : Petit réservoir membraneux, situé sur le côté interne de la base de l'orbite, faisant suite aux conduits lacrymaux et destiné à collecter les larmes.

Saccharimètre (σάχχαρον, sucre ; μέτρον, mesure). Appareil servant à doser le sucre.

Saccharine (σάχχαρον, sucre). Poudre blanche, de saveur sucrée, dérivée du goudron de houille ; peu soluble dans l'eau. N'est pas absorbée. Ses propriétés sucrantes la font employer chez les diabétiques pour remplacer dans l'alimentation le sucre.

Saccharose (σάχχαρον, sucre). Nom spécialement réservé au sucre de canne et de betterave.

Sacro-coxalgie. Tuberculose de l'articulation sacro-iliaque.

Sacro-dural.

LIGAMENT — OU LIGAMENT SACRÉ ANTÉRIEUR DE LA DURE-
MÈRE : Ligament solide et fenêtré, fixant le cul-de-sac de la
dure-mère et le filum terminale à la face postérieure du
corps des dernières vertèbres lombaires et des vertèbres
sacrées.

Sæmisch (Edwin-Theodor), ophtalmologiste autrichien, contemporain, né en 1833.

ULCÈRE DE — : Ulcère serpigineux de la cornée, s'accompagnant souvent d'hypopyon.

Sagittale (*sagitta*, flèche).

COUPE — : Coupe faite dans un plan antéro-postérieur.

SUTURE — : Suture médiane réunissant les deux os pariétaux.

Sahli (Hermann), médecin suisse de Berne, né à Berne en 1856.

ÉPREUVE DE — OU ÉPREUVE DU SALOL : Employée pour vérifier
le fonctionnement du pancréas. V. Salol, p. 524.

Saint-Amand-les-Eaux (France, Nord). Eaux minérales, légèrement bicarbonatées calciques et magnésiennes à la température de 26°. Altitude : 37 mètres.

BAINS DE BOUE DE — : Bains dans l'eau desquels on ajoute de
la terre prise aux sources et imbibée de principes minéraux.

Saint-Andreasbery (Allemagne).

SANATORIUM DE — : Sanatorium pour tuberculeux.

Saint-Blasien (Allemagne, duché de Bade).

SANATORIUM DE — : Sanatorium pour tuberculeux, situé au pied
du Feldberg, dans la Forêt-Noire. Altitude : 772 mètres.

Saint-Christau (France, Basses-Pyrénées). Eau bicarbonatée,
ferrugineuse, sulfatée cuivreuse. Altitude : 320 mètres.

Saint-Gervais (France, Haute-Savoie). Station thermale et climatérique. Eau chlorurée, sulfatée, légèrement sulfureuse. Altitude : 630 mètres.

Saint-Honoré (France, Nièvre). Eaux tièdes, sulfureuses, sodiques
faibles, arsenicales et légèrement chlorurées. Altitude :
275 mètres.

Saint-Ignace.

FÈVE DE — : Produite par l'Ignatia amara (Loganiacées).
Son principe actif est la strychnine.

Saint-Moritz-Kielm (Suisse, canton des Grisons).

SANATORIUM DE — : Sanatorium pour tuberculeux. Altitude :
1856 mètres.

Saint-Nectaire (France, Puy-de-Dôme). Eaux chlorurées, bicarbonatées mixtes. Altitude : 750 mètres.

Saint-Sauveur (France, Hautes-Pyrénées). Eaux sulfurées sodiques. Altitude : 770 mètres.

Salaam.

TIC DE — : Syndrome caractérisé par des accès de mouvements salutatoires de la tête, survenant dans la première
enfance.

Salicylate de méthyle. Synon. : Essence de Wintergreen artificielle.

Salies-de-Béarn (France, Basses-Pyrénées). Eaux chlorurées, bromo-iodurées fortes, sodiques, magnésiennes. Altitude : 60 mètres.

Salins (France, Jura), Eau chlorurée, sodique, bromurée.

Salipyrine. Salicylate d'antipyrine. Cristallise en lames hexagonales. Insoluble dans l'eau. S'emploie, en cachets, comme l'antipyrine.

Salkowski (Ernst-Leopold), médecin allemand, né à Königsberg en 1844.

MÉTHODE DE — : Pour doser le soufre dans l'urine.

Salol. Poudre blanche. Dérivé de l'acide salicylique, s'emploie *intus* et *extra*. Succédané, à l'intérieur, du salicylate de soude.

ÉPREUVE DU — OU ÉPREUVE DE SAHLI : Sert à déceler l'insuffisance pancréatique. Elle est fondée sur ce fait que, normalement, le salol se décompose dans le duodénum, sous l'influence du suc pancréatique, en acide salicylique et acide phénique. On administre au malade 2 grammes de salol et, 2 heures après, on recueille les urines. Pour déceler le phénol, on ajoute aux urines quelques gouttes de perchlorure de fer ou de réactif de Millon ; avec le premier réactif, elles deviennent violettes ; avec le second, rouges. Pour révéler la présence de l'acide salicylique, on traite les urines par quelques gouttes de perchlorure de fer qui leur donnent une teinte violette. Un retard dans l'élimination de ces substances ou leur absence traduit l'insuffisance pancréatique.

Salophène. Éther salicylique. Lamelles cristallines, incolores, insolubles dans l'eau froide, solubles dans l'alcool et l'éther. Succédané du salol ; antiseptique intestinal.

Salpingectomie (σάλπιγξ, trompe ; ἐκτομή, excision). Extirpation de la trompe utérine.

Salpingite (σάλπιγξ, trompe). Inflammation d'une trompe (trompe utérine, trompe d'Eustache).

Salpingo-ovariotripsie (σάλπιγξ, trompe ; ὠάριον, petit œuf ; τρίψις, broiement). Broiement des annexes utérines adhérentes et ne pouvant être enlevées au cours d'une laparotomie.

Salpingo-ovarite (σάλπιγξ, trompe ; ὠάριον, petit œuf). Inflammation concomitante d'une trompe et de l'ovaire correspondant. Syn.: annexite, oophoro-salpingite, tubo-ovarite.

Salpingostomie (σάλπιγξ, trompe ; στόμα, bouche). Création chirurgicale d'une ouverture sur une trompe de Fallope, en deçà d'une oblitération.

Salpingotomie (σάλπιγξ, trompe ; τομή, section). Incision d'une trompe de Fallope.

Salter (Thomas), chirurgien anglais de la première moitié du XIXᵉ siècle.

APPAREIL DE — : Appareil pour fractures de jambes, essentiellement constitué par un hamac, à suspension unique et centrale, supporté par un cadre en forme de voûte (fig. 333).

LIGNES INCRÉMENTALES DE — : Solutions de continuité linéaires de la dentine, parallèles à la stratification, apparaissant en noir sur les préparations de dents montées dans le baume sec.

Salvatelle (*salvare*, sauver, parce que jadis dans les maladies graves, on saignait souvent son prolongement,

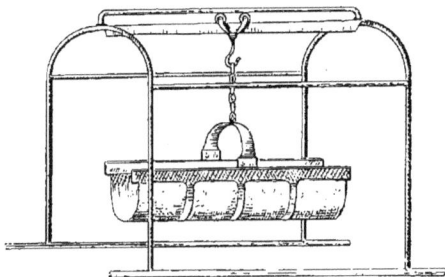

FIG. 333. — Appareil de SALTER.

la veine basilique). Veine marginale interne de la face dorsale de la main, naissant de l'extrémité interne de l'arcade dorsale du 5° doigt, longeant le bord interne du 5° métacarpien et se continuant par la veine cubitale superficielle, dont elle représente l'origine.

Salzer (Fritz-Adolf). chirurgien d'Utrecht, contemporain, né à Vienne, en 1858.

OPÉRATION DE — (1891) : Exclusion de l'intestin. Déjà pratiquée par Trendelenburg en 1885.

Samaden (Suisse, canton des Grisons).

SANATORIUM DE — : Sanatorium pour tuberculeux. Altitude : 1728 mètres.

Sanatorium (*sanator*, celui qui guérit). Établissement thérapeutique où les malades, des tuberculeux presque partout, sont méthodiquement soignés par l'air, l'hydrothérapie, le repos et l'alimentation intensive.

Les principaux sanatoria pour tuberculeux sont les suivants (V. la carte annexée au volume).

En *Allemagne* : Falkenstein, Gaerbersdorf, Ruppertshain, Breher, Römpler, Comtesse Pückler, Hohenhonnef, Reiboldsgrün, Albertsberg, Bad-Laubbach, Saint-Blasien, Nordrach, Lehrecke, Schömberg.

En *Angleterre* : Ventnor, Brompton, Craigleith.

En *Autriche-Hongrie* : Alland, Neu Schmecks.

Au *Canada* : Muskoka, Laurentides.

En *Danemark* : Vejlefjords.

Aux *États-Unis* : Adirondack, Loomis, Sharon, Pasteur, Denver-Home, Winyah, Asheville, Citronelle.

En *France* (V. la carte). 1° Sanatoria pour adultes :

a) Gratuits : Angicourt (Oise), Bligny (Seine-et-Oise), Cimiez (Alpes-Maritimes), Feuillas (Bordeaux), Hauteville (Ain), Lay-Saint-Christophe (Nancy), Lille, Nantes, Rouen, Versailles, Villa Louise (Cannes) ;

b) Payants : Aas-Eaux-Bonnes (Basses-Pyrénées), Aubrac (Aveyron), Durtol (Puy-de-Dôme), Gorbio (Alpes-Maritimes), La Mothe-Beuvron (Loir-et-Cher), La Tisnère (Hautes-Pyrénées), Le Canigou (Pyrénées-Orientales), Lompnes-Hauteville (Ain), Meung-sur-Loire (Loiret), Trespoëy (Basses-Pyrénées), Villa Notre-Dame (Menton).

2° Sanatoria pour enfants (marins et terrestres) :

a) Gratuits : Arcachon, Argelès (Hautes-Pyrénées), Banyuls (Pyrénées-Orientales), Beuzeval (Calvados), Calais, Cannes, Cap-Breton (Landes), Cerbère (Pyrénées-Orientales), Cette, Dax (Landes), Gien (Var), Hendaye (Basses-Pyrénées), Hôpital de Forges-les-Bains (Seine-et-Oise), Hôpitaux de Berck-sur-Mer (Hôpital Cazin-Perrochaud), Hôpital de Berck, Hôpital Rothschild, Petit hôpital), Le Croisic (Loire-Inférieure), Le Moulleau (Gironde), Malo-les-Bains (Nord), Nice (enfants infirmes), Ormesson (Seine-et-Oise), Pen-Bron (Loire-Inférieure), Roscoff (Finistère), Royan (Charente-Inférieure), Saint-Broladre (Ille-et-Vilaine), Saint-Pol-sur-Mer (Nord), Saint-Trojan (Charente-Inférieure), Salies-du-Salat (Haute-Garonne), Viola (Lozère), Villa Alice Fagniez (Hyères, Var), Villepinte (Seine-et-Oise), Villiers-sur-Marne (Seine-et-Oise).

b) Payants (marins) : Institut Verneuil (La Baule Escoublac. Loire-Inférieure), Maison de Kerfany (Finistère).

En *Norvège :* Tonsaasen.

En *Russie :* Halila.

En *Suisse :* Davos, Arosa, Leysin-Samaden.

HOME — (Landouzy, 1899) : Traitement chez soi du tuberculeux par la méthode et les procédés du sanatorium : aération, repos, discipline, alimentation substantielle.

Sanatorium de la Seine. Établissement privé de désinfection, à Saint-Ouen.

Sanchez (Antoine-Nunnez-Ribeiro), (1699-1783), médecin portugais, né à Pegna-Macov.

BAUME DE — :

Savon......................	30gr
Camphre....................	8gr
Alcoolat de lavande............	125gr
Huiles volatiles de menthe, de cannelle, de lavande, de girofle, de muscade, de sassafras......	āā XV gouttes
Éther acétique................	30gr

Anti-arthritique.

Sanders (James), (1777-1843), médecin anglais.

SIGNE DE — OU SIGNE DE HEIM ET SANDERS : Ondulation de la paroi thoracique provoquée par les battements du cœur. Signe de symphyse cardiaque, non pathognomonique.

Sang de rate. Charbon chez le mouton.

Sang-glaçure (terme populaire). Pleurésie.

Sangle pelvienne (Glénard, 1885).Ceinture hypogastrique, à bords rectilignes et parallèles, s'appliquant autour du bassin, retenue par des sous-cuisses et garnie ou non de pelotes, sur les régions des fosses iliaques et sus-pubiennes. V. fig. 166, p. 240.

ÉPREUVE DE LA — (Glénard, 1885) : Procédé d'exploration qui a pour but de compléter le diagnostic de l'entéroptose, en vérifiant si l'indication d'une sangle pelvienne peut être légitimement posée. Ce procédé consiste à se placer derrière le

malade et à lui appliquer, en passant ses bras sous les siens,
les deux mains sur les fosses iliaques. Si, en comprimant et
relevant l'hypogastre, le ventre se laisse remonter en masse,
si le malade dit se sentir soutenu, être plus fort, respirer
mieux, l'épreuve est *positive* et la sangle le plus généralement
indiquée. La « contre-épreuve de la sangle » sera également
positive et confirmera l'indication si, au moment où le
médecin lâche brusquement la pression, le malade éprouve
une sensation de « chute du ventre », de faiblesse, vertige ou
douleur au creux épigastrique. L'épreuve et la contre-épreuve
de la sangle peuvent être *paradoxales*, dans certains cas où
existent pourtant tous les autres caractères de l'entéroptose.
Il s'agit alors d'une complication; une fois celle-ci écartée,
on vérifiera à nouveau si l'épreuve n'est pas devenue positive.

Sang-meurtri (terme populaire). Ecchymose.

Sangsue artificielle. Petit instrument analogue de forme à une seringue, dont le piston est terminé par un petit scarificateur. On
applique l'instrument sur la peau, on fait agir le scarificateur,
et on tire le piston. Le corps de pompe s'applique sur les
téguments et, grâce au vide
fait à son intérieur, le sang
est aspiré (fig. 334).

Sang-volage (terme populaire).
Purpura.

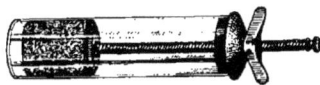

FIG. 334. — Saugsue artificielle.

Sanieux (*sanies*, pus).

LIQUIDE — : Liquide purulent, sanguinolent et d'odeur fétide.

Santorini (Giovanni-Domenico), (1681-1737), anatomiste de Pise,
né à Venise.

CARONCULA MAJOR DE — : Mamelon visible sur la paroi interne de la seconde portion du duodénum ; répond à l'embouchure des canaux cholédoque et de Wirsung.

CARONCULA MINOR DE — : Petit mamelon situé au-dessus du
précédent ; indique le point d'abouchement du canal pancréatique accessoire.

CARTILAGE DE — ou CARTILAGE CORNICULÉ : Petit cartilage
pair et symétrique, d'aspect conique, incurvé en forme de
crochet, rattaché au bord supérieur du cartilage aryténoïde.

ÉMISSAIRES DE — : V. Veines émissaires, p. 631.

INCISURES DE — : Nom donné aux deux fentes avec perte de
substance que présente le cartilage du conduit auditif à sa
face antérieure et un peu en dedans du tragus.

MUSCLE RIZORIUS DE — (1739) : Muscle peaucier de la partie
moyenne de la joue. Est généralement considéré comme le
faisceau le plus élevé du peaucier du cou.

MUSCLE AZYGOS OU IMPAIR DU PHARYNX DE — : Muscle très
inconstant et très petit, situé sur la face postérieure du pharynx et remplaçant le ligament médian postérieur ou ligament
occipito-atloïdo-pharyngien.

PLEXUS RÉTIFORME DE — : Plexus formé par des faisceaux anastomosés provenant de la racine motrice et de la racine sensitive
du nerf maxillaire inférieur, au niveau du trou ovale.

PLEXUS OU LABYRINTHE DE — (1739) OU PLEXUS PUDENDALIS, OU PLEXUS PUBO-VÉSICAL : Plexus veineux, flexueux et considérable, situé au-dessus de l'aponévrose moyenne du périnée, sous les ligaments pubo-vésicaux, en arrière de la symphyse pubienne. Porte encore, chez l'homme, le nom de plexus prostatique ; chez la femme, de plexus uréthral.

TUBERCULE DE — : Saillie sur le bord libre de chaque repli aryténo-épiglottique, à l'union de ce repli avec la lèvre de la rimule ; elle est produite par l'extrémité supérieure saillante du cartilage de Santorini.

Sappey (Marie-Philibert-Constant), (1810-1896), anatomiste de Paris, né à Bourg (Ain).

LIGAMENT DE — : Portion postérieure, épaissie, de la capsule de l'articulation temporo-maxillaire.

VEINES DE — : Veines portes accessoires, situées dans l'épaisseur du ligament suspenseur et du ligament rond du foie.

Saprophyte (σαπρός, putride ; φυτόν, plante). Être végétal, vivant sur des matières mortes.

Saranac Lake. (État de New-York.)

ADIRONDACK COTTAGE SANATORIUM DE — : Sanatorium pour tuberculeux. Altitude : 530 mètres.

Sarcine (*sarcina*, ballot). Bactérie dont la division se fait dans tous les plans et qui revêt l'aspect de petits cubes ayant 4 coques sur chaque côté.

Sarcocèle (σάρξ, chair ; κήλη, tumeur). Cancer du testicule.

Sarcode (σαρκώδης, charnu). Protoplasma.

Sarcodique (MOUVEMENT). Mouvement amiboïde.

Sarcolemme (σάρξ, chair ; λέμμα, enveloppe). Enveloppe de la fibre musculaire striée. Syn. : Myolemme.

Sarcome (σάρξ, chair). Tumeur constituée par du tissu conjonctif embryonnaire.

— ANGIOLITIQUE : Endothéliome.

Sarcoplasme (σάρξ, chair ; πλάσμα, de πλάσσειν, façonner), (Rollett). Substance homogène, répandue entre les cylindres primitifs de la fibre musculaire.

Sarcopte (σάρξ, chair ; κόπτειν, couper). Genre d'arachnides de l'ordre des acares qui provoquent la gale chez les mammifères et les oiseaux.

Sarcosome (σάρξ, chair ; σῶμα, corps) (Retzius). Granulation du sarcoplasme.

Sardonique (*risus sardonicus*).

RIRE — : Nom donné au spasme convulsif des lèvres et des joues, observé, paraît-il, chez les individus qui mangeaient une sorte de renoncule de Sardaigne.

Sarimbavy (image de femme). Désignation donnée à Madagascar à l'inverti asexué qui, par son costume, l'apprêt de ses cheveux et de son système pileux, par ses goûts, ses occupations, son esprit, son caractère, son aspect général (certaine rondeur de formes, certaine adiposité), ressemble à une femme, et cela en dépit du développement normal des organes génitaux.

Sarrazin ou *Sarrasin* (Jean), chirurgien du XIXᵉ siècle.

APPAREIL DE — : Appareil pour fracture, essentiellement composé de deux valves en toile métallique préalablement galvanisée ou zinguée, fixées sur une attelle garnie d'une épaisse couche d'ouate, et qui a été principalement recommandé dans la chirurgie de guerre.

Saturne (*saturnus*, plomb). Nom donné au plomb.

EXTRAIT DE — : (Codex). Sous-acétate de plomb.

Acétate de plomb neutre cristallisé..... 3 000ᵍʳ
Litharge pulvérisée.................. 1 000ᵍʳ
Eau distillée........................ 7 500ᵍʳ

SEL ou SUCRE DE — : Acétate neutre de plomb.

Saturnisme (*saturnus*, plomb). Intoxication par le plomb.

Satyriasis (σάτυροι, les satyres). État morbide caractérisé par l'exaltation du désir vénérien et des fonctions génitales.

Saussure (Horace-Bénédict de), (1740-1779), naturaliste suisse, né à Couches, près de Genève.

HYGROMÈTRE DE — : Instrument de physique destiné à mesurer l'humidité de l'air, fondé sur l'allongement du cheveu sous l'influence de l'humidité.

Savart (Félix), (1791-1841), physicien français, né à Mézières.

ROUE DENTÉE DE — : Instrument de physique construit par cet auteur pour déterminer le nombre de vibrations produites par un son.

Savon amydalin ou **Savon médicinal**.

Savon fait avec l'huile d'amandes douces ; seul ou associé, sert à faire des pilules.

Sayre (Lewis-Albert), (1820-1900), chirurgien américain de New-York, né à Madison (Battle Hill).

CORSET DE — : Corset plâtré pour mal de Pott. Des bandes de tarlatane saupoudrées de plâtre, puis trempées dans l'eau, sont enroulées autour du corps, en interposant entre elles et les téguments un jersey ou un tricot collant, le malade étant en suspension.

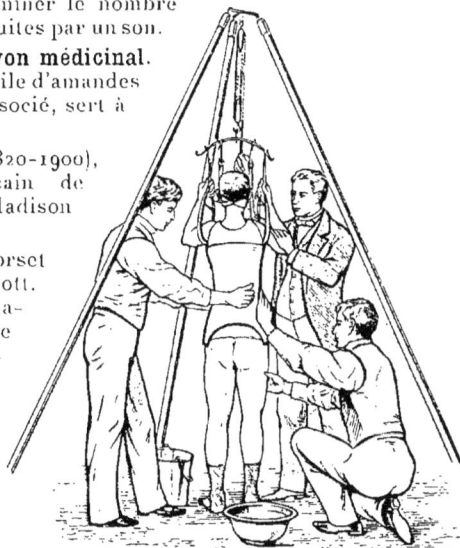

FIG. 335. — Suspension de SAYRE.

SUSPENSION DE — :

Procédé de redressement de la colonne vertébrale, obtenu par la suspension du corps par la tête et les épaules. Sayre l'a employé pour le mal de Pott et la scoliose (fig. 335).

Scalène (σκαληνός, boiteux). Nom donné à un muscle du cou décomposable en 3 faisceaux de longueur inégale.

— ANTÉRIEUR. S'étend des apophyses transverses des 3ᵉ, 4ᵉ, 5ᵉ et 6ᵉ vertèbres cervicales, au tubercule de la première côte.

— MOYEN. S'étend des apophyses transverses de toutes les vertèbres cervicales à la face supérieure et au bord externe de la 1ʳᵉ côte.

— POSTÉRIEUR. S'étend des apophyses transverses des 3 ou 4 dernières vertèbres cervicales au bord supérieur de la 2ᵉ côte.

Scalpel. Instrument à lame pointue et fine servant à disséquer.

Scansion. Parole scandée. Trouble de la parole caractérisé par une dissociation des mots en syllabes séparées.

Scanzoni (Friedrich-Wilhelm), (1821-1891), accoucheur allemand, né à Prague.

SECOND ORIFICE DE — : Anneau de Bandl.

Scaphoïde (σκάφη, nacelle ; εἶδος, forme).

Os — : Nom donné à un os du carpe et à un os du tarse. Au carpe, le scaphoïde est le premier (en dehors) et le plus gros os de la première rangée ; au tarse, le scaphoïde se trouve sur le bord interne du pied, entre l'astragale en arrière et les trois cunéiformes en avant.

FOSSE — : Petite cavité située à la partie supérieure de l'aile interne de l'apophyse ptérygoïde du sphénoïde.

Scapulum. Omoplate.

Scapulalgie (*scapulæ*, les épaules ; ἄλγος, douleur). Tumeur blanche de l'épaule. (Incorrect.)

Scarificateur (*scarificatio*, scarification). Instrument destiné à faire des scarifications.

Scarification (*scarificatio*, scarification). Incision superficielle de la peau atteignant à peine le derme, pratiquée soit avec un bistouri, soit avec des scarificateurs.

Scarpa (Antonio), (1747-1732), anatomiste de Pavie, né à Motta.

GANGLION DE — : Ganglion nerveux situé dans l'oreille interne, à l'extrémité périphérique du nerf vestibulaire (fig. 336).

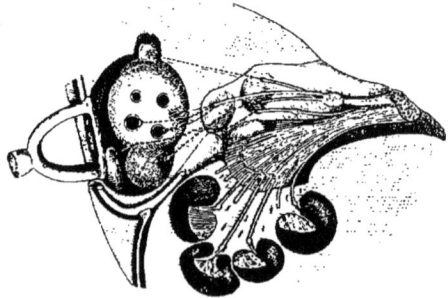

FIG. 336. — Ganglion de SCARPA (d'après TESTUT).

MÉTHODE DE — : Traitement des anévrysmes par la ligature de l'artère, qui est placée *loin* (beaucoup plus loin que dans la méthode de Hunter), au-dessus du sac.

NERF NASO-PALATIN DE — : Nerf sphéno-palatin interne, branche efférente du ganglion de Meckel.

TRIANGLE DE — : Région triangulaire située à la racine de la cuisse. Sa base, située en haut, répond à l'arcade crurale ; le bord interne est limité par le muscle moyen adducteur et le bord externe par le couturier. Le sommet, formé par la rencontre de ces muscles, est situé à 15^{cm} environ au-dessous de l'arcade. Les vaisseaux fémoraux vont de la base au sommet du triangle dont ils forment la bissectrice.

Schapman.

MÉTHODE DE — : Méthode hydrothérapique qui consiste dans l'application locale de glace concassée.

Scheele (Charles-Guillaume), (1742-1786), chimiste allemand, né à Stralsund.

VERT DE — : Arsénite de cuivre.

Scheiner (Christoph), (1575-1650), physicien et mathématicien allemand, né à Wald (Souabe).

EXPÉRIENCE DE — : Détermine le punctum proximum et le punctum remotum (ce dernier pour les yeux myopes) : percer dans une carte deux trous très fins, séparés par une distance moindre que l'ouverture pupillaire ; appliquer la carte contre l'œil ; regarder à travers les deux trous une aiguille placée dans une position perpendiculaire à la ligne qui joint les deux trous : à une petite distance de l'œil, l'aiguille paraît double ; en l'éloignant, on trouve une position à partir de laquelle elle est toujours simple pour un œil normal, tandis que plus ou moins loin elle redevient double pour un œil myope.

Schiff (Moritz), (1823-1896), physiologiste allemand, né à Francfort-sur-le-Main.

EXPÉRIENCE DE — : Destinée à montrer les voies centripètes et centrifuges du réflexe inhibitoire du cœur. Sur un lapin préparé pour l'arrachement des deux nerfs spinaux, l'irritation de la Ve paire (trijumeau) produit l'arrêt du cœur en diastole. Une fois les deux spinaux arrachés, les battements sont accélérés, mais ne sont plus influencés par l'irritation de la même V^e paire, comme précédemment.

Schleich (Karl-Ludwig), chirurgien allemand, né à Stettin en 1859.

ANESTHÉSIE DE — (1897) : Méthode d'anesthésie locale à la cocaïne, caractérisée par la façon d'anesthésier la peau et par la composition du liquide anesthésique. L'injection se fait dans l'épaisseur du derme même. La solution de cocaïne renferme toujours du chlorure de sodium, dont la présence permet d'abaisser de moitié la quantité de cocaïne. La formule employée dans tous les cas courants est la suivante :

Chlorhydrate de cocaïne............... 0^{gr},1
— de morphine............... 0^{gr},025
Chlorure de sodium.................... 0^{gr},2
Eau phéniquée à 5 p. 100.............. II gouttes
Eau distillée : QS. pour faire 100 grammes.

Schlemm (Friedrich), (1795-1858), anatomiste allemand, né à
Gitter (Hanovre).

CANAL DE — : Petit canal circulaire situé dans l'œil, au niveau
de la ligne de soudure de la sclérotique avec la cornée.

Schluckpneumonie (*schlucken*, déglutir, avaler). Nom que les
Allemands donnent à la pneumonie causée par la pénétration
dans les voies aériennes de particules alimentaires.

Schmidel (Casimir-Christophe), (1718-1792),
anatomiste d'Erlangen, né à Bayreuth.

ANASTOMOSES DE — (1744) : Anastomoses
anormales entre les veines du système
porte et les veines du système cave. Elles
se font par des branches directes assez
volumineuses. Ex. : anastomose de la
coronaire stomachique avec les veines
phréniques et avec l'azygos.

Schmidt (Eduard-Oskar), (1823-1886), anatomiste allemand, né à Torgau.

FIBRINOPLASTIQUE DE — : Nom donné par
cet auteur à la globuline du sérum.

Schmidt et Lantermann.

INCISURES DE — (1874-1876) : Espaces en
forme de fentes que l'on constate sur
les fibres à myéline, dans les segments
interannulaires, et qui, s'étendant de

FIG. 337. — Incisures de
SCHMIDT et LANTERMANN.

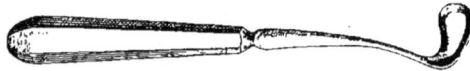

la gaine de Schwann au cylindraxe, partagent la gaine à myéline en segments, dits segments cylindro-coniques (fig. 337).

Schmidt (Johann-Friedrich-Moritz), laryngologiste allemand, né à
Francfort-sur-le-Main en 1838.

COUTEAU ANNULAIRE DE — : Instrument destiné à l'ablation
des tumeurs adénoïdes du pharynx (fig. 338).

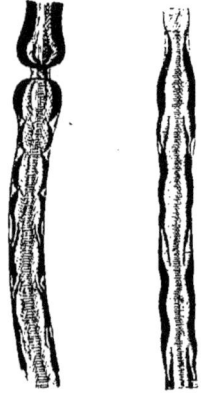

FIG. 338. — Couteau de SCHMIDT.

RELEVEUR DE — : Petit instrument destiné à relever le voile
du palais, pour explorer le cavum, et muni d'un curseur por-

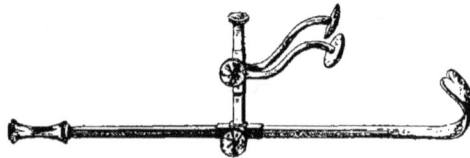

FIG. 339. — Releveur de SCHMIDT.

tant deux petits tampons qui appuient sur les côtés du nez et
permettent à l'appareil de tenir seul (fig. 339).

Schneider (Conrad-Victor), (1610-1680), médecin allemand de Wittemberg, né à Bitterfed, en Misnie.

MEMBRANE DE (1655) — : Muqueuse pituitaire.

Schneider (Franz-Cœlestin), (1813-1897), chimiste allemand, né à Krems (Autriche).

CARMIN DE — : Solution saturée de carmin dans l'acide acétique concentré.

Schœller (Julius-Victor), accoucheur allemand.

APPAREIL DE — (1840) : Instrument destiné à repousser, dans la cavité utérine, le cordon procident.

Schœnlein (Johann-Lucas), (1793-1864), médecin allemand de Wurtzbourg, né à Bamberg.

ACHORION SCHÖNLEINI : ·Champignon du favus.

MALADIE DE — (1829) : Péliose rhumatismale.

Schott (Theodor), médecin allemand, né à Burggräfenrode en 1852.

EXERCICES OU GYMNASTIQUE DE — : Exercices consistant en une série de mouvements volontaires, exécutés par les cardio-pathes, avec résistance fournie et graduée par le médecin traitant ; exercices combinés avec les bains chlorurés (particulièment avec les bains de Nauheim) et avec la marche sur terrains de pentes graduées. V. Gymnastique sans appareils, p. 257.

Schrapnell.

MEMBRANE FLACCIDE DE — : Portion supérieure de la membrane tympanique, de forme triangulaire ; la base, tournée en haut, répond à la paroi supérieure du conduit auditif externe ; le sommet, dirigé en bas, répond à la petite apophyse du marteau, au niveau du segment de Rivinus.

Schreger (Christian-Heinrich-Theodor), (1768-1833), anatomiste allemand, né à Zeitz.

LIGNES DE — : Nom donné aux courbes que décrivent les tubes de la dentine.

Schriff.

CONTRACTION IDIO-MUSCULAIRE DE — : Apparition, dans un muscle, d'un nœud de contraction durable, localisé au point excité.

Schrœder (Karl), (1838-1887), gynécologue et accoucheur allemand, né à Neu-Strelitz.

ANNEAU DE CONTRACTION DE — : Anneau de Bandl. V. Bandl, p. 46.

LUXATION DE — : Déchirure de la charnière de Budin. V. Budin, p. 83.

OPÉRATION DE — OU AMPUTATION DE — : Amputation du col utérin à un lambeau, ou excision de la muqueuse cervicale (fig. 340).

FIG. 340.
Opération de SCHRŒDER.

Schrœtter (Léopold), laryngologiste autrichien, né à Graz en 1837.

MALADIE DE — : Chorée du larynx.

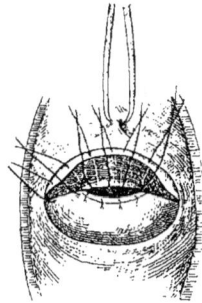

Pince de — : Pince destinée à l'extirpation des polypes laryngiens.

Schücking (Adrian), gynécologue allemand, né à Cologne en 1852.

Compte-gouttes de — : Petit appareil permettant d'établir l'irrigation goutte à goutte de la cavité utérine.

Schultze (Max-Johann-Sigismund), (1825-1874), anatomiste allemand, né à Fribourg-en-Brisgau.

Cellules de — : Cellules olfactives.

Schultze (Bernhard-Sigmund), gynécologue et accoucheur allemand, né à Fribourg en 1827.

Pessaire en traineau de — : Variété de pessaire utérin (fig. 341).

Procédé de — : Procédé de respiration artificielle chez le nouveau-né. « L'accoucheur est debout, et tient l'enfant suspendu verticalement à l'aide des doigts passés par-dessous les aisselles. Les pouces reposent sur la partie antérieure et supérieure du thorax, et servent en même temps à maintenir droite la tête du fœtus, qui a de la tendance à retomber inerte. L'enfant est ainsi mis dans une position favorable pour l'inspiration. L'accoucheur le soulève alors assez brusquement en avant et en

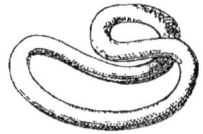

Fig. 341. — Pessaire en traineau de Schultze.

haut, de manière à lui faire exécuter une sorte de culbute telle que, par suite de la flexion de la colonne lombaire, il résulte une compression des viscères thoraciques, par le diaphragme et par la paroi thoracique. Dans cette attitude d'expiration forcée, les liquides qui ont été aspirés, dans l'arbre aérien, sont pour ainsi dire exprimés et coulent par la bouche et les narines. Le fœtus est alors remis dans la situation première, très favorable à un mouvement respiratoire, puisque les extrémités sternales des côtes sont fixées, et que le poids du corps agit pour soulever les côtés en même temps que le diaphragme s'abaisse. Le fœtus est de nouveau soulevé en haut en en avant, de manière à lui faire exécuter la culbute et ainsi de suite ». (Ribemont-Dessaignes et Lepage).

Sérum iodé de — : Liquide amniotique saturé d'iode ou de teinture d'iode.

Schwabach (Dagobert), médecin auriste allemand, né à Sondershausen en 1846.

Épreuve de — : Application du diapason vertex : dans les affections de l'oreille moyenne, la perception sonore est d'une plus longue durée qu'à l'état normal ; dans une affection de l'oreille interne, elle est plus courte.

Schwalbe (Gustav), anatomiste allemand, né à Quedlinburg en 1844.

Espace supra-choroïdien de — : Ensemble des espaces lymphatiques de la lamina fusca.

Espace supra-sclérotical de — : Espace de Tenon. V. p. 592.

Foramen cœcum inférieur de — : Trou borgne de Vicq-d'Azyr. V. p. 638.

Schwann (Theodor), (1810-1882), anatomiste belge, né à Neuss.

> GAINE DE — (1839) : Membrane d'enveloppe des fibres nerveuses à myéline.

Schwartze (Hermann), otologiste allemand de Halle, né à Neuhof en 1837.

> OPÉRATION DE — : Trépanation de l'apophyse mastoïde : Incision arciforme des parties molles contournant, à un centimètre en arrière, la ligne d'insertion du pavillon et descendant jusqu'à la pointe de l'apophyse ; décollement à la rugine des deux lèvres de l'incision, que l'on écarte ; trépanation de l'apophyse mastoïde à la gouge.

Schweizer (Matthias-Eduard), (1818-1860), chimiste allemand, né à Wyla.

> RÉACTIF DE — ou RÉACTIF CUPRO-AMMONIACAL : Oxyde de cuivre ammoniacal bleu qui dissout la cellulose, le coton, la soie, etc. On peut l'utiliser pour distinguer dans un tissu le coton, la soie et la laine ; dans ce réactif, le coton se dissout au bout d'une demi-heure ; la soie au bout de 24 heures ; la laine ne subit aucune modification.

Sciatique. Névralgie du nerf sciatique.

> ÉCHANCRURE — : Échancrure de l'os iliaque, située sur le bord postérieur au-dessous de l'épine iliaque postéro-supérieure.
>
> ÉPINE — : Saillie osseuse située sur le bord postérieur de l'os iliaque, au-dessous de l'échancrure sciatique ; donne insertion aux muscles jumeau supérieur et ischio-coccygien, et au petit ligament sacro-sciatique.
>
> NERF — : Nerf formé par le plexus sacré et s'étendant à la face postérieure de la cuisse, du bassin à la partie supérieure du creux poplité où il se divise en sciatique poplité interne et sciatique poplité externe.
>
> NERF — POPLITÉ EXTERNE : Branche de bifurcation externe du nerf sciatique.
>
> NERF — POPLITÉ INTERNE : Branche de bifurcation interne du nerf sciatique.
>
> NÉVRALGIE — : Sciatique.

Sclérectomie (σκληρός, dur ; ἐκτομή, excision). Excision de la sclérotique.

Sclérème des nouveau-nés. Maladie caractérisée par une induration et une rigidité de la peau, soit généralisées, soit localisées aux extrémités des membres.

Scléreux (σκληρός, dur). Fibreux.

Sclérodactylie (σκληρός, dur ; δάκτυλος, doigt). Sclérodermie des doigts.

Sclérodermie (σκληρός, dur ; δέρμα, peau). Affection d'ordre trophique, essentiellement caractérisée par de l'induration et de la rigidité de la peau, le plus souvent accompagnée d'atrophie musculaire sous-jacente.

Sclérogène.

MÉTHODE — : Méthode de Lannelongue. V. p. 332.

Sclérose (σκληρός, dur). Hyperproduction, dans un organe ou un tissu, du tissu conjonctif, aux dépens des éléments nobles.

— EN PLAQUES (Charcot et Vulpian) : Affection nerveuse, caractérisée cliniquement, par des troubles de la parole, un tremblement continu, surtout intentionnel, du nystagmus, etc., et anatomiquement, par des plaques de sclérose disséminées à la surface et dans la profondeur de l'axe cérébro-spinal.

Scléroticotomie (τομή, section). Section de la sclérotique.

Sclérotique (σκληρός, dur). Membrane la plus externe de l'œil, dure, opaque, d'un blanc nacré. Syn. : Cornée opaque.

Sclérotite (σκληρός, dur). Inflammation de la sclérotique.

Sclérotomie. Section de la sclérotique.

Scolex (σκώληξ, ver). Tête des vers cestoïdes, munie de crochets ou de ventouses.

Scoliose (σκολιός, tortueux). Déviation latérale du rachis, s'accompagnant de déformation et de rotation des corps vertébraux et entraînant une déformation de la cage thoracique.

— CROISÉE : Scoliose dans laquelle la concavité du rachis regarde le côté sain, dans la sciatique (Babinski).

— HOMOLOGUE : Scoliose dans laquelle la concavité du rachis regarde du côté de la lésion, dans la sciatique (Babinski).

Scorbut. Affection déterminée surtout par l'absence prolongée, dans l'alimentation, de végétaux frais, et caractérisée par de la gingivite, de la stomatite, des hémorrhagies diverses et particulièrement du purpura.

Scotome (σκότος, obscurité) (Sichel). Tache de forme arrondie, de couleur sombre, qui masque une partie du champ visuel. Ex. : mouches volantes.

— CENTRAL : Abolition de la vision au centre du champ visuel.

— NÉGATIF : Abolition totale de la vision en un point du champ visuel.

— PARACENTRAL : Abolition de la vision dans les régions paracentrales du champ visuel.

— POSITIF : Vision d'une tache noire en un point du champ visuel.

— SCINTILLANT : Sensation lumineuse caractérisée par ce phénomène que le malade aperçoit une tache brillante, limitée par des lignes brisées, se déplaçant lentement, et souvent entourée d'aigrettes lumineuses.

Scrofule (scrofa, truie). Terme « longtemps employé pour désigner des lésions manifestement tuberculeuses ; s'applique aujourd'hui à une diathèse, c'est-à-dire à une maladie nutritive. Il correspond au tempérament lymphatique » (Roger).

Scrofulose (scrofa, truie). Adénite ganglionnaire chronique, tuberculeuse, surtout développée au cou. Ainsi dénommée, parce

que chez la truie (*scrofa*), la tuberculose présente souvent
cette forme.

Scrotum (*scrotum*). Enveloppe cutanée commune aux deux testicules.

Scultet ou de son vrai nom **Schultes** (1595-1645), chirurgien de
la République d'Ulm, mort à Stuttgart.

APPAREIL DE — : Appareil amovible à bandelettes, destiné
au traitement des fractures des membres, plus particulièrement des membres inférieurs, et essentiellement composé :
1° d'un drap fanon ou porte-attelles ; 2° de bandelettes séparées, de longueur suffisante pour faire une fois et demie le
tour du membre, et larges de deux ou trois travers de doigts ;
3° de coussins et d'attelles aussi longues que le membre
fracturé ; 4° de lacs pour serrer l'appareil et le maintenir ;
5° de compresses qu'on applique parfois sur le siège de la
fracture ; 6° d'une semelle, en cas de fracture de jambe ;

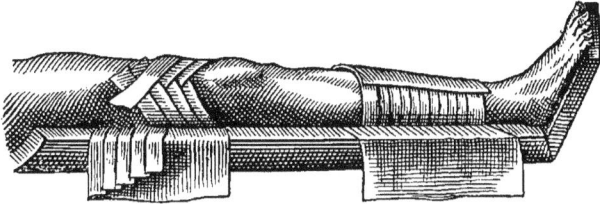

FIG. 342. — Appareil original de SCULTET.

7° de lacs pour assujettir le membre aux traverses du lit, en
cas de fracture du membre inférieur (fig. 342).

POSITION DE — POSITION À LA RENVERSE : V. Position, p. 467.

Scybales (σκύϐαλα, excréments). Matières fécales durcies et arrondies.

Sébacé (*sebum*, suif).

GLANDES — : Glandes en grappe de la peau, en général annexées aux poils, excepté dans certaines régions où ces derniers
n'existent pas : gland, face interne du prépuce, entrée du
vagin, etc., et dont la sécrétion constitue le sébum.

KYSTE — : V. Kyste, p. 325.

MATIÈRE — : Sébum.

Séborrhée (*sebum*, suif ; ῥεῖν, couler). Hypersécrétion des glandes
sébacées.

Sébum (*sebum*, suif). Produit de sécrétion des glandes sébacées.
Il est formé d'eau (2/3), de matières grasses, de matières
extractives et albumineuses et de sels minéraux. Au microscope, on y trouve des cellules épithéliales et un grand nombre
de gouttelettes huileuses. Syn. : Matière sébacée.

Secret. Solution de nitrate acide de mercure utilisée dans la préparation des peaux de léporides, dont on se sert pour confec-
tionner le feutre.

Sécrétion interne (Claude-Bernard). Produit de sécrétion élaboré par les éléments épithéliaux des organes glandulaires et versé dans les vaisseaux sanguins ou dans les voies lymphatiques. V. Bernard, p. 59.

Secteur électrique. On désigne ainsi toute la région qui reçoit l'énergie électrique d'une même usine.

Sédiment (*sedere*, tomber au fond). Nom donné au dépôt qui se forme dans certains liquides et particulièrement l'urine (sédiments urinaires), par précipitation des substances tenues en dissolution.

Sedlitz (Bohême).

EAU DE — : Eau minérale, purgative, contenant une assez forte proportion de sulfate de magnésie.

Seessel.

POCHE DE — : Intestin préoral.

Segments interannulaires. Segments de Ranvier. V. Ranvier, p. 491.

Segond (Alexandre), (1799-1841), médecin français, né à Brest.

PILULES DE — :

Ipéca en poudre	0gr,40
Calomel à la vapeur	0gr,20
Extrait d'opium	0gr,05
Sirop de nerprun	Q. S.

Pour 6 pilules. Contre la dysenterie.

Segond (Paul), chirurgien de Paris, contemporain.

ÉCARTEUR VAGINAL ANTÉRIEUR DE — (1899) : Écarteur servant au cours de l'hystérectomie vaginale à rétracter la paroi antérieure du vagin et, en même temps, à aider l'opérateur dans la dénudation de la face antérieure de l'utérus.

GROS BISTOURI A DOUBLE TRANCHANT DE — : Bistouri monté sur un long manche, dont la lame a la forme d'un grattoir à écrire qui serait courbé sur le plat ; utilisé dans l'hystérectomie vaginale avec morcellement, et dans l'énucléation par hystérotomie cervico-vaginale, uni ou bilatérale, pour fibrome.

LAVEUR INTRA-UTÉRIN DE — (1887) : Sonde intra-utérine en forme de parapluie : la tige centrale est creuse et sert de conduit d'adduction de l'eau ; les branches périphériques, analogues aux baleines d'un parapluie, s'écartent excentriquement. Le laveur s'introduit de telle façon que l'extrémité libre des branches soit au niveau du fond de l'utérus (en parapluie renversé). A la sonde est adapté un tube de caoutchouc muni, dans sa partie moyenne, d'une poire aspirante et foulante.

LONGUE PINCE FINE DE — : Pince hémostatique destinée à compléter l'hémostase (dans une hystérectomie vaginale, par exemple), longue, peu volumineuse et munie, à l'extrémité de ses mors, de dents semblables à celles de la pince de Kocher.

Pince de — : Pince pour l'hémostase des ligaments larges, à mors courts, semblable à celle de Péan dont elle n'est qu'une modification.

Pince fixatrice de pédicule de — (1886) : Pince servant à assurer la ligature élastique dans l'hystérectomie abdominale à pédicule externe.

Procédé de — dans le traitement des rétrécissements du rectum : Après avoir dilaté l'anus, on incise circulairement la muqueuse rectale à son union avec la peau. On la décolle jusqu'au-dessus du sphincter ; on isole toute la portion rétrécie ; on attire le rétrécissement en dehors de l'anus ; on sectionne les parois rectales et on suture à la peau le bout rectal supérieur.

Procédé de — contre le prolapsus du rectum : Le rectum prolabé est attiré en bas ; des pinces à longs mors sont appliquées deux par deux, sur les parties latérales, de manière à sectionner le rectum entre elles, sans perte de sang ; ainsi se trouvent déterminées deux valves, l'une antérieure, l'autre postérieure, formées chacune des deux demi-cylindres prolabés ; on sectionne chaque valve à sa base, après placement d'une nouvelle pince à longs mors. On passe des fils au-dessous de la pince, à travers les deux demi-cylindres ; on enlève ensuite la pince et on serre les sutures.

Tire-bouchon de — (1898). Instrument en forme de tire-bouchon, permettant d'avoir une prise solide sur l'utérus fibromateux (hystérectomie abdominale), ou sur un fibrome (hystérectomie vaginale par morcellement). V. Tire-bouchon.

Valves de — : Valves vaginales de Péan, modifiées.

Seignette (Pierre), (1660-1719), pharmacien français, né à La Rochelle.

Sel de — : Tartrate de potasse et de soude. Purgatif.

Sein.

Bout de — : Petit appareil en caoutchouc que l'on applique sur le mamelon pour permettre la tétée, dans le cas de crevasses douloureuses (fig. 343).

Self-induction. Quand un circuit est parcouru par un courant électrique, si on vient à rompre le circuit, on peut observer une étincelle, d'autant plus puissante que le courant était plus intense et que le *coefficient de self-induction* du circuit est plus considérable. Le courant, de même sens que le

FIG. 343. — Bout de sein.

premier, qui a donné lieu à cette étincelle a reçu le nom d'extra-courant de rupture. On peut aussi observer au moment où on ferme le circuit, un extra-courant de fermeture, qui tend à s'opposer à l'établissement du courant dans le circuit.

Les phénomènes de self-induction sont plus intenses si le fil

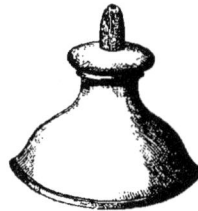

est enroulé sur une bobine, surtout si cette bobine contient un noyau de fer doux.

Séléniteux. Qui renferme une grande quantité de sélénite ou de sulfate de chaux.

Sélivanoff.

> RÉACTIF DE — (1887) : Pour la recherche de la lévulose dans l'urine. Ajouter à une partie d'urine une partie de solution de résorcine à 1/100, chauffer légèrement, ajouter une égale partie d'HCl étendu de son volume d'eau. Le mélange devient rouge, et, après refroidissement, donne un précipité amorphe, de couleur foncée, soluble dans l'alcool, avec une coloration rouge.

Selle turcique. Dépression située à la face endo-cranienne du corps du sphénoïde, dans laquelle est contenue la glande pituitaire.

Séméiologie (σημεῖον, signe ; λόγος, étude). Sémiologie.

Semelle. Attelle ayant la forme du pied et destinée à le maintenir.

Semi-lunaire. En demi-lune.

> CARTILAGES — : Cartilages en forme de croissant, interposés dans l'articulation du genou, entre les condyles fémoraux et le plateau tibial.

> GANGLIONS — : Ganglions du grand sympathique, volumineux, en forme de croissant, à concavité supérieure. Au nombre de deux : un droit et un gauche, ils sont situés, dans la cavité abdominale, symétriquement, de chaque côté de la ligne médiane, appliqués sur les piliers du diaphragme, en dedans des capsules surrénales, au-dessus du pancréas. Ils reçoivent par leur extrémité externe le grand nerf splanchnique. De leur extrémité interne partent les rameaux plexiformes qui se jettent dans le ganglion du côté opposé. C'est à l'extrémité interne du ganglion semi-lunaire droit que se termine le nerf pneumogastrique.

> Os — : Second os de la première rangée du carpe.

Sémiologie (σημεῖον, signe ; λόγος, étude). « Étude des symptômes morbides. La sémiologie a pour but : 1° de décrire chaque symptôme en particulier ; 2° d'établir comment, d'après un ou plusieurs symptômes, on peut déterminer la nature d'une affection ou d'une maladie ; c'est ce qu'on appelle la *valeur sémiologique* d'un symptôme. » (Roger).

Sémiotique (σημεῖον, signe). Partie de la médecine qui traite des symptômes.

Semmer.

> LEUCOCYTES DE — : Globules blancs en voie de transformation pour devenir des globules rouges.

Senn (Nicolaus), chirurgien américain, né à Buchs (Suisse), en 1844.

> PLAQUE DE — (1887) : Plaque d'os résorbable, employée en chirurgie intestinale, pour maintenir en contact les surfaces anastomosées.

Sennet-Baccelli.

MÉTHODE DE — : Méthode de traitement des kystes hydatiques du foie. Consiste à retirer par aspiration quelques centimètres cubes de liquide hydatique et à les remplacer par l'injection d'une quantité à peu près égale de substance médicamenteuse.

Sens (d'un courant électrique). Si, dans une pile, on détache les fils attachés aux pôles, et qu'on relie au pôle positif le fil précédemment relié au pôle négatif et réciproquement, on dit qu'on a changé le sens du courant. Si, par exemple, dans l'expérience d'*OErsted*, on change le sens du courant, on change le sens de déplacement de l'aiguille aimantée.

Septicémie (σήπειν, corrompre ; αἷμα, sang). Infection générale due à l'introduction de virus dans le sang et pouvant évoluer avant de déterminer des lésions organiques macroscopiques.

Septum (*septum*, cloison). Nom donné en anatomie à certaines cloisons séparant des cavités.

— CRURAL : Diaphragme fibreux qui obture, au niveau de l'anneau crural, l'espace laissé libre par les vaisseaux fémoraux.

— LUCIDUM : Membrane de substance nerveuse séparant l'un de l'autre les deux ventricules latéraux du cerveau.

Séquardienne (Brown-Sequard).

MÉTHODE — : Se proposant de faire, à fins thérapeutiques, appel aux sécrétions récrémentitielles animales, pour suppléer les sécrétions absentes ou insuffisantes. V. Opothérapie. p. 421.

Séquardine. Nom parfois donné à l'extrait orchidien obtenu par le procédé Brown-Séquard et d'Arsonval.

Séquelles (*sequi*. suivre). État lésionnal ou troubles fonctionnels qu'une maladie laisse derrière elle et qui persisteront longtemps encore après que la maladie sera finie.

Séquestre (*sequestrare*, mettre à l'écart). Portion d'os gangrenée.

Série.

ASSOCIATION DES ÉLÉMENTS DE PILE EN — : Manière d'associer les éléments de pile, dans laquelle le pôle positif d'un élément est relié au pôle négatif de l'élément suivant, de façon à laisser libres à une extrémité un pôle positif, et à l'autre un pôle négatif, qui deviennent les pôles de la pile ainsi formée. La résistance et la force électromotrice de chaque élément se trouvent ainsi multipliées par le nombre des éléments associés.

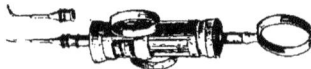
FIG. 344. — Seringue d'ANEL.

Seringue d'Anel (fig. 344). Seringue pour faire des injections dans les conduits lacrymaux. V. Anel, p. 21.

Séro-diagnostic de la fièvre typhoïde (Widal). Méthode de diagnostic de la fièvre typhoïde, basée sur la réaction produite *in vitro* par le sérum des typhiques sur une culture en bouillon du bacille d'Eberth. Sous l'influence de l'addition de ce sérum, les bacilles s'agglutinent en légers amas visibles dans le tube de culture, et bien mieux au microscope.

Séro-diagnostic de la tuberculose (Arloing et Courmont). Arloing et Courmont ont obtenu la réaction agglutinante en faisant agir le sérum des malades présumés tuberculeux sur une variété mobile de bacilles de Koch.

Séro-diagnostic du choléra. La réaction agglutinante existe chez l'homme dans la période d'état et la convalescence du choléra.

Sérothérapie (θεραπεύειν, soigner).

— ARTIFICIELLE : Emploi du sérum chimiquement fabriqué : solution saline à 7 p. 1000.

— EN GÉNÉRAL : Méthode de thérapeutique préventive ou curative, mettant en œuvre, comme agent de matière médicale, un sérum, quelle que soit la provenance ou la nature de celui-ci.

— EN PARTICULIER : Méthode de thérapeutique, mettant en œuvre, comme agent de Matière Médicale, un sérum provenant d'un être vivant, sain, pathologique ou préalablement immunisé par une infection ou une vaccination chez lui produite. Le sérum est employé à titre préventif, immunisateur ou curatif; c'est dans ce sens que se pratique la Sérothérapie antidiphtéritique, antivenimeuse, antipesteuse, antityphoïdique, antitétanique, etc.

— INTESTINALE : Administration du sérum par voie intestinale, plus particulièrement par le rectum sous forme de lavement à garder.

— SOUS-CUTANÉE : Injection du sérum par voie hypodermique.

— VEINEUSE : Injection du sérum par injection intraveineuse.

Sérotine. Caduque intermédiaire. V. p. 86.

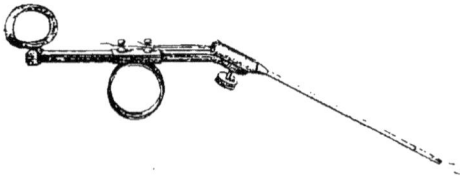

FIG. 345. — Serre-nœud.

Serre-nœud (fig. 345). Instrument essentiellement constitué par une tige munie à l'une de ses extrémités de deux anneaux

de préhension, et à l'autre d'une douille servant au passage
des deux chefs d'un fil recourbé en anse; par un mécanisme
spécial, l'anse se resserre à volonté. Sert à l'ablation de
polypes dont le pédicule est saisi et écrasé par l'anse. En
faisant passer un courant dans le fil, on combine la cautérisation électrique à l'arrache-
ment.

Serres-fines (Vidal de Cassis).
Petites pinces servant à rapprocher les lèvres d'une
plaie, sans points de suture
(fig. 346).

Sertoli.

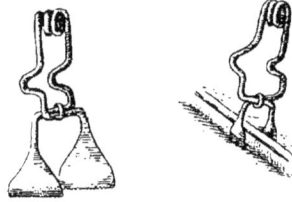

FIG. 346. — Serres-fines.

CELLULES RAMIFIÉES DE — :
Éléments cellulaires du tube séminipare : cellules longues,
reposant à la périphérie sur la paroi du tube par une
partie élargie ou pied. Elles renferment un noyau et sont
terminées par un segment interne donnant dans la lumière
centrale du tube, épanoui en lobes multiples, dans chacun
desquels on voit la tête d'un spermatozoïde dont la queue
émerge du lobe et se perd dans la cavité centrale du tube.
Pour Mathias-Duval, la cellule de Sertoli serait le dernier terme de l'évolution de la cellule pariétale du tube
séminipare; la progression serait la suivante : cellule pariétale, cellules de Henle, cellules de Kölliker, cellules de Sertoli
(fig. 347).

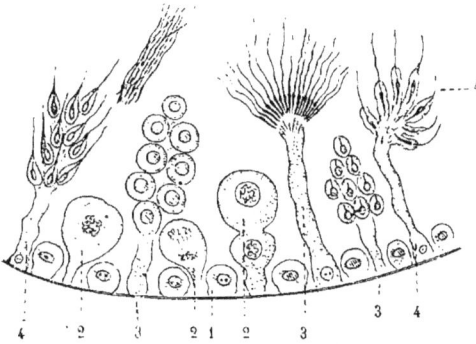

FIG. 347. — Spermatogenèse (MATHIAS-DUVAL).

1. cellule pariétale ; 2. cellules de Henle ; 3. cellules de Kölliker ; 4, cellules de Sertoli.

Sérum (ὀξύς, petit-lait). Nom donné à la partie du sang qui
reste liquide et dépourvue d'éléments figurés (hématies,
leucocytes) après formation du caillot : s'obtient par saignées.

— ANTICANCÉREUX : Sérum provenant d'un âne préalablement injecté avec le liquide filtré, obtenu par broiement d'une tumeur néoplasique (1895, Ch. Richet et Héricourt).

— ANTICHARBONNEUX : Sérum d'animaux immunisés par l'injection graduelle de cultures virulentes. Employé en injections sous-cutanées, 5 à 10 centimètres cubes, chez les animaux, comme agent immunisateur.

— ANTIDIPHTÉRIQUE : Sérum de cheval vacciné par des inoculations répétées de toxine diphtérique. Syn. : Sérum de Behring. Sérum de Behring-Roux. Sérum de Roux.

— ANTIÉPITHÉLIOMATEUX D'HOFFMANN, DE VILLIERS ET WLAÉFF : Sérum obtenu par l'inoculation répétée à des oies de levures pathogènes isolées de tumeurs cancéreuses, et qui, chez quelques épithéliomateux, aurait apporté amendement local et général.

— ANTILEUCOCYTAIRE : Sérum d'animaux injectés de leucocytes étrangers, doué de propriétés globulicides spécifiques vis-à-vis de ces éléments (Metchnikoff).

— ANTIPESTEUX. Sérum d'un cheval immunisé par l'injection intra-veineuse de culture vivante du bacille de la peste. Le sérum est actif trois semaines environ après la dernière injection intra-veineuse de culture ; il possède une action préventive et curative pour la souris. Est employé chez l'homme. Syn. : Sérum de Yersin.

— ANTISTREPTOCOCCIQUE DE DENIS ET LECLEF (1895) : Sérum de cheval immunisé par des injections répétées et progressives de toxine et de bacille streptococciques.

— ANTISTREPTOCOCCIQUE DE MARMOREK (1895) : Sérum d'animaux immunisés contre la streptococcie par des inoculations de cultures virulentes de streptocoque.
Employé comme agent curateur de l'érysipèle, de la fièvre puerpérale, des angines streptococciques et en général de toutes infections par le streptocoque.

— ANTISTREPTOCOCCIQUE DE ROGER ET CHARRIN (1895) : Sérum obtenu de la façon suivante : on atténue la virulence d'une culture de streptocoque sur bouillon, en l'évaporant au bain-marie, puis en la portant à 115°. On l'inocule ensuite à un mulet, à la dose de 50 centimètres cubes par injection, ce qui représente 300 centimètres cubes du bouillon de culture primitif. Quand l'animal a reçu huit à dix injections, on peut considérer la vaccination comme achevée, et, huit à quinze jours plus tard, on prélève le sérum. Ce sérum est moins énergique que celui de Marmorek.

— ANTITÉTANIQUE : Sérum de cheval immunisé par des doses progressives de toxine tétanique. Ce sérum n'est que préventif. Syn. : Sérum de Vaillard et Roux.

— ANTIVENIMEUX (CALMETTE), (1894) : On peut rendre les animaux réfractaires à l'inoculation d'une dose mortelle de venin, soit par l'accoutumance à des doses répétées, soit par les injections de venin modifiées par la chaleur, soit enfin par les injections d'un mélange de venin avec des hypochlorites alcalins ou de chlorure d'or. Le sérum des animaux ainsi immunisés neutralise le venin *in vitro* et est employé préventivement et curativement. Le sérum de Calmette provient du cheval.

— ARTIFICIEL : Sérum composé de $7^{gr},5$ de sel marin dissous dans 1 000 centimètres cubes d'eau stérilisée, dont la composition se rapproche de la composition minérale du sérum. La concentration moléculaire de ce sérum est isotonique à la concentration moléculaire du sang, de telle manière, qu'injecté dans les vaisseaux, il ne trouble pas l'équilibre osmotique des hématies.
Les solutions chlorurées sodiques plus concentrées sont dites hypertoniques ; les solutions chlorurées sodiques moins concentrées sont dites hypotoniques.

— CELLULICIDE : Sérum cytotoxique.

— CHIRURGICAL : Sérum artificiel, employé à hautes doses : 300 grammes, 500 grammes, 1 000 grammes avant ou après les opérations.

— CYTOTOXIQUE : Sérum ayant la propriété de détruire spécifiquememt une forme particulière de cellules. Dungern, à la suite de ses recherches sur les sérums hémolytiques, ayant injecté à des animaux des cellules à cils vibratiles, a rendu le sérum de ces animaux toxique pour les cellules à cils vibratiles. Syn. : Sérum cellulicide. Sérum histolytique.

— DE BEHRING-ROUX : Sérum antidiphtérique.

— DE CALMETTE : Sérum antivenimeux.

— DE CANTANI :

Chlorure de sodium...................	4^{gr}
Carbonate de soude...................	3^{gr}
Eau distillée........................	1000^{gr}

— DE CARRASQUILLA (1895) : Sérum antilépreux dont la préparation est secrète et qui aurait produit quelques guérisons (?)

— DE CHÉRON :

Sulfate de soude pur..................	8^{gr}
Phosphate de soude...................	4^{gr}
Chlorure de sodium...................	2^{gr}
Acide phénique neigeux...............	1^{gr}
Eau pure stérilisée..................	100^{gr}

— DE DENIS ET LECLEF : Sérum antistreptococcique.

— D'HAYEM :

Eau stérilisée......................	1 litre
Sulfate de soude..................	10gr
Chlorure de sodium...............	5gr

— D'HOFFMANN : Sérum antiépithéliomateux.

— DE HUCHARD :

Eau stérilisée	100gr
Phosphate de soude...............	10gr
Chlorure de sodium pur.............	5gr
Sulfate de soude...................	2gr,50
Acide phénique.....................	1gr,50

— DE LUTON :

Sulfate de soude.	10gr
Phosphate de soude................	5gr
Eau stérilisée.....................	100gr

— DE MARAGLIANO : Sérum d'âne ou de cheval soumis à des injections répétées de toxine tuberculeuse : antituberculeux.

— DE MARMOREK : Sérum antistreptococcique.

— DE RICHET et HÉRICOURT : Sérum anticancéreux.

— DE ROGER. Contre l'oïdium albicans. En vaccinant des animaux avec des cultures d'oïdium albicans, Roger a obtenu un sérum qui entrave *in vitro* la végétation du parasite, provoque dans les éléments qui se développaient encore un gonflement de la cuticule et détruit leur agglutination.

— DE ROGER ET CHARRIN : Sérum antistreptococcique.

— DE ROUX : Sérum antidiphtérique.

— DE TIZZONI ET CATTANI : Ce sérum est employé en Angleterre et en Italie. On l'obtient en faisant évaporer dans le vide le sérum d'un animal immunisé (cheval). Le résidu est une poudre dont chaque gramme répond à 10 centimètres cubes de sérum.

— DE TRUNECEK. V. Trunecek.

— DE VAILLARD ET ROUX : Sérum antitétanique.

— DE VILLIERS ET WLAËFF : Sérum antiépithéliomateux.

— DE YERSIN : Sérum antipesteux.

— GLOBULICIDE : Sérum hémolytique.

— HÉMOLYTIQUE : Les injections répétées de sang d'un animal faites à un animal d'une autre espèce confèrent au sérum de ce dernier la propriété de tuer, de dissoudre les hématies avec lesquelles il a été vacciné (Belfanti et Carbone, Bordel, Dungern, Landsteiner). Syn. : Sérum globulicide.

— HISTOLYTIQUE : Sérum cytotoxique.

— IODÉ DE RENZI :

Eau distillée.................	1000gr
Iode pur...........................	1gr
Iodure de potassium................	3gr
Chlorure de sodium................	6gr

contre la tuberculose pulmonaire.

— SPERMATOCIDE : En traitant des cobayes par des injections répétées de sperme de mouton, on obtient un sérum spermatocide qui tue et agglutine les spermatozoïdes de mouton, et, en même temps, exerce une action hémolytique sur les hématies du même animal (Moxter).

Servet (Michel). (1509-1553), médecin espagnol, né à Villa-Nuova (Aragon), brûlé à Genève par Calvin.

CIRCULATION DE — : Circulation pulmonaire : « Le sang amené par les veines du corps est lancé par le ventricule droit du cœur, par l'artère veineuse (artère pulmonaire) dans les poumons, d'où il est attiré dans les cavités gauches, pendant le temps de la diastole. De ce sang la partie la plus ténue ou qui est chargée de l'esprit vital, se porte aux parties supérieures et à la tête, où cet esprit, de vital qu'il était, commence à devenir animal. »

Sésamoïde (σήσαμον, sésame ; εἶδος, forme). Qui ressemble à la graine de sésame.

Os — : Petit os, généralement arrondi, qui se développe, dans l'épaisseur des tendons, au voisinage des articulations.

Séton (*seta*, soie). Trajet fistuleux sous-cutané, produit artificiel-

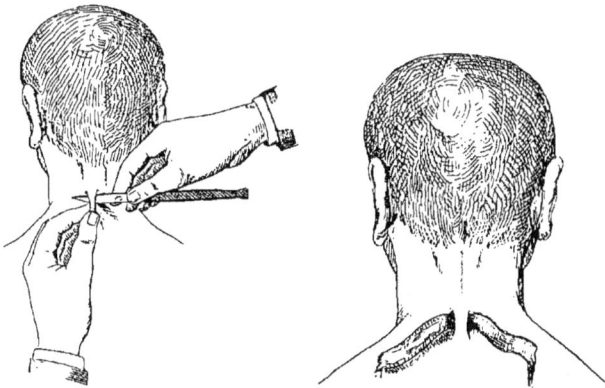

FIG. 348 et 349. — Séton.

lement au bistouri et entretenu par une mèche ou un drain (fig. 348 et 349).

Sharpey (William), (1802-1880), anatomiste anglais, né à Arbroath (Écosse).

FIBRES DE — : Fibres conjonctives, calcifiées ou non, qu'on trouve dans l'os périostique.

Shock. Ensemble des troubles psychiques et physiques succédant immédiatement à un traumatisme ou à une opération. Sous ce nom, on a souvent décrit des accidents d'ordre infectieux ou hémorrhagique.

Shunt (mot anglais : voie d'évitement). Dérivation que l'on peut mettre à volonté dans le circuit d'un galvanomètre, afin de permettre à un même galvanomètre la mesure d'intensités différentes. En pratique, cette dérivation est constituée par des conducteurs de résistance donnée et de valeur étalonnée.

SIDA. Présentation du siège, en sacro-iliaque droite antérieure.

SIDP. Présentation du siège, en sacro-iliaque droite postérieure.

SIDT. Présentation du siège, en sacro-iliaque droite transverse.

SIGA. Présentation du siège, en sacro-iliaque gauche antérieure.

SIGP. Présentation du siège, en sacro-iliaque gauche postérieure.

SIGT. Présentation du siège, en sacro-iliaque gauche transverse.

Sialagogue (σίαλον, salive ; ἀγωγός, qui sert à exciter). Qui excite la sécrétion salivaire.

Sialogène (σίαλον, salive ; γεννάω, j'engendre). Qui provoque la sécrétion salivaire.

Sialorrhée (σίαλον, salive ; ῥεῖν, couler). Ptyalisme.

Sibilance (*sibilare*, siffler). Caractère des râles sibilants.

Sibilant (*sibilare*, siffler).

RALE — : Variété de râle, donnant à l'auscultation un bruit sifflant caractéristique.

Sibson (Francis), (-1876), médecin anglais, né à Maryport.

ENCOCHE DE — : Dans la péricardite avec épanchement, si ce dernier dépasse 400 grammes, la limite supérieure de la matité précordiale s'élève, s'élargit et s'arrondit vers la poignée sternale. Le bord gauche de la matité n'est pas rectiligne, mais présente vers son tiers supérieur une *encoche* qui donne à la zone mate une forme rappelant plus ou moins l'aspect d'un croissant.

Sidération (*sidus*, astre). État d'anéantissement subit et profond de l'organisme.

Sidérose (σίδηρος, fer). Pneumokoniose due à l'inhalation de poussières de fer.

Sidérosis (σίδηρος, fer). Processus caractérisé par la surcharge ferrugineuse et la sclérose des organes (Quincke).

Siebold (Gaspard von), (1736-1807), chirurgien de Wurtzbourg, né à Nidecken.

OPÉRATION DE — (1778) : Pubiotomie juxta-symphysienne. Siebold pratiqua la pubiotomie à la scie chez une femme dont la symphyse pubienne était ossifiée et ne permettait pas la symphyséotomie simple.

Siège complet. En obstétrique, présentation du siège, dans laquelle les bras sont fléchis au-devant du tronc, les jambes sur les cuisses et celles-ci sur l'abdomen, les fesses et les pieds se présentant directement à l'orifice du col.

Siège décomplété. En obstétrique, présentation du siège, dans laquelle les membres sont, ou relevés totalement sur la paroi antérieure du tronc (mode des fesses), ou défléchis jusqu'aux genoux (mode des genoux), ou défléchis jusqu'aux pieds (mode des pieds).

Siegle (Emil), médecin auriste allemand, de Stuttgart, né à Scheer en 1833.

SPÉCULUM DE — : Spéculum pneumatique destiné à l'examen de l'oreille et plus particulièrement de la membrane du tympan, dont il permet d'établir la mobilité (fig. 350).

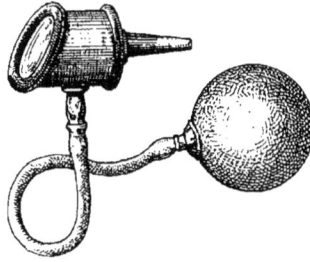

FIG. 350. — Spéculum de SIEGLE.

Sigault (J.-R.), médecin français.

OPÉRATION DE SIGAULT — (1768) : Symphyséotomie (fig. 351) proposée pour la première fois le 1ᵉʳ décembre 1768 par Sigault, encore étudiant : exécutée le 1ᵉʳ octobre 1777 par Sigault et Leroy.

Sigmatisme. Prononciation vicieuse de la lettre S.

Sigmoïde (Σ, εἶδος, forme). Qui a la forme d'un sigma.

GRANDE CAVITÉ — DU CUBITUS : Large dépression située à l'extrémité supérieure du cubitus, et destinée à s'articuler avec la trochlée humérale.

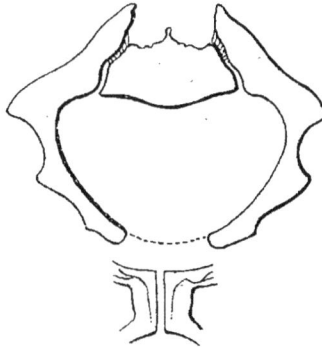

FIG. 351. — Opération de Sigault.

PETITE CAVITÉ — DU CUBITUS : Petite dépression située à la partie externe du rebord inférieur de la grande cavité sigmoïde et destinée à loger une partie du pourtour de la tête radiale.

VALVULES — : Valvules situées dans le cœur, à la naissance des artères aorte et pulmonaire.

Signe.

— DE L'ARGENT (Poncet) : Signe de l'intoxication iodoformique. La présence dans la bouche d'un objet en argent, par exemple d'une cuillère, provoque une odeur alliacée, qui serait due, d'après Poncet, à la formation d'iodure d'argent, avec production d'acétylène, dont l'odeur est alliacée.

— DE L'ÉPAULE : Recherche, dans la présentation du sommet,

et lorsque la tête est déjà profondément engagée, d'une saillie arrondie, constituée par le moignon de l'épaule antérieure, et qui se trouve plus ou moins au-dessus du détroit supérieur.

— DE L'ÉPREUVE (Lannelongue) : Signe de coxalgie au début, dû à l'affaiblissement des muscles du côté atteint. Le malade est debout, les talons rapprochés, le poids du corps portant également sur les deux pieds. Au bout de quelques instants, on voit survenir dans le membre malade de petits soubresauts, des contractures musculaires, et bientôt, le sujet fait porter tout le poids de son corps sur le côté sain.

— DE L'ONGLE (Boïsson), (1896). Aspect cyanotique sous-unguéal, précurseur de l'accès paludéen. L'hématoscope permet de faire le diagnostic différentiel avec l'asphyxie que caractérise toujours la raie de l'oxyhémoglobine réduite.

— DU BALANCIER (M. Bloch) : Dans la sclérose en plaques, quand le malade est debout ou mieux les mains arc-boutées sur un meuble, s'il fléchit la jambe sur la cuisse, s'appuie sur cette jambe en demi-flexion et relève l'autre de suite, il se produit une série de mouvements alternatifs de flexion et d'extension. Le malade est incapable de ralentir ces mouvements tant qu'il garde son attitude. Ils ne s'arrêtent que quand la jambe est replacée dans l'extension.

— DU MAQUIGNON (Marjolin) : Modification du rythme et, par suite, du bruit de la marche dans la coxalgie. Le malade appuie inégalement sur les deux membres inférieurs, beaucoup plus fortement sur le pied du côté sain que sur l'autre. Il en résulte des oscillations inégales, que l'oreille perçoit, lorsqu'on fait marcher le malade sans le regarder. — (Les maquignons jugent par ce procédé d'oreille de la boiterie légère d'un cheval, d'où l'expression employée.)

— DU SOU. Bruit d'airain. V. p. 10.

Silicotungstique.

ACIDE — : 12TvO³SiO²2H²O. Réactif des alcaloïdes dans les urines : créatine, bases xanthiques, etc., si sensible qu'il permet de déceler 1/16000 de morphine, 1/200000 de strychnine, 1/500000 de quinine H. Guillemard.

Sillon carotidien. Gouttière caverneuse. V. p. 249.

Sillon primitif. Sillon étroit qui parcourt dans toute sa longueur la ligne primitive.

Simon (Gustav), chirurgien allemand, contemporain, né à Darmstadt, en 1824.

OPÉRATION DE — : Désignée aussi sous le nom de Colpocléisis ou Kolpokléisis. C'est l'occlusion du vagin par avivement et suture des parois vaginales.

PROCÉDÉ DE — : Dans le traitement de l'anus contre nature. Dissection de la muqueuse intestinale seule, et suture de ses deux lèvres qui sont adossées par leur surface externe. Suture des autres couches de l'intestin et de la paroi abdominale.

VALVE DE — : Valve concave à cambrure
accentuée, portée sur un manche.

Simoneau.

BANDAGE DE — : Bandage inguinal, caractérisé par la direction du sous-cuisse
qui, partant de l'angle inférieur de la
pelote herniaire, traverse obliquement
le périnée et le pli fessier pour gagner la hanche du côté opposé (fig. 352).

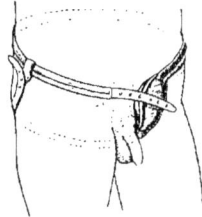

FIG. 352.
Bandage de SIMONEAU.

Sims (l. Marion), (1813-1883), gynécologue
de New-York, né dans le comté de Lan-
castre (Caroline du Sud).

CURETTE DE — : Curette en boucle tranchante destinée au
curetage de l'utérus.

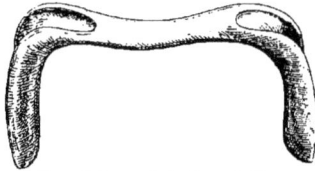

OPÉRATION DE — (1862) : Section bilatérale du sphincter
vaginal dans les cas de vaginisme.

POSITION DE — : Décubitus
latéro-abdominal. V. Position, p. 467.

FIG. 353. — Spéculum de SIMS.

SPÉCULUM DE — : S'emploie
dans la position de Sims. Il est formé de deux valves réunies
par leur manche (fig. 353).

Sincipital (*sinciput*, tête). Qui a rapport au sinciput.

Sinciput (*sinciput*, tête). Sommet de la tête.

Singalette. Gaze mousseline non apprêtée, employée pour les
pansements.

Sinus (*sinus*, courbure, sinuosité).

— BASILAIRE. Sinus occipital transverse.

— CAVERNEUX. Situé sur les côtés de la selle turcique. Ainsi
dénommé par Winslow, parce que sa cavité est remplie par
un tissu aréolaire, qu'il comparait au parenchyme de la rate,
aux corps spongieux ou caverneux de l'urèthre. Il contient
dans sa paroi externe les nerfs moteur oculaire commun,
pathétique, ophtalmique et maxillaire supérieur ; dans sa
cavité la carotide interne et le nerf moteur oculaire externe
(fig. 354 et 355).

— CORONAIRE. Portion terminale et ampullaire de la grande
veine coronaire, comprise entre la valvule de Vieussens et la
valvule de Thébésius. Sous ce nom, Portal décrivait la
grande veine coronaire tout entière ; Winslow et Cruveilhier
sa portion transversale uniquement ; Ried (1839) a décrit
sous ce nom la portion terminale et musculaire de la grande
coronaire ; Marshall (1850) a montré qu'il dérivait de la veine
cave supérieure gauche et par son intermédiaire, du conduit
de Cuvier.

— COSTO-DIAPHRAGMATIQUE. Sinus pleural.

— DE LA JUGULAIRE. Dilatation située à l'extrémité inférieure de la jugulaire interne, près de sa réunion à la sous-clavière.

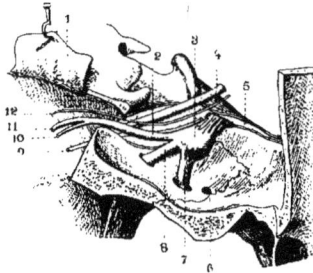

FIG. 354. — Vue latérale du sinus caverneux (d'après TESTUT).

1, périoste orbitaire, érigné en haut ; 2, nerf ophtalmique ; 3, ganglion de Gasser ; 4, moteur oculaire commun ; 5, sinus pétreux supérieur ; 6, trou petit rond ; 7, maxillaire inférieur ; 8, maxillaire supérieur ; 9, moteur oculaire externe ; 10, lacrymal ; 11, frontal ; 12, pathétique.

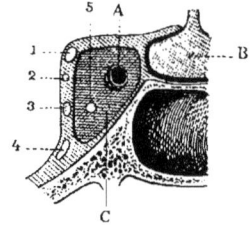

FIG. 355. — Coupe transversale du sinus caverneux (d'après TESTUT).

A, carotide interne ; B, corps pituitaire ; C, cavité du sinus. — 1. moteur oculaire commun; 2. pathétique; 3, ophtalmique ; 4, maxillaire supérieur ; 5, moteur oculaire externe.

— DROIT : Sinus de la dure-mère logé dans la base de la faux du cerveau, étendu d'avant en arrière depuis l'extrémité inférieure du sinus longitudinal inférieur, jusqu'au pressoir d'Hérophile.

— LONGITUDINAL INFÉRIEUR : Sinus de la dure-mère logé dans le bord inférieur de la faux du cerveau dont il n'occupe que la partie postérieure.

— LONGITUDINAL SUPÉRIEUR : Sinus de la dure-mère situé dans le bord supérieur de la faux du cerveau, s'étendant depuis le trou borgne jusqu'au pressoir d'Hérophile (fig. 356, 5).

— OCCIPITAL TRANSVERSE. Sinus impair, situé transversalement au-dessous et en arrière de la lame quadrilatère du sphénoïde, sur la gouttière basilaire reliant l'extrémité antérieure des deux sinus caverneux. Syn. : sinus basilaire.

FIG. 356. — Sinus de la dure-mère.

1, veine ophtalmique ; 2. sinus pétreux supérieur ; 3. sinus latéral ; 4. sinus occipital postérieur ; 5, sinus longitudinal supérieur ; 6, torcular ; 7, sinus latéral ; 8, sinus pétreux inférieur ; 9, sinus occipital transverse ; 11, sinus coronaire.

— PÉTREUX INFÉRIEUR. Sinus pair, dirigé obliquement en bas, en arrière et en dehors, le long de la suture pétro-occipitale,

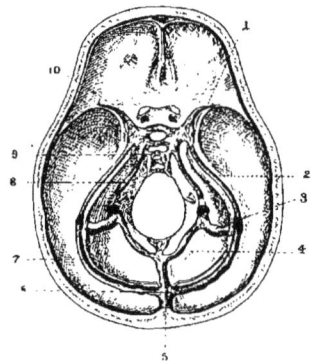

entre le sinus caverneux en avant et le trou déchiré postérieur
en arrière. Il traverse ce dernier pour s'ouvrir dans la veine
jugulaire, au-dessous du golfe.

— PÉTREUX SUPÉRIEUR. Sinus pair s'ouvrant en avant dans le
sinus caverneux et en arrière dans le sinus latéral. Il est
situé sur le bord supérieur du rocher et occupe la moitié
antérieure de la grande circonférence de la tente du cervelet
(fig. 356, 2).

— PÉTRO-OCCIPITAL : Sinus d'Englisch. V. Englisch, p. 180.

— PÉTRO-SQUAMEUX. Sinus allant du sinus latéral, tantôt dans
le trou temporal, tantôt, quand celui-ci n'existe plus, au trou
sphéno-épineux. Il se compose de deux parties : l'une intra-
osseuse, allant du trou post-glénoïdien, à travers l'écaille
du temporal, jusqu'au sulcus petroso-squamosus ; l'autre à
découvert, dans le sulcus petroso-squamosus.
Ce sinus est un vestige de la branche antérieure primitive du
sinus latéral qui, au niveau du trou post-glénoïdien, vient chez
l'embryon humain et certains animaux adultes se continuer
avec la jugulaire externe.

— PLEURAL. Portion inférieure de la cavité pleurale située entre
le diaphragme et la paroi thoracique et inoccupée par le
poumon dans les conditions ordinaires.

— SPHÉNO-PARIÉTAL DE BRESCHET. V. Breschet p. 77.

— TARSI OU CANAL OSSEUX DU TARSE : Canal osseux, oblique de
dedans en dehors et d'arrière en avant, formé par l'adossement des deux gouttières qui sont situées, l'une à la face
supérieure du calcanéum, l'autre à la face inférieure de
l'astragale. Il s'ouvre en dehors par une large excavation,
l'excavation calcanéo-astragalienne. On peut voir dans ce
canal l'empreinte d'insertion des puissants ligaments interosseux qui unissent solidement le calcanéum à l'astragale.

— UTÉRINS : Système de canaux veineux très volumineux,
réduits à leur revêtement endothélial, comme creusés dans la
tunique musculeuse moyenne de l'utérus et restant béants
sur les coupes. Ils acquièrent pendant la grossesse un développement considérable.

Sinusoïdal (COURANT). V. courant sinusoïdal, p. 128.

Siraud.

CERCLE ÉPIPHYSAIRE INFÉRIEUR DE — : Cercle artériel formé
autour de l'extrémité inférieure de l'humérus, en avant, par les
rameaux anastomotiques entre la branche antérieure de la
collatérale interne inférieure et la branche de bifurcation
antérieure de l'humérale profonde d'une part ; en arrière,
par les rameaux anastomotiques entre la branche postérieure
de la collatérale interne inférieure et la branche de bifurcation postérieure de l'humérale profonde d'autre part.

Sismothérapie (σεισμός, tremblement ; θεραπεία, traitement), (F. Jayle
et de Lavalette). Mode de traitement qui consiste à imprimer,
soit à tout l'organisme, soit à une partie limitée du corps,
des vibrations rapides, régulières, de peu d'amplitude, durant

un espace de temps restreint. Synonymes : massage vibratoire, médecine vibratoire, trémulothérapie, vibrothérapie.

Sitieirgie (σῖτος, aliment ; εἴργω, je refuse). Refus systématique de toute alimentation.

Sitiophobie (σίτιον, aliment; φόβος, crainte). Peur de l'alimentation (refus des aliments) ; syndrome fréquemment observé chez les aliénés.

Sitiophobie. Sitophobie (Incorrect).

Skiascopie (σκιά, ombre ; σκοπεῖν, examiner). Examen de l'ombre pupillaire permettant de déterminer le degré de réfraction de l'œil.

Skiathérapie (σκιά, ombre; θεραπεία, traitement). Thérapeutique basée sur l'emploi des rayons de Rœntgen.

Skoda (Joseph), (1805-1881), médecin autrichien de Vienne, né à Pilsen.

SKODISME SOUS-CLAVICULAIRE OU BRUIT SKODIQUE OU BRUIT DE — : Résonance tympanique que l'on perçoit sous la clavicule du côté malade, dans les affections de la plèvre et du poumon, le plus fréquemment dans la pleurésie.

Smegma (σμῆγμα, savon). Produit de desquamation épidermique, mélangé plus ou moins de sébum, que l'on rencontre, chez l'homme, de préférence dans le sillon balano-préputial, et chez la femme, dans le pli formé par l'adossement des grandes et des petites lèvres.

Smellie (William), (....-1763), accoucheur anglais, de Londres.

CISEAUX DE — : Ciseaux servant à la perforation du crâne, au cours de la craniotomie fœtale, et es-

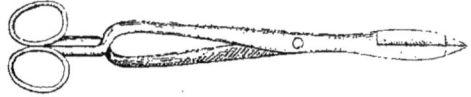

FIG. 357. — Ciseaux de SMELLIE.

sentiellement caractérisés par la situation de la lame tranchante, sur le bord externe du ciseau (fig. 357).

FORCEPS DE — (1751) : Forceps courbe analogue à celui de Levret (Smellie dit s'en être servi plusieurs années avant de le publier, ce qui ne permet pas cependant de lui donner la priorité sur Levret qui avait fait connaître le sien en 1747.

Smirnoff (Georges), (1840-1896), médecin russe, contemporain, né à Wasa.

POINT DE — : Fossette rétro-trochantérienne. Point recommandé pour les injections de sels de mercure.

Smith.

OPÉRATION DE — (1879) : Abouchement des uretères dans le côlon ascendant.

Snellen (Herman), ophtalmologue hollandais d'Utrecht, contemporain, né à Zeist en 1834.

OPÉRATION DE — : Pour l'extraction de la cataracte sénile.

Incision occupant la moitié de la marge de la cornée et empiétant sur la conjonctive ; pas d'iridectomie.

Socin (Auguste), (1837-1899), chirurgien suisse, de Bâle, né à Vevey.

PÂTE DE — :

Chlorure de zinc.............. 1 gramme.
Oxyde de zinc................ 1 —
Eau distillée................ q. s.

Sœmmering (Samuel-Thomas), (1755-1830), anatomiste allemand, né à Thorn.

FORAMEN CENTRALE DE — : Point noir, situé à la partie la plus profonde de la fovea centralis, qu'on a pris longtemps pour un orifice.

LOCUS NIGER DE — ou SUBSTANTIA NIGRA : Couche ardoisée, étendue du sillon latéral de l'isthme au sillon de l'oculomoteur commun. Elle sépare, dans le pédoncule cérébral, les régions du pied et de la calotte. Sur une coupe verticale du pédoncule, elle présente une forme en croissant à concavité supérieure. Déjà décrite par Vicq-d'Azyr sous le nom de tache noire.

MUSCLE HYO-THYRO-THYROÏDIEN DE — : Petit muscle inconstant qui se détache en haut du bord inférieur de l'os hyoïde et de la face antérieure du cartilage thyroïde et s'insère en bas sur le corps thyroïde, soit à la face antérieure de l'isthme ou de l'un des lobes, soit au sommet de la pyramide de Lalouette.

SUBSTANCE GRISE DE — : Partie antérieure de l'espace perforé antérieur, de coloration d'un gris plus foncé que celle de la la partie postérieure.

TACHE DE — (1793-1798) : Tache jaune de la rétine.

Solaire (*solaris*, de *sol*, soleil).

GANGLIONS — : Petits ganglions nerveux disséminés dans le plexus solaire.

PLEXUS — : Plexus nerveux formé par les filets émanés des ganglions semi-lunaires, situé au-devant de l'aorte, autour du tronc cœliaque et de l'artère mésentérique supérieure. (Ainsi dénommé, par suite de l'aspect multi-rayonné de ses branches.)

Soléaire (*solea*, semelle). Muscle superficiel de la région postérieure de la jambe, situé au-dessous des jumeaux.

Solution de carmin boraté (Greenacher).

Carmin........................... $0^{gr},50$
Borax............................ 2^{gr}
Eau distillée.................... 100^{gr}

Chauffer à ébullition en agitant. Ajouter goutte à goutte de l'acide acétique dilué (5 p. 100) jusqu'à coloration rouge-bleu. Reposer 24 heures. Décanter. Filtrer. Les coupes se colorent très rapidement.

Solution iodo-tannique (Guillermond).

Iode............................. 5^{gr}
Tannin........................... 45^{gr}
Eau.............................. 1000^{gr}

Filtrer et évaporer pour réduire à 100 parties.

Somatique (σῶμα, corps). Qui a trait au corps.

Somatose. Produit médicamenteux alimentaire, préparé à l'aide de viande, contenant tous les principes azotés de la chair musculaire sous forme d'albumoses, mais ne renfermant pas d'albumine.

— FERRIQUE : Combinaison de somatose et de fer.

Sonde. Instrument destiné à explorer les conduits, les cavités, les fistules.

Dans un sens restrictif et dans le langage courant, le mot sonde sert à désigner particulièrement l'instrument destiné à évacuer la vessie et signifie sonde uréthrale. Il existe de nombreux modèles de sonde uréthrale; les différences de construction tiennent à la conformation variée du trajet uréthral et au but poursuivi par le médecin. Les sondes se divisent d'abord en sondes de femme et en sondes d'hommes : les sondes de femmes sont en métal ou en verre, courtes, droites, régulièrement calibrées ; les sondes d'homme sont métalliques et à courbures fixes ou en matière flexible et pouvant prendre la courbure désirée.

Les sondes d'homme anciennes étaient métalliques (fig. 358) :

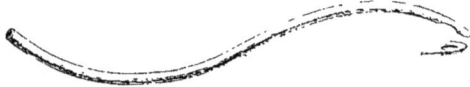

FIG. 358. — Sonde uréthrale trouvée à Herculanum.

tout au moins nous n'en connaissons pas d'autres. Les modernes sont en métal ou en gomme ou en caoutchouc. Les principales sont les suivantes : 1° la sonde conique olivaire

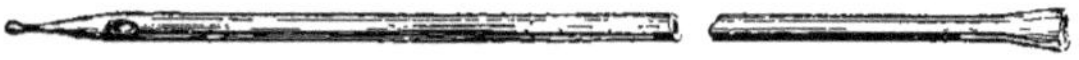

FIG. 359. — Sonde conique olivaire en gomme.

en gomme (fig. 359) ; 2° la sonde cylindrique en gomme, dite de Nélaton, quand elle est en caoutchouc (fig. 360) ; 3° la sonde

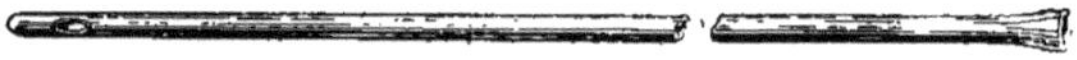

FIG. 360. — Sonde cylindrique en gomme ou en caoutchouc
(dans ce cas, dite de Nélaton).

coudée à béquille de Mercier (1836), en gomme ou en métal (fig. 361) ; la forme de son extrémité a pour but de permettre à l'instrument de suivre la paroi antérieure de l'urèthre, de manière à ne pas buter contre un lobe prostatique saillant ; 4° la sonde bicoudée de Mercier, en gomme ou en métal (1836) (fig. 362) ; la double coudure a pour but, dans les cas de très grosses prostates, de mieux suivre la paroi antérieure de l'urèthre et d'éviter ainsi une saillie prostatique que ne permet

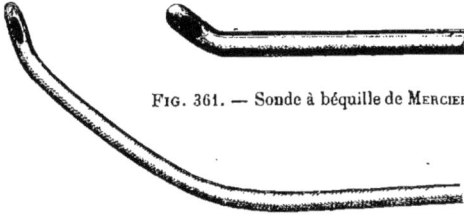

FIG. 361. — Sonde à béquille de MERCIER.

FIG. 362. — Sonde bicoudée de MERCIER.

pas de franchir la sonde coudée; 5° la sonde à grande courbure de Gély (fig. 363).
Les sondes servent soit à vider la vessie à intervalles variables, soit à en assurer l'évacuation continue; dans le premier cas, on procède à des cathétérismes répétés ou on place une sonde à demeure qu'on obture dans l'intervalle des évacuations; dans le second cas, on met toujours une sonde à demeure. L'usage de ces sondes à demeure a conduit à des

FIG. 363. — Sonde à grande courbure de GÉLY.

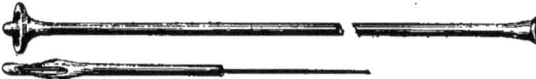

perfectionnements dont les plus importants ont trait à l'emploi de la matière flexible employée et à la modification de l'extrémité vésicale de la sonde. De Pezzer, en 1891, a fait construire une sonde en caoutchouc rouge munie à son extrémité vésicale d'un pavillon; ce pavillon est pourvu de deux

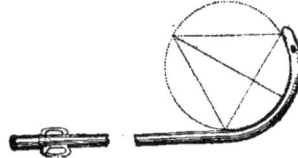

FIG. 364. — Sonde d'homme en caoutchouc rouge de PEZZER.

orifices pour la sonde d'homme (fig. 364), d'un orifice central pour la sonde de femme (fig. 365). En introduisant un man-

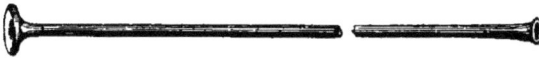

FIG. 365. — Sonde de femme en caoutchouc rouge de PEZZER.

drin dans le pavillon, on l'étire (fig. 364), et l'introduction dans la vessie est aisée; en retirant le mandrin, le pavillon reprend sa forme primitive et maintient la sonde dans la vessie. Malécot, en 1892, a fait connaître une sonde analogue ; la seule différence réside dans la forme du pavillon (fig. 366).

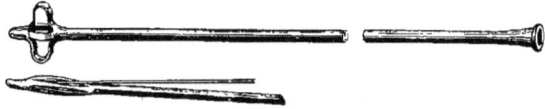

Fig. 366. — Sonde en caoutchouc rouge de Malécot.

— CANNELÉE : Petite sonde métallique, présentant une cannelure sur une de ses faces.

— URÉTHRALE : Sonde métallique ou flexible, destinée à l'évacuation de la vessie, creuse et munie d'un orifice latéral près de son bec (fig. 358).

Soranus (97-117), médecin romain, d'Éphèse (Asie Mineure).

BANDAGE DE — : Bandage périnéal, en forme de T, permettant de maintenir les pansements du scrotum.

Sore-heels (expression anglaise : *sore*, malade ; *heels*, talon). Mal des talons.

Sorel, ingénieur français, contemporain.

APPAREIL DE — : Appareil stérilisateur d'eau.

ÉTUVE DE — : Autoclave disposé de manière que les matériaux de pansement stérilisés à la chaleur humide, sous pression, soient ensuite desséchés dans l'appareil lui-même par l'appel d'une trompe à eau.

Sostratus

BANDAGE DE — : Bandage du thorax (fig. 367).

Soufflées.

CONSONNES — : Consonnes dans la prononciation desquelles, les organes de l'articulation étant en place pour la préparation de la lettre, il suffit de souffler pour les produire, et, fait caractéristique, la lettre peut être prolongée, continuée aussi longtemps que dure le souffle. V. Consonnes fricatives, p. 221.

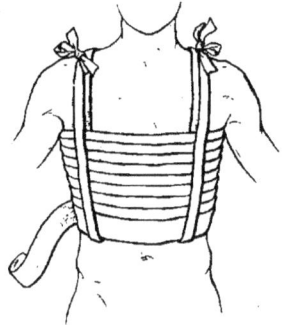

Fig. 367. — Bandage de Sostratus.

Soupart, chirurgien de Bruxelles.

MÉTHODE DE — (1847), ou MÉTHODE ELLIPTIQUE, OBLIQUE ELLIPTIQUE, MIXTE, CIRCULAIRE OBLIQUE : Procédé d'amputation dans lequel l'incision est faite obliquement par rapport à l'axe du membre.

Souris articulaires (*Gelenkmaus*). Dénomination donnée aux corps étrangers articulaires (franges synoviales, caillots sanguins non résorbés, tissu d'origine rhumatismale ou goutteuse, etc.), à cause de leur extrême mobilité.

Sous-hépatiques.

Coliques — (Glénard, 1885) : Coliques ayant pour siège la première anse du côlon transverse.

Sous-pubien.

Trou — : Trou ovale que circonscrivent l'ischion et les branches du pubis.

Southern.

Loi de — (1803) : La chaleur lente reste constante sous toutes les pressions.

Soxhlet.

Appareil de — : Bain-marie contenant un certain nombre de flacons à fermeture hermétique, pour stériliser le lait.

Sparadrap. Tissu ou feuille de papier qu'on recouvre d'une substance emplastique ou médicamenteuse.

Spasme (σπασμός). Contracture passagère des muscles lisses ou striés.

Spatule (*spatula* ou *spathula*, de *spatha*, spatule). Lame de métal dont les deux extrémités sont légèrement relevées en sens inverse, et dont l'une est élargie pour servir à étaler certains topiques.

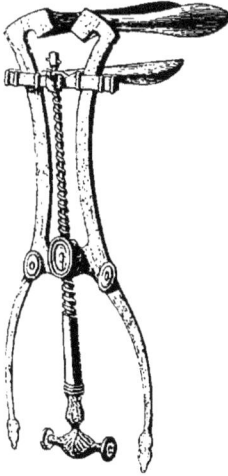

Fig. 368. — Spéculum vaginal à double mouvement, trouvé à Herculanum.

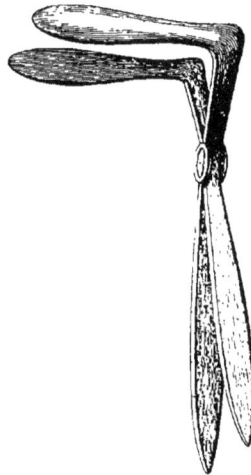

Fig. 369. — Spéculum ani, trouvé à Herculanum.

Spéculum (*speculum*, miroir). Instrument destiné à écarter les parois d'un conduit naturel, de manière à permettre l'examen direct soit de ses parois, soit de l'organe situé au fond du conduit. Se dit plus particulièrement du spéculum vaginal utilisé depuis l'antiquité (fig. 368).

— ANI : Spéculum servant soit à explorer le rectum, soit à dilater l'anus (fig. 369).

— A BAIN (fig. 370) : Appareil destiné à écarter les parois vaginales pendant le bain et constitué par un tube métallique largement fenêtré.

Spencer Wells (1818-1897), chirurgien anglais de Londres, né à Saint-Alban (Hertfordshire).

FACIES DE — : Facies ovarien.

Spermatoblaste (σπέρμα, sperme ; βλαστός, germe). Nom donné dans la spermatogenèse à de grandes cellules en voie de transformation en spermatozoïdes.

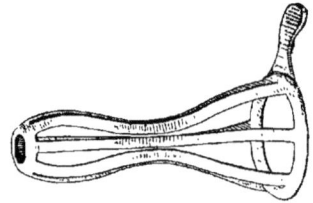

FIG. 370. — Spéculum à bain.

Spermatocèle (σπέρμα, sperme ; κήλη, tumeur). Gonflement douloureux du testicule.

Spermatocystite (σπέρμα, sperme ; κύστις, vésicule). Vésiculite.

Spermatocyte (σπέρμα, sperme ; κύτος, cavité). Spermatoblaste.

Spermatogenèse (σπέρμα, sperme ; γένεσις, génération). Formation des spermatozoïdes.

Spermatogonie (σπέρμα, sperme ; γονή, génération). Cellule pariétale des tubes séminifères, destinée à devenir cellule de Henle.

Spermatorrhée (σπέρμα, sperme; ῥεῖν, couler). Émission involontaire de sperme.

Spermatozoïde (σπέρμα, sperme ; ζῶον, animal). Cellule spéciale du sperme, remarquable par sa forme et ses mouvements, élément mâle de la fécondation. Découvert, en 1667, par Louis Hamm, étudiant de Dantzig. Syn. : Filament spermatique, spermatozoaire, zoosperme, animalcule spermatique, ver spermatique (fig. 371).

Spermine (σπέρμα, sperme). Alcaloïde animal, solide, cristallisé, qu'on trouve dans le sperme des mammifères ; constituerait le principe stimulant du liquide testiculaire.

Sphacèle (σφάκελος, gangrène). Gangrène.

Sphaigne (*sphagnum*, de σφάγνος, lichen). Genre de mousse, se développant presque exclusivement dans les marais bourbeux qui, après avoir été stérilisée, et antiseptisée, a été employée en pansement.

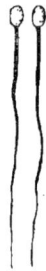

FIG. 371.
Spermatozoïde.

Sphéno-épineux.

ARTÈRE — : Artère méningée moyenne. V. p. 376.

TROU — : Trou petit rond. V. p. 610, 11°.

Sphéno-ethmoïdal.

NERF — : V. Luschka, p. 354.

Sphénoïde (σφήν, coin ; εἶδος, forme). Os du crâne, impair, médian et symétrique, situé à la partie antérieure et moyenne de la base de celui-ci, entre l'occipital en arrière, le frontal et l'ethmoïde en avant.

CRÊTE DU — : Petite crête épineuse située en arrière du tubercule du sphénoïde et qui, avec ce dernier, établit, sur la paroi cranienne, la ligne de démarcation entre la fosse temporale et la fosse ptérygo-maxillaire.

ÉPINE DU — : Petite saillie située à l'union du bord interne et du bord externe du sphénoïde, en arrière du trou petit rond.

TUBERCULE DU — : Petite saillie généralement en forme de pyramide triangulaire, située sur la face inférieure de la grande aile du sphénoïde, au niveau de la partie supérieure de la fente ptérygo-maxillaire.

Sphère de segmentation. Blastomère. V. p. 64.

Sphéricité.

ABERRATION DE — : Défaut de netteté de l'image vue à travers une lentille convexe et dû à ce que les rayons réfractés ne convergent pas au même point ; ainsi les rayons marginaux, ne tombant pas sur la lentille sous la même incidence que les rayons centraux, ne sauraient converger au même point que ces derniers : il en résulte qu'un point lumineux donne naissance à une tache. Par des artifices de construction et en utilisant plusieurs lentilles, on pare à l'aberration de sphéricité.

Sphincter (σφίγγειν, serrer). Nom donné à des muscles de forme circulaire qui, par leur tonicité, obturent certains orifices naturels (vessie, anus).

Sphygmographe (σφυγμός, pouls ; γράφω, j'écris). Instrument servant à enregistrer les pulsations radiales.

Sphygmomanomètre (σφυγμός, pouls). Appareil servant à mesurer la tension artérielle.

Spica (*spica*, épi). Bandage en doloire dont les tours croisés embrassent la racine d'un membre et la partie inférieure du tronc correspondants. Il est simple ou double, suivant qu'il est appliqué sur un seul membre ou sur les deux. Sa dénomination vient de ce que les tours de bande chevauchent l'un sur l'autre, comme les grains d'un épi de blé.

Spiegel, *Spigelius* ou *van den Spieghel* (Adrien), (1578-1625), anatomiste de Padoue, né à Bruxelles.

LIGNE SEMI-LUNAIRE DE — : Ligne d'insertion antérieure de l'aponévrose du transverse de l'abdomen.

LOBE DE — OU ÉMINENCE PORTE POSTÉRIEURE : Lobe du foie, situé en arrière du hile, entre le canal d'Aranzius oblitéré qui est à sa gauche, et la veine cave inférieure, qui est à sa droite.

Spina-bifida. Malformation congénitale, consistant en une fissure du rachis, due au défaut de soudure d'un ou plusieurs arcs vertébraux et par laquelle viennent faire hernie les méninges spinales avec parfois la moelle et une certaine quantité de liquide céphalo-rachidien. Synon. : Hydrorachis.

Spinal (*spina*, épine). Qui concerne la colonne vertébrale ou la moelle.

NERF — : Nerf d'origine cérébro-médullaire, qui sort du crâne par le trou déchiré postérieur et se divise presque aussitôt en deux branches, dont l'une se perd dans le ganglion plexiforme du pneumogastrique et l'autre innerve le trapèze et le sterno-cléido-mastoïdien.

Spina supra meatum. Épine de Henle. V. Henle, p. 274.

Spina ventosa (*spina*, épine; *ventosus*, plein de vent). Jadis, toute affection amenant une augmentation de volume du squelette. Aujourd'hui, ostéite tuberculeuse siégeant presque toujours sur les os longs de la main et du pied chez les enfants.

Spirille (*spirillum*, de *spira*, spire). Bactérie présentant l'aspect d'un filament enroulé.

Spirochète. Spirille long et flexible (Inusité).

Spiromètre (*spirare*, respirer; μέτρον, mesure). Instrument de physiologie servant à mesurer la capacité respiratoire du poumon. (Incorrect.)

Spix (1781-1826), anatomiste allemand.

ÉPINE DE — : Saillie osseuse, située à la face interne de la branche montante du maxillaire inférieur, sur laquelle s'attache le ligament sphéno-maxillaire. Elle domine le trou dentaire.

Splanchnique (σπλάγχνον, viscère). Qui a trait aux viscères.

Splanchnologie (σπλάγχνον, viscère ; λόγος, étude). Étude des viscères (poumons, estomac, etc.).

Splanchnoptose (Glénard, 1885). Prolapsus (mobilité) des viscères abdominaux.

Splénalgie (σπλήν, rate; ἄλγος, douleur). Douleur au niveau de la rate.

Splénectomie (σπλήν, rate; ἐκτομή, excision). Ablation de la rate.

Splénique (σπλήν, rate). Qui a trait à la rate.

ARTÈRE — : Artère de la rate, branche du tronc cœliaque.

VEINE — : Nom donné parfois par les anciens à la veine basilique gauche. Veine de la rate, une des trois branches de constitution de la veine porte.

Splénisation (σπλὴν, rate). Aspect du poumon, dans certaines affections, caractérisé par une consistance et une couleur qui rappellent l'aspect du tissu de la rate.

Splénite (σπλὴν, rate). Inflammation de la rate.

Splénomégalie (σπλὴν, rate; μέγας, grand). Augmentation de volume de la rate.

Splénopneumonie (σπλὴν, rate; πνεύμων, poumon). Maladie de Grancher. V. Grancher, p. 251.

Splénoptose (σπλὴν, rate: πτῶσις, chute) (Glénard, 1885). Prolapsus de la rate dont le bord inférieur est souple, aminci, déjeté en arrière, et le bord supérieur abaissé (palpation par le procédé du pouce).

Splénotomie (σπλὴν, rate: τομή, section). Incision de la rate.

Spléno-typhus. Fièvre typhoïde caractérisée par l'augmentation considérable du volume de la rate, la légèreté des phénomènes gastro-intestinaux et la tendance de la fièvre à revêtir le type récurrent.

Spondylarthrocace (σπόνδυλος, vertèbre; ἄρθρον, articulation; κάκος, mauvais). Mal de Pott.

Spondylizème (σπόνδυλος, vertèbre; ἴζημα, affaissement). Affaissement de la colonne vertébrale.

Spondylolysthésie (σπόνδυλος, vertèbre; ὀλίσθησις, glissement). Déformation du bassin due au glissement du corps de la cinquième vertèbre lombaire sur la base du sacrum, qui rétrécit le détroit supérieur et surplombe la cavité pelvienne.

Spondylose rhizomélique (σπόνδυλος, vertèbre; ῥίζα, racine; μέλος, membre, articulation). Affection caractérisée objectivement par la soudure complète de toutes les pièces du rachis, avec ankylose plus ou moins prononcée des articulations de la racine des membres, les petites articulations des extrémités demeurant intactes.

Spongioplasma (σπογγιά, éponge; πλάσμα, substance). Réseau filamenteux du protoplasma.

Sporadique (σποραδικός, de σπείρειν, disperser). Épithète donnée aux maladies qui n'atteignent qu'un seul individu à la fois ou quelques individus seulement, par opposition aux maladies épidémiques.

Spore (σπορά, graine). Corpuscule reproducteur de certains microbes.

Spumeux (spuma, écume). Qui ressemble à l'écume.

Sputation (spuo, sputum, cracher). Crachotement.

Squame (squama, écaille). Petite lame d'épiderme qui se détache de la surface de la peau.

Squameux (squama, écaille). Qui a l'aspect d'écaille.

Squinance (συνάγχη, esquinancie). Esquinancie. V. p. 190.

Squirrhe (σκίῤῥος, morceau de pierre, squirrhe). Variété de cancer de consistance dure, criant sous le scalpel, de couleur grisâtre.

Ssebanejew, chirurgien russe d'Odessa, contemporain.

PROCÉDÉ DE — (1890) : V. Ssebanejew-Frank.

Ssebajenew-Frank.

PROCÉDÉ DE — (1890) : Dans la gastrostomie.

1° Incision épigastrique parallèle au bord costal gauche et ouvrant le péritoine ;

2° Fixation dans la plaie d'un pli en forme de cône de l'estomac ;

3° Incision n'intéressant que la peau, à 3 centimètres au-dessus de la première et parallèle à elle ;

4° Dissection du tissu cellulaire sous-cutané situé entre les deux incisions, de manière à créer une sorte de tunnel sous-cutané ;

5° Engagement de la partie libre du cône stomacal, dans ce tunnel, et fixation du sommet aux lèvres de l'incision supérieure ;

6° Ouverture de l'estomac au sommet du cône.

Stacke (Louis). Otologiste allemand d'Erfurt, né à Rintelu en 1859.

OPÉRATION DE — (1831) : Procédé de trépanation de l'oreille moyenne. Incision courbe au-dessus et en arrière du pavillon que l'on rabat en avant ; décollement du conduit membraneux jusque près du tympan ; incision du conduit membraneux pour arriver sur le tympan que l'on extirpe avec le marteau ; introduction du protecteur dans l'attique ; ablation du mur de la logette avec une petite gouge ; ablation de l'enclume ; introduction du protecteur dans l'aditus et ablation de la paroi externe de l'antre ; la caisse, l'aditus et l'antre ne font plus qu'une cavité largement ouverte.

Stade amphibole (στάδιον, mesure itinéraire; αμφίϐολος, équivoque, incertain), (Wunderlich). Stade intermédiaire entre la période stationnaire et la période de défervescence de la fièvre typhoïde. La fièvre, au lieu de se terminer par des oscillations descendantes, suivant la règle, en lysis, reste soumise à des irrégularités imprévues, qui donnent à la courbe un caractère indécis et incertain. Le stade amphibole peut durer plusieurs jours et même plusieurs semaines.

Stannius (Hermann-Friedrich), (1808-1883), anatomiste et physiologiste allemand, né à Hamburg.

EXPÉRIENCE DE — (1852) : Si on place chez la grenouille, une ligature sur le sinus veineux cave, à son abouchement dans l'oreillette, le cœur s'arrête en diastole d'une façon prolongée, tandis que le sinus et les trois veines caves qui y aboutissent continuent leurs battements réguliers.

Stapédienne (*stapes*, étrier). Qui concerne l'étrier.

ARTÈRE — : Branche artérielle située chez l'embryon, dans l'oreille interne, entre les deux branches de l'étrier. Elle persiste rarement après la naissance.

Staphylhématome (σταφυλή, luette; αἱματόω, emplir de sang) (Pauli). Épanchement sanguin dans la luette.

Staphylin (σταφυλή, luette). Qui concerne la luette.

Staphylococcie (σταφυλή, grappe de raisin; κόκκος, graine). Infection due au staphylocoque.

Staphylocoque (σταφυλή, grappe de raisin; κόκκος, graine). Bactérie de forme arrondie qu'on rencontre sous forme d'amas rappelant vaguement l'aspect d'une grappe de raisin; les staphylocoques se distinguent surtout en staphylocoques blancs ou dorés, suivant la coloration que prennent leur culture sur agar.

Staphilome (σταφυλή, grain de raisin). Saillie plus ou moins régulière, sphérique ou sphéroconique, qu'on observe sur la cornée. Elle est formée par une cicatrice cornéenne et se trouve doublée par l'iris. — Si la cicatrice est très mince, la couleur du pigment sous-jacent donne au staphylome une certaine ressemblance avec un grain de raisin noir (S. pellucide), si la cicatrice est épaisse blanche (S. opaque). Parfois des brides cicatricielles le divisent en plusieurs lobes d'aspect uniforme (S. racemosum). Il peut être partiel ou total, s'il occupe toute la cornée. Par extension, on a donné le nom de staphylome scléral à toutes les ectasies de la sclérotique (S. intercalaire, ciliaire, équatorial, postérieur).

Staphyloplastie (σταφυλή, luette; πλάσσειν, façonner). Autoplastie du voile du palais.

Staphylorrhaphie (σταφυλή, luette; ῥαφή, suture). Opération qui consiste à restaurer le voile du palais divisé congénitalement, par la suture des deux bords de solution préalablement avivés.

Staphylotomie (τομή, section). Excision du staphylome.

Stase (στάσις, arrêt). Séjour du sang ou d'un liquide de l'organisme en un point, par arrêt ou lenteur de circulation.

Statique abdominale (Glénard, 1885). Rapports réciproques de situation des viscères suspendus dans l'abdomen.

Stéarrhée (στέαρ, graisse; ῥεῖν, couler). Présence dans les selles d'un excès de graisse.

Stéatome (στέαρ, στέατος, graisse). Kyste sébacé mou, à prédominance de l'élément huileux.

Stéatopygie (στέαρ, στέατος, graisse; πυγή, fesse). Hypertrophie du tissu adipeux des fesses chez les femmes Boschimanes.

Stéatorrhée (στέαρ, στέατος, graisse; ῥεῖν, couler). Excès des matières grasses dans les fèces qui prennent une coloration blanc-jaunâtre.

Stéatose (στέαρ, στέατος, graisse). Dégénérescence graisseuse.

Stein (Sigmund-Theodor), (1840-1891), médecin allemand de Francfort, né à Burgkundstadt.

> PHOTOPHORE ÉLECTRIQUE DE — : (φῶς, lumière ; φέρειν, porter). Appareil constitué par un petit tube cylindrique de métal à l'intérieur duquel est une petite lampe électrique dont les rayons lumineux sont réunis par une lentille plan-convexe, située à la partie antérieure. Ce cylindre s'adapte sur le front comme un miroir frontal.

Stellwag (von Carion), ophtalmologiste autrichien de Vienne, né en 1823 à Langeudor.

> SIGNE DE — : Élargissement de la fente palpébrale, dans la maladie de Basedow.

Sténon (Nicolas), (1638-1686), anatomiste danois, né à Copenhague.

> CANAL DE — : Canal excréteur de la glande parotide.

> EXPÉRIENCE DE — : La ligature de l'aorte abdominale au niveau des reins, chez le lapin, produit presque aussitôt une paralysie motrice et sensitive du train postérieur. La paraplégie disparaît bientôt, si l'on rétablit la circulation.

> PLEXUS DE — : Lacis veineux qui entoure le canal de Sténon.

Sténose (στενός, étroit). Rétrécissement.

Stenson.

> CANAL DE — : Canal naso-palatin, dit canal incisif, qui traverse toute l'épaisseur de la voûte palatine ; existe chez les mammifères. Son extrémité inférieure est représentée, chez l'homme, par le tubercule palatin ou rétro-incisif.

Stéphanion (στέφανη, couronne). Point de croisement de la suture coronale avec la crête temporale (page 36, fig. 18, 2).

Steppage (Charcot). Trouble de la marche dû à un état paralytique des extenseurs du pied. A chaque pas, le malade jette son pied en fléchissant le genou, rappelant ainsi l'allure de certains chevaux.

Stercoral (*stercus*, excrément). Qui a trait aux excréments.

Stercorémie (*stercus*, excrément ; αἷμα, sang). Empoisonnement de l'organisme par la résorption des toxines intestinales.

Stérésol. Vernis antiseptique ; succédané du collodion, employé dans les pansements occlusifs.

Stérilisateurs. Appareils permettant d'obtenir la stérilisation, par la chaleur, des milieux de cultures, des objets de pansements, des instruments, des fils à ligature, etc.

Les uns sont basés sur l'emploi de l'air chaud et sont essen-

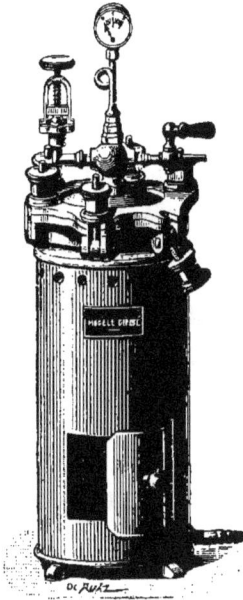

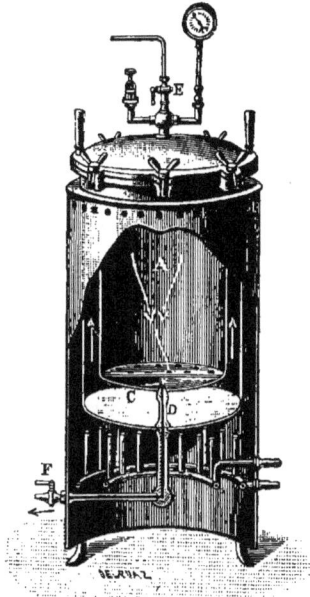

FIG. 372. — Autoclave CHAMBERLAND.   FIG. 373. — Autoclave VAILLARD.

tiellement composés d'une caisse de cuivre munie à l'intérieur de tablettes sur lesquelles on dispose les objets à stériliser; un brûleur, placé dans la boîte, permet de porter la température de l'air intérieur à 140° et 150°. Le type du genre est le stérilisateur Poupinel. V. p. 472. Les autres sont basés sur l'emploi de la vapeur d'eau portée à

FIG. 374. — Autoclave LEQUEUX permettant la stérilisation de l'eau et son ascension automatique dans des réservoirs.

120° et 130°, sous pression. Ils sont essentiellement composés d'un ou plusieurs cylindres recouverts d'un couvercle

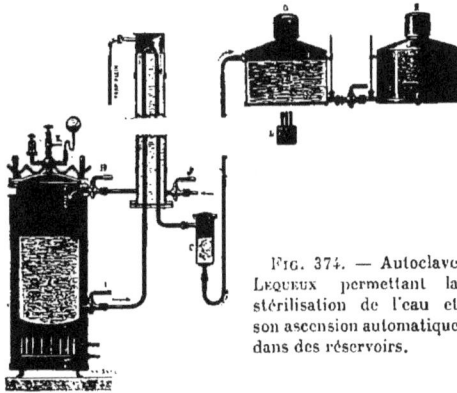

construit de manière à assurer, sous pression, une fermeture hermétique. Ils reçoivent des boîtes ou des plateaux dans

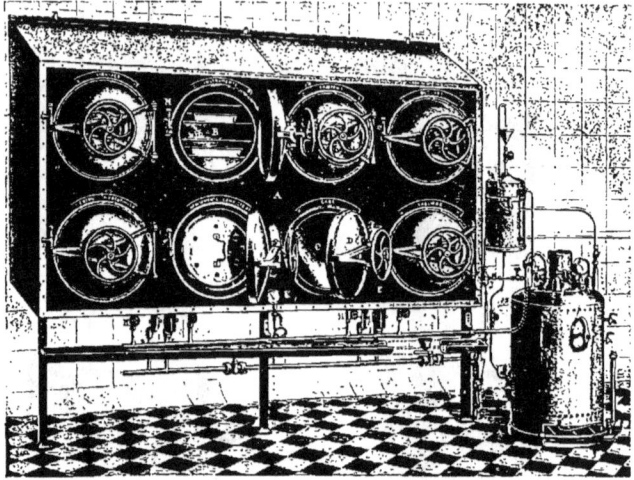

FIG. 375. — Polyautoclave fixe Pozzi et JAYLE.

lesquels sont placés les pansements et les instruments. Des dispositifs spéciaux assurent, dans quelques-uns de ces stérilisateurs, le passage de la vapeur d'eau à travers les boîtes de pansements. Les mo-dèles les plus connus ou les plus récents sont : 1° le stérilisateur ou autoclave Chamberland, employé sur-tout dans les laboratoires de bactériologie ; 2° l'auto-clave Lequeux ; 3° l'auto-clave Vaillard ; 4° le poly-autoclave fixe de Pozzi et Jayle ; 5° le stérilisateur ho-rizontal de Jayle et Des-fosses (fig. 372 à 376).

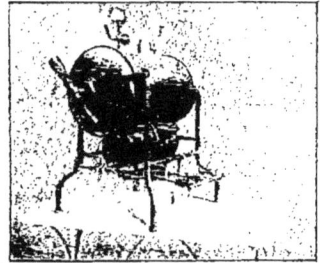

FIG. 376. — Stérilisateur horizontal JAYLE et DESFOSSES.

— AU FORMOL DE JANET : Ap-pareil composé d'une boîte nickelée portant une série de rayons en toile métallique sur lesquels on place les sondes. Dans la cuvette inférieure on met quelques grammes de trioxyméthylène dont les vapeurs stérilisent les sondes en

24 heures ; ces vapeurs se dégagent durant plus d'un mois, ce qui évite un renouvellement très fréquent du trioxyméthylène (fig. 377).

Stérilisation. Destruction des germes vivants se trouvant sur un objet ou dans un tissu quelconque.

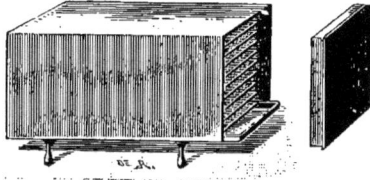

! Fig. 377. — Stérilisateur au formol de Janet.

Sternalgie (στέρνον, sternum ; ἄλγος, douleur). Douleur intense ressentie dans la région sternale.

Sternoschisis (στέρνον, sternum ; σχίσις, fente). Fissure sternale congénitale.

Stertoreuse (*sterto*, roufler), (Respiration). Respiration bruyante, accompagnée de ronflement.

Stéthographe (στῆθος, poitrine ; γράφω, j'écris). Appareil servant à inscrire les mouvements du thorax.

— bilatéral : Stéthographe permettant d'inscrire. et par suite, de comparer les mouvements d'ampliation de chaque moitié du thorax.

Stéthoscope (στῆθος, poitrine ; σκοπεῖν, voir), (Laënnec). Cylindre creux de bois ou de métal, servant à l'auscultation, évasé légèrement à une de ses extrémités, terminé à l'autre par un disque.

Sthénique (σθένος, force). Tonique.

Stibié (*stibium*, antimoine). Qui se rapporte à l'antimoine ; qui contient de l'antimoine.

Stigmate (στίγμα, marque que laisse une plaie). Au sens propre, marque que laisse une cicatrice (plaie, brûlure, fer rouge. vésicatoire, thapsia, petite vérole, etc.). Dans un sens moins restrictif, anomalies et tares organiques, fonctionnelles, psychiques : stigmates de la dégénérescence, stigmates de l'hérédo-syphilis, stigmates de l'hérédo-tuberculose, etc.

Stiller, médecin de Budapesth.

Méthode de — (1890) : Traitement de la colique hépatique par le salicylate de soude ainsi donné :

$$\text{Salicylate de soude.................} \quad 0^{gr},50$$
$$\text{Extrait de belladone.................} \quad 0^{gr},10$$

pour un paquet n° 4.

Prendre les 4 paquets en 24 heures dans un demi-verre d'eau alcaline. Recommencer les jours suivants.

Stilling (Bénédict), (1810-1879), anatomiste allemand, né à Kirchhain (Hesse).

Canal de — (1869) : Canal de Cloquet. V. p. 114.

Gelée de — : Névroglie qui entoure le canal central de la moelle.

Noyau de — ou noyau du toit : Noyau du toit du cervelet.

Noyau dorsal de — : Colonne de Clarke. V. p. 113.

Raphé de — : Ensemble de fibres transversales unissant les pyramides, sur la face antérieure du bulbe.

Stokes (William), (1804-1878), médecin de Dublin.

Bande de — : Si dans une dilution de sang artériel ou d'oxyhémoglobine examinée au spectroscope, on fait passer un agent réducteur qui déplace l'oxygène, les deux bandes normales d'absorption sont remplacées par une large bande unique, c'est la bande de Stokes, ou bande de réduction.

Loi de — (1854) : Tout muscle situé au-dessous d'une muqueuse ou d'une séreuse enflammée peut être frappé de paralysie.

Respiration de Cheyne — : Altération du rythme respiratoire consistant dans un arrêt total de la respiration qui dure de 20 à 30 secondes et jusqu'à une minute, et se reproduit à intervalles réguliers alternant avec des périodes d'hyperpnée.

Stokes-Adams. V. Stokes, Adams.

Maladie de — (1827) : Maladie dans laquelle le ralentissement permanent du pouls constitue le symptôme capital et se trouve accompagné de troubles morbides, dont les principaux relèvent du système nerveux (vertiges, syncopes, attaques épileptiformes ou apoplectiformes (Décrit par Adams en 1827, par Stokes en 1846).

Stoltz (Joseph), (1803-1896), accoucheur et gynécologue français de Strasbourg (et, après 1870, de Nancy), né à Andlau-au-Val (Bas-Rhin).

Opération de — (1844) : Pubiotomie pour dystocie pelvienne. Consiste à scier l'un des pubis près de la jointure, au moyen d'une scie à chaîne introduite à l'aide d'une aiguille, qui passe à travers une boutonnière pratiquée au niveau de la crête du pubis et qui, de là, va sortir à côté du clitoris. Pour Stoltz, la pubiotomie remplacerait la symphyséotomie.

Stomachique (στόμαχος, estomac). Qui a trait à l'estomac, ou qui favorise la digestion stomacale.

Artère coronaire — : Artère située le long de la petite courbure de l'estomac, branche du tronc cœliaque.

Stomates (στόμα, bouche). Nom donné en histologie, à de petits orifices qu'on rencontre dans certains tissus.

Stomatite (στόμα, bouche). Inflammation de la muqueuse buccale.

Stomatoplastie (στόμα, bouche; πλάσσειν, façonner). Restauration des malformations de l'orifice buccal ou de l'orifice externe du col utérin.

Stomatorrhagie (*stomatorrhagia*, de στόμα, στόματος, bouche; ῥαγή, rupture). Hémorrhagie buccale.

Stork (1731-1803), rhinologiste autrichien de Vienne.

Blennorrhée de — : Affection paraissant identique au rhinosclérome.

Pince coupante de — : Pince servant à l'ablation des polypes durs du larynx.

Strabisme (στραϐός, louche). Affection de l'œil caractérisée par le défaut de parallélisme entre les axes des yeux.

— convergent : Strabisme dans lequel la déviation se fait en dedans.

— divergent : Strabisme dans lequel la déviation se fait en dehors.

Strabotomie. Cure du strabisme.

Strangurie (στραγγουρία, maladie qui ne permet d'uriner que goutte à goutte ; de στράγξ, goutte, οὖρον, urine). Difficulté d'uriner.

Stratifié (*stratum*, couche). Qui présente une disposition en plusieurs couches superposées.

Stratum (*stratum*, couche, lit). Couche de cellules ou de fibres.

Straus (Isidore), (1845-1896), médecin de Paris.

Signe de — : Dans la paralysie faciale. Si, à la suite d'une injection de pilocarpine, la sueur apparaît plus tardivement du côté malade, le pronostic est sérieux.

Stréphopodie (στρέφω, tourner ; πούς, pied), (Vincent Duval, 1859). Pied bot.

Stréphotome (στρέφω, tordre ; τέμνειν, couper), (Spanton). Instrument en forme de tire-bouchon, servant à la cure radicale des

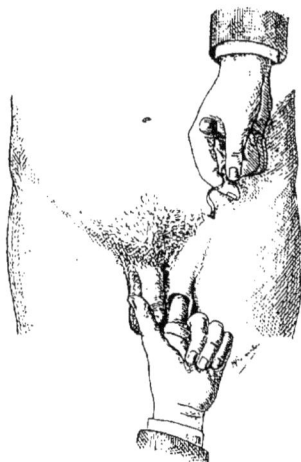

Fig. 378. — Opération de la hernie inguinale   Fig. 379. — Stréphotome.
        avec le stréphotome.

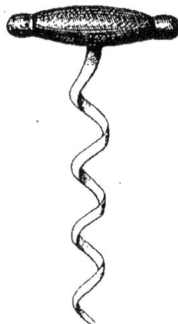

hernies par la méthode sous-cutanée. Le sac étant refoulé dans le trajet herniaire, l'instrument est introduit à la façon d'un tire-bouchon, à travers la peau et vient embrocher les piliers et le sac. Il reste en place plusieurs jours et n'est retiré qu'après la formation d'adhérences (fig. 378 et 379).

Streptococcie (στρέπτος, tortillé ; κόκκος, graine). Infection par le streptocoque.

Streptocoque (στρέπτος, tortillé ; κόκκος, graine). Microcoque arrondi, se présentant sous l'aspect de groupes en forme de chaînettes.

Streptodiphtérie. Diphtérie dans laquelle le streptocoque se joint au bacille de Löffler.

Streptothrix maduræ (στρέπτος, tortillé ; θρίξ, cheveu). Parasite voisin de l'actinomycès, et cause de l'affection décrite sous le nom de Pied de Madura.

Stricture (*stringo, strictum*, serrer). Rétrécissement.

Strié (*striatus*). Qui présente une série de raies ou sillons juxtaposés.

Stroma (στρῶμα, tapis). Trame d'un tissu, en histologie.

Stromeyer-Little.

   PROCÉDÉ DE — (1880) : Procédé d'évacuation des abcès du foie. Il consiste à rechercher le pus à l'aide du trocart, et à sectionner en une seule fois, sur le trocart comme conducteur, toutes les parties molles qui séparent de la collection purulente.

Strongillose (de *strongle* ou *strongille*, de στρογγύλος, rond), (Lanlanié, 1884). Maladie tuberculiforme du poumon, produite chez le chien par le strongylus vasorum, petit nématode long de 1 centimètre, qui habite le cœur droit et les divisions de l'artère pulmonaire.

Strophantus. Tonique du cœur, diurétique, employé surtout sous forme de teinture au 1/5. Succédané de la digitale.

Strophulus (*strophulus*, de *strophus*, bandelette, de στρόφος, bande). Dénomination appliquée par Willan à diverses éruptions ou efflorescences cutanées, dont quelques-unes se développeraient plus particulièrement au moment de la dentition (feux de dents). Le mot strophulus s'appliquait ainsi à l'aspect de la lésion cutanée.
   Prurigo de dentition ; survient à l'occasion du travail de dentition ou de troubles digestifs.

Strumectomie (*struma*, scrofule, écrouelles ; ἐκτομή, excision). Thyroïdectomie. (Incorrect.)

Strumite (*struma*, scrofule, écrouelles). Goitre enflammé.

Strümpel (Adolf), médecin allemand, né à Neu-Autz en 1853.
   MALADIE DE — (1884) : Variété d'encéphalite aiguë des enfants.

Struthers (John), (1823-1899), anatomiste écossais, né à Brucefield.
   ARCADE DE — : Arcade fibreuse qui part du bord inférieur de la petite tubérosité de l'humérus, pour se terminer au niveau de la ligne d'insertion humérale du coraco-brachial. Elle recouvre les tendons du grand dorsal et du grand rond et les vaisseaux circonflexes antérieurs.

Strychnine. Alcaloïde de la noix vomique. Tonique.

Strychnisme. Intoxication par la strychnine.

Stylet. Petite tige de métal dont on se sert pour explorer les trajets fistuleux.

Styloïde (στῦλος, stylet; εἶδος, forme). En forme de stylet.

Stylo-mastoïdien.

ARTÈRE — : Branche de l'auriculaire postérieure (carotide externe), ou de l'occipitale (carotide interne), principalement destinée à la caisse du tympan, à laquelle elle fournit 3 rameaux : un inférieur pour la partie postérieure du plancher; un supérieur pour la partie postérieure de la fenêtre ovale; un moyen pour la membrane du tympan, à laquelle il arrive en suivant le même canal que la corde du tympan. Cette artère donne, en outre, quelques rameaux postérieurs destinés aux cellules mastoïdiennes et une petite branche pour le muscle de l'étrier.

TROU — : Trou situé à la face externe de la base du crâne, en dedans de l'apophyse mastoïde, en dehors du trou déchiré postérieur, en arrière et immédiatement en dehors de l'apophyse styloïde, par lequel passent le nerf facial, l'artère stylo-mastoïdienne et les veines qui l'accompagnent. Orifice externe de l'aqueduc de Fallope.

Stypage (στύπη, étoupe). Révulsion cutanée produite par vaporisation du chlorure de méthyle sur la peau.

Stipticine (στυπτικός, excitant), (Freund). Chlorhydrate de cotarnine, tiré de la narcotine. Hémostatique utérin.

Styptique (στυπτικός, excitant). Excitant, astringent.

Subdélirium. Délire léger et intermittent sans perte totale de conscience.

Subdurale.

CAVITÉ — : Cavité arachnoïdienne. Syn. : Espace subdural.

Subintrant (*subintrare*, entrer en cachette).

ACCÈS — : Accès débutant avant que celui qui le précède ne soit terminé (épilepsie, fièvre intermittente, etc.).

Subjectif.

SYMPTÔME — : Phénomène perceptible seulement par le malade.

Sublime. Superficiel. Ex. : Fléchisseur sublime des doigts.

Sublimé corrosif. Bichlorure de mercure.

Substance chromatique. Chromatine.

Substance fibrinogène. Globuline du plasma sanguin coagulable à 56°; après coagulation du sang, on trouve qu'elle est remplacée par la fibrine et une nouvelle globuline coagulable à 64°.

Succédané (*succedaneus*, substitué à). Médicament ayant les mêmes propriétés qu'un autre auquel on peut le substituer.

Succin. Substance bitumineuse, présentant une coloration jaune-orange donnant à la distillation un acide (acide succinique) et une substance huileuse (huile de succin).

Succinique.

> Acide — : Acide ayant des propriétés bacillicides, employé dans le traitement de la tuberculose pulmonaire.

Succussion hippocratique. V. Hippocrate, p. 288.

Sucquet.

> Canaux de — ou canaux dérivatifs (1861) : Vaisseaux de très petit volume qui font communiquer les terminaisons des artérioles avec les origines des veinules, remplaçant le réseau capillaire normalement interposé entre les deux.

Sucre de lait. Lactose; diurétique à la dose de 50 à 100 grammes.

Sudamina (*sudo*, suer). Phlycténules, petites vésicules transparentes, hémisphériques ou conoïdes, de la grosseur d'une petite tête d'épingle, siégeant de préférence sur la paroi antérieure du thorax, au voisinage de l'aisselle, sur les parties latérales inférieures de l'abdomen, au cou; d'origine sudorale.

Sudorifique (*sudor*, sueur). Qui provoque la sueur.

Sudoripare (*sudor*, sueur; *parere*, produire), (glande). Glande des téguments produisant la sueur.

Suette miliaire. Maladie contagieuse, épidémique, que caractérisent des sueurs abondantes, une éruption érythémateuse polymorphe, avec miliaire et des phénomènes généraux, digestifs, nerveux et pulmonaires (dyspnée).

Suffusion (*suffundere*, répandre sous). Épanchement; particulièrement, épanchement intercellulaire, sous-muqueux, sous-séreux, sous-cutané.

Sulcus petroso-squamosus. Sillon situé le long de la suture pétro-squameuse, et allant de la gouttière du sinus latéral à l'entrée de la partie intra-osseuse du sinus pétro-squameux qu'il contient.

Sulfanilique.

> Acide — : Formé par l'action de l'acide sulfureux sur l'aniline. Entre dans la composition du réactif d'Ehrlich. V. Réaction diazoïque, p. 152 et Ehrlich, p. 171.

Sulfonal. Acétone-diéthylsulfone. Corps cristallisé sous forme de paillettes blanches, inodores, asipides, solubles dans l'eau bouillante, à peine dans l'eau froide. Hypnotique.

Sulfure noir de mercure. Vermifuge, antiscrofuleux. Syn. : Poudre hypnotique de Jacobi, éthiops minéral.

Sulfure rouge de mercure. Excitant, contre les affections cutanées vermineuses. Syn. : Cinabre, vermillon.

Superfécondation. Fécondation de deux ovules, consécutive à deux coïts très rapprochés. Ex. : Cas de Pinard : une femme a, dans la même journée, des rapports avec son amant ordinaire et un amant de rencontre syphilitique; elle donne naissance à deux jumeaux, l'un sain, l'autre syphilitique.

Superfétation. Fécondation de deux ovules, consécutive à deux coïts espacés. Ex. : Marianne B... met au monde le 1er avril 1748, un enfant vivant et viable, et met encore au monde, le 17 septembre 1748, un autre enfant vivant et à terme.

Superimprégnation. Fécondation de deux ovules, consécutive à deux coïts très rapprochés (superfécondation) ou légèrement espacés (superfétation).

Supinateur (*supinus*, couché à la renverse). Nom donné à deux muscles de l'avant-bras dont la contraction détermine la supination.

     Court — : S'étend, à la face antérieure de l'avant-bras, de l'épicondyle au tiers moyen du bord externe du radius.

     Long — : S'étend du bord externe de l'humérus à l'extrémité inférieure du radius.

Supination (*supinus*, couché à la renverse). Position de la main et de l'avant-bras, dans laquelle la face palmaire de la main regarde en avant.

     Mouvement de — : Mouvement de l'avant-bras et de la main, par lequel le bord radial de la main décrit une sorte de rotation de dedans en dehors.

Suppositoire (*supponere*, placer au-dessous). Préparation médicamenteuse de consistance solide ou demi-molle, de forme conique ou olivaire, qu'on introduit dans le rectum ou dans le vagin. Ils ont pour base le savon, le suif et presque exclusivement le beurre de cacao.

Sural (*sura*, mollet).

     Triceps — : Muscle superficiel de la région postérieure de la jambe, formé de trois chefs (soléaire et jumeaux) qui viennent converger vers un tendon unique, le tendon d'Achille.

Surdité paradoxale. Paracousie de Willis. V. Willis, p. 652.

Surdité verbale (Wernicke). État dans lequel le malade entend les paroles ou les sons, mais ne les comprend pas, comme s'il ne les avait jamais entendus.

Surrénal. Qui est au-dessus du rein.

     Capsule — : Organe glandulaire, situé au-dessus du rein.

Suspension. Mode de traitement du tabes consistant à suspendre le malade par le cou et les aisselles, chaque jour, pendant 1 à 3 minutes.

Suspensoir. Appareil servant à soutenir les bourses.

Susseyement (Onomatopée). Vice de prononciation qui consiste à placer la langue entre les dents en prononçant les consonnes : z, s, j, ch. V. Blésité, p. 66.

Sustentaculum tali (*sustentaculum*, support ; *talus*, talon, pied). Nom donné par les anciens à la petite apophyse du calcanéum ; on peut voir, en effet, que cette apophyse se détache de la face supérieure de l'os, à la façon d'une *console*, sur laquelle l'astragale repose : la plus petite des deux facettes articulaires calcanéennes est creusée sur la face supérieure de cette *console astragalienne* (Poirier).

Suture (*sutura*, suture). Mode de réunion des lèvres d'une plaie, que l'on maintient en contact avec des fils de substance variée.

— A POINTS PASSÉS : Suture faite avec un seul fil, de la manière suivante : l'aiguille traverse de droite à gauche les deux lèvres de la plaie, puis est introduite à une petite distance au-dessous de son point de sortie, de gauche à droite : puis de la même façon, de droite à gauche, et ainsi de suite (fig. 380).

— CONTINUE. Suture en surjet.

— DE BERTRANDI : Suture à points passés.

— DU PELLETIER. Suture en surjet.

— ENCHEVILLÉE : Suture à points séparés dont chaque point est fait de la façon suivante : on arme une aiguille d'un fil en anse que l'on passe à travers les deux lèvres de la plaie, de droite à gauche, par exemple, puis on retire l'aiguille : ainsi se trouve passé un double fil, dont l'anse est sur le bord gauche de la plaie et dont les deux chefs ressortent sur le bord

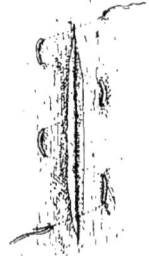

FIG. 380.
Suture à points passés.

droit. On prend deux petits rouleaux de gaz ou d'ouate ; on met l'un de ces rouleaux dans l'anse du fil, et l'on tire sur les deux chefs de ce dernier ; on place ensuite le second rouleau entre les deux chefs du fil, et on noue l'un à l'autre ces derniers par-dessus le rouleau (fig. 381).

— EN FAUX FIL. Suture à points passés.

— EN SURJET : Suture qui permet, au moyen d'un seul fil, d'affronter les deux bords d'une plaie. Le fil est introduit à une des extrémités de la plaie, et fixé en ce point par un nœud d'arrêt ; l'aiguille, sur laquelle il est monté, passe successivement dans l'épaisseur de la lèvre droite, puis de la lèvre gauche de la plaie, de manière à faire accomplir au fil un tour de spire ; elle repasse au-dessus de la plaie, pénètre à nouveau la lèvre droite, puis la lèvre gauche, et ainsi de suite. La suture décrit ainsi des tours de spire, d'une extrémité de la plaie à l'autre.

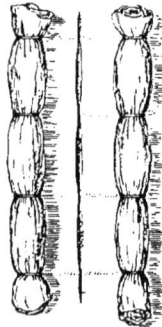

FIG. 381. — Suture enchevillée.

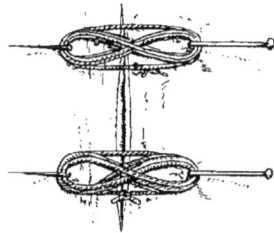

FIG. 382. — Suture entortillée.

— ENTORTILLÉE : Suture pratiquée avec des aiguilles droites, laissées à demeure dans les bords de la plaie, et sur lesquelles on entortille une ligature, de manière à maintenir coaptées les lèvres de la plaie (fig. 382).

— ENTRECOUPÉE : Suture ordinaire, dans laquelle les points qui la forment sont séparés les uns des autres et formés chacun d'un fil propre (fig. 383).

— INTRADERMIQUE : Suture faite avec un seul fil qui pénètre dans l'épaisseur du derme de chacune des lèvres d'une plaie : le fil, monté sur une aiguille courbe, est d'abord passé à

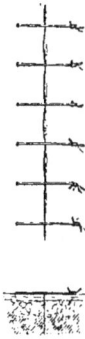

FIG. 383. — Suture entrecoupée.

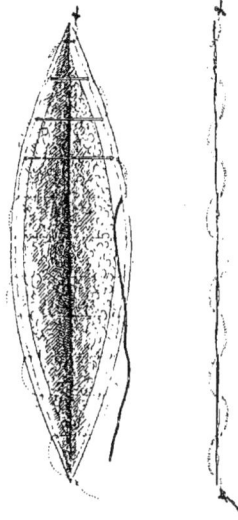

FIG. 384. — Suture intradermique.

travers la peau, à l'angle supérieur de la plaie, puis il pénètre dans l'épaisseur du derme d'une lèvre de la plaie, en ressort à 5 millimètres environ et repasse d'une manière analogue dans le derme de la lèvre opposée. Il en résulte une sorte de suture à points passés totalement intradermiques (fig. 384).

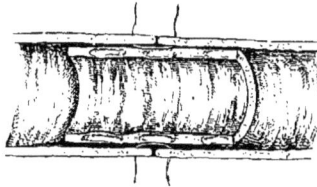

FIG. 385. — Suture des quatre maîtres.

— DES QUATRE MAITRES : Suture circulaire de l'intestin, à points coupés ; le fil est perforant et comprend dans son anse toute l'épaisseur des parois intestinales ; un morceau de trachée-artère, préalablement introduit dans les deux bouts, facilite la suture et la renforce pendant les premières heures (fig. 385).

— TÉNO-CUTANÉE (Chassaignac, 1853). Suture d'un tendon à la peau.

Suture. Mode de réunion des os du crâne.

— CORONALE : Suture unissant le frontal au bord antérieur des pariétaux. Syn. : Suture fronto-pariétale.

— FRONTO-PARIÉTALE : Suture coronale.

— LAMBDOÏDE : Suture occipito-pariétale (fig. 386).

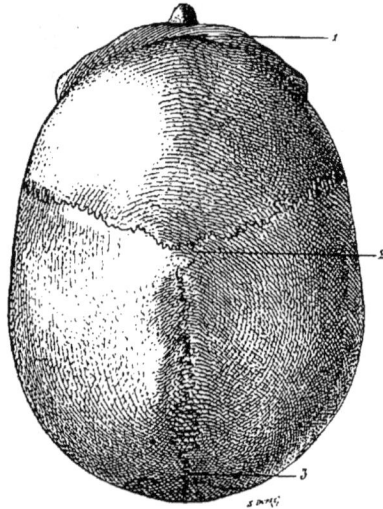

FIG. 386. — Suture lambdoïde.
1. glabelle; 2. bregma; 3. obélion.

— MÉTOPIQUE : Suture médio-frontale. V. Métopique, p. 381.

— OCCIPITO-MASTOÏDIENNE : Suture unissant l'occipital à la partie postérieure de l'apophyse mastoïde.

— PARIÉTO-MASTOÏDIENNE : Suture unissant la partie postérieure du pariétal à l'apophyse mastoïde.

— PARIÉTO-OCCIPITALE : Suture unissant le bord supérieur de l'écaille occipitale au bord postérieur du pariétal.

— PARIÉTO-TEMPORALE : Suture unissant le bord inférieur du pariétal avec l'écaille du temporal.

— PÉTRO-BASILAIRE : Suture pétro-occipitale située dans le fond de la gouttière du sinus pétreux inférieur.

— PTÉRO-FRONTALE : Suture unissant le bord postérieur du frontal au bord antérieur de la grande aile du sphénoïde.

— PTÉRO-PARIÉTALE : Suture unissant l'angle antéro-inférieur du temporal au bord supérieur de la grande aile du sphénoïde.

— PTÉRO-TEMPORALE : Suture unissant le bord antérieur de l'écaille du temporal au bord postérieur de la grande aile du sphénoïde.

— SAGITTALE : Suture interpariétale.

— TRANSVERSE : Suture fronto-pariétale.

Swediaur, ou **Schwediauer**, ou **Schwaediawer** (1748-1824), médecin autrichien, né à Steyt (Basse-Autriche).

GONOCÈLE DE — : Hydarthrose gonococcique du genou.

TALALGIE DE — : Douleur du talon spéciale à la blennorrhagie ; on lui assigne généralement comme siège la bourse séreuse calcanéenne.

Swine-pox (expression anglaise : *swine*, porc ; *pox*, maladie contagieuse). Affection pustuleuse et contagieuse du porc.

FIG. 387. — SYDENHAM (Thomas) (1624-1689).

Sycosis. Périfolliculite des poils de la barbe.

Sydenham (Thomas), (1624-1689), médecin anglais, né à Winford-Eagle.

CHORÉE DE — : Chorée vulgaire.

DÉCOCTION BLANCHE DE — (Codex) : Apozème blanc.

Phosphate tricalcique	10^{gr}
Mie de pain de froment	20^{gr}
Gomme pulvérisée	10^{gr}
Sucre blanc	60^{gr}
Eau de fleur d'oranger	10^{gr}
Eau distillée	q.s.

Employée dans les diarrhées infantiles surtout. — S'administre par cuillerées à soupe.

LAUDANUM DE — (Codex) : Vin d'opium composé.

Opium officinal divisé	200^{gr}
Safran incisé	100^{gr}
Cannelle de Ceylan concassée	15^{gr}
Girofles concassés	15^{gr}
Vin de Grenache	1600^{gr}

4 grammes de ce vin représentent 0 gr. 25 d'extrait et 0 gr. 50 d'opium brut.

LOI DE — : Quand la période d'invasion de la variole est de deux jours ou deux jours et demi, la variole est confluente.

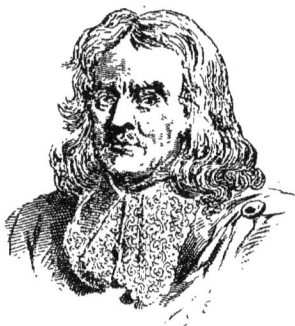

Quand elle atteint une durée de trois jours et demi, quatre jours et *a fortiori* cinq jours, la variole est discrète. Cette loi n'est pas absolue.

MÉTHODE DE — : V. Méthode, p. 381.

Sylvester.

MÉTHODE DE — : Procédé de respiration artificielle qui consiste à insuffler les poumons en même temps qu'on pratique l'aspiration directe par la dilatation artificielle du thorax,

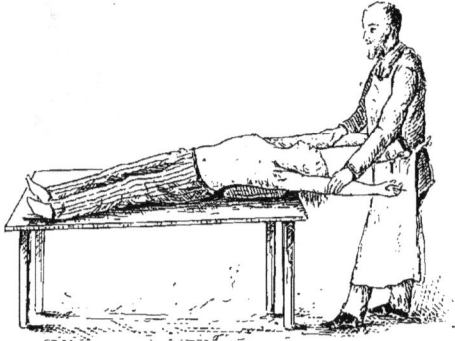

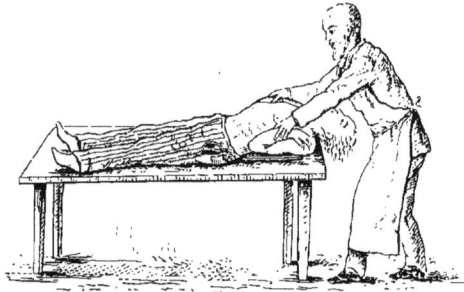

FIG. 388 et 389. — Méthode de SYLVESTER.

grâce à des mouvements répétés d'abduction et d'adduction des bras (fig. 388 et 389).

Sylvius (1614-1672), (de son vrai nom : François **Dubois de Le Boë**), anatomiste de Leyde, né à Hanau (Allemagne).

AQUEDUC DE — : Canal de communication du troisième ventricule avec le quatrième.

CHAIR CARRÉE DE — : Muscle accessoire du long fléchisseur commun des orteils.

FOSSE DE — : Dépression qui, au cours du développement du cerveau, se produit au niveau de ce qui sera plus tard la

scissure de Sylvius. Cette dépression tient à ce que le lobe
de l'insula reste presque stationnaire, alors que, tout autour
de lui, s'étend et se soulève le reste du manteau cérébral ; le
lobule insulaire devient ainsi complètement caché au fond de
la fosse de Sylvius d'abord, de la scissure de Sylvius ensuite.
Chez l'adulte, on désigne encore parfois sous ce nom la partie
de la scissure de Sylvius qui renferme le lobe de l'insula, et
qui correspond d'ailleurs à la fosse embryonnaire de Sylvius.

Scissure de — : Sillon de la face externe du cerveau séparant
les lobes frontal et pariétal placés au-dessus d'elle, du lobe
temporo-occipital, placé au-dessous. Elle naît, à la face inférieure du cerveau, de l'angle externe de l'espace perforé

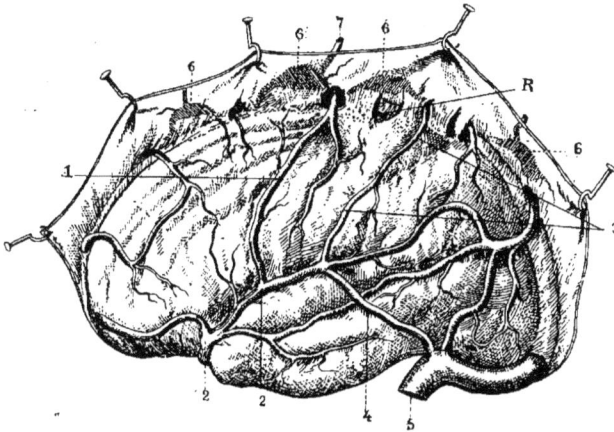

Fig. 390. — Veines de la face externe du cerveau.

1, grande veine cérébrale supérieure ; 2, veine sylvienne superficielle (leur réunion
constitue la grande veine anastomotique de Trolard) ; 3, anastomose entre le sinus longitudinal supérieur et la veine de Trolard ; 5, sinus latéral ; 6, lacs sanguins de Trolard.

antérieur, et parcourt la face externe de l'hémisphère cérébral
en se dirigeant en haut et en arrière (fig. 390).

Vallée de — : Espace perforé antérieur. Ainsi nommé parce
que la scissure de Sylvius y débouche, après avoir franchi
le pli falciforme.

Ventricule de — : Cinquième ventricule ou ventricule de la
cloison.

Sylvius ou *Jacques Dubois* (1478-1555), anatomiste français, né
à Louvilly, près d'Amiens.

Valvule de — : Valvule d'Eustache, ainsi nommée parce
que ce dernier en a bien indiqué les usages.

Symblépharon (σὺν, avec ; βλέφαρον, paupière). Adhérences entre
la conjonctive palpébrale et la conjonctive oculaire.

Symèle (σὺν, avec; μέλος, membre) (I. G. Saint-Hilaire). Monstre dont les deux membres inférieurs sont soudés et terminés par un pied double (fig. 391).

Symmer.

THÉORIE DE — : L'électricité positive et l'électricité négative sont dues à deux fluides distincts.

Symonds, chirurgien anglais, contemporain.

TUBE DE — (1887) : Canule courte que l'on place, sur bougies conductrices, au niveau d'un rétrécissement cancéreux de l'œsophage et que l'on laisse à demeure plus ou moins longtemps ; l'extraction s'en fait à l'aide de deux fils auxquels la canule est suspendue et que l'on a soin de ramener par le nez et de fixer aux commissures.

Sympathectomie ou **Sympathicectomie**. Résection d'une portion du sympathique cervical.

Sympathicotripsie (Chipault). Broiement du ganglion cervical supérieur du grand sympathique.

Sympexion (σύμπηξις, concrétion), (Ch. Robin). Concrétion de nature azotée qu'on trouve dans le sperme, les vésicules séminales et d'autres organes.

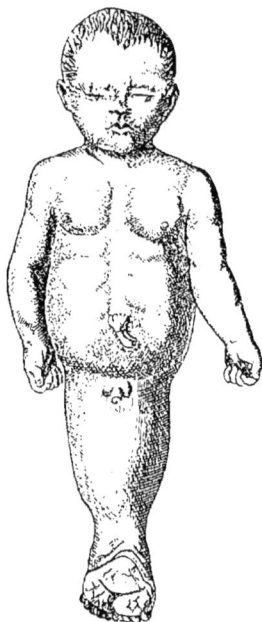

FIG. 391. — Symèle.

Symphonallaxie (Schwalz). Manière vicieuse de parler consistant à substituer dans un mot une consonne à une autre. Syn. Blésite. V. p. 66.

Symphyse (σύμφυσις, union). En anatomie, variété d'articulation. En pathologie, adhérence des deux feuillets d'une séreuse.

Symphyséotomie (σύμφυσις, symphyse; τομή, section). Section de la symphyse pubienne. V. Sigault, p. 549.

Symptôme-signal. Point d'apparition du premier trouble (sensitif ou moteur; aura, convulsion), symptomatique de l'épilepsie partielle. Sert d'indication dans le diagnostic du centre cortical intéressé.

Synarthrophyse (σὺν, avec; ἄρθρον, articulation; φύσις, disposition). (Raymond). Ankylose progressive et généralisée, atteignant les articulations de la colonne vertébrale et des membres.

Syncheilie ou **Synchilie** (σὺν, avec; χεῖλος, lèvre). Rétrécissement cicatriciel de l'orifice de la bouche.

Synchrone (σὺν, avec ; χρόνος, temps). Isochrone.

Syncinésie (σὺν, avec ; κίνησις, mouvement). Trouble du mouvement. Action de lever les deux bras quand on commande au sujet d'en lever un seul.

Synclitisme (σὺν, avec, ensemble ; κλυτός, inclinaison). Descente de la tête fœtale dans l'excavation, les deux bosses pariétales progressant ensemble sur un même plan.

Syncope (συγκοπή, syncope). Suspension brusque et momentanée des battements du cœur et des mouvements respiratoires, avec perte de la motilité volontaire et de la sensibilité.

Syndactylie (σὺν, avec ; δάκτυλος, doigt). Soudure des doigts entre eux.

Syndrome (συνδρομή, concours, réunion). Ensemble symptomatique caractérisant une affection.

Synéchie (σὺν, avec ; ἔχειν, être). Adhérence de l'iris avec la cornée (synéchie antérieure) ou avec la capsule du cristallin (synéchie postérieure).

Synécotomie des branches de l'étrier (συνεχής, adhérent ; τομή, section) (Politzer, 1870). Opération destinée à sectionner les adhérences des branches de l'étrier, causes d'otite sèche.

Synergie (σὺν, avec ; ἔργον, travail). « Relations existant entre certaines parties de l'organisme et expliquant comment les modifications de l'une d'elles retentissent sur les autres. » (Roger).

Synoque (σύνοχος, continu). Nom donné à toute fièvre qui dure pendant un certain temps, sans rémission très accusée.

Synorchidie (σὺν, ensemble ; ὄρχις, testicule). Fusion des deux testicules sur la ligne médiane du corps. (Un cas de I. Geoffroy Saint-Hilaire.)

Synostose (σὺν, avec ; ὀστέον, os). Suture des os du crâne.

Synovectomie. Extirpation totale d'une gaine tendineuse, ou d'une synoviale. Dans un sens plus restrictif, est synonyme d'arthrectomie (Ollier).

Synoviale. Qui a rapport à la synovie.
  CAPSULE — : Membrane séreuse tapissant les surfaces articulaires ou les tendons.

Synovie (Paracelse). Liquide filant, visqueux, jaunâtre, de saveur salée, qu'on trouve dans les articulations.

Synovite. Inflammation d'une gaine tendineuse.
  — A GRAINS RIZIFORMES : Synovite tuberculeuse, caractérisée par la présence de grumeaux rappelant par leur aspect des grains de riz.
  — CRÉPITANTE : Synovite caractérisée par les bruits secs (bruit de froissement, bruit de cuir neuf) que produit le jeu des tendons dans leur gaine enflammée.
  — FONGUEUSE : Synovite caractérisée par la présence de fongosités dans la gaine tendineuse.

Syphilides. Manifestations cutanées, secondaires et tertiaires de la syphilis.

Syphilis décapitée (Fournier). Syphilis maternelle par conception. Ainsi dénommée, parce que le chancre manque chez la mère, et que les accidents syphilitiques chez elle débutent par la période secondaire.

Syphilis par conception. Infection de la mère par le fœtus en puissance de syphilis, de par son père, qui, cependant, n'a plus d'accidents syphilitiques depuis plusieurs années.

Syphilitique. Qui a trait à la syphilis.

Syphilome. Production syphilitique ; le plus souvent, gommeuse.

Syringomyélie (σύριγξ, canal ; μυελός, moelle). Affection médullaire caractérisée : cliniquement, par de l'atrophie musculaire, des troubles trophiques, de l'anesthésie, une sensation de chaleur avec conservation de la sensibilité tactile ; anatomiquement, par une cavité de longueur, de volume et de siège variable, occupant le canal épendymaire.

Syringotome (σύριγξ, fistule ; τομή, section). Instrument employé jadis pour débrider les fistules à l'anus.

Systole (συστέλλειν, resserrer). Contraction du cœur et des artères qui détermine la propulsion du sang.

T

Tabatière anatomique. Dépression sur la face postéro-externe du poignet, limitée par le long abducteur et le court extenseur du pouce en dehors, et le long abducteur du pouce en dedans. Au fond de cette dépression on trouve les tendons des deux radiaux et l'artère radiale.

Tabes (*tabes*, fonte, liquéfaction). Ataxie locomotrice progressive.

Table. En anatomie, désigne les lames de tissu compact qui revêtent en dehors et en dedans le tissu spongieux du crâne.

Tablier vulvaire. Hypertrophie considérable des petites lèvres; constant chez les Boschimanes.

Tache.

— BLEUE : Tache cutanée, de ton bleu-ardoisé, causée par les pediculi pubis, développée surtout sur la peau de l'abdomen.

— DE VIN (terme populaire). Nævus.

— EMBRYONNAIRE : Aire embryonnaire, V. page 11.

— CRIBLÉES : Nom donné à des groupes d'orifices minuscules situés sur la paroi du vestibule labyrinthique, à travers lesquels se tamisent les filets de l'auditif avant de pénétrer dans le vestibule.

— LAITEUSES (Ranvier) : Agglomérations dans l'épaisseur de l'épiploon de cellules très analogues aux leucocytes.

— ROSÉES LENTICULAIRES : Éruption papuleuse, rosée, formée de taches du volume d'une petite lentille, s'affaissant à la pression du doigt et apparaissant le plus souvent sur les parois abdominales et les reins, au premier septenaire de la fièvre typhoïde.

Tachycardie (ταχύς, rapide; κάρδια, cœur). Accélération notable, souvent extrême, passagère ou permanente des battements du cœur.

Tænia (ταινία, ruban). Genre de vers cestoïdes dont le corps aplati est composé d'un grand nombre d'anneaux articulés entre eux; il vit en parasite dans le tube digestif de l'homme et peut atteindre plusieurs mètres de longueur.

Taffetas d'Angleterre ou **sparadrap de colle de poisson.** Taffetas noir, rose ou blanc, enduit de colle de poisson et recouvert d'un mélange de térébenthine et de teinture de benjoin. Employé dans les coupures légères.

Taffetas français. Baudruche gommée enduite de colle de poisson.

Taie. Tache de la cornée.

Taille ou **cystotomie** ou **lithotomie**. Ouverture chirurgicale de la vessie.

— BILATÉRALE OU BILATÉRALISÉE : Taille dans laquelle le col de la vessie et la prostate sont incisés de chaque côté, bilatéralement (l'idée en est dans Celse ; Ledran, Chaussier, Ribes, Béclard la conseillaient ; Dupuytren l'a surtout préconisée et vulgarisée).

— BILATÉRALISÉE (Dupuytren) : Taille bilatérale.

— DE COLOT : Taille médiane.

— DE FRANCO : Taille hypogastrique.

— DE FRÈRE JACQUES : Taille latéralisée.

— DE JEAN DES ROMAINS : Taille médiane.

— HYPOGASTRIQUE (Franco, 1561) : Ouverture de la vessie par voie sus-pubienne.

— LATÉRALE : Taille dans laquelle la vessie est ouverte latéralement (Foubert).

— LATÉRALISÉE : Taille dans laquelle la vessie proprement dite n'est pas ouverte, le bulbe, d'autre part, étant respecté : l'incision porte sur la portion membraneuse de l'urètre et passe sur un des deux diamètres obliques postérieurs de la prostate. Introduction d'un cathéter métallique cannelé dans la vessie ; incision oblique allant du raphé médian, à 3^{cm} en avant de l'anus, jusqu'au milieu d'une ligne réunissant l'anus à l'ischion gauche. Éviter le bulbe ; arriver sur l'urètre, l'inciser ; introduire le lithotome dans la vessie, retirer le cathéter ; ouvrir le lithotome et le retirer ouvert, de manière à sectionner le col vésical et la prostate parallèlement à l'incision extérieure, c'est-à-dire suivant le diamètre oblique gauche.

— MÉDIANE OU PAR LE GRAND APPAREIL : Taille faite à peu près par la ligne médiane.

— PAR LE GRAND APPAREIL (à cause du grand nombre d'instruments employés), OU SECTIO MARIANA OU MÉTHODE DE MARIANO (Santo-Mariano de Barletta la décrivit en 1535 et la tenait de Giovani de Romani (Jean des Romains) qui la tenait sans doute d'un autre chirurgien inconnu, mort en 1510) ; ou MÉTHODE DE COLOT (Laurent Colot, médecin à Tresnel en Champagne, l'avait appris de Mariano ; il fut appelé à Paris en 1556 par Henri II qui créa pour lui, à l'Hôtel-Dieu, une charge de lithotomiste que possédèrent ses descendants jusqu'en 1656). Introduction d'un cathéter cannelé dans la vessie ; incision près du raphé, à gauche du scrotum, à 2 ou 3 centimètres de l'anus, intéressant le bulbe et en partie la portion membraneuse de l'urètre ; introduction d'un instrument complexe, sorte de dilatateur qui devait écarter et déchirer la portion membraneuse de l'urètre, le col de la vessie, la prostate, et permettre ainsi l'introduction des tenettes à extraction de la pierre.

— PAR LE PETIT APPAREIL (à cause du petit nombre d'instruments qu'elle nécessite, un bistouri et une cuvette) ; ou, MÉTHODE GUIDONIENNE (préconisée par Guy de Chauliac, 1363), ou MÉTHODUS CELSIANA (attribuée à tort à Celse). Deux doigts introduits dans le rectum ramènent le calcul en avant vers le périnée. Incision oblique latérale par le calcul que l'on retire avec les doigts ou la cuvette. L'incision est faite sans méthode et porte sur la vessie ou sur l'urètre, au hasard.

— PÉRINÉALE : Ouverture de la vessie à travers le périnée.

— PÉRINÉALE MÉDIANE : Introduction d'un cathéter métallique cannelé dans la vessie ; incision médiane commençant à 4^{cm} en avant de l'anus, et s'arrêtant à 1^{cm} de cet orifice ; ponction de l'urètre, près du bulbe, sur le cathéter ; introduction du lithotome jusque dans la vessie ; ablation du cathéter ; ouverture du lithotome dans l'étendue de 15 à 20^{mm}; ablation du lithotome ainsi ouvert, de manière à sectionner le col vésical et la prostate, suivant le diamètre postérieur.

— QUADRILATÉRALE (Vidal de Cassis) : Taille dans laquelle la prostate est incisée suivant ses quatre diamètres obliques, en arrière et en avant.

— RECTO-VÉSICALE : Introduction d'un cathéter métallique cannelé dans la vessie ; incision, sur la ligne médiane, du rectum et de la paroi postérieure du périnée, jusqu'à la prostate ; incision de l'urètre sur le cathéter ; introduction du lithotome ; ablation du cathéter ; ouverture du lithotome et ablation du lithotome ouvert.

— SOUS-PUBIENNE : Ouverture de la vessie, en incisant les parties molles, au-dessous de la symphyse.

— STOMACALE : Gastrotomie.

Taillefer (Hubert-Jules), (1779-1866), chirurgien français.

VALVULE DE — : Repli valvulaire situé à la partie moyenne du canal nasal.

Tait. V. Lawson-Tait, p. 335.

Tait-Imlack.

OPÉRATION DE — (1885) : Raccourcissement intra-abdominal des ligaments larges.

Talalgie (*talus*, talon ; ἄλγος, douleur). Pternalgie. (Incorrect.)

Talamon, médecin de Paris, contemporain.

MICROBE DE — : Microbe de la pneumonie. V. Fränkel, p. 220.

Talc. Silicate naturel de magnésie, employé aux mêmes usages que la poudre d'amidon.

Tallerman-Sheffields.

APPAREIL DE — : Appareil dans lequel on peut soumettre le tronc ou les membres à l'action de l'air chaud et sec, porté à la température de 140° et plus.

Talus (*talus*, talon).

PIED BOT — : Pied bot dans lequel tout le poids du corps repose sur le talon, le pied étant fléchi sur la jambe.

Tangalunga. Espèce de zibeth qu'on trouve au Bengale, à Bornéo et à Sumatra.

Tannigène. Combinaison de tannin et de diacétyle. Poudre jaune grisâtre, inodore, insipide, insoluble dans l'eau froide, soluble dans l'alcool, se décomposant seulement dans l'intestin. Succédané du tannin dans les diarrhées.

Tanno-créosoforme. Combinaison d'aldéhyde formique, de tannin (48 p. 100), de créosote (48 p. 100). Poudre rougeâtre, inodore et insipide.

Tanno-gaiaforme. Combinaison d'aldéhyde formique, de tannin (48 p. 100), de gaiacol (48 p. 100). Poudre marron.

Tannophosphate de créosote. Combinaison obtenue en unissant le tannin à l'acide phosphorique et à la créosote. Liquide sirupeux, ambré, peu odorant, à saveur de créosote, dont une cuillerée à café contiendrait :

Créosote.......................... 4^{gr},56
Tannin........................... 0^{gr},30
Anhydride phosphorique........... 1^{gr},14

Tanret.

RÉACTIF DE — : Réactif très sensible de l'albumine dans l'urine.

Iodure de potassium..............: 3^{gr},32
Bichlorure de mercure............ 1^{gr},35
Eau.............................. 64 cent. cubes.
Acide acétique................... 20 —

Taphosote. Tannophosphate de créosote.

Tarentisme (Tarente, Italie). Manie épidémique dansante, observée autrefois en Italie et attribuée à une piqûre de la tarentule.

Tarentule. Araignée très commune dans les environs de Tarente.

Tarin (Pierre), (1725-1761), anatomiste français, né à Courtenay (Loiret).

VALVULES DE — : Minces lamelles, de substance blanche, qui se détachent à droite et à gauche de l'extrémité antérieure du vermis inférieur ou luette du cervelet, se dirigeant horizontalement en dehors.

Tarnier (1828-1897), chirurgien-accoucheur de Paris, né à Aiserey, près Dijon (fig. 392).

BALLON DE — : Dilatateur utérin.

BASIOTRIBE DE — (1883) : Instrument composé de 3 branches étagées, d'inégale longueur, et d'une vis d'écrasement. La branche médiane, la plus courte, est un perforateur ; les deux branches latérales sont des cuillers de forceps (fig. 25, p. 49).

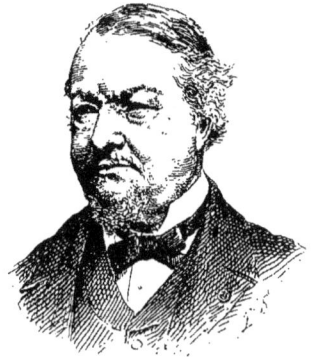

FIG. 392. — TARNIER (1828-1897).

CÉPHALOTRIBE DE — (1875) : Modification faite au céphalotribe dans le but de l'empêcher de glisser (fig. 64, p. 99).

Chaque cuiller est percée de trois fenêtres ovales, séparées par des traverses qui font à l'intérieur une saillie linéaire ; cette saillie s'incruste dans le cuir chevelu du fœtus qui, en même temps, s'engage dans les fenêtres. Les fenêtres d'une cuiller répondent aux traverses de l'autre et réciproquement.

Couveuse de — (1880-1883) : Couveuse essentiellement composée d'une caisse à deux étages séparés par un plancher incomplet à une de ses extrémités ; l'étage supérieur reçoit l'enfant ; l'étage inférieur est chauffé par des bouteilles remplies d'eau bouillante. L'air circule en passant successivement par l'étage inférieur, où il entre et s'échauffe, et par l'étage supérieur où il trouve un orifice de sortie qui assure la ventilation.

Dilatateur de — ou dilateur intra-utérin (1862) : Instrument destiné à provoquer l'accouchement prématuré. Il est constitué par un tube de caoutchouc de la grosseur d'une plume d'oie, dont une extrémité dilatable acquiert, par une injection d'eau, le volume d'une noix, et dont l'autre est munie d'un robinet destiné à assurer le maintien du liquide injecté. Ce tube est introduit vide sur un conducteur, au-dessus de l'orifice interne du col, puis gonflé d'eau et laissé en place. Il est expulsé avec le fœtus.

Écarteur trivalve de — (1888) : Instrument destiné à favoriser la dilatation du col, soit immédiatement avant, soit pendant le travail.

Embryotome de — (1876) : Instrument destiné à pratiquer la décollation fœtale. Se compose de : 1° un crochet métallique auquel est annexé un écrou à ressort ;

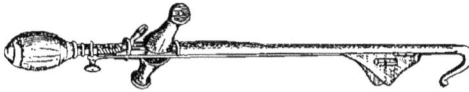

Fig. 393. — Embryotome de Tarnier.

2° un couteau triangulaire destiné à la section du cou ; 3° un protecteur de forme quadrangulaire, qui protège les parties maternelles (fig. 393).

Forceps de — (1877) : Modification du forceps de Levret. Consiste dans l'adaptation, près de l'extrémité inférieure de chacune des

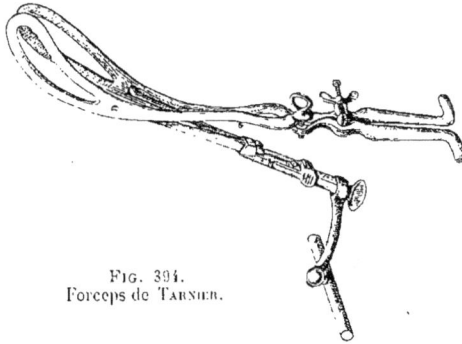

Fig. 394.
Forceps de Tarnier.

deux cuillers, d'une tige de traction. Les tiges de traction viennent s'articuler elles-mêmes sur un tracteur coudé (fig. 394).

SOLUTION IODÉE DE — :

1° Iode métallique........................ 3ᵍʳ
Iodure de potassium.................... 6ᵍʳ
Eau distillée......................... 1 000ᵍʳ
2° Teinture d'iode..................... 40ᵍʳ
Iodure de potassium 6ᵍʳ
Eau distillée........................ 1 000ᵍʳ

Tarsalgie des adolescents. Pied plat valgus douloureux.

Tarse (ταρσός, claie, tarse). Partie postérieure du squelette du pied, comprenant 7 os : calcanéum, astragale, scaphoïde, cuboïde et les trois cunéiformes.

Tarse (ταρσός, claie). Lame fibreuse située dans l'épaisseur du bord libre de chaque paupière.

Tarsectomie (ταρσός, tarse ; ἐκτομή, excision). Résection des os du tarse.

Tarsotomie (ταρσός, claie ; τομή, section). Résection d'une partie du cartilage tarse, pratiquée pour remédier à l'entropion.

Taxie (τάξις, arrangement). Influence de certains corps, de certaines substances, de certains fluides soit sur les prolongements des cellules, soit sur les cellules elles-mêmes. *Dérivés :* Chimiotaxie, Galvanotaxie, Géotaxie, Héliotaxie, etc...

Taxis (τάξις, arrangement, disposition). Ensemble de manœuvres exécutées pour réduire une hernie étranglée sans opération sanglante.

Teale (Thomas-Pridgin), (1790-   ), chirurgien anglais.
PROCÉDÉ DE — : Procédé d'amputation de l'avant-bras, dans sa moitié inférieure, à long lambeau postérieur carré.

Teichmann (Ludwig-T. Stawiarski), (1825-1895), histologiste allemand, né à Lublin.
CRISTAUX D'HÉMINE DE — (1853) : Cristaux brun-noirâtre qu'on obtient de la manière suivante : Faire évaporer à la chaleur sur une lame une goutte de sang mêlée à une goutte de solution de sel marin, jusqu'à ce qu'il reste un résidu brun de rouille. Recouvrir avec une lamelle et faire pénétrer sous elle un peu d'acide acétique; chauffer jusqu'à ébullition. Remplacer l'acide acétique évaporé par un peu d'acide frais ; faire bouillir à nouveau. Après complète évaporation de l'acide, on peut voir les cristaux.

Teigne. Désignait autrefois toutes les affections du cuir chevelu. « Actuellement ce mot n'a plus par lui-même de signification précise. » (Brocq).
— FAVEUSE : Favus.
— TONDANTE : Trichophytie.

Teintures alcooliques (*tingere, tinctum*, teindre) ou **alcoolés**. Ce sont les solutions alcooliques des principes actifs contenus dans les diverses matières médicamenteuses. Elles sont simples lorsqu'elles sont préparées avec une seule substance ; composées lorsqu'il entre plusieurs substances dans leur préparation. Les teintures se font surtout par macération et quelquefois par lixiviation.

Télangiectasie verruqueuse (τῆλε, loin ; ἀγγεῖον, vaisseau ; ἔκτασις, dilatation) (Brocq). Angiokératome. V. p. 24.

Télégraphe électrique (τῆλε, loin ; γράφω, j'écris). Appareil permettant de communiquer à distance, par le moyen de la transmission de signaux conventionnels. L'organe essentiel consiste en un électro-aimant. Le poste *transmetteur* et le poste *récepteur* sont réunis par un fil conducteur.

Depuis quelque temps, on a trouvé le moyen de transmettre à distance des signaux, sans que le transmetteur et le récepteur soient réunis par un fil (télégraphie sans fil). Le transmetteur (*excitateur*) se compose essentiellement d'une bobine de Ruhmkorff dont les étincelles produisent des ondes électriques. Le récepteur est constitué par un tube contenant de la limaille métallique (*radioconducteur* de Branly) ; ce tube n'est pas conducteur de l'électricité, mais le devient chaque fois qu'il est influencé par une onde de haute fréquence, et cesse de l'être quand il reçoit un choc.

Télégraphie sans fil. V. Télégraphe.

Téléphone (τῆλε, loin ; φωνή, voix). Appareil recevant des vibrations sonores et les transmettant à grandes distances. Il comprend un transmetteur et un récepteur. Le transmetteur se compose essentiellement d'un microphone ; le récepteur est constitué par un petit électro-aimant traversé par le courant du microphone, et qui fait vibrer une mince plaque de fer quand on parle devant le transmetteur. Ce sont les vibrations de cette plaque qui produisent le son.

Télolécithe (τῆλε, loin ; λέκιθος, jaune d'œuf).

Œur — : Œuf dans lequel le vitellus nutritif est séparé du vitellus formatif et ne prend aucune part à la segmentation.

Témentulisme. Intoxication provoquée par une graminée : l'ivraie (lolium temulentum).

Tempérament. État dynamique ou fonctionnel des individus par opposition à leur constitution (statique) ; le tempérament est l'expression des activités de l'individu, nutritives, sensitives, etc.

Fig. 395. — Temporal.

Temporal. Os pair et symétrique du crâne, composé de trois parties : l'écaille, le rocher et l'apophyse mastoïde (fig. 395).

Temporale.

Signe de la — (Dieulafoy) : Dilatation flexueuse de l'artère

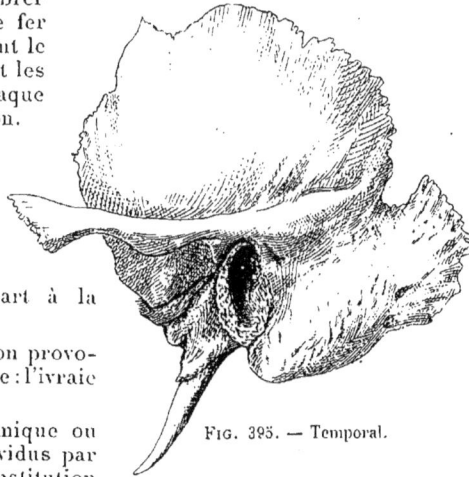

temporale superficielle, faisant saillie sous la peau ; signe du brightisme.

Tenaculum (*tenere*, tenir). Aiguille courbe utilisée en dissection, pour charger l'artère que l'on veut lier.

Tendon conjoint. Nom donné par les auteurs anglais aux fibres inférieures des muscles petit oblique et transverse de l'abdomen unies ensemble. Il offre une forme triangulaire dont la base dirigée en bas, s'étend de l'angle du pubis, jusqu'à un point variable, sur la crête pectinéale (27^{mm} en moyenne, d'après Blaise) ; le côté interne répond au muscle droit ; le côté externe s'avance vers l'artère épigastrique ; le sommet tronqué se perd sur le petit oblique et le transverse. Par sa face antérieure, le tendon conjoint répond, de dedans en dehors, au pilier interne de l'anneau inguinal, au ligament de Colles, qui, lui, adhère au cordon. Par sa face postérieure, il répond au pyramidal, puis au bord externe du grand droit, puis au fascia transversalis en dehors. En bas, ses fibres viennent se perdre sur le ligament de Gimbernat et la bandelette ilio-pubienne (fig. 396).

Ténesme (τεινεσμός, ténesme). Sensation de tension douloureuse, de constriction et de brûlure, ressentie au niveau de l'anus ou du col de la vessie, accompagnée en général d'envies fréquentes d'expulsion ; traduit l'inflammation du rectum ou de la vessie.

Tenettes. Espèce de pince servant à saisir les calculs dans la vessie ouverte, au cours de la taille.

Tenon (1724-1816), anatomiste français.

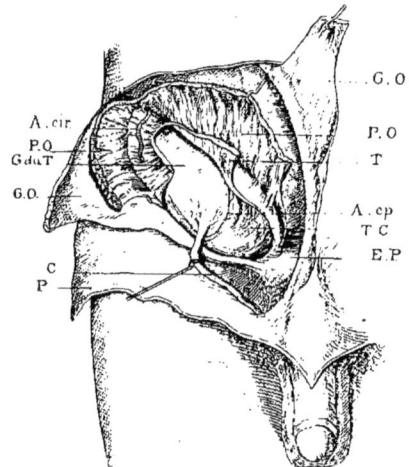

Fig. 396. — Tendon conjoint (d'après Blaise).
A.cir., branche int. de l'art. circonflexe ; A.ep., art. épigastrique ; C. cordon ; EP, épine du pubis ; G du T. feuillet postérieur de la gaine du transverse ; GO. grand oblique ; P. peau ; PO. petit oblique ; T, transverse ; TC, tendon conjoint.

CAPSULE DE — (1803) : Membrane conjonctive recouvrant la portion scléroticale de l'œil sur laquelle elle se moule. Syn. : Aponévrose orbitaire ; aponévrose orbito-oculaire ; aponévrose oculo-palpébrale.

ESPACE DE — OU ESPACE SUPRA-SCLÉROTICAL DE SCHWALBE : Espace lymphatique situé entre le feuillet pariétal ou postérieur ou externe et le feuillet viscéral ou antérieur ou interne de la capsule de Tenon. La capsule de Tenon est ainsi considérée comme une véritable séreuse rétro-oculaire.

Ténorrhaphie (τένων, tendon ; ῥαφή, suture). Suture d'un tendon.

Ténosite (τένων, tendon). Inflammation du tissu tendineux synovial.

Ténotome (τένων, tendon ; τέμνειν, couper). Petit scalpel à extrémité mousse et à lame courte servant plus particulièrement à pratiquer la ténotomie sous-cutanée.

Ténotomie (τένων, tendon ; τομή, section). Section chirurgicale d'un tendon.

— SOUS-CUTANÉE : Ténotomie dans laquelle on ne fait à la peau qu'une incision de 3 ou 4 millimètres à travers laquelle on introduit le ténotome pour sectionner le tendon.

Tératome (τέρας, prodige, monstre). Tumeur formée de plusieurs tissus, sans qu'aucun d'eux prédomine manifestement, dans le processus néo-formatif.

Tératologie (τέρας, monstre ; λόγος, étude). Étude des monstres.

Terpine. Bihydrate de térébenthine. Se présente en cristaux incolores, inodores, peu solubles dans l'eau froide, très solubles dans l'alcool, l'éther et l'essence de térébenthine. Succédané de la térébenthine.

Terre de Sienne. Oxyde de fer hydraté.

Terrier (Louis-Félix), chirurgien de Paris, contemporain, né en 1837.

PROCÉDÉ DE — : DANS LA GASTROSTOMIE (1890).

1° Incision longue de 6 à 7^{cm}, à environ 2^{cm} en dedans du bord costal gauche et parallèle à ce dernier ;

2° Section des téguments de la paroi et du péritoine ;

3° Fixation de l'estomac attiré au dehors avec les doigts et non avec des pinces, au moyen de 6 ou 8 points de suture. Les fils de soie, disposés en U, ne comprennent que la séreuse et la musculeuse gastrique d'une part, et le péritoine pariétal, d'autre part ;

4° Incision très petite de l'estomac, suivant l'axe de la plaie, et suture de la muqueuse à la peau.

PROCÉDÉ DE — DANS LA CHOLÉCYSTENTÉROSTOMIE (1889) : Procédé qui avait pour but de créer un abouchement de la vésicule biliaire dans le duodénum en préservant le péritoine de tout contact du contenu vésiculaire, par le placement préalable de toutes les sutures. On procédait ainsi : amener la vésicule au contact de la première portion du duodénum, placer un premier point de suture en bourse, puis, au-dessous, huit points simples latéraux sur deux rangées antéro-postérieures ; enfin, un dixième point en bourse. Tous ces points comprennent séreuse et musculeuse de l'intestin et de la vésicule. On serre le point en bourse supérieur, puis les huit points latéraux : il en résulte un espace entre les deux rangées de points latéraux, espace qui reste à fermer par le point en bourse inférieur. Avant de serrer ce dernier point, on ponctionne avec une lame étroite la vésicule d'abord, puis l'intestin, de manière que les deux orifices de ponction se correspondent. Pour maintenir la communication, on met un drain de 4 à 5 millimètres de diamètre et de 4 à 5 centimètres de long ;

ce drain doit tomber ultérieurement dans le duodénum. Il reste à fermer le dernier point de suture en bourse.

Tesla.

MOTEUR — : Moteur électrique à courants alternatifs, dont le principe est analogue à celui de l'expérience d'*Arago*.

Tétanie (τέτανος, tendu, raidi). Syndrome caractérisé par des accès de contractures douloureuses occupant les extrémités ; ces accès peuvent être provoqués par la compression des nerfs ou des vaisseaux de la région atteinte (V. Signe de Trousseau, p. 613). S'observe dans les auto-intoxications, les affections du tube digestif, après l'ablation du corps thyroïde, etc.

Tétanos (τέτανος, tétanos). Maladie infectieuse épidémique, due au bacille de Nicolaïer et caractérisée par des contractures débutant par les muscles de la mâchoire et envahissant progressivement tous les muscles de l'organisme.

— AIGU : Tétanos à évolution rapide (2, 3, 4. 5 jours).

— CÉPHALIQUE : Variété de tétanos dans laquelle le tronc et les membres échappent plus ou moins aux contractures. Le tétanos céphalique, dans sa forme type, présente les trois particularités cliniques suivantes :
1° la plaie se trouve sur le territoire de nerfs craniens ;
2° le nerf facial est paralysé, en général, du côté de la plaie ;
3° en général, sont seuls contracturés les muscles innervés par les nerfs craniens.

— CHRONIQUE : Tétanos à évolution lente, durant parfois plusieurs semaines.

— DYSPHAGIQUE : Tétanos caractérisé surtout par le spasme pharyngien.

— HYDROPHOBIQUE : Forme de tétanos dans laquelle la déglutition des liquides est impossible et tellement douloureuse, que l'approche seule de l'eau détermine des mouvements convulsifs.

— PARTIEL : Tétanos localisé.

— PUERPÉRAL : Tétanos observé après l'accouchement.

— UTÉRIN : Tétanos observé à la suite d'interventions sur l'appareil génital interne de la femme.

Tête dernière. En obstétrique, se dit de la tête fœtale, qui, dans l'accouchement par le siège, sort en dernier lieu de la filière pelvi-génitale.

Tétracoque (τέτρα, quatre ; κόκκος, graine). Tétragène.

Tétragène (τέτρα, quatre ; γένεσις, origine). Microcoque formé de quatre coques accolées et placées sur le même plan.

Teutleben.

LIGAMENTS DE — : Ligaments phréno-péricardiques latéraux.

Thalasie (θάλασσα, mer). Mal de mer.

Thalassothérapie (θάλασσα, mer ; θεραπεύειν, soigner). Médication dont l'air et l'eau de mer font la base.

Thapsia garganica. Plante des pays chauds, très commune en Algérie. L'écorce de sa racine, traitée par l'alcool bouil-

lant donne une résine jaune, employée en emplâtre comme
rubéfiant.

Thébaïque. Extrait aqueux d'opium.

Thébaïsme. Intoxication par l'opium.

Thébésius, médecin allemand de la première moitié du xviiiᵉ siècle.

VALVULE DE — : Valvule du sinus coronaire, située au point où
ce dernier s'ouvre dans l'oreillette droite. Découverte par
Eustachi.

VEINES DE — (1708) : Veines situées, soit sous l'endocarde,
soit dans l'épaisseur du myocarde, communiquant à l'extérieur
avec les radicules des veines coronaires ou des veines de
Galien, et s'ouvrant sur l'endocarde, principalement dans
l'oreillette droite, par les pores de Vieussens.

Théden (Johann-Christian-Anton), (1714-1797), chirurgien allemand.

MÉTHODE DE — (1771) : Traitement des grands hématomes
traumatiques et des anévrysmes par la compression totale du
membre, faite au moyen d'un bandage roulé.

Theile (Friedrich-Wilhelm), (1801-1879), anatomiste allemand, né
à Buttstädt (Saxe-Weimar).

CANAL DE — : Circuit séreux dû à la réflexion du péricarde
sur l'aorte et l'artère pulmonaire et qui sépare l'aorte, en
arrière, de la face antérieure des oreillettes, en avant.

Thélorrhagie (θηλή, mamelon ; ρήγνυμι, couler). Hémorragie par le
mamelon.

Thélotisme (θηλή, mamelon). Érection du mamelon.

Thénar (θέναρ, paume de la main).

ÉMINENCE — : Saillie musculaire située à la partie externe de
la face palmaire de la main et constituée par les muscles
court abducteur du pouce, court fléchisseur, opposant et
adducteur.

Théorie pythogénique de Murchison. V. Murchison, p. 394.

Thérapeutique (θεραπεύειν, soigner). Branche de la médecine qui
donne des préceptes sur le choix et l'administration des
moyens curatifs et sur la nature des médications (Landouzy).

Thermo-cautère (Paquelin). Appareil à cautérisation par la
chaleur.

Thermo-électrique. V. Pile thermo-électrique, p. 455.

Thiersch (Karl), (1822-1895), chirurgien allemand, né à Munich.

CANALICULES DE — : Canalicules précurseurs de la vasculari-
sation réparatrice, après la section d'un vaisseau. Cette section,
examinée peu d'heures après le trauma, est obturée par
l'endothélium proliféré. En employant les injections à la
gélatine, Thiersch aurait vu se creuser, à travers le bouchon
endothélial, des canalicules intercellulaires très fins qui
permettaient la circulation des sucs nutritifs à travers les
lèvres accolées de la plaie.

GREFFE DE — (1874) : Greffe dermo-épidermique ; déjà recommandée par Ollier en 1872.

Thiocamphre. Liquide jaune-verdâtre, obtenu par l'action de l'acide sulfureux sur le camphre.

Thiocol. Sulfogaïocolate de potasse. Poudre blanche, de saveur d'abord amère puis douce, soluble dans l'eau. Antituberculeux.

Thioforme. Dithiosalicylate basique de bismuth. Poudre jaune-grisâtre, inodore et insipide, insoluble dans l'éther, l'alcool et l'eau. Succédané de l'iodoforme.

Thiol. Liquide noir-brunâtre ou poudre de même couleur, soluble dans l'eau et l'alcool. Succédané de l'ichthyol.

Thioline. Succédané de l'ichtyol.

Thiorésorcine. Poudre gris-jaunâtre, insoluble dans l'eau. Succédané de l'iodoforme.

Thiroloix, médecin de Paris, contemporain.

BACILLE DE — et ACHALME : Bacille retiré du sang et des sérosités pleurale et articulaire de l'homme atteint de fièvre rhumatismale articulaire aiguë ; se présente sous forme de bâtonnets courts, gros ; ne pousse que dans les milieux anéarobies ; inoculé aux animaux (lapins, cobayes, souris). se retrouve dans le sang et les sérosités articulaires.

Thiry.

PROCÉDÉ DE — : Destiné chez l'animal à recueillir le suc intestinal. On isole une anse intestinale par deux sections, en conservant ses connexions vasculaires et nerveuses. On ferme le bout inférieur de l'anse isolée, on fixe l'autre à la plaie abdominale en y plaçant une canule. La continuité de l'intestin est rétablie par entérorrhaphie.

Thomas (Gaillard), médecin américain de New-York, né à Edisto Island (Caroline du Sud), en 1831.

CURETTE DE — : Curette fenêtrée dont les bords sont dentelés.

Thomsen, médecin danois, né en 1815.

MALADIE DE — (1876) : Myotonie congénitale : raideur spasmodique atteignant les muscles volontaires au début des mouvements et disparaissant bientôt après.

Thomson (Allen), (1809-   ), anatomiste écossais, né à Édimbourg.

FASCIA FEMORALI-ABDOMINALIS DE — : Fibres d'apparence jaunâtre, dépendant sans doute du feuillet profond du fascia superficialis de l'abdomen, inconstantes, surtout développées sur les sujets bien musclés, partant de la ligne médiane, un peu au-dessus de la symphyse pubienne, et se portant obliquement en bas et en dehors, sur l'aponévrose du droit interne de la cuisse, en passant sous le cordon spermatique, en dehors du ligament suspenseur de la verge, en avant de l'arcade crurale, décrivant ainsi une très légère courbe à concavité externe, et recouvrant la moitié interne de l'orifice superficiel du canal inguinal, d'où le nom de *couvercle fibreux de l'anneau inguinal externe* que leur donne également Thomson.

Thomson.

ÉLECTROMÈTRE DE — OU ÉLECTROMÈTRE A QUADRANTS : Instrument de physique inventé par cet auteur pour reconnaître si deux corps sont au même potentiel électrique ou mesurer les différences de potentiel.

Thomson Clihu.

MOTEUR — : Moteur dans lequel on utilise les réactions produites par un courant alternatif sur un circuit voisin.

Thoracentèse (θώραξ, thorax ; κεντεῖν, percer). Opération qui a pour but de vider une collection pleurale par une ponction pratiquée à travers la paroi thoracique.

Thoracocentèse. Thoracentèse.

Thoracopage (θώραξ, thorax ; πάγειν, unir). Monstre diplosomien parasitaire dont le petit sujet s'insère sur le thorax (fig. 397).

Thoracoplastie (θώραξ, thorax ; πλάσσειν, façonner). Opération dont le but est de modifier la conformation du thorax. Appliquée à la cure de l'empyème chronique fistuleux, elle tend à appliquer sur les poumons rétractés un large plastron thoracique préalablement mobilisé par la section ou la résection de plusieurs côtes. A donné naissance à plusieurs procédés.

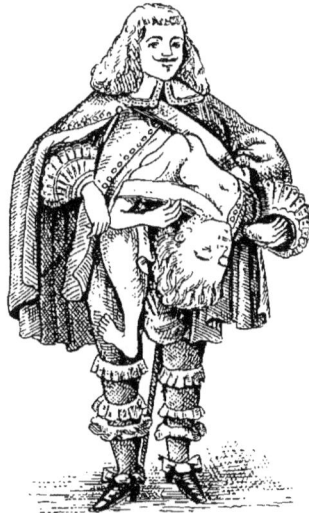

FIG. 397. — Thoracopage (Bartholin).

Thoracotome (θώραξ, thorax ; τομή, section). Instrument employé autrefois pour la thoracotomie.

Thoracotomie (θώραξ, thorax ; τομή, section). Opération d'Estlander. V. Estlander, p. 190.

Thorax en bateau. Déformation du thorax, caractérisée par une dépression médiane de la partie supérieure du thorax, les parties latérales de celui-ci et les épaules se trouvant au contraire saillantes en avant ; fréquente dans la syringomyélie.

Thorenc (haute vallée de). Station d'altitude, occupant le sommet d'un triangle, dont Grasse et Nice représentent les deux autres angles; saison du 1er mai au 31 octobre. Altitude : 1 200 mètres.

Thornton, chirurgien anglais, contemporain.

SIGNE DE — : Douleur violente au côté, dans la lithiase rénale.

Thornwald.

MALADIE DE — OU ANGINE DE : Inflammation de la glande pharyngienne de Luschka.

Thrill ou **Thrill-murmur**, (*mot anglais* : tressaillement, frémissement, ou frémissement vibratoire).

Signe rencontré surtout dans les anévrysmes artério-veineux et donnant naissance : 1° à une vibration : frémissement continu, avec renforcement systolique; 2° à un bruit : souffle continu, avec renforcement systolique, que l'on a comparé au bruit du vent, au ronflement d'une toupie, au bruit d'un moulin, etc.

Thrombose (θρόμϐος, grumeau). Oblitération d'un vaisseau sanguin par un caillot.

Thrombus (θρόμϐος, grumeau). Caillot sanguin oblitérant un vaisseau.

Thymol. Phénol ($C^{10}H^{14}O$) retiré de l'essence de thym ; jouit de propriétés antiseptiques.

Thymus. Glande vasculaire sanguine située dans le médiastin antérieur au-devant du péricarde; n'existe que chez le fœtus et l'enfant en bas-âge. Le thymus s'atrophie à partir de deux ans ; à vingt ans il n'en reste que des vestiges.

Thyroïdectomie (θυρεός, bouclier; εἶδος, forme ; ἐκτομή, excision). Ablation totale ou partielle de la glande thyroïde.

Thyroïdine. Produit de sécrétion interne de la glande thyroïde, dont l'excès dans l'organisme déterminerait, d'après certains auteurs, les accidents du goitre exophtalmique. En pharmacologie, poudre de corps thyroïde desséché à température peu élevée (25° à 35°); riche en iode.

Thyroprotéide. Substance albuminoïde constituant la majeure partie de la masse de la glande thyroïde.

Thyrotomie (θυροειδής ὀστοῦν, os thyroïde; τομή, section. θυροειδής, semblable à une porte). Section du cartilage thyroïde.

Tic. Mouvement convulsif, habituel, conscient, produit par la contraction involontaire d'un ou de plusieurs muscles du corps et reproduisant, d'une façon exagérée, un geste de la vie ordinaire ou un geste réflexe.

— DE SALAAM : Salutation convulsive.

Tiedemann (Friedrich), (1781-1861), anatomiste allemand, né à Cassel.

NERF DE — : Nerf qui accompagne, dans le nerf optique, l'artère centrale de la rétine.

Tiflis (Russie d'Asie, Transcaucasie). Station climatérique hivernale. Station thermale : eaux abondantes, de température variant entre 31° et 37°, ressemblant les unes aux eaux de Cauterets et de Barèges, les autres aux sources d'Aix, en Savoie, et de Baden.

Tige-pessaire. V. Pessaire à tige (p. 445, fig. 282).

Tillaux (Paul-Jules), chirurgien de Paris, contemporain, né en 1834, à Aunay-sur-Odon (Calvados).

MALADIE NOUEUSE DE — OU MALADIE NOUEUSE DE LA MAMELLE : Variété de mammite, caractérisée par l'existence de tumeurs multiples et fibreuses dans l'épaisseur de la mamelle. Analogue à la maladie kystique de Reclus.

Tillmanns (Herman), chirurgien allemand, né à Elberfeld en 1844.

PROCÉDÉ DE — : Procédé de suture des nerfs qui consiste à pratiquer une suture intra-nerveuse à la Nélaton, et une suture du névrilème à la Baudens.

Tintement métallique (Laënnec). Sensation acoustique perçue à l'auscultation, en cas de pneumothorax, et analogue au bruit produit par des grains de sable tombant dans une coupe de bronze.

Tirage. Dépression de la paroi thoracique soit au-dessus, soit au-dessous du sternum sur la ligne médiane, produite à chaque inspiration, dans certains cas de dyspnée, par obstruction mécanique des voies respiratoires.

Tire-bouchon. Instrument usuel employé en chirurgie pour l'ablation des fibromes utérins ; cette application date au moins de 1851 et l'instrument qui a servi à cette époque a été vu par Segond, à New-York, en 1896.

Tire-lait. Appareil destiné à aspirer le lait de la mamelle (fig. 398).

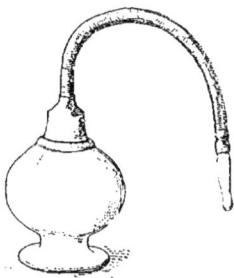

FIG. 398. — Tire-lait.   FIG. 399. — Tire-lait gradué.

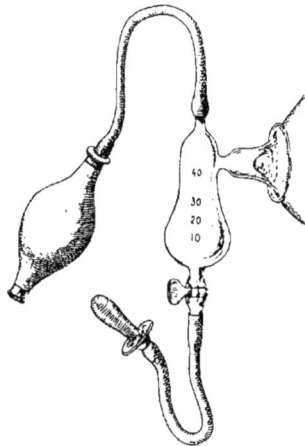

Tire-lait gradué (fig. 399). Tire-lait construit de manière à pouvoir mesurer la quantité de lait aspirée.

Tisane. Boisson médicamenteuse. Les tisanes se préparent par solution, infusion, macération, décoction.

Tissu cellulaire sous-péritonéal. Nappe de tissu cellulaire placée entre le péritoine et le fascia transversalis et décomposable en deux couches : la couche externe, en rapport avec le fascia transversalis, affecte la forme d'une véritable membrane. C'est le fascia propria.

Tissu connectif. Tissu conjonctif.

Tizzoni (Guido), médecin italien, né à Pise en 1853.

Antitoxine de — : Antitétanique. V. p. 546.

Tleminks.

Lotion de — :

Chaux vive................	500 grammes.
Fleur de soufre............	250 —
Eau......................	2500 —

Très usitée en Belgique contre la gale.

Procédé de — : Procédé de suture des nerfs qui consiste à pratiquer une suture du névrilème à la Baudens.

Tocodynamomètre (τόχος, accouchement; δύναμις, puissance; μέτρον, mesure) (Schatz). Appareil enregistreur destiné à mesurer la force résultant de la contraction utérine.

Tocographe (τόχος, accouchement; γράφω, j'écris) (Poulet). Tocodynamomètre.

Tocologie (τόχος, accouchement; λόγος, étude). Étude des accouchements.

Todd (Robert-Bentley), (1809-1860), médecin anglais.

Potion de — (Codex) :

Cognac ou rhum............	40 grammes.
Sirop de sucre..............	30 —
Teinture de cannelle........	5 —
Eau distillée..............	75 —

Potion tonique.

Tomes (Sir John), (1836-1895), dentiste anglais, né à Weston-on-Avon.

Fibres de — : Fins cylindres de substance molle et transparente, de nature protoplasmique, qui occupent les canaux de l'ivoire des dents. Ce sont des prolongements des odontoblastes.

Tomenteux (*tomentum*, duvet). Qui semble au toucher ou à la vue velouté ou recouvert de duvet.

Tonicité musculaire (τόνος, tension). État permanent de tension dans lequel se trouvent les muscles en dehors de l'état d'activité, de contraction, lorsque les nerfs moteurs sont intacts. Synon. : Tonus.

Tonique. Médicament reconstituant.

Tonsaasen (Norvège).

SANATORIUM DE — : Sanatorium pour tuberculeux.

Tonsille (*tonsilla*, amygdale). Amygdale.

Tonsillotome (*tonsilla*, amygdale ; τομή, section). Amygdalotome. (Incorrect.)

Tophacées (τόφος, pierre poreuse).

CONCRÉTIONS — : Tophus.

Tophus (τόφος, pierre poreuse). Concrétions d'urate de soude formées, chez les goutteux, principalement autour des articulations des doigts et sur le bord du pavillon de l'oreille.

Topique (τόπος, lieu). Nom donné aux médicaments appliqué à l'extérieur (cataplasme, emplâtre, onguent.)

Torcular (*torcular*, pressoir). Pressoir d'Hérophile. V. p. 285.

Torricelli (Evangeliste), (1608-1647), mathématicien et physicien italien ; inventeur du baromètre.

THÉORÈME DE — : La vitesse d'une molécule de liquide qui s'échappe par une ouverture pratiquée à la paroi d'un vase est la même que celle d'un corps qui tomberait librement du niveau du liquide jusqu'au centre de gravité de l'orifice.

Torti (Francesco), (1658-1741), médecin italien, né à Modène.

MÉTHODE DE — : Manière de prescrire la quinine dans le paludisme. V. Méthode. p. 381.

Torticolis (*tortum collum*, cou tordu). Attitude vicieuse, permanente ou temporaire de la tête.

Touraine (France).

SANATORIUM DE — : Sanatorium pour tuberculeux, aux environs de Tours.

Tourniole. Panaris superficiel, péri-unguéal ou sous-unguéal. Ainsi dénommé, parce qu'il tend à *tourner* autour de l'ongle.

Tourniquet (J.-L. Petit). Compresseur mécanique que l'on appliquait sur les gros vaisseaux pour obtenir l'hémostase. V. J.-L. Petit, p. 446.

Toux utérine. Toux sèche, légère, d'origine nerveuse, que l'on observe chez des névropathes atteintes en même temps de lésions utérines.

Toxalbumine (τοξικόν, poison). Albumine toxique, produite par l'activité de certaines bactéries.

Toxalbumose (τοξικόν, poison). Toxalbumine.

Toxémie (τοξικόν, poison ; αἷμα, sang). Accidents déterminés par la présence de matières toxiques dans le sang.

Toxicologie (τοξικόν, poison ; λόγος, étude). Étude des poisons.

Toxine (τοξικόν, poison). Substance sécrétée par les bactéries dans les milieux de culture ou dans l'organisme.

Toxinicide (τοξικὸν, poison). Qui détruit les toxines.

Toxique (τοξικὸν, poison). « Substance, qui, introduite ou formée dans l'organisme, est capable de troubler ou d'abolir la vie des éléments anatomiques, en modifiant directement ou indirectement le milieu qui les contient. »·(Roger).

Toynbee (Joseph), (1815-1866), auriste anglais, né à Hecklington.
SPÉCULUM DE — : Petit instrument destiné à examiner l'oreille.
PROCÉDÉ DE — : Procédé d'aération de la trompe et de la caisse : le malade ferme la bouche et pince les narines entre le pouce et l'index, puis il fait un mouvement de déglutition ; par suite de la raréfaction de l'air du naso-pharynx, l'air qui est contenu dans la trompe et dans la caisse est attiré dans ce dernier.
TYMPAN DE — : Tympan artificiel, formé d'une rondelle de caoutchouc mince.

Trachée (τραχεῖα, trachée). Conduit fibro-cartilagineux représentant le deuxième segment des voies respiratoires.

Trachéite (τραχεῖα, trachée). Inflammation de la trachée.

Trachélopexie ligamentaire (τράχηλος, col ; πήγνυμι, fixer) (Jacobs), (1896). Fixation du col de l'utérus, après amputation du corps, aux moignons des ligaments larges. Contre le prolapsus utérin.

Trachélorrhaphie (τράχηλος, col ; ῥαφή, suture). Opération d'Emmet. V. Emmet, p. 176.

Trachéotomie (τραχεῖα, trachée ; τομή, section). Ouverture chirurgicale de la trachée.

Tragus. Petite saillie située en avant et en dehors de l'orifice externe du conduit auditif.

Training Schools.
Hospice pour les idiots et les imbéciles.

Tranchées utérines. Contractions douloureuses de l'utérus, dans les premiers jours qui suivent l'accouchement.

Transfixion. Manière de tailler un lambeau d'amputation. Avec un couteau long, on perfore de part en part les parties molles, à ras des os, et on sépare de dedans en dehors, c'est-à-dire de la profondeur vers l'extérieur, un lambeau plus ou moins long, en faisant descendre et sortir plus ou moins bas, le taillant agité d'un mouvement de va-et-vient, large et régulier ; on obtient ainsi, sur les sujets non amaigris, et dans les régions où la peau n'est pas très rétractile, de très beaux lambeaux arrondis en lune ou en demi-lune, suivant leur longueur (Farabeuf).

Transformateur électrique. Appareil permettant de transformer un courant alternatif à grande intensité et à faible différence de potentiel en un courant à faible intensité et à grande différence de potentiel, ou inversement. Tout transformateur se compose essentiellement d'un *primaire* et d'un *induit* (V. Ruhmkorff), et on améliore son fonctionnement en ajoutant un noyau de fer doux, comme dans la bobine de Ruhmkorff,

qui n'est pas autre chose qu'un transformateur. Le produit
de l'intensité du courant par la différence de potentiel n'est
pas altéré par la transformation.

Transformisme. Théorie biologique de Lamarck et Darwin.

Transport (de l'énergie). Le transport de l'énergie peut s'effectuer
au moyen du courant électrique (V. dynamo). Pour diminuer
le prix du câble, on a alors avantage à employer des courants
alternatifs à haut potentiel.

Transfusion (*transfundere*, transvaser). Opération qui consiste à
introduire dans les voies circulatoires de l'homme ou d'un
animal du sang d'un autre homme ou d'un autre animal.

Trapèze.

Muscle — : Muscle de la nuque et de la partie supérieure du
dos, s'insérant en haut sur la ligne courbe occipitale supérieure au ligament cervical postérieur, aux apophyses épineuses de la septième vertèbre cervicale et des vertèbres
dorsales, en bas au bord postérieur de la clavicule, à l'acromion et à l'épine de l'omoplate.

Os — : Os le plus externe de la seconde rangée du carpe.

Trapézoïde (trapèze ; εἶδος, forme).

Ligament — : Nom donné à la portion antérieure du ligament
coraco-claviculaire.

Os — : Deuxième os de la seconde rangée du carpe, faisant
suite au trapèze.

Traube (Ludwig) (1818-1876), médecin allemand, né à Ratibor.

Bruit de galop de — : Rythme particulier des bruits du cœur,
pathognomonique d'hypertrophie brightique. Il est dû à un
bruit surajouté précédant la systole ventriculaire et donnant
au rythme cardiaque l'apparence d'un vrai galop. Il peut être
diastolique ou présystolique. Il s'entend aussi, alors que la
tonicité du myocarde s'est épuisée, dans diverses infections
aiguës, dans des maladies cachectisantes, enfin dans les
dilatations du cœur droit.

Double ton de — : S'entend à l'artère fémorale, en cas d'insuffisance aortique, si l'on ausculte l'artère avec le stéthoscope
sans compression. Dû, suivant Traube, à la brusque distension
du vaisseau, puis à sa brusque déplétion, à la systole et à la
diastole.

Espace semi-lunaire de — : Zone circonscrite en dedans par
la partie inférieure du bord gauche du sternum, en haut et
en dehors par une ligne oblique commençant vers le sixième
cartilage costal et descendant jusqu'au rebord des fausses
côtes. Normalement occupé par la sonorité tympanique de
l'estomac. Diminue ou même disparaît dans les épanchements
pleuraux gauches.

Trauma (τραῦμα, blessure). Lésion locale produite par un agent
extérieur.

Traumaticine. Mélange de dix parties de gutta-percha dissoute
dans quatre-vingt-dix parties de chloroforme.

Traumatisme (τραῦμα, blessure). Ensemble des manifestations locales ou générales provoquées par une blessure ou trauma.

Traumatol ou **iodo-crésine**. Poudre inodore, ni caustique, ni toxique : succédané de l'iodoforme, s'emploie à l'extérieur.

Traumatopnée (τραῦμα, blessure ; πνεῖν, respirer). Bruit produit au niveau d'une perforation thoracique par le passage brusque de l'air au moment de l'inspiration et de l'expiration.

Travail. En physique, on appelle travail d'une force, le produit de cette force par le développement de son point d'application. Par exemple, pour élever à une hauteur de 2 mètres un poids de 3 kilogrammes, il faut fournir un travail égal à 6 unités de travail, c'est-à-dire à 6 *kilogramètres*. Le kilogramètre vaut environ 10 *joules*.

En obstétrique, ensemble des phénomènes mécaniques et douloureux précédant immédiatement l'accouchement.

Treitz (Wenzel), (1819-1872), médecin autrichien, né à Hostomitz (Bohème).

ARC VASCULAIRE DE — : Arcade vasculaire formée par l'artère colique gauche supérieure et la veine mésentérique inférieure, située entre le bord gauche de la portion ascendante du duodénum et le bord interne du rein gauche (fig. 400).

FOSSETTE DUODÉNO-JÉJUNALE DE — (1857) : Fossette péritonéale, décrite par Treitz autour du duodénum. V. Fossettes duodénales, p. 215.

MUSCLE DE — (1853) : Faisceau musculaire, mince, aplati et triangulaire, qui prend naissance sur le pilier gauche du diaphragme et se fixe sur l'angle duodéno-jéjunal.

Trélat (Ulysse), (1828-1890), chirurgien de Paris, né à Paris.

CRACHATS RECTAUX DE — : Selles glaireuses, striées de sang dans la rectite.

SIGNE DE — : Présence, au voisinage des ulcérations tuberculeuses de la bouche, de points jaunâtres disséminés, qui sont de petits tubercules ou des abcès miliaires.

SPÉCULUM DE — : Écarteur puissant constitué par deux valves montées sur deux manches croisés et articulés ; employé pour la dilatation anale. Analogue au spéculum ani antique. V. Spéculum, p. 559.

TREMBLEUR — : Dispositif servant à interrompre le courant primaire d'une bobine d'induction, de façon à produire, par l'ouverture et la fermeture de ce courant primaire, des courants induits dans une bobine secondaire.

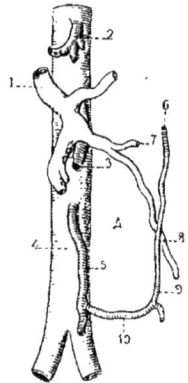

FIG. 400.
Arc de TREITZ.

1, tronc de la veine porte ; 2, tronc cœliaque ; 3, artère mésentérique supérieure ; 4, aorte abdominale ; 5, artère mésentérique inférieure ; 6, artère colique gauche supérieure ; 7, veine splénique ; 8, veine mésentérique inférieure ; 9 et 10, artère colique gauche supérieure.

Trémoussement. Trépidation donnée par le trémoussoir.

Trémoussoir. Fauteuil à ressort, inventé par l'abbé de Saint-Pierre, en 1734, disposé de telle sorte qu'il secouait celui qui était assis tout comme une chaise-poste en mouvement. Eut beaucoup de vogue.

Trendelenburg (Friedrich), chirurgien allemand, né à Berlin en 1844.

CANULE DE — : Canule permettant l'oblitération complète de la trachée, afin d'empêcher le reflux du sang dans les voies respiratoires, au cours d'une opération portant sur la bouche, la gorge ou le larynx.

MÉTHODE OU OPÉRATION DE — : Résection des paquets variqueux.

POSITION DE — : Position dans laquelle le malade est mis en situation déclive, de manière que les anses intestinales soient refoulées vers le diaphragme par le fait seul de la pesanteur (fig. 295). V. Position, p. 467.

PROCÉDÉ DE — DANS LA GASTROSTOMIE : Ce procédé est celui de Verneuil modifié. L'opération est faite en deux temps : dans le premier, on fixe l'estomac à la paroi, en ayant soin de pratiquer des sutures non pénétrantes ; dans le second, on ouvre l'estomac, en pratiquant une ouverture aussi petite que possible.

PROCÉDÉ DE — DANS LA TAILLE HYPOGASTRIQUE (1884) : Incision transversale des téguments, immédiatement au-dessus du pubis, sur une longueur de 6 à 8 centimètres et en forme de croissant à concavité supérieure, pour éviter la blessure des cordons. Section des muscles au ras de la symphyse. Incision transversale de la vessie.

Trépan (τρύπανον, tarière, trépan). Instrument en forme de villebrequin, servant à pratiquer la trépanation.

Trépanation (τρύπανον, tarière, trépan). Opération qui consiste à pratiquer un orifice dans un os ; se fait avec le trépan ou avec tout autre instrument.

Trépidation épileptoïde. Épilepsie spinale. V. Épileptoïde, p. 184.

Trèves (Frederick), chirurgien anglais.

ANSE EN Ω DE — (1885) : Non donné au côlon iléo-pelvien.

Triangle interdéférentiel. Espace triangulaire, situé à la base de la vessie chez l'homme, dont les bords latéraux sont constitués par les canaux déférents et dont la base répond au cul-de-sac vésico-rectal.

Tricéphale (τρίς, trois fois ; κεφαλή, tête). Qui a trois têtes.

Triceps. Muscle se décomposant en trois chefs à l'une de ses extrémités.

— BRACHIAL : Muscle de la loge postérieure du bras, comprenant la longue portion, le vaste interne et le vaste externe.

— CRURAL : Muscle de la loge antérieure de la cuisse, comprenant le crural, le vaste interne et le vaste externe.

Trichiasis (θρίξ, τριχός, poil). V. Trichosis.

Trichine (τρίχινος, de θρίξ, τριχός, cheveu). Nématode du porc produisant la trichinose.

Trichinose (τρίχινος, de θρίξ, τριχός, cheveu, poil). Maladie causée par la pénétration des trichines dans l'organisme.

Trichocéphale (θρίξ, cheveu; κεφαλή, tête). Ver parasite de l'ordre des nématodes; habite le cæcum de l'homme.

Trichoglossie (θρίξ, τριχός, cheveu; γλῶσσα, langue). Aspect hérissé de la langue, dû à l'hypertrophie des papilles filiformes.

Tricophytie (θρίξ, τριχός, cheveu; φυτόν, plante). Ensemble de lésions causées par le tricophyton tonsurans et qui peuvent porter sur les cheveux (teigne tondante), sur la barbe, les régions glabres des téguments et les ongles.

Tricophyton tonsurans. Champignon parasite de l'homme et des animaux, produisant la tricophytie.

Trichorrhexis (θρίξ, τριχός, cheveu; ῥήγνυσθαι, rompre). Maladie des poils caractérisée par la présence sur leur trajet de renflements et par leur très grande fragilité.

Trichosis (θρίξ, τριχός, poil). Disposition anormale des cils qui poussent en dedans et déterminent l'irritation continuelle de la conjonctive.

Tricuspide (*tres*, trois; *cuspis*, pointe).

Valvule — : Valvule de l'orifice auriculo-ventriculaire droit, formée de trois valves.

Trident (*tres*, trois; *dens*, dent). Instrument employé jadis pour l'extraction des corps étrangers du genou.

Trijumeau. Nerf cranien représentant la cinquième paire et se divisant en trois branches : ophtalmique, maxillaire supérieur et maxillaire inférieur.

Trillat, chimiste français, contemporain.

Procédé de — : Procédé de désinfection des appartements par les vapeurs de formochlorol (aldéhyde formique). Pour obtenir le dégagement de ces vapeurs, on utilise un autoclave, dit « autoclave formogène », un peu plus haut que les autoclaves ordinaires des laboratoires et revêtu intérieurement d'une couche d'argent métallique, le cuivre étant attaqué par le formol. On emplit l'autoclave aux deux tiers avec la solution de formochlorol et on ferme l'autoclave. On chauffe à 3 atmosphères. Les vapeurs se dégagent dès que l'on ouvre le robinet de sortie, placé à la partie supérieure de l'appareil. Les vapeurs étant très irritantes, le robinet reçoit un tube très fin qui pénètre d'autre part dans le trou de la serrure de la porte des locaux à désinfecter. On a eu soin aussi de bien obstruer tous les joints des portes, fenêtres et cheminée. L'appareil est ainsi *en dehors* des locaux. Au bout d'une heure, la désinfection est faite. Les surfaces seules sont stérilisées; les objets épais, tels que les matelas, ne sont pas suffisamment désinfectés par ce procédé.

Trinitrine. Éther nitrique ou nitroglycérine. Liquide huileux, incolore, d'odeur éthérée, insoluble dans l'eau, soluble dans l'éther. Toxique puissant. Antinévralgique, antispasmodique.

Trional. Diéthylsulfonéméthyléthylméthane. Produit cristallisé en tables prismatiques brillantes, inodore, amer, peu soluble dans l'eau. Hypnotique, succédané du sulfonal et du chloral.

Triquètre. Ligament crico-aryténoïdien.

Trismus (τρίζω, grincer des dents). Contracture des muscles masticateurs. S'observe au début du tétanos.

Tristeza. Maladie des bovidés, identique à la fièvre du Texas, commune dans la République Argentine et le Texas (Lignières), produite par un hématozoaire, le piroplasma bigiminum.

Triticé (de *triticum*, grain de froment).
　　CARTILAGE OU CORPUSCULE — : Petit nodule cartilagineux, en forme de grain de froment, situé dans l'épaisseur du ligament thyro-hyoïdien latéral (ou bord postérieur de la membrane thyro-hyoïdienne).

Triticéo-glosse. (Cartilage triticé, de *triticum*, froment, et γλῶσσα, langue), (Bochdalek).
　　MUSCLE — : Faisceau inconstant de l'hyoglosse, se détachant du ligament thyro-hyoïdien latéral. (Incorrect).

Trocart. Istrument à ponction composé :
　　1° d'une tige terminée par une pointe taillée en pyramide, et munie d'un manche.
　　2° d'une gaine métallique recouvrant toute la longueur de la tige, à l'exception de sa pointe.

Trochanter (τροχαντήρ, trochanter).
　　GRAND — : Saillie osseuse, quadrilatère, située à l'extrémité supérieure du fémur, au point d'union du corps avec le col de cet os, et en dehors de ce dernier.
　　PETIT — : Petite saillie osseuse, arrondie, située à l'extrémité supérieure du fémur, à la partie postérieure et inférieure du col.

Trochantin. Petit trochanter.

Trochin. Petite tubérosité de l'humérus (extrémité supérieure).

Trochiter. Grosse tubérosité de l'humérus (extrémité supérieure).

Trochlée (τροχιλία, poulie). Sorte de poulie osseuse située à l'extrémité inférieure de l'humérus, et destinée à s'articuler avec la grande cavité sigmoïde du cubitus.

Troisier, médecin de Paris, contemporain.
　　GANGLIONS DE — : Adénopathie cancéreuse sus-claviculaire, symptomatique d'un cancer viscéral profond, de l'estomac en particulier.

Trolard, anatomiste français, contemporain.
　　LACS SANGUINS DE — (1868) : Cavités situées le long des sinus, et plus particulièrement du sinus longitudinal supérieur, creusées dans un dédoublement de la dure-mère, et communi-

quant avec les canaux veineux du diploé, les veines cérébrales et les sinus voisins. Contiennent toujours des granulations de Pacchioni, d'où le nom de cavités pacchioniennes que leur a donné Trolard.

LIGAMENT CAROTIDIEN DE — : Trousseau fibreux qui rattache la carotide interne à l'extrémité postérieure de la gouttière caverneuse, ou sillon carotidien.

VEINE DE — OU GRANDE ANASTOMOTIQUE : Tronc veineux anastomotique allant du sinus longitudinal supérieur soit au sinus caverneux, soit au sinus pétreux supérieur. Ce tronc est composé de deux segments, réunis directement bout à bout ou par un tronc intermédiaire. Le segment supérieur n'est autre que la grande veine cérébrale supérieure qui est parallèle à la scissure de Rolando. Le segment inférieur est constitué par la veine sylvienne superficielle qui, arrivée à la base du crâne, s'engage dans l'épaisseur de la dure-mère et se jette tantôt dans le sinus sphéno-pariétal, qui lui-même aboutit au sinus caverneux, tantôt dans la partie moyenne du sinus pétreux supérieur, après avoir traversé d'avant en arrière toute la fosse sphéno-temporale de la base du crâne. Quand les deux segments se réunissent bout à bout, on voit un tronc unique couper obliquement toute la face externe de l'hémisphère ; c'est la veine type de Trolard. Le plus souvent, la continuité n'est pas aussi nette, et il existe entre le tronc de la sylvienne superficielle et celui de la grande cérébrale antérieure, un segment anastomotique plus ou moins régulier, constitué par une des branches de la sylvienne.

Tröltsch (Antoine-Frederick), (1829-1890), auriste allemand, né à Schwabach.

POCHE ANTÉRIEURE DE — : Petite dépression sur la face interne de la membrane du tympan, située immédiatement au-dessous du ligament tympano-malléolaire antérieur.

POCHE POSTÉRIEURE DE — : Petite dépression sur la face interne de la membrane du tympan, située immédiatement au-dessous du ligament tympano-malléolaire postérieur.

Trommer.

RÉACTION DE — : Le glycose chauffé avec une solution alcaline de sulfate de cuivre (liqueur de Fehling), forme un précipité de protoxyde de cuivre de couleur jaune, puis rouge.

Tropacocaïne. Succédané de la cocaïne. Principe actif contenu dans les feuilles d'une plante appartenant à la même famille que l'Erythroxylon-coca. Poudre blanche, cristalline, d'une saveur amère, très soluble dans l'eau ; trois fois moins toxique que la cocaïne, d'après Küster, tout en étant aussi anesthésique.

Trophique (τροφή, nourriture).

CENTRE, NERF — : Centre et nerf tenant sous leur dépendance la nutrition d'un muscle ou d'un membre.

Tropisme (τρέπειν, tourner). Taxie.

Tropon. Nouvelle préparation alimentaire renfermant environ 14 p. 100 d'azote, par conséquent plus de 89 p. 100 d'albumine.

Trou.

— BORGNE : Trou de la base du crâne situé au-devant de l'apo-physe crista-galli.

— POST-GLÉNOÏDIEN OU FORAMEN JUGULARE SPURIUM (trou jugu-laire bâtard). Trou situé derrière le tubercule qui limite en arrière la cavité glénoïde du temporal, devant le conduit auditif externe. Orifice de sortie du sinus pétro-squameux chez l'homme. Perméable seulement à une fine soie de sanglier dans la majorité des cas; peut atteindre 1 à $1^{mm} 1/2$ de diamètre. Assez développé chez certains animaux.

— PTÉRYGO-ÉPINEUX. V. Ligament ptérygo-épineux, p. 343.

— SUPRA-GLÉNOÏDIEN : Trou situé au-dessus de la racine du zygoma. Existe chez certains animaux et donne sortie à une grosse veine intra-cranienne qui vient se jeter dans la jugu-laire externe. Chez l'homme, il peut persister à l'état de vestige sous la forme d'un orifice étroit, situé au-dessus de la racine du zygoma, qui donne sortie à une veinule intra-cranienne, branche du sinus pétro-squameux.

— TEMPORAL : Trou post-glénoïdien.

Trous et canaux de la base du crâne (fig. 401 et 402). Sont de trois sortes :

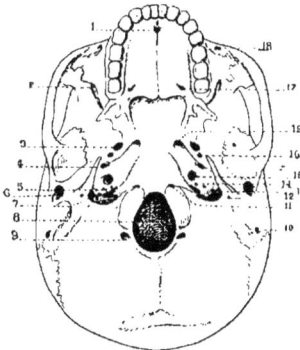

FIG. 401. — Trous et canaux de la base du crâne.

1. conduit palatin antérieur ; 2. fente sphé-no-maxillaire ; 3. trou ovale ; 4. canal os-seux de la trompe d'Eustache ; 5. conduit de Jacobson ; 6. conduit auditif externe ; 7. fosse jugulaire ; 8. trou occipital ; 9. trou condy-lien postérieur ; 10. trou mastoïdien ; 11. trou condylien antérieur ; 12. trou stylo-mastoï-dien ; 13. orifice pour le nerf jugulaire d'Ar-nold ; 14. aqueduc du limaçon ; 15. orifice inférieur du canal carotidien ; 16. trou petit rond ; 17. conduit palatin postérieur ; 18. trou sous-orbitaire ; 19. trou déchiré antérieur.

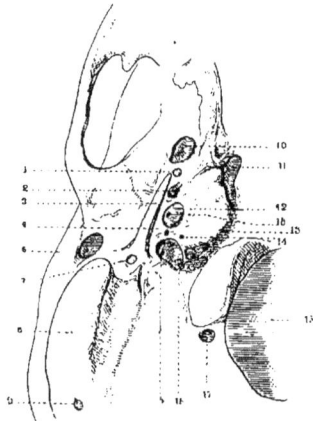

FIG. 402. — Trous et canaux de la région moyenne de la base du crâne.

1. trou petit rond : 2. canal osseux de la trompe d'Eustache ; 3. apophyse styloïde : 4. conduit de Jacobson ; 5. fosse jugulaire : 6. conduit auditif externe ; 7. trou stylo-mas-toïdien : 8. apophyse mastoïde ; 9. trou mas-toïdien ; 10. trou ovale ; 11. trou déchiré antérieur ; 12. orifice inférieur du canal ca-rotidien ; 13. trou déchiré postérieur ; 14. aqueduc du limaçon ; 15. orifice pour le nerf jugulaire d'Arnold ; 16. trou occipital : 17. trou condylien postérieur ; 18. trou carotidien.

1° Les uns se voient à la face externe et interne du crâne ;
2° D'autres n'existent que sur la face interne ;
3° D'autres enfin n'existent que sur la face externe.

1° **Trous et canaux visibles à la fois sur la face interne et sur la face externe du crâne.**

A) *Étage antérieur.*

1° Trous de la lame criblée pour les rameaux du nerf olfactif :

2° Fente ethmoïdale pour un prolongement de la dure-mère qui accompagne le filet ethmoïdal du rameau nasal de la branche ophtalmique de Willis et l'artère ethmoïdale antérieure qui, ayant pénétré dans la cavité cranienne par le trou ethmoïdal interne antérieur, s'engagent dans cette fente, pour gagner la fosse nasale correspondante ;

3° Trou ethmoïdal antérieur pour le filet ethmoïdal du rameau nasal de la branche ophtalmique de Willis et l'artère ethmoïdale antérieure ;

4° Trou ethmoïdal postérieur pour le nerf sphéno-ethmoïdal de Luschka et l'artère ethmoïdale postérieure ;

5° Canal ethmoïdal antérieur pour l'artère ethmoïdale antérieure et le filet ethmoïdal du rameau nasal de la branche ophtalmique de Willis ;

6° Canal ethmoïdal postérieur pour l'artère ethmoïdale postérieure et le nerf sphéno-ethmoïdal de Luschka ;

7° Trou optique pour le nerf optique et l'artère ophtalmique.

B) *Étage moyen.*

8° Fente sphénoïdale, pour le nerf lacrymal, la veine ophtalmique, le nerf pathétique, le nerf frontal, le nerf nasal, le nerf moteur oculaire commun et le nerf moteur oculaire externe, la racine sympathique du ganglion ophtalmique et une branche de l'artère méningée moyenne ;

9° Trou grand rond, pour le nerf maxillaire supérieur ;

10° Trou ovale, pour le nerf maxillaire inférieur, l'artère petite méningée et ses veines satellites (fig. 402, 10) ;

11° Trou petit rond ou sphéno-épineux, pour l'artère méningée moyenne et ses veines satellites (fig. 401, 16) ;

12° Trou de Vésale, pour le nerf petit pétreux superficiel et le petit pétreux profond ;

13° Trou déchiré antérieur, pour le nerf vidien et une branche artérielle méningée postérieure (fig. 401, 19) ;

14° Canal carotidien, pour la carotide interne et le plexus carotidien du sympathique (fig. 401, 15 et fig. 402, 12).

C) *Étage postérieur.*

15° Trou mastoïdien, pour l'artère et la veine mastoïdiennes (fig. 402, 9) ;

16° Trou condylien antérieur ou interne, pour le nerf grand hypoglosse, la veine condylienne antérieure et la méningée postérieure (fig. 401, 11) ;

17° Trou déchiré postérieur, pour le sinus pétreux inférieur, les nerfs glosso-pharyngien, pneumogastrique et spinal, une artère méningée postérieure et la veine jugulaire interne (fig. 402, 13) ;

18° Trou condylien postérieur, pour une veine anastomotique entre la cervicale profonde et le sinus latéral, et parfois une branche artérielle méningée postérieure (fig. 401, 9 et 402, 17) ;

19° Trou occipital (fig. 401, 8 et 402, 16), pour le bulbe rachidien, le nerf spinal, l'artère vertébrale.

2° Trous et canaux visibles seulement sur la face interne du crâne.

A) *Étage antérieur.*

1° Trou borgne, pour la veine fronto-ethmoïdale de Sabattier et Blandin (inconstante) et un prolongement dure-mérien.

B) *Étage moyen.*

1° Hiatus de Fallope, pour les nerfs grands pétreux superficiel et profond et pour l'artère du nerf facial ;
2° Trou du bord supérieur du rocher, vestige de la *fossa subarcuata*, pour une artériole provenant de la méningée moyenne, et destinée à l'oreille interne.

C) *Étage postérieur.*

1° Conduit auditif interne, pour le nerf de Wrisberg, le nerf facial, le nerf auditif et l'artère auditive interne, branche du tronc basilaire ;
2° Aqueduc du vestibule, pour le canal endolymphatique, la veine de l'aqueduc du vestibule (des canaux semi-circulaires, au sinus pétreux supérieur), et une artériole, d'après Sappey.

3° Trous et canaux visibles seulement sur la face externe du crâne.

A) *Étage antérieur.*

Aucun.

B) *Étage moyen.*

1° Canal ptérygo-palatin, pour le nerf pharyngien de Bock, l'artère ptérygo-palatine, branche de la maxillaire interne et et la veine qui l'accompagne ;
2° Canal vidien, pour le nerf vidien, l'artère vidienne et les veines qui l'accompagnent ;
3° Canal tympanique, pour le nerf de Jacobson et une petite branche artérielle, provenant de la pharyngienne ascendante ou inférieure, branche de la carotide externe, destinée au plancher de la caisse et au promontoire (fig. 402, 4) ;
4° Canal carotico-tympanique, pour l'artère et le nerf carotico-tympaniques ;
5° Aqueduc du limaçon, pour un prolongement tubuleux de la dure-mère, un prolongement des espaces périlymphatiques de l'oreille interne, l'artère du limaçon (Sappey) et la veine de l'aqueduc du limaçon ;
6° Ostium introitus, pour le nerf anastomotique entre le facial et le pneumogastrique (rameau auriculaire du pneumogastrique d'Arnold, ou rameau de la fosse jugulaire de Cruveilhier).

C) *Étage postérieur.*

7° Trou stylo-mastoïdien, pour le nerf facial, l'artère stylo-mastoïdienne et les veines qui l'accompagnent (fig. 402, 7).

Trou déchiré antérieur. Trou bilatéral, situé à la base du crâne, comblé à l'état frais par une membrane fibro-cartilagineuse Sur un crâne desséché, vu par sa face externe, le trou déchiré antérieur est situé à la partie externe et antérieure de l'apophyse basilaire, immédiatement en arrière de la base des apophyses ptérygoïdes, en avant et en dedans de la pointe du rocher. Il est constitué, en dedans et en avant, par le bord postérieur de la grande aile du sphénoïde, en arrière et en dehors, par le bord antérieur du rocher (fig. 401, 19).
Il est traversé par le nerf vidien et une branche artérielle méningée postérieure.

Trou déchiré postérieur. Trou bilatéral, situé à la base du crâne, en dehors du condyle de l'occipital, et constitué par la réunion de deux échancrures : l'une postéro-interne, formée par l'occipital ; l'autre antéro-externe, formée par le bord postérieur du rocher. Cet orifice est subdivisé par des trousseaux fibreux qui peuvent s'ossifier en trois compartiments : l'un antérieur et interne, étroit et effilé, répond à l'embouchure du sinus pétreux inférieur ; le second, moyen, aux nerfs glosso-pharyngien, pneumogastrique et spinal et à une branche artérielle méningienne postérieure ; le troisième, postérieur et externe, très large, au golfe de la jugulaire interne (fig. 402, 17).

Trousseau (Armand), (1801-1867), médecin de Paris, né à Tours (fig. 403).

CATAPLASME DE —

Mie de pain..... 1 000ᵍʳ
Eau........... { ãã q. s.
Alcool camphré. {

Pour faire une pâte et ajouter :

Extrait d'opium..... 5ᵍʳ
Extrait de belladone. 10ᵍʳ

LOI DE — : Loi de Sydenham. V. p. 579.

MALADIE DE — : Adénie de Bonfils. V. p. 68.

MÉTHODE DE — : V. Méthode de Bretonneau et Trousseau, p. 77.

POINT APOPHYSAIRE DE — : Point douloureux en cas de névralgie, siégeant au niveau de l'apophyse épineuse de la vertèbre au-dessous de laquelle sort le nerf atteint.

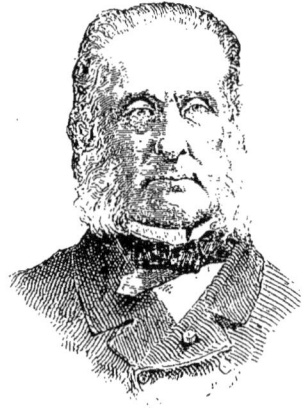

FIG. 403. — TROUSSEAU (1801-1867).

ROSÉOLE SUDORALE DE — : Érythème rubéoliforme dont les macules, d'un rose pâle, ne se confondent jamais en plaques. et qui s'accompagne de sueurs plus ou moins abondantes.

Signe de — : Retour des accès dans la tétanie, sous l'influence de la compression des vaisseaux ou des nerfs du membre.

Vin de — : Vin de digitale, composé, de l'Hôtel-Dieu (Codex).

Poudre de feuilles de digitale.............	5ᵍʳ
Squames de scille......................	7ᵍʳ50
Baies de genièvre.....................	75ᵍʳ
Acétate de potasse sec.................	50ᵍʳ
Vin blanc...........................	900ᵍʳ
Alcool à 90°........................	100ᵍʳ

Faire par macération.

20 grammes de ce vin correspondent à 10 centigrammes de digitale et à 1 gramme d'acétate de potasse.

Trousse-galant. Choléra nostras. Trousse-galant veut dire : « Troussés vous et plyès vostre dernier bagage ; car c'est une maladie très dangereuse, courte et félonne. » Van der Heyden, « Discours et advis sur les flus de ventre douloureux », Gand, 1643, p. 26.

Trunecek, médecin de Prague, contemporain.

Procédé de Cerny et — : V. Méthode de Cerny, p. 100.

Sérum de — :

Sulfate de soude........................	0ᵍʳ41
Chlorure de sodium	4ᵍʳ92
Phosphate de soude....................	0ᵍʳ15
Carbonate de soude....................	0ᵍʳ21
Sulfate de potasse.....................	0ᵍʳ40
Eau distillée.................. q. s. p.	100ᵍʳ

Trypsine. Ferment pancréatique, dissolvant l'albumine, soluble dans l'eau, insoluble dans l'alcool. Employé dans les angines pseudomembraneuses pour les déliter, les dissoudre.

Tubage. Manœuvre consistant à introduire dans le larynx un tube métallique permettant de rétablir l'accès de l'air dans les voies respiratoires « et s'il y avoit si grande estroitesse qu'il ne peut aualler, qu'on mette des ventouses tout à l'entour du col, pour eslargir le canal. Et quelquefois (dit Avicenne), on y doit introduire une cannule faite d'or ou d'argent, et semblable pour aider à la respiration. La cannule peut estre faite courbe, laquelle sera mise par force dans le gosier pour succer l'air et les viandes sorbiles. qui autrement ne peuvent attaindre le gosier. Mais si l'estroitesse est sous le gosier, il faut mettre le tuyau dans la trachæe, si faire se peut. » (Guy de Chauliac — La grande chirurgie, 1363 — édition de Nicaise, p. 159.)

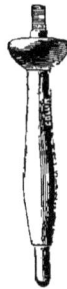

Fig. 404. — Tube court de Bayeux.

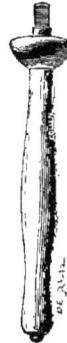

Fig. 405. — Tube long de O'Dwyer.

Tube.

— COURT DE BAYEUX : Tube de O'Dwyer modifié. Le cylindre sous-olivaire est raccourci et prend une forme conique, ce qui facilite l'introduction et l'extraction digitale de l'instrument (fig. 404).

— LONG DE O'DWYER : Tube servant au tubage et présentant de haut en bas : une tête ; une portion plus volumineuse intra-laryngienne ; la bague dilatatrice ; un renflement olivaire et une portion cylindrique : le cylindre sous-olivaire (fig. 405).

ÉNUCLÉATION DIGITALE DU — (1895). (Procédé de Bayeux) : Procédé d'extraction digitale des tubes laryngiens. L'opérateur se place comme pour le tubage ; le sujet est maintenu assis en face de lui par un aide.

1ᵉʳ *Temps*. — De la main gauche, les doigts sur l'occiput, le pouce sur le front, saisir la tête du sujet, pendant que la main droite est placée sur l'épaule gauche de ce dernier, les doigts entourant la nuque, le pouce sur la trachée, au niveau du bord inférieur du cricoïde ; fléchir le tronc du sujet d'environ 45°, puis le relever fortement ; la pulpe du pouce droit sent très nettement à travers la trachée le ventricule du tube laryngien.

2ᵉ *Temps*. — Appuyer modérément, mais d'une façon constante, le pouce droit sur la trachée, jusqu'à ce qu'on ait la sensation de la fuite du tube ; en même temps abaisser rapidement la tête du sujet jusqu'à ce qu'elle regarde le sol.

Tube contourné. Portion sinueuse du tube urinifère, qui fait suite au glomérule de Malpighi. V. p. 90, fig. 59, 2.

Tube-contrôle. Petit tube de verre scellé à la lampe, contenant un produit chimique, qu'on place dans les boîtes de compresses à stériliser pour contrôler leur stérilisation. Les produits chimiques employés sont : la résorcine, qui fond à 112°, l'anhydride succinique qui fond à 119°, l'acide benzoïque qui fond à 121°, l'acide phtalique anhydre qui fond à 129°, l'urée qui fond à 132°. Pour que la stérilisation soit faite, le produit renfermé à l'état pulvérulent dans le tube-contrôle doit avoir été liquéfié.

Tube laryngé. Tube de métal qu'on introduit par la bouche dans le larynx rétréci, et qu'on maintient en permanence pour permettre l'accès de l'air dans les voies respiratoires. V. tube, p. 613.

Tubes du corps de Wolff. V. Mésonéphros, p. 378.

Tubes Périer et Guyon. Tubes employés dans le drainage vésical, après la taille hypogastrique. Ce sont deux gros tubes en caoutchouc, accolés l'un à l'autre, et percés d'un œil latéral à leur extrémité vésicale. On les place dans le bas-fond de la vessie, on les fixe à la paroi vésicale et on les fait aboutir dans un urinal.

Tube-témoin. Tube-contrôle.

Tubercule anatomique. Lésion tuberculeuse cutanée, due à une inoculation directe siégeant le plus souvent à la main.

Tubercule miliaire. Granulation grise.

Tubercule vaginal. Saillie arrondie, située à l'entrée du vagin, sur la paroi antérieure, à l'extrémité antérieure de la colonne antérieure du vagin, au-dessous du méat.

Tuberculine (ancienne), (1890). La lymphe de Koch (1890). Toxine extraite du corps des bacilles tuberculeux au moyen de la glycérine. Elle se présente sous l'aspect d'un liquide brunâtre et clair qui contient, outre la substance spécifique du corps bactérien, tous les autres principes solubles à chaud dans une solution de glycérine à 40 p. 100. Elle est utilisée principalement en Médecine Vétérinaire pour déceler la tuberculose chez les animaux qui, surtout légèrement atteints par la maladie, réagissent à l'injection de tuberculine par une poussée fébrile révélatrice. Son emploi thérapeutique est aujourd'hui abandonné.

Tuberculine (nouvelle) ou **Tuberculine TR** (mars 1897). **Tuberculine TA**. **Tuberculine TO**. La tuberculine TA est extraite de cultures pures de bacilles tuberculeux, au moyen d'une solution de soude caustique à 10 p. 100. A petites doses, elle provoque des réactions semblables à l'ancienne tuberculine, avec cette différence que ces réactions sont plus prolongées et plus constantes. Ses inconvénients sont, qu'à une certaine dose, elle donne des abcès qui seraient dus « aux bacilles tuberculeux morts, les tissus sous-cutanés ne pouvant avoir raison que d'un petit nombre de cadavres bacillaires » (Koch). Pour immuniser l'organisme contre ces corps bacillaires, il fallait trouver le moyen de rendre absorbables les bacilles qu'une enveloppe d'acide gras protège contre la pénétration par les humeurs organiques. Koch y réussit par trituration de cultures desséchées dans le vide à l'aide d'un pilon d'agate dans un mortier d'agate ; puis, pour éliminer les bacilles encore intacts, par émulsion du résidu avec l'eau stérilisée et centrifugation à la machine. La centrifugation donne deux couches : l'une supérieure est la tuberculine TO (T. obere, supérieure) ; l'autre inférieure, adhérente au vase, est la tuberculine résiduelle, la tuberculine TR (T. rest, résidu). TO, qui n'est pas modifiée par la glycérine à 50 p. 100, contient surtout les parties constituantes des bacilles tuberculeux, lesquelles sont insolubles dans la glycérine ; TR, à cause même de sa solubilité dans la glycérine, renferme les éléments immunisants restés adhérents aux bacilles. C'est cette tuberculine résiduelle TR, qu'on désigne communément sous le vocable : nouvelle tuberculine, lymphe de Koch. V. Tuberculine ancienne.

Tuberculine TDr de Behring. Toxine la plus active qui jusqu'ici ait été extraite des bacilles de Koch : on isole des corps bacillaires à 150° et dans le vide, au moyen de l'eau glycérinée, un liquide qui, refroidi, précipite des corps albuminoïdes instables dont on sépare la toxine par centrifugation. TDr a un pouvoir toxique tel que 1 gramme suffit à tuer une quinzaine de cobayes.

Tuberculose.

— AVIAIRE : Tuberculose des gallinacées, causée par le bacille aviaire.

Les caractères différentiels séparant le bacille tuberculeux humain et le bacille tuberculeux aviaire sont les suivants (M. LETULLE) :

BACILLE DE KOCH.	BACILLE AVIAIRE.
Cultures sur milieu solide, sèches, écailleuses, ou verruqueuses, ternes et dures.	Même forme, mêmes réactions colorantes (Ehrlich ou Ziehl, acide, baume); sur les milieux solides, glycérinés ou non, cultures humides, plissées, grasses et molles.
L'ensemencement direct des produits tuberculeux sur gélose glycérinée est généralement infructueux.	L'ensemencement direct sur milieux solides (gélose glycérinée, sérum, gélose simple, etc.) est facile.
Le bacille ne pousse pas à 43°.	Le bacille pousse rapidement à 43°.
Le chien est inoculable, la poule réfractaire.	La poule est inoculable; le chien ne cultive pas le bacille aviaire.

— BOVINE : Tuberculose des bovidés considérée comme de même nature que la tuberculose humaine et regardée comme transmissible à l'homme.

— HERNIAIRE : Tuberculose des organes contenus dans une hernie.

— ZOOGLÉIQUE : Affection nodulaire, d'aspect tuberculeux, dans laquelle on trouve, au lieu de bacilles de Koch, de petits amas microbiens irréguliers, semblables aux zooglées; ces microorganismes se cultivent, et, par inoculation, reproduisent la maladie.

Tubo-suture. V. Suture tubulaire des nerfs, p. 403.

Tubuli contorti. Tubes contournés. V. p. 90, fig. 59, 2.

Tuffier (Théodore), chirurgien de Paris, contemporain.

MÉTHODE DE BIER-TUFFIER ou MÉTHODE DE BIER ou MÉTHODE DE CORNING, ou OPÉRATION DE CHICAGO, ou PROCÉDÉ DE TUFFIER (1899) : Méthode d'analgésie localisée, généralement limitée à la région sous-ombilicale du corps, obtenue par l'injection intra-rachidienne (sous-arachnoïdienne) de 1 à 3 centimètres cubes de solution de cocaïne stérilisée à 2 %, au niveau de la région lombaire. Tuffier a recommandé, pour pratiquer cette injection, de placer le malade dans la station assise, de lui faire courber le dos (faire gros dos), de rechercher l'apophyse épineuse située sur le même plan que les crêtes iliaques, et de marquer un point situé à 1 centimètre au-dessus et à 1 centimètre en dehors de la ligne médiane, pour y faire pénétrer l'aiguille de pouction ; on laisse écouler quelques gouttes de liquide rachidien et on injecte la solution. En 1885, Léonard Corning (de New-York) proposa et pratiqua sur des chiens et des malades avec succès les injections de cocaïne dans le canal rachidien. En 1891, Quincke démontra l'innocuité de la ponction lombaire et la recommanda au point de vue diagnosti-que. En 1898, Sicard utilisa la voie sous-arachnoïdienne au point de vue thérapeuti-que, en injectant du sérum antitétanique dans un cas de tétanos. En avril 1899, Bier pratique la ponction lombaire et injecte de la cocaïne pour obtenir l'anes-thésie. En octobre 1899, Tuffier a recours à la voie lombaire, dans un but thé-

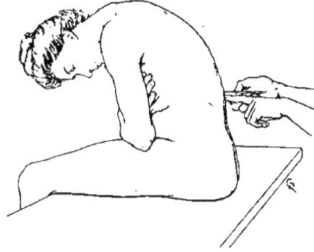

FIG. 406. — Méthode de TUFFIER.

rapeutique d'abord (sédation de douleurs), et chirurgical ensuite. Il perfectionna et vulgarisa en France cette nouvelle méthode d'anesthésie (fig. 406).

PINCE DE — : Pince angiotribe dont les mors sont semblables à ceux de la pince de Doyen, dont elle diffère par le mode de serrage des mors qui est obtenu au moyen d'une vis à volant (fig. 407).

PROCÉDÉ DE — (1898) : Dans l'hystérectomie vaginale : Ablation de l'utérus après angiotripsie des ligaments

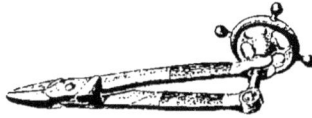

FIG. 407. — Pince de TUFFIER.

larges, sans l'application de pinces à demeure, ni de fils à ligature.

Tumeur cirsoïde artérielle. Anévrysme cirsoïde. V. p. 23.

Tumeur érectile. Angiome. V. p. 24.

Tumeur érectile pulsatile. Anévrysme cirsoïde. V. p. 23.

Turbith minéral. Sous-sulfate de bioxyde de mercure. S'emploie en pommade : 1 gramme pour 30 à 50.

Türck (Louis), (1810-1868), neurologiste autrichien de Vienne, né à Vienne.

    CELLULES DE — : Cellules d'irritation. Variété de leucocytes.

    FAISCEAU DE — : Faisceau pyramidal direct de la moelle.

Tympanal (τύμπανον, tambour), qui a trait au tympan.

    CERCLE — : Anneau osseux, interrompu à sa partie supérieure, qui paraît vers le cinquième mois de la vie intra-utérine, aux dépens duquel se développe la portion tympanique du temporal. Son bord interne est occupé par une rainure destinée à recevoir la membrane du tympan. Il reste chez l'adulte ce qu'il est chez le fœtus. Son bord externe seul se développe, pour former la portion tympanique. En se soudant au rocher, la partie interne du cercle tympanal contribue à former la caisse du tympan. V. p. 100, fig. 65, 1.

Tympanique (τύμπανον, tambour), qui se rapporte au tympan.

Artère — : Branche de la maxillaire interne ; pénètre dans la scissure de Glaser et parvient à la partie antéro-externe de la caisse ; donne quelques rameaux à l'apophyse grêle du marteau et s'épuise sur la membrane du tympan, en s'anastomosant avec la stylo-mastoïdienne.

Canal — ou canal de Jacobson. V. Canal de Jacobson, p. 309.

Portion — : Portion du temporal développée aux dépens du cercle tympanal. Elle revêt la forme d'une gouttière osseuse, ouverte en haut, et constituant les faces inférieure, antérieure et postérieure du conduit auditif externe (la face supérieure est formée par l'écaille).

Tympanisme (τύμπανον, tambour). Exagération de la sonorité à la percussion due à la présence dans l'organe percuté, d'une quantité d'air ou de gaz plus considérable qu'à l'état normal.

Tympanite (τύμπανον, tambour). Distension et sonorité exagérées de l'abdomen, due à la présence de gaz dans la cavité péritonéale. La tympanite peut être généralisée ou localisée.

Tympano-mastoïdienne. V. Tympano-squameuse.

Tympano-squameuse (τύμπανον, tambour ; *squama*, écaille).

Fissure — : Fissure située sur la paroi postérieure du conduit auditif externe, entre cette paroi et le bord antérieur de la mastoïde.

Typho-bacillose (Landouzy). Sorte de granulie atténuée au point que si la maladie s'affirme par une symptomatologie typhoïde grave, l'état lésionnel est aussi peu marqué que possible en tant que tubercules, la maladie évoluant plus comme toxémie bacillaire que comme maladie à productions néoplasiques tuberculeuses. Souvent confondue avec la fièvre typhoïde avant le séro-diagnostic.

Typho-malarienne. Typho-palustre.

Typho-palustre. Fièvre typhoïde associée au paludisme.

Typhoïd spine (expression anglaise). Nom donné par les médecins américains à l'ensemble des phénomènes d'origine spinale survenant comme complication tardive de la fièvre typhoïde.

Typhoïde (τῦφος, stupeur, εἶδος, ressemblance). Qui ressemble au typhus.

Fièvre — : Maladie infectieuse aiguë produite par le bacille d'Eberth et caractérisée anatomiquement par des ulcérations des plaques de Peyer, cliniquement par une fièvre à cycle assez bien défini, un état plus ou moins marqué de stupeur, des troubles digestifs, une éruption sur la peau du ventre, de petites taches arrondies (H. Roger).

Typhose syphilitique. État fébrile avec langueur ou stupeur du syphilitique (observé dans certaines formes rares de syphilis maligne) à la période secondaire.

Typhus (τῦφος, stupeur). Maladie fébrile, contagieuse, épidémique, caractérisée cliniquement par des troubles du système nerveux (stupeur, prostration, etc.) de l'hyperthermie, de la congestion pulmonaire, des érythèmes polymorphes et des pétéchies.

— ABDOMINAL. Nom donné par les Allemands à la fièvre typhoïde.

— ABORTIF. Fièvre typhoïde s'arrêtant brusquement dans le courant du deuxième septénaire.

— AMARIL. Fièvre jaune.

— AMBULATORIUS. Forme latente de la fièvre typhoïde caractérisée par ce fait que les malades continuent de vaquer à leurs occupations.

— DES CHIENS. Maladie décrite par Pick, Karlinski, qui sévit dans la Bosnie et l'Herzégovine ; serait une fièvre typhoïde influencée par la malaria.

— DES MEMBRES (Chassaignac). Phlegmon diffus profond des membres.

— EXANTHÉMATIQUE. Typhus.

— ICTÉROÏDE. Fièvre jaune.

— LEVISSIMUS. Fièvre typhoïde réduite à son minimum d'intensité.

— PÉTÉCHIAL. Typhus.

— RÉCURRENT. Maladie infectieuse et contagieuse, causée par le spirochæte d'Obermaïer.

Tyson (James), histologiste américain, né à Philadelphie en 1841.

GLANDES DE — : Glandes sébacées rudimentaires, situées à la surface interne du prépuce.

U

Uffelmann (Jules), (1837-1894), médecin allemand de Rostock, né à Zenen.

RÉACTIF D' — : Mélange de 10 centimètres cubes d'acide phénique à 4 pour 100, avec une goutte de perchlorure de fer du Codex.

RÉACTION D' — : S'emploie pour révéler l'acide lactique du suc gastrique. La liqueur employée est le réactif d'Uffelmann qui a une coloration améthyste. L'acide lactique la fait virer au jaune citron. L'acide butyrique lui donne une teinte opaline.

Ulcère. Perte de substance des téguments ou des muqueuses ayant peu de tendance à la réparation.

Ullmann.

PROCÉDÉ DE — : DANS LA GASTROSTOMIE (1894). Consiste à fixer le pli stomacal après lui avoir imprimé un mouvement de *torsion* sur son axe.

Ultimum moriens. Nom donné à l'oreillette droite qui serait la dernière des parties de l'organisme à mourir.

Unciforme (*uncus*, crochet; *forma*, forme).

APOPHYSE — : Saillie osseuse en forme de crochet, située à la face palmaire de l'os crochu.

Unguéal (*unguis*, ongle).

PHALANGE — : Nom donné à la phalange des doigts et des orteils qui porte l'ongle.

Unguis (*unguis*, ongle). Os petit, de forme quadrilatère, situé à la partie antéro-interne de l'orbite; prend part à la formation de la gouttière lacrymale.

Unités électriques. Les unités électriques principales sont :
L'unité d'intensité : l'ampère. V. p. 17;
L'unité de capacité : le farad. V. p. 198 ;
L'unité de résistance : l'ohm. V. p. 416 ;
L'unité de force électromotrice : le volt. V. p. 644;
L'unité de quantité : le coulomb. V. p. 127;
L'unité de travail : le watt. V. p. 647.

Unna (Paul), médecin allemand de Hambourg, contemporain, né à Hambourg, en 1850.

DERMATOSE DE — : Nom donné par Audry à l'eczéma séborrhéique.

Uranoplastie (οὐρανός, palais; πλάσσειν, façonner). Restauration chirurgicale des pertes de substances du voile du palais et de la voûte palatine.

Urée (*ur*, radical de urine). Produit excrémentitiel de l'organisme contenu dans l'urine et dû à l'oxydation des matières azotées.

Urémides. Terme général sous lequel on désigne l'ensemble des affections cutanées qui surviennent au cours de l'urémie.

Urémie (urée, αἷμα, sang). Nom donné à l'ensemble des accidents produits par la résorption dans le sang des matériaux de désassimilation normalement éliminés par le rein.

Uréomètre (urée; μέτρον, mesure). Appareil servant à mesurer la quantité d'urée contenue dans l'urine.

Uréthane. Cristaux incolores, très solubles dans l'eau et l'alcool. Hypnotique.

Uretère (οὐρητήρ, uretère). Canal excréteur de l'urine, étendu du rein à la vessie.

CATHÉTÉRISME CYSTOSCOPIQUE DE L'— : Peut être pratiqué à l'aide du :

1° Cystoscope urétéral de Nitze (fig. 408). Cet instrument se compose d'un cystoscope ordinaire de petit calibre, entouré d'un manchon métallique pourvu d'un conduit, destiné à laisser passer la sonde urétérale ;

2° Cystoscope urétéral de Casper (fig. 409). L'extrémité vésicale en béquille du cystoscope ordinaire est remplacée ici par une petite courbure. La face antérieure de la longue tige

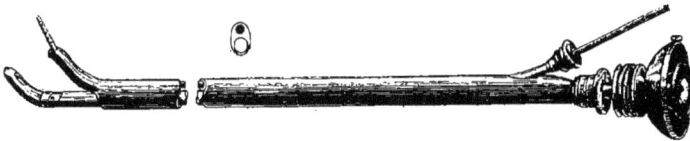

Fig. 408. — Cystoscope urétéra de NITZE.

présente une gouttière transformée en canal par une lame mobile qui glisse dans deux fines rainures. L'oculaire, dont est munie la partie supérieure de l'instrument, au lieu de se

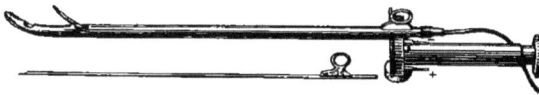

Fig. 409. — Cystoscope urétéral de CASPER.

trouver dans le prolongement de la tige, est situé plus en arrière ;

3° Cystoscope d'Albarran (fig. 410). Cet instrument se compose de trois pièces distinctes : A) la *portion optique* de l'instrument offrant la disposition générale du cystoscope de Nitze, mais dont la lampe a une lumière plus intense, la tige longue est plus mince, et le mode de transmission du courant électrique est différent ; B) la *pièce urétérale*, formée par une demi-gouttière s'emboîtant parfaitement sur la portion optique et présentant sur les côtés deux fines tiges d'acier qui viennent s'articuler avec un onglet. Les mouvements de l'onglet s'obtiennent à l'aide d'une roue excentrique. La voûte de la gouttière est destinée à laisser parcourir la sonde ; C) la *pièce irrigatrice*, représentée par une demi-gouttière qui s'emboîte sur la portion optique et porte dans sa partie antérieure convexe un canal d'irrigation.

4° Cystoscope urétéral de Brenner : Cystoscope primitif de Nitze auquel Brenner ajoute à la partie postérieure un conduit dans lequel il engageait une sonde fine. Avec le cystoscope on cherchait l'orifice de l'uretère dans lequel on faisait pénétrer l'extrémité de la sonde (fig. 411).

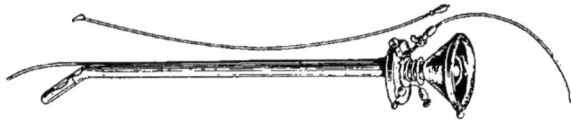

Fig. 411. — Cystoscope urétéral de Brenner.

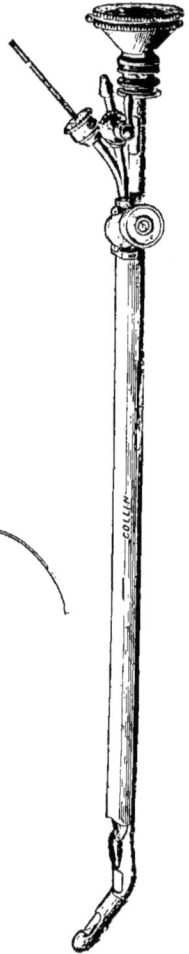

Fig. 410. Cystoscope d'Albarran.

Urétérectomie (οὐρητήρ, uretère ; ἐκτομή, excision). Résection de l'uretère.

Urétérite (οὐρητήρ, uretère). Inflammation de l'uretère.

Urétéro-cysto-néostomie (οὐρητήρ, uretère ; κύστις, vessie ; νέος, nouveau ; στόμα, bouche), (Bazy, 1893). Création par la laparotomie, d'un nouvel abouchement de l'uretère dans la vessie.

Urétéro-pyélo-néostomie (οὐρητήρ, uretère ; πύελος, bassinet ; νέος, nouveau ; στόμα, bouche). Abouchement chirurgical de l'uretère dans le bassinet.

Urétérostomie (οὐρητήρ, uretère ; στόμα, bouche). Création chirurgicale d'une fistule permanente sur l'uretère.

Urèthre (οὐρήθρα, urèthre). Canal excréteur de l'urine, étendu de la vessie au méat urinaire.

Uréthrectomie (οὐρήθρα, urèthre; ἐκτομή, excision). Résection de l'urèthre.

Uréthrite (οὐρήθρα, urèthre). Inflammation de l'urèthre.

Uréthrorrhagie (οὐρήθρα, urèthre; ῥαγή, rupture). Écoulement de sang par l'urèthre.

Uréthrostomie (οὐρήθρα, urèthre; στόμα, bouche). Création chirurgicale d'une fistule permanente sur l'urèthre.

Uréthrotome (οὐρήθρα, urèthre; τέμνειν, couper). Instrument servant à pratiquer l'uréthrotomie. Le plus employé est celui de Maisonneuve. V. Maisonneuve.

Uréthrotomie (οὐρήθρα, urèthre; τομή, section). Section de l'urèthre.
— EXTERNE : Uréthrotomie faite en incisant les téguments.
— INTERNE : Uréthrotomie faite à l'intérieur du canal uréthral.

Uriage (France, Isère). Eaux minérales chlorurées sodiques, sulfureuses, à la température de 23° à 27°. Altitude : 414 mètres.

Uricémie (οὖρον, urine; αἷμα, sang). Excès d'acide urique dans le sang.

Urinal de jour (fig. 412). Appareil destiné à recevoir l'urine pendant la marche ou la station assise ou debout, que portent les malades atteints d'incontinence d'urine.

Urinémie (urée; αἷμα, sang).
THÉORIE DE L' — : L'urémie serait causée par l'intoxication générale de l'organisme due à la rétention dans le sang de certains des différents matériaux de l'urine, qui ne peuvent plus s'éliminer par les reins.

Urobilinurie. Présence, dans l'urine, de l'urobiline en excès.

Urochrome OU UROCHROME DE THUDICHUM, OU UROPHRÉINE, UROXANTHINE. Pigment jaune fondamental de l'urine.

Uroérythrine OU ACIDE ROSACIQUE, ACIDE ROSIQUE, MURÉXIDE, UROSACINE, PURPURINE, ACIDE ROSÉIQUE, ACIDE UROÉRYTHRIQUE, UROHÉMATINE, UROROSÉINE. Substance rouge brique qui colore quelquefois les sédiments d'urate. en particulier dans les urines des cirrhotiques.

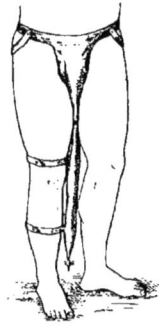

FIG. 412. — Urinal de jour.

Uroglaucine. Bleu d'indigo, produit d'oxydation de l'indican.

Urohématine. Uroérythrine.

Urologie (οὖρον, urine; λόγος, étude). Étude des urines et, par extension, des affections des voies urinaires.

Uromètre (οὖρον, urine; μέτρον, mesure). Instrument servant à mesurer la densité de l'urine.

Uropoiétique (οὖρον, urine; ποιητικός, qui produit). Qui provoque la sécrétion urinaire.

Uroroséine. Uroérythrine.

Urosacine. Uroérythrine.

Uroscopie (οὖρον, urine ; σκοπεῖν, examiner). Diagnostic par les urines.

Urotoxie. Quantité d'urine qu'il faut injecter dans les veines d'un lapin, par kilogramme de son poids, pour amener la mort. En moyenne, un homme élimine, en vingt-quatre heures, 1200 centimètres cubes d'urine, dont la toxicité est de 40 centimètres cubes par kilo : la totalité de l'urine tue $\dfrac{1200}{40}$, soit 30 kilogrammes ; elle représente donc 30 urotoxies (H. Roger).

Urotropine (οὖρος, urine ; τροπή et τρέπω, mettre en fuite). Combinaison d'ammoniaque et d'aldéhyde formique, soluble dans l'eau. Dissolvant l'acide urique. Diurétique.

Urrhodine. Rouge d'indigo, produit d'oxydation de l'indican.

Urticaire (*urtica*, ortie). Exanthème fébrile, caractérisé par de petites saillies, localisées, des téguments et parfois des muqueuses, plus pâles ou plus rouges que les régions voisines, très prurigineuses, se reproduisant par accès, rappelant les lésions cutanées provoquées au contact de l'ortie.

Urticarien (*urtica*, ortie). Qui a l'aspect de l'urticaire.

Ussat (France, Ariège). Eaux minérales sulfatées calciques, faibles ; température de 36° à 38°. Altitude : 450 mètres.

Utérin. Qui a trait à l'utérus.

SYNDROME — (S. Pozzi) : Complexus morbide observé chez les femmes atteintes d'une affection de l'appareil génital. « Qu'il s'agisse d'une métrite chronique, d'une endométrite catarrhale ou même d'un corps fibreux, d'un cancer ou d'une salpingite. » L'ensemble des symptômes est à peu près commun, mais sans qu'il y ait identité absolue. « Mais si telle partie du tableau est plus accusée dans certaines maladies— l'hémorrhagie dans le corps fibreux, la leucorrhée dans le cancer, les troubles nerveux dans les déplacements ou les maladies des annexes, etc. — il n'en est pas moins vrai que les traits principaux sont identiques : tels les *états* différents d'une même gravure ayant subi plusieurs retouches. Les principaux traits du syndrome utérin sont : la douleur, la leucorrhée, la dysménorrhée, la métrorrhagie, enfin des symptômes du côté des organes voisins (vessie et rectum) ou éloignés (tube digestif et système nerveux). »

Utérus (*uterus*, matrice). Organe de la gestation et de la parturition.

ANTÉDÉVIATION DE L' — : Déplacement en avant soit de l'utérus en totalité, par rapport à l'axe du bassin, soit du corps ou du col, par rapport à l'axe de l'organe.

ANTÉFLEXION DE L' — : Antéflexion corporelle.

ANTÉFLEXION CERVICALE DE L'— : Flexion en avant du col de l'utérus sur le corps.

ANTÉFLEXION CERVICO-CORPORELLE DE L' — : Flexion en avant du corps sur le col et du col sur le corps ; l'organe tend à prendre une forme globuleuse (utérus en boule).

ANTÉFLEXION CORPORELLE DE L' — : Flexion en avant du corps de l'utérus sur le col.

ANTÉPOSITION DE L' — : Déplacement de l'utérus dans sa totalité en avant : L'utérus est collé contre la symphyse.

ANTÉVERSION DE L' — : Déplacement de l'utérus caractérisé par ce fait, que le corps est porté en avant et le col en arrière : l'organe a basculé autour d'un axe fictif transverse répondant à l'union du corps et du col.

DEXTRODÉVIATION DE L' — : Déplacement à droite de l'utérus en totalité, ou du corps sur le col.

DEXTROFLEXION DE L' — : Flexion à droite du corps de l'utérus sur le col.

DEXTROPOSITION DE L' — : Déplacement de la totalité de l'utérus à droite, par rapport à l'axe du bassin.

DEXTROVERSION DE L' — : Déviation du corps de l'utérus à droite et du col à gauche : l'organe a basculé suivant un axe fictif antéro-postérieur, passant à l'union du corps et du col.

LATÉROPOSITION DE L' — : Déplacement de l'utérus en totalité sur un côté ou sur l'autre de la ligne médiane.

LATÉROVERSION DE L' — : Déviation du corps de l'utérus par rapport à la ligne médiane, d'un côté ou de l'autre, tandis que le col se porte en sens inverse : l'organe bascule autour d'un axe fictif antéro-postérieur passant à l'union du corps et du col.

RÉTRODÉVIATION DE L' — : Déviation en arrière soit de l'utérus en totalité par rapport à l'axe du bassin, soit du corps par rapport au col, soit du corps en arrière, le col se portant en avant.

RÉTRODÉVIATION MOBILE DE L' — : Rétroversion réductible et rétroversion partiellement réductible et non adhérente.

RÉTROFLEXION DE L' — : Flexion en arrière du corps sur le col (la rétroflexion du col sur le corps n'est pas signalée).

RÉTROFLEXION ADHÉRENTE DE L' — : Rétroflexion maintenue par des adhérences de l'utérus ou des annexes aux parties voisines.

RÉTROPOSITION DE L' — : Déplacement de l'utérus en totalité en arrière par rapport à l'axe du bassin : l'organe s'enclave plus ou moins dans la concavité sacrée.

RÉTROVERSION DE L' — : Déviation du corps de l'utérus en arrière et du col en avant : l'organe a basculé autour d'un axe fictif transversal passant à l'union du corps et du col.

RÉTROVERSION IRRÉDUCTIBLE DE L' — : Rétroversion que l'on ne peut corriger par l'emploi de manœuvres manuelles, non sanglantes. A l'état de veille, une rétroversion non adhérente peut être irréductible, par suite d'enclavement trop prononcé de l'utérus dans la concavité sacrée, d'une rétraction trop prononcée des ligaments larges, d'une sensibilité exagérée du corps utérin ou des annexes, ou enfin d'un défaut de méthode dans la recherche de la réduction de cette déviation.

GLOSSAIRE MÉDICAL.   40

RÉTROVERSION RÉDUCTIBLE DE L' — : Rétroversion qui se corrige par des manœuvres non sanglantes à l'état de veille ou d'anesthésie.

SINISTRODÉVIATION DE L' — : Déviation à gauche de l'utérus en totalité ou du corps sur le col.

SINISTROFLEXION DE L' — : Flexion à gauche du corps de l'utérus sur le col.

SINISTROPOSITION DE L' — : Déplacement de la totalité de l'utérus à gauche par rapport à l'axe du bassin.

SINISTROVERSION DE L' — : Déviation du corps de l'utérus à gauche et du col à droite : l'organe a basculé suivant un axe fictif antéro-postérieur passant à l'union du corps et du col.

Utérus mâle (Weber). Utricule prostatique, ainsi dénommé, parce que, embryologiquement, il représente la portion inférieure des canaux de Müller qui, chez la femme, donne l'utérus et le vagin. Testut propose le terme de *vagin mâle*, parce que c'est plus particulièrement la portion terminale des canaux de Müller formant le vagin chez la femme qui donnerait l'utricule prostatique.

Utricule (*utriculus*, petite outre, petite vessie, vésicule). Nom donné par Malpighi à ces petites cavités que l'on remarque sur une coupe de moelle de sureau. Mirbel substitua à ce nom celui de cellule. Petite vésicule occupant la partie supérieure du vestibule, dans le labyrinthe membraneux (oreille interne) (fig. 413, 9).

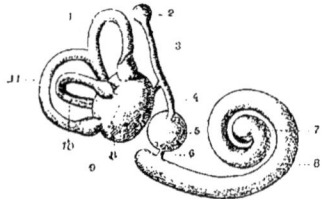

FIG. 413. — Labyrinthe membraneux droit, vu par sa face externe (d'après Testut).
1, canal demi-circulaire supérieur ; 2, cul-de-sac terminal du canal endolymphatique ; 3, canal endolymphatique ; 4, ses origines ; 5, saccule ; 6, canalis reuniens de Hansen ; 7, cul-de-sac terminal du canal cochléaire ; 8, canal cochléaire ; 9, utricule ; 10, canal demi-circulaire externe ; 11, canal demi-circulaire postérieur.

— PROSTATIQUE : Petite cavité impaire et médiane, d'environ 1 centimètre de profondeur, terminée en cæcum et s'ouvrant au sommet du veru montanum. Organe rudimentaire ; représente l'extrémité inférieure des canaux de Müller : c'est le *vagin mâle* (Testut) et non l'*utérus mâle* (Weber).

Uva ursi. Plante de la famille des Éricacées, plus connue sous le nom de busserole : tonique, diurétique.

Uvée. Couche pigmentaire postérieure de l'iris.

Uytterhœven (André), (1799-1868), chirurgien belge, né à Bruxelles.

APPAREILS DE — : Appareils inamovibles pour fracture, faits avec des lames de gutta-percha.

V

Vaccin (*vacca*, vache). Substance inoculée à un organisme, dans le but de lui conférer l'immunité temporaire contre une maladie parasitaire. Désigne primitivement et habituellement le virus de la vaccine.

Vaccination jennérienne. V. Jenner, p. 311.

Vaccination pastorienne. V. Pasteur, p. 438.

Vaccine (*vacca*, vache). Maladie de la vache que l'on provoque chez l'homme, par l'inoculation du vaccin, dans un but d'immunisation contre la variole.

Vaccinifère (vaccin; *ferre*, porter). Le sujet (génisse ou enfant) sur lequel on prend le vaccin destiné à être inoculé à un autre.

Vaccinoïde. Fausse vaccine. Réaction spéciale au vaccin d'un organisme en état d'immunité complète.

Vaginal (*vagina*, gaine). Qui a trait au vagin ou qui a la forme d'une gaine.

    APOPHYSE — : Lamelle osseuse qui entoure, en gaine (d'où son nom), la base de l'apophyse styloïde du temporal.

    HÉMATOCÈLE — : Épanchement de sang dans la tunique vaginale.

    HYDROCÈLE — : Épanchement de sérosité dans la tunique vaginale.

    LIGAMENT — : Vestige, chez l'homme, du canal péritonéovaginal.

    TUBERCULE — : V. Tubercule vaginal. p. 614.

    TUNIQUE — : Membrane séreuse enveloppant les testicules et l'épididyme.

Vaginisme (Marion Sims). (1862). Affection d'ordre nerveux, observée chez des femmes à tempérament névropathique, et caractérisée par une hyperesthésie excessive de la vulve et du vagin et par une contracture douloureuse continue ou intermittente (au moment des accouchements) des muscles du périnée, et plus particulièrement du constricteur du vagin, ou des faisceaux antérieurs du releveur de l'anus. Exceptionnellement, le vaginisme peut être caractérisé par l'hyperesthésie seule ou par la contracture seule.

Vaginite (*vagina*, gaine). Inflammation du vagin.

Vaginodynie (*vagina*, gaine : ὀδύνη, souffrance). (Simson, 1859). Vaginisme.

Vaginofixation de l'utérus. Hystéropexie vaginale. V. page 300.

Vaginoplastie tendineuse (Daniel Mollière. 1867). Procédé de réunion des bouts tendineux rétractés après section. Il consiste, après libération des bouts tendineux, à disséquer les débris intermédiaires de la gaine tendineuse que l'on reconstitue, de manière à former entre les fragments une sorte de canal dans lequel se produira un cordon cicatriciel de réunion.

Vairon (d'après Littré, de *vair;* picard, *voirons,* se dit des yeux louches).

Yeux — : Yeux dont les deux iris sont de couleur différente.

Valérianate d'ammoniaque. Sédatif du système nerveux.

Validol. Solution de menthol 3 p. 10 dans le valérianate de menthol. Liquide limpide, incolore, d'aspect glycérineux, employé comme analeptique.

Valleculæ (*vallecula,* petite vallée). Fosses glosso-épiglottiques.

Valleix (1807-1855), médecin de Paris, né à Toulouse.

Points douloureux de — : En cas de névralgie, la pression en certains points toujours les mêmes, provoque une douleur vive. Ces sièges de prédilection sont :
1° Le lieu où un tronc nerveux émerge d'un canal osseux ;
2° Celui où un filet nerveux traverse un muscle ou une aponévrose pour se rapprocher de la peau ;
3° Celui où un nerf devient superficiel et repose sur un plan résistant où on peut facilement le comprimer ;
4° Celui où le nerf se divise et abandonne un ou plusieurs rameaux ;
5° Celui où les rameaux terminaux d'un nerf viennent s'épuiser dans la peau.

Vals (France, Ardèche). Eaux minérales bicarbonatées sodiques ; température de 12° à 14°. Altitude, 250 mètres.

Valsalva (Antoine-Marie), (1666-1723), anatomiste de Bologne, né à Imola.

Epreuve de — : Expérience destinée à montrer les oscillations de la membrane du tympan. Consiste à faire inspirer fortement, la bouche et les narines fermées, après avoir introduit dans l'oreille un tube de caoutchouc relié à un manomètre ; on voit le liquide monter dans ce manomètre, ce qui indique une diminution de pression dans le tube de caoutchouc et, par conséquent, un déplacement de la membrane du tympan en dedans. En faisant au contraire expirer le sujet, les phénomènes sont opposés.

Méthode de — : Traitement médical des anévrysmes par :
1° des saignées répétées ; 2° une diète sévère ; 3° de fréquentes purgations. Le but cherché est de rendre le sang plus coagulable.

Sinus de — : Nom donné à trois saillies qui se voient à l'origine de l'aorte et répondent aux trois valvules sigmoïdes.

Valvule (*valva*, valve). Repli de la tunique interne des vaisseaux ou canaux, qui empêche le reflux des liquides.

Vanadate. Combinaison de l'acide vanadique et d'une base.

Vanadium. Métal de couleur blanche, soluble dans l'acide nitrique, insoluble dans l'acide chlorhydrique et l'acide sulfurique.

Van *Huevel* (Jean-Baptiste), (1802-1883), accoucheur belge, né à Bruxelles.

OPÉRATION DE — (1849) : Section rachidienne chez le fœtus, se présentant par le siège, dans le cas d'hydrocéphalie et ponction du crâne à travers le segment inférieur du canal vertébral.

Van *Horne* ou ***Hoorne*** (Jean), (1621-1670), anatomiste et médecin d'Amsterdam et de Leyde, né à Amsterdam.

CANAL DE — : Canal thoracique décrit comme chez l'homme par l'auteur en 1852. Pecquet l'avait déjà décrit chez les animaux et Eustachi l'avait vu chez le cheval.

Vanillisme. Intoxication par la vanille, caractérisée par de la céphalée, des vertiges, du prurit et une éruption papuleuse.

Van*lair* (Constant), médecin de Liège, né à Créteil (Seine), en 1839.

MICROCYTES DE — : V. Microcytes de Masius et Vanlair, p. 369.

Van *Swieten* ou ***Swietten*** (Gérard), (1700-1772), médecin, né à Leyde (Hollande), ayant vécu à Leyde et à Vienne (Autriche), (1745-1772).

LIQUEUR DE — (Codex) :

Sublimé....................	1 gramme.
Alcool à 80°..............	100 grammes.
Eau distillée..............	900 —

Vaporisation intra-utérine (Snéguireff, 1895). Après dilatation utérine, introduction d'un cathéter dans l'utérus, que l'on relie à une source de vapeur d'eau. On fait passer cette vapeur durant une minute, au maximum. L'anesthésie est nécessaire et de même le maintien au lit pendant une dizaine de jours. Appliquée contre les métrites et les métrorrhagies.

Varice artérielle. Anévrysme cirsoïde. V. p. 23.

Varice anévrysmale. Phlébartérie simple. V. p. 450.

Varicocèle (*varix*, varice ; ϰήλη, tumeur). Varice des veines spermatiques.

— PELVIEN : Varices du plexus pampiniforme.

Variqueux. Qui a trait aux varices ; qui en est atteint.

Variole ou **Petite vérole** ou **Picote** (Provenç. variola, de *varius*, varié, à cause des taches produites sur la peau).

MICROBE DE LA — : (H. Roger et Weil, 1900). Sporozoaire ayant de 2 à 5 millièmes de millimètre, trouvé dans le liquide des pustules varioliques et parfois dans le sang, cultivable dans le sang défibriné et inoculable au lapin (fig. 414).

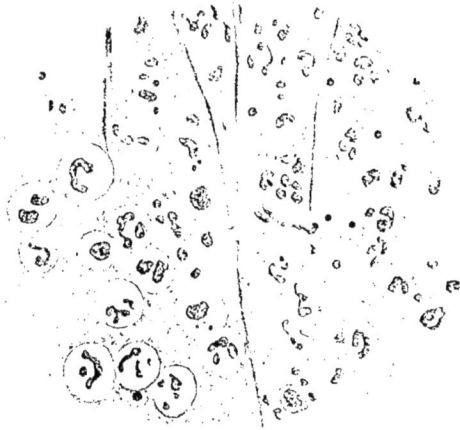

Fig. 414. — Microbe de la variole (H. Roger).

Varole (1543-1576), anatomiste italien, né à Bologne.

PONT DE — (1572) : Protubérance annulaire.

Vas deferens. Canal déférent.

Vasa aberrantia de l'épididyme. Canalicules borgnes qui vont se jeter dans le canal épididymaire, et dont les plus importants sont le vas aberrans de Haller et le vas aberrans de Roth.

Vasa vorticosa. Nom donné aux tourbillons formés par les veines de la choroïde.

Vaseline. Produit extrait du goudron.

Vasogène. Vaseline oxygénée. Substance brune, huileuse, à laquelle on incorpore différents médicaments. Ainsi on obtient les vasogènes iodoformé, mercuriel, soufré, iodé, naphtolé, etc.

Vater (Abraham), (1684-1751), anatomiste de Wittemberg, né à Wittemberg.

AMPOULE DE — : Petite cavité conoïde, située dans la deuxième portion du duodénum, qui reçoit par sa base les canaux cholédoque et pancréatique.

CORPUSCULES DE — (1741) : V. Pacini, p. 429.

PLI LONGITUDINAL OU VERTICAL DE — : Pli de la muqueuse du duodénum, situé au-dessus de la caroncula major et formé par le canal cholédoque, qui soulève cette dernière.

Véhicule (*vehere*, porter). Excipient liquide dans lequel on dissout le principe actif d'un médicament.

Veine (*vena*, veine).

— AZYGOS OU GRANDE AZYGOS (ἄζυγος, non marié, seul) : Veine impaire, rachidienne thoracique, commençant au-devant du pilier droit du diaphragme, continuant la veine lombaire ascendante droite, remontant dans la cavité thoracique, à droite de l'aorte et du canal thoracique, se recourbant en avant au niveau de la 4e-5e vertèbre dorsale (crosse de l'azygos), pour se jeter par-dessus la bronche droite et la branche droite de l'artère pulmonaire dans la veine cave supérieure (fig 415).

— AZYGOS OU VEINE MÉDIANE DU VAGIN : Tronc ascendant, situé sur la paroi postérieure du vagin, auquel aboutissent les veines si nombreuses qu'on rencontre à son entrée.

— BRONCHO-PULMONAIRES : Nom donné par Lefort aux nombreuses anastomoses intra-pulmonaires, connues depuis longtemps, qui unissent les veines bronchiques aux veines pulmonaires, au niveau des petites bronches.

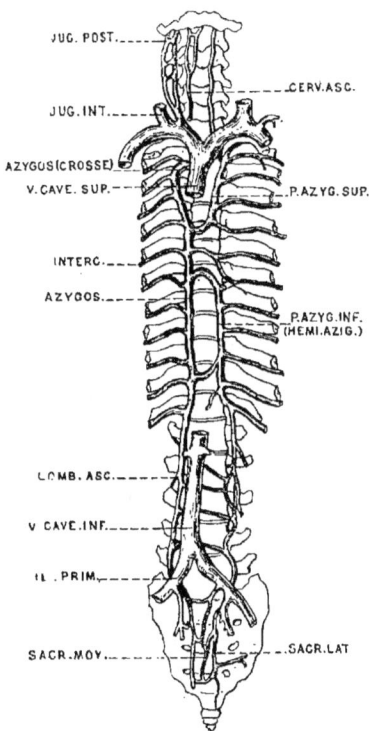

FIG. 415. — Veines azygos.

— ÉMISSAIRES : Veines perforantes du crâne passant par des trous ou des canaux de la paroi et faisant communiquer les sinus de la dure-mère avec les veines extérieures. Sont régulièrement des veines efférentes.

— ÉMISSAIRE VRAIE DE SANTORINI OU ÉMISSAIRE PARIÉTALE : Sort par le trou pariétal.

— ÉMISSAIRES FAUSSES : On désigne sous ce nom, des émissaires accompagnant des nerfs ou des artères, ayant souvent l'aspect soit de sinus, soit de plexus.

— HÉMI-AZYGOS OU PETITE AZYGOS INFÉRIEURE : Tronc commun des 3, 4 ou 5 dernières veines intercostales gauches, qui se jette dans la grande azygos, au niveau de la 9e ou 10e dorsale (fig. 415).

— PETITE AZYGOS SUPÉRIEURE OU ACCESSOIRE : Tronc commun des 3e, 4e, 5e, 6e, 7e veines intercostales gauches; a un trajet descendant et vient se jeter dans l'azygos, près de la petite azygos inférieure qui a un trajet ascendant (fig. 415).

— TORCULAR. Pressoir d'Hérophile. V. p. 285.

Vélamenteuse.

INSERSION VÉLAMENTEUSE DU CORDON OMBILICAL : Insertion du cordon sur les membranes de l'œuf, les vaisseaux se rendant au placenta en suivant les membranes.

Velpeau (Alfred-Armand-Louis-Marie), (1795-1867), chirurgien de Paris, né à La Brèche (Indre-et-Loire), (fig. 416).

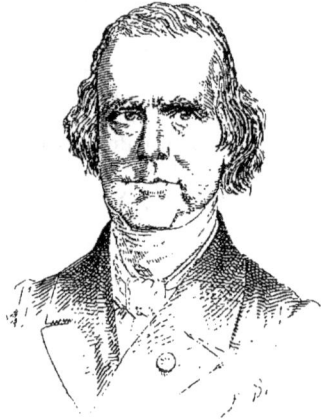

FIG. 416. — VELPEAU (1795-1867).

CORDE ÉPIPLOÏQUE DE — : Nom donné à la portion intra-abdominale de l'épiploon hernié et adhérent au sac; cette portion est tendue et donne la sensation d'une corde plus ou moins nette.

DÉFORMATION EN DOS DE FOURCHETTE DE — : Déformation caractéristique des fractures de l'extrémité inférieure du radius. Le dos de fourchette est formé par 3 plans : le 1er horizontal, par le fragment supérieur; le 2e ascendant, par le fragment inférieur du radius fracturé; le 3e presque horizontal, par le carpe et le métacarpe (fig. 417).

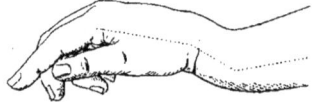

FIG. 417. — Déformation de VELPEAU.

HERNIE DE — : Hernie crurale en avant des vaisseaux.

VENTRIER DE — : Nom donné par Velpeau au fascia femoraliabdominalis de Thompson, qu'il regardait comme l'analogue du ventrier des animaux.

V. E. M. (Voyages aux eaux minérales). Voyages annuels d'études médicales aux : eaux minérales, stations maritimes, stations sylvestres, stations climatériques et sanatoriums de France. Organisés depuis 1899 (Carron de la Carrière, Landouzy).

Vena portarum porta malorum. Adage ancien.

Vénérien (*Venus, veneris*; expression appliquée par Jacques de Béthencourt en 1527 aux maladies des parties génitales contractées dans l'acte de rapprochement.

Maladies — : Maladies spécifiques prises dans les rapprochements avec un contaminé.

Venin (*venenum*). Liquide toxique sécrété par des glandes spéciales, dites glandes à venin, dont les plus développées se
voient chez les serpents.

Vent de boulet. Déplacement brusque de l'air produit par le
passage d'un boulet et qui peut être suffisant pour déterminer
des contusions d'organe, sur des individus frôlés, mais non
touchés par le boulet lui-même.

Venter pendulus. Ventre de femme enceinte, remarquable par sa
saillie exagérée en avant, et qui est due à ce que l'utérus en
antéversion pointe fortement, et tend à retomber par-dessus
la symphyse.

Ventnor, dans l'île de Wight (Angleterre).

Hôpital royal pour la phtisie de — : Sanatorium pour
tuberculeux, fondé par le Dr Hill-Hassal en 1868.

Ventouse. Petit vase de métal ou de verre, en forme de cloche

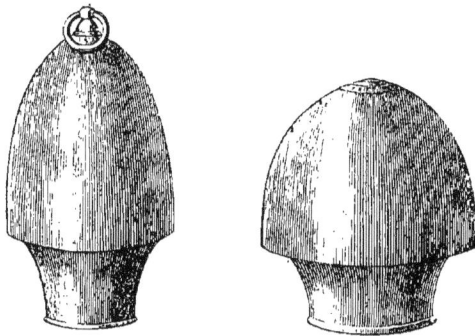

Fig. 418. — Ventouses trouvées à Herculanum.

dans lequel on raréfie l'air par la chaleur, et qu'on applique
sur la peau pour y produire une révulsion. L'usage des ventouses remonte à l'antiquité (fig. 418).

— Blattin : Ventouse en caoutchouc vulcanisé, que l'on comprime avec la main, en l'appliquant sur les téguments ; l'élasticité du caoutchouc est suffisante pour contrebalancer la
pression atmosphérique, et le vide se fait ainsi naturellement
dans la ventouse. V. Blattin, p. 65.

— Junod : V. Junod, p. 314.

— sèche : Ventouse appliquée sur la peau normale.

— scarifiée : Ventouse appliquée sur la peau préalablement
scarifiée.

Ventre.

— en besace (Michaux). Ventre de femme enceinte, caractérisé
par ce fait que l'utérus, en antéversion extrême, bascule

par-dessus la symphyse, refoule la paroi abdominale et vient reposer sur la face antérieure des cuisses.

— EN OBUSIER : Ventre de femme enceinte, remarquable par la saillie qu'il forme et qui est due à ce que l'utérus pointe en avant.

— EN TABLIER : Ventre dont la paroi abdominale relâchée et surchargée de graisse retombe plus ou moins dans la station debout sur la partie supérieure des cuisses.

— A TRIPLE SAILLIE (Malgaigne) : Ventre à saillie médiane et deux saillies latérales, celles-ci sont séparées de la première par un méplat correspondant aux muscles droits.

Ventricule du larynx. V. Ventricule de Morgagni (fig. 419, 5).

Ventrier (Velpeau). V. Velpeau, p. 632.

Ventrofixation. Hystéropexie abdominale. V. p. 300.

Vératrine. Principe actif de l'ellébore, analgésique, antirhumatismal.

Ver de Guinée. Ver de Médine. V. Médine, p. 374.

Verdier (Pierre-Louis), (1780-   ), chirurgien français, né à Laferté-Bernard.

COMPRESSEUR DE — (1823) : Appareil permettant la compression de l'iliaque externe.

Verga (1811-1895), anatomiste italien, de Milan, né à Treviglio.

SILLON LACRYMAL DE — : Gouttière qui fait suite à l'orifice inférieur du canal nasal, toutes les fois que ce dernier s'ouvre sur la paroi externe des fosses nasales. Il manque quand l'orifice du canal occupe le sommet du méat inférieur.

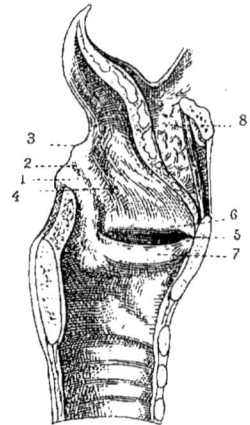

FIG. 419. — Coupe sagittale du larynx (d'après TESTUT).

1. face interne du cartilage aryténoïde ; 2, relief formé par la glande préaryténoïdienne ; 3, repli aryténo-épiglottique ; 4, portion sus-glottique du larynx ; 5, ventricule du larynx ; 6, corde vocale supérieure ; 7, corde vocale inférieure ; 8, os hyoïde.

VENTRICULE DE — (1851) : Espace libre situé entre le trigone et le corps calleux ; existe chez le nouveau-né, mais s'oblitère peu après la naissance.

Verge palmée. Malformation du pénis, caractérisée par ce fait, que la face inférieure de la verge est reliée à la face antérieure du scrotum, par un repli cutané.

Vergetures. Stries blanches, qui ont pu être d'abord rougeâtres et qui sont dues à une cicatrice résultant d'une déchirure du derme par distension des téguments. S'observent surtout, mais non exclusivement chez la femme, au niveau de l'abdomen, particulièrement après la grossesse.

Verheyen (Philippe), (1648-1710), anatomiste de Louvain, né à Verrebroeck.

ÉTOILES DE — : Groupes veineux de la capsule du rein, d'aspect rayonné.

Vermillon. Sulfure rouge de mercure.

Vernet-les-Bains (France, Pyrénées-Orientales). Eaux minérales sulfurées sodiques, à la température de 40° à 62°. Altitude : 650 mètres.

Verneuil (Aristide-Auguste), (1823-1895), chirurgien de Paris, né à Paris.

CANAUX DE — : V. Canaux de sûreté, p. 91.

PROCÉDÉ DE — DANS LA GASTROSTOMIE (1876) : 1° Incision de 5 centimètres, à 1 ou 2 centimètres en dedans du bord costal gauche, s'arrêtant en bas environ au niveau d'une ligne horizontale passant par les extrémités des neuvièmes côtes ; section de tous les plans de la paroi, y compris le péritoine ; 2° Fixation hors de la plaie d'une portion de l'estomac hernié, au moyen de deux grosses aiguilles à acupuncture qui le transfixaient, disposées parallèlement ou en croix ; 3° Suture de la paroi stomacale aux lèvres de la plaie au moyen de fils d'argent dont chaque anse comprenait toute l'épaisseur de la paroi stomacale et de la paroi abdominale ; 4° Ablation des aiguilles à acupuncture et création d'une bouche stomacale de 1 centimètre dans laquelle on plaçait une grosse sonde molle en caoutchouc rouge, fixée sur les bords de l'ouverture avec un fil d'argent.

SIGNE DE — : Dans la double fracture verticale du bassin : appuyer alternativement de chaque côté du trait de fracture ; la pression du côté du segment détaché détermine une vive douleur provoquée par le mouvement imprimé au fragment détaché du reste du bassin.

Vernix caseosa. Enduit graisseux qui recouvre la peau du fœtus et qui est composé de cellules épithéliales et de sécrétion sébacée.

Vérole. Syphilis. Vérole vient de variole, qui vient lui-même de *varius*, varié, bariolé ; de variole on a fait varole et vérole. Au xv° siècle, les éruptions syphilitiques furent assimilées aux éruptions varioliques. La variole fut appelée petite vérole et la syphilis, grosse vérole.

Vérolette. Varicelle.

Verrue (*verruca*, verrue), (terme populaire). Papillome.

Version. Opération qui consiste à faire évoluer le fœtus dans la cavité utérine, de manière à amener au détroit supérieur une partie fœtale autre que celle qui s'y présente.

Vert de méthyle.

Vert de méthyle.........................	1 gr
Alcool absolu...........................	25 cc
Eau....................................	100 gr

Colorant nucléaire très employé en histologie pour mettre en vedette les détails de structure.

Vertex. Sommet de la tête.

Vertige paralysant. Nona. V. p. 406.

Veru montanum. Petite saillie située sur la face inférieure de l'urèthre de l'homme dans la portion prostatique. Son sommet présente une fente longitudinale médiane qui est l'orifice de l'utricule prostatique. De chaque côté de cette fente, on voit les orifices des canaux éjaculateurs.

Vésale (André), (1514-1564), anatomiste italien, né à Bruxelles.

Trou de — : Orifice de sortie du nerf petit pétreux profond, situé à la base du crâne, en dehors du trou ovale.

Vésicatoire. Plaie superficielle formée par l'application d'un vésicant. Expression appliquée aujourd'hui à l'écusson qui sert à la produire et qui est composé d'une masse emplastique ayant le plus souvent pour base la cantharide.

Vésicule.

— AUDITIVE : Petite vésicule épithéliale succédant à la fossette auditive, origine des membranes sensibles de toute l'oreille interne.

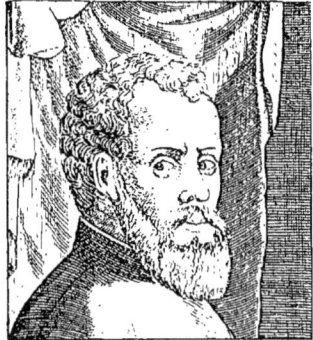

Fig. 420. — Vésale (André). (1514-1564).

— BLASTODERMIQUE : Grande vésicule formée par les feuillets du blastoderme, remplie par le jaune chez les oiseaux, par du liquide chez les mammifères.

— GERMINATIVE : Noyau de l'ovule.

— OCULAIRE PRIMITIVE : Diverticule de la vésicule cérébrale antérieure, dont l'extrémité se dilate en cavité, tandis que la base se rétrécit en un pédicule (nerf optique embryonnaire).

— OCULAIRE SECONDAIRE : Dépression en cupule formée aux dépens de la partie externe de la vésicule oculaire primitive.

— OMBILICALE. Portion extra-embryonnaire de l'œuf, ne communiquant plus avec l'intestin de l'embryon que par le conduit omphalo-mésentérique.

Vésiculite. Inflammation des vésicules séminales.

Vestibule. Petite cavité régulière, ovoïde, située dans l'oreille interne.

Vibratiles.

Cils — : Prolongements filiformes de certaines cellules, animés de mouvements.

Vibrion de Massouah. Vibrion cholérique différencié du vibrion de Koch, isolé par Pasquale à Massouah.

Vibrion septique (Pasteur). Bacille anaérobie déterminant chez l'homme la gangrène gazeuse. Synon. : Bacille de l'œdème malin (Koch).

Vichy (France, Allier). Eau minérale bicarbonatée sodique forte. Le groupe des eaux de Vichy comprend 14 sources dont les plus connues sont : le Puits-Chomel, 44°; le Puits-Carré, 44°; la Grande-Grille, 42°; l'Hôpital, 34°; le Parc, 16°,3; les Célestins, 13°. Il existe en outre 50 à 80 sources situées dans la région qu'on nomme Bassin de Vichy.

Viciosus.

CIRCULUS — : Après la gastro-entérostomie, dans certaines conditions anatomiques (compression du bout inférieur), le

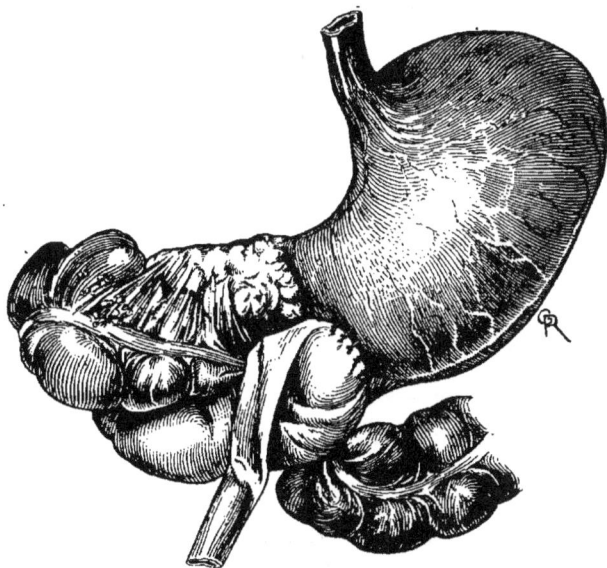

FIG. 421. — Circulus viciosus (Jayle et Desfosses, 1893).

contenu gastrique, au lieu de passer par le bout inférieur de l'anastomose intestinale, reflue dans le bout supérieur et revient dans l'estomac. Le contenu gastrique ne peut plus s'évacuer : il est dans un « circulus viciosus) (fig. 421).

Vicq-d'Azyr (Félix), (1748-1794), anatomiste de Paris, né à Valognes.

FAISCEAU DE — : Portion du pilier antérieur du trigone allant du tubercule mamillaire à la couche optique ; cette portion répond à la racine ascendante de Meynert ; la racine descendante étant constituée par l'autre portion du pilier antérieur, allant du tubercule mamillaire au corps du trigone.

GRAND SILLON CIRCONFÉRENTIEL DE — : Sillon de premier ordre du cervelet qui occupe la moitié postérieure de la circonférence de cet organe qu'il divise en deux parties : l'une supérieure, l'autre inférieure.

RUBAN RAYÉ DE — OU RAIE DE GENNARI : Portion renforcée de la strie de Baillarger dans le lobe occipital.

TROU BORGNE DE — : Fossette située sur la face antérieure du bulbe en haut du sillon médian.
Syn. : Foramen cœcum inférieur de Schwalbe.

Vidaillet, médecin français, contemporain.

ANNEAU DE — (1869) : Anneau qui se forme en versant de l'acide azotique le long des parois d'un verre contenant de l'urine d'un malade atteint de fièvre jaune. Cet anneau blanchâtre, que Vidaillet croyait être de l'albumine, ne paraît qu'au début et à la fin de la maladie, lors de la convalescence : d'où les noms d'anneau prémonitoire et d'anneau de retour ; à la période d'état, l'albumine se précipite au fond du vase.

SIGNE DE — : Anneau de Vidaillet.

Vidal (Émile), (1825-1893), médecin dermatologiste de Paris.

EMPLÂTRE ROUGE DE — :

Emplâtre diachylon	26
Minium	2,50
Cinabre	1,50

MÉTHODE DE — : Scarification des lupus. « Vidal étendit et vulgarisa la pratique des scarifications. Il fit construire un outillage nouveau, régla minutieusement le manuel opératoire : en un mot, il transforma et perfectionna à tel point les procédés usités avant lui qu'on doit le considérer comme le véritable créateur de la méthode. » (Broca.)

SCARIFICATEUR DE — : Scarificateur employé en dermothérapie. « Se compose d'une lame de 22 à 24 millimètres de longueur environ, de 2 millimètres 1/2 à 3 millimètres de large ; la moitié inférieure est mousse et arrondie sur les bords ; la moitié supérieure présente deux tranchants qui se rejoignent en formant une crête sur chaque face ; l'extrémité forme un triangle dont les côtés se coupent au sommet sous un angle de 60 à 70 degrés ; de telle sorte que, dans sa partie terminale, cet instrument peut agir comme un bistouri ou comme une aiguille, pour couper ou pour dilacérer suivant les cas ; en outre, grâce à sa petitesse, il permet d'exécuter ces diverses manœuvres avec une extrême précision en des points fort limités. » (Brocq).

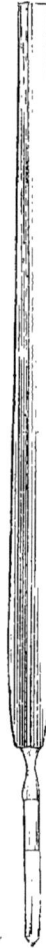

FIG. 422.
Scarificateur
de Vidal.

Vidien (Vidus, Vidius), anatomiste célèbre du xviii° siècle.

NERF — : Petit filet nerveux qui s'étend du trou déchiré antérieur à l'extrémité postérieure du ganglion de Meckel. Il est formé de deux racines : l'une vient du plexus carotidien du sympathique ; l'autre représente l'union du grand pétreux superficiel qui vient du facial, et du grand pétreux profond, qui vient du glosso-pharyngien, par l'intermédiaire du rameau de Jacobson.

CANAL — : Canal osseux, situé à la base des apophyses ptérygoïdes, à direction horizontale antéro-postérieure, s'ouvrant en arrière dans le trou déchiré antérieur, et en avant dans l'arrière-fond de la fosse ptérygo-maxillaire. Donne passage au nerf vidien et à l'artère vidienne.

TROU — : Orifice du canal vidien, au niveau du trou déchiré antérieur.

ARTÈRE — : Branche de la maxillaire interne, pénètre dans le canal vidien par son orifice antérieur, le suit d'avant en arrière et va se perdre dans le pharynx, au voisinage de la trompe.

Vierordt (1818-1884), physiologiste allemand, né à Lahr (Baden).

HÉMATOCHOMÈTRE DE — (αἷμα, sang ; τάχος, vitesse ; μέτρον, mesure) : Instrument de physiologie destiné à mesurer la vitesse du sang dans les artères.

Vieussens (Raymond), (1641-1716), anatomiste de Montpellier, né dans un village du Rouergue.

ANNEAU DE — : Relief arrondi le plus souvent en forme de croissant à concavité inférieure, limitant la fosse ovale de l'oreillette droite. C'est le vestige de la circonférence du trou de Botal.

ANSE SOUS-CLAVIÈRE DE — OU ANNEAU DE — : Anse nerveuse entourant complètement l'artère sous-clavière. Elle est formée par le dédoublement des filets nerveux qui unissent le ganglion sympathique cervical inférieur au premier ganglion thoracique.

ARTÈRE GRAISSEUSE DROITE DE — : Branche de l'artère coronaire droite qui se distribue au tissu cellulo-graisseux situé en avant de l'artère pulmonaire.

ARTÈRE GRAISSEUSE GAUCHE DE — : Branche de l'artère coronaire gauche qui se distribue au tissu cellulo-graisseux qui entoure l'artère pulmonaire et s'anastomose avec la précédente.

CENTRE OVALE DE — : Figure déterminée par la substance blanche cérébrale intra-hémisphérique, au niveau d'une coupe horizontale passant juste au-dessus du corps calleux ; on voit sur cette coupe, l'ensemble de la substance blanche de chaque hémisphère uni d'un côté à l'autre, sur la ligne médiane, par le corps calleux.

PORES DE — (1706) : Petits orifices, surtout nombreux dans l'oreillette droite et les muscles papillaires, représentant la terminaison des veines de Thébésius sur l'endocarde. Syn.: foramina et foraminula.

Valvule de — : Valvule insuffisante et inconstante, située dans la grande veine coronaire, au point où celle-ci débouche dans le sinus coronaire.

Valvule de — : Lame nerveuse médiane qui remplit l'espace quadrilatère intercepté par les pédoncules supérieurs du cervelet.

Veines innominées de — : Nom collectif donné aux petites veines coronaires cardiaques superficielles.

Vignal.

Cellules de — (1889) : Cellules conjonctives embryonnaires qui s'appliquent sur les cylindraxes, s'allongent et s'incurvent pour leur former un manchon. Ce sont ces cellules qui sécrètent la myéline. Chaque cellule correspondra à un segment interannulaire.

Vigo (Jean de), médecin italien, né à Ropallo (duché de Gênes) vers 1460.

Emplâtre de — (Codex) : Emplâtre diachylon à base de mercure.

Emplâtre simple......................	2 000^{gr}.
Cire jaune.........................	100^{gr}.
Colophane.........................	100^{gr}.
Bdellium..........................	30^{gr}.
Gomme ammoniaque purifiée..........	30^{gr}.
Oliban............................	30^{gr}.
Myrrhe............................	30^{gr}.
Safran............................	20^{gr}.
Mercure...........................	600^{gr}.
Styrax liquide purifié.............	300^{gr}.
Térébenthine du mélèze.............	100^{gr}.
Huile volatile de lavande........	10^{gr}.

Villard, chirurgien de Lyon, contemporain.

Bouton de — (1895) : Bouton de Murphy modifié.

Villate.

Liqueur de — (Codex) :

Sous-acétate de plomb liquide.	30 grammes.	
Sulfate de cuivre.		
— de zinc...	ãã......	15 —
Vinaigre blanc.	....	200 grammes.

Villemin (Jean-Antoine), (1827-1892), médecin militaire français, né à Prey (Vosges) (fig. 423).

Théorie de la spécificité, de l'inoculabilité et partant de la transmissibilité de la tuberculose de — (1865) : Villemin a démontré expérimentalement la virulence et la spécificité de la phtisie. Contagioniste, il écrit : « Le soldat tuberculeux est à son compagnon de chambrée ce que le cheval morveux est à son voisin d'écurie. »

Villette.

ÉLIXIR ANTIGOUTTEUX DE :

Quinquina gris.   125ᵍʳ
Coquelicots.....   60ᵍʳ
Sassafras......   30ᵍʳ
Rhum..........   5 litres

On ajoute au bout de 15 jours, 60 gr. de racine de gaïac et au bout d'un mois, 125 gr. de salsepareille pour 1 250 gr. de sucre.

Villeux (*villus*, poil). Velu.

Villosités intestinales. Petites saillies de la muqueuse intestinale, presque contiguës les unes aux autres, situées dans toute la longueur de l'intestin grêle, du pylore à la valvule iléo-cæcale.

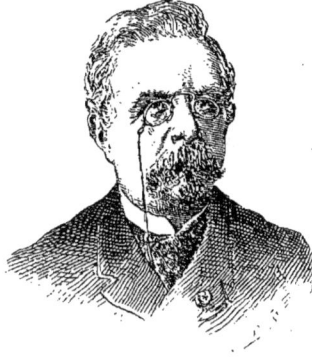

Fig. 423. — VILLEMIN (Jean-Antoine). (1827-1892).

Vincent (H), médecin de Paris, contemporain.

ANGINE DE — : Angine diphtéroïde, également désignée, à cause de son aspect, sous les noms d'amygdalite ulcéreuse chancriforme, d'angine ulcéro-membraneuse, d'amygdalite lacunaire-ulcéreuse aiguë. L'examen des secreta permet d'y trouver un bacille fusiforme ou bacille de Vincent et un spirille ténu.

BACILLE DE — (1898) : Bacille fusiforme, facilement reconnaissable à sa longueur (10 à 12 µ environ), à sa portion moyenne renflée, et à ses deux bouts nettement amincis, parfois filamenteux, non coloré par le Gram, non cultivable sur les milieux usuels ; se trouve dans certaines angines diphtéroïdes, dont il paraît être la cause.

Vincula tendinum. Lamelles ou mésos très minces, situés dans les gaines ostéo-fibreuses des doigts, allant des phalanges aux tendons et contenant les vaisseaux destinés à ces derniers.

Vipère. Genre de serpent venimeux, très répandu en France. Employée dans la pharmacopée des siècles derniers, soit fraîche (gelées, bouillons), soit sèche (comme telle entrait dans la thériaque).

Virchow (Rudolf), anatomiste de Berlin, contemporain, né en 1821 à Schœnebelbein (Poméranie).

AXIOME DE — : « Omnis cellula e cellula. »

CELLULES DE — : On désigne sous ce nom la coque de substance fondamentale avec ses prolongements canaliculés qui circonscrit la cavité de l'ostéoplaste et qu'on obtient par macération de l'os dans des acides concentrés : la cellule de Virchow n'est pas une cellule, c'est une capsule osseuse.

MALADIE DE — (1867) : Variété d'encéphalite congénitale aigüe.

PSAMMOMES DE — : Tumeurs cérébrales qui se développent exclusivement dans la cavité céphalo-rachidienne aux dépens de la pie-mère, ou probablement des vaisseaux de ces membranes. On les appelle aussi sarcomes angiolithiques.

Virchow-Robin. V. Virchow. Robin.

ESPACES DE — (1859) OU ESPACES LYMPHATIQUES ADVENTITIELS OU INTRA-ADVENTITIELS : Espaces annulaires situés autour des vaisseaux sanguins de la pie-mère, qui correspondent à la cavité de la gaine adventitielle ou manchon endothélial qui entoure ces vaisseaux.

Virus (*virus*, suc, et, par extension, poison). Nom générique s'appliquant aux germes infectieux et aux liquides qui les renferment.

— DES RUES : Virus rabique ordinaire dont la durée moyenne d'incubation est de 15 jours.

— FIXE : Virus dont l'incubation est de 6 jours et qui est obtenu du virus des rues par une série de passages successifs chez l'animal ; au 178ᵉ passage chez le lapin.

Viscéral (*viscera*, viscères). Qui a trait aux viscères.

Viscères (*viscera*, viscères). Nom donné aux organes contenus dans les trois cavités du corps (tête, thorax, abdomen).

Vitellus. Protoplasma de l'ovule.

— FORMATIF : Protoplasma proprement dit de l'ovule.

— NUTRITIF : Deutoplasma ou lécithe.

Vitiligo. « Affection cutanée caractérisée par le développement plus ou moins lent et graduel, en un ou plusieurs points du corps, de taches d'un blanc mat à limites précises, entourées d'une zone d'hyperpigmentation fort marquée; cette zone hyperpigmentée se confond insensiblement avec la peau saine. » (Brocq).

Vitrée.

HUMEUR — : Substance gélatineuse, gluante, moins consistante chez l'adulte que chez l'enfant, séparée en de nombreux segments par un système de fentes qui forment cloisons, contenue dans l'œil, à l'intérieur de la membrane hyaloïde.

Vittel (France, Vosges). Eau minérale sulfatée bicarbonatée calcique et magnésienne.

Viverréum ou **civette**. Terme sous lequel on désigne le produit de sécrétion des glandes à parfum des diverses espèces de Viverridés.

Viverridés. Carnivores, à corps allongé, à museau pointu, possédant des glandes à parfum.

Vivipare (*vivus*, vivant; *parere*, enfanter). Animal dont les petits naissent vivants.

Vivisection. Expérimentation physiologique faite sur des animaux vivants.

Vocale (*vox*, voix). Qui a trait à la voix.

APOPHYSE — : Extrémité antérieure, de forme pyramidale, de la base du cartilage aryténoïde, recevant l'insertion du ligament de la corde vocale inférieure et de quelques faisceaux du muscle thyro-aryténoïdien.

CORDES — : Replis symétriques, au nombre de 2 de chaque côté, situés à la face interne du larynx, dirigés horizontalement d'avant en arrière, et superposés, d'où les noms de cordes vocales supérieures et cordes vocales inférieures.

CORDES — INFÉRIEURES OU VRAIES : Replis essentiellement constitués par un cordon fibreux élastique (ligament thyro-aryténoïdien inférieur); un muscle (faisceau du thyro-aryténoïdien); et accessoirement par la muqueuse, très mince à ce niveau, de couleur blanche, nacrée. Présentent en avant la macula fava. Sont les organes de la phonation.

CORDES — SUPÉRIEURES OU FAUSSES : Simples replis essentiellement constitués par la muqueuse, très riche en glandes à ce niveau et accessoirement par quelques faisceaux fibreux, élastiques et musculaires striés. Ne joue aucun rôle dans la phonation.

MUSCLE — : Faisceaux musculaires situés dans l'épaisseur des cordes vocales et dépendant du muscle thyro-aryténoïdien.

Vogt (Paul-Frédérik-Emmanuel). (1847-1885), chirurgien allemand de Greifswald, né à Greifswald.

Vogt-Hueter.

REPÈRES DE — : Dans l'application du trépan, en cas d'hémorragie de l'artère méningée moyenne. Appliquer la couronne du trépan dans la fosse temporale, au niveau de l'angle que forment une ligne horizontale, menée à deux travers de doigt au-dessus de l'arcade zygomatique, et une ligne verticale, passant à un travers de doigt en arrière de l'apophyse frontale du malaire.

Volatilisation des hémorroïdes (A. Richet). Destruction des paquets hémorroïdaires, que l'on prend entre les mors d'une pince-cautère chauffée à blanc : les hémorroïdes sont ainsi consumées, volatilisées.

Volkmann (Richard), (1830-1889), chirurgien allemand de Halle, né à Leipzig.

DIFFORMITÉ DE — : Luxation congénitale tibio-tarsienne.

Volkmann (Alfred-Wilhelm) (1800-1877), physiologiste allemand, né à Leipzig.

CANAUX DE — : Canaux vasculaires du tissu osseux, non entourés de lamelles osseuses concentriques; ils sont pour la plupart transversaux, perforent les lamelles qu'ils rencontrent, d'où leur nom de perforants; caractérisent l'os d'origine périostique.

HÉMODROMOMÈTRE DE —: Instrument de physiologie construit par l'auteur pour mesurer la vitesse du sang.

Volt (V^t). Unité pratique de différence de potentiel. Pratiquement le volt équivaut à la force électromotrice d'une pile de Daniell. C'est la différence de potentiel qui existe entre les deux pôles de la pile.

Volta (Alexandre) (1744-1827), physicien italien.

ARC VOLTAÏQUE. On appelle ainsi l'arc lumineux qui se produit entre 2 cônes de charbon communiquant avec les 2 pôles d'une pile, lorsque l'on écarte les deux pointes de ces charbons.

PILE DE — OU PILE A COLONNE (1794) : Source d'électricité constituée par une série de rondelles de zinc et de cuivre soudées par une de leurs faces et superposées dans le même ordre en les séparant par des rondelles de drap trempées dans de l'eau acidulée. Le pôle négatif correspond au zinc. Le pôle positif au cuivre.

Voltaïsation. Application médicale du courant continu.

Voltamètre. Appareil permettant de mesurer, par une simple lecture, une différence de potentiel. Il est construit sur le même principe que les galvanomètres. Le fil conducteur y est relativement long et fin.

Volvulus (*volvere*, rouler). Torsion de l'intestin provoquant l'occlusion.

Vomer. Os impair et médian, constituant la partie postérieure de la cloison des fosses nasales.

Vomique (*vomere*, vomir). Rejet d'une quantité variable de pus par la bouche.

— RÉNALE (Tuffier) : Évacuation spontanée et brusque d'une grosse collection purulente du parenchyme rénal dans la cavité du bassinet; il en résulte l'émission d'une quantité considérable de pus avec l'urine.

Vomito negro. Fièvre jaune.

Vomiturition (*vomere*, vomir). Vomissement glaireux peu abondant, se produisant sans effort.

Von Hacker, chirurgien autrichien, à Insbruck, né à Insbruck en 1852.

OPÉRATION DE — : Gastro-entérostomie transmésocolique.

PROCÉDÉ DE — DANS LA GASTROSTOMIE (1886) :

1° Incision des parties molles verticale, longue de 3^{cm}, à gauche de la ligne médiane :

2° Dissociation des fibres du grand droit à travers lesquelles on passe ;

3° Ouverture du péritoine, dont on suture les bords à la peau ;

4° Recherche de l'estomac que l'on attire dans la plaie ; par conséquent, entre les faisceaux dissociés du droit, qui constituent une sorte de sphincter ;

5° Ouverture de l'estomac et introduction d'une sonde molle.

Von Wahl (1833-1890), chirurgien allemand de Saint-Pétersbourg, né à Pernau.

Signe de — : Signe objectif de l'étranglement interne : l'anse étranglée est le siège d'un météorisme local, et, tout au début de l'étranglement, on peut percevoir, sur un point du ventre, une voussure plus ou moins visible, de résistance plus grande à la pression, d'une tonalité plus élevée à la percussion, tous symptômes qui seraient dus à l'immobilisation et à la distension de l'anse étranglée.

Vulpian (1826-1887), médecin de Paris, né à Paris.

Type scapulo-huméral de — : Variété d'atrophie musculaire débutant par le segment supérieur du bras et pouvant y rester longuement limitée.

Vulpian et Prévost.

Loi de — : Dans les lésions des hémisphères, le sens de

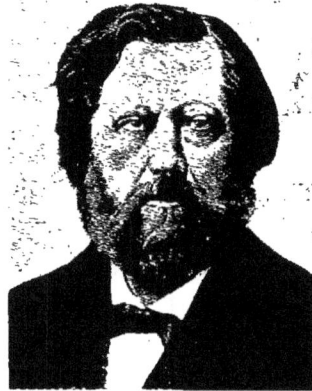

Fig. 424. — Vulpian (1826-1887).

la déviation de la tête et des yeux indique le côté de la lésion. Grasset et Landouzy ont fait le correctif suivant : dans les lésions d'un hémisphère, quand il y a déviation conjuguée : le malade regarde ses membres convulsés, s'il y a excitation ; et regarde sa lésion, s'il y a paralysie.

Vulve. Organes génitaux externes femelles.

Vulvite. Inflammation de la vulve.

W

Wachendorff (Eberhard-Jacob), médecin allemand du XVIIIe siècle.

MEMBRANE DE — (1740) OU MEMBRANE PUPILLAIRE : Membrane circulaire, mince, qui ferme la pupille pendant la vie fœtale.

Wagner (R.), (1805-1864), anatomiste allemand de Göttingen, né à Bayreuth.

CORPUSCULE TACTILE DE MEISSNER et — : Petit corps ovoïde, qui termine les nerfs sensitifs, dans les organes du toucher. V. Meissner, p. 375.

TACHES DE — OU TACHES GERMINATIVES (1836) : Nom donné aux nucléoles qu'on trouve dans le noyau de l'ovule.

Wagstaffe.

FRACTURE DE — (1875) : Arrachement dans le sens vertical de la partie antérieure de la malléole externe.

Waldeyer, anatomiste allemand, à Berlin, né en 1836 à Hehlen.

COUCHE ZONALE DE — : Mince couche de substance grise, disposée en forme de croissant, qui coiffe l'extrémité de la corne postérieure de la moelle.

ÉPITHÉLIUM GERMINATIF DE — (1870) : V. Épithélium germinatif, p. 185.

FOSSETTE DOUBLE DE — : V. Fossettes duodénales, p. 211.

GRAND CERCLE SYMPATHIQUE PHARYNGIEN DE — (1884) : Ensemble des amygdales pharyngienne, tubaire, palatine, linguale, reliées entre elles par du tissu adénoïde.

NEURONE DE — : Nom donné par cet auteur à l'ensemble que forme une cellule nerveuse avec ses prolongements.

Waller (....-1878), physiologiste anglais, né à Kensington.

DÉGÉNÉRESCENCE WALLÉRIENNE : V. Dégénérescence, p. 133.

MÉTHODE WALLÉRIENNE — : Méthode d'investigation anatomique pour démêler dans les nerfs complexes, au moyen de sections nerveuses bien faites et par l'étude microscopique de l'altération consécutive, l'origine et la nature (centripète ou centrifuge) des fibres qui les composent ; méthode basée sur la dégénérescence qui survient dans le bout de la fibre nerveuse qui est séparée par la section de son centre trophique.

Walter (Jean-Théophile), (1734-1818), anatomiste et accoucheur de Berlin, né à Kœnigsberg.

Walter (Frédéric-Auguste), (1764-1826), anatomiste allemand, né à Berlin, fils du précédent.

Walther (Augustin-Frédéric), (1688-1746), anatomiste et chirurgien de Leipzig, né à Wittemberg.

CANAUX DE — (1724) : Tubes excréteurs des lobules de la glande sublinguale, s'ouvrant séparément sur le plancher buccal. N'existent pas quand tous les lobules convergent vers un canal unique d'excrétion. Ordinairement au nombre de 15 à 25.

FRACTURE DE — : Variété de fracture du cotyle, consistant en une fissure horizontale ou plutôt oblique en bas et en avant, qui commence à la grande échancrure sciatique, traverse l'acétabulum et atteint la branche ischio-pubienne.

Wardrop (James), (1782-1869), chirurgien anglais, né à Torbane Hall.

MÉTHODE DE — : Traitement des anévrysmes par la ligature de l'artère à une certaine distance au-dessous du sac en laissant une ou plusieurs collatérales entre le sac et la ligature.

ONYCHIA MALIGNA OU MALADIE DE — : Onyxis scrofuleuse de l'enfance et de l'adolescence.

Warthon ou **Wharton** (Thomas) (1610-1673), anatomiste anglais, né dans le comté d'York.

CANAL DE — : Canal excréteur de la glande sous-maxillaire.

GELÉE DE — : Tissu conjonctif muqueux très abondant, qu'on trouve dans le cordon ombilical sous le revêtement membraneux périphérique.

Watt (1736-1819), mécanicien anglais.

LOI DE — : La chaleur totale nécessaire à un kilogramme d'eau à 0° pour le transformer en vapeur à saturation, est la même, quelle que soit la pression.

UNITÉ PRATIQUE DE PUISSANCE DE — : Puissance d'une machine pouvant fournir un *joule* par seconde. Le kilowatt vaut mille watts et est équivalent à 1,36 chevaux-vapeur.

Watt. Travail effectué en une seconde par un courant ayant une force électromotrice de un volt, et transportant un coulomb d'électricité.

Weber (Ernst-Heïnrich), (1795-1878), anatomiste et physiologiste allemand de Leipzig, né à Wittemberg.

COMPAS DE — ou ESTHÉSIOMÈTRE : Sert à mesurer l'acuité tactile, en écartant plus ou moins les pointes jusqu'à ce qu'elles soient perçues toutes deux par le sujet.

EXPÉRIENCE DE — : Si l'on excite le bout périphérique du pneumogastrique sectionné, le cœur s'arrête en diastole. D'où le nom de nerf frénateur du cœur donné au pneumogastrique.

GLANDES DE — : Amas glandulaire situé à la partie postérieure des bords de la langue.

SYNDROME DE — (1863) : Syndrome clinique caractérisé par une paralysie alterne : d'un côté de l'oculomoteur commun (paralysie homonyme, côté de la lésion), de l'autre côté des membres, du facial et de l'hypoglosse (paralysie croisée, côté opposé à la lésion). Causé par une lésion unique localisée à la partie inférieure et interne du pédoncule cérébral.

Weber ou **Weber-Liel** (Friedrich-Eugen), médecin auriste allemand, né en 1832.

Douche de — : Procédé de lavage du nez qui consiste à faire passer au moyen d'une seringue ou d'un siphon dans une narine, un liquide qui reflue par l'autre narine, grâce au soulèvement réflexe du voile du palais.

Épreuve de — : Procédé d'acoumétrie. Consiste à faire vibrer un diapason sur le vertex, le front, les incisives, toujours sur la ligne médiane : le sujet perçoit mieux le son du côté malade. Le Weber est dit latéralisé, du côté où le son est perçu le mieux.

Siphon de — : Instrument servant à donner la douche de Weber.

Wecks, médecin américain, contemporain.

Bacille de — : Bacille de la conjonctivite aiguë, trouvé par Koch (1884), bien décrit par Wecks (1885). Bacille très court et très fin, tantôt isolé, tantôt en chaînette de 2 à 3 articles, comparé au bacille de la septicémie des souris, mais un peu plus fin, décoloré par le Gram.

Wehnelt.

Interrupteur de — : Interrupteur essentiellement constitué par une tige de platine qui plonge dans l'eau acidulée et détermine par des alternatives d'incandescence et de refroidissement des interruptions extrêmement rapides, les plus rapides que l'on ait pu jusqu'à présent obtenir en pratique.

Weichselbaum (Anton), anatomiste de Vienne, né à Schiltern en 1845.

Microbe de — : Appelé aussi meningococcus intracellularis, c'est le microbe que l'on a trouvé dans des cas de méningite cérébro-spinale épidémique.

Weigert (Karl), anatomiste allemand, né à Münsterberg en 1845.

Méthode de — : Pour la coloration des microbes accessibles au Gram : 1° Picrocarmin lithiné; 2° lavage à l'eau; 3° alcool absolu; 4° coupes fixées sur lamelles; 5° solution aqueuse, concentrée à chaud, de violet 6 B, filtrée au préalable, 10 minutes; 6° égoutter et essuyer au papier buvard fin; 7° Gram fort, 10 minutes; 8° décoloration progressive à l'huile d'aniline; 9° enlever l'excès d'huile par xylol; 10" baume xylol.

Méthode de — : Pour la coloration de la fibrine :

1° Préparer une solution aqueuse saturée à chaud de violet de méthyle 5 B;

2° Mélanger dans un verre de montre :

Huile d'aniline...................... 1 goutte.
Alcool absolu............. q. s. pour dissoudre l'huile.
Solution de violet récemment préparée.. 4 à 5 grammes.

3° Faire séjourner la coupe (provenant d'un tissu durci à l'alcool et non pas au Müller) pendant 3 à 10 minutes;
4° Passer la coupe au Gram fort (mélange de : solution d'iodure de potassium à 5 p. 100 avec iode métallique en excès) 2 à 3 minutes;
5° Décolorer progressivement la coupe (fixée sur la lame) à l'aide d'un mélange de xylol (1 partie) et huile d'aniline bien claire (2 parties). La fibrine seule reste colorée en bleu intense (quelques microbes aussi);
6° Laver au xylol;
7° Monter dans le baume au xylol (M. Letulle).

NÉCROSE DE COAGULATION DE — : Aspect spécial que présentent dans certains cas, à l'examen histologique, des éléments cellulaires frappés de mort. Pour qu'une substance quelconque puisse être dite atteinte de nécrose de coagulation, il faut : 1° Que les parties mortifiées présentent l'aspect de la fibrine coagulée; 2° Que les éléments atteints ne montrent plus de noyau colorable par n'importe quel procédé; 3° Que le protoplasma de la cellule soit coagulé.

La traduction du terme employé par Cohnheim, puis par Weigert, devrait être nécrose fibrineuse ou fibrinoïde; car le mot de coagulation, annexé en français au terme générique de nécrose, prête à la confusion, surtout s'il est employé sous la forme suivante : *nécrose de coagulation*, ce qui donne à penser que la mort des éléments a dû se produire par suite de la coagulation du protoplasma. L'opinion de Weigert est diamétralement opposée. L'élément, en mourant, se coagule comme le fait la fibrine; il perd son noyau, et prend l'apparence, sinon la composition chimique, de la matière fibrineuse (M. Letulle).

Weil (Adolf), médecin allemand, né à Heidelberg en 1848.

MALADIE DE — (1886) : Les Allemands ont décrit sous ce nom tous les cas d'ictères infectieux fébriles avec ou sans rechutes. Cette dénomination n'est plus acceptée aujourd'hui.

SYNDROME DE — : Hémi-hyperesthésie névro-musculaire associée à des troubles variables des sensibilités cutanée et sensorielle. Presque constant chez les tuberculeux.

Weir Mitchell, médecin américain, contemporain.

ÉRYTHROMÉLALGIE DE — (1878), (ἐρυθρός, rouge; μέλος, membre; ἄλγος, douleur) : Affection rare des extrémités, caractérisée par des accès douloureux s'accompagnant de gonflement et de coloration rosée des téguments avec élévation de la température locale. Déjà signalée par Duchenne de Boulogne.

TRAITEMENT DE — : Méthode thérapeutique consistant à maintenir au lit, dans l'isolement, les malades nerveux.

Weiss (Nathan), médecin allemand, contemporain.

SIGNE DE — (1881) ou SIGNE DU FACIAL : Application, au niveau du facial, du signe de Chvostek. Dans la tétanie, le frôlement léger de la peau, la percussion de l'apophyse zygomatique, amènent une contraction brusque, fulgurante, des muscles de la lèvre et de l'aile du nez. Quelquefois la percussion d'un point situé au-dessous de l'apophyse zygomatique provoque uniquement la contraction des lèvres.

Weitbrecht (Josias), (1702-1747), anatomiste de Saint-Pétersbourg, né à Schorndorf (Würtemberg).

FORAMEN OVALE DE — : Espace formé par l'écartement du ligament sus-gléno-sus-huméral et du ligament sus-gléno-préhuméral (Articulation de l'épaule).

LIGAMENT DE — ou LIGAMENT ROND : Petit faisceau très faible, oblique, fixé d'une part en haut sur la partie inférieure et externe de l'apophyse coronoïde du cubitus, d'autre part en bas sur l'extrémité supérieure de la face antérieure du radius.
Nom donné parfois au ligament sphéno-maxillaire.

Welcker (1822-1897), anatomiste allemand de Halle, né à Giessen.
ANGLE SPHÉNOÏDAL DE — : V. Angle, p. 26.

MÉTHODE DE — : Méthode physiologique destinée à évaluer le poids total du sang contenu dans l'organisme. Pour connaître la quantité de sang contenue dans l'organisme, on pèse d'abord tout le sang recueilli chez un animal saigné à blanc. On lave les veines jusqu'à ce que l'eau reste incolore; on épuise par l'eau les tissus hachés. Ces eaux de lavage sont recueillies. Puis, à une quantité de sang connue, on ajoute de l'eau distillée jusqu'à ce qu'elle présente la même teinte que les eaux de lavage. Une simple règle de trois permet alors de connaître la quantité de sang contenue dans ces dernières; on l'ajoute au sang recueilli directement pour avoir le poids total.

Werlhoff (Paul-Gottlieb), (1699-1767), médecin allemand de Hanovre, né à Helmstadt.
MALADIE DE — : Purpura hemorrhagica.

Wernicke (Charles), médecin allemand de Breslau, né à Tarnowitz en 1848.

MALADIE DE — : Poliencéphalite aiguë hémorrhagique.

CHAMP DE — : Masse compacte de fibres qui enveloppent en abondance la partie externe du pulvinar et du corps genouillé.

Westphal (Karl-Friedrich-Otto), (1833-1890), médecin allemand de Berlin, né à Berlin.
NOYAU DE — (1887) : Petit noyau bulbaire, situé au-dessus et en arrière du noyau du pathétique.

Signe de — : Abolition du réflexe rotulien.

Wharton. V. Warthon, p. 647.

Wheals (*wheal*, mot anglais : bouton). Plaques ortiées.

Whitehead (Walter), chirurgien anglais, contemporain.

Procédé de — (1887) : Dans le traitement des hémorroïdes. Dilatation de l'anus ; incision circulaire de la peau à son union avec la muqueuse anale ; dissection de cette muqueuse qu'on sépare, avec les hémorroïdes qu'elle renferme, du sphincter externe et de la paroi rectale ; excision transversale de cette muqueuse, au-dessus des hémorroïdes ; et suture du bord inférieur de la muqueuse rectale à la peau.

Wichmann (Jean-Ernest), (1740-1802), médecin allemand, né à Hanovre.

Asthme de — : Laryngite striduleuse. Syn. : Asthme de Millar.

Wickersheimer, médecin allemand, contemporain.

Liquide de — :

Eau bouillante	3 000gr
Alun	100gr
Chlorure de calcium	25gr
Nitrate de potasse	12gr
Potasse	60gr
Acide arsénieux	10gr

Laisser refroidir ; filtrer. — Le liquide doit être neutre, incolore et inodore. A 10 litres, on ajoute alors :

Glycérine	4 litres
Alcool méthylique	1 litre

Pour pièces sèches, les faire préalablement macérer dans le liquide de 6 à 12 jours ; les retirer et les faire sécher à l'air.

Widal (Fernand), médecin de Paris, contemporain.

Cyto-diagnostic de — : V. Cyto-diagnostic, p. 136.

Méthode de — ou méthode du séro-diagnostic : Fondée sur ce fait que le sérum des typhoïdiques possède, vis-à-vis du bacille d'Eberth, une propriété agglutinative. On prélève sur un sujet qu'on croit atteint de dothiénentérie quelques gouttes de sang. On mélange une goutte de ce sérum avec dix gouttes d'une culture de bacilles d'Eberth vieille d'un jour ou deux et on regarde au microscope. Si le sujet est atteint de fièvre typhoïde, on aperçoit les microbes accumulés en masse, agglutinés, immobilisés et souvent déformés.

Wiesen. En Suisse, canton des Grisons.

Sanatorium de — : Sanatorium pour tuberculeux, 1664 mètres d'altitude.

Wilde (Sir William-Robert-Willis), (1815-1876), oculiste et auriste écossais de Dublin, né à Castlereagh.

INCISION DE — : Incision de toutes les parties molles jusqu'à l'os, que l'on pratique en plein sur l'apophyse mastoïde, à 1 centimètre en arrière du pavillon, lorsque l'on hésite entre une périostite et une mastoïdite. C'est une incision d'attente et on la complète par la trépanation osseuse, si les accidents n'ont pas cessé au bout de 24 à 48 heures. Cette pratique, très recommandée d'abord, tombe en désuétude.

TRIANGLE LUMINEUX DE — : Cône lumineux de Politzer. V. p. 463.

Wilkinson.

POMMADE DE — :

Soufre..............	ãã 180 grammes.
Huile de cade.........	
Savon noir............	ãã 500 —
Axonge...............	
Craie	120 grammes.

Employée contre la gale.

Willan (Robert), (1757-1812), médecin anglais, né au Hill, dans le Yorkshire.

LUPUS SOLITARIUS DE — : Lupus caractérisé par un tubercule unique, ordinairement situé au milieu de la joue.

ROUGEOLE NOIRE DE — : Rougeole hémorrhagique.

Williams (Charles), médecin anglais de Londres, contemporain, né à Londres en 1838.

SON TRACHÉAL DE — (1889) : En cas d'épanchement abondant de la plèvre, quand il y a compression totale du poumon, on trouve un tympanisme sous-claviculaire dont le son est d'autant plus élevé que la bouche est plus ouverte. Ce tympanisme porte le nom de son trachéal de Williams. Diffère du son skodique en ce sens qu'il ne reste pas identique, suivant que la bouche du malade est ouverte ou fermée.

Willis (T.), (1622-1675), anatomiste de Londres, né à Great Bedwin (Wiltshire).

BRANCHE OPHTALMIQUE DE — : Nerf ophtalmique, branche du trijumeau.

BRIDES OU CORDES DE — : Tractus fibreux tendus en divers sens dans les sinus d'une paroi à l'autre.

HEXAGONE DE — : Nom donné au circuit artériel que forment à la base de l'encéphale, la cérébrale antérieure réunie avec son homonyme d'une part, les deux communicantes postérieures anastomosées de chaque côté avec les deux cérébrales postérieures, branches du tronc basilaire d'autre part.

MALADIE DE — : Diabète sucré.

NERF ACCESSOIRE DE — : Ensemble des fibres médullaires du spinal. Ne serait plus, pour cet auteur, un nerf crânien.

PARACOUSIE DE — ou SURDITÉ PARADOXALE : Perception plus facile des sons qu'ont certains malades, au milieu du bruit, que dans le silence.

Wilson (sir William-James-Erasmus), (1809-1884), dermatologue anglais.

MALADIE DE — : Dermatite exfoliatrice généralisée.

MUSCLE DE — : Muscle impair, médian et symétrique, situé, chez l'homme, entre les deux branches ischio-pubiennes, sous le ligament sous-pubien et dont le sommet s'insère sur les parois latérales et inférieures de la portion membraneuse de l'urèthre.

Winckel (Franz. C. L. W. von), accoucheur allemand de Münich, né à Berleburg en 1837.

MALADIE DE — OU MALADIE BRONZÉE HÉMATIQUE OU TUBULHÉ-MATIE RÉNALE (Parrot) ou ICTÈRE NOIR (Louville) : Maladie d'allure infectieuse, caractérisée par un ictère très intense, jaune-verdâtre, apparaissant dans les premiers jours de la vie et s'accompagnant de diarrhée bilieuse, hématurie, hémo-globinurie. La mort survient dans les 5 ou 6 jours.

Winslow (Jacob-Benignus), (1669-1760), anatomiste de Paris, né à Odense (Danemark), (fig. 425).

HIATUS DE — : Orifice d'entrée de l'arrière-cavité des épi-ploons limité en avant par le bord droit de l'épiploon gas-tro-hépatique, en arrière par la veine cave inférieure, en haut par le lobe de Spiegel, en bas par le bord supérieur de la première portion du duodénum.

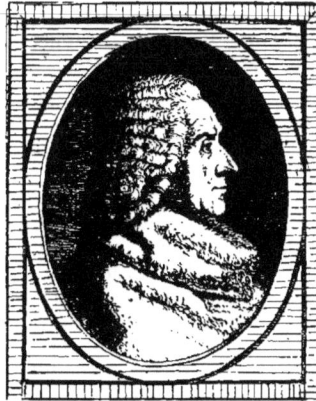

FIG. 425. — WINSLOW (1669-1760).

Wintergreen (*winter*, hiver ; *green*, vert). Pyrole des États-Unis, de la famille des pyrolacées.

ESSENCE DE — : Salicylate de méthyle.

Wirsung (Johann-Georg), ana-tomiste bavarois.

CANAL DE — (1622) : Canal excréteur du pancréas.

Wittich (Wilhelm von), (1821-1882), anatomiste et physiologiste allemand de Königsberg, né à Königsberg.

FERMENT DIASTASIQUE DE — : Ferment salivaire extrait du tissu glandulaire haché, épuisé par la glycérine étendue d'eau, d'où on le précipite par l'alcool.

PROCÉDÉ DE — : Pour préparer la pepsine, on traite pendant huit jours la muqueuse d'un estomac de veau ou de porc divisée en fragments, par la glycérine légèrement acidulée. L'alcool précipite la pepsine dans la glycérine et on la recueille après lavage sur un dialyseur de parchemin.

Witzel (Fred.-Oscar), chirurgien allemand de Bonn, né à Laugeusalza en 1856.

Procédé de — (1891) : Dans la gastrostomie.

1° Incision épigastrique, parallèle au rebord costal gauche, et ouvrant le péritoine (la peau est sectionnée parallèlement au rebord costal, le muscle droit verticalement, le transverse, transversalement) ;

2° Formation, sur la paroi antérieure de l'estomac, de deux bourrelets longitudinaux parallèles, circonscrivant entre eux une gouttière ; ouverture de l'estomac, à l'extrémité inférieure de la gouttière ; introduction dans l'orifice d'une sonde, que l'on couche dans la gouttière formée ; suture séro-séreuse des bords libres des bourrelets, sur une longueur de 4 centimètres en moyenne, ce qui a pour effet de transformer les gouttières en un véritable canal séro-séreux renfermant la sonde ;

3° Fixation à la paroi de la portion de l'estomac répondant exactement au pourtour de l'émergence de la sonde.

Wlaëf (Georges), médecin de Saint-Pétersbourg.

Sérum de — (1899) : Sérum des oies et des ânes, immunisés pendant deux ans avec le blastomycète pathogène isolé des tumeurs malignes de l'homme. — Contre les tumeurs malignes.

Woillez (Eugène-Joseph), (1811-1882), médecin de Paris, né à Montreuil-sur-Mer.

Maladie de — : Congestion pulmonaire à évolution rapide, évoluant comme une affection idiopathique : pourrait bien être une pneumococcie pulmonaire atténuée, abortive.

Wolfe.

Méthode de — : Traitement de l'ectropion cicatriciel par la transplantation d'un lambeau cutané complètement détaché.

Wolff (Gaspard-Friedrich), (1733-1794), embryologiste de Saint-Pétersbourg, né à Berlin.

Canal de — : Constitue d'abord le pronéphros (V. pronéphros, p. 479), puis forme le canal du corps de Wolff (V. mésonéphros, p. 378). Après le développement du métanéphros, il a une destination différente chez l'homme et chez la femme.

Chez l'homme, il constitue le canal déférent.

Chez la femme, il forme, par sa partie supérieure, le canal collecteur commun de l'organe de Rosenmüller ou canal de l'époophore, constitue par sa partie inférieure le canal de Gartner, quand il existe.

Corps de — : Organe transitoire qui constitue d'abord le mésonéphros et s'atrophie ensuite en partie ; la portion persistante a une destination différente chez l'homme et chez la femme.

Le corps de Wolff se compose essentiellement (V. mésonéphros, p. 378) de glomérules, de tubes et d'un canal dits glomérules du corps de Wolff, tubes du corps de Wolff et canal du corps de Wolff ou canal de Wolff. Quand le métanéphros ou rein définitif s'est formé et fonctionne, on voit disparaître tous les glomérules et tous les tubes de la portion postérieure.

Chez l'homme, les tubes de la portion antérieure et le canal de Wolff persistent. Les tubes se mettent en rapport avec l'éminence génitale pour former l'épididyme. Le canal de Wolff devient le canal déférent. Le vestige d'un canalicule aberrant du corps de Wolff formerait en outre l'hydatide pédiculée de Morgagni ; le reliquat de la partie inférieure du corps de Wolff forme le corps ou l'organe de Giraldès, et des vestiges de la partie supérieure du corps de Wolff forment les vasa aberrantia de l'épididyme, dont le plus important est le vas aberrans de Haller.

Chez la femme, le corps de Wolff s'atrophie, mais il en persiste des vestiges qui constituent les canalicules verticaux de l'organe de Rosenmüller (le canal collecteur représente la partie supérieure du canal de Wolff). Sa partie inférieure ou urinaire, est représentée par le parovarium. L'hydatide pédiculée de Morgagni est encore un débris du corps de Wolff ou de son canal.

CRÊTE ou BANDE DE — : Épaississement latéral de la somatopleure, le long des flancs de l'embryon. Ses extrémités antérieure et postérieure bourgeonnent et constituent les premiers rudiments des membres.

ÉPERON DE — : Saillie musculaire à l'intérieur du ventricule droit, se détachant de la paroi antérieure du cœur, en avant de l'orifice auriculo-ventriculaire, et se portant en dedans pour se perdre sur la cloison.

ILOTS DE — ou ILOTS SANGUINS : Petits ilots arrondis, anguleux ou fusiformes, visibles à l'œil nu, légèrement jaunâtres, qui apparaissent de la 22e à la 24e heure d'incubation de l'embryon de poulet dans l'aire opaque, puis dans l'aire transparente et forment en se réunissant le réseau vasculaire de l'embryon. Ils sont formés par un amas de globules du sang embryonnaire. Wolff avait pensé que les vaisseaux se développaient dans les espaces clairs situés entre ces ilots; Pander a démontré que, au contraire, c'étaient ces ilots qui s'unissaient les uns aux autres, pour constituer le réseau capillaire. Remale pensait que ces ilots sont contenus dans des vaisseaux déjà formés. His a démontré qu'ils sont formés sur place dans l'épaisseur de cordons pleins (cordons de His) dont les cellules centrales formeraient les éléments de ces ilots, tandis que les cellules périphériques constitueraient la paroi vasculaire.

Wölfler, chirurgien allemand, contemporain.

OPÉRATION DE — (1881) : Gastro-entérostomie antérieure. Une anse intestinale, distante de 50 centimètres du duodénum, est abouchée, par-devant le côlon, à la face antérieure de l'estomac et on a soin, pour ne pas contrarier la marche normale du contenu gastrique dans l'intestin, de placer le bout supérieur de l'anse à gauche, et le bout inférieur à droite.

PINCE DE — : Pince pour passer les tubes à drainage par transfixion; c'est une longue pince du modèle des pinces hémostatiques et dont une des branches est aiguisée en pointe, afin de permettre la perforation des tissus. Pour passer un drain, on introduit la pince dans la cavité que l'on veut drainer, on la pousse de manière à transfixer les parties molles, on l'ouvre, on place entre ses branches le drain de caoutchouc, on serre et on tire avec la pince le drain qui la suit.

Wolkowitch.

OPÉRATION DE — : Résection du genou, extra-capsulaire.

Wollaston (William-Hyde), (1766-1828), physicien anglais.

PILE DE — : Pile à auge, inventée par cet auteur. Elle se compose d'éléments de zinc et de cuivre montés sur une traverse de bois qui permet de les plonger plus ou moins dans l'eau acidulée.

Wood (John), chirurgien anglais.

MÉTHODE DE — : Cure des hernies réductibles par la suture sous-cutanée. Dans la hernie inguinale, le procédé est le suivant : « Au moyen d'une petite incision, on guide sur le doigt, dans le trajet inguinal, une aiguille à manche fixe, à l'aide de laquelle on traverse avec une anse de fil les bords interne et externe de l'anneau inguinal profond ; le même fil est passé au travers du sac invaginé par le doigt dans son collet, en avant du cordon spermatique. De la sorte, quand l'anse du fil est serrée et assujettie par un nœud, elle détermine, par la constriction qu'elle exerce, le resserrement de l'anneau inguinal et l'oblitération du sac dont elle maintient l'invagination. » (Berger). Procédé tombé en désuétude.

Work-Houses (expression anglaise : travail-maison). Asiles pour les gens de travail. Par extension, refuge pour tous les indigents.

Worm (Olaüs), (1588-1654), anatomiste danois, de Copenhague, né à Aarhus.

OS WORMIENS : Petits os surnuméraires que l'on trouve au niveau des sutures craniennes.

Wrisberg (Henri-Auguste), (1739-1808), anatomiste de Göttingen, né à Saint-Andriasberg, dans le Harz.

ANSE MÉMORABLE DE — : Arcade nerveuse formée par la terminaison du pneumogastrique droit, le bord supérieur concave du ganglion semi-lunaire et le grand splanchnique droit.

CARTILAGE DE — : V. Morgagni, p. 389.

GANGLION DE — : Ganglion nerveux, situé au centre du plexus cardiaque que forment les rameaux cardiaques du grand sympathique et les six rameaux cardiaques du pneumogastrique.

LANGUETTE DE — : Petit faisceau de la protubérance qui sépare la petite racine du trijumeau, ou racine motrice, de la grosse, ou racine sensitive.

NERF INTERMÉDIAIRE DE — : Petit nerf situé entre le facial et l'auditif, émanant d'une part de la fossette latérale du bulbe et se terminant d'autre part dans le ganglion géniculé du facial.

TUBERCULE DE — : V. Morgagni. p. 389.

Wucherer (Otto).

     Filaire de — : Filaire qui cause l'éléphantiasis. Découverte en 1866, à Bahia, dans les urines chyleuses d'un éléphantiasique.

Wunderlich (Carl-Reinhold), (1815-1867), médecin allemand de Leipzig, né à Sulz.

     Tracé de — : Tracé typique de la fièvre typhoïde classique, caractérisé par : 1° un stade initial ou période des oscillations ascendantes, 2° un stade de fastigium ou période des oscillations stationnaires, ligne d'oscillations en plateau, 3° un stade de déclin ou période des oscillations descendantes (Jaccoud).

X

X (Rayons). V. Rœntgen, p. 513.

Xanthélasma (ξανθός, jaune). Affection caractérisée par des plaques ovalaires, couleur de peau de chamois, variables d'étendue et de forme, et siégeant sur les bords libres des paupières, en coexistence souvent avec d'autres plaques sur d'autres parties du corps, et principalement aux plis de flexion. Décrite la première fois par Reyer, sous le nom de plaques jaunes des paupières, en raison de leur siège et de leur coloration habituels.

Xanthine (ξανθός, jaune). Matière colorante jaune de la garance.

Xanthome (ξανθός, jaune). Xanthélasma.

Xanthopsie (ξανθός, jaune; ὄψις, regard, vue). Trouble de la vision qui consiste à voir tous les objets en jaune.

Xeroderma pigmentosum. Dermatose spéciale, développée à la face, sur le haut du thorax, décrite par Kaposi en 1870.

Xérodermie (ξηρός, dur). Ichthyose.

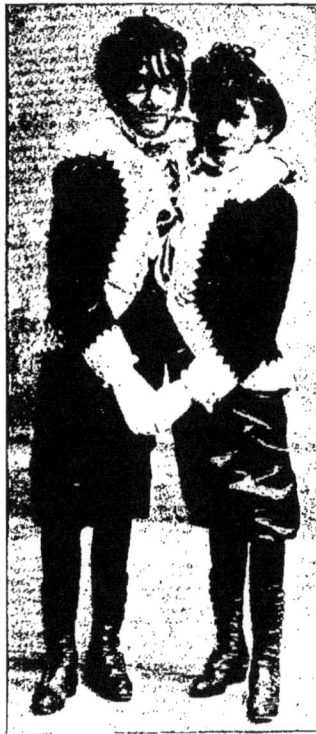

Fig. 426. — Xiphopage.
(Rodica-Doodica).

Xéroforme. Tribromophénol de bismuth. Poudre jaune, insoluble, insipide, d'odeur phéniquée. Antiseptique peu toxique. S'emploie comme l'iodoforme.

Xérose (ξηρός, dur). État pathologique sénile, caractérisé par une prolifération généralisée du tissu conjonctif.

Xiphoïde (ξίφος, épée ; εἶδος, forme).

    Appendice — : Prolongement inférieur, en forme de pointe, du sternum.

Xiphoïdien (ξίφος, épée ; εἶδος, forme). Qui a trait à l'appendice xiphoïde.

Xiphopage (ξίφος, appendice xyphoïde, παγείς, réuni). Monstre double dont les corps sont unis de l'appendice xyphoïde à l'ombilic.

Xylolith. Composé de sciure de bois et d'un ciment chimique à base de magnésie, qui, étendu sur les parquets et les murs, permet de les maintenir aseptiques.

Y

Yersin (Alexandre), médecin colonial français, contemporain, né à Rougemont (Suisse) en 1863.

Bacille de — (1895) : Bacille pesteux; cocobacille très court, ne prenant pas le grain; se trouve en abondance dans les bubons.

Sérum de — : Sérum antipestueux. V. p. 544.

Yeux d'écrevisse (vulgaire). Petits organes, durs, brillants, d'un blanc jaunâtre se développant dans la couche chitineuse qui revêt la cavité gastrique de l'écrevisse, d'où leur nom de *gastrolithes*. Ils affectent la forme de corps lenticulaires dont la face externe est bombée, tandis que la face interne est excavée, en son centre, d'où l'apparence d'un œil. Ils renferment : 18 p. 100 de phosphate de chaux; 63 p. 100 de carbonate de chaux et de la matière organique en notable quantité.

Usités dans les vieilles pharmacopées.

Young-Helmholtz.

Théorie de — : Il existe dans la rétine trois sortes de fibres nerveuses dont chacune serait spécialement excitable par l'une des couleurs fondamentales : le rouge, le vert et le violet.

Z

Zaccatille. Synonyme de cochenille noire ; c'est la cascarellia des Mexicains.

Zaglas.

LIGAMENT DE — : Faisceau fibreux gros et court qui s'étend, dans l'articulation sacro-iliaque, de l'épine iliaque postéro-supérieure au deuxième tubercule conjugué.

Zander (Jonas-Gustaf-Wilhelm), médecin suédois, de Stockholm, né à Stockholm.

SYSTÈME DE — : V. Gymnastique suédoise avec appareils, page 245.

Zeissel.

LAME DE — : Lame homogène, formée de tissu conjonctif modifié, qui, dans l'estomac, sépare la muscularis mucosæ de la couche sous-muqueuse.

Zenker (Friedrich-Albert), (1825-1898), anatomo-pathologiste allemand, né à Dresde.

DÉGÉNÉRESCENCE VITREUSE OU CIREUSE DE — : Transformation de la fibre musculaire qui perd sa striation, devient sinueuse, irrégulière, et qui est constituée seulement par une substance hyaline fortement réfringente.

LEÏOMYOMES DE — : Myomes malins à fibres lisses.

MYOMALACIA CORDIS DE — : Foyer de ramollissement cardiaque.

Zibeth. Civette de l'Inde.

Ziehl.

FUCHSINE PHÉNIQUÉE DE — :

Fuchsine...................	1 gramme.
Acide phénique...........	5 grammes.
Eau distillée..............	100 —
Alcool absolu.............	10 —

LIQUEUR DE — :

Fuchsine..................	1 gramme.
Phénol...................	5 grammes.
Alcool à 90°.............	10 —
Eau......................	90 —

PROCÉDÉ DE — : Méthode de coloration du bacille de Koch. La lamelle sur laquelle on a déposé la matière à examiner étant préparée et fixée, on la place dans un verre de montre contenant de la fuchsine de Ziehl (V. fuchsine de Zielh), pendant plusieurs heures à froid, ou pendant quelques minutes seulement, si le bain colorant est placé sur une platine chauffée jusqu'à production de vapeurs. On lave la lamelle à l'eau, puis on enlève l'excès de colorant avec la solution suivante : acide nitrique ou sulfurique (1 partie), eau (3 parties). On lave à l'eau pure. On peut passer la lamelle quelques minutes au vert de méthyle pour donner à la préparation une teinte verte sur laquelle se détache très bien le bacille de Koch coloré en rouge.

Ziemssen (Hugo von), médecin allemand, né à Greifswald en 1829.

PROFUSION PHONATORIELLE D'AIR DE — : En cas de paralysie complète des récurrents, le malade, frappé d'aphonie absolue, ne peut ni tousser fortement, ni expectorer, parce qu'à chaque effort d'expiration la glotte, béante, laisse un libre passage à la colonne d'air. Ce phénomène porte le nom de « profusion phonatorielle d'air ».

Zinn (Johann-Gottfried) (1727-1759), médecin allemand de Göttingen, né à Schwabach.

ANNEAU DE — (1755) : Anneau situé au niveau du tendon d'origine du droit externe qui n'est autre chose d'ailleurs que le faisceau externe du tendon de Zinn, à travers lequel passent le nerf moteur oculaire commun, le nerf moteur oculaire externe, le nerf nasal et la veine ophtalmique.

ZONE DE — OU ZONULA CILIARIS : Partie inférieure de la membrane hyaloïde de l'œil.

TENDON OU LIGAMENT DE — : Cordon fibreux présentant trois languettes destinées chacune à un des muscles moteurs de l'œil, et qui s'insère au fond de l'orbite sur le sphénoïde.

Zittmann (Johann-Friedrich), (1671-1757), médecin allemand.

DÉCOCTION DE — : Préparation mercurielle, employée en Allemagne pour le traitement de la syphilis.

Zomothérapie (ζωμός, jus animal; θεραπεύειν, soigner). (Ch. Richet et Héricourt). Médication par le jus de la viande crue, lequel jus est obtenu soit par expression, soit par macération.

Zona (ζώνη, ceinture). Éruption vésiculeuse dont le siège répond au territoire d'un nerf. Elle survient le plus souvent sur le trajet d'un nerf intercostal, s'étendant comme une ceinture. d'où le nom donné à l'affection. Syn. Herpès zoster.

Zooglée (ζῶον, animal; γλία, glu). Cocci agglomérés par une glu résistante.

Zoologie (ζῶον, animal; λόγος, étude). Partie de l'histoire naturelle qui traite des animaux.

Zoosperme (ζῶον, animal; σπέρμα, semence). Spermatozoïde.

Zoster (ζωστήρ, ceinture).

HERPÈS — : Zona.

Zuckerkandl (Emil), anatomiste allemand, né à Raab en 1849.

GLANDE DE — : Petite masse jaune, hémisphérique, grosse comme un grain de chènevis, que l'on trouve quelquefois dans l'interstice des deux muscles génio-hyoïdiens. Serait une thyroïde aberrante.

Zygoma (ζύγωμα, os zygoïde). Arcade zygomatique.

Zygomatique (ζύγωμα, os zygoïde).

APOPHYSE — : Apophyse de l'os temporal qui part de la partie située au-dessus de la cavité glénoïde et se dirige transversalement en avant, vers l'os malaire.

ARCADE — : Arcade osseuse formée par l'union de l'os malaire et de l'apophyse zygomatique.

FOSSE — : Espace situé entre le bord postérieur de l'aile de l'apophyse ptérygoïde et la crête osseuse qui va de l'os malaire au bord alvéolaire supérieur.

Zymotique (ζύμη, ferment).

MALADIES — : Maladies attribuées à l'introduction d'un ferment dans l'économie. Cette expression, usitée surtout en Angleterre depuis W. Farr, est généralement abandonnée et remplacée par l'expression : *maladie infectieuse*.

IMPRIMERIE E. CAPIOMONT ET Cie

PARIS

57, RUE DE SEINE, 57

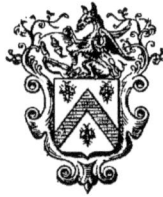

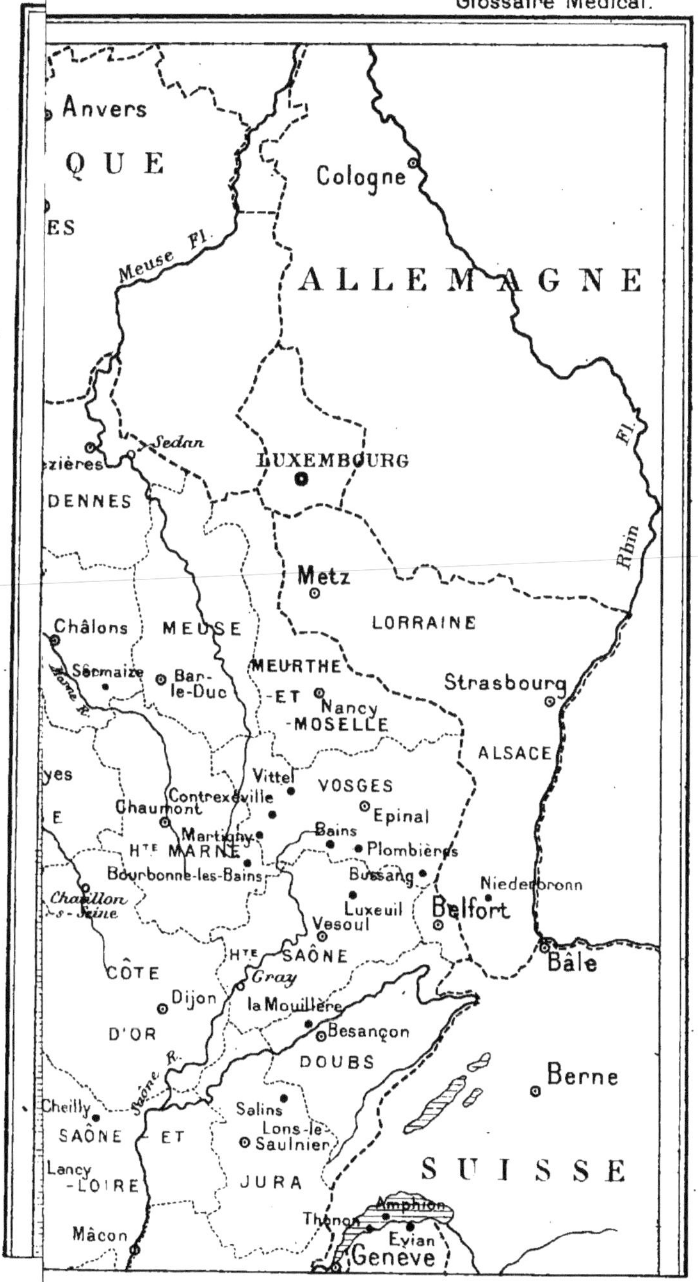

Anvers

QUE

ES

Meuse Fl.

Cologne

ALLEMAGNE

Sedan

LUXEMBOURG

zières

DENNES

Rhin Fl.

Metz

LORRAINE

Châlons

MEUSE

Strasbourg

Sermaize

Bar-le-Duc

MEURTHE

-ET

Nancy

-MOSELLE

ALSACE

yes

E

Vittel

VOSGES

Contrexéville

Chaumont

Epinal

Martigny

Bains

HTE MARNE

Plombières

Bourbonne-les-Bains

Bussang

Niederbronn

Chatillon
s-Saine

Luxeuil

Belfort

Vesoul

HTE SAÔNE

CÔTE

Gray

Bâle

Dijon

la Mouillère

D'OR

Besançon

DOUBS

Berne

Saône R.

Cheilly

Salins

SAÔNE

-ET

Lons-le-
Saulnier

SUISSE

Lancy

-LOIRE

JURA

Amphion

Thonon

Mâcon

Eyian

Genève

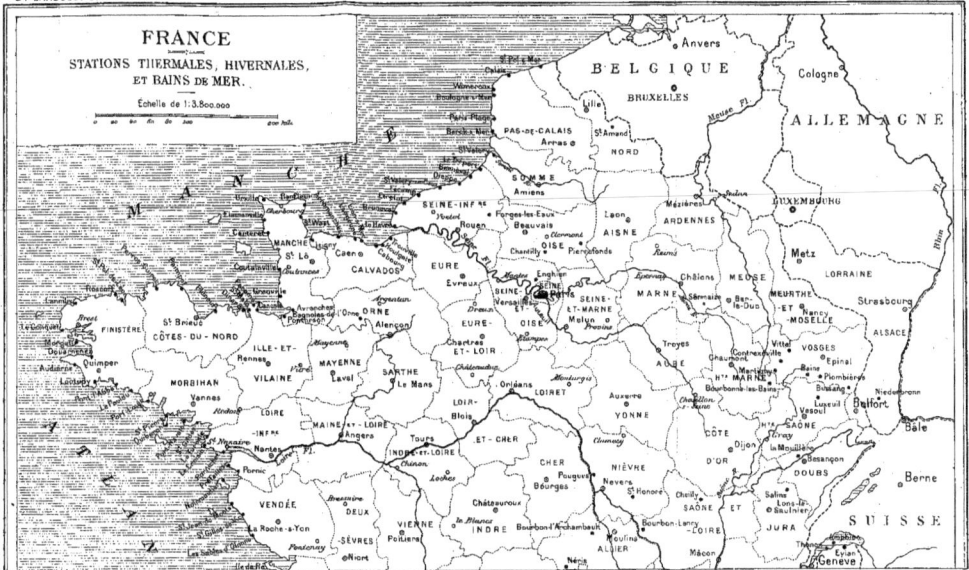

FRANCE
STATIONS THERMALES, HIVERNALES,
ET BAINS DE MER.
Echelle de 1:3.800.000

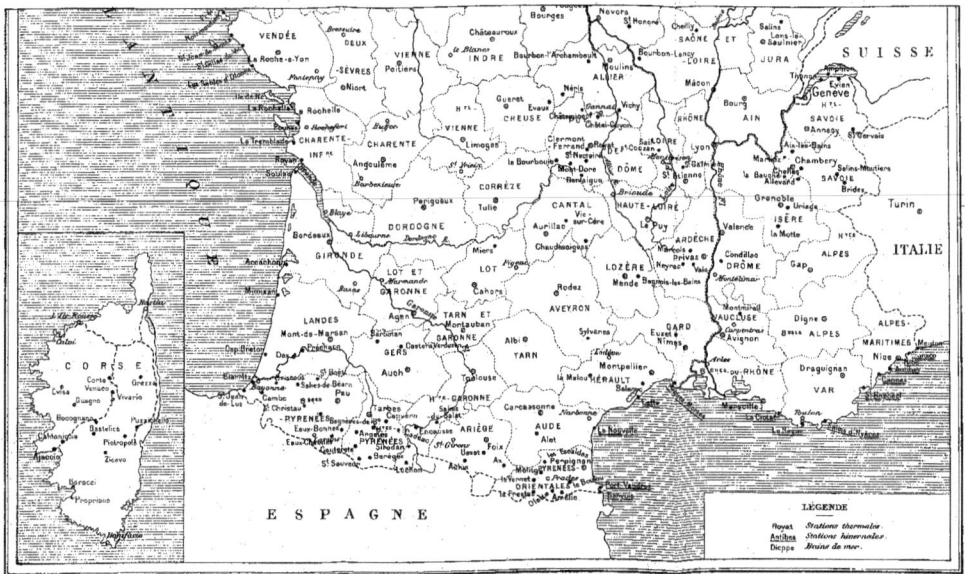

VENDÉE
DEUX-SÈVRES
VIENNE
INDRE
Châteauroux
le Blanc
Bourges
Nevers
St-Honoré
Chelly
Salins
Lons-le-Saulnier
SAÔNE-ET-LOIRE
JURA
SUISSE
Poitiers
Bourbon-l'Archambeult
Bourbon-Lancy
Evian
Geneve
la Roche-s-Yon
Fontenay
Niort
HTE-VIENNE
CREUSE
Guéret
Nérie
Gannat
Vichy
Moulins
RHÔNE
AIN
Bourg
Mâcon
SAVOIE
St-Gervais
la Rochelle
Bufon
Limoges
Clermont-Ferrand
Châtel-Guyon
Puy-de-Dôme
St-Nectaire
St-Honoré
LOIRE
Lyon
Aix-les-Bains
Annecy
la Bauche
Allevard
Chambery
Salins-Moutiers
CHARENTE
Angoulême
CHARENTE-INFRE
Royan
Barbezieux
CORRÈZE
Bourboule
Mont-Dore
DÔME
St-Alban
la Bauche
SAVOIE
Brides
Blaye
Périgueux
Tulle
CANTAL
Vic-sur-Cère
HAUTE-LOIRE
Grenoble
Uriage
Turin
ITALIE
Bordeaux
DORDOGNE
Dordogne R.
Aurillac
Le Puy
ARDÈCHE
Valence
la Motte
ISÈRE
GIRONDE
LOT
Miers
Figeac
Chaudesaigues
LOZÈRE
St-François
Privas
Neyrac
DRÔME
Montélimar
Condillac
Gap
ALPES
HTES-ALPES
Arcachon
Libourne
LOT-ET-GARONNE
Cahors
Mende
Bagnols-les-Bains
LANDES
Mont-de-Marsan
Agen
TARN-ET-GARONNE
Montauban
Rodez
AVEYRON
GARD
Euzet
Nîmes
VAUCLUSE
Avignon
Carpentras
Digne
BASSES-ALPES
ALPES-MARITIMES
Menton
Dax
GERS
GARONNE
Albi
TARN
Sylvanès
Montpellier
HÉRAULT
Nîmes
Arles
Bouches-du-Rhône
Draguignan
Nice
Biarritz
Bayonne
St-Boès
Auch
Toulouse
la Malou
Nardonne
VAR
Pau
Salies-de-Béarn
HTE-GARONNE
Carcassonne
AUDE
Alet
Balaruc
Cannes
Hyères
Eaux-Bonnes
Tarbes
Salies-du-Salat
ARIÈGE
Foix
Perpignan
Marseille
la Ciotat
Toulon
Îles d'Hyères
Eaux-Chaudes
Cauterets
St-Sauveur
Barèges
Luchon
Usson
Ax
Les Escaldes
PYRÉNÉES-ORIENTALES
la Preste
Molitg
Vernet
Amélie
la Nouvelle
Port-Vendres
Banyuls
PYRÉNÉES
BASSES-PYRÉNÉES
HTES-PYRÉNÉES

CORSE
Corte
Venaco
Orezza
Lurio
Vivario
Guagno
Bocognano
Puzzichello
Ajaccio
Bastelica
Pietrapola
Zicavo
Boracci
Propriano

ESPAGNE

LÉGENDE
Royat — Stations thermales.
Antibes — Stations hivernales.
Dieppe — Bains de mer.

Imp. et Grav. par A. Bunan, 12, Rue Nicole, Paris.

C. NAUD, Editeur, 3, Rue Racine, PARIS.

FRANCE

ARMEMENT ANTITUBERCULEUX

d'après la Carte dressée

par Mrs L. LANDOUZY et G. SERSIRON

Échelle de 1: 3.800.000

BELGIQUE

BRUXELLES

ALLEMAGNE

Anvers

Cologne

LUXEMBOURG

Metz

LORRAINE

Strasbourg

ALSACE

Épinal

Belfort

Bâle

SUISSE

Berne

Genève

Lille

Calais

St Pol sur T

Berck

PAS-DE-CALAIS

Arras

NORD

Onival s Mer

SOMME

Amiens

Beauvais

Laon

AISNE

ARDENNES

Mézières

Reims

Rouen

SEINE-INF^{re}

Cherbourg

MANCHE

St Lô

Coutainville-plage

CALVADOS

Caen

St Servan

St Brieuc

CÔTES-DU-NORD

FINISTÈRE

Quimper

Brest

Kerfany

MORBIHAN

Vannes

Le Croisic

Institut Vernou

La Baule Escoublac

Nantes

VENDÉE

La Roche-s-Yon

DEUX-SÈVRES

Niort

Poitiers

VIENNE

INDRE

Châteauroux

Bourges

CHER

Nevers

NIÈVRE

Moulins

ALLIER

Mâcon

Bourg

JURA

Lons-le-Saunier

DOUBS

Besançon

SAÔNE ET LOIRE

Autun

CÔTE D'OR

Dijon

Semur

Auxerre

YONNE

Troyes

AUBE

Chaumont

H^{te} MARNE

Langres

MEUSE

Bar-le-Duc

Châlons

MARNE

St Dizier

MEURTHE ET MOSELLE

Nancy

VOSGES

Le Mans

SARTHE

MAYENNE

Laval

MAINE-ET-LOIRE

Angers

Tours

INDRE-ET-LOIRE

Chinon

Loches

Orléans

LOIRET

Blois

LOIR-ET-CHER

Chartres

EURE-ET-LOIR

Alençon

ORNE

Évreux

EURE

OISE

SEINE

PARIS

SEINE-ET-OISE

Versailles

SEINE-ET-MARNE

Melun

Fontainebleau

ILLE-ET-VILAINE

Rennes

Imp. et Grav. par A. Simon, 12, Rue Racine, Paris.

C. NAUD, Éditeur, 3, Rue Racine, PARIS.

LÉGENDE

Colonies agricoles pour convalescents de tuberculose
Sanatoriums marins populaires
Dispensaires pour tuberculeux
Sanatoriums populaires
Sanatoriums climatériques et thermaux pour enfants
Établissements d'Assistance publique
Service hospitalier d'isolement
Sanatoriums marins payants
Colonies de vacances
Sanatoriums payants
Stations climatériques

Drs LANDOUZY ET JAYLE.

MÉDITERRANÉE

ALGÉRIE et TUNISIE
Stations thermales ●
et Bains de Mer. ○
Échelle de 1:7.500.000

H. = Hammam

MAROC

DÉPART.^{nt} D'ORAN

DÉPART.^{nt} D'ALGER

DÉPART.^{nt} DE CONSTANTINE

TUNISIE

Tunis

Constantine

Alger

Oran

Bône

Bougie

Thalga

Tlemcen

Daya

Gardaïa

Tougourt

Temacin

Laghouat

Batna

Biskra

Chott Melghir

Chott Djerid

Chott el Gharbi

Chott Chergui

H. Lif

H. Kourbes

El Hammam

El Kef

H. Beurder Medjerda

Oued Hamimim

H. Meskoutin

Harniza

Sidi Mecid

A. ben Salem

Bordj bou Arreridj

A. Okris

H. Sarfie

A. bel Hammam

Berrouaghia

H.M. Zaria

les Cèdres

Chizah

H. Salhin

H.es Salhin

A. Mekkheda

A. Sel Mekkheda

El Hammam

Bl. Bouira

A. Melah

H. Meloune

Mouzaïa

Ammi Moussa

A. Soussy

A. Turee

Mascara

Abouker

H.B. Hadjar

H. Sidi Ait

Bains de la Reine

H. Sid Abdoi

H. Grous

H.R Hirg

Aïoun Sekhadim

H. Medjena

H.B. Bkara

A. El Hammam

A. Djebel Lasfour

Bizerte

Kroumer

Kairouan

Sousse

Gafsa

Od. Mellague

Od. Djedi

Oued Nassa

Od. Segguer

Od. Zamout

Od. Jdir

Od. Seggueur

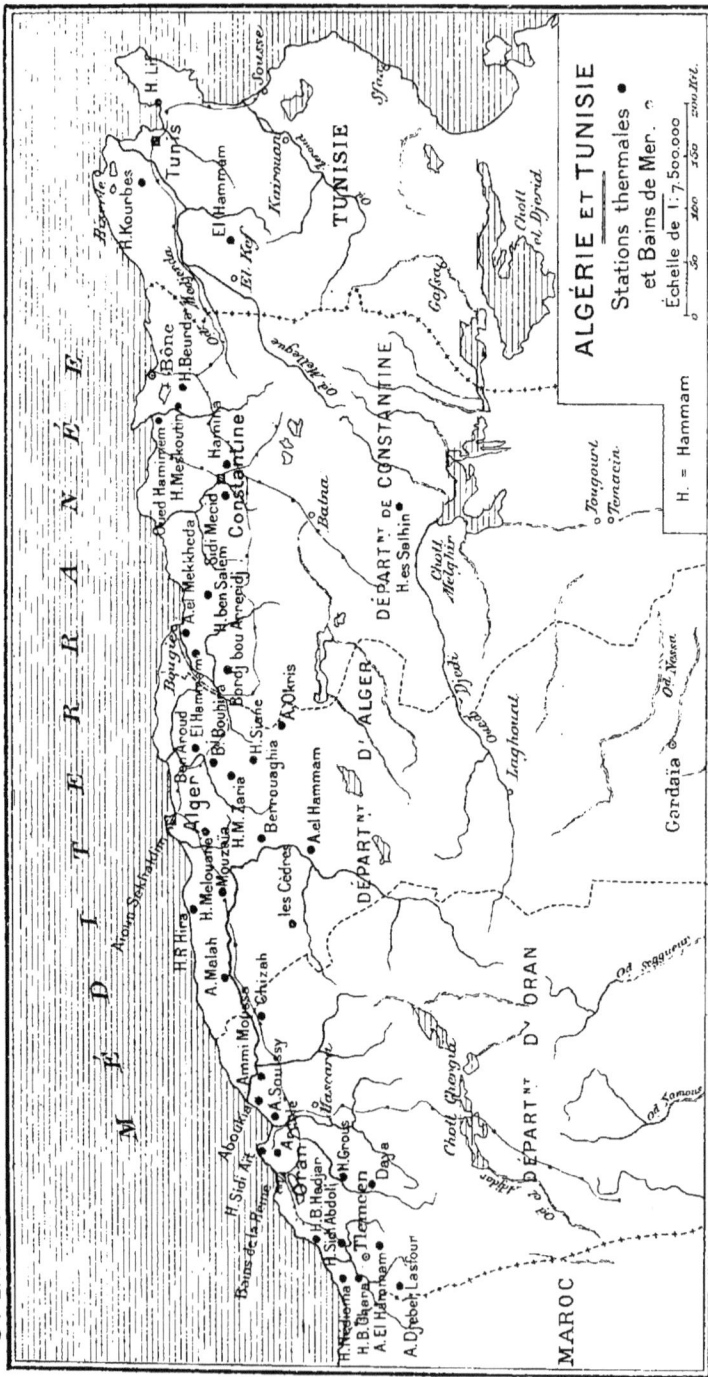

Gravé par A.Simon, 12, Rue Nicole, Paris.

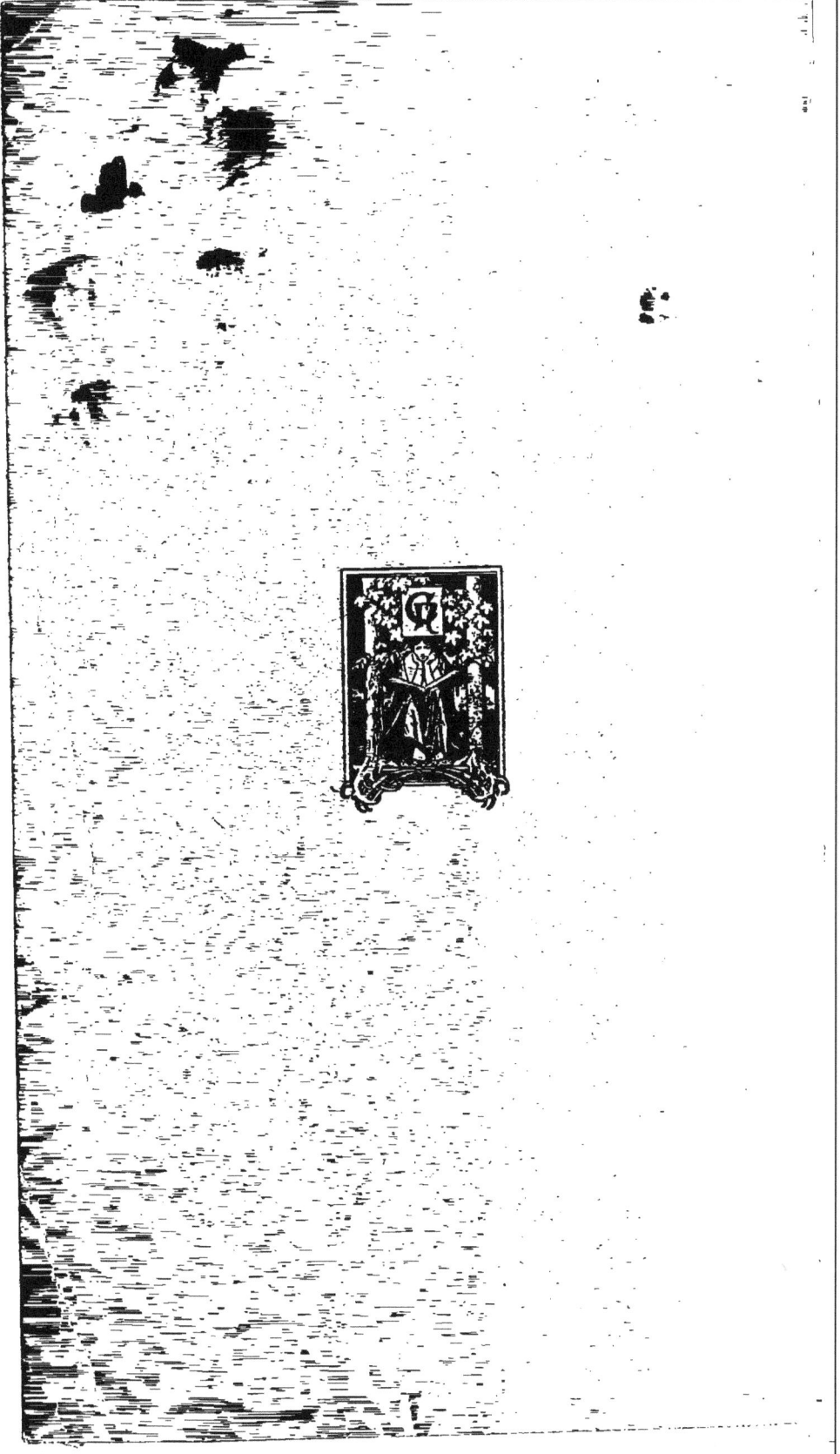

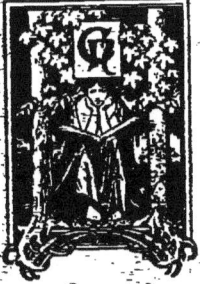